Handrehabilitation

Birgitta Waldner-Nilsson *(Hrsg.)*
Anita Reiter Eigenheer
Thilo O. Kromer
Adèle P. Diday-Nolle
Vera Beckmann-Fries
Dunja Estermann
Ruth Joss

Handrehabilitation

Für Ergotherapeuten und Physiotherapeuten
Band 3: Manuelle Therapie, Physikalische Maßnahmen, Schienen

Mit einem Geleitwort von Prof. Dr. med. Esther Vögelin

Mit 503 Abbildungen

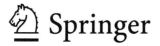 Springer

Herausgeber:
Birgitta Waldner-Nilsson
Hölstein, Schweiz

ISBN 978-3-540-38923-1   ISBN 978-3-540-38926-2 (eBook)
https://doi.org/10.1007/978-3-540-38926-2

Die Deutsche Nationalbibliothek verzeichnet diese Publikation in der Deutschen Nationalbibliografie; detaillierte bibliografische Daten sind im Internet über http://dnb.d-nb.de abrufbar.

Springer
© Springer-Verlag GmbH Deutschland, ein Teil von Springer Nature 2019

Fotonachweis Umschlag: © deblik Berlin
Umschlaggestaltung: deblik Berlin
Zeichnungen: Christine Goerigk, Ludwigshafen

Springer ist ein Imprint der eingetragenen Gesellschaft Springer-Verlag GmbH, DE und ist ein Teil von Springer Nature
Die Anschrift der Gesellschaft ist: Heidelberger Platz 3, 14197 Berlin, Germany

Geleitwort

Die Chirurgie leitet sich vom altgriechischen Wort χειρουργός (kheirourgós) ab und ist zusammengesetzt aus χείρ (kheír) »Hand« und ἔργον (érgon) »Arbeit«. Der Chirurg, und speziell der Handchirurg, ist also der vornehmlich mit der Hand tätige Arzt, welcher die Voraussetzung schafft, dass die Handtherapie nach Verletzungen oder operierten Krankheitszuständen oder Fehlbildungen die Handfunktionen optimieren kann.

Die Hand ist ein wunderbares Organ: 15 verschiedene Gelenke garantieren die Bewegungsfreiheit der Finger, ganze 400 Schweißdrüsen/cm² in der Haut ermöglichen durch eine Art Antirutschbeschichtung, dass glatte Oberflächen gefasst werden können. Zudem sorgen Tastkörperchen und freie Nervenendigungen für das im Alltag wichtige Fingerspitzengefühl. Rund 10.000 Nervenendigungen können auf einem Quadratzentimeter Fingerbeere gezählt werden und machen so die Fingerspitzen zusammen mit Lippe und Zunge zum wichtigsten Organ des Tastsinns.

Hinter dem scheinbar gewöhnlichen Aufnehmen eines Gegenstands verbirgt sich ein komplexes Zusammenspiel von sensorischen Informationen der Tastkörperchen in der Hand und deren neuronaler Verarbeitung im Hirn. Erst durch diese Spürinformationen und die fein abstimmbare Bewegungskoordination wird die Hand zur Hand. Hinzu kommt die neuronale Vernetzung mit dem Auge, dessen Information das Greiforgan bei seinen Bewegungen leitet. Somit ist die Hand aber wie jeder Griff, den sie tut, nur so gut wie ihr Steuerungsorgan, das Zentralnervensystem, und die mechanisch-funktionelle Verknüpfung mit dem Arm und dem Schultergürtel. Die Bedeutung der Hand kann eigentlich nicht isoliert betrachtet werden, und ihre Leistung erschöpft sich nicht nur in der Ausführung mechanischer Funktionen.

Bei Störungen, Fehlbildungen, Krankheiten oder nach Verletzungen der Hand und deren Steuerungssystem hilft die Handtherapie mit ausgeklügelten aktiven Bewegungstherapien und passiven Maßnahmen, die Hand und ihre vorgeschalteten Bewegungssysteme zu aktivieren und zu fördern, damit ein möglichst optimaler Einsatz der Hand im Alltag ermöglicht wird. Mit statischen und dynamischen Schienen und Hilfsmitteln werden individuelle Hand- und Fingerprobleme angegangen und die Beweglichkeit verbessert. Idealerweise arbeiten Handchirurgen und Handtherapeuten Hand in Hand für eine optimale Handfunktion. Dieser dritte Band zeigt die Wichtigkeit und das Potential der Handrehabilitation auf, welche sich nicht nur auf die mechanistische Verbesserung der Hand beschränkt, sondern Arm und Schulter umfasst und auch die neuronale Vernetzung einbezieht.

Prof. Dr. med. Esther Vögelin
Bern, im Februar 2018

Vorwort

»Handrehabilitation« Band I »Grundlagen und Erkrankungen« und Band II »Verletzungen« sind bereits in der 3. respektive 2. Auflage herausgekommen.

Jetzt freut es uns, den lange geplanten Band III, welcher den Inhalt der beiden vorhergehenden Bücher erweitert und ergänzt, vorstellen zu können.

In der Handrehabilitation oder der Handtherapie vereinigen sich die beiden Gebiete Ergotherapie und Physiotherapie. Für beide Berufsgruppen ist es eminent wichtig, sich stetig weiterzuentwickeln und fundierte Kenntnisse und praxisnahe Informationen von beiden Fachrichtungen zur Verfügung zu haben. Wir hoffen, dass wir dazu einen Beitrag leisten können.

Die Handrehabilitation ist eine Behandlung, welche die gesamte Bewegungskette der oberen Extremitäten, der Wirbelsäule, die Haltung und den ergonomischen Einsatz einschließt. Es lag nahe, im neuen Band diesen Themen Platz einzuräumen.

Das Schwergewicht in diesem dritten Band liegt auf:
- der Behandlung der **Schulter**, des **Ellbogens** und der **Hand**, der **manuellen Therapie** und den **elektrophysikalischen Maßnahmen,**
- speziellen krankheits- und verletzungsbedingten Leiden wie den **Überlastungssyndromen**, der Behandlung von Kindern mit **angeborenen Fehlbildungen** der Hand sowie der oberen Extremitäten bei **Tetraplegikern,**
- der **Schienenbehandlung** der Hand und des Ellbogens.

Die **einleitenden Kapitel** sind physiotherapeutischen Inhalten gewidmet.

Für die beiden Kapitel über die Schulter-, Ellbogen- und Armbehandlung, einschließlich der manuellen Therapie, konnte *Thilo O. Kromer*, Physiotherapeut, Dozent und Professor für Physiotherapie an der Hochschule Heidelberg gewonnen werden. Er verfügt über eine 20-jährige Erfahrung aus seiner Praxis- und Lehrtätigkeit. Die Kapitel bieten eine spannende Lektüre über Anatomie, Biomechanik, manualtherapeutische Untersuchungen sowie zu Syndromen, Bewegungseinschränkungen und Mobilisation.

Vera Beckmann-Fries, Physiotherapeutin und zertifizierte Handtherapeutin SGHR mit langjähriger Praxis- und Kursleitungserfahrung, schrieb das neue Kapitel »Elektrophysikalische Maßnahmen«. Hier finden Sie fundierte, evidenzbasierte und unverzichtbare Grundlagen und Angaben zur Anwendung der in der Handrehabilitation verwendeten physikalischen Mittel.

Im **zweiten Teil** des Bandes werden spezielle Erkrankungen, Verletzungen und angeborene Leiden behandelt.

Anita Reiter Eigenheer, Ergotherapeutin mit 40-jähriger Erfahrung auf dem Gebiet der Handrehabilitation und Supervisorin, geht in ihrem Kapitel über die Überlastungssyndrome der oberen Extremitäten sehr fachkundig und praxisnah auf die ergonomischen Grundlagen und die besonderen Belastungen von Musikern und Sportlern ein.

Im Kapitel »Angeborene Fehlbildungen der Hand« vermittelt *Dunja Estermann* ihre wertvollen Erfahrungen, die sie in ihrer jahrelangen Tätigkeit als Ergotherapeutin an der Universitätsklinik Innsbruck unter der Leitung von Frau Prof. Dr. H. Piza sammeln konnte. Ausgezeichnetes Fotomaterial illustriert den Text.

Ruth Joss, Ergotherapeutin mit eigener Praxis, verfasste zusammen mit *Diana Sigrist-Nix*, Ergotherapeutin am Schweizer Paraplegiker-Zentrum in Nottwil, das Kapitel »Die Behandlung der oberen Extremitäten bei Tetraplegie«. Ein sehr wichtiger Beitrag, da ihr Spezialgebiet sich von den handtherapeutischen Vorgängen in Ansatz und Denkweise von denjenigen bei anderen Verletzungen und Erkrankungen unterscheidet.

Der dritte Teil dieses Bandes ist dem Thema Schienen gewidmet.

Die von *Adèle Diday-Nolle* in der Vorauflage »Ergotherapie in der Handrehabilitation« 1997 verfassten Schienenkapitel sind komplett überarbeitet und erweitert worden.

Im Kapitel »Schienenbehandlung als Bestandteil der Handtherapie« ist es *Adèle Diday-Nolle* und mir ein Anliegen, Grundlegendes zur Schienenherstellung wie Indikationen und Terminologie, Wahl des Schienentyps, Instruktionen für den Patienten, aber auch historica Aspekte darzustellen.

Bei den beiden von *Adèle Diday-Nolle* und *Anita Reiter Eigenheer* überarbeiteten Kapitel »Statische Schienen« und »Dynamische Schienen« geht es ebenfalls um Grundlegendes, wie Lagerungsstellung, physiologische, mechanische und biomechanische Voraussetzungen sowie Einteilung und Wirkungsmechanismen von Schienen. Neben neueren Schienenmodellen werden erprobte Modelle gezeigt, die vom Prinzip her für die Entwicklung von neuen Modellen wichtig sind. Zusätzlich zu den von Therapeutinnen hergestellten Schienen wird eine Auswahl vorfabrizierter Schienen und Bandagen, die sich in der Praxis bewährt haben, präsentiert. Die Autorinnen stellen ihr großes Wissen und ihre langjährige Erfahrung auf diesem Gebiet zur Verfügung und haben die drei Schienenkapitel auf den neusten Stand gebracht. Zahlreiche von *Anita Reiter Eigenheer* zusammengetragene Fotos veranschaulichen die beschriebenen Schienenmodelle.

Im Text verwenden wir bei »Therapeutin« den weiblichen Begriff. Selbstverständlich schließt dies immer unsere männlichen Kollegen, die »Therapeuten«, mit ein.

An dieser Stelle möchte ich allen Autorinnen und dem Autor meine große Anerkennung für ihre wertvollen Beiträge aussprechen und ihre Arbeit herzlich verdanken. Die Herausgabe des 3. Bandes hat sich u. a. aufgrund der Neuauf-

lagen des 1. und 2. Bandes verzögert, und einige Beiträge mussten aktualisiert werden. Ich danke allen Betroffenen für die Nachsicht und Geduld bei dieser Arbeit.

Adèle Diday-Nolle und Anita Reiter Eigenheer danke ich speziell für ihre wertvolle Mitwirkung und Unterstützung bei der Planung und Verwirklichung aller drei Bände.

Für die Zeichnungen möchte ich mich bei Adèle und Marcel Diday-Nolle, Anita und Jack Reiter Eigenheer und Ruth Joss herzlich bedanken.

Allen, die mit Informationen, Hinweisen, Unterlagen und Fotomaterial beigetragen haben, möchte ich ebenfalls ganz herzlich Danke sagen. Für die jahrelange Verbundenheit und Unterstützung geht ein Dank an das Team der Handrehabilitation, Universitätsspital Basel.

Den Mitarbeiterinnen des Springer-Verlags, Frau Hartmann, Frau Dür, Frau Lengricht und Frau Wucher sowie dem Lektor, Herrn Spector, danke ich für die Realisierung und die wertvolle Unterstützung bei der Entstehung dieses Bandes. Postum geht ein großer Dank an Frau Marga Botsch.

Schließlich danken wir unseren Angehörigen, Freunden und Kolleginnen für das Verständnis und die Unterstützung bei der Entstehung dieser Bücher. Meinem Mann gilt der größte Dank, denn ohne seine Unterstützung und Deutschkorrekturen wären die Bücher nicht entstanden.

Möge dieser 3. Band, zusammen mit den vorangegangenen, für alle an der Nachbehandlung interessierten Fachpersonen mit unterschiedlichem Erfahrungsniveau als brauchbare Lehr- und Nachschlagewerke dienen.

Birgitta Waldner-Nilsson
Hölstein, Juni 2018

Die Autorinnen und der Autor

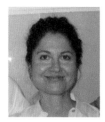

Vera Beckmann-Fries

- 1992 Abschluss der Ausbildung zur Physiotherapeutin an der Schule für Physiotherapie Luzern, Schweiz
- 2010 Nachträglicher Titelerwerb FH an der Zürcher Hochschule für Angewandte Wissenschaften (ZHAW), Winterthur, Schweiz
- 2013 Nachdiplomstudium Master of Medical Education (MME) an der Universität Bern, Schweiz
- 2004–2006 Präsidentin der Schweizerischen Gesellschaft für Handtherapie (SGHR)
- 2003 und 2013 zertifizierte Handtherapeutin SGHR
- 2015 European Certified Hand Therapist (ECHT)
- Seit 2001 Dozentin an verschiedenen Einrichtungen in der Schweiz, Deutschland und Österreich, u. a. im CAS Handtherapie der ZHAW, Winterthur, Schweiz und der Fachhochschule Campus Wien, Österreich
- Veröffentlichung von Fachartikeln und Buchkapitel
- Leitung der Handtherapie am UniversitätsSpital Zürich, Schweiz

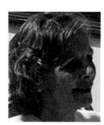

Adèle P. Diday-Nolle

- 1962–1965 Universitätsstudium der Pädagogik mit dem Nebenfach Psychologie
- 1968 Abschluss der Ausbildung zur Ergotherapeutin und anschließend Berufstätigkeit in den Bereichen Geriatrie, Neurologie, Orthopädie und Handchirurgie
- 1978–1989 Lehrbeauftragte an der Ergotherapieschule und anschließend externe Dozentin in der Ergotherapie Handrehabilitation
- 1983 Gründerin der Schweizer Arbeitsgruppe »Hand« und seitdem Mitglied
- 1972 Mitgliedschaft im ErgotherapeutInnen-Verband Schweiz (EVS), seit 2009 Ehrenmitglied
- 1990–2008 Delegierte des EVS für den Weltverband der ErgotherapeutInnen (WFOT) und Referentin an internationalen OT-Kongressen in Belgien, Griechenland, Südafrika und Australien)
- 1996–2000 Redakteurin des WFOT Bulletins
- Seit 1989 Mitautorin der Bücher »Ergotherapie in der Handrehabilitation« und »Handrehabilitation«

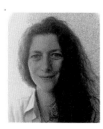

Dunja Estermann

- 1999 Abschluss der Ausbildung zur Ergotherapeutin in Linz
- 1999–2010 Aufbau und Leitung der Ergotherapie mit dem Schwerpunkt Handtherapie an der Plastischen- und Wiederherstellungschirurgie in Innsbruck
- Vortragstätigkeiten bei Kongressen, Veröffentlichung von Fachartikeln und Mitarbeit bei wissenschaftlichen Publikationen im Bereich der Handchirurgie/-therapie.
- Seit 2010 freiberufliche Ergotherapeutin in der eigenen Praxis mit dem Schwerpunkt Handtherapie und Schienenherstellung in Kössen in Tirol
- Seit 2012 außerordentliches Mitglied der Österreichischen Gesellschaft für Handchirurgie

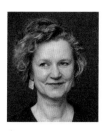

Ruth Joss

- Dipl. Ergotherapeutin HF seit 1987
- 1987–2007 als Ergotherapeutin tätig, v. a. in den Bereichen Paraplegiologie, Handrehabilitation, ADHS, Psychosomatik
- Seit 2007 eigene Praxis für Handrehabilitation, ADHS Erwachsene, Erledigungsblockade, HWS-Distorsion
- Unterrichtstätigkeit und Vorträge im In- und Ausland in den Bereichen Paraplegiologie, Erledigungsblockade, ADHS Erwachsene
- Artikel und Fachbuchkapitel zur Behandlung der oberen Extremitäten bei Tetraplegie, Ergotherapie bei HWS-Distorsion, handlungsorientierte Therapie bei Erledigungsblockade und ADHS Erwachsene

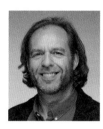

Thilo Oliver Kromer

- 1993 Abschluss der Ausbildung zum Physiotherapeuten in Deutschland
- 1993–2000 Tätigkeit und Leitung im Bereich der ambulanten orthopädischen-traumatologischen Rehabilitation
- Seit 1999 Lehrer für Orthopädische Medizin Cyriax®
- 2002–2012 Selbständig in eigener Praxis mit dem Schwerpunkt Orthopädische Manuelle Therapie und Muskuloskelettale Rehabilitation
- 2002 PT-OMT (DGOMT), 2006 OMT-Anerkennung durch die DVMT
- 2004–2005 Masterstudium an der UniSA Adelaide (Australien)
- Seit 2006 Dozent für die Module »Manuelle Mobilisation« und »Evidenz-basierte Praxis« zur Qualifikation »Handtherapeut DAHTH«
- 2014 Promotion (PhD) an der Universität Maastricht (NL)
- Seit 2013 Dozent an der SRH Hochschule Heidelberg, Fakultät für Therapiewissenschaften
- Seit 2014 Professor für Physiotherapie mit der Denomination Bewegungssystem

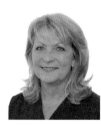

Anita Reiter Eigenheer

- 1979 Abschluss der Ausbildung zur Ergotherapeutin in Wien
- Danach 16 Jahre v. a. in der Handrehabilitation und Rheumatologie (auch in leitender Position) angestellt, daneben Aufbau und Einrichtung verschiedener Ergotherapien
- 1995–2016 Teilhaberin an der Gemeinschaftspraxis »Ergotherapie am Kornplatz« in Chur, Schweiz, mit Schwerpunkt Handtherapie
- Seit August 2017 Mitarbeiterin in der Handtherapie Luzern
- 2002 Diplom als Supervisorin
- Dozentin an verschiedenen Ergotherapie-Schulen, Fortbildungen, Vorträge und Seminare in Österreich, Deutschland und der Schweiz zu den Themen Handtherapie und Schienenherstellung
- Veröffentlichung zahlreicher Artikel in Fachzeitschriften
- Mitautorin in Band I und II »Handrehabilitation«

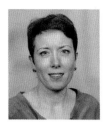

Diana Sigrist-Nix

- Dipl. Ergotherapeutin BSc seit 1997
- Ergotherapeutin im Akutspital, Holland und im Pflegeheim, Luzern von 1997–1998
- Ergotherapeutin im Schweizer Paraplegiker-Zentrum (SPZ) Nottwil seit 1998
- Leiterin Ergotherapie SPZ von 2002–2013, Mitglied Geschäftsleitung SPZ seit 2010, Leiterin Therapiemanagement SPZ seit 2013, Leiterin Rehabilitation SPZ seit 2014
- Besuch verschiedener Fachkurse in den Bereichen Orthopädische Medizin, Handtherapie und Neurologie (N.D.T Erwachsenen und PNF)
- Manualtherapeutin Obere Extremität, EFZ Traunstein (DLD) 2008
- European Master of Science in Occupational Therapy (MSc), Amsterdam (Niederlande) 2012
- Teilnahme internationale Spinal Cord Injury Konferenzen, u. a. als Vorsitzende, seit 2001
- Vorsitz Arbeitskreis Ergotherapie und Mitgliedschaft im Wissenschaftlichen Beirat der Deutschsprachigen Medizinischen Gesellschaft für Paraplegiologie (DMGP), 2002–2015
- Hauptverantwortliche der DMGP für die Entwicklung von Leitlinien Rehabilitation der Oberen Extremitäten bei Tetraplegie
- Unterrichtstätigkeit, Vorträge und Posters im Bereich der Paraplegiologie im In- und Ausland

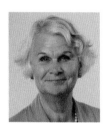

Birgitta Waldner-Nilsson

- 1974 Abschluss der Ausbildung zur Ergotherapeutin am Oskar-Helene-Heim, Berlin, heute Wannsee-Schule
- 1974–2008 Ergotherapeutin, v. a. im Institut für Ergotherapie, Handrehabilitation am Universitätsspital Basel, ab 1982 in leitender Funktion
- 1983 Gründungsmitglied der Schweizer Arbeitsgruppe »Hand«, Mitglied EVS
- 1984 Neubearbeitung »Ergotherapie bei Erkrankungen und Verletzungen der Hand«
- 1993 Mitgliedschaft in der »American Society of Hand Therapists« (ASHTH)
- Seit 1996 Corresponding Editor der Zeitschrift »Journal of Hand Therapy«
- Seit 2003 Mitglied der Schweizerischen Gesellschaft für Handrehabilitation (SGHT)
- Seit 1989 Herausgeberin und Mitautorin der Bücher »Ergotherapie in der Handrehabilitation« und »Handrehabilitation«

Inhaltsverzeichnis

Abkürzungen und Synonyme

A1	Ringband, Ringband über der Grundphalanx
A1-Ringband	1. ringförmiges Ringband
A	Ampere
A.	Arteria, Arterie
ABD	Abduktion
AbPL	M. abductor pollicis longus
AC-Gelenkspalt	Akromio-Gelenkspalt
ACG	Akromioklavikulargelenk, Articulatio acromioclavicularis
ACP	Autologes conditioniertes Plasma
ADD	Adduktion
ADL	»Activities of daily living«, Aktivitäten des täglichen Lebens
ADP	M. adductor pollicis
AOTA	American Occupational Therapy Association
APB	M. abductor pollicis brevis
APL	M. abductor pollicis longus
Ar+	Argon
AR	Außenrotation
Art.	Articulatio
ASHT	American Society of Hand Therapists
ASIA	American Spinal Injury Association
AUVA	Allgemeine Unfallversicherungsanstalt (Österreich)
AWMF	Arbeitsgemeinschaft der Wissenschaftlichen Medizinischen Fachgesellschaften e. V.
Aβ-Faser	A-Beta-Faser
Aδ-Faser	A-Delta-Faser
BAG	Bundesamt für Gesundheit (Schweiz)
BAuA	Bundesanstalt für Arbeitsschutz und Arbeitsmedizin
bds.	beiderseits, beidseits
BHM	Biomechanische Handmessung
BNR	Beam nonuniform ratio, Bündelinhomogenitätsverhältnis
BR	M. brachioradialis
BWS	Brustwirbelsäule
C1-C8	1.–8. Rückenmarksegment, zervikaler Bereich, Rückenmark, zervikaler Bereich, zervikales spinales Segment
C-Fasern	Nervenfasertyp ohne Myelinscheide
CL	Corpus liberum
CMC	Carpo-Metacarpal, carpometacarpal
CMC 1	Daumensattelgelenk, Sattelgelenk
CMC-Gelenk	Carpometacarpalgelenk, Karpometakarpalgelenk, Handwurzel-Mittelhand-Gelenk, Articulatio carpometacarpea
CMC-1-Gelenk	Carpometacarpal-Gelenk I, Karpometakarpalgelenk des Daumens, 1. Karpometakarpalgelenk, Daumensattelgelenk
CMMS	»Casting Motion to Mobilize Stiffness«
CMOP	»Canadian Model of Occupational Performance«
CO$_2$	Kohlenstoffdioxid
CO$_2$-Bad	Kohlensäurebad
com.	communis
COPM	»Canadian Occupational Performance Measure«
CP	Cerebralparese
CPM	»Continuous Passive Motion«, continuous passive motion
CRPS	»Complex Regional Pain Syndrome«, Chronic Regional Pain Syndrome, sympathische Reflexdystrofie, Morbus Sudeck, Algodystrofie
CRPS I/ CRPS Typ 1	»Complex Regional Pain Syndrome« Typ I, komplexes regionales Schmerzsyndrom Typ I
CT	Computertomografie (CZ-Scan, CAT-Scan, Schichtröntgen)
CT-Angio	CT-Angiografie, Computertomografie-Angiografie, Darstellung von Blutgefäßen mit Hilfe der Computertomografie
CTD	»Cumulative Trauma Disorders«
CTS	Karpaltunnelsyndrom
CV-Schaltung	»Constant-Voltage«-Schaltung
CW	»Continuous Wave«
DASH	»Disabilities of the arm, shoulder and hand«
DFM	Dynamisch-funktionelle Mobilisation
Dig.	Digitus (Pl Digiti), Finger
Dig. I–V	1.–5. Finger
DIP/DIP-Gelenk	Distales Interphalangealgelenk, Fingerendgelenk, Articulatio interphalangealis distalis
DIP 2–5	2.-5. distales Interphalangealgelenk
DRUG	Distales Radioulnargelenk
DRU-Gelenkspalt	Distaler Radioulnar-Gelenkspalt
DSG	Daumensattelgelenk, Articulatio metacarpophalangea 1, CMC 1
dyn.	dynamisch
ECRB	M. extensor carpi radialis brevis
ECRL	M. extensor carpi radialis longus
ECU	M. extensor carpi ulnaris
EDC	M. extensor digitorum communis
EDI/EI	M. extensor indicis
EDM	M. extensor digiti minimi
EHR	Epicondylitis humeri radialis
EKAS	Eidgenössische Koordinationskommission für Arbeitssicherheit
EMG	Elektromyogramm, Elektromyografie, Messung der Aktionsströme der Muskeln
EPA	»electrophysical agents«, elektrophysikalische Maßnahmen
EPB	M. extensor pollicis brevis
EPL	M. extensor pollicis longus, lange Daumenstrecksehne
ERA	»Effective Radiating Area«, effektives Strahlungsareal

E-Rollstuhl	Elektrischer Rollstuhl, Elektrorollstuhl
ESCS	»Expanded ASHT Splint/Orthosis Classification System«
ESWT	Extrakorporale Stoßwellentherapie
EUROCAT	»European Study of Congenital Anomalies and Twins«
EVS	Ergotherapeutinnen-Verband Schweiz
Ext./EXT	Extension
FBL	Funktionelle Bewegungslehre
FCR	M. flexor carpi radialis
FCT	Funktionelle Cast-Therapie
FCU	M. flexor carpi ulnaris
FDA	Food and Drug Administration (USA)
FDP	M. flexor digitorum profundus
FDS	M. flexor digitorum superficialis
FE	Funktionelle Entspannung
FES	Funktionelle Elektrostimulation
Flex./FLEX	Flexion
FN	Funktionelles Niveau
FPB	M. flexor pollicis brevis
FPL	M. flexor pollicis longus, lange Daumenbeugesehne
GaAlAs	Gallium Aluminium Arsenid, Halbleiter-Laser, Dioden-Laser, Infrarot-Laser
GaAs	Gallium Arsenid, Halbleiter-Laser, Dioden-Laser, Infrarot-Laser
GHG	Glenohumeralgelenk, Schultergelenk
GRASSP	»Graded and Redefined Assessment of Strength, Sensibility and Prehension«
HAC-Lösung	»Hospital Antiseptic Concentrate«
HeNe	Helium Neon, Gas-Laser
HF	Hochfrequenz
HG	Handgelenk
HUG	Humeroulnargelenk, art. humeroulnaris
HRG	Humeroradialgelenk, art. humeroradialis
HWS	Halswirbelsäule
Hz	Hertz
ICF	»International Classification of Functioning, Disability and Health«, Internationale Klassifikation der Funktionsfähigkeit, Behinderung und Gesundheit
IP/IP-Gelenk	Interphalangeal-Gelenk, Endgelenk, Articulatio interphalangea
IPD	»Inter-pulse duration«, Pausenzeit
IR	Innenrotation
ISNCSCI	»International Standard for Neurological Classification of Spinal Cord Injury«
ISO	»International Organization for Standardization«
J	Joule, elektrische Stromdichte
KBT	Konzentrative Bewegungstherapie
K-Draht	Kirschner-Draht
kHz/KHz	Kilohertz
KM	Kapselmuster
Korr.	Korrektur
kPa	Kilopascal

L1–5	Rückenmarksegment, 1.–5. lumbaler Bereich, lumbales spinales Segment
Lag.	Lagerung
Laser	»Light Amplification by Stimulated Emission of Radiation«, Lichtverstärkung durch angeregte Lichtstrahlung
LCU	Lig. collaterale ulnare
LBK	Lateraler Bandkomplex
LCR	Lig. collaterale radiale
LG	Labrum glenoidale
Lig./Ligg.	Ligamentum, Band/Ligamenta, Bänder
LIPUS	»Low-intensity pulsed ultrasound therapy«
LLLT	Low-Level-Laser-Therapie, Soft-Laser-Therapie
LLPS	»Low-load prolonged stress«
LU	Lunatum
LPS	»Low-prolong stretch«
M 1–M 5	Gradbezeichnung der Muskelfunktionsprüfung
M 3	Muskelfunktionsprüfung: volles Bewegungsausmaß gegen die Schwerkraft
M 4	Muskelfunktionsprüfung: volles Bewegungsausmaß gegen Schwerkraft und geringen Widerstand
M.	Morbus
M./Mm.	Musculus, Muskel/Musculi, Muskeln
mA	Milliampere
MC	Metacarpale, Metakarpale
MC I, II, III, IV, V	Metacarpale I, II, III, IV, V
MCP/MCP-Gelenk	Metakarpophalangeal-Gelenk, Fingergrundgelenk, Articulatio metacarpophalangea
MCP-I-Gelenk	Daumengrundgelenk
MCP 1–5/	Metakarpophalangealgelenk
MCP I–V	1.–5. Finger
med.	medial
MF	Mittelfrequenz
MHK	Mittelhandknochen
MHz	Megahertz
ML	Manuelle Lymphdrainage
Ml	Milliliter
MOHO	»Model of Human Occupation«
MPI	Max-Planck-Institut
MRI	»Magnetic Resonance Imaging«
MRT	Magnetresonanztomografie
MWT	»Modified Weeks Test«
ms	Millisekunde
MSÜ	Muskel-Sehnen-Übergang, Muskel und Muskel-Sehnen-Übergang
mW	Milliwatt
N	Newton
N./Nn.	Nervus, Nerv/Nervi, Nerven
NaCl	Natriumchlorid, Kochsalz
NF	Niederfrequenz
NLG	Nervenleitgeschwindigkeit
nm	Nanometer
NMES	Neuromuskuläre Elektrostimulation
ns	Nanosekunde, milliardstel Sekunde
NSAR	Nichtsteroidale entzündungshemmende Medikamente, nichtsteroidale Antirheumatika, nichtsteroidale Antiphlogistika

OCD	»Occupational cervicobrachial disorder«	SHT	Schädel-Hirn-Trauma
OEKO-TEX	Internationale Gemeinschaft für Forschung und Prüfung auf dem Gebiet der Textil- und Lederökologie	SHZM	Schweizerisches Hochschulzentrum für Musikphysiologie
		SIS	Subakromiales Impingement-Syndrom
OEKO-TEX-Standard 100	Prüf- und Zertifizierungssystem auf Schadstoffe	Skapula alata	»Scapular winging« – flügelartiges Abstehen des Schulterblatts (Scapula) vom Thorax
OOS	»Occupational overuse syndrome«		
		SKÜ	Sehnen-Knochen-Übergang
P 1–3	1.–3. Phalanx	SLAP-Läsion	Läsion superiores Labrum von anterior nach posterior, Ablösung des Labrums glenoidale vom Glenoid
P II	2. Phalanx		
PD	»Pulse duration«, Pulsdauer, Impulsdauer, Impulsbreite		
		SLD	»Superluminous Diodes«
PECH	Pause Eis Compression Hochlagern (Akronym)	SLI	Skapholunäre Instabilität
		SPADI	»Shoulder pain and disability index«
P.I.P.E.	»Proximal interphalangeal extension splint«	SPZ	Schweizer Paraplegiker-Zentrum
		SSL	Scheitel-Steiß-Länge
PIP/PIP-Gelenk	Proximales Interphalangealgelenk, Fingermittelgelenk, Articulatio interphalangealis proximalis	SSW	Schwangerschaftswoche
		SRK	Schweizerisches Rotes Kreuz
		stat.	statische
PIP 2–5/PIP II–V	Proximale Interphalangealgelenke II.–V. Finger, Fingermittelgelenke Zeige- bis Kleinfinger	SUVA	Schweizerische Unfallversicherungsanstalt
PL	M. palmaris longus	TAC	»Torque Angle Curve«
postop.	postoperativ, Zeit nach einem operativen Eingriff	TAR-Syndrom	Thrombozytopenie-Syndrom
		TERT	»Total end range time«
POT	»Push-off-Test«	TFCC	Triangulärer fibrokartilaginöser Komplex
pps	»Pulses per second«	Th 1–12	1.–12. Rückenmarksegment, thorakaler Bereich, thorakales spinales Segment
Proc.	Processus		
PRUG	Proximales Radioulnargelenk, art. radioulnaris proximalis	TENS	Transkutane elektrische Nervenstimulation
		TR	Triquetrum
PROM	»Passive Range of Motion«	TROM	»Torque Range of Motion«
PRWE	»Patient Rated Wrist Evaluation Score«		
PRWHE	»Patient Rated Wrist and Hand Evaluation«	Üb.	Übung
PT	M. pronator teres	ULTT	Upper Limb Tension Tests
		US	Ultraschall
QF	Querfriktionen	USB	Universitätsspital Basel
Quick-DASH	Kurzform der »Disability of the arm, shoulder and hand«	USZ	Universitätsspital Zürich
		UV-Licht	Ultraviolettlicht, ultraviolettes Licht
RA	Rheumatoide Arthritis	V	Volt
RCT	Randomisierte, kontrollierte Studie	VAS/VAS-Schmerzskala	Visuelle Analogskala, Visuelle Analogschmerzskala
RICE	»Rest Ice Compression Elevation« (Akronym)		
		VATER	Ventrikelseptumdefekt des Herzens, vertebrale Defekte, die Analatresie, die tracheo-oesophageale Fistel, die Radiusaplasie und renale (=Nieren-) Anomalien
RM	Rotatorenmanschette		
ROM	»Range of Motion«, Bewegungsradius		
RSI	»Repetitive strain injury«		
RSI-Syndrom	»Repetitive Strain Injury-Syndrom«, Verletzung durch wiederholte Beanspruchung/Belastung; umgangssprachlich Sekretärinnenkrankheit, Mausarm		
		W	Watt
		WALT	World Association for Laser Therapy
		WCPT	World Confederation for Physical Therapy
Rx	Röntgen	WHO	World Health Organization, Weltgesundheitsorganisation
S	Sekunden	WRULD	Work-related upper limb disorders
S 1–5	Rückenmarksegment, 1.–5. sacraler Bereich, sacrales Segment		
SA	M. serratus anterior	ZZM	Zürcher Zentrum Musikerhand, Handlabor der Zürcher Hochschule der Künste
SAI	»Spatial Average Intensity«		
SAM	»Short Arc Motion«	Ω	Ohm
SC	Scaphoideum, os scaphoideum, Kahnbein	µJ	Mikrojoule
SCG	Sternoklavikulargelenk	µs	Mikrosekunden
SCS	»ASHT Splint/Orthosis Classification System«		
SD	Spiraldynamik		

Die Behandlung der Schulter als Bestandteil der Handrehabilitation

Thilo O. Kromer

© Springer-Verlag GmbH Deutschland, ein Teil von Springer Nature 2019
B. Waldner-Nilsson (Hrsg.), *Handrehabilitation*
https://doi.org/10.1007/978-3-540-38926-2_23

Schulterbeschwerden gehören zu den häufigsten Beschwerden, mit denen Therapeutinnen in der Praxis konfrontiert werden (van der Heijden 1999). In vielen Fällen treten sie episodenhaft auf und verbessern sich nicht ohne Behandlung im Laufe der Zeit (Croft et al. 1996; Winters et al. 1999). Trotzdem scheinen viele Betroffene zunächst doch einfach abzuwarten oder zu versuchen, die Beschwerden selbst in den Griff zu bekommen (Croft et al. 1996; Östör et al. 2005). Daher dauert es in der Regel länger, bis sie einen Arzt oder eine Physiotherapeutin aufsuchen. Dies mag u. a. dadurch begründet sein, dass einseitige Schulterbeschwerden besser kompensiert werden können als beispielsweise Rückenschmerzen. Nicht nur die lokale Diagnostik und Differenzierung schulterspezifischer Pathologien, sondern auch die Abgrenzung zu anderen Bereichen, wie z. B. der Halswirbelsäule oder dem neuralen System, sowie die allgemeine Differentialdiagnose stellen eine große Herausforderung für die Therapeutin dar. Ein weiterer wichtiger Punkt ist es, den Patienten im Kontext seines alltäglichen Umfelds, seiner Tätigkeiten und Aufgaben, seiner Einstellungen usw. zu erfassen, um somit zum momentanen Status beitragende und Einfluss nehmende Faktoren zu erkennen und in die Therapie mit einzubeziehen.

Ziel dieses Kapitels soll es sein, einen grundlegenden und sehr praktischen Überblick über die allgemeine Anatomie und die Anatomie in vivo der Schulter zu geben. Die Darstellung der Biomechanik findet zunächst allgemein statt und damit geltend für die Kapitel Schulter, Ellbogen und Hand, gefolgt von wichtigen biomechanischen Aspekten des Schulterkomplexes. Folgend werden die subjektive und physische Befunderhebung sowie die wichtigsten Pathologien und deren Behandlung dargestellt. Evidenzbasierte Fakten fließen mit ein, soweit sie zum besseren Verständnis beitragen oder eine direkte Konsequenz auf die praktische Arbeit haben.

23.1 Allgemeine Anatomie

23.1.1 Schultergelenk

Knöcherne Anatomie

Das Glenohumeralgelenk (GHG) ist ein Kugelgelenk mit drei Freiheitsgraden. Die Cavitas glenoidalis (1) ist nur leicht konkav und zeigt eine ovale Form; sie steht etwa rechtwinklig auf dem Schulterblatt (2) und ist im Verhältnis zur Senkrechten leicht nach kranial ausgerichtet (◘ Abb. 23.1).

Der Humeruskopf, der weitaus größer ist als die Gelenkpfanne, ist dagegen stark konvex und zeigt einen Knorpelüberzug über ca. 1/3 seiner Fläche.

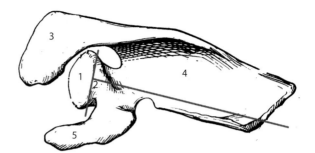

◘ **Abb. 23.1** Ansicht von cranial auf das Schulterblatt. **1** Cavitas glenoidalis; **2** Ausrichtung der Cavitas glenoidalis zum Schulterblatt; **3** Akromion; **4** Fossa supraspinata; **5** Processus coracoideus

> ❯ Durch die ungleichen Größenverhältnisse ergibt sich eine eher geringe knöcherne Stabilität.

Labrum glenoidale (LG)

Das LG (◘ Abb. 23.2, Nr. 5) ist eine faserknorpelige Struktur, die den Rand der Cavitas glenoidalis verstärkt. Es vergrößert die knöcherne Gelenkfläche, vertieft die Gelenkpfanne und erhöht die Stabilität im Schultergelenk. Das LG ist propriozeptiv innerviert. Weiterhin dient es als Ursprung der Gelenkkapsel, der glenohumeralen Bänder sowie des M. biceps brachii caput longum.

Kapsel-Band-Apparat des Glenohumeralgelenks

Obwohl der Kapsel-Band-Apparat (◘ Abb. 23.2, Nr. 6–11) ein gewisses Maß an **passiver Stabilität** im Schultergelenk bewirkt, ist dessen vorwiegende Aufgabe in der direkten als auch indirekten **Bewegungssteuerung** zu sehen (Lephart und Fu 2000).

Die Gelenkkapsel inseriert am LG und am Collum anatomicum des Humerus und ist eher dünn und geräumig. Sie wird passiv durch die glenohumeralen Bänder und aktiv durch die Muskeln der Rotatorenmanschette verstärkt und dynamisiert.

Die Bänder des GHG verstärken die Kapsel und stabilisieren unterschiedliche Bewegungen. In ◘ Tab. 23.1 sind die verschiedenen Bewegungen und die passiv hemmenden Strukturen dargestellt.

Muskulatur

Grundsätzlich kann im GHG zwischen bewegender und stabilisierender Muskulatur unterschieden werden.

Stabilisierende Muskulatur

Aufgrund der klinischen Wichtigkeit wird hier genauer auf die stabilisierende Muskulatur eingegangen, welche in ◘ Tab. 23.2 dargestellt ist.

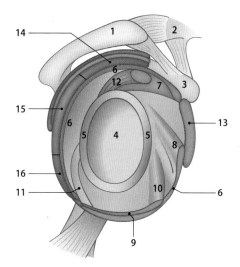

◘ Abb. 23.2 **1** Akromion; **2** Klavikula; **3** Processus coracoideus; **4** Cavitas glenoidalis; **5** Labrum glenoidale; **6** Gelenkkapsel; **7** Lig. glenohumerale anterior superior; **8** Lig. glenohumerale anterior mediale; **9** Lig glenohumerale anterior inferior mit seinem **10** Pars anterior und seinem **11** Pars posterior; **12** Sehne des M. biceps brachii; **13** M. subscapularis; **14** M. supraspinatus; **15** M. infraspinatus; **16** M. teres minor

◘ Tab. 23.1 Passive Bewegungen im GHG und deren hemmende Strukturen

Bewegung	Passive Hemmung durch:
Außenrotation in 0-Stellung	Ventrale Kapsel, Lig. glenohumerale anterius
Außenrotation in 90° Abduktion	Lig. glenohumerale inferius pars anterior, ventrale Kapsel
Innenrotation in 0-Stellung	Dorsale Kapsel
Innenrotation in 90° Abduktion	Lig. glenohumerale inferius pars posterior, posteriore Kapsel
Armgewicht (Kaudalzug) in 0-Stellung	Kraniale Gelenkkapsel, Lig. coracohumerale
Abduktion aus 0-Stellung	Inferiore Kapselanteile, Lig. glenohumerale inferius, subakromiale Kompression

Mm. subscapularis, supraspinatus, infraspinatus und M. teres minor bilden zusammen die so genannte **Rotatorenmanschette (RM)**. Die Hauptaufgabe der RM besteht darin, den Kopf während dynamischer Bewegungen und isometrischer Aktivitäten in der Pfanne zentriert zu halten. Dies bedeutet, dass durch die RM eine übermäßige Translation des Humeruskopfes nach kranial, kaudal, ventral oder dorsal verhindert wird.

Funktionell kann auch das **Caput longum des M. biceps brachii** zur RM gezählt werden. In 0-Stellung des Armes stabilisiert er v. a. die Ventral- und Kranialbewegung, in 90° Abduktion und Außenrotation (Überkopfposition) die kraniale Translation des Humeruskopfes.

Defizite in der Arbeitsweise der RM können beispielsweise zu einer **Impingementsymptomatik** oder zur **Instabilität** im Schultergelenk führen (Deutsch et al. 1996; Graichen et al. 2000; Sharkey und Marder 1995). Funktionelle Folgen einer strukturellen Schädigung dieser Muskeln lassen sich bei Rupturen der Rotatorenmanschette gut beobachten.

Bewegende Muskulatur

Obwohl der RM natürlich auch bewegende Funktion zukommt, sind die hauptsächlich bewegenden Muskeln im Schultergelenk die in **◘ Tab. 23.3** aufgezählten. Wichtig hierbei ist zu bemerken, dass der **M. pectoralis major**, aber vor allem der **M. latissimus dorsi** eine kau-

◘ Tab. 23.2 Primär stabilisierende Muskulatur und deren Innervation

Muskel	Segmentale Innervation	Periphere Innervation
M. subscapularis	C5–6(7)	N. subscapularis
M. supraspinatus	C5–6	N. suprascapularis
M. infraspinatus	C5–6	N. suprascapularis
M. teres minor	C5–6	N. axillaris
M. biceps brachii, caput longum	C5–7	N. musculocutaneus

◘ Tab. 23.3 Primär bewegende Muskeln des Schultergelenks und deren Innervation

Muskel	Segmentale Innervation	Periphere Innervation
M. latissimus dorsi	C5–7	N. thoracodorsalis
M. teres major	C5–7	N. thoracodorsalis
M. pectoralis major	C5–8	N. pectorales
M. deltoideus	C5	N. axillaris
M. coracobrachialis	C5–6	N. musculocutaneus

dalisierende Wirkung, der **M. deltoideus** eine kranialisierende Wirkung auf den Humeruskopf gegenüber dem Glenoid hat. Dies ist bei der Rehabilitation von Patienten mit multidirektionaler Instabilität oder Impingementsyndrom zu berücksichtigen.

23.1.2 Schultergürtel

Akromioklavikulargelenk (ACG)

Das ACG wird gebildet von der Facies articularis acromialis claviculae und der Facies articularis clavicularis acromii. In der Gelenkhöhle befindet sich ein Discus articularis, der häufig unvollständig ist oder sogar fehlt. Wie im Sternoklavikulargelenk ist im ACG neben den anderen Bewegungsrichtungen auch eine axiale Rotation der Klavikula möglich.

Kapsel-Band-Apparat des ACG

Der Kapsel-Band-Apparat ist der primäre Stabilisator des ACG. Die Gelenkkapsel ist geräumig und wird verstärkt durch die Ligg. acromioclaviculare superius et inferius, welche vor allem zur anteroposterioren Stabilität des ACG beitragen. Ein zweiter wichtiger Stabilisator ist das Lig. coracoclaviculare mit seinen beiden Anteilen, dem Lig. conoideum und dem Lig. trapezoideum, welche die kraniokaudale Stabilität kontrollieren und das Schulterblatt an der Klavikula fixieren.

Sternoklavikulargelenk (SCG)

Das SCG stellt die **einzige artikuläre Verbindung zwischen der oberen Extremität und dem Rumpf** dar. Es ist ein Sattelgelenk und wird gebildet aus der Incisura clavicularis sterni und der Facies articularis sternalis claviculae. Die Gelenkflächen sind meist leicht inkongruent und von individuell unterschiedlicher Form. Die Gelenkhöhle wird vollständig oder unvollständig von einem faserknorpeligen Discus articularis unterteilt, der ringsum mit der Kapsel verwachsen ist.

Kapsel-Band-Apparat des SCG

Die Kapsel ist weit, dickwandig und fest, ventral dünner als dorsal. Sie wird verstärkt von den Ligg. sternoclavicularia anterior und posterior, dem Lig. costoclaviculare und dem Lig. interclaviculare.

Muskulatur des Schultergürtels

Die muskuläre Führung des Schultergürtels stellt eine wichtige Komponente für die Funktion der oberen Extremität dar. Ein stabiler Schultergürtel bietet die Basis für den effektiven und ökonomischen Einsatz der oberen Extremitäten. Die wichtigsten Muskeln dafür sind in ◘ Tab. 23.4 aufgeführt.

◘ **Tab. 23.4** Wichtige stabilisierende Muskeln des Schultergürtels und deren Innervation

Muskel	Segmentale Innervation	Periphere Innervation
M. serratus anterior	C5–7	N. thoracicus longus
M. pectoralis minor	C5–Th1	Nn. pectorales med. u. lat.
M. trapezius	C2–4	N. accessorius
M. levator scapulae	C4–5	N. dorsalis scapulae
Mm. rhomboidei major et minor	C4–5	N. dorsalis scapulae

23.2   Funktionelle Biomechanik

23.2.1   Allgemeine Gelenkbiomechanik

Kinetische Kette der oberen Extremität

An den Bewegungen der oberen Extremität sind mehrere Gelenke gleichzeitig beteiligt. Dies wird besonders bei großen Bewegungsausschlägen deutlich wie zum Beispiel bei der Elevation des Armes, aber auch bei jeder anderen (Greif-)Aktivität der oberen Extremität kommen mehrere Gelenke zum Einsatz. Grundsätzlich gehören zur kinetischen Kette der oberen Extremität der Finger-/Handkomplex, der Ellbogen, das Schultergelenk, der Schultergürtel, die untere Halswirbelsäule, die obere Brustwirbelsäule und deren Rippen sowie die neuralen Strukturen. Nur ein einwandfreies Funktionieren aller beteiligten Komponenten gewährleistet eine freie und auch endgradig problemlose Funktion der oberen Extremität.

Skapulohumeraler Rhythmus

Der skapulohumerale Rhythmus, also das Verhältnis von glenohumeraler Bewegung zur Bewegung des Schulterblattes bei der Armelevation, ist unbelastet circa 8:1 für den unteren Bewegungsbereich bis circa 2:1 oberhalb von 100° Elevation. Wird der Arm belastet, ändert sich das Verhältnis hin zu 2 zu 1 bis 4 zu 1. Diese Werte sollen als Anhaltspunkt dazu dienen, den skapulohumeralen Rhythmus bei der aktiven Elevation besser beurteilen zu können.

Kinematik der Gelenke

Zum besseren Verständnis der Gelenkbewegungen werden in diesem Abschnitt einige Grundbegriffe geklärt und ein einfaches, für die beschriebenen Gelenke biomechanisches Modell dargestellt. Modelle sind Hilfskonstrukte, die nicht immer genau den tatsächlichen Abläufen in den Gelenken entsprechen; sie dienen vor allem dem Verständnis und sind für eine strukturierte Gelenkuntersuchung und -behandlung hilfreich.

Anatomische, osteokinematische und arthrokinematische Bewegungen

Grundsätzlich werden Bewegungen gemäß **definierten anatomischen Achsen und Ebenen** beschrieben. Beispielsweise findet die Abduktion im Schultergelenk in der frontalen Ebene um eine sagittale Achse statt.

Betrachtet man nun die Bewegung diese beiden Knochen (Caput humeri und Fossa glenoidalis) zueinander und berücksichtigt dabei das lokale, auf die Konkavität bezogene Achsensystem (◘ Abb. 23.3), so lässt sich die rein **osteokinematische Abduktion** anatomisch beschreiben als eine Bewegung in Abduktion und Flexion oder als eine Abduktion, welche in der Skapulaebene stattfindet.

Betrachtet man nun die arthrokinematischen Bewegungen, welche sich zwischen den Gelenkflächen der beiden Gelenkpartner abspielen, so findet hier eine Kombination aus Roll- und Gleitbewegung statt (sog. Roll-Gleit-Mechanismus). Die Richtungen des Rollens und Gleitens werden gemäß des lokalen Achsensystems definiert; so findet beispielsweise während der osteokinematischen Abduktion im Schultergelenk zwischen den Gelenkflächen ein Rollen nach kranial und ein Gleiten nach kaudal statt (◘ Abb. 23.4). Eine gelenkbedingte Bewegungseinschränkung erfordert eine entsprechende Mobilisationstechnik, um das richtige Verhältnis wiederherzustellen.

> ❯ Ist bei einer angulären Bewegung das physiologische Verhältnis gestört und z. B. die **Translation** (das Gleiten) **vermindert** bzw. das Rollen vergrößert, kommt es zu einer **Bewegungseinschränkung**. Ist dagegen die **Translationsbewegung vergrößert**, kann man dies als Instabilität bezeichnen.

Translation des konvexen bzw. konkaven Gelenkpartners

Da zur Gelenkmobilisation häufiger manuelle translatorische Techniken eingesetzt werden, wird der Begriff »Translation« definiert.

Die **Translation** ist eine geradlinige Bewegung aller Punkte eines Körpers in dieselbe Richtung. Referenzfläche ist die **konkave** Gelenkfläche. Die Translation kann **parallel** (Gleiten) oder **senkrecht** zur Referenzfläche (Traktion/Kompression) ausgeführt werden (◘ Abb. 23.5). Das bedeutet auch, dass bei der Mobili-

sation der gesamte Knochen in Mobilisationsrichtung bewegt wird.

Die zur Mobilisation passende Translationsrichtung ist dabei von der angulären Bewegungsrichtung und der Gelenkflächenform (**konkav** oder **konvex**) des bewegenden Gelenkpartners abhängig. Eine einfache Regel dafür lautet (Kaltenborn 1992):

- ▬ Bewegt der **konvexe Partner** gegenüber dem konkaven, wie z. B. im Schultergelenk, findet arthrokinematische Rollen in die gleiche Richtung wie die osteokinematische Bewegung statt, das Gleiten hingegen entgegengesetzt.
- ▬ Bewegt der **konkave Partner** gegenüber dem konvexen, wie z. B. im Humeroradialgelenk, findet das arthrokinematische Rollen in die gleiche Richtung wie die osteokinematische Bewegung statt.

Ruhestellung und verriegelte Stellung

Die **Ruhestellung** beschreibt die Gelenkposition, in welcher der geringste Gelenkflächenkontakt besteht, die Kapsel maximal entspannt und das Gelenkvolumen am größten ist (Kaltenborn 1992). Diese Position wird auch gerne als Schonhaltungsposition eingenommen.

In der **verriegelten Stellung** dagegen haben die Gelenkflächen größtmöglichen Kontakt zueinander, und die Gelenkkapsel ist angespannt. In dieser Position ist das Gelenk am stabilsten.

Anatomische Nullstellung, Ruhestellung und verriegelte Stellung und das Kapselmuster (Definition s. ▶ Abschn. 23.5.1) der Gelenke sind in ◘ Tab. 23.5 dargestellt.

23.2.2 Funktionelle Biomechanik des Schulterkomplexes

Funktionelle Betrachtung des Glenohumeralgelenks

Die Cavitas glenoidalis bildet den konkaven Gelenkpartner und stellt somit gleichzeitig die Referenzfläche für die translatorischen Bewegungen im Schultergelenk dar. Der Humeruskopf ist der konvexe Gelenkpartner und wird in der Regel als der bewegende Teil angesehen.

Die meisten Bewegungen des Armes im Schultergelenk lösen eine für diese Bewegung spezifische Kombination aus Rollen und Gleiten des Humeruskopfes gegenüber der Cavitas glenoidalis aus, was allgemein auch als **physiologischer Roll-Gleit-Mechanismus** bezeichnet werden kann (Kaltenborn 1992). Diese beiden Anteile der Bewegung sind abhängig voneinander und kommen in einem Gelenk isoliert nicht vor. Wird, wie in diesem Falle, der konvexe Gelenkpartner bewegt, entspricht die Richtung des Rollens der Bewegungsrich-

◻ Tab. 23.5 Gelenkspezifische Stellungen und Kapselmuster der oberen Extremität

Gelenkstellung/ Kapselmuster	Beschreibung
Handgelenk (Radiokarpalgelenk)	
Nullstellung	Metakarpale III und Unterarm auf einer Linie
Ruhestellung	Leichte Flexion und Ulnarabduktion
Verriegelte Stellung	Maximale Dorsalextension
Kapselmuster	Flexion = Extension
Distales und proximales Radioulnargelenk (DRUG, PRUG)	
Nullstellung	90° Ellbogenflexion, Unterarm in Nullstellung zwischen Pro-/Supination
Ruhestellung	DRUG: 10° Supination PRUG: 35° Supination mit 70° Ellbogenflexion
Verriegelte Stellung	PRUG + DRUG: 5° Supination
Kapselmuster	Pro-/Supination sind endgradig schmerzhaft, aber nicht eingeschränkt
Humeroulnargelenk (HUG)	
Nullstellung	Ellbogenextension und Supination
Ruhestellung	70° Flexion und 10° Supination
Verriegelte Stellung	Maximale Extension und Supination
Kapselmuster	Flexion > Extension
Humeroradialgelenk (HRG)	
Nullstellung	Ellbogenextension und Supination
Ruhestellung	Volle Extension und Supination
Verriegelte Stellung	90° Flexion und 5° Supination
Kapselmuster	Flexion > Extension
Schultergelenk (GHG)	
Nullstellung	Arm seitlich am Körper, Daumen zeigt nach vorne
Ruhestellung	55° Abduktion, 30° horizontale Adduktion
Verriegelte Stellung	Maximale Abduktion und Außenrotation
Kapselmuster	Außenrotation > Abduktion > Innenrotation
Akromio-/Sternoklavikulargelenk (ACG/SCG)	
Nullstellung	Physiologische Stellung
Ruhestellung	Wie Nullstellung
Verriegelte Stellung	SCG: Arm in voller Elevation ACG: Arm in 90° Abduktion
Kapselmuster	Endgradige Bewegungen im GHG sind schmerzhaft

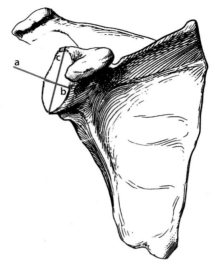

◻ Abb. 23.3 Lokale Ausrichtung der Bewegungsachsen auf der Cavitas glenoidalis: **a** Achse für Flexion-Extension; **b** Achse für Abduktion-Adduktion; **c** Achse für Außen- und Innenrotation

tung der Armbewegung, das Gleiten findet dann in die entgegengesetzte Richtung statt. Hieraus ergibt sich auch die **spezifische Mobilisationsrichtung** bei einer artikulären Bewegungseinschränkung. Ist das normale Verhältnis von Rollen und Gleiten zueinander gestört, kann dies entweder zu einer **Bewegungseinschränkung und/oder einer Instabilität** führen.

Obwohl auch aktuell noch darüber diskutiert wird, ob diese theoretische Betrachtung der tatsächlichen in vivo-Biomechanik des Schultergelenks entspricht (Brandt et al. 2007), werden im Folgenden einfache **osteokinematische Bewegungen** (keine anatomischen Bewegungen) und die dazugehörige **Arthrokinematik**[1] entsprechend dem Roll-Gleit-Mechanismus beschrieben (Oonk 1988). Die osteokinematischen Bewegungen beziehen sich auf ein Achsensystem, welches der Ebene der Gelenkfläche der Cavitas glenoidalis entspricht (◻ Abb. 23.3); daher weicht die Ausgangsstellung für die Bewegungen insofern von der anatomischen Nullstellung ab, als dass der Arm sich in leichter Flexion, Abduktion und Innenrotation befindet (Ruheposition).

---

1 Die Osteokinematik beschreibt die Bewegungen der beiden Gelenkpartner zueinander bezogen auf das lokale Achsensystem des Gelenks; im Gegensatz dazu werden anatomische Gelenkbewegungen bezogen auf ein globales Achsensystem beschrieben.
Die Arthrokinematik beschreibt die Bewegung der beiden Gelenkflächen zueinander, die bei osteokinematischen oder anatomischen Bewegungen entsteht. Diese Bewegungen werden in der Regel als »Rollen« und »Gleiten« bezeichnet.

23

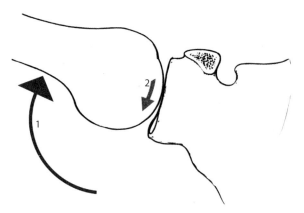

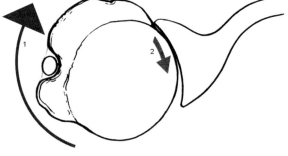

■ **Abb. 23.4** Osteokinematische Abduktion; das caput humeri rollt auf der Cavitas glenoidalis nach kranial (1) und gleitet dabei gleichzeitig nach kaudal (2)

■ **Abb. 23.6** Osteokinematische Außenrotation; das Caput humeri rollt dabei auf der Cavitas glenoidalis nach dorsal (1) und gleitet nach ventral (2)

■ ■ **Abduktion (ABD) und Adduktion (ADD)**

Bei der Abduktion (1) rollt der Humeruskopf auf der Cavitas glenoidalis nach kranial, gleichzeitig findet eine Gleitbewegung des Kopfes nach kaudal statt (2; ■ Abb. 23.4). Das Gegenteil findet bei der ADD statt. Die osteokinematische Bewegung entspricht einer Abduktion in der »Skapulaebene«.

■ ■ **Außenrotation (AR) und Innenrotation (IR)**

Während der AR (■ Abb. 23.5) rollt der Humeruskopf auf der Cavitas glenoidalis nach dorsal (1), gleichzeitig findet eine Gleitbewegung des Kopfes nach ventral (2) statt (■ Abb. 23.6). Das Gegenteil findet bei der IR statt.

■ ■ **Flexion (FLEX) und Extension (EXT)**

Wenn diese Bewegungen osteokinematisch exakt, d. h. parallel zur Gelenkfläche der Cavitas glenoidalis ablaufen, dann findet eine axiale Rotation des Humeruskopfes auf der Cavitas statt. Es entsteht weder Rollen noch Gleiten.

Wenn der Arm nicht achsengerecht bezüglich des konkaven Gelenkpartners bewegt wird, finden osteo-

kinematisch und arthrokinematisch Kombinationen aus den oben beschriebenen Bewegungen statt, welche bei der manuellen Mobilisation berücksichtigt werden sollten. Hier zwei Beispiele:

— Abduktion in der (anatomischen) Frontalebene bis ca. 90° (■ Abb. 23.7)

  — Diese Bewegung stellt eine osteokinematische Kombination aus ABD und AR dar, bei der es arthrokinematisch zu einem Rollen des Humeruskopfes nach kranial und dorsal kommt bei einem gleichzeitigen Gleiten nach kaudal und ventral.

— Horizontale Abduktion und Adduktion (■ Abb. 23.8)

  — Nach der Abduktion im Schultergelenk bei der sich der Kontaktpunkt zwischen Glenoid und Humerus auch etwas nach kranial verlagert hat, kommt es bei der horizontalen Adduktion zu einem Rollen nach ventral und einem Gleiten nach dorsal (■ Abb. 23.8). Gegenteiliges erfolgt bei der horizontalen Abduktion.

Obwohl es verschiedenste Mobilisationsarten für das Schultergelenk gibt, beruhen die meisten davon auf dem theoretischen Konstrukt des physiologischen Roll-Gleit-Mechanismus.

❯ Zu beachten ist, dass Einschränkungen in einem Gelenk sowohl durch eine **Verminderung des Gleitens** als auch durch eine **Vergrößerung des Rollens** entstehen können, was prinzipiell auch zwei verschiedene Arten der Mobilisationsbehandlung erfordert.

Zur Diagnostik werden die Gelenke des Schulterkomplexes daher grundsätzlich **sowohl mit angulären als auch mit translatorischen Bewegungen** (Gleit-, Trak-

■ **Abb. 23.5a,b** Translatorische Bewegungen: **a** Traktion-Kompression; **b** Gleiten

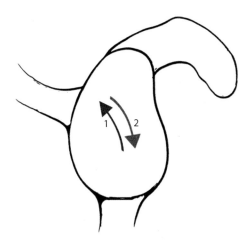

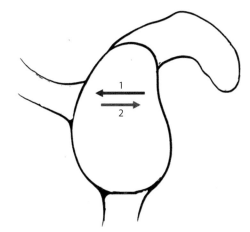

■ **Abb. 23.7**   Bei der anatomischen Abduktion in der Frontalebene wird die Abduktion von einer Außenrotation begleitet; daher rollt das Caput humeri auf der Cavitas glenoidalis nach kranial-dorsal (1) und gleitet dabei nach kaudal-ventral (2)

■ **Abb. 23.8**   Bei der Bewegung der horizontalen Adduktion rollt das Caput humeri auf der Cavitas glenoidalis nach ventral und rollt dabei nach dorsal, ähnlich wie bei der Außenrotation in 0-Stellung

tions- und Kompressionsbewegungen parallel zur Referenzfläche auf dem konkaven Gelenkpartner) getestet, um Informationen über das Bewegungsausmaß, eventuelle Schmerzen, den Widerstand während der verschiedenen Bewegungen und am Ende derselben (Endgefühl) sowie das translatorische Bewegungsausmaß (Gelenkspiel) zu erhalten.

Funktionelle Betrachtung des Sternoklavikulargelenks

Im SCG finden die Bewegungen Elevation-Depression, Pro- und Retraktion sowie eine axiale Rotation statt.

Wegen der Sattelform der Gelenkflächen ist die Konvex-Konkav-Zuordnung für die einzelnen Bewegungen unterschiedlich. Für die **Elevation-Depression** ist das proximale Ende der Klavikula konvex. Hieraus ergibt sich, dass bei einer Elevation die Klavikula auf dem Sternum nach kranial rollt und nach kaudal gleitet. Gegenteiliges geschieht bei Depression. Dabei bewegt die Klavikula zusammen mit dem Diskus gegenüber dem Sternum; der Gesamtbewegungsausschlag beträgt ca. 50°. Für die **Pro- und Retraktion** ist das proximale Ende der Klavikula konkav. Hieraus ergibt sich, dass bei einer Protraktion die Klavikula auf dem Sternum nach ventral rollt und gleitet. Gegenteiliges geschieht bei Retraktion. Hierbei bewegt die Klavikula gegenüber dem Diskus und dem Sternum; der Gesamtbewegungsausschlag beträgt ca. 55°.

Funktionelle Betrachtung des Akromioklavikulargelenks

Das ACG ist ein Sattelgelenk, wird aber oft als planes Gelenk beschrieben. Insgesamt findet im ACG im Vergleich zum SCG recht wenig Bewegung statt.

> **Tipp**
>
> Die hier beschriebene Biomechanik bildet die Grundlage für die im Weiteren beschriebenen Mobilisationstechniken.

23.3   Anatomie in vivo

Die Anatomie in vivo des Schulterkomplexes, also das Auffinden relevanter anatomischer Strukturen, bildet für die Therapeutin eine wichtige (und zu oft vernachlässigte) Orientierung, die zu einer korrekten Beurteilung und Behandlung befähigt.

Nachfolgend werden die für diesen Rahmen wichtigsten Strukturen und deren Palpation beschrieben.

23.3.1   Palpation der Strukturen und Gelenke des Schultergürtels

Zu Beginn lässt sich die meist sichtbare und prominente **Spina scapulae** (Schulterblattgräte) leicht ertasten (■ Abb. 23.9; 1). Palpiert man entlang der unteren Begrenzung der Spina scapulae (2), also derjenigen, die der Fossa infraspinata zugewandt ist, erreicht man automatisch das **hintere Akromioneck** (3), ein oft prominenter Knochenvorsprung. Im weiteren Verlauf palpiert man die laterale Begrenzung des **Akromions** (4). Vom Humeruskopf unterschieden werden kann diese, indem man einen leichten Zug am Humerus nach kaudal ausführt und somit der Abstand zum Akromion deutlicher wird. Der laterale geht dann in den ventralen Rand des

23

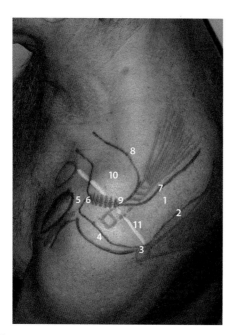

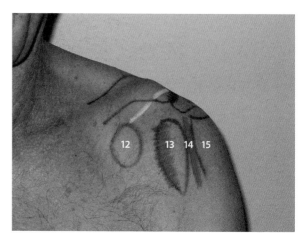

■ **Abb. 23.10** Anatomie in vivo: **12** Processus coracoideus; **13** Tuberculum minus; **14** Sulcus intertubercularis; **15** Tuberculum majus

---

Tipp

Die spezifische Palpation ist eine Voraussetzung dafür, das Gelenk entsprechend testen und mobilisieren zu können.

Akromions (5) über bis man in eine kleine, ventral gelegene Lücke (6) »fällt«. Diese stellt den vorderen Eingang des **AC-Gelenkspalts** dar.

Eine weitere Palpation entlang der oberen Begrenzung der Spina scapulae (7), also derjenigen, die der Fossa supraspinata zugewandt ist, führt durch den **M. trapezius** (8) direkt in den hinteren Eingang des AC-Gelenkspaltes (9), den die Spina zusammen mit dem distalen Ende der **Klavikula** (10) bildet.

Eine Verbindungslinie zwischen dem hinteren und vorderen Eingang des AC-Gelenkspaltes ergibt den Gelenkspaltverlauf.

Das proximale Ende der Klavikula lässt sich leicht durch Ertasten von oben und unten begrenzen; es bildet zusammen mit dem Sternum das **Sternoklavikulargelenk** (SCG).

Der **Processus coracoideus** (■ Abb. 23.10; 12) liegt in der Fossa infraclaviculare, in welcher er als prominenter Punkt leicht getastet und von allen 4 Seiten begrenzt werden kann. Die Verbindungslinie zwischen hinterem Akromioneck und dem Processus coracoideus spiegelt etwa den Gelenkspaltverlauf des GHG wider (■ Abb. 23.9; 11) und ist somit ein wichtiger Anhaltspunkt bei der Mobilisation des Glenohumeralgelenks.

23.3.2 Palpation von Tuberculum minus, Sulcus intertubercularis, Tuberculum majus

Lateral des Processus coracoideus lässt sich der mediale Rand des **Tuberculum minus** (■ Abb. 23.10; 13) tasten. Durch Rotation des Oberarmes kann der Tuberkel über seinen ganzen Verlauf gut getastet werden. Der laterale Rand bildet gleichzeitig die Begrenzung des **Sulcus intertubercularis** (auch: Sulcus bicipitalis) (14). Weiter lateral folgt das **Tuberculum majus** (15). Alle drei Strukturen, Tuberculum majus et minus und der Sulcus intertubercularis lassen sich gut mittels Palpation unter gleichzeitiger Rotation des Humerus er tasten.

Die beiden Tuberculi dienen als Ansatz für die Muskeln der Rotatorenmanschette, deren Palpation im nächsten Abschnitt beschrieben wird.

23.3.3 Palpation wichtiger muskulärer Insertionen am Humerus

Palpation der Insertion des M. supraspinatus

Ausgangsstellung: Der Patient sitzt und hat den Arm in Innenrotation auf dem Rücken liegen (■ Abb. 23.11).

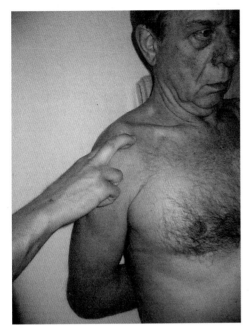

Abb. 23.11 Palpation und Quermassage der Insertion des M. supraspinatus

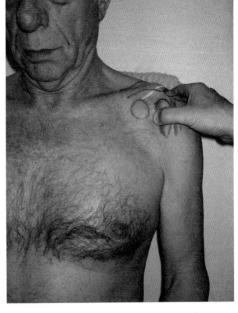

Abb. 23.12 Palpation und Quermassage der Insertion des M. subscapularis

Palpiert man direkt ventral des ventralen Akromionrands, aber noch lateral des ACG-Gelenkspaltes von kranial nach kaudal, liegt man direkt auf der Insertion des M. supraspinatus auf dem Tuberculum majus.

Palpation der Insertion des M. infraspinatus

Ausgangsstellung: Der Patient stützt in Bauchlage auf seine Unterarme, auf der zu palpierenden Seite befindet sich das GHG in leichter Außenrotation und Adduktion. Etwa einen Zentimeter unterhalb des hinteren Akromionecks (auf einer gedachten Linie in Richtung Axillafalte) findet man die Sehne des M. infraspinatus. Diese kann man nach lateral-ventral verfolgen bis zu ihrer Insertion am Tuberculum majus. Bei einer Sehnenreizung kann diese dort mit Quermassage behandelt werden.

Palpation der Insertion des M. subscapularis

Der M. subscapularis inseriert an der medialen Fläche des Tuberculum minus, dessen Palpation oben beschrieben wurde (Abb. 23.12).

23.3.4 Klinische Befunderhebung

Aufgrund der lokalen Nähe zur Hals- und Brustwirbelsäule sowie der engen anatomischen und funktionellen Verknüpfungen dieser Bereiche, ist die klinische subjektive und physische Befunderhebung bei Schulterbeschwerden häufig umfangreich und komplex und kann sich auf zwei bis drei Behandlungseinheiten verteilen.

Da neben dem theoretischen und praktischen Wissen auch die klinische Erfahrung einen wesentlichen Stützpfeiler qualifizierten Arbeitens bildet, ist die **schriftliche Dokumentation der Befunde**, das Dokumentieren klinischer Bilder und deren typischer Präsentation eine sinnvolle, ja notwendige Aufgabe, da Erfahrung auf diese Weise verwertbar wird. Sowohl die allgemeine klinische Befunderhebung als auch die spezifische Untersuchung des Schulterkomplexes ist von vielen Autoren beschrieben. Die Arbeiten von Cyriax (1982), Jones u. Rivett (2006), Kaltenborn (1992), Magee (2002), Maitland (1994) und Winkel et al. (1995) bilden den Hintergrund für die folgenden Abschnitte.

Subjektive Untersuchung (Anamnese)

Die subjektive Untersuchung des Patienten (Anamnese) bildet den **ersten Hauptteil** der gesamten Untersuchung. Die Informationen erlauben der Therapeutin eine erste Hypothesenbildung über die möglichen zu Grunde liegenden klinischen Muster, die beteiligten Strukturen und Schmerzmechanismen sowie eine erste Einschätzung der Irritierbarkeit, des Schweregrades und der Einschränkung des Patienten in Beruf und Alltag. Im Folgenden ist ein Überblick über die Inhalte der

23

Anamnese dargestellt; für weitere Informationen wird auf Band I, 3. Aufl., ▶ Kap. 2 »Klinische Erfassung« und entsprechende Fachliteratur verwiesen.

Die Bestandteile der subjektiven Untersuchung des Patienten stellt ▶ Übersicht 23.1 vor.

Übersicht 23.1 Bestandteile der subjektiven Untersuchung

- Allgemeine Fragen zur Person
- Hauptproblem des Patienten
- Subjektive Einschätzung des Patienten in Anlehnung an die ICF (WHO 2005)
- Sichtweise, Erwartungen und Ziele des Patienten
- Körperdiagramm
- Fragen zu Vorsichtsmaßnahmen und Kontraindikationen
- Fragen nach der Entstehungsgeschichte
- Fragen zum Symptomverhalten
- Beitragende Faktoren

Allgemeine Fragen zur Person

Dazu gehören Fragen nach Familienstand, Alter, Beruf und berufsspezifischer Belastung, Hobbys und Sport.

Subjektive Einschätzung des Patienten in Anlehnung an die ICF (WHO 2005)

Der Patient sollte 2–4 für ihn wichtige Tätigkeiten oder Aktivitäten nennen, welche durch das Hauptproblem eingeschränkt oder sogar momentan gar nicht möglich sind. Weiterhin auch Einschränkungen des gesellschaftlichen Lebens (Arbeit, Freunde, Sport, Vereinstätigkeit usw.). Den Grad der Einschränkung kann der Patient dann zum Beispiel auf einer visuellen Analog Skala (VAS) angeben. Geeignete Fragebögen, welche diese Bereiche erfassen, sind der »Disability of the arm, shoulder and hand (DASH)« (Germann et al. 2003) oder die Kurzform davon (Quick-DASH). Als schulterspezifischen Fragebogen kann man auch den ins Deutsche übersetzten »Shoulder pain and disability index (SPADI)« (Angst et al. 2007) verwenden.

Sichtweise, Erwartungen und Ziele des Patienten

Um die Therapie effektiv zu gestalten, ist es hilfreich, die Sichtweise des Patienten bezüglich seines Problems sowie dessen Erwartungen und Ziele hinsichtlich der Therapie, der Therapeutin usw. zu kennen. Dies eröffnet die Möglichkeit, falsche Sichtweisen zu korrigieren, Erwartungen und Ziele realistisch anzupassen, zu klären, was zum Erreichen der Ziele notwendig ist und

dem Patienten nach Abschluss der Anamnese und physischen Untersuchung eine Prognose zu geben. **Mögliche Fragen** hierzu wären:

- Wie sehen Sie selbst Ihr Problem? Was denken Sie ist der Grund dafür?
- Was erwarten Sie von mir und der Behandlung?
- Was möchten Sie mit der Behandlung erreichen und bis wann möchten Sie dieses Ziel erreichen?

Körperdiagramm

Einzeichnen der **Schmerzareale** des Patienten zusammen mit einer Kurzbeschreibung der **Schmerzqualität und -intensität** (◙ Abb. 23.13). Körperbereiche, die der Patient nicht erwähnt, müssen erfragt und gegebenenfalls auf dem Körperdiagramm als symptomfrei gekennzeichnet werden.

Fragen zu Red flags, Vorsichtsmaßnahmen und Kontraindikationen

Hierzu gehören Fragen, mit denen **Hinweise auf schwerwiegende Pathologien** (sog. »red flags«) erkannt werden sollen sowie Fragen, die auf evtl. nötige Vorsichtsmaßnahmen oder Kontraindikationen für die Untersuchung oder Behandlung aufmerksam machen. Für weiterführende Informationen wird auf entsprechende Fachliteratur verwiesen (Jones u. Rivett 2004; Kendall et al. 1997; Waddell 2004).

Fragen nach der Entstehungsgeschichte

Hier werden zum einen die **aktuellen Geschehnisse**, die zu den momentanen Beschwerden geführt haben, abgefragt und zum anderen werden auch **zurückliegende Episoden** erfragt, deren Verlauf, damals ergriffene Maßnahmen und deren Effekt.

Fragen zum Symptomverhalten

Hier wird das **24-Stunden-Verhalten der Beschwerden**, also morgens, tagsüber, abends und nachts geklärt, wodurch auf eventuelle Überlastungen im Tagesverlauf oder auf ungünstige Ruhepositionen geschlossen werden kann. Weiterhin wird nach Faktoren gefragt, welche die **Beschwerden auslösen oder lindern**. Hieraus erhält die Therapeutin unter anderem Informationen bezüglich der dominanten Schmerzmechanismen, der Irritierbarkeit sowie der möglichen auslösenden Strukturen, die für die weitere Behandlung und Beratung des Patienten wertvoll sein können.

Beitragende Faktoren

Beitragend zu den Beschwerden des Patienten können sowohl **physische Faktoren** (hypomobile BWS, mangelnde Fitness, berufsspezifische Haltung usw.) als auch **psychische** (Verständnis des Patienten, seine Sicht-

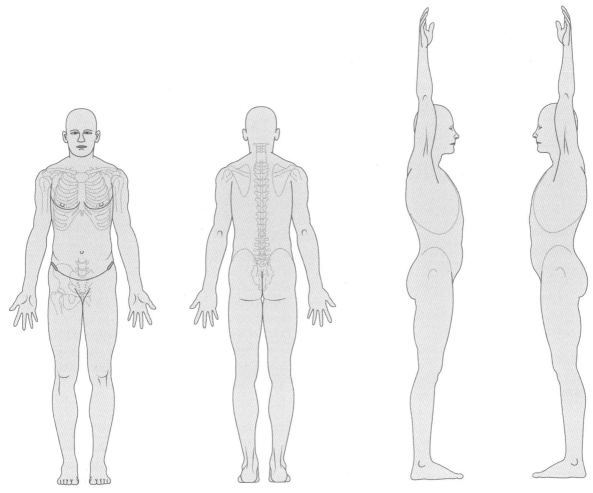

◙ Abb. 23.13 Körperdiagramm

weisen, Einstellungen und Glaubenssätze) sein. Beitragende Faktoren sollten in jedem Fall in der Therapie berücksichtigt werden. In vielen Fällen ist ein guter Erfolg schon über die Therapie der beitragenden Faktoren zu erzielen.

Die Gesamtinformation aus der subjektiven Untersuchung gibt der Therapeutin wichtige Anhaltspunkte für den Inhalt, Umfang und die Intensität der physischen Untersuchung und darüber, welche weiteren Informationen für den ersten Behandlungsschritt notwendig sind und welche Untersuchungstechniken zuerst durchgeführt werden sollen.

Physische Untersuchung: Grundsätzliches zu den diagnostischen Bewegungen
Aktive Bewegungen

Mittels aktiver Bewegungen werden alle Strukturen gleichzeitig getestet. Beurteilt werden können eventuelle Schonhaltungen, der Bewegungsablauf und dabei auftretende Ausweichbewegungen.

Entstehen während der Bewegung **Schmerzen**, ist zu beachten, ob die Bewegung dadurch beeinflusst wird oder nicht, wie der Patient mit dem Schmerz umgeht und wie er seinen Schmerz nach außen darstellt.

Speziell an der Schulter dient die aktive Elevation dazu, die mögliche Existenz eines so genannten »schmerzhaften Bogens« (»painful arc«, ▶ Abschn. 23.4) sichtbar zu machen.

Passive Bewegungen

Durch die passiven Bewegungen werden vor allem **das Gelenk und die Kapsel-Band-Strukturen** getestet. Kontraktile Strukturen können weitgehend ausgeschlossen werden. Zu bedenken ist, dass passive Bewegungen jedoch auch zur Kompression anatomischer Strukturen, wie z. B. der Bursa subacromialis unter dem Schulterdach, oder zur Dehnung führen können. **Wichtige Bewertungskriterien für den Untersucher bei der passiven Bewegungsprüfung sind das Bewegungsausmaß, das Endgefühl und der Schmerz.**

23

Zur Beurteilung des Ausmaßes können Standardangaben oder aber besser der **Rechts-Links-Vergleich** herangezogen werden. Die Konstitution und das Alter des Patienten sollte unbedingt in die Beurteilung mit einfließen.

> **Tipp**
>
> Grundsätzlich sollte ein gesundes Gelenk bei vollem Ausmaß mit Überdruck ins Endgefühl geführt werden können, ohne dabei schmerzhaft zu sein.

Hypomobilität

Grundlegend können zwei Präsentationen unterschieden werden:
- Einschränkung im Sinne eines Kapselmusters (▶ Abschn. 23.5.1)
- Einschränkungen in einem nicht-kapsulären Muster (▶ Abschn. 23.5.1)

Hypermobilität

Eine Hypermobilität zeigt sich in einem **vergrößerten Bewegungsausmaß** angulär und/oder translatorisch. Eine Hypermobilität erhält erst dann klinische Bedeutung, wenn zusätzlich die Biomechanik des Gelenks fehlerhaft ist und sich dann daraus eine klinische Symptomatik ergibt – sie wird somit zur **Instabilität**. Eine lokale oder generelle Hypermobilität kann zwar die Entstehung einer Instabilität begünstigen, häufig sind Instabilitäten an der Schulter jedoch die Folge eines Traumas, wiederholter Mikrotraumata oder einer Luxation, wodurch der Kapsel-Band-Apparat beschädigt worden ist. Dies kann dann zum klinischen Bild einer anterioren oder anteroinferioren Instabilität führen, wobei sich dann eine vergrößerte anteriore Translation des Humeruskopfes gegenüber der Cavitas glenoidalis zeigt.

Schmerz

Schmerz stellt im Normalfall ein Warnsignal dar und dient zum Schutz vor ernsthafter Verletzung körperlicher Strukturen. Wenn wir von nozizeptiven Schmerzen ausgehen, ist beim passiven Testen auf **folgende Punkte** zu achten:
- Wann tritt in der Bewegungsbahn der erste Schmerz auf? Ist der Schmerz so intensiv, dass er die Bewegung limitiert?
- Kommt bei der passiven Bewegung der Schmerz vor, mit oder erst nach dem Endgefühl?
  - Hieraus kann man zum Beispiel Rückschluss auf das Stadium und den Schweregrad der Entzündung bei einer Kapsulitis ziehen.

- Was für eine Art Schmerz ist es?
  - Kompressions- oder Dehnungsschmerz?
  - Stichschmerz? Dies kann auf eine Einklemmungssymptomatik oder eine instabile Situation hinweisen.
  - Dumpfer Bewegungs- oder sogar Ruheschmerz? Dies deutet eher auf einen entzündlichen Prozess hin.
- Wie irritierbar ist das Gelenk?

> **Tipp**
>
> Besonders zu beachten bei der passiven Gelenkuntersuchung ist die Irritierbarkeit.

Schon mithilfe der Informationen aus der Anamnese lässt sich beurteilen, wieviel Belastung notwendig ist, um den Schmerz zu provozieren, zum anderen wie lange es dauert, bis der Schmerz nach der Provokation wieder das Ausgangsniveau erreicht hat. Aus beiden Faktoren ergibt sich die **Irritierbarkeit**, wobei Letzterem eine höhere Wertigkeit beigemessen werden kann. Zeigt eine Struktur eine hohe Irritierbarkeit, sollten sowohl Untersuchung als auch Behandlung entsprechend angepasst werden.

Endgefühl

Je nach Alter, Konstitution und Gelenk variiert das Endgefühl, also die Qualität des Widerstandes am Ende der passiven Bewegung. Daher ist eine allgemeingültige Einteilung des Endgefühls eher ungünstig. Die **kritischen Fragen** beim Testen sind:
- Ist das Endgefühl für diese Bewegung in diesem Gelenk typisch?
- Ist es verändert? Wie weicht es vom normalen Endgefühl ab, zum Beispiel im Vergleich zur gesunden Seite?
- Ist dieses veränderte Endgefühl auch mit Schmerz oder Gegenspannung verbunden?
- Beginnt der Widerstand bei der Bewegung früher in der Bewegungsbahn als auf der gesunden Seite?

Isometrische Widerstandstests

Mit isometrischen Widerstandstests werden vor allem die kontraktilen Strukturen getestet. Hierzu gehören der Muskelbauch, der Muskel-Sehnen-Übergang (MSÜ), die Sehne selbst sowie deren Insertion. Die passiven Gelenkanteile sind weitgehend ausgeschlossen. Jedoch kann es auch bei isometrischer Anspannung aufgrund der engen anatomischen Beziehung zwischen den Strukturen auch zu Stress oder Mehrbelastung der Bursa subacromialis oder der Kapsel kommen. Die wichtigen Beurteilungskriterien bei einem isometrischen Widerstandstest sind die Kraft und der Schmerz; eine gängige Einteilung zeigt ▶ Übersicht 23.2.

> **Übersicht 23.2 Beurteilung isometrischer Widerstandstests**
> — Kein Schmerz, normale Kraft: Die getestete Struktur ist ohne Befund
> — Leichter bis mäßiger Schmerz, jedoch normale Kraft: Es handelt sich um eine leichte (Insertions-)Tendopathie oder eine Bursitis
> — Starker Schmerz, verminderte Kraft: Es handelt sich um eine deutliche Tendopathie oder eine Teilruptur
> — Kein Schmerz, verminderte oder gar keine Kraft: Es handelt sich entweder um eine Totalruptur oder um eine Lähmung

Ein Loslassschmerz kann auch auf eine leichte Insertionstendopathie oder eine Instabilität hinweisen.

23.3.5 Die physische Untersuchung: praktische Durchführung

Die physische Untersuchung setzt sich zusammen aus Inspektion, der Basisfunktionsprüfung, Palpation und – falls nötig – einer weiteren spezifischeren Untersuchung (s. ▶ Übersicht 23.3). Die einzelnen Teile werden nun im Folgenden besprochen. Mögliche Interpretationen werden direkt an die einzelnen Untersuchungsschritte angeschlossen.

> **Übersicht 23.3 Bestandteile der Funktionsprüfung des Schulterkomplexes**
> ▬ Inspektion
> ▬ Quickcheck der Halswirbelsäule
> ▬ Differenzierung der Symptomatik zum neuralen System
> ▬ Aktive Schultergürtelbewegungen
> ▬ Aktive und passive Elevation
> ▬ Passive Bewegungen im Glenohumeralgelenk
> ▬ Isometrische Widerstandstests
> ▬ Passive horizontale Adduktion
> ▬ Spezifische Tests
> ▬ Strukturspezifische Palpation

Inspektion

Beurteilt werden sollten die **Trophik der Mm. supra- und infraspinatus** am Schulterblatt sowie des **M. deltoideus**; eine Atrophie kann auf eine länger andauernde

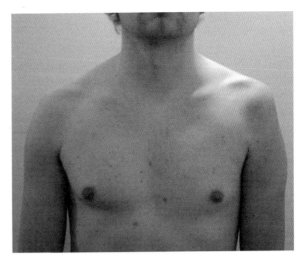

◘ **Abb. 23.14** Atrophie des linken M. deltoideus nach traumatischer Schulterluxation

Inaktivität oder reflektorische Hemmung, eine Sehnenruptur oder eine Lähmung hinweisen (◘ Abb. 23.14). Die Darstellung der **Sternoklavikular- und Akromioklavikulargelenke** wird auf Seitendifferenz, Deformierung, Subluxationsstellung, und Schwellung hin überprüft, was entsprechend auf degenerative Prozesse, Instabilität oder Entzündung hinweisen kann. Weiterhin kann die Position des **Humeruskopfes in Verhältnis zum Akromion** beurteilt werden.

Bei der aktiven Elevationsbewegung sollen weiterhin die **muskuläre Führung und die Stabilität der Skapula** auf dem Thorax sowie der **skapulohumerale Rhythmus** (▶ Abschn. 23.1.2) beurteilt werden. Eine **Skapula alata** (»scapular winging«) kann im Extremfall durch eine Lähmung bedingt sein und ist dann häufig schon im Ruhezustand zu erkennen. Andere Ursachen für eine auch abschnittsweise auftretende instabile Schulterblattführung sind muskuläre Insuffizienz, koordinative Defizite oder reflektorische Hemmung, wie sie beim Impingementsyndrom vorkommen kann. Einem veränderter skapulohumeralen Rhythmus können verschiedene Ursachen zugrunde liegen, so z. B. artikuläre Einschränkungen des GHG, Schmerzen oder Kraftlosigkeit, um nur einige zu nennen.

»Quickcheck« der Halswirbelsäule

Aufgrund der anatomischen und funktionell engen Verbindung des Schulterkomplexes mit der HWS und deren Potential, im Schulterbereich Schmerzen zu verursachen, beginnt die Basisprüfung routinemäßig zuerst mit einer Untersuchung der HWS. Folgende Bewegungen werden aktiv untersucht:
▬ Flexion
▬ Extension

23

– Rotation links und rechts
– Lateralflexion links und rechts.

Sind diese Bewegungen nicht eingeschränkt und schmerzfrei, kann die HWS zunächst als primäre Quelle der Symptome bzw. als Symptomauslöser bei der Differenzierung (s. u.) ausgeschlossen werden. Trotzdem ist es sinnvoll, **alle Auffälligkeiten zu notieren**, um gegebenenfalls darauf zurückgreifen zu können, speziell, wenn der Patient in der Vorgeschichte HWS-Beschwerden geschildert hat.

Neurale Strukturen als Symptomauslöser – grundlegende Differenzierung

Die Differenzierung, ob die Beschwerden tatsächlich vom Schultergelenk herrühren oder nicht doch beispielsweise von der Halswirbelsäule (HWS), dem Schultergürtel oder neuralen Anteilen, bildet einen anfänglichen Schwerpunkt in der Beurteilung und Zuordnung der Symptomatik. Auch bei einer nicht offensichtlichen Beteiligung der HWS oder des neuralen Systems kann in vielen Fällen deren Beteiligung durch die Basisprüfung nicht direkt ausgeschlossen werden. Können aber die **typischen Beschwerden** direkt über Zusatzbewegungen des Schultergürtels, der Hand oder der HWS, welche die neurale Spannung beeinflussen, provoziert werden (◻ Abb. 23.15), ist die Behandlung dieser Strukturen zunächst vordergründig.

Die ◻ Abb. 23.15 zeigt einen Patienten mit Schulterbeschwerden bei der aktiven Elevation über Abduktion zwischen 80 und 120°. Der Patient hält nun den Arm in der schmerzhaften 90°-Position und die Beschwerden lassen sich über Zusatzbewegungen der HWS (oder alternativ der Hand) verstärken bzw. vermindern. Hieraus kann auf eine Beteiligung des neuralen Systems geschlossen werden.

Basisprüfung für den Schulterkomplex

Vor Beginn der physischen Untersuchung ist es sinnvoll, den momentanen Schmerzzustand des Patienten zu klären und auf mögliche Änderungen während oder nach der Untersuchung zu achten.

Schultergürtel

Hier werden vom Patienten die Pro- und Retraktion, die Depression und Elevation des Schultergürtels aktiv ausgeführt; diese testen vor allem das Akromioklavikulargelenk, das Sternoklavikulargelenk sowie die skapulothorakale Gleitfläche (◻ Abb. 23.16).

Sind diese Bewegungen ohne Befund und gibt der Patient seine Hauptbeschwerden nicht im Bereich der beiden Schlüsselbeingelenke oder im Dermatom C4[2] an, können Affektionen des ACG oder SCG zunächst als primäre Ursache ausgeschlossen werden. Bei Einschränkungen oder Schmerzen ist eine detaillierte Untersuchung der Schultergürtelgelenke notwendig.

Erwähnenswert ist, dass v. a. die Depression und Retraktion das neurale System auf Spannung bringen und entsprechend provozieren können.

---

2   Ein Dermatom ist das von einem Neurosegment versorgte Hautgebiet, in diesem Falle das Dermatom C4. In dieses Dermatom können das ACG und SCG, welche ebenfalls dominant dem Neurosegment C4 zugeordnet werden, Schmerzen projizieren (sog. »übertragener Schmerz«).

◻ **Abb. 23.15**   Neurale Provokation in schmerzhafter Abduktionsstellung über die HWS

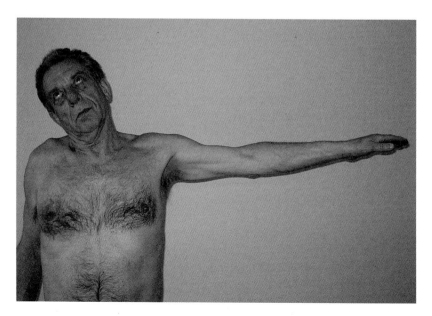

□ Abb. 23.16a–d   Aktive Bewegungsuntersuchung des Schultergürtels:
a Protraktion; **b** Retraktion; **c** Elevation;
d Depression

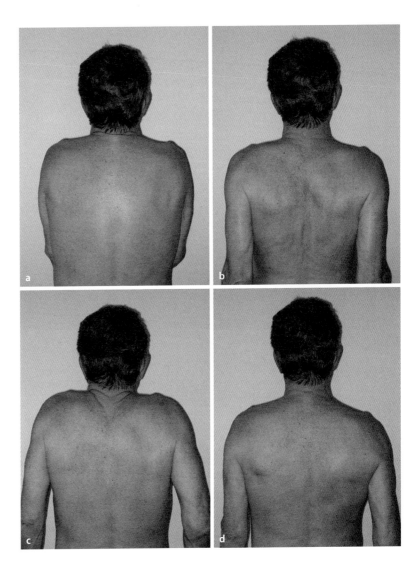

Glenohumeralgelenk

Das GHG wird mit aktiven, passiven Bewegungen sowie mit Bewegungen gegen isometrischen Widerstand
getestet. Die einzelnen Bewegungen zusammen mit der
daraus folgenden Interpretation werden nun beschrieben.

Aktive Elevation.   Die aktive Elevation kann über Abduktion oder Flexion ausgeführt werden (□ Abb. 23.17).
Sie wird zunächst beidarmig, dann einarmig ausgeführt. Eine endgradige Bewegung kann nur einarmig
erreicht werden. Mit dieser Bewegung wird die komplette Elevationskette bestehend aus unterer HWS,
oberer BWS, Rippen, Schultergürtel und Schultergelenk
getestet. Sollte im Vorfeld die Wirbelsäule und der
Schultergürtel unauffällig gewesen sein, können Symptome nun als eher vom GHG kommend interpretiert
werden.

Mögliche Befunde bei der aktiven Elevation über
Abduktion:
- Es besteht ein schmerzhafter Bogen (»painful arc«)
  zwischen 80 und 110°. Unter- und oberhalb dieses
  Bereiches ist das Gelenk schmerzfrei und nicht
  eingeschränkt.
  - Es kommt wahrscheinlich zu einer schmerz-
    haften Kompression von Strukturen unter dem
    Schulterdach (Impingementsymptomatik).
- Der schmerzhafte Bogen beginnt schon bei 60°
  Abduktion, der bis 120° oder sogar noch weiter
  bestehen bleiben kann.
  - Dies kann auf eine starke Affektion subakro-
    mialer Strukturen oder auf eine Tendinosis
    calcarea hinweisen.
- Es besteht ein schmerzhafter Bogen zwischen 160
  und 180°; das Gelenk ist endgradig zwar schmerz-
  haft aber nicht eingeschränkt.

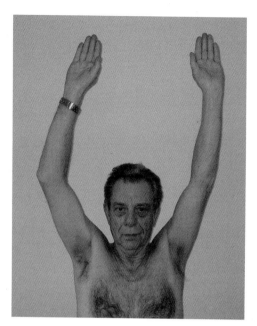

Abb. 23.17   Aktive Elevation über Abduktion

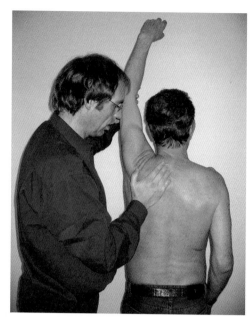

Abb. 23.18   Passive Elevation

— Je nach Schmerzlokalisation (C4- oder C5-Dermatom) kann es sich hierbei um eine Affektion des ACG, des SCG oder der subakromialen Strukturen handeln.
— Der Patient kann aufgrund von Schmerzen seinen Arm kaum abduzieren.
— Es besteht eventuell eine akute Bursitis subacromialis.
— Der Patient kann den Arm nicht oder nur wenig heben, ist aber weitgehend schmerzfrei.
— Ursache kann dann eine (Teil-)Ruptur der Rotatorenmanschette oder eine Lähmung sein.

In den oben genannten Fällen kann man grundsätzlich versuchen, die Schmerzen während der aktiven Elevation über Skapulakorrekturtests zu beeinflussen. Gelingt dies, weist das auf eine insuffiziente Schulterblattführung hin (s. auch ▶ Abschn. 23.4).

❯ Alle diese Befunde müssen zusammen mit den Informationen aus der subjektiven Untersuchung interpretiert und mit weiteren Tests oder Hinweisen differenziert, bestätigt oder widerlegt werden.

Passive Elevation.   Nach der aktiven Elevation führt die Therapeutin die Elevation passiv durch und beurteilt **Ausmaß**, Endgefühl und den eventuell auftretenden Schmerz (▢ Abb. 23.18). Ist die Bewegung frei und empfindet der Patient bei dieser Bewegung nun deutlich weniger Schmerz, kann dies auf eine Impingementsymp-

tomatik hinweisen. Ist die Bewegung eingeschränkt, deutet dies eher auf eine kapsuläre Bewegungseinschränkung hin. Endgradige Schmerzen deuten entweder auf eine Affektion der Schultergürtelgelenke, der tiefen Insertionen der Mm. supra- oder infraspinatus, der Bursa subacromialis oder der Kapsel hin. Alle diese Hypothesen müssen durch weitere Tests bestätigt oder verworfen werden.

Passive Außenrotation, Innenrotation und Abduktion im GHG.   Mittels dieser drei Bewegungen lässt sich erkennen, ob eine **Einschränkung im GHG** existiert und ob diese einem **Kapselmuster** entspricht oder nicht (▢ Abb. 23.19). Schon eine Einschränkung der passiven Elevation deutet auf eine Einschränkung im GHG hin. Findet man ein Kapselmuster, geht man davon aus, dass die gesamte Gelenkkapsel (entzündlich) betroffen ist. Anderweitige Einschränkungen weisen auf isoliert betroffene Kapselanteile, auf Instabilitäten oder Ähnliches hin. Endgradige passive Bewegungen in ABD, AR oder IR führen zu einer subakromialen Druckerhöhung; Schmerzen bei diesen Bewegungen können daher auch durch eine Provokation der Bursa subacromialis entstehen.

Isometrische Widerstandstests.   Begonnen wird mit dem Widerstand gegen die Adduktion (▢ Abb. 23.20); ist dieser negativ, können die meisten Muskeln prinzipiell als Schmerzverursacher ausgeschlossen werden. In ▶ Übersicht 23.4 sind die Tests und deren Interpretation im Einzelnen zu finden.

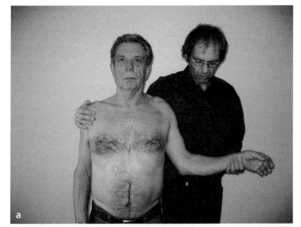

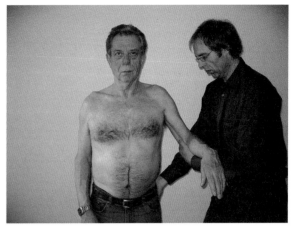

Abb. 23.20   Isometrischer Widerstandstest gegen die Adduktion

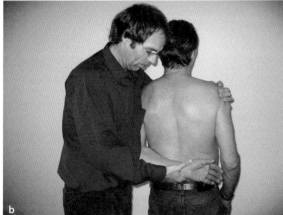

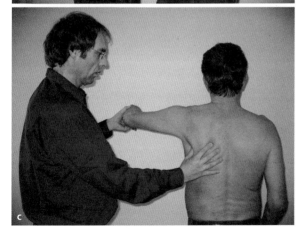

Abb. 23.19a–c   Passive Bewegungsuntersuchung des Gleno-humeralgelenks: **a** Außenrotation; **b** Innenrotation; **c** Abduktion

---

Übersicht 23.4 Isometrische Widerstandstests und deren Interpretation
- Widerstand gegen die Abduktion: Hier wird v. a. der M. supraspinatus getestet (**Abb. 23.21**)
- Widerstand gegen die Außenrotation: Hier wird v. a. der M. infraspinatus getestet (**Abb. 23.22**)
- Widerstand gegen die Innenrotation: Hier wird v. a. der M. subscapularis getestet (**Abb. 23.23**)
- Widerstand gegen die Flexion des Ellbogens: Hier wird v. a. der M. biceps brachii, dessen Sehne und Ursprünge im Schulterbereich getestet (**Abb. 23.24**)
- Widerstand gegen die Extension im Ellbogen. Hier wird v. a. der M. triceps brachii und dessen Sehne und Insertion im Schulterbereich getestet (**Abb. 23.25**)

> ❶ **Cave**
> Die Anspannung des M. triceps kann zur Kompressionssteigerung im Subakromialraum führen und somit subakromiale Strukturen provozieren.

Ähnlich wie die passiven endgradigen Bewegungen im Schultergelenk erhöhen Widerstandstests den subakromialen Druck. Daher ist es nötig bei positiven Tests Sehnenaffektionen gegen die Bursa subacromialis zu differenzieren.

Passive horizontale Adduktion.   Durch diese Bewegung werden v. a. das ACG und der Subakromialraum provoziert, aber auch andere Strukturen werden durch diese Bewegung belastet (**Abb. 23.26**). Über die Schmerzlokalisation lässt sich zwischen dem GHG und den Schlüsselbeingelenken unterscheiden.

23

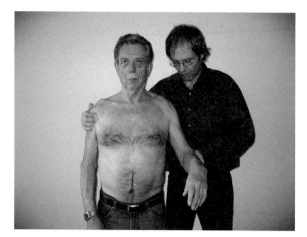

■ **Abb. 23.21** Isometrischer Widerstandstest gegen die Abduktion

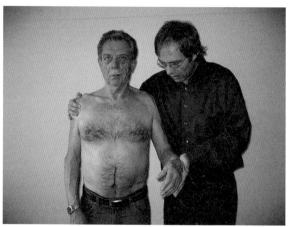

■ **Abb. 23.22** Isometrischer Widerstandstest gegen die Außenrotation

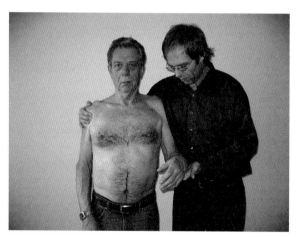

■ **Abb. 23.23** Isometrischer Widerstandstest gegen die Innenrotation

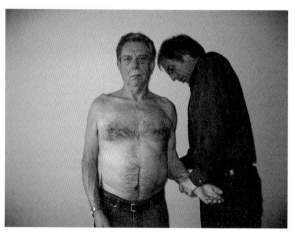

■ **Abb. 23.24** Isometrischer Widerstandstest gegen die Flexion des Ellbogens

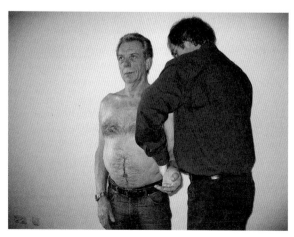

■ **Abb. 23.25** Isometrischer Widerstandstest gegen die Extension des Ellbogens

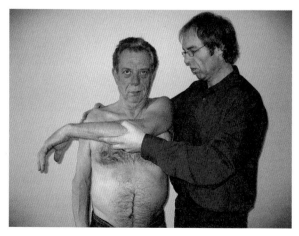

■ **Abb. 23.26** Passive horizontale Adduktion

Spezifische Provokationstests

Sie haben häufig das Ziel, eine bestimmte Pathologie oder spezifische Strukturen zu identifizieren, die für die Beschwerden verantwortlich sein können. Sie sollten dann benutzt werden, wenn die Basisprüfung nicht eindeutig ist, keine Provokation der Beschwerden erreicht wird oder aber um Hypothesen zu bestätigen oder zu verwerfen. Die einzelnen Tests werden bei den entsprechenden Pathologien besprochen.

Strukturspezifische Palpation

Ist nach der Basisprüfung eine Haupthypothese gestellt, können die angeblich **verantwortlichen Strukturen auf Schmerz palpiert** werden. Leider sind speziell am Schultergelenk palpatorische Befunde nur wenig zuverlässig und es bedarf in den meisten Fällen einer Probebehandlung.

Probebehandlung

Die folgende Behandlung wird zunächst von der **Haupthypothese** geleitet, die die Therapeutin aufgrund der Untersuchungsergebnisse stellt. Diese kann sich durch zunehmende Information während Behandlung, Wiederbefund und Progression des Patienten verändern. Auf diese Weise bleiben Befunderhebung und Behandlung untrennbar miteinander verknüpft und bilden daher ein Kontinuum. Die dauerhafte Anwendung des Prozess von Informationssammlung, Hypothesenbildung und Hypothesenprüfung, auch **Clinical reasoning process** genannt, ist für eine erfolgreiche und patientenzentrierte Behandlung grundlegend (Jones u. Rivett 2004; 2006).

> **Tipp**
>
> Für die physische Untersuchung ist grundsätzlich zu empfehlen:
> - Einen Untersuchungsgang zu standardisieren und zu perfektionieren, Untersuchungstechniken nicht ständig zu verändern, sondern immer auf dieselbe Art und Weise durchzuführen.
> - Zu berücksichtigen, dass jeder Test seinen Sinn hat, soweit die Therapeutin weiß, weshalb sie sich dieser Fragen/Tests bedient. Das kritische Hinterfragen von Ergebnissen und eigenen Interpretationen ist wichtig.
> - Die physische Untersuchung sollte in Umfang und Intensität die Irritierbarkeit des Patienten berücksichtigen. Eine erste Einschätzung der Irritierbarkeit resultiert aus den Informationen der subjektiven Befragung des Patienten.

Der folgende ▶ Abschn. 23.4 behandelt die für die tägliche orthopädische Praxis häufigsten Pathologien des Schulterkomplexes. Die dargestellten klinischen Bilder beinhalten sowohl die typischen Merkmale orientiert am Befund als auch Vorschläge und Richtlinien für die Behandlung.

23.4   Das subakromiale Impingementsyndrom der Schulter

Das subakromiale Impingement, also das **Einklemmen von Weichteilen zwischen Schulterdach und Humeruskopf** bei der aktiven Elevation, ist eine sehr häufige Symptomatik an der Schulter (Lewis et al. 2001; Wülker u. Vocke 2001). Das Schulterdach setzt sich anatomisch zusammen aus dem Akromion (1), dem ACG sowie dem Lig. coracoacromiale (2) (◘ Abb. 23.27). Obwohl oft als eigenständige Pathologie beschrieben, kann das Impingement eher als ein **Symptom** betrachtet werden, welches **als Folge anderer Pathologien oder Fehlfunktionen** entsteht. Dies mag sowohl durch das anatomisch enge Verhältnis von Subakromialraum, Rotatorenmanschette, Bursa subacromialis und ACG als auch durch die enge funktionell-biomechanische Verbindung dieser Strukturen begründet sein.

Weitere Formen der Einklemmung an der Schulter stellen das »internal impingement« (Walch et al. 1992) und das »anterosuperior impingement« (Gerber u. Sebesta 2000) dar, auf die jedoch in diesem Kapitel nicht weiter eingegangen wird.

Grundsätzlich lässt sich bei einem Impingementsyndrom eine deutliche **superiore Translation** des Humerus bei der aktiven Abduktion zwischen 0 und 40° Abduktion sowie ein **erhöhter skapulothorakaler Bewegungsanteil** nachweisen (Deutsch et al. 1996). Muskulär zeigt sich eine verminderte Aktivität des M. subscapularis, des M. infraspinatus und des mittle-

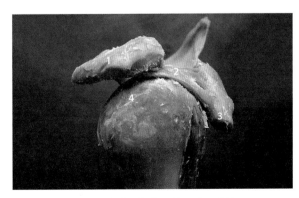

◘ **Abb. 23.27**   Das Schulterdach: **1** Akromion, **2** Lig. coracoacromiale und **3** Processus coracoideus; **4** Humeruskopf

23

ren Deltaanteils bei der Abduktion des Armes bis 90°. Außerdem kommt es zu einer verminderten Aktivität des M. serratus anterior und zu einer verstärkten Aktivität des M. trapezius ascendens bei dieser Bewegung. Hierdurch kann es zu einer Innenrotation der Skapula und eventuell zur Skapula alata kommen (Reddy et al. 2000; Ludewig u. Cook 2000).

23.4.1 Formen des subakromialen Impingementsyndroms (SIS)

Grundsätzlich lassen sich zwei Arten des subakromialen Impingements unterscheiden: Zum einen das **primäre oder auch Outlet-Impingement** (Neer 1983), zum anderen das **sekundäre oder Non-outlet-Impingement** (Wurnig 2000).

Das **primäre Impingement** entsteht durch eine strukturelle Veränderung des im Bereich zwischen dem Schulterdach und dem Humeruskopf (sog. Supraspinatus-Outlet) wie zum Beispiel durch eine ACG-Arthrose, durch subakromiale Osteophyten oder durch eine Tendinosis calcarea in der Supraspinatussehne.

Das **sekundäre Impingement** kann durch folgende Ursachen entstehen:
- Degeneration oder (Teil-)Rupturen der RM (Iannotti 1991; Marone 1993),
- skapulothorakale und/oder glenohumerale Instabilität (Kibler 1998; Meister u. Andrews 1993; Glousman et al. 1988),
- Verkürzung der posterioren Kapsel (Harryman et al. 1990; Tyler et al. 2000),
- neuromuskuläre Insuffizienz (Irlenbusch u. Gansen 2003; David et al. 2000),
- kyphosierte Haltung (Bullock et al. 2005; Solem-Bertoft et al. 1993),
- Hypomobilität angrenzender Gelenke,
- SLAP-Läsion, was eine Ablösung des Labrums glenoidale vom Glenoid »zwischen 10 Uhr und 12 Uhr« beschreibt,
- neurale Probleme/Lähmungen,
- Überbeanspruchung (primäre Tendopathie) (Cyriax 1982).

Beitragende Faktoren

Weiterhin gibt es verschiedene Faktoren, die zur Entstehung eines Impingements beitragen oder es aufrechterhalten können. Falls möglich, sind diese bei der Befunderhebung und der Behandlung zu erfassen und zu berücksichtigen:
- Arbeitsplatzsituation und -belastung,
- sportliche Aktivitäten mit Überkopfbelastung,
- veränderte glenohumerale Biomechanik,
- hypovaskuläre Ansatzzone des M. supraspinatus,
- Systemerkrankungen (z. B. rheumatoide Arthritis),
- Affektionen der HWS,
- Affektionen der BWS,
- dauerhafter psychischer und/oder physischer Stress,
- Verständnis des Patienten über die Pathomechanik usw.,
- Erwartungshaltung des Patienten gegenüber der Therapie.

Sollte tatsächlich ein subakromiales Impingement vorliegen, lässt sich auf folgende **Strukturen** schließen, **die im Subakromialraum** liegen und für den Schmerz verantwortlich sein können:
- Insertion des M. supraspinatus (tiefer und oberflächlicher Teil),
- Insertion des M. infraspinatus (tiefer und oberflächlicher Teil),
- Bursa subacromialis-subdeltoidea,
- proximaler Anteil der Insertion des M. subscapularis,
- Caput longum des M. biceps brachii.

Klassifikationen

Für das Impingement wurden verschiedene Klassifikationen vorgenommen. In ◻ Tab. 23.6 und ◻ Tab. 23.7 sind zwei Beispiele aufgezeigt. Aus ihnen wird deutlich, wie wichtig die Rotatorenmanschette (RM) sowohl für die Funktion des Schultergelenks als auch für die Entstehung einer Impingementsymptomatik ist. Daher wird an dieser Stelle etwas detaillierter auf die Bedeutung der Rotatorenmanschette und die diagnostischen Möglichkeiten zu deren Beurteilung eingegangen.

Exkurs

Bigliani et al. (1986) beschrieben in ihrer Studie drei verschiedene Akromiontypen, wobei sie die Neigung und Form des anterioren Anteils des Akromions beurteilten. Dies geschah mithilfe von Röntgenbildern, die von lateral in der sagittalen Ebene gemacht worden waren. Bei **Typ 1** zeigt sich eher ein flaches, bei **Typ 2** ein eher gebogenes und bei **Typ 3** ein hakenförmiges Akromion (s. ◻ Abb. 23.28).
MacGillivray et al. (1998) beurteilten das Akromion von frontal in der Koronarebene und ergänzten ein **neutrales** (Typ A) oder nach unten **abgewinkeltes Akromion (Typ B)**. V. a. der Typ B soll zur Entstehung eines Impingements beitragen.

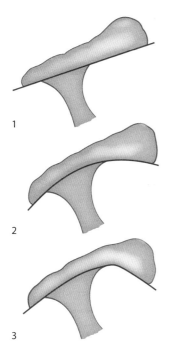

◙ Abb. 23.28 Beitragender Faktor für ein sekundäres Impingementsyndrom: Akromiontyp 1–3 (**1** gerade, **2** gebogen, **3** haken-
förmig)

◙ Tab. 23.6 Klassifikation des subakromialen Impingements nach Neer (1983)

Stadium	Alter
Ödeme und hämorrhagische Verände-rungen in der Rotatorenmanschette	< 25 Jahre
Fibrose und Tendinitis	25–40 Jahre
Teil- oder komplette Ruptur der Rota-torenmanschette, Bizepsrupturen und knöcherne Veränderungen	> 40 Jahre

◙ Tab. 23.7 Klassifikation von Affektionen der Rotatorenmanschette (Meister u. Andrews 1993)

Typ	Klassifikation
1	Primäre kompressionsbedingte Affektion (primäres Impingement)
2	Instabilität mit sekundärer kompressions-bedingter Affektion (sekundäres Impingement)
3	Primärer Defekt durch Überlastung (Teil- oder komplette Ruptur)
4	Überlastungsdefekt sekundär infolge kapsulärer Instabilität (Teil- oder komplette Ruptur)
5	Traumatischer Defekt

Funktion und klinische Bedeutung der RM

Die Funktion der RM besteht in erster Linie in einer **Zentrierung und Stabilisierung** des Humeruskopfes in der Fossa glenoidalis, vor allem bei der aktiven Bewegung (Deutsch et al. 1996; Graichen et al. 2000; Sharkey u. Marder 1995). Daher lassen sich **schwerere Läsionen der RM** auf dem Röntgenbild auch dadurch erkennen, dass der Kopf sich dem Schulterdach annähert, also im Verhältnis zum Glenoid »zu hoch« steht. Dies ist hauptsächlich durch ein **muskuläres Ungleichgewicht** zwischen der RM und dem M. deltoideus bedingt. Bei der aktiven Elevation wird diese Fehlstellung verstärkt und kann somit zur subakromialen Kompression, zu Schmerzen und zur Bewegungseinschränkung führen. Betrachtet man die Muskeln im Einzelnen, haben vor allem Rupturen des M. infraspinatus und/oder des M. subscapularis einen großen funktionellen Einfluss auf die Schulterfunktion und erschweren die Rehabilitation (Habermayer et al. 2000). Isolierte Rupturen des M. supraspinatus sind dagegen eher leichter zu kompensieren.

Affektionen der RM

Vor allem **Teilrupturen oder Rupturen** der RM sind klinisch bedeutsam. Diese können entweder traumatisch entstehen, zum Beispiel durch einen Sturz auf die Schulter oder den Arm, durch massiven Krafteinsatz, im Rahmen einer Schulterluxation oder aber degenerativ bedingt sein. Mit zunehmendem Alter zeigen sich vermehrt Teil- oder Komplettrisse der RM, welche jedoch in der Regel zu keiner klinischen Symptomatik führen (Yamaguchi et al. 2006). Allerdings macht die fortschreitende Degeneration die RM anfälliger für eine Traumatisierung, was vor allem bei älteren Menschen mit höherem Aktivitätslevel zum Tragen kommt.

Diagnostische Möglichkeiten der RM

Insgesamt ist die **klinische Diagnostik der RM eher unzuverlässig**; dieser Missstand wird auch durch bildgebende Verfahren wie beispielsweise MRT oder Ultraschall nicht vollständig beseitigt (Dinnes et al. 2003). Die meisten der bekannten Tests sind isoliert betrachtet nur **sehr bedingt aussagekräftig**, da sie in der Regel zwar eine hohe Spezifität aber nur eine geringe Sensitivität besitzen. Daher sollten die Ergebnisse dieser Tests nur zusammen mit den anderen Informationen aus der Anamnese und physischen Untersuchung interpretiert werden. Unter diesem Gesichtspunkt können folgende klinische Tests für die RM empfohlen werden: das »external rotation lag sign«, beschrieben von Hertel et al. (1996), das »Lift-off sign«, beschrieben von Gerber und Krushell (1991) und das »Hornblower's sign«, beschrieben von Walch et al. (1998). Diese Tests sind ein-

23

fach durchzuführen und können in den genannten Quellen nachgelesen werden.

Klinische Präsentation: subjektive Untersuchung

Im Folgenden wird das klinische Bild des subakromialen Impingementsyndroms beschrieben. Die einzelnen Punkte sind entsprechend nach dem Ablauf und Inhalt der Befunderhebung gegliedert.

Schmerzlokalisation und -charakteristik. Häufig ziehender, manchmal stechender Schmerz tief im Dermatom C5 im anterolateralen Oberarm. Je nach Entzündungsstadium kann der Schmerz intermittierend oder aber konstant vorhanden sein.

Schmerzprovokation. Schmerzen können in vielen Fällen durch Tätigkeiten in oder über Kopfhöhe, Liegen auf der Schulter, Stützen auf dem Arm oder durch endgradige Bewegungen wie z. B. durch den Schürzengriff provoziert werden.

Schmerzlinderung. Schmerzen können gelindert werden durch z. B. Ruhe, kontrollierte Bewegungen und eine Anpassung der Aktivitäten an die Schmerzsituation.

Tagesverlauf. Je nach Entzündungsstadium kann es zu Anlaufbeschwerden morgens kommen, welche sich durch ein gewisses Maß an Bewegung bessern. Tagsüber mögen Schmerzen direkt von den Aktivitäten abhängig sein. Liegen auf der Schulter kann bisweilen die Nachtruhe stören.

Vorsichtsmaßnahmen. Beachtet werden müssen der Schweregrad und die Irritierbarkeit der Schulter. Bei vorausgegangenen Traumata sollte eine Fraktur und eine Ruptur der Rotatorenmanschette ausgeschlossen werden.

Geschichte. In vielen Fällen beginnen die Beschwerden schleichend. Manche Patienten meinen jedoch sich an eine auslösende Situation zu erinnern. Grundsätzlich kann ein Impingementsyndrom traumatisch beispielsweise durch Sturz auf die Schulter oder aber auch durch chronische Überbelastung beim Sport oder der Arbeit entstehen. Die häufig betroffene Altersgruppe von 40–60 Jahren legt degenerative Prozesse als beitragende Faktoren nahe.

Klinische Präsentation: physische Untersuchung

Inspektion. Häufig zu sehen sind eine Antepositions-Position des Kopfes und eine kyphosierte Haltung mit protrahierten Schulterblättern; hier ist besonders auf eine Sichtbarkeit des medialen Randes und des Angulus inferior zu achten. Zeitweise lässt sich eine im Verhältnis zum Glenoid ventralisierte Position des Humeruskopfes vermuten.

Aktive Bewegungen

In den meisten Fällen ist ein schmerzhafter Bogen bei der Elevationsbewegung über Abduktion oder Flexion zu sehen. Ist die Entzündung sehr akut, kann der Patient die Schmerzen nur schwer oder gar nicht überwinden, und es zeigt sich eine Einschränkung der aktiven Beweglichkeit in Elevation. Der Schürzengriff kann ebenso schmerzhaft und dadurch auch eingeschränkt sein. Möglicherweise ist die Schulterblattbewegung muskulär nicht gut geführt (sog. Skapuladyskinese), was auf eine (reflektorische) Schwäche der Schulterblattstabilisatoren schließen lässt (McClure 2009). Um das muskuläre Defizit sichtbar zu machen, kann die Bewegung mit Zusatzgewicht, z. B. mit 1-kg- oder 2-kg-Hanteln, wiederholt werden.

Passive Bewegungen

Nimmt man dem Patienten das Armgewicht im schmerzhaften Bewegungsbereich der Elevation ab und führt die Bewegung passiv weiter, minimiert sich der Schmerz oder verschwindet sogar ganz. Die passive Elevation kann endgradig Probleme machen.

Die IR und AR können endgradig schmerzhaft, die IR eventuell auch etwas eingeschränkt.

Grundsätzlich zeigt sich passiv getestet jedoch ein angulär freies Gelenk.

Widerstandstests

In den meisten Fällen zeigen sich mindestens ein, häufig aber mehrere Widerstandstests schmerzhaft.

> **Tipp**
>
> Wenn mehrere Widerstandstests schmerzhaft sind, kann mittels des Traktionstests zwischen Affektionen der Sehnenansätze und der Bursa differenziert werden (Gokeler et al. 2003).

Spezifische klinische Tests

Die ersten drei der folgenden Tests stellen klassische Impingementtests dar und werden nicht zuletzt **wegen ihrer häufigen Verwendung** im klinischen Alltag hier mit aufgelistet, obwohl ihre diagnostische Verlässlichkeit angezweifelt werden muss. Diese Tests haben zum Ziel, die typischen Beschwerden des Patienten zu reproduzieren, um eine subakromiale Ursache zu bestätigen, und sie werden auch nur benötigt, wenn sich z. B. in der Basisprüfung kein schmerzhafter Bogen zeigt, obwohl die Geschichte des Patienten auf eine subakromiale Pathologie hinweist.

Park und Yokota (2005) haben festgestellt, dass wenn der Patient gleichzeitig einen schmerzhaften Bogen, eine Schwäche in Außenrotation und einem positiven Hawkins-Kennedy-Test zeigt, die Wahrscheinlichkeit eines Impingements auf 95 % ansteigt; diese Kombination sollte daher bei der Beurteilung besondere Berücksichtigung finden.

Yocum-Test (Magee 2002; ◻ Abb. 23.29)

Der Patient legt die Hand der betroffenen Seite auf die gegenüberliegende Schulter und hebt dann aktiv den Ellbogen. Der Untersucher gibt isometrischen Widerstand gegen diese Bewegung. Hierdurch wird subakromial der Druck erhöht. Der Test ist positiv, wenn der Patient die für ihn typischen Schmerzen im anterolateralen Oberarm angibt.

Test nach Hawkins und Kennedy (Hawkins u. Kennedy 1980; ◻ Abb. 23.30)

Nachdem das Schulterblatt über den Angulus inferior fixiert worden ist, wird die betroffene Schulter des Patienten vom Untersucher passiv in Flexion geführt, bis zu dem Punkt, an dem das Schulterblatt mitbewegt; dann wird der Arm mit etwas Impuls in Innenrotation gebracht. Hierbei kommt das Tuberculum majus unter das Schulterdach, wodurch subakromiale Strukturen provoziert werden können. Der Test ist positiv, wenn der Patient die für ihn typischen Schmerzen im anterolateralen Oberarm angibt.

Neer-Impingementtest (Neer 1983; Neer und Welsh 1977; ◻ Abb. 23.31)

Bei diesem Test wird die Schulter in endgradige Abduktion geführt. Der Untersucher übt dann manuellen Druck auf das Akromion nach kaudal aus, was auch zu einer Drucksteigerung im Subakromialraum führt. Werden die typischen Beschwerden des Patienten reproduziert, ist der Test positiv.

Traktionstest (Gokeler et al. 2003; ◻ Abb. 23.32)

Mit diesem Test wird zwischen Insertionstendopathien der Rotatorenmanschette und einer Bursitis subacromialis unterschieden. Der Traktionstest kommt immer dann zum Einsatz, wenn ein oder mehrere Widerstandstests an der Schulter schmerzhaft sind. Ist beispielsweise die Abduktion gegen Widerstand schmerzhaft, gibt der Untersucher zunächst Traktion am Oberarm nach kaudal, dann drückt der Patient wieder in Richtung Abduktion gegen den isometrischen Wider-

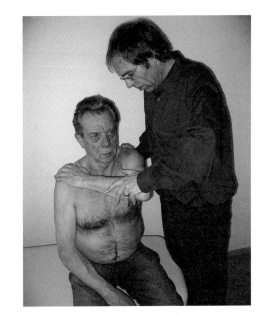

◻ **Abb. 23.29**   Yocum-Test

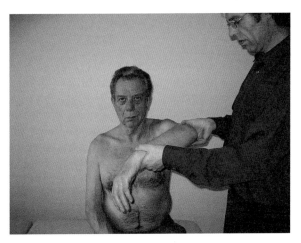

◻ **Abb. 23.30**   Test nach Hawkins und Kennedy

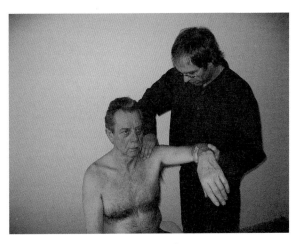

◻ **Abb. 23.31**   Kompressionstest nach Neer

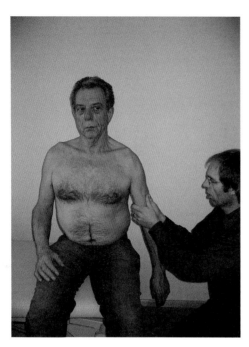

◧ **Abb. 23.32**   Traktionstest

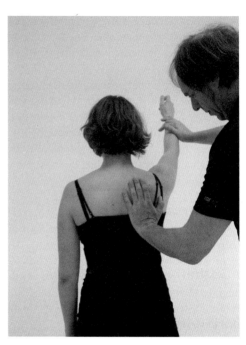

◧ **Abb. 23.34**   Test der Schulterblattstabilität in ca. 100° Flexion gegen isometrischen Widerstand

stand des Untersuchers. Durch den Längszug am Oberarm des Patienten wird die Kompression subakromial verringert, so dass der Stress auf die Bursa subacromialis vermindert wird. Ist die Anspannung jetzt weniger schmerzhaft oder gar schmerzlos, deutet dies auf eine Affektion der Bursa hin. Bleiben die Schmerzen dagegen gleich oder sind eher noch verstärkt, kann mit einer Affektion der Supraspinatusinsertion gerechnet werden.

Tests zur Schulterblattstabilität

Da der Schultergürtel eine stabile Basis für das Schultergelenk bieten sollte, sollte dieser dahingehend überprüft werden. Hier kann man zwischen Tests für die aktive Skapulastabilität und skapulakorrigierenden Tests unterscheiden.

Tests für den M. serratus anterior

Hierzu dient zum einen der Armstütz im Vierfüßlerstand (◧ Abb. 23.33), wobei vor allem die Stabilität des medialen Schulterblattrandes beurteilt wird.

Eine zweite Möglichkeit ist eine isometrische Anspannung in ca. 100° Elevation bei gleichzeitiger Palpation des medialen Skapularands des Patienten, welcher sich bei Druckerhöhung auf den Arm nicht vom Thorax abheben soll (◧ Abb. 23.34) (McClure et al. 2012).

Korrekturtests

Skapulakorrekturtest 1.   Dieser Test kommt v. a. dann zum Einsatz, wenn der Patient bei der aktiven Elevation einen schmerzhaften Bogen zeigt. Die Therapeutin unterstützt dann die Rotationsbewegung der Skapula nach oben und das Nach-hinten-Kippen der Skapula während der aktiven Elevation (◧ Abb. 23.35). Reduziert sich dadurch die Schmerzsymptomatik, müssen diese Bewegungskomponenten gezielt beübt werden.

Skapulakorrekturtest 2.   Dieser Korrekturtest wird durchgeführt, wenn bei der Untersuchung ein Widerstandstest (AR, ABD, IR) schmerzhaft und/oder schwach ist. Um den Einfluss der Schulterblattstabilität auf diese Symptomatik zu beurteilen, sieht das Vorgehen folgendermaßen aus: Die Therapeutin testet zunächst den

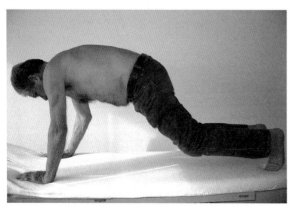

◧ **Abb. 23.33**   Test der Schulterblattstabilität im Vierfüßlerstand

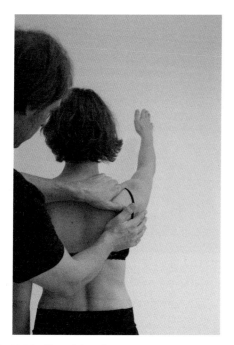

Abb. 23.35   Skapulakorrekturtest 1

M. supraspinatus über Widerstand gegen die Abduktion
(■ Abb. 23.21) und den M. infraspinatus über Wider-
stand gegen die Außenrotation (■ Abb. 23.22) und be-
wertet Kraft und Schmerz. Anschließend bewegt der
Patient sein Schulterblatt in Retraktion; die Therapeutin
fixiert diese Position und stabilisiert zusätzlich über
Druck mit seinem Unterarm auf den medialen Skapula-
rand die Skapula. Unter dieser Situation werden beide
Muskeln erneut getestet (■ Abb. 23.36, Infraspinatus).
Reduziert sich die Schmerzsymptomatik oder vermehrt
sich die Kraft, ist der Test positiv (Kibler et al. 2006;
Merola et al. 2010).

Behandlungsmöglichkeiten
Test und Mobilisation der dorsalen Kapsel (■ Abb. 23.37)

Hierbei wird das Schulterblatt vom Untersucher fixiert;
dann wird der Arm in horizontale Adduktion geführt.
Es ist darauf zu achten, dass die Schulter dabei nicht
in Innen- oder Außenrotation ausweicht. Sobald das
Schulterblatt mitbewegt, ist die Bewegung zu Ende und
das Ausmaß wird mit der nicht betroffenen Seite verglichen.

Für die Dehnung der dorsalen Kapsel wird nun am
Punkt der Einschränkung der Humeruskopf nach dorsal, lateral und etwas nach kaudal geschoben (Gleiten).
Der Patient muss die Dehnung dorsal am Schultergelenk spüren.

Querfriktionen der Insertionen des M. supraspinatus (■ Abb. 23.11) und des M. infraspinatus

Beim Vorliegen einer primären Tendopathie oder aber
auch zur symptomatischen Behandlung können
schmerzlindernde Querfriktionen auf den Insertionen
der RM ausgeführt werden. Bedingung hierfür ist, dass
der Patient einen schmerzhaften Bogen aufweist, der
Widerstandstest für den entsprechenden Muskel
schmerzhaft ist und der Schmerz bei Widerstand unter
Traktion (Traktionstest) unverändert bleibt.

Die erste Querfriktion wird zwischen 30 und
120 s ausgeführt. Zeigt der Wiederbefund eine Verbesserung (z. B. eine Schmerzreduktion beim isometrischen Widerstandstest gegen Abduktion) werden
zwei weitere Durchgänge zu je 4–6 min angeschlossen. Nach jeder Querfriktion kann die Struktur
dann entweder gedehnt oder aber funktionell belastet
werden.

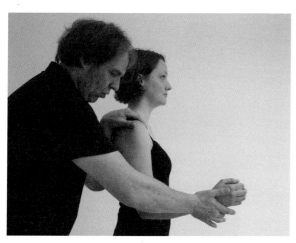

Abb. 23.36   Isometrischer Widerstand gegen die Außenrotation mit stabilisierter Skapula (Skapulakorrekturtest 2)

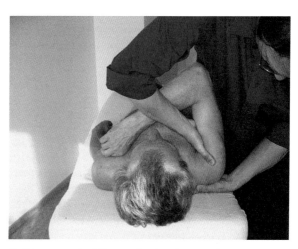

Abb. 23.37   Mobilisation der dorsalen Kapsel

Übungen zur subakromialen Entlastung

Hierzu eignen sich Übungen, welche die Adduktoren und Extensoren im Schultergelenk aktivieren wie z. B. das Rudern im Sitzen oder stehen (◘ Abb. 23.38). Wichtig dabei ist, dass der Patient das Theraband oder den Kabelzug von oben nach unten zieht, die Ellbogen am Körper lässt und den Schultergürtel in Retraktion und etwas Depression bringt. Das Bewegungsausmaß, der Widerstand und die Wiederholungszahlen müssen an die Situation angepasst werden. Weitere Übungen wären die reine Adduktion im Schultergelenk gegen Widerstand, oder aber, bei einer akuten Symptomatik Pendelübungen mit moderatem Gewicht.

Anbahnung und Training der Rotatorenmanschette

Aufgrund der reflektorischen Hemmung von Teilen der Rotatorenmanschette beim Impingementsyndrom, müssen diese Teile zunächst wieder aktiviert werden (◘ Abb. 23.39). Der Patient arbeitet gegen einen leichten Kaudalzug (schwarzer Pfeil) der Therapeutin und versucht, den Humeruskopf in der Pfanne »hinein zu saugen« (weißer Pfeil). Hierbei sollen die oberflächlichen Muskeln wie beispielsweise der Latissimus, der Pectoralis major oder auch der Bizeps und Trizeps entspannt bleiben. Daran kann sich ein Training zur Kräftigung und Steigerung der (Kraft-)Ausdauer der RM anschließen (◘ Abb. 23.40 zeigt eine Kräftigung des M. infraspinatus).

Kräftigung der Skapula-stabilisierenden Muskulatur

Training des M. serratus anterior (SA)

Im **offenen System** kann der SA in drei verschiedene Richtungen trainiert werden: nach vorne-unten, vorne und vorne-oben. Zuerst wird in Rückenlage geübt (◘ Abb. 23.41), dann werden dieselben Bewegungen im Stehen ausgeführt. Als Steigerung kann dann die Armelevation unter Protraktionsspannung durchgeführt werden. Während der Übungen ist auf eine korrekte **HWS-Stellung** zu achten.

Kräftigung der Interskapularmuskeln

Die Interskapularmuskeln können zuerst in Bauchlage haltend gekräftigt werden (◘ Abb. 23.42). Zuerst wird das Gesäß angespannt, dann die Arme von der Unterlage abgehoben und nach außen gedreht; der Oberkörper bleibt dabei dicht über der Liege. Der Nacken ist lang, die Schulterblätter werden von den Ohren weg in Richtung Wirbelsäule gezogen. Als Progression kann dieselbe Übung dann dynamisch im Stehen oder Sitzen am Kabelzug durchgeführt werden.

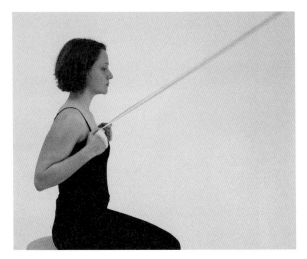

◘ **Abb. 23.38**   Rudern im Sitzen oder Stehen zur subakromialen Entlastung und Kräftigung der interskapulären Muskulatur

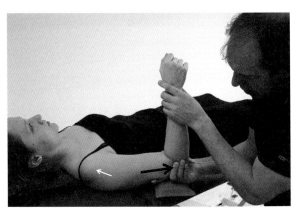

◘ **Abb. 23.39**   Anbahnung der Rotatorenmanschette in der offenen Kette

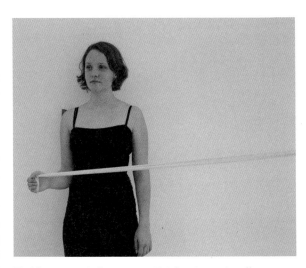

◘ **Abb. 23.40**   Kräftigung von M. infraspinatus im offenen System

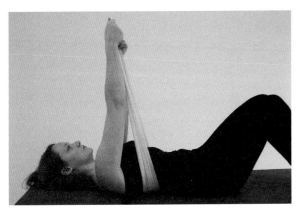

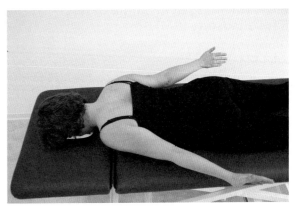

◨ **Abb. 23.41**   Training des M. serratus anterior (SA) in Rücken-lage

◨ **Abb. 23.42**   Training der interskapulären Muskulatur

Manuelle Mobilisation des Schulterkomplexes

Wenn Einschränkungen im Bereich des Schulterkom-plexes vorliegen, sollten diese entsprechend mobilisiert werden. Insbesondere Einschränkungen der Außen-rotation oder/und der Elevation stellen negativ prädik-tive Faktoren für ein gutes Behandlungsergebnis dar (Croft et al. 1996; Pope et al. 1996) und verdienen daher besondere Beachtung. Die Mobilisationstechniken wer-den im ▶ Abschn. 23.5 näher beschrieben.

23.5   Bewegungseinschränkungen des Schulterkomplexes

Da an den meisten Bewegungen des Armes mehrere Gelenke direkt beteiligt sind, können Einschränkungen der Gesamtbeweglichkeit auch durch **verschiedene Gelenke** – wenn auch zu unterschiedlichen Teilen – verursacht werden. Wie schon in ▶ Abschn. 23.1 und ▶ Abschn. 23.2 zu Anatomie und Biomechanik bespro-chen, verursachen die **Schultergürtelgelenke** (und auch Einschränkungen im Bereich der Brust- und Hals-wirbelsäule) grundsätzlich **weniger Einschränkungen als** zum Beispiel **das Schultergelenk selbst**.

Bei der Diagnostik ist es außerdem wichtig, eine **artikulär strukturelle Einschränkung**, d. h. durch den Kapsel-Band-Apparat verursacht, von einer **Einschrän-kung reflektorischer Art**, welche z. B. durch muskuläre Gegenspannung aufgrund Schmerzen verursacht ist, unterscheiden. Bei schmerzbedingten reflektorischen Einschränkungen steht zunächst die Schmerzbehand-lung im Vordergrund, bevor eine spezifische Mobilisa-tionstechnik zum Einsatz kommt. Selbstverständlich können in beiden Fällen die Gelenke mittels translato-rischer Techniken getestet werden, um somit die (haupt-sächlich) eingeschränkte Richtung zu identifizieren; der

Test ist hierbei häufig identisch mit der Mobilisations-technik und wird im entsprechenden Abschnitt dieses Kapitels vorgestellt.

Für die Behandlung gilt grundsätzlich, dass bei einer artikulären Einschränkung direkt mit der Mobilisation begonnen werden kann, wenn die gelenkspezifische Biomechanik beachtet wird.

Im Weiteren wird zwischen zwei Präsentationen **artikulärer Einschränkungen** unterschieden: zum einen Einschränkungen **im Sinne eines Kapselmusters**, zum anderen Einschränkungen, welche sich klinisch **nicht in Form eines Kapselmusters** präsentieren. Außerdem wird kurz auf Einschränkungen eingegangen, welche durch andere Strukturen wie zum Beispiel Muskeln oder Nerven zustande kommen können.

23.5.1   Artikuläre Einschränkung

Artikuläre Einschränkungen müssen durch passive Be-wegungen identifiziert oder bestätigt werden. Ein Ge-lenk kann als eingeschränkt bezeichnet werden, wenn es eine **verminderte passive Beweglichkeit** im Ver-gleich zur gesunden Seite zeigt, wenn der **Bewegungs-widerstand** bei dieser Bewegung früher in der Bewe-gungsbahn zu spüren ist oder ein **verändertes Endge-fühl** in den letzten Graden der Bewegung besteht (▶ Abschn. 23.3.4 »Klinische Befunderhebung«). Artiku-läre Einschränkungen präsentieren sich in Form eines kapsulären oder nicht-kapsulären Musters.

❶ **Cave**
Auch geringe Einschränkungen, die unter Umstän-den nur zu einem veränderten Endgefühl führen, können zur Sekundärsymptomatik in anderen Ge-lenken führen.

23

Einschränkungen im Sinne eines Kapselmusters (KM)

Grundsätzlich entstehen Einschränkungen im Sinne eines KM durch das Vorliegen einer **Arthritis**. Als Arthritis wird in diesem Zusammenhang die **entzündliche Reaktion der gesamten Gelenkkapsel** verstanden. Die zugrundeliegende Ursache für diese Entzündung ist nicht zwingend rheumatischer Natur und muss daher – wie im angloamerikanischen Sprachgebrauch auch – zusätzlich definiert werden.

Es kann also beispielsweise eine traumatische, rheumatische, diabetische, idiopathische oder iatrogene Arthritis vorliegen. Auch durch längere Ruhigstellung kann es zu einer Einschränkung im Sinne eines KM kommen, wobei die entzündliche Komponente häufig durch eine zu forcierte anfängliche Mobilisation provoziert wird.

Definition des Kapselmusters (KM)

Ein KM liegt dann vor, wenn ein Gelenk bei der passiven Funktionsprüfung eine definierte Reihenfolge von Einschränkungen zeigt und diese in einem bestimmten Verhältnis zueinander stehen.

Im Falle des Schultergelenks bedeutet dies, dass die passive **Außenrotation**, die passive **Abduktion** und die passive **Innenrotation** eingeschränkt sind, wobei die AR mehr eingeschränkt ist als die ABD, diese wiederum mehr als die IR.

Das Kapselmuster für das SCG und ACG weicht insofern von dieser Definition ab, als dass es sich durch **Schmerzen bei endgradigen Bewegungen** im Schultergelenk auszeichnet. Prinzipiell sollten die passiven Bewegungen, obwohl in verschiedene Richtungen ausgeführt, jedes Mal eine ähnliche Schmerzqualität provozieren, da die Schmerzquelle identisch ist.

Es ist zu bedenken, dass der **klinische Befund einer Arthritis** noch **keinen Rückschluss auf die Ursache** zulässt; diese kann in vielen Fällen durch die Anamnese und die physische Untersuchung identifiziert werden oder muss durch weitere diagnostische Tests (z. B. Blutuntersuchung) geklärt werden.

Im Rahmen dieses Kapitels wird schwerpunktmäßig auf die **posttraumatische und idiopathische** sowie die **Imobilisationsarthritis** eingegangen. Posttraumatische und idiopathische Arthritiden kommen am häufigsten zwischen dem 40. und 60. Lebensjahr vor. Die idiopathische Schultersteife wird häufig auch als »**frozen shoulder**« oder »**primäre Schultersteife**« bezeichnet. Die sekundäre Schultersteife, die sich klinisch auch in Form eines KM präsentiert, folgt in der Regel (sekundär) auf eine andere Pathologie wie beispielsweise eine Rotatorenmanschettenruptur oder eine Schulterluxation.

Stadien der Arthritis im Schultergelenk und deren klinische Merkmale

Die Stadien der Arthritis im Schultergelenk gibt die ▸ Übersicht 23.5 wieder:

Übersicht 23.5 Stadien der Arthritis im Schultergelenk

Stadium 1
- Schmerz im Schultergelenk und/oder im Oberarm im Dermatom C5
- Es besteht vorwiegend Bewegungsschmerz
- Das Liegen auf der betroffenen Schulter kann, muss aber noch nicht schmerzhaft sein
- Bei der passiven Funktionsprüfung kommt das Endgefühl vor dem Schmerz

Stadium 2
- Stadium 2 stellt ein Übergangsstadium zwischen Stadium 1 und 3 dar
- Bei der passiven Funktionsprüfung treten Endgefühl und Schmerz gleichzeitig auf

Stadium 3
- Der Schmerz strahlt im C5-Dermatom bis in den Unterarm aus
- Es bestehen jetzt auch Schmerzen in Ruhe
- Das Liegen auf der betroffenen Schulter ist schmerzhaft und stört in vielen Fällen die Nachtruhe
- Bei der passiven Bewegungsprüfung kommt der Schmerz vor dem Endgefühl; dies entspricht einer reflektorischen Einschränkung und führt somit zu einem »leeren« Endgefühl

---

Diese klinische Einteilung kann als Entscheidungsbasis für verschiedene Behandlungsansätze genutzt werden. So ist im **Stadium 1** eine Aufklärung und Instruktion des Patienten für sein Alltagsverhalten, eine Behandlung in Form von schmerzlindernden Maßnahmen, Muskelanbahnung und Gelenkmobilisation in vielen Fällen ausreichend. Im Gegensatz dazu ist im **Stadium 3** die Zuhilfenahme entzündungshemmender Medikamente häufig unerlässlich, wobei hier sowohl die orale Gabe von nichtsteroidalen entzündungshemmenden Medikamenten (NSARs) als auch die orale Gabe oder intraartikuläre Injektion mit Kortikoiden in Frage kommt. Sollte der Patient im Stadium 3 eine ausstrahlende Symptomatik in den Ellbogen oder Unterarm haben, sollte eine **neurale Beteiligung** abgeklärt werden.

Bewegungseinschränkungen im Sinne eines nicht-kapsulären Musters

Diese Art von Bewegungseinschränkungen werden häufig durch **umschriebene Affektionen des Kapsel-Band-Apparates** verursacht, die sowohl **nozizeptiv-entzündlich** als auch **nozizeptiv-mechanisch** bedingt sein können. Entsprechend können dann wiederum **reflektorisch oder strukturell betonte Einschränkungen** vorliegen. Als häufig vorkommende **Ursachen** können hier das einmalige Trauma oder wiederholte Mikrotraumata, Frakturen, strukturelle Veränderungen im Subakromialraum aber auch lokale Anpassungen der Kapsel, ein (funktioneller) Humeruskopfhochstand oder Instabilitäten erwähnt werden. Da nicht alle dieser Ursachen für eine Bewegungseinschränkung ihren Ursprung im Bereich des Schulterkomplexes haben müssen, kann eine Behandlung anderer Bereiche wie zum Beispiel der HWS notwendig sein.

23.5.2 Muskuläre Einschränkung

Im Gegensatz zur muskulären Abwehrspannung mit dem Ziel, vor weiterer Schädigung zu schützen, ist ein muskuläres Endgefühl durch den **Anstieg der Gesamtspannung der bindegewebigen und kontraktilen Muskelanteile** geprägt, was beim Patienten zu einem subjektiven Gefühl der Dehnung führt. Unter Umständen wird so das Ende der möglichen passiven Bewegung nicht erreicht. Über Muskelentspannungs- und Muskeldehntechniken lässt sich das Ausmaß erweitern und so eine muskuläre Einschränkung bestätigen und behandeln.

23.5.3 Neurale Einschränkung

Neurale Strukturen können dann einschränkend wirken, wenn entweder deren **Beweglichkeit vermindert** ist oder sie über das Maß **empfindlich auf Spannung reagieren**.

An eine Beteiligung des neuralen Systems kann grundsätzlich dann gedacht werden, wenn Symptome im Schulterbereich über zusätzliche Bewegungen der HWS und/oder des Handgelenks verstärkt oder gemindert werden können.

Prinzipiell können alle bis jetzt erwähnten Strukturen sowohl zu einer strukturellen als auch zu einer reflektorisch bedingten Einschränkung führen ▶ Exkurs »Überwiegend reflektorisch bedingte Einschränkungen«.

23.6 Praktische Mobilisation des Schulterkomplexes

Die hier vorgestellten Techniken beruhen auf der Theorie des physiologischen Roll-Gleit-Mechanismus (Kaltenborn 1992). Die **dynamisch-funktionellen Mobilisationstechniken** beruhen auf dem Gedanken, dass die Ursache für die Einschränkung v. a. im akuten Stadium in einer Zunahme des Rollens im Gelenk zuungunsten des Gleitens zu suchen ist (de Morree 1992). Daher wird bei der Mobilisation dem vermehrten Rollen gegen gehalten um mehr Gleiten im Gelenk zu ermöglichen.

Die translatorischen Behandlungstechniken (Traktion-Kompression, Gleiten) finden auf der Grundlage statt, dass die Einschränkung durch ein vermindertes

---

Exkurs

Überwiegend reflektorisch bedingte Einschränkungen
Reflektorische bedingte Einschränkungen sind in den meisten Fällen **durch nozizeptiv-afferente Mechanismen** bedingt, häufig durch ein **akutes oder subakutes entzündliches Geschehen**. Es kommt zu einer **Gegenspannung der Muskulatur** mit dem Hintergrund, die betroffenen Strukturen zu schützen. Ist dies nicht möglich, weil zum Beispiel die Muskulatur selbst die nozizeptive Quelle ist, kann es zu Ausweichbewegungen oder anderen Schutzmechanismen kommen.
Bezüglich des Gelenks entsteht bedingt durch den Entzündungsprozess und die folgende Reaktion des Bindegewebes eine Einschränkung vor allem durch

eine Zunahme des Rollanteils im Verhältnis zum Gleitanteil. Zur Beweglichkeitsverbesserung ist hier die dynamisch-funktionelle Mobilisation (DFM) die erste Wahl, die sowohl der Schmerzsituation als auch den biomechanischen Anforderungen gerecht wird. Bei dieser Technik wird das vermehrte Rollen gegengehalten, wodurch der Gleitanteil im Gelenk zunimmt. Bei der Arbeit mit rein translatorischen Techniken wird die Schmerzlinderung durch Mobilisation bis zum ersten spürbaren Widerstand erreicht.

Überwiegend strukturell bedingte Einschränkungen
Hierbei kann es beispielsweise durch Ruhigstellung zu einer **Anpassung des**

Kapsel-Band-Apparats gekommen sein, was grundsätzlich ein **längeres Bestehen der Beschwerden** voraussetzt. Jetzt steht v. a. die Einschränkung und nicht mehr der Schmerz im Vordergrund, so dass das Ende der eingeschränkten Bewegung passiv erreicht werden kann. Zur Mobilisation können hier entsprechend dem Befund translatorische Techniken mit spürbarem Widerstand verwendet werden. Der funktionelle und physiologische Stimulus für das Bindegewebe wird durch die anschließende dynamisch-funktionelle Mobilisation (DFM) erreicht. Die DFM bietet weiterhin den Vorteil, dass fließend in eine aktive Form der Mobilisation übergegangen werden kann.

23

Gleiten im Gelenk zustande kommt mit dem Ziel, das Gelenkspiel in die entsprechende Richtung zu verbessern und somit die Mobilität in die eingeschränkte Richtung zu verbessern. Diese Techniken finden gemäß der Konvex-Konkav-Regel statt. Ob das Gelenkspiel vermindert ist wird mithilfe der translatorischen Tests (Traktion, Gleiten) festgestellt.

Die Intensität mit welcher die translatorischen Test- und Mobilisationstechniken ausgeführt werden, kann in 3 Stufen gegliedert werden (modifiziert nach Kaltenborn 1992):

Stufe 1:   Lösen des Gelenks (Traktion) bzw. ein kleiner Impuls mit minimaler Gleitbewegung im Gelenk (Gleiten).

Stufe 2:   Die Weichteile werden in die Behandlungsrichtung bis zum ersten spürbaren Widerstand gestrafft.

Stufe 3:   Dehnung der Strukturen
Da die Stufen 1 und 2 praktisch kaum voneinander zu unterscheiden sind, können für die Test- und Mobilisationstechniken zwei Bereiche definiert werden:

Bereich 1:   Vom Beginn der Bewegung bis zum ersten merkbaren Widerstand; umfasst die Stufen 1 und 2. Bewegungen in diesem ersten Bereich spielen sich ohne Widerstand ab. In diesem widerstandsfreien Bereich wird vorwiegend getestet und schmerzlindernd gearbeitet.

Bereich 2:   Entspricht der Stufe 3 und beginnt mit dem ersten Widerstand, und es kommt mit zunehmender Kraft zu einem progressiven Anstieg des Widerstands. In diesem Bereich arbeitet man, wenn passive Gelenkstrukturen gedehnt bzw. mobilisiert werden sollen. Eine Veränderung des Widerstandes während der Mobilisation kann ein Hinweis auf eine positive Behandlung sein. Um eine vernünftige Dosierung während der Mobilisation zu erreichen, kann man den Widerstand in % einteilen. Der erste Widerstand am Übergang von Stufe 2 zu Stufe 3 wäre etwa 0–10 %, die maximale Straffung der Strukturen entspräche dann 100 %. Zu Beginn einer Mobilisationsbehandlung wird eine Intensität von 20 bis maximal 50 % empfohlen.

Die hierfür beschriebenen translatorischen Techniken können als Test oder als Mobilisationstechnik verwendet werden.

Insgesamt wird in diesem Rahmen nur auf die wichtigsten Techniken eingegangen.

Die ▸ Übersicht 23.6 zeigt die allgemeinen Wirkungen und Ziele der Gelenkmobilisation auf.

> **Übersicht 23.6 Allgemeine Wirkungen und Ziele der Gelenkmobilisation**
> - Schmerzlinderung durch Bewegung (Stimulation von Mechanorezeptoren)
> - Verbesserung der Durchblutung
> - Verteilung der Synovia, damit auch eine verbesserte Ernährung des Knorpels
> - Stimulus für das Bindegewebe, was die Fibrozyten zur Produktion von Fasern und Grundsubstanz anregt
> - Erhalten oder Verbessern der Gelenkbeweglichkeit

23.6.1   Mobilisation des Sternoklavikulargelenks

Dynamisch-funktionelle Mobilisation der Elevation (◻ Abb. 23.43)

Die Therapeutin steht kranial vom Patienten und übt mit dem Daumen dicht am Gelenkspalt einen leichten Druck nach kaudal-lateral auf die Klavikula aus, die 2. Hand unterstützt diesen Druck. Nun bringt der Patient den Arm in Elevation. Durch den Druck auf die Klavikula wird nun dem Rollen nach kranial gegen gehalten und der Schub nach kaudal dadurch vergrößert.

Gleiten nach kaudal-lateral als translatorischer Test und zur Mobilisation der Elevation

Hierbei wird der Schultergürtel in Elevation an den Punkt der Einschränkung eingestellt; in dieser Position überprüft die Therapeutin das Gleiten des SCG nach kaudal-lateral. Findet sich hierbei im Seitenvergleich

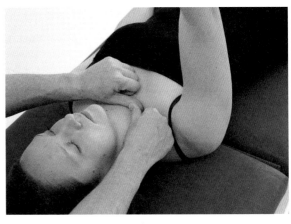

◻ **Abb. 23.43**   Dynamisch-funktionelle Mobilisation der Elevation im SCG

eine Einschränkung, wird das Gelenk in den Stufen 1–3 in diese Richtung mobilisiert. Die Grifftechnik entspricht derjenigen für die dynamisch-funktionelle Mobilisation.

23.6.2 Mobilisation des Akromioklavikulargelenks

Dynamisch-funktionelle Mobilisation der Rotation (Elevation) (◻ Abb. 23.44)

Der Patient hebt bei dieser Mobilisation den Arm aktiv in Elevation, soweit wie dies schmerzfrei möglich ist. Während dieser Bewegung hemmt die Therapeutin mit dem Daumen von dorsal-kaudal die Dorsalrotation der Klavikula, wodurch es zu einer vermehrten Rotation zwischen Klavikula und Akromion kommt. Die Gesamtbewegung des Schultergürtels wird dabei jedoch nicht verhindert. Die Bewegung wird auf diese Weise 6–10 Mal durchgeführt.

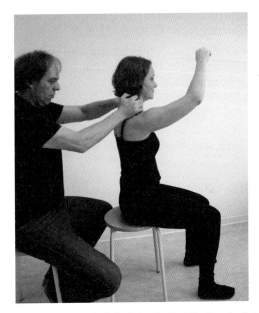

◻ **Abb. 23.44**   Dynamisch-funktionelle Mobilisation der Rotation im ACG

23.6.3 Mobilisation des Glenohumeralgelenks

Dynamisch-funktionelle Mobilisation der Abduktion (◻ Abb. 23.45)

Der Patient befindet sich in Rückenlage, die Therapeutin umfasst den distalen Oberarm des Patienten und fixiert dessen Unterarm an ihrem Rumpf. Nun wird der Arm in Schulterblattebene in Abduktion bewegt. Während dieser Bewegung gibt die andere Hand mit der Daumen-Zeigefinger-Spanne Schwimmhaut leichten Druck von kranial auf das Caput humeri. Hierdurch wird dem vermehrten Rollen des Humeruskopfes nach kranial gegen gehalten, was dazu führt, dass der Gleitanteil nach kaudal im Gelenk zunimmt.

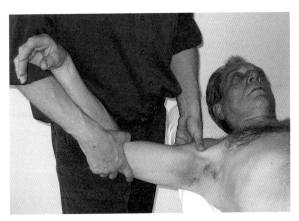

◻ **Abb. 23.45**   Dynamisch-funktionelle Mobilisation der Abduktion im GHG

Gleiten des Caput humeri nach kaudal als translatorischer Test und zur Mobilisation der Abduktion

Diese Technik kann sowohl in Ruhestellung (◻ Abb. 23.46) als auch am Punkt der Einschränkung durchgeführt werden. In Ruhestellung (s. ◻ Tab. 23.5) gleitet die Therapeutin den Humeruskopf über einen Zug am Oberarm nach kaudal und etwas nach lateral (parallel zum Glenoid). Oder die Therapeutin bringt den Arm in Abduktion bis an den Punkt der Einschränkung; in dieser Stellung gleitet sie dann den Caput humeri wiederum parallel zur glenoidalen Gelenkfläche nach kaudal, um somit das Kaudalgleiten zu testen bzw. zu verbessern.

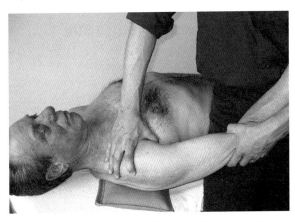

◻ **Abb. 23.46**   Translatorisches Gleiten des Caput humeri nach kaudal

Dynamisch-funktionelle Mobilisation der Außenrotation (◻ Abb. 23.47)

Der Patient liegt in Seitenlage; der Arm ist in leichter Abduktion gelagert. Die Therapeutin führt den Arm über den distalen Unterarm in Außenrotation; gleichzeitig gibt sie mit dem Daumen leichten Druck von dorsal auf das Caput humeri, um dem Rollen nach dorsal gegenzuhalten. Hierdurch wird das Gleiten nach ventral im Gelenk vergrößert und somit die anguläre AR verbessert.

Gleiten des Caput humeri nach ventral als translatorischer Test und zur Mobilisation der Außenrotation (◻ Abb. 23.48)

Der Patient sitzt. Der Processus coracoideus, die Klavikula und die Spina scapulae werden von der Therapeutin mit einer Hand fixiert. Mit dem Daumen der anderen Hand gleitet sie dann das Caput humeri nach ventral und etwas nach medial, parallel zum Glenoid.

> ❯ Bei beiden Techniken zur Verbesserung der AR ist darauf zu achten, dass der Humeruskopf tatsächlich ein verbessertes Gleiten nach **ventral** benötigt. In vielen Fällen kommt die Einschränkung auch durch eine bereits bestehende Ventralposition des Kopfes zustande, was dann grundsätzlich eine Mobilisation nach **dorsal** erfordert.

Dynamisch-funktionelle Mobilisation der Innenrotation (◻ Abb. 23.49)

Im Gegensatz zur Mobilisation der AR führt die Therapeutin den Unterarm des Patienten von einer leichten Außenrotationsposition in die IR; gleichzeitig geben die Finger der Therapeutin von ventral her Druck auf das Caput humeri, um dem ventralen Rollen gegenzuhalten.

Gleiten des Caput humeri nach dorsal als Test und Mobilisation der Innenrotation (◻ Abb. 23.50)

Der Patient befindet sich in Rückenlage. Der Arm des Patienten wird von der Therapeutin in Nullstellung gebracht oder in die mögliche IR geführt und dort gehalten. Die andere Hand der Therapeutin gleitet sodann das Caput humeri parallel zum Glenoid nach dorsal und etwas nach lateral. Aufgrund der Form des Akromions muss der Humerus auch etwas nach kaudal geschoben werden. Bei verbesserter Innenrotation kann für dieselbe Technik der Arm weiter in Innenrotation positioniert werden, der Patient sitzt dabei auf der Behandlungsbank (◻ Abb. 23.51).

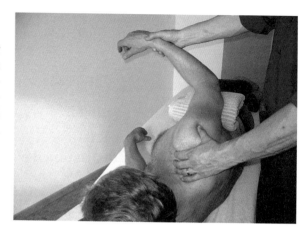

◻ **Abb. 23.47**   Dynamisch-funktionelle Mobilisation der Außenrotation im GHG

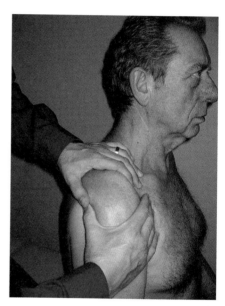

◻ **Abb. 23.48**   Translatorisches Gleiten des Caput humeri nach ventral

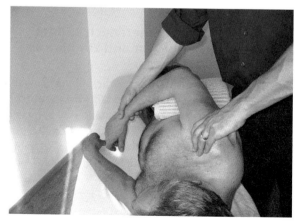

◻ **Abb. 23.49**   Dynamisch-funktionelle Mobilisation der Innenrotation im GHG

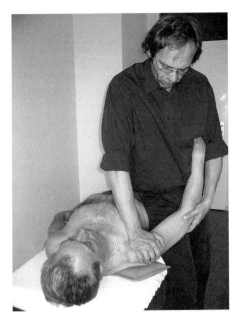

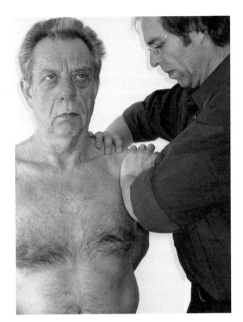

◻ **Abb. 23.50** Translatorisches Gleiten des Caput humeri nach dorsal in Ruhestellung

◻ **Abb. 23.51** Translatorischer Schub des Caput humeri nach dorsal in Vorpositionierung

23.7 Affektionen der Schultergürtelgelenke

23.7.1 Affektionen des Sternoklavikulargelenks (SCG)

Für Affektionen des SCG können entweder **direkte Traumata** verantwortlich gemacht werden, die beispielsweise zu einer vorderen oder hinteren (Sub-)Luxation des Gelenks führen können, oder **degenerative bzw. entzündliche Prozesse** (Hiramuro-Shoji et al. 2003). In beiden Fällen kommt es häufiger zur **Problematik der Instabilität** als zu einer Bewegungseinschränkung. Im Folgenden werden die häufigsten Pathologien mit ihren klinischen Besonderheiten kurz beschrieben.

Klassifikation traumatischer Affektionen des Kapsel-Band-Apparats des SCG
Grad 1: Überdehnung der Kapselligamente (sternoklavikulären Bänder)

Trotz der Überdehnung bleibt das **Gelenk weitgehend stabil**. Es bestehen lokale Schmerzen; eventuell in Verbindung mit einer leichten Schwellung.

Nahezu alle passiv ausgeführten endgradigen Bewegungen der Schulter sind schmerzhaft, im Besonderen die passive horizontale Adduktion.

Eine **lokale schmerzlindernde Behandlung** und die **Beachtung der Schmerzgrenze** bei den aktiven Bewegungen sind ausreichend. Innerhalb von 14 Tagen kommt es in der Regel zur Spontanheilung.

Grad 2: Partielle Ruptur der Kapselligamente

Hierbei können die Kapselligamente, der Diskus bzw. die kostoklavikulären Bänder betroffen sein. Es kommt zu einer meist sichtbaren **Subluxation**. Je nach Mechanismus kann diese Subluxation nach ventral oder dorsal stattfinden.

Klinisch sind sämtliche Bewegungen der Schulter schmerzhaft, mit einer ausgeprägten Schmerzintensität. Dabei kann es zu einer vermehrten Schmerzausstrahlung ins Dermatom C4 kommen (»referred pain«).

Die Therapie sollte durch eine **Schlinge** (evtl. auch ein Rucksackverband) **und Antiphlogisitika** unterstützt werden. Üblicherweise ist nach 2–3 Wochen der Schmerz weitgehend verschwunden und die normale Funktion kann langsam unter **Beachtung der Heilung verletzter Strukturen** wiederaufgenommen werden.

Grad 3: Ventrale oder dorsale Luxation

In den meisten Fällen ist eine **Luxation** deutlich erkennbar. In der Akutphase bestehen starke Schmerzen und meist nimmt der Patient eine Schonhaltung in Protraktion ein; gleichzeitig hält er den Arm vor dem Körper, gestützt durch den gesunden.

Bei der dorsalen Luxation kann es durch Druck auf die A. carotis communis, die V. subclavia, Trachea oder Ösophagus zu folgenden **Komplikationen** kommen:

- Venöse Stauung im Arm bzw. im Nacken,
- erschwerte Atmung,
- Erstickungsgefühl,
- Schluckbeschwerden.

23

Die Therapie ist eine **Reposition mit anschließender Ruhigstellung** des Gelenks. Selbst bei ungenügender Reposition ist die Prognose günstig.

Nichttraumatische Affektionen des SCG
Spontane (Sub-)Luxation

Die spontane (Sub-)Luxation ist gekennzeichnet durch leichten Lokalschmerz ein- oder beidseitig. Bei der Elevation des Armes kommt es zur (Sub-)Luxation, aber auch wieder zur Reposition. Grundsätzlich sind Männer häufiger betroffen als Frauen, das durchschnittliche Alter liegt unter 20 Jahren.

Eine bewegungstherapeutische Behandlung ist hier nicht indiziert.

Arthritis (◉ Abb. 23.52)

Eine Arthritis des SCG kann spontan auftreten, infolge einer Systemerkrankung oder einer Infektion. Es besteht Lokalschmerz über dem SCG, und in den meisten Fällen lässt sich klinisch ein Kapselmuster nachweisen. Die horizontale Adduktion ist ebenfalls meist schmerzhaft. Therapeutisch ist eine intraartikuläre Injektion mit entzündungshemmenden Substanzen indiziert. Bei einer bakteriellen Infektion ist die Behandlung mit Antibiotika notwendig.

Arthrose (postmenopausale)

Die Ursache für das Entstehen einer Arthrose im SCG ist meist unbekannt; häufig ist hierbei die dominante Seite betroffen.

Es besteht eine sichtbare Schwellung mit klassischen Entzündungszeichen. Der Befund entspricht dem der aktivierten Arthrose; auch die Retraktion des Schultergürtels kann schmerzhaft sein. Im Röntgenbild sind eine Sklerose und eine ventrale Subluxation zu erkennen.

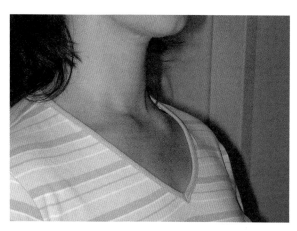

◉ **Abb. 23.52** Patientin mit beidseitiger, idiopathischer Arthritis der SC-Gelenke

Die ▶ Übersicht 23.7 stellt die allgemeinen Zeichen einer SCG-Affektion bei der Funktionsprüfung dar.

Übersicht 23.7 Allgemeine klinische Zeichen einer SCG-Affektion bei der Funktionsprüfung
- Der Patient hat Schmerzen im Dermatom C4
- Die horizontale Adduktion im Schultergelenk ist schmerzhaft
- Alle passiven Schultergelenksbewegungen sind endgradig schmerzhaft
- Pro-Retraktion, Elevation und Depression des Schultergürtels können schmerzhaft und auch eingeschränkt sein
- In vielen Fällen lässt sich die Symptomatik zumindest teilweise über eine direkte Palpation des SCG provozieren

---

23.7.2 Affektionen des Akromioklavikulargelenks (ACG)

Auch die Pathologien des ACG werden im Folgenden in traumatische und nichttraumatische Genese unterteilt.

Traumatische Kapsel-Band-Läsionen des ACG

Die traumatische Kapsel-Band-Läsion des ACG, häufig auch als **Schultereckgelenksprengung** bezeichnet, ist eine der häufigsten Pathologien in diesem Bereich. Je nach Ausmaß der Schädigung kann es zu einer Subluxation oder sogar Luxation des Gelenks kommen. Im Weiteren wird eine gängige **Stadieneinteilung nach Tossy et al. (1963)** mit den dazugehörigen klinischen und therapeutischen Eckpunkten aufgeführt. Entsprechende Stadien einer **weiteren Einteilung nach Rockwood** und Kollegen (Williams et al. 1989) stehen in Klammern hinter der Stadieneinteilung nach Tossy.

Grundsätzlich werden die Läsionen **Tossy 1–3 konservativ** versorgt. Bei hohem Aktivitätsniveau des Patienten muss eine **chirurgische Versorgung der Tossy-3-Verletzung** in Erwägung gezogen werden (Mazzocca et al. 2007).

Stadieneinteilung der Schultereckgelenksprengung nach Tossy
Tossy 1 (Rockwood Typ 1)
- Definition:
  - Die **akromioklavikulären Bänder sind überdehnt**; das ACG selbst und die korakoklavikulären Bänder sind jedoch intakt.

- Klinik:
  - In der Geschichte findet sich meist ein leichtes Trauma und es besteht leichter Lokalschmerz über dem ACG.
- Behandlung:
  - **Physikalische Maßnahmen** (z. B. Eis, Elektrotherapie) zur Schmerzlinderung und Entspannung. Ab dem fünften Tag können zusätzlich **Querfriktionen** zur Schmerzdämpfung durchgeführt werden. Der Arm sollte 2–3 Tage ruhig gehalten werden und darf dann unter Beachtung der Schmerzgrenze **aktiv bewegt** werden. Eine **passive Mobilisation** des Gelenks kann dynamisch-funktionell ebenfalls unter Beachtung der Schmerzgrenze erfolgen. Bei stärkeren Schmerzen in der Akutphase können entzündungshemmende Medikamente indiziert sein. Nach 1–2 Wochen ist das Gelenk in der Regel weitgehend schmerzfrei und beweglich. Schweres Heben und Tragen sollte vermieden werden, bis völlige Schmerz- und Bewegungsfreiheit erreicht ist.

Tossy 2 (Rockwood Typ 2)

- Definition:
  - Es kommt zu einer **Totalruptur der ACG-Ligamente und der Kapsel**, gleichzeitig zu einer Überdehnung der korakoklavikulären Bänder.
- Klinik:
  - Ursächlich ist ein meist mittelschweres Trauma und es besteht mäßiger bis schwerer Lokalschmerz über dem ACG: Die meisten Tests für das ACG sind nun sehr schmerzhaft. Bei der translatorischen Bewegungsprüfung findet sich eine erhöhte Beweglichkeit in anteroposteriore Richtung. Eventuell ist ein leichter Hochstand der Klavikula gegenüber dem Akromion sichtbar, der durch Druck von kranial auf die Klavikula reponiert werden kann (sog. Klaviertastenphänomen).
- Röntgendiagnostik:
  - Hier zeigt sich nun eine Verbreiterung des ACG-Gelenkspaltes, auch kann eine leichte vertikale Verschiebung sichtbar sein. Der Abstand zwischen Korakoid und Klavicula kann leicht vergrößert sein.
- Behandlung:
  - Die Behandlung sollte **in der Regel konservativ** erfolgen. Der Arm sollte für 5–7 Tage mit einer **Schlinge oder einem Tapeverband** ruhiggestellt bzw. entlastet werden. Eine schmerzlindernde Behandlung kann mittels **physikalischer Therapie und Antiphlogistika** stattfinden. Ab dem 7. Tag sind **aktive Bewegungen** unterhalb 90° und im schmerzfreien Bereich erlaubt; es können **Querfriktionen** und eine **leichte dynamisch-funktionelle Mobilisation** des Gelenks hinzukommen. Die Beweglichkeit sollte innerhalb 4–6 Wochen langsam wiederhergestellt/zugelassen werden, um eine stabile Bandheilung zu gewährleisten. In der Regel sind schweres Tragen und Kontaktsportarten bis zur 8. Woche zu vermeiden.

Tossy 3 (Rockwood Typ 3)

- Definition:
  - Es kommt zur **Ruptur der akromioklavikulären und korakoklavikulären Bänder**, häufig begleitet von einem Abriss des M. deltoideus und M. trapezius vom lateralen Teil der Klavicula.
  - In Konsequenz kommt es zu einer **Luxation des ACG** mit kaudaler Verschiebung des Schulterkomplexes, der korakoklavikulärer Spalt ist um 25–100 % vergrößert.
  - Bei Kindern unter 13 Jahren kann es zu einer Fraktur der Klavikula oder zu einer Pseudoluxation kommen, wobei die intakten korakoklavikulären Bänder das Periost von der Klavikula abziehen.
- Klinik:
  - Der Arm wird zur Schonung in Adduktion am Körper gehalten und mit dem gesunden Arm unterstützt, die Schmerzen sind sehr intensiv, v. a. die aktive Abduktion ist sehr schmerzhaft. Schmerzen lassen sich auch durch Palpation des AC-Gelenkspaltes und des korakoakromialen Spaltes leicht provozieren. Nahezu alle Widerstandstests am Schultergelenk sind schmerzhaft.
  - Es besteht eine deutliche ACG-Lücke und ein Klaviertastenphänomen.
- Behandlung:
  - Bei einer Tossy-3-Läsion lässt sich **sowohl konservativ als auch operativ** ein gutes Ergebnis erzielen (Gstettner et al. 2008). Bei der Entscheidung darüber sollten Parameter wie Alter, Aktivitätsniveau, berufliche Belastung und ähnliches berücksichtigt werden. Die **konservative** Nachbehandlung **entspricht** in etwa derjenigen bei **Tossy 2**, wobei Bewegungen über 90° bis zum Ende der 8. Woche untersagt sind. Eine medikamentöse Behandlung zur Prophylaxe von heterotopen Kalzifikationen sollte posttraumatisch (und postoperativ) eingeleitet werden.
  - Bestehen trotz einer konservativen Behandlung weiterhin Schmerzen, können operative Maßnahmen folgen.

23

Im Falle einer operativen Versorgung ist das vom Operateur vorgegebene Nachbehandlungsschema zu beachten, insbesondere die vorgegebene Phase der Immobilisation. Weiterhin bestimmen der intraoperative Befund und die Art der Versorgung bzw. eventuelle Komplikationen bei der Operation die Belastbarkeit. Es sollte inzwischen selbstverständlich sein, dass operativ versorgte Patienten entsprechende Informationen zur Nachbehandlung vom Operateur erhalten.

> ❗ **Cave**
> Auch wenn die Armfunktion mobil und weitgehend schmerzfrei ist, sollte bedacht werden, dass Bandstrukturen eine bestimmte Heilungszeit benötigen und daher eine Immobilisationsphase bzw. Bewegungslimitierung sinnvoll sein kann.

Rockwood Typ 4–6

- Rockwood Typ 4 beinhaltet zusätzlich zum Typ 3 eine dorsale Luxation der Klavikula in den M. trapezius und einen Abriss des Ansatzes der Mm. deltoideus et trapezius von der distalen Klavikula.
- Rockwood Typ 5 beschreibt eine massive Luxation der Klavicula von 100–300 % der Typ 3-Luxation und ebenfalls einen Abriss der Mm. deltoideus et trapezius von der distalen Klavikula.
- Beim Typ 6 nach Rockwood luxiert die Klavicula unter das Akromion oder den Processus coracoideus.

Komplikationen

Folgende Komplikationen können nach einer ACG-Sprengung auftreten:
- Degeneration des ACG (Arthrose)
- Verknöcherungen der korakoklavikulären Bänder (heterotope Kalzifikation)
- Osteolyse (selten)

Nichttraumatische Affektionen des ACG
Arthrose

Diese tritt in primärer Form nach dem 40. Lebensjahr auf, in sekundärer Form als Folge einer vorausgegangenen Schädigung. Lokale Probleme sind jedoch selten. Allerdings kann eine Arthrose des ACG zu einer Einengung des Subakromialraums führen und somit ein Impingementsyndrom begünstigen.

Arthritis

Eine Arthritis kann traumatisch, durch eine rheumatische Erkrankung oder eine aktivierte Arthrose entstehen. Therapeutisch ist hier die Gelenkinfiltration angezeigt.

Osteolyse

Osteolysen finden sich überwiegend nach Trauma und in Verbindung mit Kraftsportarten. Männer sind bei weitem häufiger betroffen als Frauen. Therapeutisch ist hier die operative Resektion indiziert.

Literatur

Zitierte Literatur

Angst F, Goldhahn J, Pap G et al (2007) Coss-cultural adaptation, reliability and validity of the German Shoulder Pain and Disability Index (SPADI). Rheumatology 46:87–92

Bigliani LU, Morrison DS, April EW (1986) Morphology of the acromion and its relationship to rotator cuff tears. Orthopaedic Trans 10:459–460

Brandt C, Sole G, Krause MW et al (2007) An evidence-based review on the validity of the Kaltenborn rule as applied to the glenohumeral joint. Man Ther 12:3–11

Buchbinder R, Green S, Youd JM (2003) Corticosteroid injections for shoulder pain. The Cochrane Database of Systematic Reviews, Issue 1. Art. No.: CD004016

Bullock MP, Foster NE, Wright CC (2005) Shoulder impingement: the effect of sitting posture on shoulder pain and range of motion. Man Ther 10(1):28–37

Croft PR, Pope DP, Silman AJ (1996) The clinical course of shoulder pain: prospective cohort study in primary care. BMJ 313: 601–602

Cyriax J (1982) Textbook of orthopaedic medicine. Bailliere Tindall, London

David GAJM, Magarey ME, Dvir Z et al (2000) EMG and strength correlates of selected shoulder muscles during rotation of the glenohumeral joint. Clin Biomech 15:95–102

Deutsch A, Altchek DW, Schwartz E et al (1996) Radiologic measurement of superior displacement of the humeral head in the impingement syndrome. J Shoulder Elbow Surg 5: 186–193

Dinnes J, Lovemann E, McIntyre L et al (2003) The effectiveness of diagnostic tests of the assessment of shoulder pain due to soft tissue disorders: a systematic review. Health Technology Assessment 7:1–175

Gerber C, Krushell RJ (1991) Isolated rupture of the tendon of the subscapularis muscle. J Bone Joint Surg 73B:389–394

Gerber C, Sebesta A (2000) Impingement of the deep surface of the subscapularis tendon and the reflection pulley on the anterosuperior glenoid rim: a preliminary report. J Shoulder Elbow Surg 9:483–490

Germann G, Harth A, Wind G et al (2003) Standardisierung und Validierung der deutschen Version 2.0 des »Disability of Arm, Shoulder, Hand« (DASH)-Fragebogens zur Outcome-Messung an der oberen Exrtremität. Unfallchirurg 106:13–19

Glousman R, Jobe F W, Tibone J et al (1988) Dynamic electromyographic analysis of the throwing shoulder with glenohumeral instability. J Bone Joint Surg 70A:220–226

Gokeler A, van Paridon-Edauw GH, DeClercq S et al (2003) Quantitative analysis of traction in the glenohumeral joint. In vivo radiographic measurements. Man Ther 8:97–102

Graichen H, Stammberger T, Bonel H et al (2000) Glenohumeral translation during active and passive elevation of the shoulder – a 3-D open MRI study. J Biomech 33:609–613

Green SE, Buchbinder R, Forbes A et al (1999) Interventions for shoulder pain. The Cochrane Database of Systematic Reviews, Issue 2. Art. No.: CD001156

Green SE, Buchbinder R, Hetrick S (2003) Physiotherapy interventions for shoulder pain. The Cochrane Database of Systematic Reviews, Issue 2. Art. No.: CD004258

Gstettner C, Tauber M, Hitzl W et al (2008) Rockwood type III acromioclavicular dislocation: surgical versus conservative treatment. J Shoulder Elbow Surg 17:220–225

Habermayer P, Lehmann L, Lichtenberg S (2000) Rotatorenmanschetten-Ruptur. Orthopäde 29:196–208

Harryman DT, Slides JA, Clark JM et al (1990) Translation of the humeral head on the glenoid with passive glenohumeral motion. J Bone Joint Surg 72A:1334–1343

Hawkins RJ, Kennedy JC (1980) Impingement syndrome in athletes. Am J Sports Med 8:151–158

Hertel R, Ballmer FT, Lombert SM et al (1996) Lag signs in the diagnosis of rotator cuff rupture. J Shoulder Elbow Surg 5:307–313

Hiramuro-Shoji F, Wirth MA, Rockwood CA (2003) Atraumatic conditions of the sternoclavicular joint. J Shoulder Elbow Surg 12:79–88

Iannotti JP (1991) Rotator cuff disorders: evaluation and treatment. Am Acad Orthop Surg, Park Ridge, IL

Irlenbusch U, Gansen HK (2003) Muscle biopsy investigations on neuromuscular insufficiency of the rotator cuff: a contribution to the functional impingement of the shoulder. J Shoulder Elbow Surg 12:422–426

Jones MA, Rivett DA (2004) Clinical reasoning for manual therapists. Elsevier, Philadelphia

Jones MA, Rivett DA (2006) Clinical Reasoning in der Manuellen Therapie. Urban & Fischer, München

Kaltenborn F (1992) Manuelle Mobilisation der Extremitätengelenke. Olaf Noris, Oslo

Kendall NAS, Linton SJ, Main CJ (1997) Guide to assessing psychosocial yellow flags in acute low back pain: risk factors for long-term disability and work loss. Accident compensation Corporation and the New Zealand Guidelines Group, Wellington, New Zealand

Kibler WB (1998) The role of the scapula in athletic shoulder function. Am J Sports Med 26:325–337

Kibler WB, Sciascia A, Dome D (2006) Evaluation of apparent and absolute supraspinatus strength in patients with shoulder injury using the scapular retraction test. Am J Sports Med 34(10):1643–1647

Lephart SM, Fu FH (2000) Proprioception and neuromuscular control in joint stability. Human Kinetics, Champaign, IL

Lewis JS, Green AS, Dekel S (2001) The aetiology of subacromial impingement syndrome. Physiotherapy 87:458–469

Ludewig PM, Cook TM (2000) Alterations in shoulder kinematics and associated muscle activity in people with symptoms of shoulder impingement. Phys Ther 80:276–291

MacGillivray JD, Fealy S, Potter HG et al (1998) Multiplanar analysis of acromion morphology. Am J Sports Med 26(6):836–840

Magee DJ (2002) Orthopedic physical assessment, 4. Aufl. Elsevier Sciences, Philadelphia

Maitland G D (1994) Manipulation der Wirbelsäule, 2. Aufl. Springer, Heidelberg

Marone PJ (1993) Shoulder injuries in sports (German). Deutscher Ärzte-Verlag, Köln

Mazzocca AD, Arciero RA, Bicos J (2007) Evaluation and treatment of acromioclavicular joint injuries. Am J Sports Med 35:316–329

McClure PW, Greenberg E, Kareha S (2012) Evaluation and management of scapular dysfunction. Sports Med Arthrosc Rev 20:39–48

McClure PW, Tate AR, Kareha S et al (2009) A clinical method for identifying scapular dyskinesis, part 1: reliability. J Athl Train 44(2):160–164

Meister K, Andrews JR (1993) Classification and treatment of rotator cuff injuries in the overhead athlete. J Orthop Sports Phys Ther 18:413–420

Merola G, De Santis E, Campin F et al (2010) Infraspinatus scapular retraction test: a reliable and practical method to assess infraspinatus strength in overhead athletes with scapular dyskinesis. J Orthop Traumatol 11(2):105–110

Neer CS (1983) Impingement lesions. Clin Orthop Relat Res 173:70–77

Neer CS, Welsh RP (1977) The shoulder in sports. Orthop Clin North Am 8:583–591

Östör AJK, Richards CA, Prevost AT et al (2005) Diagnosis and relation to general health of shoulder disorders presenting to primary care. Rheumatology 44(6):800–805

Oonk HN (1988) Osteo- en Arthrokinematika. Uitgeverij Henric Graaff van Ijsel, Weert

Park HB, Yokota A (2005) Diagnsotic accuracy of clinical tests for the different degrees of subacromial impingement syndrome. J Bone Joint Surg Am 87:1446–1455

Pope DP, Croft PR, Pritchard CM et al (1996) The frequency of restricted range of movement in individuals with self-reported shoulder pain: results from a population-based survey. Br J Rheum 35:1137–1141

Reddy AS, Mohr KJ, Pink MM et al (2000) Electromyographic analysis of the deltoid and rotator cuff muscles in persons with subacromial impingement. J Shoulder Elbow Surg 9:519–523

Sharkey NA, Marder RA (1995) The rotator cuff opposes superior translation of the humeral head. Am J Sports Med 23:270–275

Solem-Bertoft E, Thuomas KA, Westerberg CE (1993) The influence of scapular retraction and protraction on the width of the subacromial space. Clin Orthop Relat Res 296:99–103

Tossy JD, Mead NC, Sigmond HM (1963) Acromioclavicular separations: useful and practical classification for treatment. Clin Orthop Relat Res 28:111–119

Tyler TF, Nicholas SJ, Roy T et al (2000) Quantification of posterior capsule tightness and motion loss in patients with shoulder impingement. Am J Sports Med 28:668–673

van der Heijden GJ (1999) Shoulder disorders: a state of the art review. Baillieres Best Pract Clin Rheumatol 13:287–309

Waddell G (2004) The back pain revolution, 2. Aufl. Churchill Livingstone, London

Walch G, Boileau P, Noel E et al (1992) Impingement of the deep surface of the supraspinatus tendon on the posterosuperior glenoid rim: an arthroscopic study. J Shoulder Elbow Surg 1:238–235

Walch G, Boulahia A, Calderone S et al (1998) The 'dropping' and 'hornblower's' signs in evaluation of rotator-cuff tears. J Bone Joint Surg Br 80:623–628

WHO (2005): International Classification of Functioning, Disability and Health. World Health Organization, Genf

Williams GR, Nguyen VD, Rockwood CA (1989) Classification and radiographic analysis of acromiclavicular dislocations. Appl Radiol 18:29–34

23

Winkel D, Aufdemkampe G, Meijer OG (1995) Nichtoperative Orthopädie und Manualtherapie. Teil 2/1 Diagnostik der Extremitäten: Obere Extremität, 2 Aufl. Gustav Fischer, Stuttgart

Winters JC, Sobel JS, Groenier KH et al (1999) The long-term course of shoulder complaints: a prospective study in general practice. Rheumatology 38:160–163

Wülker N, Vocke AK (2001) Subacromial disorders. In: Wülker N, Mansat M, Fu FH (Hrsg): Shoulder surgery. Martin Dunitz, London, S 143–169

Wurnig C (2000) Impingement. Orthopäde 29:868–880

Yamaguchi K, Ditsios K, Middleton WD et al (2006) The demographic and morphological features of rotator cuff disease. A comparison of asymptomatic and symptomatic shoulders. J Bone Joint Surg 88A:1699–1704

Weiterführende Literatur

Ejnisman B, Andreoli CV, Soares BGO et al (2004) Interventions for tears of the rotator cuff in adults (review). The Cochrane Database of Systematic Reviews 2004, Issue 1: Art. No.: CD002758. DOI: 10.1002/14651858.CD002758.pub2

Grant HJ, Arthur A, Pichora DR (2004) Evaluation of interventions for rotator cuff pathology: a systematic review. J Hand Ther 17:274–299

Morrison DS, Frogameni AD, Woodworth P (1997) Non-operative treatment of subacromial impingement syndrome. J Bone Joint Surg 79A:732–737

Spencer EE, Kuhn JE, Huston LJ et al (2002) Ligamentous restrains to anterior and poterior translation of the sternoclavicular joint. J Shoulder Elbow Surg 11:43–47

Tillmann B (2009) Atlas der Anatomie. Springer, Heidelberg

Manuelle Therapie am Ellbogen und an der Hand

Thilo O. Kromer

© Springer-Verlag GmbH Deutschland, ein Teil von Springer Nature 2019
B. Waldner-Nilsson (Hrsg.), *Handrehabilitation*
https://doi.org/10.1007/978-3-540-38926-2_24

24

Dieses Kapitel stellt die manualtherapeutische Untersuchung und Behandlung des Ellbogens, der Hand und der Finger dar. Der Schwerpunkt liegt im Rahmen dieses Buches darauf, strukturelle Defizite und Läsionen der Gelenke, der Muskeln oder peripheren Nerven zu identifizieren und zu behandeln, somit also betont im Bereich der Körperstrukturen und -funktionen. Dies geschieht auf der Grundlage fundierter Kenntnisse der Anatomie und Biomechanik, die ebenfalls dargestellt werden. Da die strukturelle, aber vor allem auch die funktionelle Diagnostik und Therapie der oberen Extremität immer im Zusammenhang mit der (Hals-)Wirbelsäule und dem neuralen System erfolgen muss, werden diese Bereiche in einem notwendigen Maße in die Überlegungen mit einbezogen. Die qualifizierte Behandlung der betroffenen Körperstrukturen und -funktionen schafft in vielen Fällen die Voraussetzung für ein erfolgreiches Training eingeschränkter Aktivitäten und somit einer eingeschränkten Teilhabe.

24.1   Ellbogenkomplex

24.1.1   Anatomie

Der Ellbogen besteht aus dem Humeroulnargelenk (HUG, Art. humeroulnaris), dem Humeroradialgelenk (HRG, Art. humeroradialis) und dem proximalen Radioulnargelenk (PRUG, Art. radioulnaris proximalis).

Alle 3 Gelenke liegen in einer einzigen Gelenkkapsel und ermöglichen Flexion, Extension und in Verbindung mit distalen Radioulnargelenk die Pro- und Supination des Unterarms.

Das HUG ist ein sattelförmiges Gelenk bei welchem die Trochlea humeri mit der Incisura trochlearis ulnae artikuliert. Die ventralseitig proximal der Trochlea liegende Fossa coronoidea nimmt bei Ellbogenflexion den Proc. coronoideus ulnae auf; dorsal wird die Fossa olecrani bei maximaler Extension vom Olekranon ausgefüllt. In diesem Gelenk spielen sich vor allem Flexion und Extension ab.

Das HRG ist ein eiförmiges Gelenk; hier artikuliert das konvexe Capitulum humeri mit der konkaven Fovea articularis radii des Caput radii.

Das PRUG wird über die Artikulation zwischen der Circumferentia articularis radii (konvex) und der Incisura trochlearis ulnae (konkav) gebildet. Durch das Lig. anulare wird der Radius an die Ulna fixiert und stabilisiert und artikuliert ebenfalls mit der Zirkumferenz des Radius.

Kapsel-Band-Apparat

Neben der hohen knöchernen Gelenkstabilität leistet auch das Kapsel-Band-System einen wichtigen Beitrag zur Stabilität des Ellbogens (Morrey 2000). Die Gelenkkapsel wird seitlich durch die Kollateralbänder verstärkt und ist mit dem Lig. anulare verwachsen. Die dorsalen Kapselanteile kommen bei Flexion, die anterioren Anteile bei Extension unter Spannung und helfen, die beiden Bewegungen passiv zu begrenzen. Das mediale Seitenband (Lig. collaterale ulnare, LCU) stabilisiert den Ellbogen gegen Valgusstellung und Hyperextension; der laterale Bandkomplex (LBK), zu dem auch das laterale Seitenband (Lig. collaterale radiale, LCR) und das Lig. anulare zählen, stabilisiert die Varusbewegung sowie die Außenrotation des Unterarms gegenüber dem Oberarm. Außerdem garantiert er die Stabilität des Caput radii (Regan et al. 1991; Field 1996; Tyrdal et al. 1998).

Muskulatur des Ellbogens

Muskuläre Probleme am Ellbogen betreffen vor allem die Extensoren und Flexoren der Hand im Bereich der Sehneninsertionen am Epicondylus lateralis und medialis. Es ist außerdem zu bedenken, dass Muskelaktivitäten zu einer Kompression verschiedener Strukturen wie Nerven, Schleimbeutel, Kapselanteile o. ä. führen (s. auch ▶ Kap. 26 »Überlastungssyndrome«).

Wichtige biomechanische Aspekte des Ellbogengelenks

Die hohe knöcherne Kongruenz v. a. im Humeroulnargelenk führt zu einer hohen passiven Stabilität im Ellbogengelenk; allerdings können daher auch kleine Veränderungen an dieser Konstruktion schon zu größeren Einschränkungen führen. Der kräftige Kapsel-Band-Apparat ergänzt die knöcherne Stabilität und sorgt vor allem für die passive Stabilität in Varus- und Valgus (O'Driscoll et al. 1992; Olsen et al. 1996; Regan et al. 1991). Die Ellbogenbeuger und -strecker unterstützen aktiv die Kontrolle der Hyperextension und -flexion.

Flexion und Extension im Ellbogen

Flexion und Extension spielen sich maßgeblich im HUG ab; hier liegen in den meisten Fällen auch die Ursachen für eine Einschränkung dieser Bewegungen. Das HRG begleitet das HUG bei der Flexion und Extension. Bei Störungen im HRG kommt es i. d. R. zu weniger starken Bewegungseinschränkungen als bei Störungen im HUG.

Pro- und Supination des Unterarms

Der zweite Freiheitsgrad entsteht durch Pro- und Supination des Unterarms, wobei sich das konvexe Caput radii wie ein Zapfen im osteoligamentären Ring, bestehend aus der konkaven Ulna und dem Lig. anulare, dreht. Die beiden Bewegungen sind dabei an die Bewegungen im DRUG gekoppelt.

Ruhestellung und verriegelte Stellung der Ellbogen-, Hand- und Fingergelenke

Als Ruhestellung wird die Gelenkposition bezeichnet, in welcher der geringste Gelenkflächenkontakt besteht, die Kapsel maximal entspannt und das Gelenkvolumen am größten ist (Kaltenborn 1992). In dieser Position ist das Gelenkspiel am größten; diese Position dient häufig auch als Schonhaltungsposition. Hier werden vor allem Techniken zur Schmerzlinderung durchgeführt.

Im Gegensatz dazu haben in der verriegelten Stellung die Gelenkflächen größtmöglichen Kontakt zueinander, und die Gelenkkapsel ist angespannt. In dieser Position ist das Gelenk am stabilsten und das Gelenkspiel am geringsten (s. hierzu auch ▶ Tab. 23.5).

24.1.2 Anatomie in vivo des Ellbogen-komplexes

Anatomie in vivo lateraler Ellbogen (◘ Abb. 24.1)

Für die Palpation ist der Ellbogen in 90° Beugung positioniert, der Unterarm in Supination und die Hand in Dorsalextension um die Muskulatur zu entspannen.

Begonnen wird an der Linea supracondylaris humeri (1), die sich bei transversaler Palpation gut als scharfe Erhebung tasten lässt. Folgt man dieser Kante weiter nach unten, erreicht man das obere Plateau des Epicondylus lateralis humeri (2), von dem die Sehne des M. extensor carpi radialis brevis (ECRB; 2) entspringt. Bei 60° Abduktion in der Schulter steht dieses Plateau nahezu horizontal. Die Palpation erfolgt (wie die Quer-

friktion) mit dem Daumen. Der Daumennagel steht dabei parallel zur Fläche des Plateaus.

Verfolgt man die Crista supracondylaris (1) auf ihrer Dorsalseite nach distal gelangt man zunächst zur Dorsalseite des Capitulum humeri (3) und gelangt dann in den humeroradialen Gelenkspalt zwischen Capitulum humeri und Caput radii (5). Über die Ventralseite der Crista erreicht man die Ventralseite des Capitulum humeri und gelangt im weiteren Verlauf in den ventralen humeroradialen Gelenkspalt (5). Nun lassen sich der weitere Gelenkspaltverlauf und distal davon das Caput radii (6) gut identifizieren; zur besseren Palpation kann man auch den Unterarm passiv in Pro-Supination bewegen. Direkt an das Caput radii schließt das noch tastbare Collum radii (4) an.

Weiterhin sind an der Außenseite des Ellbogens therapeutisch vor allem die Insertionen des ECRB und des EDC sowie die Kompressionsstelle des N. radialis unter der Arkade von Frohse (9), einem bindegewebigen Bogen zwischen den Köpfen des M. supinator, interessant.

Für die Palpation wird der Arm wieder in 90° Flexion positioniert, der Unterarm ist in Nullstellung.

Die Insertion des ECRB (7) befindet sich auf dem Plateau des Epicondylus lateralis, dessen Palpation oben bereits beschrieben wurde.

Die Insertion des M. extensor digitorum communis (EDC) liegt direkt proximal des humeroradialen Gelenkspalts am distal-gerichteten Plateau des Epicondylus lateralis (8) und lässt sich am besten bei fast extendiertem Ellbogen palpieren.

Den N. radialis palpiert man ca. 1 cm distal des Caput radii (9) ventral-lateral gegen das Collum radii; dabei mag es hilfreich sein, den UA in Supination zu lagern.

Anatomie in vivo medialer Ellbogen (◘ Abb. 24.2)

Der Epicondylus medialis humeri (1) ist sehr prominent und daher leicht zu tasten. Um die gemeinsame Insertion des Pronator-/Flexorenursprungs zu tasten (2, 3), muss man von medial her kommend die ventrale Seite des Epicondylus medialis palpieren. Tendenziell findet man in der proximalen Hälfte den Ursprung des M. pronator teres caput humerale, in der distalen Hälfte den gemeinsamen Ursprung der Handgelenkflexoren. Dorsal des Epicondylus medialis befindet sich der Sulcus n. ulnaris (4), in welchem der N. ulnaris (5) verläuft; dieser lässt sich im und vor allem direkt davor und dahinter gut tasten. In Höhe des Muskel-Sehnen-Übergangs des M. biceps brachii lässt sich medial die Pulsation der A. brachialis (6) tasten, und direkt daneben der N. medianus (7).

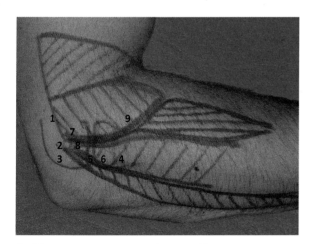

◘ **Abb. 24.1** Anatomie in vivo lateraler Ellbogen. Knöcherne Referenzpunkte im Ellbogenbereich: **1** Crista supracondylaris, **2** Epicondylus lateralis humeri, **3** Capitulum humeri, **4** Collum radii, **5** humeroradialer Gelenkspalt, **6** Caput radii, **7** Insertion des ECRB, **8** Insertion des EDC, **9** Durchtritt des N. radialis unter die Arkade von Frohse

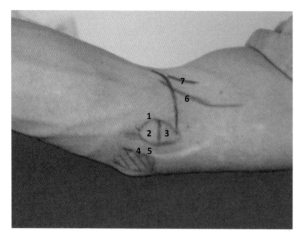

◘ Abb. 24.2 Anatomie in vivo medialer Ellbogen. **1** Epicondylus medialis humeri, gemeinsames Ursprungsgebiet der **2** Handgelenkflexoren und **3** des M. pronator teres, **4** Sulcus n. ulnaris, **5** N. ulnaris, **6** A. brachialis, **7** N. medianus

Anatomie in vivo ventraler Ellbogen

Die Vorderseite des Ellbogens palpiert man am besten in 100° Flexion und neutraler Position des Unterarms. Eine isometrische Anspannung gegen die Flexion bringt deutlich den M. brachioradialis zum Vorschein. Sein medialer Rand bildet mit dem medialen Rand des M. pronator teres, welcher über eine isometrische Anspannung in Pronation deutlich wird, ein zum Oberarm hin offenes »V«. Palpiert man in diese Vertiefung hinein, kann man nach lateral das Caput radii tasten; wenn der Unterarm in Supination steht, ca. 1,5–2 cm distal davon die Tuberositas radii (ohne Abb.).

24.1.3 Manualtherapeutische Untersuchung des Ellbogenkomplexes

Im folgenden Abschnitt werden die manualtherapeutische Untersuchung des Ellbogens, deren Interpretation sowie eine Auswahl an Behandlungstechniken für verschiedene Strukturen des Ellbogenkomplex dargestellt. Die Anamnese sowie die grundsätzliche Interpretation der physischen Testbewegungen wurde bereits im ▶ Abschn. 23.1 dargestellt. Für die einzelnen Behandlungstechniken werden mögliche Indikationen sowie Dosierungen angegeben.

Screeningfragen

In der Anamnese (s. ▶ Abschn. 23.1.1) ist es bei Beschwerden im Bereich des Ellbogens hilfreich, nach Haltungen, Positionen, Aktivitäten oder Bewegungen zu fragen, die typischerweise den Ellbogen belasten und somit die Beschwerden provozieren können. Mögliche Fragen sind in ▶ Übersicht 24.1 aufgelistet.

> **Übersicht 24.1 Screeningfragen in der Anamnese**
> — Direktes Stützen auf den Ellbogen?
> — Längere Ellbogenbeugung, z. B. beim Telefonieren?
> — Tragen mit ausgestrecktem Arm oder mit gebeugtem Ellbogen, z. B. ein Kind oder einen Einkaufskorb?
> — Schmerzen beim Bewegen nach längerer Ruheposition des Ellbogens?
> — Stützaktivitäten wie z. B. beim Radfahren?
> — Gefühl der Instabilität bei aktiven Bewegungen?
> — Geräusche wie Klicken oder Schnappen?
> — Handaktivitäten, z. B. Greifen oder Haushaltsarbeiten wie Schneiden, Rühren, Auswringen usw.?
> — Tätigkeiten wie z. B. Tür aufschließen, Schrauben, allgemein Drehbewegungen mit Kraft?

Ellbogenspezifische Inspektion und Palpation
Inspektion

Neben der allgemeinen Haltung und Bewegung sowie der Schonhaltung, welche grundsätzlich in Ellbogenflexion mit einem Hypertonus der Ellbogenflexoren einhergeht, werden folgende Aspekte besonders betrachtet:
- Schwellung,
- Hautveränderungen,
- Atrophien der Muskulatur im Unterarm- und Handbereich.

Schwellung

- Eine Schwellung an der medialen Ellbogenseite ist meist durch eine Kapsulitis bedingt.
- Eine Schwellung an der lateralen Ellbogenseite deutet ebenfalls auf einen artikulären Erguss hin; posttraumatisch kann es sich auch um eine Fraktur oder Kontusion des Caput radii handeln.
- Eine Schwellung am dorsalen Ellbogen wird in den meisten Fällen durch eine Bursitis olecrani verursacht.

Eine Palpation auf Schwellung und Temperatur sollte vor der Funktionsprüfung durchgeführt werden, um den Entzündungsgrad einschätzen und eine eventuelle Veränderung durch die Untersuchung feststellen zu können.

Hautveränderungen

Hautveränderungen können auf rheumatische Erkrankungen wie Psoriasis hinweisen; auch Hautatrophien nach mehrfacher Kortisoninfiltration sind deutlich zu sehen.

Atrophien der Muskulatur im Unterarm- und Handbereich

- Am Unterarm können die Hand- und Fingerextensoren und der M. brachioradialis (N. radialis) beurteilt werden.
- An der Hand zeigen sich Atrophien wesentlich deutlicher: im Bereich des Hypothenars (N. ulnaris), der Ossa metacarpalia/Mm. interossei dorsales (N. ulnaris) und des Thenars (N. medianus).

Gibt es aufgrund der Anamnese einen begründeten Verdacht auf eine Beteiligung des Nervensystems, sollte in jedem Fall eine neurologische Untersuchung anschließen. Im Gegensatz zur Schulter sind Atrophien im Unterarm- oder Handbereich eher durch Lähmungen oder länger andauernde Inaktivität als durch einen Sehnenabriss verursacht.

Palpation auf Wärme, Schwellung und Empfindlichkeit

Palpiert werden der dorsale, laterale und mediale Ellbogen, der M. biceps brachii und die Ellenbeuge:
- Am dorsalen, lateralen und medialen Ellbogen werden vor allem Schwellungen ertastet.
- Rupturen der Bizepssehne werden durch eine palpierbare Deformität des Muskelbauchs deutlich.
- Schwellungen oder eine Empfindlichkeit in der Ellenbeuge können auf eine Kapselverletzung z. B. durch Hyperextension hinweisen.

Funktionsuntersuchung
Differenzierung zwischen Ellbogen, HWS und neuralem System

Die Testbewegungen für die Differenzierung zwischen Ellbogen, HWS und neuralem System folgen denselben Prinzipien wie bei der Schulteruntersuchung (▶ Abschn. 23.3), lediglich wird hier über die HWS bzw. den Schultergürtel die neurale Spannung erhöht bzw. vermindert und nicht über die Hand oder den Ellbogen. Der Patient bewegt zum Beispiel in die schmerzhafte Position, dann wird über aktive Zusatzbewegungen der HWS die Spannung erhöht bzw. vermindert. Dabei muss vor der neuralen Differenzierung über die HWS die HWS isoliert untersucht werden, um sie als symptomauslösende Struktur auszuschließen.

Basisfunktionsprüfung des Ellbogenkomplexes

Die Funktionsprüfung des Ellbogens ist in ◻ Tab. 24.1 dargestellt. Alle Bewegungen werden im Rechts-Links-Vergleich durchgeführt. Bei der Verwendung von Standardausmaßen ist zu bedenken, dass diese je nach Alter, Geschlecht und Konstitutionstyp variieren. Die grundsätzlichen Beurteilungskriterien sind in ▶ Abschn. 23.3.4 ff. beschrieben.

Die 4 aktiven Bewegungen im Ellbogengelenk werden von der Therapeutin instruiert, oder die Therapeutin macht dem Patienten die Bewegungen vor. Bei der Beurteilung spielen vor allem Kriterien, wie Koordination, Kompensationen, Ausweichbewegungen, Bewegungsbereitschaft, Schmerzdarstellung usw. eine Rolle.

Die aktiven Bewegungen des Patienten werden durch die Therapeutin passiv wiederholt, die durch das (mögliche) Bewegungsausmaß und bis ans Bewegungsende gehen kann.

> **❯** Die Art des Widerstandes zum Ende der passiven Bewegung gibt einen Anhaltspunkt darüber welche Strukturen betroffen sein könnten. Ein weicheres Endgefühl deutet eher auf eine muskulär bedingte, ein festeres Endgefühl eher auf eine Kapsel-Band-bedingte Bewegungseinschränkung hin. Außerdem können Bewegungen auch durch Kompression oder Einklemmung verschiedener Strukturen (Kapsel, Schleimbeutel, Muskulatur usw.) limitiert werden, daher ist es wichtig zu erfragen, wo der Patient die Einschränkung selber wahrnimmt.

Über isometrischen Widerstand wird die strukturelle Integrität der Muskulatur getestet. Die beiden Beurteilungskriterien sind Kraft und Schmerz. Allerdings muss berücksichtigt werden, dass Muskeln auch andere Strukturen komprimieren oder belasten können.

Praktisches Vorgehen bei der Funktionsuntersuchung
Passive Flexion (◻ Abb. 24.3)

Die Therapeutin stabilisiert über den distalen Oberarm den Ellbogen des Patienten, die andere Hand bewegt den supinierten Unterarm in Flexion. Am Bewegungsende wird Überdruck gesetzt, um das Endgefühl zu beurteilen. In der Regel wird die Bewegung durch die Spannung in der dorsalen Kapsel oder eine Kompression der Ellbogenflexoren (weiches Endgefühl) limitiert.

Passive Extension (◻ Abb. 24.4)

Für die Ellbogenextension werden in jedem Fall zwei Testvarianten angewendet:

◘ Tab. 24.1   Basisfunktionsprüfung des Ellbogenkomplexes

Bereich	Testbewegungen	Information/Aussage
4 aktive Bewegungen	– Aktive Flexion – Aktive Extension – Aktive Pronation – Aktive Supination	– Aktives Bewegungsausmaß – Einschränkung, Schmerz – Koordination – Bewegungsbereitschaft
4 passive Bewegungen	– Passive Flexion – Passive Extension (2 Varianten) – Passive Pronation – Passive Supination	– Kapsel-Band-Apparat – Gelenkflächen – Passives Bewegungsausmaß – Bewegungs- und Endgefühl – Schmerz
6 isometrische Wider-standstests	– Isometrische Flexion – Isometrische Extension – Isometrische Pronation – Isometrische Supination – Isometrische Flexion Handgelenk – Isometrische Extension Handgelenk	– Kraft, Schmerz – Affektionen der Muskel-Sehnen-Strukturen – Kompression der passiven Strukturen (Bursa, Nerven)
2 Stabilitätstests	– Passive Adduktion des Unterarms (Varus) – Passive Abduktion des Unterarms (Valgus)	– Laterale und mediale Stabilität des Kapsel- Band-Apparats – Schmerz

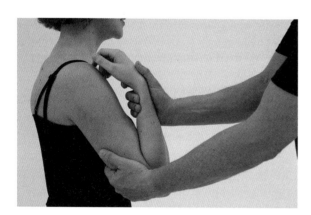

◘ Abb. 24.3   Basisfunktionsprüfung des Ellbogens: passive Flexion

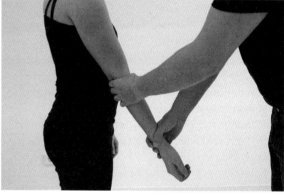

◘ Abb. 24.4   Basisfunktionsprüfung des Ellbogens: passive Extension

Die Therapeutin bewegt den Ellbogen in Extension und gibt am Bewegungsende Überdruck; dabei stabilisiert sie den Oberarm des Patienten über die dorsale Ellbogenseite; um das Endgefühl besser beurteilen zu können, kann die Therapeutin den Ellbogen über eine kurze, schnelle Bewegung in Extension bringen. Im Normalfall wird diese Bewegung durch den ventralen Kapsel-Band-Apparat limitiert.

Passive Pro- und Supination des Unterarms (◘ Abb. 24.5)

Die passive Pro- und Supination werden in 90° Flexion getestet. Die Therapeutin stabilisiert den Ellbogen des Patienten und rotiert den Unterarm in Pro- bzw. Supina-

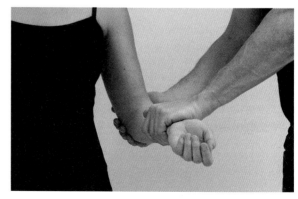

◘ Abb. 24.5   Basisfunktionsprüfung des Ellbogens: passive Supination

tion. Alternativ können die Bewegungen auch mit beiden Händen ausgeführt werden, allerdings kann dann der Ellbogen nicht stabilisiert werden. Falls möglich, gibt sie am Ende der Bewegung einen leichten Überdruck.

Isometrischer Widerstand gegen die Flexion (◘ Abb. 24.6) und gegen die Extension (◘ Abb. 24.7)

In beiden Fällen ist darauf zu achten, dass Handgelenk und Finger entspannt sind, um keinen falsch-positiven Test zu erhalten.

Bei Flexion werden getestet:
- M. biceps brachii (in Supination),
- M. brachialis (in Pronation),
- M. brachioradialis (in 0-Stellung) und
- N. musculocutaneus (Kompression).

Bei Extension werden getestet:
- M. triceps brachii,
- M. anconeus und
- N. radialis (Kompression).

Isometrischer Widerstand gegen die Supination (◘ Abb. 24.8) und Pronation (◘ Abb. 24.9)

Der Unterarm befindet sich in Mittelstellung zwischen Pro- und Supination. Für den Widerstand gegen die Supination liegt ein Handballen der Therapeutin auf der Dorsalseite des Radius, der andere palmarseitig auf der Ulna (und umgekehrt für den Pronationswiderstand); so kann ein kontrollierter isometrischer Widerstand gegeben werden.

Bei Supination werden getestet:
- M. biceps brachii,
- M. supinator und
- N. radialis (Kompression).

Bei Pronation werden getestet:
- M. pronator teres,
- M. pronator quadratus und
- N. medianus (Kompression).

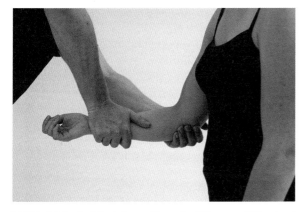

◘ **Abb. 24.6** Basisfunktionsprüfung des Ellbogens: Widerstand gegen die Ellbogenflexion

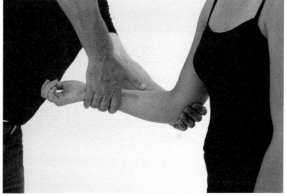

◘ **Abb. 24.7** Basisfunktionsprüfung des Ellbogens: Widerstand gegen die Ellbogenextension

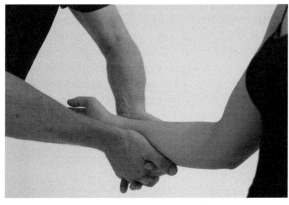

◘ **Abb. 24.8** Basisfunktionsprüfung des Ellbogens: Widerstand gegen die Supination des Unterarms

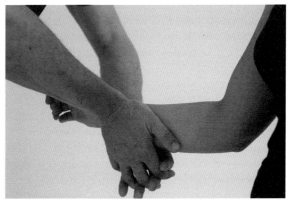

◘ **Abb. 24.9** Basisfunktionsprüfung des Ellbogens: Widerstand gegen die Pronation des Unterarms

24

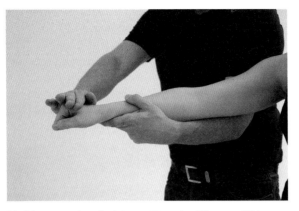

◘ Abb. 24.10 Basisfunktionsprüfung des Ellbogens: Widerstand gegen die Dorsalextension im Handgelenk

Isometrischer Widerstand gegen die Extension (◘ Abb. 24.10) und Flexion des Handgelenks

Der Widerstand wird auf dem Handrücken bzw. in der Handfläche gegeben, der Unterarm wird dabei entsprechend fixiert, der Ellbogen befindet sich in voller Extension. Um die Fingerextensoren auszuschließen, kann der Patient zusätzlich eine Faust machen (die Finger strecken beim Widerstand gegen die Flexion).

Bei Extension werden getestet:
- M. extensor carpi radialis longus (ECRL),
- M. extensor carpi radialis brevis (ECRB),
- M. extensor carpi ulnaris (ECU) und
- N. radialis (versorgt die Extensoren),
- M. extensor digitorum communis (EDC) (muss über einen isolierten Widerstand gegen die Fingerextension getestet werden).

Bei Flexion werden getestet:
- M. flexor carpi ulnaris (FCU),
- M. flexor carpi radialis (FCR) und
- M. palmaris longus (PL).

Stabilitätstests

Im Rahmen der Basisfunktionsprüfung kann noch die laterale und mediale Stabilität des Ellbogens und damit der laterale bzw. mediale Bandapparat passiv getestet werden.

Praktisches Vorgehen

Da die Varus- bzw. Valgusbewegung gering ist, können beide Bewegungen zusammen ausgeführt werden: Der Ellbogen wird aus Varus- in Valgusstellung und wieder zurück bewegt. Neben der Stabilität gibt der Test einen Eindruck über die Gesamtbeweglichkeit in der Frontalebene.

Mit supiniertem Unterarm wird der Ellbogen in ca. 5–10° Flexion in varus und valgus bewegt. Die Be-

wegung wird gelenknah über die Kondylen ausgeführt, der distale Unterarm wird dabei fixiert. Durch die Bewegung kommt es zu einer Dehnung der lateralen/medialen Bandstrukturen bei gleichzeitiger Kompression auf der jeweiligen Gegenseite; beides kann also Beschwerden auslösen.

Erweiterte Basisfunktionsprüfung des Ellbogenkomplexes

Eine Erweiterung der Basisprüfung um die Bereiche der HWS und des neuralen Systems ist dann vonnöten, wenn klinische Zeichen aus der Anamnese auf deren Beteiligung hinweisen. Diese Untersuchungsgänge sind grundsätzlich im ▶ Abschn. 23.3.4 ff. dargestellt. Andere beitragenden Faktoren können ebenfalls wichtige Ansätze für die Behandlung bieten und können daher ebenfalls mit in den Befund aufgenommen werden. Einige Beispiele hierfür sind in ▶ Übersicht 24.2 aufgelistet und im ▶ Kap. 26 »Überlastungssyndrome« beschrieben.

> **Übersicht 24.2 Beitragende Faktoren**
> - Arbeitsplatzsituation (Ergonomie)/Arbeitstätigkeit
> - PC-Arbeit, Arbeiten mit PC-Maus
> - Alltags- und Sportaktivitäten
> - Verhalten und Verständnis des Patienten bzgl. seiner Beschwerden sowie deren Ursache und Auslöser
> - HWS-/BWS-Position oder auffällige Untersuchungsbefunde
> - Muskuläre Defizite

Translatorische Bewegungsprüfung des Ellbogenkomplexes

Bei Hinweisen auf eine artikulär bedingte Bewegungseinschränkung können im Anschluss an die Basisfunktionsprüfung translatorische Gelenktests, zunächst in Ruhestellung, dann am Punkt der Bewegungseinschränkung, durchgeführt werden. Dabei definiert die Konkav-Konvex-Regel, welche Translation für welche Bewegungseinschränkung getestet werden muss. Es gelten dieselben Beurteilungskriterien wie für die passiven Bewegungen.

Da viele der Tests auch gleichzeitig als Behandlungstechnik verwendet werden, werden diese zusammen im ▶ Abschn. 24.1.4 beschrieben.

Interpretation der Untersuchungsergebnisse

Die Gesamtheit aus Anamnese, Inspektion, Differenzierung und Funktionsprüfung führt zu einer ersten

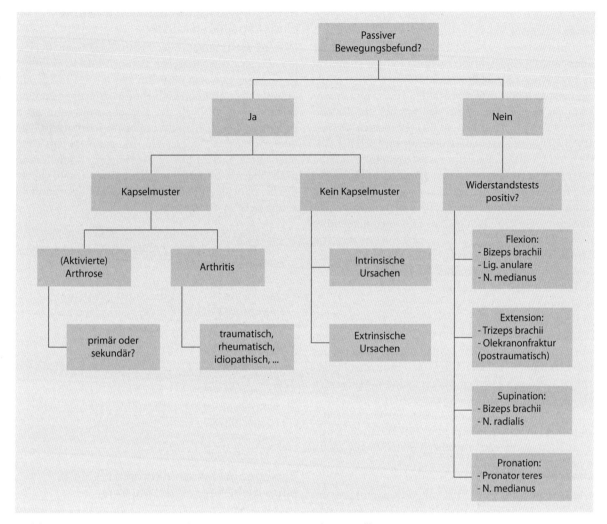

Abb. 24.11 Interpretationsschema für die passive Bewegungsprüfung am Ellbogen

Hypothese über mögliche klinische Bilder, wovon die wahrscheinlichste dann das Vorgehen bei der Probebehandlung bestimmt. In ◘ Abb. 24.11 ist eine erste Interpretation der Basisfunktionsprüfung dargestellt. Finden sich die positiven Befunde hauptsächlich bei den passiven Bewegungen, ist grundsätzlich eine Gelenkmobilisation indiziert. Relative Kontraindikationen sind Symptome die auf eine Einklemmung oder eine Kompression hinweisen, ein hartes Endgefühl oder akute Entzündungen mit Ruheschmerz.

Sind dagegen die isometrischen Widerstandstests symptomauslösend und die passiven Bewegungen eher unauffällig, ist eher eine Behandlung der Muskulatur indiziert.

24.1.4 Bewegungseinschränkungen am Ellbogen

Artikuläre Bewegungseinschränkungen

Artikuläre Bewegungseinschränkungen werden mittels passiver Bewegungstests identifiziert. Referenz ist/sind die nicht betroffene Seite oder altersentsprechende Normwerte. Sie sind in der Regel durch einen veränderten Bewegungswiderstand, ein fest-elastisches Endgefühl und eine zur Bewegung gehörende reduziere Translationsbewegung. Auf dieser Grundlage kann das Gelenk befundorientiert mobilisiert werden.

Vor einer Gelenkmobilisation können die das Gelenk umgebenden Strukturen über entsprechende Techniken vorbereitet werden. Abhängig davon, ob die Einschränkung überwiegend reflektorischer oder struktureller Natur ist, wird mit dynamisch-funktionellen oder translatorischen Techniken mobilisiert (s. ► Kap. 23, Exkurs

24

»Überwiegend reflektorisch oder nicht reflektorisch bedingte Einschränkungen«).

Unterstützend zur Mobilisation können Mobilisations- und Quengelschienen benutzt werden (Bruno et al. 2002; King et al. 2000) wobei der Patient für den Alltag entsprechend instruiert werden muss, um Provokationen zu vermeiden, die sich negativ auf die den Therapiefortschritt auswirken. Bei Schmerzen können sowohl physikalische Maßnahmen als auch schmerzlindernde Mobilisationen zum Einsatz kommen. Sollten allerdings Ruheschmerzen bestehen und/oder die Beweglichkeit durch starke Schmerzen eingeschränkt sein (dominant entzündliches Muster mit reflektorischer Bewegungseinschränkung), ist eine medikamentöse Behandlung indiziert. Hierzu ist eine Rücksprache mit dem behandelnden Arzt notwendig. Mit zunehmender Beweglichkeit und Reizfreiheit ist eine zyklische Ausdauerbelastung ohne Impuls sowie eine progressive Kräftigung mit dem Ziel, die Belastbarkeit zu steigern, indiziert.

Grundsätzlich sollten physikalische Maßnahmen wie z. B. Kälte- oder Wärmebehandlungen, Lasertherapie, Elektrotherapie oder Ultraschall individuell abgewogen werden; sie sollten weder standardmäßig noch als alleinige Hauptintervention appliziert werden.

Um eine befriedigende Alltagsfunktion zu erreichen, sollte ein Extensions- und Flexionsausmaß von mindestens 0–30–130° erreicht werden (Morrey 2000).

Ursachen

Die Ursachen für eine Bewegungseinschränkung am Ellbogen werden grundsätzlich nach der Lokalisation klassifiziert (s. ▶ Übersicht 24.3). Die Kombination von intra- und extraartikulären Ursachen kommt sehr häufig vor.

Übersicht 24.3 Ursachen für eine Bewegungseinschränkung am Ellbogen
- Intrinsische (intraartikuläre) Ursachen:
  – Deformitäten durch Arthrose, Rheuma, Frakturen usw.
  – Adhäsionen (Entzündungen, Rheuma)
  – Einklemmung von Weichteilen, Osteophyten, fibrösen Veränderungen
  – Einklemmung durch freie Gelenkkörper
- Extrinsische (extraartikuläre) Ursachen:
  – Kapsel-Band-Kontrakturen
  – Heterotope Ossifikation
  – Haut-, Unterhautgewebe (Narben, Kontrakturen)
  – Muskelkontrakturen

Bewegungseinschränkungen im Sinne eines kapsulären Musters

Ursache wie Traumata oder Arthrosen können im akuten Stadium den klinischen Befund eines Kapselmusters ergeben (s. ▶ Kap. 23, ▶ Tab. 23.5 ff.), welches darauf hinweist, dass eine entzündliche Reaktion der gesamten Gelenkkapsel vorliegt; ein Kapselmuster kann auch rheumatischer, diabetischer, idiopathischer, infektiöser oder iatrogener Genese sein, idiopathisch entstehen oder durch eine zu forcierte anfängliche Mobilisation nach längerer Ruhigstellung provoziert werden. Die typischen Einschränkungen für den Ellbogen sind in ▶ Übersicht 24.4 dargestellt.

Übersicht 24.4 Kapselmuster der Gelenke des Ellbogenkomplexes
HUG:
Die passive Flexion ist stärker eingeschränkt als die passive Extension; das Verhältnis ist ca. 2:1 bis 3:1; Pro- und Supination bleiben unbeeinträchtigt.

PRUG:
Endgradige Pro- und Supination sind schmerzhaft; es besteht ein verändertes Endgefühl, das Gelenk ist jedoch nicht eingeschränkt.

Bewegungseinschränkungen im Sinne eines nicht-kapsulären Musters

Ursachen für Bewegungseinschränkungen im Sinne eines nicht-kapsulären Musters können umschriebene Affektionen des Kapsel-Band-Apparats, bedingt durch ein einmaliges Trauma oder wiederholte Mikrotraumata, Frakturen oder Instabilitäten sein.

Vor allem bei Frakturen mit Gelenkbeteiligung, unabhängig, ob konservativ oder operativ versorgt, kann es erhebliche Probleme bei der Wiederherstellung des vollständigen Bewegungsausmaßes geben. Entstehen postoperativ oder posttraumatisch heterotope Ossifikationen (auch periartikuläre Ossifikation, eine krankhafte Knochenneubildung in der Nähe oder innerhalb der Gelenke, die zu Schmerzen, Entzündungen und weiterer Bewegungseinschränkung führen können), erschweren diese einen Behandlungserfolg zusätzlich. Eine zu aggressiv durchgeführte Therapie kann ebenfalls die Entstehung heterotoper Ossifikationen begünstigen.

Auch bei einer vorliegenden Einklemmungssymptomatik ist die klassisch-translatorische Mobilisationsbehandlung wenig erfolgreich und in den meisten Fällen sogar kontraindiziert, ähnlich der Bewegungseinschränkungen, die durch eine Kompressionskomponente verursacht werden. Ursachen für eine Einklemmungssymptomatik können sein:

- knöcherne oder knorpelige freie Gelenkkörper (Corpus liberum, CL), die durch Arthrose, nach artikulären Frakturen, bei Osteochondrosis dissecans oder Osteochondromatose entstehen können (Strobel et al. 2001), oder
- eine Einklemmung von Weichteilen zwischen zwei Gelenkpartnern, bedingt durch ein hypertrophes Corpus adiposum, eine hypertrophe Plica (eine Falte der Innerseite der inneren Gelenkkapsel oder Segel/Ausziehung an der Innerseite der Gelenkkapsel) oder hypertrophe Kapselanteile; in den meisten Fällen im Bereich des humeroradialen Gelenks (Geyer et al. 2001).

Klinisch präsentiert sich die Einklemmung/der freie Gelenkkörper durch die Trias von:
- Blockierungen,
- verändertem Endgefühl in Extension/Flexion und
- plötzlich einschießendem Schmerz.

Grundsätzlich kann man sagen, dass jede dieser Einschränkungen eine Indikation für die translatorische Mobilisationsbehandlung darstellt. Schmerzen die durch Kompression oder Einklemmung zustande kommen können versuchsweise mit Traktionstechniken oder Gleitmobilisationen in die schmerzfreie(n) Richtung(en) behandelt werden.

> Eine genaue Kontrolle des Behandlungsfortschritts vor und nach jeder Behandlung sowie ein detaillierter Therapeutinnen-Patienten-Austausch über die Schmerzentwicklung innerhalb der nächsten 24 h nach der Behandlung sind unerlässlich.

Artikuläre Mobilisation des proximalen Radioulnargelenk (PRUG)
Test und Mobilisation bei eingeschränkter Supination und Pronation

Zum Testen wird das Caput radii zunächst gegenüber der Incisura radii ulnae nach ventromedial (Supination) bzw. nach dorso-lateral (Pronation) bewegt (■ Abb. 24.12). Der Unterarm des Patienten wird hierzu in Ruhestellung auf der Bank gelagert. Die Schulter wird in ca. 60° Abduktion positioniert, wodurch der Gelenkspalt parallel zur Unterlage liegt. Die Ulna kann entweder auf einem Sandsack oder mit einer Hand der Therapeutin fixiert werden, die andere Hand greift um das Caput radii und bewegt dieses parallel zur Unterlage (zum Gelenkspalt) nach ventromedial und dorso-lateral.

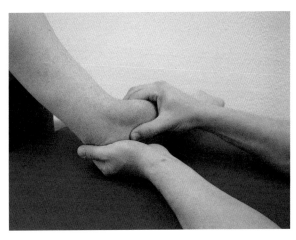

■ **Abb. 24.12**   Test: Ventral-/Dorsalgleiten im PRUG in Ruhestellung

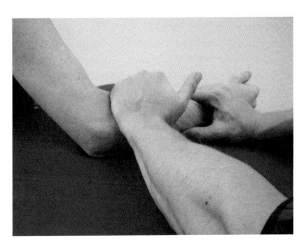

■ **Abb. 24.13**   Mobilisation: Gleiten des Caput radii gegen die Ulna nach anteromedial bei eingeschränkter Supination

Ist beispielsweise die Supination eingeschränkt, wird das Gelenk entsprechend mobilisiert. Bei gleicher Ausgangsstellung wird hierzu die Ulna von medial über einen Sandsack oder besser die eine Hand der Therapeutin fixiert, das Caput radii mittels des Daumen- oder Kleinfingerballens nach ventromedial mobilisiert (■ Abb. 24.13). Die Pronationsmobilisation findet umgekehrt statt.

Artikuläre Mobilisation des Humeroulnargelenk (HUG)

Im HUG spielen sich hauptsächlich die Flexion und Extension ab. Sind diese eingeschränkt, ist die Ursache dafür vor allem in diesem Gelenkteil zu suchen.

24

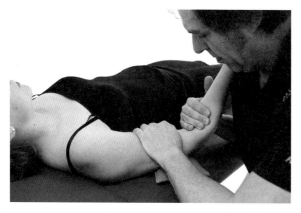

Abb. 24.14   Test und Mobilisation: Traktion im Humeroulnargelenk

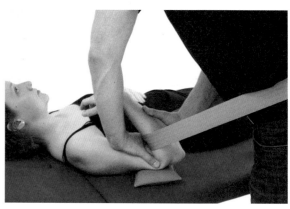

Abb. 24.15   Traktionsmobilisation im HUG bei eingeschränkter Flexion mit Gurt

Traktion im Humeroulnargelenk (▣ Abb. 24.14) in Ruhestellung

Diese Technik dient als Test und als Behandlungstechnik. Aufgrund seiner Form kann das Humeroulnargelenk nur in eine Richtung in Traktion bewegt werden, auch wenn diese Traktion dann nur für einen Teil der Gelenkflächen gilt.

Der Patient liegt in Rückenlage; der Oberarm liegt auf der Bank auf und kann mit einem Sandsack unterlagert werden; zusätzlich kann er mit der Hand der Therapeutin fixiert werden. Der distale Unterarm liegt auf der Schulter der Therapeutin. Von ulnar kommend greift die Therapeutin den Unterarm so weit wie möglich proximal und führt die Traktion aus. Die Traktion wird dabei senkrecht zur Konkavität (Incisura trochlearis ulnae) ausgeführt; dabei bildet die Traktionsrichtung mit dem Unterarm einen Winkel von ca. 70°, erfolgt in Ruhestellung also etwa parallel zum Humerus. Die Traktion in dieser Position wird v. a. zum Testen des Gelenkspiels und zur Schmerzlinderung in den Stufen 1 und 2 (s. ▶ Abschn. 23.6) benutzt.

Traktionsmobilisation im HUG bei eingeschränkter Flexion (▣ Abb. 24.15)

Das Humeroulnargelenk wird hierzu bis zur Einschränkung in Flexion bewegt und der Unterarm wird von der Therapeutin in dieser Stellung fixiert. Der Oberarm sollte ebenfalls auf der Bank fixiert werden. Die Traktion erfolgt mithilfe eines Gurtes, der proximal um den Unterarm des Patienten und um das Becken der Therapeutin liegt. Die Traktion erfolgt nun über eine Gewichtsverlagerung des Beckens und kann daher auch in Stufe 3 über einen längeren Zeitraum mühelos gehalten werden.

Traktionsmobilisation im HUG bei eingeschränkter Extension (▣ Abb. 24.16)

Der Patient liegt dabei in Rückenlage. Der Ellbogen wird in maximal mögliche (noch schmerzfreie) Extension bewegt. Der distale Unterarm ist so auf einem Sandsack gelagert, dass das Olekranon in jedem Falle frei bleibt, der Unterarm wird distal entsprechend gestützt. Zur Mobilisation wird die Kleinfingerseite der Hand auf die proximale Ulna so dicht wie möglich am Gelenkspalt platziert; wie vorher auch ist die Druckrichtung dorsal und distal gerichtet in ca. 70° zum Unterarm. Eine korrekte Ausführung wird dadurch erleichtert, dass der Unterarm der Therapeutin die Mobilisationsrichtung abbildet.

Ventralgleiten im HUG bei eingeschränkter Flexion (▣ Abb. 24.17)

Neben den Traktionstechniken können, wenn auch nur bedingt, Gleittechniken zur Flexionsmobilisation eingesetzt werden. Nimmt man dieselbe Referenzfläche wie für die Traktion im HUG, kann beispielsweise über Längszug an der Ulna das Gleiten nach ventral verbessert werden. Im gleichen Moment entsteht im ventralen Gelenkteil eine Traktion, im dorsalen dagegen eine Kompression. Der Ellbogen wird wieder bis an den Punkt der Flexionseinschränkung eingestellt. Der Oberarm wird fixiert, und die andere Hand übt einen Längszug an der Ulna aus. Diese Technik kann ebenfalls als Test verwendet werden.

Mediales bzw. laterales Gleiten der Ulna gegen die Trochlea humeri (im HUG) (ohne Abb.)

Bei einer endgradigen Flexions- bzw. Extensionseinschränkung kann ein Gleiten der Ulna nach lateral oder nach medial (Extensionseinschränkung) dann indiziert

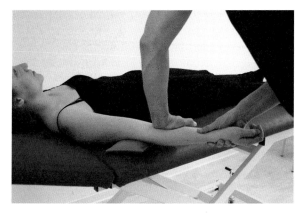

◘ **Abb. 24.16** Traktionsmobilisation im HUG bei eingeschränkter Extension

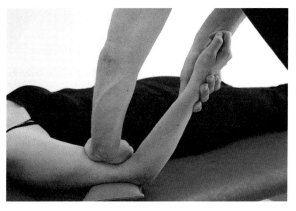

◘ **Abb. 24.17** Mobilisation: Ventralgleiten im HUG bei eingeschränkter Flexion

sein, wenn die vorherigen Techniken keinen weiteren Fortschritt bringen. Obwohl das Medialgleiten der Extension und das Lateralgleiten der Flexion zugeordnet werden, ist es ratsam, das Gelenkspiel nach lateral und medial in der eingeschränkten Stellung (Flexion oder Extension) zu testen, um die Richtung der Mobilisation festzulegen. Ausgeführt werden die Techniken, indem der Patient in Seitlage liegt.

Für das Lateralgleiten ist der distale Oberarm auf einem Keil oder Sandsack gelagert, der Patient hält seinen Arm z. B. in der Flexionsposition. Die Ulna wird dann mit dem Handballen nach lateral geschoben. Für das Medialgleiten wird der proximale Unterarm mit dem Radiusköpfchen auf einem Keil gelagert, der Arm befindet sich in z. B. maximal möglicher Extension. Nun wird der distale Oberarm über den Epicondylus medialis nach lateral geschoben, was zu einem Gleiten der Ulna nach medial führt.

Artikuläre Mobilisation des Humeroradialgelenks (HRG)

Obwohl der Radius überwiegend an der Pro- und Supination beteiligt ist, begleitet aufgrund der innigen Verbindung zur Ulna diese bei Flexion und Extension. V. a. bei endgradigen Bewegungseinschränkungen kann die Ursache auch im HRG liegen; die Beschwerden befinden sich dann entsprechend der Lage des Gelenks außen oder in der ventral-lateral in der Ellbeuge. Auch bei einer Einschränkung der Pro- und Supination sollte explizit das HRG getestet werden. Die folgenden Techniken beziehen sich vor allem auf eine Einschränkung der Ellbogenflexion und -extension.

Traktion im Humeroradialgelenk (◘ Abb. 24.18)

Die Traktion im HRG kann als Test und als Behandlungstechnik verwendet werden. Sie kann in Ruhe-

stellung (Extension/Supination) oder am Punkt der Bewegungseinschränkung in Flexion oder Extensionsstellung in ausgeführt werden. In ◘ Abb. 24.19 ist die Traktion in Extension dargestellt.

Der Patient liegt dabei in Rückenlage; der distale Oberarm ist auf einem Sandsack gelagert, die Therapeutin sitzt auf der Bank. Mit der einen Hand greift sie den distalen Radius des Patienten (dabei ist darauf zu achten, keinen Zug über die Ulna zu applizieren), mit der anderen Hand fixiert sie den distalen Oberarm. Über eine Rumpfdrehung führt sie dann die Traktion aus.

Test: Dorsalgleiten des Caput radii gegenüber dem Capitulum humeri (◘ Abb. 24.19)

Der Arm des Patienten wird in Ruhestellung für das HRG gelagert, bei einer Einschränkung der Extension und/oder Supination in der möglichen Extension-Supination (aktuelle Ruhestellung). Von lateral greift die Therapeutin mit Daumen und Zeigefinger der distalen Hand das Caput radii, mit der anderen Hand fixiert

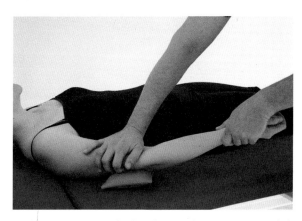

◘ **Abb. 24.18** Test und Behandlung: Traktion im Humeroradialgelenk

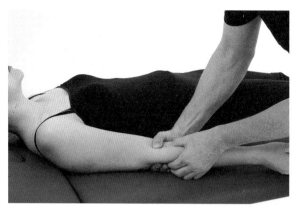

Abb. 24.19   Test: Dorsalgleiten im HRG in Ruhestellung

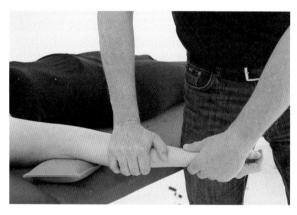

Abb. 24.20   Mobilisation: Dorsalgleiten im HRG bei (endgradig) eingeschränkter Extension

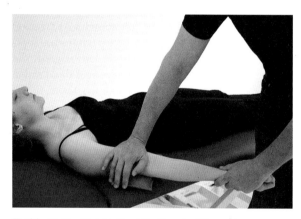

Abb. 24.21   Weichteilmobilisation der Ellbogenbeuger

sie von medial kommend den Oberarm und somit das Capitulum humeri. Da beim Test gleichzeitig auch die Referenzfläche des DRUG berücksichtigt werden muss, bewegt sie den Radiuskopf nach dorsal und etwas nach lateral. Durch die leicht diagonale Bewegung wird eine Hemmung der Bewegung durch die Incisura radii ulnae

verhindert. Diese Technik wird vor allem als Translationstest für das Gelenkspiel in dorsale Richtung (Extension) verwendet. Bei eingeschränkter Flexion wird der Ellbogen in der möglichen Flexion positioniert und das Caput radii nach ventral und etwas nach medial (Flexion) bewegt (ohne Abb.).

Mobilisation: Dorsalgleiten im HRG bei (endgradig) eingeschränkter Extension (◘ Abb. 24.20)

Diese Mobilisation im HRG wird ähnlich ausgeführt wie die Traktion im HUG bei eingeschränkter Extension, nur setzt dann die Therapeutin den Kleinfingerballen von ulnar her kommend auf den Radiuskopf und mobilisiert diesen nach dorsal-lateral. Die distale Hand fixiert den Unterarm in der möglichen Extensionsstellung.

Die folgenden Mobilisationstechniken können sowohl zur Schmerzbehandlung als auch zur Bewegungserweiterung eingesetzt werden, die Weichteilbehandlung auch zur Vorbereitung auf die Gelenkmobilisation:

- Bei dominant schmerzbedingten Einschränkungen eignen sich intermittierend ausgeführte dynamischfunktionelle Mobilisationen und translatorische Techniken in den Stufen 1–2,
- bei dominant strukturellen Einschränkungen eignen sich translatorische Techniken in Stufe 3.

Weichteilbehandlung der Ellbogenbeuger (◘ Abb. 24.21)

Speziell bei einer Extensionseinschränkung kann es sinnvoll sein, die Weichteile auf der Ventralseite vorzubereiten, den Tonus zu senken und die Durchblutung zu fördern. Hierzu bewegt die Therapeutin den Unterarm im möglichen Bewegungsausmaß von Beugung in Streckung; gleichzeitig gibt sie mit ihrem Handballen sanften Druck auf die ventralen Strukturen (M. biceps brachii, M. brachialis). Diese Technik kann 1–2 min durchgeführt werden.

Dynamisch-funktionelle Mobilisation (DFM) in Ellbogenextension (◘ Abb. 24.22)

Der Patient kann bei dieser Technik liegen oder sitzen; der Unterarm liegt möglichst flächig auf der Bank auf. Der Unterarm wird nun passiv im schmerzfreien Bewegungsausmaß aus der Flexionsstellung dynamisch in Extension bewegt. Dabei übt die mobilisierende Hand der Therapeutin während der gesamten Bewegung gleichmäßigen und moderaten Druck auf die proximale Ulna aus; je nach Indikation und Ziel kann dieser auch auf den Radius (Betonung im HRG) oder aber auf beide Unterarmknochen ausgeübt werden.

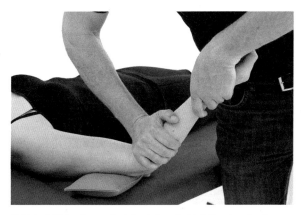

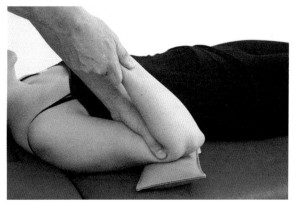

⬛ Abb. 24.22   Dynamisch-funktionelle Mobilisation der Extension im Ellbogen

⬛ Abb. 24.23   Dynamisch-funktionelle Mobilisation der Flexion im Ellbogen mit Längszug an der Ulna

Dynamisch-funktionelle Mobilisation (DFM) in Ellbogenflexion (⬛ Abb. 24.23)

Die dynamische Mobilisation in Flexion wird über die Ulna ausgeführt. Dabei greift die Therapeutin die distale Ulna und appliziert zunächst einen leichten Längszug an der Ulna, welcher ein leichtes Gleiten der Incisura trochelaris ulnae nach ventral bewirkt. Unter diesem Zug wird die Ulna nun aus der Extension in die Flexion bis zur Einschränkung bewegt und somit der zur Flexion gehörige Gleitanteil im Gelenk erhöht.

Muskulär bedingte Bewegungs- bzw. Funktionseinschränkungen

Neben den artikulären Ursachen können auch verkürzte oder hypertone Muskeln die passiv ausgeführten Bewegungen einschränken. Diagnostisch weisen ein weich-elastisches Endgefühl sowie ein subjektives Gefühl der Dehnung auf eventuelle muskulär bedingte Bewegungseinschränkungen hin. In der Regel lässt sich bei muskulären Einschränkungen das Bewegungsausmaß über eine Hold-Relax-Technik erweitern, was wiederum den Verdacht auf eine muskuläre Einschränkung erhärtet. Dabei ist zu unterscheiden, ob es sich um eine reflektorische oder schmerzbedingte Schutzspannung oder um einen strukturell verkürzten Muskel handelt. In letzterem Falle verspürt der Patient ein Dehngefühl im Muskel. Da vor allen biartikuläre Muskeln zu einer Einschränkung führen können sollte überprüft werden, ob die Annäherung im zweiten Gelenk zu einer Erweiterung des Bewegungsausmaßes im getesteten Gelenk führt bzw. das Dehngefühl nachlässt oder umgekehrt. Bewegt man beispielsweise das Handgelenk in Flexion bei gestrecktem Ellbogen, kann ein Dehngefühl in den Handgelenkextensoren entstehen und im Falle einer Verkürzung zu einer Bewegungseinschränkung der Handgelenkflexion führen. Beugt man nun den Ellbogen an, kann das Handgelenk weiter in Flexion gebracht werden bzw. lässt das Dehngefühl nach. In diesen Fällen kann der Muskel gedehnt werden.

Liegt eine reflektorische oder schmerzbedingte Gegenspannung vor, kann diese entweder durch eine Läsion im Muskel selbst (im Muskelbauch, dem Muskel-Sehnen-Übergang, der Sehne oder den Insertionen im Knochen) oder aber durch Schmerzen z. B. in dem bewegten Gelenk oder dem Nervensystem hervorgerufen werden. Im ersten Falle muss dann die betroffene Stelle im Muskel behandelt werden, im zweiten Falle muss zuerst das Gelenk (s. oben) oder das Nervensystem (s. ► Abschn. 24.2.6) behandelt werden. Dabei kann es nötig sein, die Muskulatur über Weichteiltechniken oder eine Massage zu entspannen (s. ⬛ Abb. 24.21).

Eine typische Stelle für eine Insertionstendopathie am Ellbogen ist die des M. extensor carpi radialis brevis (ECRB) oder diejenige des M. extensor digitorum communis (EDC) am Epicondylus lateralis (sog. Tennisellbogen, s. auch ► Kap. 26 »Überlastungssyndrome«, ► Abschn. 26.8 »Sehnen-Knochen-Übergang« [SKÜ]).

Der typische Befund eines Tennisellbogens (Epicondylalgia lateralis humeri) ist in ► Übersicht 24.5 dargestellt.

> **Übersicht 24.5 Positive Befunde der klinischen Untersuchung beim Tennisellbogen**
> **━ Anamnestische Angaben**
> - Handwerkliche Arbeit, repetitive Tätigkeiten, Tätigkeiten mit kräftigen Pro- und Supinationsbewegungen oder belastenden Zwangshaltungen
> - (Sportbedingte) Überlastungen durch einmalige oder wiederholte Traumata

- Beschwerden ohne ersichtlichen Auslöser: Missverhältnis zwischen Belastung und Belastbarkeit, verminderte Gewebebelastbarkeit bei zunehmendem Alter (eine bisher problemlose Belastung verursacht plötzlich Beschwerden)
- Schmerzen am lateralen Ellbogen, können bei starker Entzündung nach distal in die Unterarmmuskulatur oder gar nach proximal in den distalen Oberarm ausstrahlen
- Bewegungs- oder Ruheschmerz (je nach Phase)
- **Aktive und funktionelle Bewegungen:**
  - Greifbewegungen oder das Ballen der Faust sind schmerzhaft
  - Festhalten oder Heben von Gegenständen ist schmerzhaft
- **Passive Bewegungsprüfung:**
  - Das Ellbogengelenk ist frei
- **Isometrische Widerstandstests:**
  - Die Extension des Handgelenks und/oder der Finger gegen Widerstand ist schmerzhaft (**Leitsymptom!**)
  - Stärkere Schmerzen bei Handgelenkextension mit radialer Abduktion gegen Widerstand als bei reiner Extension gegen Widerstand können auf eine Insertionstendopathie des M. extensor carpi radialis longus hinweisen
- **Spezifische Palpation:**
  - Ist die Diagnose »Tennisellbogen« mithilfe der Funktionsprüfung gestellt, kann über die spezifische Palpation die Affektionsstelle am Epicondylus lateralis (ECRB oder EDC) definiert werden

Diese Ansatzreizungen können im subakuten Stadium mit Querfriktionen und anschließender Dehnung behandelt werden, im weiteren Verlauf dann zusätzlich mit schmerzangepassten exzentrischen Übungen (Slater et al. 2010; Stasinopoulos et al. 2010).

Querfriktionen (QF)

Querfriktionen dienen vor allem der Schmerzlinderung und fördern dadurch eine aktive Belastung der Insertion. Der ausgeübte Druck während der QF sollte so stark sein, dass der Patient den Schmerz leicht spürt: So kann er beurteilen, ob die analgesierende Wirkung eintritt. Ist dies der Fall werden in der Regel insgesamt drei Durchgänge von etwa 4 min Dauer durchgeführt. In den Pausen dazwischen kann die Muskulatur gedehnt werden. Die Friktionsbewegung findet quer zum Faserverlauf der Sehne statt und wird nur in eine Richtung ausgeführt, dann wird der Finger oder Daumen wieder ohne Druck in die Ausgangsposition zurückgebracht. Diese beiden Bewegungen finden innerhalb der Hautverschieblichkeit statt.

- Palpation und QF der Insertion des ECRB (◼ Abb. 24.24):
  Die Insertion am Epikondylus wird mit dem Daumen friktioniert. Die Daumenspitze schiebt von außen kommend nach medial über das Plateau. Zu beachten ist, dass sich die Bewegung auf das knöcherne Plateau beschränkt und nicht zu weit nach medial in die Weichteilstrukturen geht.
- Palpation und QF der Insertion des M. extensor digitorum communis (◼ Abb. 24.25):
  Der EDC setzt ebenfalls am lateralen Epikondylus auf dem distal gelegenen kleinen Knochenplateau, welches v. a. in extensionsnaher Position gut zu palpieren und zu behandeln ist. Ein Daumen gibt von distal her kommend Druck auf die Insertion, der andere bewegt den ersten dann in die Friktionsrichtung.

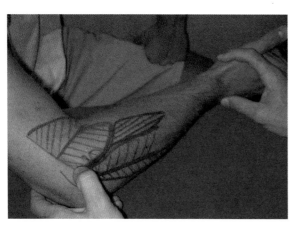

◼ **Abb. 24.24**   Palpation und Querfriktion der Insertion des ECRB

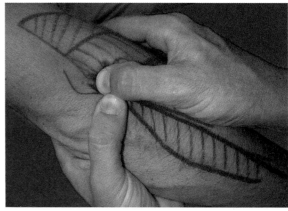

◼ **Abb. 24.25**   Palpation und Querfriktion der Insertion des EDC

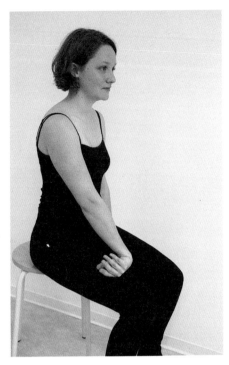

◘ Abb. 24.26　Eigendehnung der Handgelenk- und Fingerextensoren

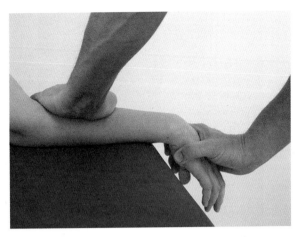

◘ Abb. 24.27　Weichteilmobilisation der Handgelenkextensoren

Eigendehnung der Handgelenk- und Fingerextensoren (◘ Abb. 24.26)

Die Dehnung ist eine wichtige Behandlung und kann vom Patienten problemlos selbst durchführt werden (Pienimaki et al. 1996). Zuerst werden das Handgelenk in Flexion und der Unterarm in Pronation geführt, dann wird der Ellbogen extendiert; dabei müssen die vorher eingestellten Bewegungen in der Position gehalten werden. Die Bewegung sollte ein Dehngefühl in den Extensoren auslösen und am Ellbogen weitgehend schmerzfrei sein. Für die Dehnung der Fingerextensoren kann der Patient zunächst eine Faust machen, dann das Handgelenk in Flexion führen und dann den Ellbogen bis zur Dehnung strecken. Zu Beginn ist es ratsam, nur kurze Dehnung von etwa 10 s durchzuführen und diese über den Tag zu verteilen. Bessern sich die Symptome, können 3–5 Durchgänge mit 15–20 s gemacht werden.

Weichteilmobilisation der Handgelenkextensoren (◘ Abb. 24.27)

Besteht ein vermehrter Hartspann der Handgelenkextensoren, können diese über eine Weichteilbehandlung detonisiert werden. Das Handgelenk wird dazu passiv von Extension nach Flexion geführt, gleichzeitig wird eine leichte Kompression auf die Muskelbäuche der Extensoren gegeben.

Aktivierung und Belastungsgewöhnung für die Handgelenkbeweger

Das aktive Training sollte vorsichtig begonnen und nur langsam gesteigert werden, damit sich die Strukturen langsam wieder an die vermehrte Belastung gewöhnen und strukturell adaptieren können.

Initial können die Handgelenkextensoren mit Unterstützung der Flexoren nur konzentrisch trainiert werden, beispielsweise in Radialduktion gegen den dosierten Widerstand eines Gummibands (◘ Abb. 24.28). Das Training mit einem Gummiband erleichtert das isolierte exzentrische bzw. konzentrische Üben. Die Ellbogen- und Unterarmposition wird dabei so gewählt, dass die Übungen schmerzfrei ausgeführt werden können. Gleiches gilt für das Üben der Pro- und Supination des Unterarms (◘ Abb. 24.29). Das Gummiband wird dazu um den Unterarm gewickelt, damit der Patient es nicht festhalten muss und dadurch unnötig die Extensoren provoziert.

Zu Beginn sind wenige Wiederholungen ausreichend; dabei wird zunächst nur konzentrisch, dann nur exzentrisch trainiert, dann können beide Kontraktionsformen kombiniert werden. Eine ausführlichere Beschreibung des Übungsprogrammes findet sich bei Kromer (Kromer 2012; Kromer 2013).

Im Gegensatz dazu können die Handgelenkflexoren von Beginn an gegen leichten Widerstand trainiert werden.

Der schmerzhafte Faustschluss sollte bei allen Übungen vermieden werden.

Neural bedingte Bewegungseinschränkungen

Neurale Strukturen können ebenfalls zu einer aktiven oder passiven Bewegungseinschränkung beitragen.

24

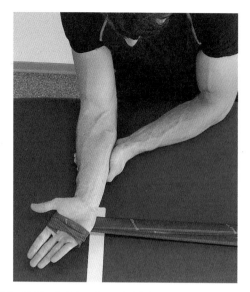

Abb. 24.28   Training der Radialduktion mit Gummiband

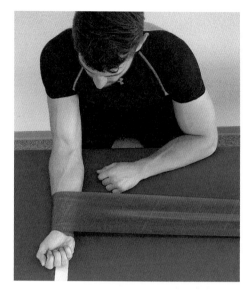

Abb. 24.29   Supinationstraining mit Gummiband

Eine Beteiligung des neuralen Systems im Ellbogenbereich kann vermutet werden, wenn

- Symptome im Ellbogenbereich über zusätzliche Bewegungen der HWS und/oder des Schultergürtels verstärkt oder gemindert werden können, oder
- die Beschwerden nicht lokal begrenzt sind, sondern nach distal oder proximal ausstrahlen.

Das periphere Nervensystem kann dann auf seine Mobilitäts- und Spannungsfähigkeit hin untersucht werden. Im weiteren Verlauf werden 3 Standardtests dafür beschrieben, welche unterschiedliche Anteile des neuralen Systems ansprechen; diese werden als Upper Limb Tension Tests (ULTT) bezeichnet.

- ULTT 1 (Abb. 24.30) mit einer Spannungssteigerung über den N. medianus,
- ULTT 2 (Abb. 24.31) mit einer Spannungssteigerung über den N. radialis,
- ULTT 3 (Abb. 24.32) mit einer Spannungssteigerung über den N. ulnaris.

Beurteilt wird, ob die Reaktion auf diese Bewegungen im Vergleich zur Gegenseite normal ist, abweicht oder sogar die typische Symptomatik reproduziert wird. Mittels der ULTT wird die Spannung im neuralen System verändert, was sowohl zu einer Verstärkung als auch zu einer Verminderung der Symptome führen kann. Sobald Symptome auftreten, wird der Test unterbrochen und geklärt, an welcher Stelle die Symptome auftreten. Der ULTT 1 (Abb. 24.30) provoziert am meisten und sollte daher zuerst ausgeführt werden. Die Reihenfolge, in welcher die einzelnen Bewegungskomponenten innerhalb der Tests ausgeführt werden, ist in der folgen-

den Vorgehensübersicht beschrieben. Die Normalreaktion ist nur für den ULTT 1 ausreichend dokumentiert (Lohkamp et al. 2011). In den Abb. 24.30, Abb. 24.31 und Abb. 24.32 ist jeweils die Endstellung der Tests dargestellt.

Praktisches Vorgehen (ULTT 1–3)

ULTT 1

1. Stabilisation des Schultergürtels,
2. Abduktion im Schultergelenk bis ca. 110°,
3. Supination im Unterarm hinzufügen,
4. Extension in Handgelenk und Fingern,
5. Außenrotation des Schultergelenks,
6. Extension im Ellbogengelenk,
7. Lateralflexion der HWS.

Normalreaktion: Am häufigsten kommt es bei der Ellbogenextension zu einem Dehngefühl, Schmerzen oder Kribbeln in der Ellenbeuge, gefolgt von anteriorem Oberarm, Unterarm und Handteller (Lohkamp and Small 2011).

ULTT 2

1. Depression im Schultergürtel (über den Oberschenkel der Therapeutin).
2. Extension im Ellbogen.
3. Komponenten halten und Innenrotation im Schultergelenk hinzufügen (**Schlüsselbewegung des Tests!**).
4. Pronation im Unterarm.
5. Flexion in Handgelenk, Fingern und Daumen.
6. Abduktion im Schultergelenk (häufigste angewandte Sensibilisierung!).

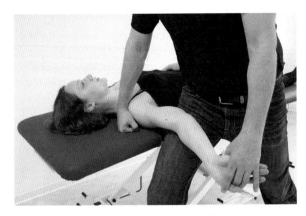

◘ **Abb. 24.30**　ULTT 1 (N. medianus) Endstellung

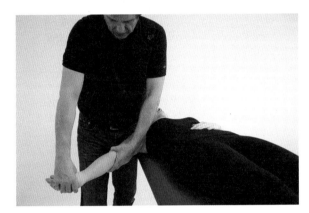

◘ **Abb. 24.31**　ULTT 2 (N. radialis) Endstellung

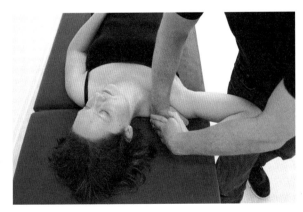

◘ **Abb. 24.32**　ULTT 3 (N. ulnaris) Endstellung

▪▪ ULTT 3

1. Extension in Handgelenk und Fingern, Pronation im Unterarm.
2. Position halten und maximale Flexion im Ellbogen.
3. Depression im Schultergürtel und Außenrotation im Schultergelenk.
4. Abduktion im Schultergelenk (bis die Hand am Ohr ist).

Nervenkompressionssyndrome im Bereich des Ellbogengelenks können durch Überbelastung oder direktes Trauma entstehen, und sie können durch Stoffwechselstörungen wie z. B. Diabetes mellitus oder stumme Kompressionen an einer anderen Stelle im Nervenverlauf (Double Crush-Syndrom oder Multiple Crush-Syndrom) begünstigt werden. Klinisch zeigt sich grundsätzlich eine Dominanz des peripher-neurogenen Schmerzmusters. Bei peripheren Nervenkompressionen können die in ▸ Übersicht 24.6 gelisteten Zeichen auftreten (Pecina 1997).

Übersicht 24.6　Klinische Zeichen einer peripheren Nervenkompression

- Lokaler, häufig brennender Schmerz an der Kompressionsstelle
- Ausstrahlung in das Versorgungsgebiet des Nervs
- Schmerzen im Nervenverlauf
- Neurale Ausstrahlung ins Versorgungsgebiet des Nervs bei Beklopfen der Kompressionsstelle (Tinel-Zeichen)
- Positiver Nervenspannungstest

Da Kompressionen in den meisten Fällen nur bei bestimmten Tätigkeiten oder Positionen auftreten findet man klinisch nur selten objektivierbare Störungen der Sensibilität (taktile Sensibilität, Schmerz und Temperatur) oder der Motorik, was die Diagnosestellung erschwert. Erst bei länger andauernder oder kontinuierlicher Kompression treten diese Symptome in den Vordergrund (Mumenthaler et al. 1998).

Zwei häufig auftretende Nervenkompressionssyndrome werden kurz beschrieben:

Kompression im Sulcus n. ulnaris (Kubitaltunnel)
Ursachen
- Mechanische Überbelastung,
- wiederholte Überdehnung durch Extrempositionen (Sport),
- lang anhaltende Dehnpositionen,
- direkte Kompression (z. B. durch langes Stützen auf den Ellbogen),
- Ellbogeninstabilität oder -luxation,
- Nervsubluxation oder -luxation (in der Flexionsbewegung spürbar bei ca. 90°),
- dorso-mediale Gelenkschwellung durch eine Kapsulitis,
- Kallusbildung nach Frakturen,
- Osteophytenbildung durch Arthrose.

Klinisches Bild
- In vielen Fällen akuter Beginn.
- Ausstrahlung ins Versorgungsgebiet des N. ulnaris, evtl. mit Hypo-, Hyper- oder Parästhesien im Versorgungsgebiet. Differenzialdiagnostisch ist hier ein Wurzelsyndrom C8 auszuschließen.
- Brennen im Bereich der ulnaren Handkante und des Kleinfingers.
- Eventuell ziehende Schmerzen in Unterarm und Ellbogen (im Nervenverlauf).
- Hypothenaratrophie, Lähmung und Sensibilitätsverlust bei konstanter Kompression (Assmus et al. 2009).
- Lokaler Druckschmerz im Sulcus; das Tinel-Zeichen kann positiv sein.
- Der Spannungstest für den N. ulnaris kann positiv sein, gleichzeitiger Druck in den Sulcus erhöht die lokale Provokation.

Kompression des N. interosseus posterior unter der Arkade von Frohse bzw. dem proximalen Rand der Unterarmfaszie über dem M. supinator (Supinatorsyndrom)

Ursachen
- Dynamische Kompression durch Muskelaktivität oder veränderte anatomische Verhältnisse,
- Kompression bei gleichzeitiger Dehnung durch wiederholte Pronation/Ellbogenextension und Handgelenkflexion,
- zu eng angelegte Bandage.

Klinisches Bild
- Schmerz an der Kompressionsstelle,
- lokaler, tiefer Schmerz dorso-lateral am proximalen Unterarm,
- evtl. grundsätzliches Schwächegefühl der Hand, z. B. beim Faustschluss,
- M. brachioradialis und die beiden radialen Handextensoren sind nicht betroffen,
- keine Sensibilitätsausfälle, da sich der superfiziale Ast vor dem Supinatortunnel abspaltet,
- ausgelöst durch kräftige wiederholte Pronation des Unterarms,
- »Handtuch auswringen« verstärkt die Beschwerden, evtl. auch passive Dehnung oder Kontraktion gegen Widerstand in Dehnposition,
- Spannungstest für den N. radialis ist evtl. positiv (◘ Abb. 24.31),
- Supination gegen Widerstand ist evtl. schmerzhaft.

Eine Radialiskompression kann zur klinischen Präsentation eines Tennisellbogens beitragen.

Therapie: allgemeine Vorgehensweise
- Vermeiden von belastenden/provozierenden Tätigkeiten.
- Muskuläre Detonisierung und Mobilisation der neuralen Grenzflächen im und um den Bereich der Kompressionsstelle.
- Diagnostische Kontrolle und eventuelle Behandlung möglicher (stummer) Kompressionsstellen im Nervenverlauf, explizit Halswirbelsäule, obere Brustwirbelsäule, Thoracic outlet.
- Nervenmobilisation in Form von Nervengleiten (Slider-Techniken) oder Nervenspannung (Tensioner-Techniken). Auch postoperativ sollte frühzeitig eine Nerven- und Gelenkmobilisation erfolgen (Coppieters et al. 2008).
- Nachts kann im Einzelfall eine Immobilisation des Ellbogens sinnvoll sein, in 70° Flexion bei N. ulnaris-Affektion.
- Medikamente zur Entzündungshemmung können zeitweise eingenommen werden.
- Eine einmalige Kortisoninjektion in die Kompressionsstelle wird empfohlen (Neal u. Fields 2011).

Bei motorischer Beeinträchtigung kann ein operatives Vorgehen in Erwägung gezogen werden. Weitere Angaben dazu finden sich in Band I, 3. Aufl., ▶ Kap. 10 »Nervenkompressionssyndrome«.

24.2   Handkomplex

24.2.1   Anatomie

Anatomie des distalen Radioulnargelenks (DRUG)

Das DRUG wird gebildet durch die Artikulation des Caput ulnae (konvex) mit der Incisura ulnaris radii (konkav). Da der Radius der Incisura ulnaris radii deutlich größer als der des Caput ulnae, entsteht knöchern eine erhöhte Beweglichkeit der Ulna in palmar-dorsale Richtung. Die anatomischen Strukturen des DRUG sind in Band II, 2. Aufl., ▶ Kap. 16 »Bandverletzungen im Handgelenk« (S. 171–174) auch anhand von Abbildungen dargestellt.

Kapsel-Band-Apparat des DRUG

Das DRUG erhält seine laterale Stabilität überwiegend durch die Membrana interossea, seine palmar-dorsale Stabilität primär durch die horizontalen Anteile des sog. triangulären fibrokartilaginösen Komplexes (TFCC), der aus folgenden Anteilen besteht:

— Horizontale Anteile:
  — Discus ulnaris: dreieckige Faserknorpelstruktur, die vom distalen Ende der radialen Gelenkfläche bis zum Hilum am Proc. styloideus ulnae reicht.
  — Lig. radioulnare palmare (spannt sich bei maximaler Supination) und Lig. radioulnare dorsale (spannt sich bei maximaler Pronation): begrenzen den Discus ulnaris dorsal und palmar und sind mit diesem verwachsen. Beide Bänder sind Anteile der Gelenkkapsel.
— Longitudinale Anteile:
  — Lig. ulnocarpale: zieht palmar von der Ulna zum Os triquetrum und zum Os lunatum.
  — Lig. collaterale ulnare: zieht vom Proc. styloideus ulnae zum Os triquetrum und dann zur Basis MC 5.
  — Sehnenscheide des M. extensor carpi ulnaris (ECU): verbunden mit der distalen Ulna, der ulnaren Kapsel und dem Os triquetrum.
  — Sehne des ECU, die an der Basis MC V inseriert: Die Kontraktion des ECU führt zu einer Stabilisation der ulnaren Seite. Der ECU dynamisiert zusammen mit dem M. flexor carpi radialis (FCR) Teile des Extensorenretinakulums, das dadurch zur radioulnaren Stabilität beiträgt.

Die longitudinalen Anteile des TFCC liefern die passive und aktive Stabilität der ulnokarpalen Verbindung.

Anatomie des Radiokarpalgelenks und des Karpus

Das Radiokarpalgelenk ist ein Eigelenk mit 2 Freiheitsgraden. Das distale Ende des Radius artikuliert v. a. mit dem Os scaphoideum und dem Os lunatum der proximalen karpalen Reihe. Ulnarseitig artikuliert das Os triquetrum mit dem Diskus (einem Teil des TFCC), welcher der Ulna aufliegt.

Distal ist der Karpus über kräftige Bänder mit dem Metakarpus verbunden. Die proximale (Os scaphoideum, Os lunatum, Os triquetrum) und distale Reihe (Os trapezium, Os trapezoideum, Os capitatum und Os hamatum) bilden das Art. mediocarpalis, wobei das konvexe Os scaphoideum mit den beiden Ossa trapezii artikuliert, das konkave Os lunatum mit dem Os capitatum und das Os triquetrum mit dem Os hamatum. Die Knochen der distalen Karpalreihe sind untereinander durch kräftige Bandhaften verbunden, wodurch nur wenig interkarpale Mobilität möglich ist. Daher agiert die distale Reihe in ihrer Gesamtheit funktionell wie ein einzelner Knochen (Cooney et al. 1998). Die anatomischen Strukturen des Handgelenks sind in Band II, 2. Aufl., ► Kap. 16 »Bandverletzungen im Handgelenk« (S. 128–132) auch anhand von Abbildungen genauer dargestellt.

Kapsel-Band-Apparat des Radiokarpalgelenks und des Karpus

Die knöcherne Handkonstruktion wird durch Ligamente ergänzt, welche die einzelnen Knochen in Position halten und helfen, die Bewegungen der einzelnen Knochen zueinander zu steuern. Die Integrität dieses Systems garantiert die physiologische Kraftübertragung und den physiologischen Kraftschluss des Karpus (Moriggl and Putz 1999). Aufgrund der Komplexität des Kapsel-Band-Apparates wird hier auf entsprechende Literatur u. a. auf das ► Kap. 15 »Frakturen der Phalangen, der Mittelhandknochen und des Karpus« sowie ► Kap. 16 »Bandverletzungen im Handgelenk« in Band II, 2. Aufl. verwiesen.

Daumensattelgelenk und Fingergelenke

In diesem Kapitel werden für die Daumen- und Fingergelenke ausschließlich die grundlegenden manualtherapeutischen Untersuchungs- und Behandlungstechniken dargestellt. Für eine weitere Vertiefung der Anatomie, Biomechanik, Pathologie und deren Behandlung sei auf ► Kap. 14 »Fingergelenkverletzungen« in Band II, 2. Aufl. dieser Reihe verwiesen.

Wichtige biomechanische Aspekte des Handgelenks

Biomechanisch sind Handgelenk und Karpus komplizierte Gebilde, deren reibungslose Funktion eine intakte knöcherne Architektur und einen intakten Bandapparat voraussetzt.

Stabilität des Handgelenks: Kraftschluss der Hand

Die Handwurzel ist bei den meisten Tätigkeiten Kompressionskräften ausgesetzt, die zum einen durch die kontrahierende Muskulatur, zum anderen durch den von außen wirkenden Druck aufgebaut werden. Die Kompressionskräfte werden über die Karpalia auf den Unterarm übertragen, dabei nimmt der Radius ca. 80 % der Kräfte auf, die Ulna hingegen nur etwa 20 %. Bedingt durch die Form der einzelnen Handwurzelknochen kommt es dabei zu einer Querdehnung der proximalen karpalen Reihe (◘ Abb. 24.33), welche zu einer vermehrten Stabilität des Karpus führt. Des Weiteren bewirkt der von der distalen karpalen Reihe auf die proximale Reihe übertragene Druck, dass sich das Skaphoid aufgrund seiner Form in Flexion, das Lunatum und Triquetrum dagegen in Extension bewegen. Diese Bewegungen werden durch die interossären Bandverbindungen zwischen diesen Knochen limitiert und die dabei einstehenden Bandverbindungen in der proximalen karpalen Reihe führen zu einer weiteren Stabilitätszunahme (Moriggl and Putz 1999; Saffar 1990). Da

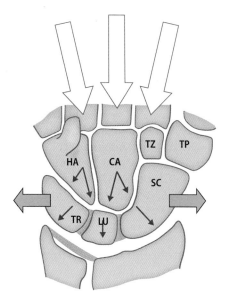

◻ Abb. 24.33 Stabilität des Handgelenks. Kraftschluss der Hand mit Querdehnung der proximalen Reihe und passiver Bewegung von Scaphoideum (SC) in Flexion bzw. passiver Extension des Triquetrums (TR). Das Lunatum (LU) wird, trotz seiner Tendenz in Extension zu bewegen, als mittiger Knochen dadurch mehr oder weniger unbewegt gehalten (HA Hamatum, CA Capitatum, TZ Trapezoideum, TP Trapezium).

die proximale karpale Reihe nicht direkt aktiv stabilisiert wird, ist sie auf diesen Mechanismus, der auch als Kraftschluss der Hand bezeichnet wird, angewiesen.

Karpale Kinematik

Die Bewegungen der Handwurzelknochen zueinander unterscheiden sich für die 4 Hauptbewegungsrichtungen des Handgelenks. Das Skaphoid spielt dabei eine Schlüsselrolle, daher werden dessen Bewegungen kurz beschrieben (Ryu 2001).

Handgelenkflexion

Beide karpalen Reihen bewegen sich in Flexion, gleichzeitig auch in ulnare Deviation und leichte Supination; das Skaphoid bewegt sich dabei am meisten und weitgehend unabhängig von den anderen Knochen der distalen und proximalen karpalen Reihe. Die Flexion ist beendet, wenn das Os lunatum, bedingt durch seine Form, zwischen Radius und Os capitatum steckenbleibt und sich der dorsale Kapsel-Band-Apparat spannt. Bei einer passiven Einschränkung der Handgelenkflexion sollte daher die Mobilität aller Verbindungen des Skaphoids (Karpus, Lunatum, Trapezoideum, Capitatum) untersucht und gegebenenfalls behandelt werden.

Handgelenkextension

Beide karpalen Reihen bewegen sich in Extension, gleichzeitig etwas in radiale Deviation und leichte Pro-

nation. Das Skaphoid bewegt sich in Einheit mit der distalen Reihe weit in Extension, es richtet sich auf und legt sich mit seinem langen Diameter zwischen Radius und Trapezium/Trapezoideum. Dabei muss es gegen die Kompressionskräfte ankämpfen, welche durch die aktiv bewegende Muskulatur entstehen. Das Lig. scapholunate interosseum kommt gegen Ende der Bewegung vermehrt unter Spannung. Bei einer Einschränkung der Extension sind daher vor allem die Verbindungen des Skaphoids zum Radius und zum Lunatum zu untersuchen und zu behandeln.

Die Extension ist beendet, wenn die Nähe des Radius eine weitere Extension verhindert. Läuft die Bewegung forciert weiter, kommt es entweder zu einer Fraktur des Os scaphoideum (jüngere Menschen), einer distalen Radiusfraktur (ältere Menschen) oder einer Bandschädigung zwischen Lunatum und Skaphoid.

Radial- und Ulnarduktion

Bei Radialduktion bewegt sich die proximale karpale Reihe zusätzlich in Flexion, die distale in Extension und umgekehrt. Durch Palpation kann man feststellen, dass sich bei einer Radialduktion das Tuberculum scaphoideum nach palmar bewegt (Flexion des Skaphoids), bei einer Ulnarduktion das Tuberculum trapezium. Das Skaphoid bewegt sich sowohl bei Radial- als auch bei Ulnarduktion in Einheit mit dem Lunatum.

24.2.2 Anatomie in vivo des Handgelenks

Dorsal beginnend legen wir zunächst das distale Ende des Unterarms fest. Hierzu palpieren wir von distal nach proximal tastend radial den Proc. styloideus radii (1) in der Tabatiere und den Proc. styloideus ulnae (2) ulnar unter der Sehne des M. extensor carpi ulnaris (3). Kontrolliert werden kann die korrekte Palpation über eine passive Bewegung des Handgelenks nach ulnar und radial; dabei bewegt sich der Karpus aber die palpierten Styloiden bleiben stehen. Als dritten Punkt palpieren wir das Tuberculum dorsale (Tuberculum von Lister; tuberculum radiale) (4) indem wir mit drei Finger kleine Kreise auf dem distalen Unterarm machen und so diesen prominenten Punkt gut identifizieren können. Das Tuberkulum kann leicht von lateral, medial und distal begrenzt werden. Das distale Ende des Tuberkulums liegt ca. 1–2 mm vor dem radiokarpalen Gelenkspalt. Radial davon laufen die Mm. extensores carpi radialis longus et brevis (5), ulnar davon der M. extensor pollicis longus (6); dieser kann auch als Leitstruktur zum Auffinden benutzt werden. Die Verbindungslinie zwischen diesen Punkten markiert das distale Ende des Unterarms (7). Radial des Caput ulnae (8) befindet sich

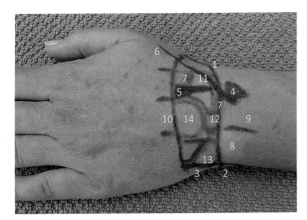

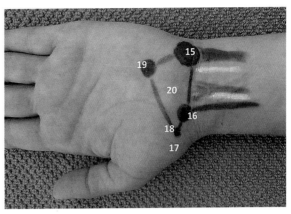

◻ **Abb. 24.34** Anatomie in vivo Handgelenk dorsal **1** Proc. styloideus radii, **2** Proc. styloideus ulnae, **3** M. extensor carpi ulnaris, **4** Tuberulum dorsale, **5** ECRB & ECRL, **6** EPL, **7** Distales Ende des Unterarms, **8** Caput ulnae, **9** Radioulnärer Gelenkspalt, **10** Proximales Ende des Metakarpus, **11** Os scaphoideum, **12** Os lunatum, **13** Os triquetrum, **14** Os capitatum

◻ **Abb. 24.35** Anatomie in vivo Handgelenk ventral **15** Os pisiforme, **16** Tuberculum scaphoideum, **17** Os trapezium, **18** Tuberculum trapezium, **19** Hamulus hamatum, **20** Lig. transversum carpi

der radioulnäre Gelenkspalt (9); als Leitstruktur kann man den M. extensor digiti minimi benutzen, der direkt über dem Gelenkspalt verläuft (◻ Abb. 24.34).

Das proximale Ende der Mittelhand wird ähnlich wie der distale Unterarm über 3 Referenzpunkte und deren Verbindungslinie (10) festgelegt: über die Basis von Metakarpale I (MC I), MC III und MC V. Zwischen distalem Unterarm und Mittelhand befinden sich die acht Handwurzelknochen deren wichtigste Palpationspunkte nachfolgend aufgezeigt sind.

Os scaphoideum

Das Os scaphoideum (11) lässt sich an mehreren Stellen gut tasten:
– in der Tabatière vor allem in Verbindung mit dynamischer Ulnarduktion,
– auf der Ventralseite über das Tuberculum scaphoideum (16), das distal auf dem Skaphoid liegt, und
– dorsal, wo es direkt an den Unterarm anschließt und ca. ⅔ der Radiusbreite einnimmt.

Os lunatum

In Ruhestellung der Hand wird das Os lunatum (12) ulnar von einer gedachten Linie durch den Gelenkspalt des DRUG begrenzt, radial von einer gedachten Senkrechten zur Verbindungslinie zwischen Tuberculum dorsale und DRU-Gelenkspalt. Der Gelenkspalt zwischen Skaphoid und Lunatum kann nur durch eine Testbewegung zwischen den beiden Knochen lokalisiert werden. Von palmar ist das Lunatum nicht direkt zu tasten, da der Inhalt des Karpaltunnels darüber liegt.

Os triquetrum

Das Os triquetrum (13) schließt ulnar an das Os lunatum und kann aufgrund seiner Größe von dorsal gut begrenzt werden. Ventral liegt diesem Knochen das Os pisiforme (15) auf (◻ Abb. 24.35), über welches er indirekt palpiert und fixiert werden kann. In Radialduktionsstellung des Handgelenks tritt das Os triquetrum direkt distal des Proc styloideus deutlich hervor. Eine Abgrenzung zum Os lunatum findet wiederum über ein Verschieben der beiden Knochen gegeneinander in palmar-dorsale Richtung statt.

Os trapezium

Das Os trapezium (17) liegt als Teil der Daumensäule distal dem Os scaphoideum auf. Das Trapezium steht daher etwas abgekippt; palmar lässt es sich über das Tuberculum trapezium (18) tasten. Zur genauen Abgrenzung muss es über eine translatorische Testbewegung gegen das Skaphoid abgegrenzt werden. Das Trapezoideum ist direkt proximal der Basis MC II lokalisiert und fest mit dieser verbunden und nimmt ca. ⅓ der Karpushöhe bis zum Scaphoid ein.

Palmar ist weiterhin der Hamulus hamatum (19) tastbar, der in Verbindung mit den Tubercula scaphoideum et trapezium und dem Os pisiforme das Lig. transversum carpi (20) abbildet.

24.2.3 Manualtherapeutische Untersuchung des Handkomplexes

Der Handkomplex ist anatomisch und funktionell ein kompliziertes System, dessen reibungslose Gesamt-

24

funktion von einer Vielzahl einzelner intakter und gut koordinierter Faktoren abhängig ist. Schon kleine Läsionen können unter Umständen große Probleme verursachen und die Funktion erheblich einschränken. Da Schmerzen an der Hand meist dort lokalisiert ist, wo sich auch die Läsion befindet, ist es wichtig, den Patienten genau danach zu befragen. In Ausnahmefällen können ulnarseitig liegende Strukturen Schmerzen in den radialen Teil der Hand projizieren (übertragener Schmerz). Häufiger werden in den Handbereich jedoch Schmerzen projiziert, deren Ursache weiter proximal liegt, wie z. B. im Plexus brachialis oder in der Halswirbelsäule. Neurale Probleme, die in der Hand beginnen und sich progressiv nach proximal fortsetzen, können dagegen auf eine schwerwiegende Pathologie hinweisen; daher ist bei Vorliegen neuraler Symptome in jedem Fall eine klinisch-neurologische Untersuchung sinnvoll. Besonderheiten im Handbereich sind die vielen Sehnenscheiden, die diagnostisch berücksichtigt werden müssen, und die Tatsache, dass die Hand der Körperbereich ist, der am häufigsten von der sympathischen Reflexdystrophie (Synonyme: Chronic Regional Pain Syndrome [CRPS], Morbus Sudeck, Algodystrophie) betroffen ist. Weiterhin ist es wichtig zu wissen, dass defizitäre oder beschädigte passive Strukturen kaum oder nicht aktiv kompensiert werden können, so dass es schnell zu funktionellen Einschränkungen der Hand und infolge zu degenerativen Veränderungen kommen kann.

In diesem Kapitel liegt der Schwerpunkt auf der manuellen grundlegenden Untersuchung des distalen Radioulnargelenks (DRUG), des Handgelenks und der Fingergelenke; Pathologien der Finger werden in den vorhergehenden Kapiteln behandelt (Band I, 3. Aufl., ▶ Kap. 2 »Klinische Erfassung« sowie ▶ Kap. 8 »Rheumatische Erkrankungen«, Band II, 2. Aufl., ▶ Kap. 14 »Fingergelenkverletzungen« und ▶ Kap. 15 »Frakturen der Phalangen, der Mittelhandknochen und des Karpus«). Aufgrund der Komplexität werden die Untersuchungsschritte unterteilt und die Ergebnisse direkt anschließend interpretiert.

Screeningfragen

Wie bei allen Gelenken lassen sich mit gezielten Screeningfragen wichtige Informationen über den betroffenen Bereich, das klinische Bild, provozierende Tätigkeiten und die koordinativen Fähigkeiten filtern. Mögliche Fragen sind in ▶ Übersicht 24.7 aufgelistet.

> **Übersicht 24.7 Screeningfragen DRUG und Handgelenk in der Anamnese**
> - Tragen von Gegenständen mit ausgestrecktem Arm?
> - Küchenarbeiten, z. B. mit einem Messer schneiden, Lappen oder Tücher auswringen, Gläser öffnen usw.?
> - Türen aufschließen, Auto starten (mit einem Schlüssel)?
> - Stützen auf das Handgelenk?
> - Handwerkliche Tätigkeiten, z. B. Schrauben, Hämmern usw.?
> - Schreiben mit einem Stift oder auf einer Tastatur?
> - Tätigkeiten mit alternierenden Bewegungen, z. B. Wischen, Bügeln usw.?
> - Sportliche Aktivitäten?
> - Nächtliches Aufwachen aufgrund von Beschwerden im Handbereich? Schmerzqualität? Häufigkeit?

Handspezifische Inspektion

Bei der Handinspektion werden die folgenden Punkte beachtet; Auffälligkeiten werden notiert.

> **Inspektion der Hand**
> - Schonhaltung, »Vor-sich-her-Tragen« der Hand
> - Schwellungen
> - Deformierungen und Achsenabweichungen
> - Trophik
> - Außerdem: Haltung und Kopfposition

Schonhaltung, »Vor sich her-Tragen« der Hand

Die Hand wird weitgehend unbewegt vor dem Körper gehalten, was in vielen Fällen einem »Vor-sich-her-Tragen« gleicht; es werden kaum Aktivitäten mit der Hand ausgeführt.

Schwellungen

Weichteilschwellungen können durch Gelenkentzündungen oder Abflussbehinderungen unterschiedlicher Genese entstehen; eine lokale Schwellung im Bereich des Handrückens weist auf ein lokales Problem oder ein Ganglion hin, knötchenartige Schwellungen an den proximalen oder distalen Interphalangealgelenken auf eine Bouchard- bzw. Heberdenarthrose.

Deformierungen und Achsenabweichungen

Achsen- und Stellungsabweichungen von Handgelenk und Fingern sind typischerweise bei Arthrosen, Bandrupturen oder rheumatischen Erkrankungen zu sehen.

Trophik

Als am weitesten distal gelegenes Körperteil muss die Hand auf ihre Trophik hin untersucht werden: anhand der Farbe von Hand und Fingernägeln und der Wiederfüllung der Kapillaren beim Allen- oder digitalen Allen-Test. Durchblutungsstörungen können verschiedene (lokale) Ursachen haben und auch durch eine proximal gelegene Gefäßkompression verursacht werden, wie z. B. beim Thoracic-outlet-Kompressionssyndrom. Die Versorgung der Hand spielt bezüglich der Wundheilung und somit der Prognose eine wichtige Rolle. Ist diese beeinträchtigt, was z. B. durch starkes Rauchen der Fall sein kann, kann es zu einer verzögerten Regeneration und zu Wundheilungsstörungen (post-operativ) kommen.

Haltung und Kopfposition

Die Körperhaltung spielt als beitragender Faktor eine wichtige Rolle und wird bei Handbeschwerden mitberücksichtigt.

Handspezifische Basisfunktionsuntersuchung
Differenzierung zwischen Hand, HWS und neuralem System

Weist die Anamnese auf ein lokales Problem im Handbereich hin, kann direkt mit der Untersuchung des Handkomplexes begonnen werden. Werden allerdings die HWS oder das neurale System als dominante oder beitragende Quelle vermutet, kann die Untersuchung mit der Differenzierung zwischen Hand, HWS und neuralem System beginnen. Im ersten Schritt wird die HWS isoliert untersucht, um zu sehen, ob die Beschwerden dadurch ausgelöst werden können. Danach bewegt der Patient seine Hand in die schmerzhafte Position, bis er seinen typischen Schmerz leicht spürt. Dann wird der Arm in Abduktion bewegt und damit die Spannung im neuralen System erhöht. Führt die Spannungszunahme zu einer Veränderung der Beschwerden, ist eine Beteiligung des neuralen Systems anzunehmen. Alternativ kann die Spannungserhöhung auch über die Schultergürteldepression oder die Seitneigung der HWS weg von der betroffenen Seite stattfinden; hierzu sollte die HWS vorher negativ getestet haben.

Basisfunktionsprüfung der einzelnen Gelenkabschnitte

Die ◘ Tab. 24.2 gibt einen Überblick, welche Bewegungen bei der Basisfunktionsprüfung des Handkomple-

xes zum Einsatz kommen. Aufgrund der Komplexität wird die Untersuchung in einzelne Abschnitte unterteilt welche mit einem vereinfachten Schema zur ersten Interpretation abschließen.

Distales Radioulnargelenk (DRUG)

Die Untersuchung des DRUG beschränkt sich auf die aktive und passive Pro- und Supination. Es werden keine isometrischen Widerstandstests durchgeführt, da es in diesem Bereich keine klinisch relevanten aktiven Strukturen gibt. Die praktische Durchführung der passiven Supination ist in ◘ Abb. 24.5 im Abschnitt Ellbogen dargestellt.

Im Handbereich ist dabei zu bedenken, dass durch die passive endgradige Supination neben dem Kapsel-Band-Apparat auch die Sehnenscheide des ECU in Höhe des Caput ulnae provoziert werden kann. Ein positiver Befund kann durch die Palpation der Sehnenscheide und eine Probebehandlung verifiziert werden.

Erstinterpretation der Untersuchungsergebnisse

Die ◘ Abb. 24.36 zeigt ein Schema, anhand dessen die Ergebnisse der Basisfunktionsprüfung des DRUG interpretiert werden können.

Handgelenk
Aktive und passive Flexion/Extension

Die Therapeutin umgreift den distalen Unterarm des Patienten, gleichzeitig stabilisiert sie den Arm von dorsal über den Ellbogen. Für die Flexion (◘ Abb. 24.37) führt sie die aktive Bewegung über den Handrücken (Metakarpus) weiter bis zum Bewegungsende und gibt dort Überdruck. Dadurch kommt es auf der dorsalen Seite zu einer Dehnung der Kapsel-Band-Strukturen, auf der palmaren Seite kann eine Kompression entstehen; daher ist es wichtig zu wissen, wo der Patient die Hemmung der Bewegung oder die Schmerzen spürt.

Zum Testen der Extension (◘ Abb. 24.38) greift die Therapeutin in die Handfläche und führt die Bewegung wieder über den Metakarpus aus. Finger und Daumen werden frei gelassen, damit die Bewegung nicht durch die Muskelspannung der Flexoren behindert wird.

Aktive und passive Ulnar-/Radialduktion (◘ Abb. 24.39, ◘ Abb. 24.40)

Auch diese Bewegungen werden über den Metakarpus ausgeführt; speziell bei der Ulnarduktion muss der Daumen frei bleiben. Der Unterarm wird jeweils von radial bzw. von ulnar stabilisiert. Über den Metakarpus wird das Handgelenk in Ulnar- und Radialduktion geführt; dabei kommt es zu einer Dehnung der Kollateralligamente auf der gegenüberliegenden und zu einer

24

◨ Tab. 24.2   Basisfunktionsprüfung des Handkomplexes

Bereich	Testbewegungen	Information/Aussage

Spezielle Griffe	– Faustschluss mit und ohne DIP-Flexion
	– Repositions- und Oppositions-
	  bewegung des Daumens
		– Funktionelle Kapazität der Hand
		– Erster Eindruck von der aktiven Beweglich-
		  keit und Koordination

Kraftmessung	– Grobgriff – Schlüsselgriff – Zwei-Punkte-Griff – Drei-Punkte-Griff	– Kraftdefizit mit oder ohne Schmerzen
DRUG: 2 passive Bewegungen	– Passive Pronation – Passive Supination (◨ Abb. 24.5)	– Kapsel-Band-Apparat – Passives Bewegungsausmaß – Provokation der Sehnenscheide des ECU
Handgelenk: 4 passive Bewe- gungen	– Passive Flexion – Passive Extension – Passive Radialduktion – Passive Ulnarduktion	– Kapsel-Band-Apparat, Gelenkflächen – Passives Bewegungsausmaß
Handgelenk: 4 isometrische Widerstandstests	– Isometrische Flexion – Isometrische Extension – Isometrische Ulnarduktion – Isometrische Radialduktion	– Kraft – Affektionen der Muskel-Sehnen-Strukturen

Handgelenk: Dehnungen
(optional)
	– Flexion mit Ulnarduktion
	– Flexion mit Radialduktion bzw.
	  Unterarmsupination
	– Extension mit Ulnarduktion
		– Provokation der Sehnenscheide von ECRL
		  und ECRB
		– Provokation der Sehnenscheide des ECU
		– Provokation der Sehnenscheide des FCR

Daumengelenke (DSG, MCP 1, IP 1): 5 passive Bewegungen	– Passive Flexion – Passive Extension – DSG: passive Abduktion – DSG: passive Adduktion – DSG: passive Reposition	– Kapsel-Band-Apparat, Gelenkflächen – Passives Bewegungsausmaß
Daumengelenke (DSG, MCP 1, IP 1): 4 isometrische Wider- standstests	– Isometrische Flexion – Isometrische Extension – DSG: isometrische Abduktion – DSG: isometrische Adduktion	– Kraft – Affektionen der Muskel-Sehnen-Strukturen
Stabilitätstests für das MCP 1	– Varusbewegung – Valgusbewegung	– Kollateralligamente des Daumengrund- gelenks

Dehnungen der Sehnenscheiden	– Test von Finkelstein
	– Flexion Daumen mit HG-Flexion, Ulnar-
	  duktion HG und Unterarmpronation
	– Extension Daumen mit Extension HG
		– Provokation des 1. Sehnenfachs
		  (EPB und APL)
		– Provokation des 3. Sehnenfachs (EPL)
		– Provokation der Sehnenscheide des FPL

MCP/PIP/DIP 2–5: 4 passive Bewegungen	– Passive Flexion und Extension – MCP zusammen: passive Ab-/Adduktion	– Kapsel-Band-Apparat, Gelenkflächen – Passives Bewegungsausmaß
MCP/PIP/DIP 2–5: isometrische Widerstandstests	– Isometrische Flexion DIP – Isometrische Flexion PIP – Lumbrikalposition – MCP: isometrische Ab-/Adduktion	– Kraft – Affektionen der Muskel-Sehnen-Strukturen

Dehnungen der Sehnenscheiden
der Finger
	– Fingerflexion mit passiver Flexion im HG
	– Fingerextension mit passiver Extension
	  im HG
		– Provokation der Sehnenscheide des EDC
		– Provokation der Sehnenscheide von FDS
		  und FDP

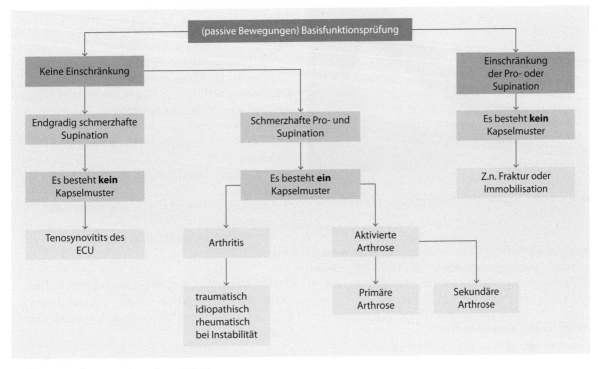

Abb. 24.36 Interpretationsschema DRUG

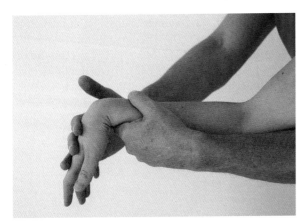

Abb. 24.37 Passive Flexion im Handgelenk

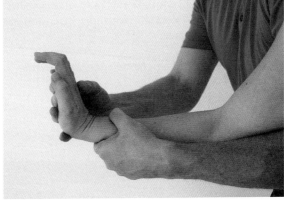

Abb. 24.38 Passive Extension im Handgelenk

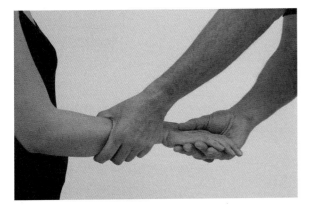

Abb. 24.39 Passive Ulnarduktion

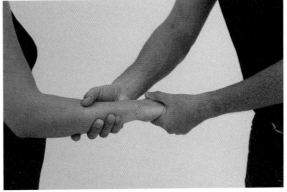

Abb. 24.40 Passive Radialduktion

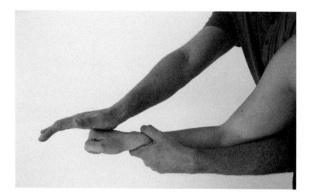

◘ Abb. 24.41 Isometrischer Widerstand gegen Extension des Handgelenks

Kompression auf der Seite, in die bewegt wird. Wiederum ist es wichtig zu wissen, wo der Patient die Bewegungslimitierung/die Schmerzen wahrnimmt, und ob diese eher radial oder ulnar lokalisiert ist.

Isometrische Widerstandstests

Die Widerstandstests für die Handgelenkmuskulatur werden entsprechend den passiven Bewegungsrichtungen durchgeführt. Wichtig dabei ist es, den Widerstand über dem Metakarpus zu geben, um die Handgelenkbeweger zu isolieren. In ◘ Abb. 24.41 ist beispielhaft der isometrische Widerstand gegen die Extension des Handgelenks dargestellt.

Provokation der Sehnenscheiden der Handgelenkbeweger

Schon bei der passiven Bewegungsprüfung können Sehnenscheiden gedehnt und somit provoziert wer-

den. Eine akute Sehnenscheidenentzündung kann daher zu einer reflektorischen Bewegungseinschränkung führen.

Bei Flexion des Handgelenks werden die Sehnenscheiden der Handgelenkextensoren, bei Extension die der Handgelenkflexoren gedehnt. Um einzelne Sehnenscheiden spezifischer zu provozieren, können die folgenden Bewegungen benutzt werden:

- Flexion mit Ulnarduktion: M. extensor carpi radialis brevis;
- Flexion mit Radialduktion: M. extensor carpi ulnaris;
- Extension mit Radialduktion: M. flexor carpi ulnaris;
- Extension mit Ulnarduktion: M. flexor carpi radialis (keine Sehnenscheide).

Erstinterpretation der Untersuchungsergebnisse

Die ◘ Abb. 24.42 zeigt ein Schema, anhand dessen die Ergebnisse der Basisfunktionsprüfung interpretiert werden können.

Daumengelenke
Aktive und passive Bewegungen

Der Patient bewegt aktiv die Daumengelenke in Flexion und Extension, im Daumensattelgelenk zusätzlich in Ab- und Adduktion. Die Therapeutin führt diese Bewegungen ebenfalls über MC 1 passiv bis ans Bewegungsende durch (◘ Abb. 24.43). Hierbei stabilisiert sie das Handgelenk von ulnar her. Um spezifisch das Daumensattelgelenk (CMC 1) zu testen, muss das Os trapezium beim Testen zwischen Daumen und Zeigefinger fixiert werden.

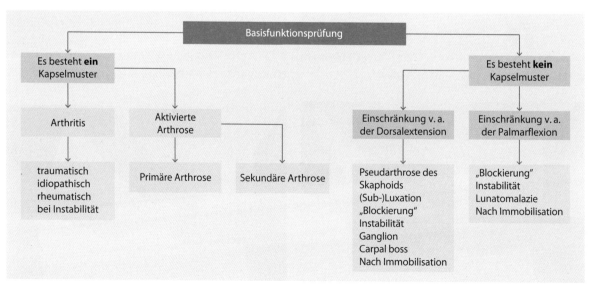

◘ Abb. 24.42   Interpretationsschema Handgelenk

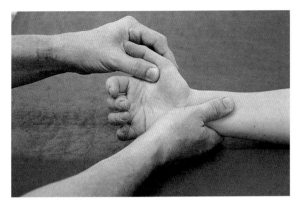

◘ **Abb. 24.43**   Passive Extension im Daumensattelgelenk

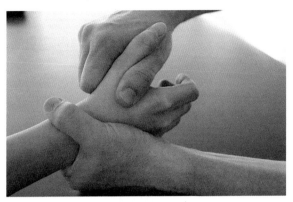

◘ **Abb. 24.44**   Passive Reposition im DSG

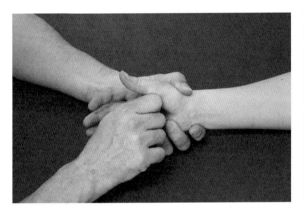

◘ **Abb. 24.45**   Isometrischer Widerstand gegen Flexion
(M. flexor pollicis brevis) im DSG (Extension, Abduktion und
Adduktion ohne Bild)

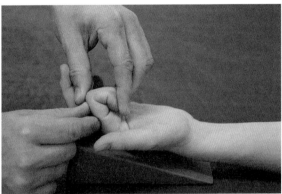

◘ **Abb. 24.46**   Passive Flexion DIP; hierzu wird das PIP und
MCP in Flexion gebracht

Für das DSG wird zusätzlich die passive Reposition, also eine Kombinationsbewegung aus Extension und Abduktion ausgeführt (◘ Abb. 24.44). Das PIP der Therapeutin liegt dabei auf der Basis des MC 1 und dient als Fixpunkt für die Bewegung. Bei einer Arthrose, einer aktivierten Arthrose oder einer (beginnenden) Arthritis ist die passive Reposition eingeschränkt und/oder schmerzhaft. Dies spiegelt gleichzeitig das Kapselmuster im DSG wider.

Isometrische Widerstandstests
Widerstand für das DSG in Flexion/Extension und Abduktion/Adduktion wird am MC 1 gegeben (◘ Abb. 24.45). Dann gibt man Widerstand gegen die Extension und Flexion des IP-Gelenks, um die Mm. extensor et flexor pollicis longus zu testen.

Stabilitätstest für das MCP-1-Gelenk
Um die Stabilität der Kollateralbänder des MCP 1 zu testen, wird das Gelenk in Varus- und Valgusrichtung bewegt. Hierbei sollte keine Bewegung bzw. Aufklappbarkeit feststellbar sein.

Spezifische Dehnung zur Provokation der Sehnenscheiden
Die Sehnenscheiden im Bereich der Daumensäule werden wie folgt getestet:
- **Test von Finkelstein** (Dehnung des 1. Sehnenfachs (Mm. extensor pollicis brevis et abductor pollicis longus): Zuerst wird der Daumen in Flexion, dann das Handgelenk in Ulnarduktion und Extension bewegt. Der typische Schmerzpunkt liegt in Höhe des Os scaphoideum.
- **Dehnung des 3. Sehnenfachs** (M. extensor pollicis longus): Dehnung über Daumenflexion kombiniert mit Handgelenkflexion und Unterarmpronation.

MCP-, PIP- und DIP-Gelenke 2–5
Aktive und passive Flexion/Extension
Wie bei den Daumengelenken erfolgt nach den aktiven Bewegungen die passive Bewegungsprüfung durch die Therapeutin, wobei in der Regel der proximale Gelenkpartner fixiert wird. In ◘ Abb. 24.46 ist beispielhaft die Flexion im DIP dargestellt; in diesem Falle ergibt sich die Fixation der Mittelphalanx durch die Flexionsposi-

24

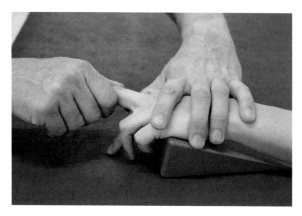

◘ Abb. 24.47   Passive Abduktion im MCP 3

tion des Fingers und die von dorsal gestützte Grundphalanx. Für eine vollständige Flexion im DIP ist aufgrund des Lig. retinaculum obliquum (Landsmeer-Ligament) die Flexion im PIP notwendig.

Für die Fingergrundgelenke (MCP 2–5) wird zusätzlich die Ab- und Adduktionsbewegung (◘ Abb. 24.47) getestet. Der Metakarpus kann dabei als ganze Einheit z. B. auf einem Keil stabilisiert werden.

Isometrische Widerstandstests

- Gegen die Flexion in den DIP- und PIP-Gelenken: Mm. flexores digitorum profundus et superficialis.
- Gegen die Extension DIP und PIP: M. extensor digitorum communis (EDC).
- Gegen die Extension der Finger bei gleichzeitiger Flexion der Grundgelenke und Extension im Handgelenk: Mm. lumbricales.
- Gegen die Ab- und Adduktion in den MCP 2–5: Mm. interossei dorsales et palmares.

Spezifische Dehnung zur Provokation der Sehnenscheiden

Zur Provokation der Extensorensehnenscheiden der Finger werden diese zur Faust geballt, anschließend wird das Handgelenk in Flexion geführt; der Ellbogen ist dabei flektiert. Für die Flexorensehnenscheiden gilt das umgekehrte Prinzip. Die Tests können auch für jeden Finger einzeln durchgeführt werden.

HWS, neurologische Untersuchung, Spannungstests

Eine ergänzende HWS-Untersuchung kann notwendig werden, um eine Beteiligung der Nervenwurzeln C6–C8 abzuklären. Die zuordenbaren Dermatome überlagern sich mit den sensiblen Innervationsgebieten des N. radialis, N. medianus und N. ulnaris. Bei entspreche der Symptomatik muss eine neurologische Diagnostik durchgeführt werden, wie sie in Band II, 2. Aufl., ▶ Kap. 20 »Periphere Nervenläsionen«, ▶ Abschn. 20.5 beschrieben ist. Wie bei Ellbogen und Schulter können Spannungstests zur weiteren Diagnostik eingesetzt werden (s. ◘ Abb. 24.30, ◘ Abb. 24.31, ◘ Abb. 24.32).

Translatorische Untersuchung des Handkomplexes

Translatorische Gelenktests folgen im Anschluss an die Basisfunktionsprüfung. Sie werden zunächst in Ruhestellung der Gelenke ausgeführt (s. ▶ Tab. 23.5), können später dann auch am Punkt der Einschränkung getestet werden. Vor allem für das DRUG und das Handgelenk sind diese Tests von Bedeutung, da Bewegungseinschränkungen auch durch Instabilitäten verursacht werden können und eine fehlerhafte Mobilisation die Instabilität vergrößern kann. Beim Handgelenk kann

◘ Tab. 24.3   Translatorische Zusatzuntersuchung des Handkomplexes

Bereich	Testbewegungen	Information/Aussage
DRUG	Gleiten nach dorsal und palmar in Ruhestellung	– Gelenkspiel, Bewegungswiderstand – (Typische) Schmerzhaftigkeit
Handgelenk	Traktion, Dorsal-/Palmargleiten in Ruhestellung des Handgelenks und zwischen: – Skaphoid-Radius – Lunatum-Radius – Triquetrum-Radius – Skaphoid-Lunatum – Lunatum-Triquetrum – Skaphoid-Trapezium/Trapezoideum	– Gelenkspiel, Bewegungswiderstand – (Typische) Schmerzhaftigkeit
Daumengelenke (DSG, MCP 1, IP)	DSG: Traktion, Dorsal-/Palmargleiten, Radial-/Ulnargleiten in Ruhestellung	– Gelenkspiel, Bewegungswiderstand – (Typische) Schmerzhaftigkeit
Fingergelenke (am Beispiel des PIP 2)	Traktion, Dorsal- und Palmargleiten; Radial- und Ulnargleiten in Ruhestellung	– Gelenkspiel, Bewegungswiderstand – (Typische) Schmerzhaftigkeit

es hilfreich sein, zu wissen, welche Verbindungen eingeschränkt sind, um die Mobilisationstechniken gezielter einsetzen zu können. Die Fingergelenke können i. d. R. ohne translatorische Prüfung direkt nach der Konvex-Konkav-Regel mobilisiert werden. Die ◘ Tab. 24.3 zeigt eine Übersicht der translatorischen Tests für den Handkomplex. Diese werden zusammen mit den entsprechenden Mobilisationstechniken im Abschnitt »Bewegungseinschränkungen« besprochen.

24.2.4 Artikulär bedingte Bewegungseinschränkungen

Im konservativen Kontext sind Bewegungseinschränkungen meist auf artikuläre Ursachen zurückzuführen. Die Stelle, an der die Einschränkung besteht, kann i. d. R. vom Patienten gut lokalisiert werden, da dort entweder ein (schmerzhaftes) Zug- oder ein Kompressionsgefühl auftritt. Die Befunde werden nach den Schemata in ◘ Abb. 24.36 (DRUG) und ◘ Abb. 24.42 (Handgelenk) interpretiert. Wie schon zuvor erwähnt werden artikuläre Bewegungseinschränkungen über die passive Bewegungsprüfung bestätigt. Findet sich dabei beispielsweise ein Kapselmuster (s. ► Kap. 23 »Die Behandlung der Schulter als Bestandteil der Handrehabilitation« ► Tab. 23.5), kann im Prinzip direkt mit einer Mobilisationstechnik begonnen werden. Intensität und Auswahl der Techniken werden vorwiegend von der Irritierbarkeit der Strukturen bestimmt.

Findet sich allerdings eine Einschränkung, die dem Kapselmuster nicht entspricht, sollten die einzelnen Gelenkverbindungen untersucht und ergebnisorientiert behandelt werden; speziell beim Handkomplex ist es häufig notwendig, die ursächliche Stelle über eine translatorische Bewegungsuntersuchung zu diagnostizieren.

Weiterhin ist zu bedenken, dass im Handbereich auch andere Strukturen wie Sehnenscheiden, Nerven und postoperativ auch Verklebungen und Verwachsungen zu erheblichen Einschränkungen führen können.

Spezifische Mobilisationstechniken für die einzelnen Gelenkabschnitte
Distales Radioulnargelenk (DRUG)
Translatorische Mobilisation in Pro-/Supination

Der Unterarm des Patienten befindet sich in maximal möglicher Supination, d. h. am Punkt der Einschränkung bzw. an dem Punkt, an dem der erste Schmerz auftritt. Die linke Hand der Therapeutin liegt auf dem Tisch auf und stabilisiert mit den Fingerbeeren von Zeige-, Mittel- und Ringfinger von dorsal die Ulna; zur besseren Auflage kann ein Sandsack verwendet werden. Die andere Hand liegt mit dem Daumenballen distal auf dem Radius, so weit wie möglich ulnar. Diese Hand stabilisiert auch die Hand des Patienten, die sich mit dem Radius in Gleitrichtung bewegt. Der Radius wird nun gegenüber der fest stehenden Ulna nach dorsal mobilisiert, wobei zu beachten ist, dass es zu keiner weiteren angulären Supinationsbewegung kommt (◘ Abb. 24.48).

Für die Pronationsmobilisation (◘ Abb. 24.49) befindet sich der Unterarm des Patienten in maximal möglicher Pronation. Das weitere Vorgehen entspricht dem der Supinationsmobilisation. Bei der Pro- und Supinationsmobilisation ist zu beachten, dass der Mobilisationsimpuls möglichst dicht am Gelenkspalt gegeben wird, um eine anguläre Bewegung zu verhindern.

Beide Techniken können auch als Testbewegung benutzt werden. Das Gleiten in Ruhestellung (Unterarm in leichter Supination) kann getestet werden, indem die Therapeutin den Radius gegen die Ulna mit Daumen und Zeigefinger zunächst nach dorsal und palmar bewegt, um das Gesamtbewegungsausmaß zu spüren, dann isoliert in eine der beiden Richtungen.

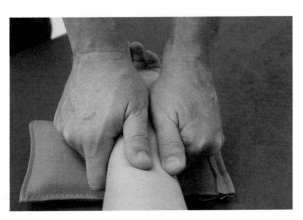
◘ **Abb. 24.48** Translatorische Mobilisation der Supination

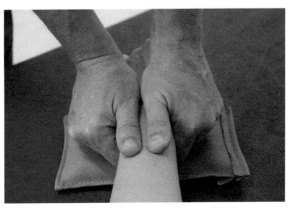
◘ **Abb. 24.49** Translatorische Mobilisation der Pronation

24

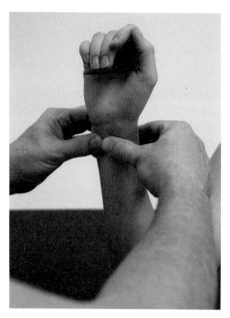

Abb. 24.50 Funktionell-dynamische Mobilisation der Pronation

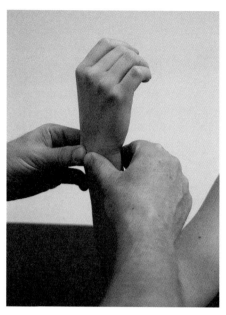

Abb. 24.51 Funktionell-dynamische Mobilisation der Supination

Funktionell-dynamische Mobilisation in Pro-/Supination

Der Patient stützt den rechten Ellbogen auf den Tisch; der Unterarm befindet sich in Nullstellung zwischen Pro- und Supination.

Für die Pronation fixiert die Therapeutin mit dem Daumen der linken Hand die Ulna. Die Daumen-Zeigefinger-Gabel der rechten Hand umfasst distal den Radius, so gelenkspaltnah wie möglich. Der Radius wird nun aus seiner aktuellen Stellung um die Ulna in Pronation bewegt (Radius gleitet um die Ulna). Bei dieser Bewegung fördert die Therapeutin mit einem leichten Druck ihres rechten Zeigefingers das Gleiten nach palmar (Konkavregel) (Abb. 24.50).

Für die Supination wechselt die Therapeutin die Hände; die Mobilisation wird entsprechend in die Supinationsrichtung ausgeführt (Abb. 24.51).

Handgelenk
Traktion im Radiokarpalgelenk (Abb. 24.52)

Diese Technik kann sowohl zum Testen und zum Mobilisieren jeder Bewegungsrichtung verwendet werden. Sie eignet sich auch besonders gut zur Schmerzlinderung und als Eigenmobilisation für den Patienten. Wie schon mehrfach erwähnt, findet die Traktion immer senkrecht zur Konkavität statt, beim Radiokarpalgelenk also senkrecht zur Radiusgelenkfläche.

Die Abb. 24.53 zeigt eine Traktion zur Verbesserung der Dorsalextension. Hierbei wird der Unterarm

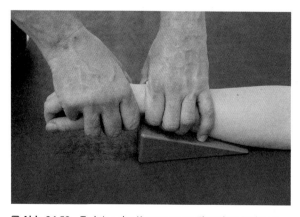

Abb. 24.52 Traktion des Karpus gegenüber dem Radius in Ruhestellung

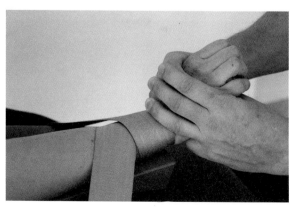

Abb. 24.53 Traktionsmobilisation des Karpus gegenüber dem Radius zur Verbesserung der Dorsalextension

Manuelle Therapie am Ellbogen und an der Hand

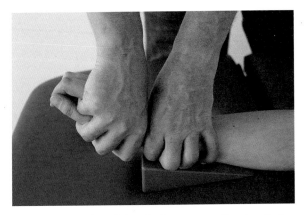

Abb. 24.54　Palmargleiten des Karpus gegenüber dem Radius zur Verbesserung der Dorsalextension

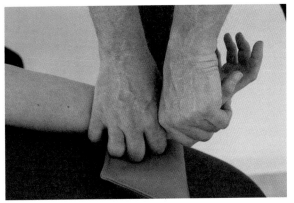

Abb. 24.55　Dorsalgleiten des Karpus gegenüber dem Radius zur Verbesserung der Palmarflexion

des Patienten über dessen Ellbogen und das Handgelenk mit einem Gurt fixiert. Die Ringfinger beider Hände der Therapeutin liegen um die proximale karpale Reihe, die Hand des Patienten ist entsprechend in maximal möglicher Extension positioniert. Die Unterarme der Therapeutin sollten in Zugrichtung zeigen. So kann eine dosierte Traktion appliziert werden.

Translatorische Mobilisation in Dorsalextension/ Palmarflexion im Radiokarpalgelenk (■ Abb. 24.54, ■ Abb. 24.55)

Der distale Unterarm des Patienten wird in Pronation auf einen Mobilisationskeil oder Sandsack gelagert. Der Zeigefinger der Therapeutin liegt zwischen Unterarm und Unterlage. Die Daumen-Zeigefinger-Gabel liegt auf der proximalen karpalen Reihe, zwei Finger derselben Hand stabilisieren gleichzeitig die Hand des Patienten und stellen so die gewünschte Position ein. Nun wird der gesamte Karpus über die proximale Reihe nach palmar mobilisiert, parallel zur Radiusgelenkfläche.

Für die Mobilisation der Palmarflexion, die technisch genauso abläuft wie die der Dorsalextension ist es sinnvoll, die Hand des Patienten so zu lagern, dass die Gelenkfläche des Radius senkrecht steht. Jetzt wird der Karpus entsprechend nach dorsal mobilisiert. Diese Techniken können ebenfalls als Test benutzt werden.

Translatorische Mobilisation in Radialduktion im Radiokarpalgelenk (■ Abb. 24.56)

Sollte es in manchen Fällen notwendig sein, diese Bewegung zu mobilisieren, wird der Unterarm des Patienten in Nullstellung auf einen Keil gelagert. Der Karpus wird über das Os scaphoideum bzw. das Os trapezium bei vermehrter Radialabduktionseinstellung nach ulnar bewegt. Für die Gegenrichtung bietet es sich an, den

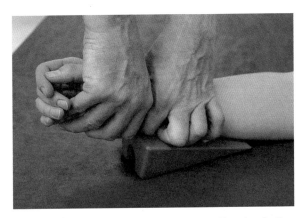

Abb. 24.56　Ulnargleiten des Karpus gegenüber dem Radius zur Verbesserung der Radialduktion

Karpus auf den Keil zu lagern und den Unterarm gegenüber dem Karpus zu mobilisieren.

Radiokarpal: Test der Handwurzelknochen gegenüber dem Unterarm in Traktion (■ Abb. 24.57), Dorsal-/Palmargleiten (■ Abb. 24.58)

Um das Gelenkspiel in Traktion zwischen Os scaphoideum und Radius zu testen, wird der Radius auf einem Keil fixiert. Es ist dabei von Vorteil, wenn der gesamte Unterarm des Patienten aufliegt. Das Skaphoid wird dann ebenfalls mit Daumen und Zeigefinger fixiert und in Traktionsrichtung vom Radius entfernt. Beim Gleiten nach dorsal und palmar wird der Radius ebenfalls zwischen Daumen und Zeigefinger fixiert. Speziell beim Dorsalgleiten des Skaphoids gegenüber dem Radius soll die Bewegung auch leicht nach distal verlaufen, damit diese nicht vom oberen Radius blockiert wird. Dasselbe Vorgehen gilt auch für die Verbindungen zwischen Lunatum und Radius und zwischen Triquetrum und Ulna.

24

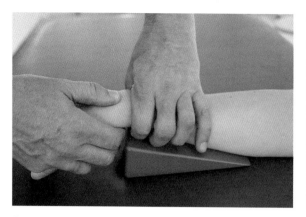

■ **Abb. 24.57**   Traktionstest zwischen Os scaphoideum (Os lunatum, Os, triquetrum) und Radius in Ruhestellung

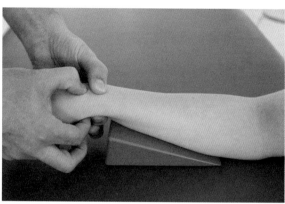

■ **Abb. 24.58**   Dorsal-/Palmargleiten (Test) zwischen Os scaphoideum (Os lunatum, Os triquetrum) und Radius (bzw. Ulna) in Ruhestellung

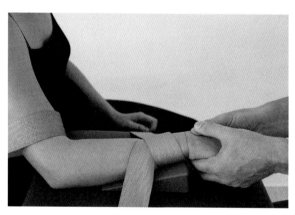

■ **Abb. 24.59**   Traktionsmobilisation zwischen Os scaphoideum (Os lunatum, Os, triquetrum) und Radius (bzw. Ulna) in Ruhestellung

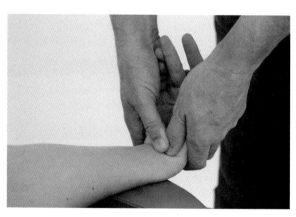

■ **Abb. 24.60**   Dorsalgleiten zwischen Os scaphoideum (Os lunatum, Os triquetrum) und Radius in Flexionsstellung

Radiokarpal: Mobilisation der Handwurzelknochen in Traktion, Dorsal-/Palmargleiten, gegenüber dem Unterarm

Die ■ Abb. 24.59 zeigt die Traktionsmobilisation des Os scaphoideum gegenüber dem Radius. Das Skaphoid wird zwischen Daumen und Zeigefinger beider Hände fixiert, der Unterarm wird entsprechend fixiert. Dieselbe Technik kann für das Os lunatum und das Os triquetrum angewendet und je nach Einschränkung in mehr Flexion oder Extensionsstellung ausgeführt werden.

Die ■ Abb. 24.60 zeigt die Gleitmobilisation des Skaphoids nach dorsal zur Bewegungserweiterung der Flexion. Beide Daumen schieben das Skaphoid proximal des Tuberculum scaphoideum parallel zur Gelenkfläche des Radius nach dorsal und leicht nach distal.

Radiokarpal: Dorsal-/Palmargleiten zwischen Skaphoid und Lunatum

Weitere wichtige Verbindungen für die Beweglichkeit des Karpus sind diejenigen zwischen Skaphoid und

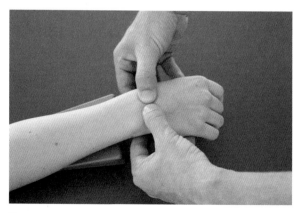

■ **Abb. 24.61**   Palmar-/Dorsalgleiten zwischen Os scaphoideum und Os lunatum in Ruhestellung

Lunatum sowie zwischen Lunatum und Triquetrum. Das Lunatum wird zwischen Daumen und Zeigefinger fixiert, und Skaphoid (■ Abb. 24.61) bzw. Triquetrum werden nach dorsal und palmar bewegt.

Für die Flexionsbeweglichkeit ist auch die Verbindung zwischen Skaphoid und Trapezoideum wichtig. Zur Mobilisation wird das Skaphoid weit distal fixiert und das Trapezoideum nach palmar bewegt ▶ Exkurs »Instabilitäten innerhalb der proximalen karpalen Reihe«.

Häufige anamnestische Angaben sind in ▶ Übersicht 24.8 aufgelistet.

Übersicht 24.8 Häufige anamnestische Angaben bei einer SLI sind:

— Lokalschmerz über dem dorsalen skapho-
  lunären Gelenkspalt
— Schmerzen während und/oder nach (bestimm-
  ten) Aktivitäten der Hand
— Seit dem Unfall zunehmende Schmerzen
  der Hand
— Schwächegefühl bei kraftvollem Einsatz
  der Hand
— Einschießender Schmerz
— Kontrollverlust der Hand beim Greifen
— Schmerzhaftes Springen oder Klicken im
  Handgelenk
— Typischer Unfallmechanismus mit dem Handge-
  lenk in Extensionsstellung (Prosser et al. 2007)

Bei der Funktionsprüfung findet sich häufig:
— Druckschmerz über dem skapholunären
  Gelenkspalt
— Eine vergrößerte dorso-palmare Mobilität
  zwischen Skaphoid und Lunatum
— Lokale oder generelle Schwellung des Hand-
  gelenks nach Belastung

Dabei können folgende Tests verwendet werden:
— Test nach Watson (Scaphoid shift test) (Watson
  et al. 1988): Provoziert wird eine dorsale Subluxation des Skaphoids bei der passiven radialen Abduktion (◘ Abb. 24.62)
— Cath-up clunk test: Bei der Radial- und Ulnar-
  bewegung unter Karpuskompression kommt
  es zu einer plötzlichen und oft hörbaren
  Stellungsänderung der Handwurzelknochen
  zueinander (◘ Abb. 24.63)
— Apprehension test: Durch Druck von dorsal
  auf das Lunatum wird dessen Fehlstellung in
  Extension vergrößert; neben den typischen
  Schmerzen sprechen v. a. das Unsicherheits-
  gefühl und die Gegenspannung des Patienten
  für einen positiven Befund (◘ Abb. 24.64)

Die konservative Rehabilitation kann bei einer dynamischen Instabilität erfolgreich sein. Um eine nur geringe

---

Exkurs

Instabilitäten innerhalb der proximalen karpalen Reihe

Die translatorische Bewegungsuntersuchung ist besonders wichtig, wenn der Verdacht auf eine karpale Instabilität besteht. Die häufigste Instabilität des Handgelenks ist Folge einer Kapsel-Band-Schädigung zwischen Skaphoideum und Lunatum, die sog. skapholunäre Instabilität (SLI).

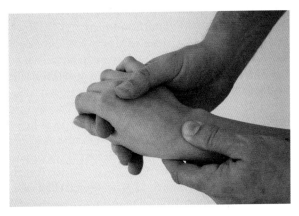

◘ **Abb. 24.62**   Test nach Watson

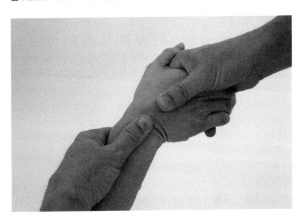

◘ **Abb. 24.63**   Cath-up clunk test

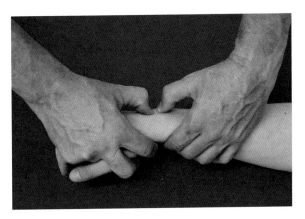

◘ **Abb. 24.64**   Apprehension test

Bewegung zwischen Scaphoid und Lunatum zu provozieren, sollte bei den dynamischen Übungen die sogenannte »Dart-throwing motion of the wrist« berücksichtigt werden (Moritomo et al. 2014; Wolff u. Wolfe 2016) (s. hierzu auch Band II, 2. Aufl., ▶ Kap. 16 »Bandverletzungen im Handgelenk«, ▶ Abschn. 16.2 »Dissoziative karpale Instabilität mit Beschreibung von Einteilung, Ursachen, klinischen Zeichen, Diagnosen und Therapie in den verschiedenen Stadien«).

Dynamisch-funktionelle Mobilisation in Dorsalextension/Palmarflexion

Der Unterarm des Patienten wird entweder auf einem Keil oder Sandsack gelagert, sodass die Hand frei hängt. Die Therapeutin legt beide Daumen in die Handfläche des Patienten und bewegt dessen Hand in Dorsalextension (◘ Abb. 24.65). Die Ringfinger der Therapeutin liegen übereinander auf der proximalen karpalen Reihe und üben, **während** der Dorsalextension einen leichten Druck nach palmar auf die proximale karpale Reihe aus, parallel zur Radiusgelenkfläche. Dieser Druck (Intensität im Bereich von etwa 5–25 % der Stufe 3) hält während der Bewegung der Rollbewegung entgegen und fördert somit das Gleiten des Karpus nach palmar. Die Bewegung wird für 1–2 min im schmerzfreien Bewegungsradius ausgeführt.

Für die Palmarflexion wird die Hand des Patienten umgedreht. Der Ringfinger der Therapeutin, der von radial kommt, wird zuerst auf die proximale karpale Reihe gelegt, um eine Betonung im radialen Bereich zu erreichen. Die Hand wird nun in Flexion bewegt, bei gleichzeitigem Druck auf die proximale karpale Reihe (◘ Abb. 24.66).

Daumensattelgelenk (DSG)

Die Arthrose ist eine häufige Pathologie im DSG, vor allem bei Frauen ab ca. 45 Jahren (Meier et al. 2011). Schmerzen entstehen vor allem in der ersten Phase (Degenerationsphase), in der es zu einer Instabilität des Gelenks kommt. In dieser Phase sind passive Maßnahmen wie Schienen oder Bandagen hilfreich (s. auch Band I, 3. Aufl., ▶ Kap. 8 »Rheumatische Erkrankungen«, ▶ Abschn. 8.4.7 »Ergotherapie bei Polyarthrosen«). Sobald die Arthrose in die Phase der Versteifung kommt, lassen i. d. R. die Schmerzen nach. Daher ist von dem Versuch, die Mobilität aufrechtzuerhalten oder wiederherzustellen, abzuraten. Die folgenden Techniken haben überwiegend eine Schmerzlinderung zum Ziel und können auch teilweise vom Patienten selbst durchgeführt werden.

Traktion, Test & Mobilisation (◘ Abb. 24.67)

Für die Traktion im DSG fixiert die Therapeutin das Handgelenk des Patienten in ihrer Handfläche, der

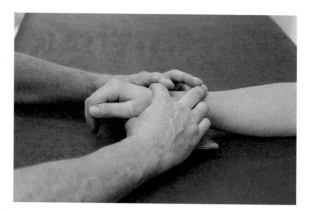

◘ **Abb. 24.65** Dynamisch-funktionelle Mobilisation der Dorsalextension

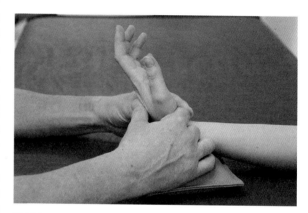

◘ **Abb. 24.66** Dynamisch-funktionelle Mobilisation der Palmarflexion

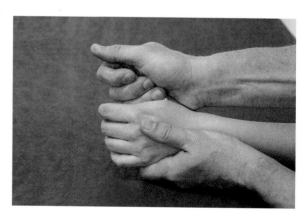

◘ **Abb. 24.67** Traktion im DSG: Test & Mobilisation

Mittelfinger palpiert, falls möglich, das Os trapezium palmarseitig. Die andere Hand umfasst locker den Daumen des Patienten, der Kleinfingerballen liegt dabei mit dem Os pisiforme auf der Basis des Os metacarpale 1 dicht am Gelenkspalt. Der Unterarm der Therapeutin steht parallel zu dem des Patienten. Nun wird

Manuelle Therapie am Ellbogen und an der Hand

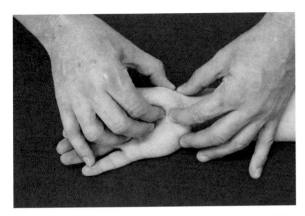

▣ Abb. 24.68　Test des Gleitens für Flexion/Extension im DSG

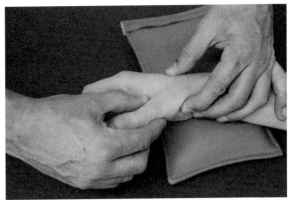

▣ Abb. 24.69　Dynamisch-funktionelle Mobilisation der Abduktion

über einen sanften Schub auf das MC 1 die **Traktion** im Gelenk erreicht. Diese Technik dient gleichzeitig als Mobilisationsgriff.

Dorsal-/Palmargleiten, Radial-/Ulnargleiten

Diese 4 Gleitrichtungen werden getestet, indem das Os trapezium zwischen Daumen und Zeigefinger fixiert wird und die Basis des Os metacarpale 1 dicht am Gelenkspalt gegenüber dem Os trapezium bewegt wird. In ▣ Abb. 24.68 ist das Gleiten für die Flexions-/Extensionsbewegung dargestellt. Diese Technik kann auch zur Mobilisation verwendet werden.

Dynamisch-funktionelle Mobilisation in Abduktion (▣ Abb. 24.69) und Extension (ohne Abb.)

Der Daumen des Patienten wird so positioniert, dass der Daumennagel parallel zur Unterlage steht; auf diese Art und Weise wird die Bewegungsebene deutlich. Da das MC 1 für die Abduktionsbewegung konvex ist, wird der Zeigefinger der Therapeutin von palmar gegen die Basis des MC 1 gesetzt und übt während der dynami-

schen Abduktionsbewegung einen leichten Druck aus, um dem Rollen gegenzuhalten. Diese Hand der Therapeutin stabilisiert auch gleichzeitig Hand und Unterarm des Patienten. Die andere Hand der Therapeutin bewegt den Daumen über die Basisphalanx im schmerzfreien Bereich in Abduktion.

Für die dynamisch-funktionelle Mobilisation in Extension wird die Hand so gedreht, dass die Daumengrundphalanx auf die Therapeutin zubewegt werden kann. Das Trapezium wird von radial mit Daumen und Zeigefinger leicht stabilisiert; und der Zeigefinger der anderen Hand der Therapeutin greift tief in den Daumenballen, um dicht am Gelenkspalt die Basis der Grundphalanx zu fassen. Diese wird nun entlang der Konvexität des Os trapezium in Extension bewegt; der Daumen wird dabei mitgeführt.

Querfriktion der palmaren (▣ Abb. 24.70) und dorsalen (▣ Abb. 24.71) Gelenkkapsel des CMC 1

Zur Schmerzlinderung können ergänzend zu oder vorbereitend auf die Mobilisation tiefe Querfriktionen der

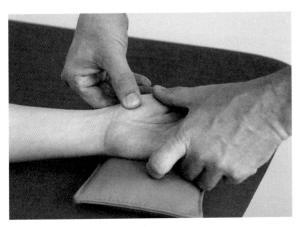

▣ Abb. 24.70　Querfriktion der palmaren Gelenkkapsel CMC 1

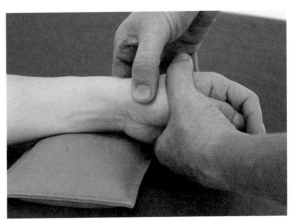

▣ Abb. 24.71　Querfriktion der dorsalen Gelenkkapsel CMC 1

Gelenkkapsel durchgeführt werden. Um den palmaren Anteil der Kapsel zu behandeln, wird der Daumen in eine (schmerzfreie) Adduktionsposition gebracht, wodurch sich das Kapselgewebe etwas vorspannt; mit dem Daumen wird dann auf dem Gelenkspalt die Querfriktion durchgeführt. Für die Behandlung der dorsalen Kapsel wird das CMC 1 in leichte Flexionsposition gebracht, auch hier wird die Friktion über dem Gelenkspalt durchgeführt. Zeigt sich die Probebehandlung erfolgreich, sollte der Patient nach entsprechender Instruktion die Querfriktion als Eigentherapie durchführen.

Fingergelenke

Die Fingergelenke (MCP 2–4, PIP 2–4, DIP 2–4) werden alle in ähnlicher Weise untersucht. Daher ist hier die translatorische Bewegungsuntersuchung beispielhaft dargestellt und auf die anderen Fingergelenke übertragbar.

Traktion, Dorsal- & Palmargleiten, Radial- & Ulnargleiten als Test

Die beiden Gelenkpartner werden mit Daumen und Zeigefinger von dorsal und palmar so nahe wie möglich am Gelenkspalt gefasst; mit diesem Griff werden die Traktion sowie das Dorsal- und Palmargleiten getestet. Für das Testen der Gleitbeweglichkeit in radialer und ulnarer Richtung müssen die Phalangen von der Seite her gegriffen werden, wie in ◘ Abb. 24.72 dargestellt. Je nach Ziel werden die Tests in Ruhestellung oder am Punkte der Einschränkung durchgeführt. Ist für die Behandlung der Fingergelenke nur wenig Intensität nötig, wie zum Beispiel bei der Schmerzlinderung in den Behandlungsstufen 1–2 (s. ▶ Abschn. 23.6), kann die Behandlung auch auf diese Art und Weise durchgeführt werden.

Traktionsmobilisation der Fingergelenke am Beispiel des MCP 2

In ◘ Abb. 24.73 ist die Traktionsmobilisation in Flexion dargestellt. Dafür ist eine entsprechende Lagerung auf einem Sandsack oder Keil von Vorteil. Die Fixation des Metakarpus (hier Os metacarpale 2) kann beispielsweise mit dem Daumenballen erfolgen; bei Alternativtechniken sollte auf eine gelenkschonende Durchführung geachtet werden. Das Gelenk wird nun soweit als möglich an die Flexionseinschränkung herangeführt – bei geringer Irritierbarkeit darf diese Position auch leicht schmerzhaft sein, dann wird die Traktionsmobilisation parallel zur proximalen Phalanx in Stufe 3 appliziert. Wird die Einschränkung durch eine Dehnung von Kapselanteilen verursacht, welche der Patient bei der Flexion in der Regel dorsal am Gelenk spürt,

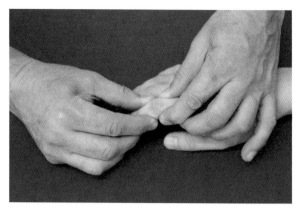

◘ **Abb. 24.72**   Radial- und Ulnargleiten im PIP 2

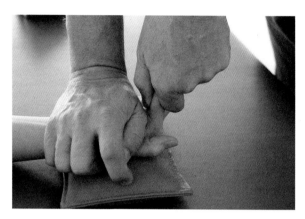

◘ **Abb. 24.73**   Traktionsmobilisation im MCP 2 in Flexionsposition

sollte die Traktion zu einem vermehrten Dehngefühl führen; wird die Einschränkung allerdings durch eine Kompression verursacht (in der Regel palmar spürbar), sollte das Kompressionsgefühl unter der Traktion nachlassen. Für die Traktionsmobilisation der Extension findet mit derselben Technik genau umgekehrt in Pronationsstellung des Unterarms statt.

Gleitmobilisation der Fingergelenke in Flexion am Beispiel des MCP 2 (◘ Abb. 24.74)

Neben den Traktionstechniken können auch Gleittechniken zur Bewegungserweiterung verwendet werden. Auch hier wird das Gelenk bis an den Punkt der Einschränkung geführt und dort gehalten, in diesem Falle in die mögliche Flexionsposition. Dann wird dicht am Gelenkspalt die Konkavität zur Verbesserung der Flexion nach palmar mobilisiert. Entsteht bei der Mobilisation eine Kompression palmarseitig, evtl. auch in Verbindung mit einem fester werdenden Endgefühl, sollte zuerst über Traktionstechniken behandelt werden.

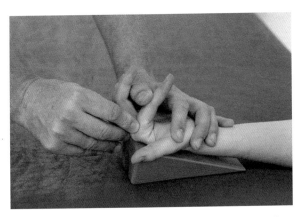

◘ Abb. 24.74 Gleitmobilisation im MCP 2 nach palmar in Flexionsposition

24.2.5 Muskulär bedingte Bewegungseinschränkungen

Grundsätzlich gelten an der Hand für die Diagnostik dieselben Regeln wie in ► Abschn. 24.1.4 beschrieben. Muskuläre Bewegungseinschränkungen werden entweder durch Tonus regulierende Maßnahmen, Dehntechniken oder die Beseitigung schmerzhafter Läsionen in der Struktur behandelt.

Allerdings befinden sich im Hand- und Fingerbereich zusätzlich Sehnenscheiden, die ebenfalls die aktiven und passiven Bewegungen einschränken können und die einer besonderen Diagnostik bedürfen. Im Gegensatz zu muskulären Strukturen werden Sehnenscheiden nicht durch isometrische Anspannung sondern viel mehr durch eine Dehnung provoziert. In der Regel geben die Betroffenen an, durch eine (ungewohnte) manuelle Tätigkeit überlastet zu haben. In vielen Fällen lässt sich im akuten Stadium eine Schwellung der betroffenen Sehnenscheide erkennen, die Palpation der geschwollenen Sehnenscheide liefert einen typischen Krepitus.

Entstehen im Bereich der Sehnenscheiden Verklebungen oder vor allem postoperativ Verwachsungen, verbessert sich die Fingerbeweglichkeit auch dann nicht, wenn die muskulären Strukturen von proximal her angenähert oder entlastet werden. Bei den Finger- bzw. Handgelenkbewegungen zeigt sich dann neben lokalen Schmerzen zusätzlich ein Einziehen oder ein Mitbewegen der Haut an der betroffenen Stelle.

Einschränkungen durch Sehnenscheiden, Sehnen oder Narben können mittels Dehnungen, Bewegungs- und Eigenmobilisationsprogrammen behandelt werden. Dabei sind gerade postoperativ potentiellen Verklebungen oder Vernarbungen durch kurze Ruhigstellungszeiten und eine frühfunktionelle Mobilisation auf ein Minimum zu beschränken. Sind dennoch, z. B. bei komplexen Fällen, Verwachsungen entstanden, bedarf die Wiederherstellung der Gleitfähigkeit und Beweglichkeit eines unverhältnismäßig großen Aufwands mit häufig nur begrenztem Erfolg; es kommt dann doch zu einer operativen Lyse der verwachsenen Strukturen.

24.2.6 Neural bedingte Bewegungs- und Funktionseinschränkungen

Zeigen sich im Hand- und Fingerbereich Symptome, die auf einen neurale Beteiligung schließen lassen, muss differenziert werden, ob die Symptome dominant lokal, also beispielsweise durch einen langen peripheren Ast wie den N. medianus im Karpaltunnel oder den N. ulnaris in der Loge von Guyon (s. hierzu Band I, 3. Aufl., ► Kap. 10 »Nervenkompressionssyndrome«, ► Abschn. 10.4.3 »Kompression des N. medianus im Karpaltunnel (Karpaltunnelsyndrom)«, ► Abschn. 10.5.3 »Kompression des N. ulnaris in der Guyon-Loge (Guyon-Logen-Syndrom)«, oder aber dominant segmental durch zum Beispiel die Nervenwurzeln (in diesem Fall C6–Th1) verursacht werden. Hierzu ist es notwendig, neben einer neurologischen Untersuchung auch eine Untersuchung der HWS durchzuführen (s. hierzu auch ► Abschn. 23.3.4).

Zusätzlich können bei entsprechender Symptomatik auch die Gleitfähigkeit und die Spannungsverträglichkeit des Nervensystems mithilfe der ULTT 1–3 untersucht werden (s. hierzu ◘ Abb. 24.30, ◘ Abb. 24.31 und ◘ Abb. 24.32). In diesem Falle sollten Symptome im Hand- und Fingerbereich durch eine Spannungszunahme bzw. -abnahme beeinflusst werden können. Diese Spannungsänderung findet in der Regel über Bewegungen der HWS, des Schultergürtels oder der Schulter statt; Fingergelenke, Hand- und Ellbogengelenk verbleiben dabei unverändert in der eingestellten Position. Dabei ist zu bedenken, dass beispielsweise ein Karpaltunnelsyndrom vorliegen kann, auch wenn diese Spannungstests negativ sind (Vanti et al. 2011).

Die Behandlung erfolgt entsprechend der Befundergebnisse und der Reaktion des Patienten auf die Behandlung.

Literatur

Zitierte Literatur
Assmus H, Antoniadis G, Bischoff C et al (2009) Aktueller Stand der Diagnostik und Therapie des Kubitaltunnelsyndroms. Handchir Mikrochir plast Chir 41(1):2–12

Bruno RJ, Lee ML, Strauch RJ et al (2002) Posttraumatic elbow stiffness: evaluation and management. J Am Acad Orthop Surg 10:106–116

Cooney WP, Linscheid RL, Dobyns JH (1998) The wrist – diagnosis and operative treatment, Bd 1. Mosby, St. Louis

Coppieters MW, Butler, DS (2008) Do sliders slide and tensioners tension? An analysis of neurodynamic techniques and considerations regarding their application. Man Ther 13:213–221

Field D (1996) Evaluation of the arthroscopic valgus instability of the elbow. Am J Sports Med 24:177–181

Geyer M, Stöhr H (2001) Arthroskopische Abklärung und Therapie des humeroradialen Impingements. Arthroskopie 14:171–176

Kaltenborn F (1992) Manuelle Mobilisation der Extremitätengelenke. Olaf Noris Bokhandel, Oslo

King GJW, Faber KJ (2000) Postraumatic elbow stiffness. Orthop Clin North Am 31(1):129–143

Kromer TO (2012) Alles »Bio«, oder was? Manuelle Therapie 16(2):61–66

Kromer TO (Hrsg) (2013) Rehabilitation der Oberen Extremität. Springer, Heidelberg

Lohkamp M, Small K (2011) Normal response to upper limb neurodynamic test 1 and 2A. Man Ther 16:125–130

Meier R, Frey S, Kenn W et al (2011) Prävalenz der Rhizarthrose. Obere Extremität 6:115–117

Moriggl B, Putz RV (1999) Der Carpus im Konflikt zwischen Stabilität und Mobilität. Orthopäde 28:822–832

Moritomo H, Apergis EP, Garcia-Elias M et al (2014) International Federation of Societies for Surgery of the Hand 2013 Committee's report on wrist dart-throwing motion. J Hand Surg Am 39A(7):1433–1439

Morrey BF (2000) The elbow and its disorders, 3. Aufl. W.B. Saunders, Philadelphia

Mumenthaler M, Schliack H, Stöhr M (1998) Läsionen peripherer Nerven. Thieme, Stuttgart

O'Driscoll SW, Morrey BF, Korinek S et al (1992) Elbow subluxation and dislocation. A spectrum of instability. Clin Orthop Relat Res 280:186–197

Olsen BS, Søjbjerg JO, Dalstra M et al (1996) Kinematics of the lateral ligamentous constrains of the elbow. J Shoulder Elbow Surg 5:333–341

Pecina MM, Krmpotivc-Nemanic J, Markiewitz AD (1997) Tunnel Syndromes. Peripheral nerve compression syndromes. CRC Press New York

Pienimaki TT, Tarvainen TK, Siira PT et al (1996) Progressive strengthening and stretching exercises and ultrasound for chronic lateral epicondylitis. Physiotherapy 82:522–530

Prosser R, Herbert R, LaStayo PC (2007) Current practice in the diagnosis and treatment of carpal instability – results of a survey of Australian hand therapists. J Hand Ther 20:239–243

Regan WD, Korinek SL, Morrey BF et al (1991) Biomechanical study of ligaments around the elbow joint. Clin Orthop Relat Res 271:477–483

Ryu J (2001) Biomechanics of the wrist. In: Watson HK, Weinzweig J (Hrsg) The wrist. Lippincott Williams & Wilkins, Philadelphia

Saffar P (1990) Carpal injuries – anatomy, radiology, current treatment. Springer, Paris

Slater H, Theriault E, Ronningen BO et al (2010) Exercise-induced mechanical hypoalgesia in musculotendinous tissues of the lateral elbow. Man Ther 15 (10):66–73

Stasinopoulos D, Stasinopoulos I, Pantelis M et al (2010) Comparison of effects of a home exercise programme and a supervised exercise programme for the management of lateral elbow tendinopathy. Br J Sports Med 44:579–583

Strobel MJ, Eckhardt O, Eichhorn J (2001) Freie Gelenkkörper im Ellenbogengelenk; Lokalisation und operationstechnisches Management. Arthroskopie 14:165–170

Tyrdal S, Olsen BS (1998) Hyperextension trauma to the elbow joint induced through the distal ulna or the distal radius: pathoanatomy and kinematics. An experimental study of the ligament injuries. Scand J Med Sci Sports 8:177–182

Vanti C, Bonfiglioli R, Calabrese M et al (2011) Upper limb neurodynamic test 1 and symptoms reproduction in carpal tunnel syndrome. A validity study. Man Ther 16:258–263

Watson HK, Ashmead D, Makhlouf MV (1988) Examination of the scaphoid. J Hand Surg Am 13A:657–660

Wolff AL, Wolfe SW (2016) Rehabilitation for scapholunate injury: Application of scientific and clinical evidence to practice. J Hand Ther 29:146–153

Weiterführende Literatur

Bachoura A, Jacoby SM (2012) Ulnar tunnel syndrome. Orthop Clin North Am 43(4):467–474 doi:10.1016/j.ocl.2012.07.016

Bachoura A, Porretto-Loehrke A, Schuh C et al (2016) Clinical manual assessment of the wrist. J Hand Ther 29:123–135

Barr S, Cerisola FL, Blanchard V (2009) Effectiveness of corticosteroid injections compared with physiotherapeutic interventions for lateral epicondylitis: a systematic review. Physiotherapy 95:251–265

Bisset LM, Coppieters MW, Vicenzino B (2009) Sensorimotor deficits remain despite resolution of symptoms using conservative treatment in patients with tennis elbow: a randomized controlled trial. Arch Phys Med Rehabil 90:1–8

Coombes BK, Bisset LM, Vicenzino B (2015) Management of lateral elbow tendinopathy: one size does not fit all. J Orthop Sports Phys Ther 45(11):938–949

Dang AC, Rodner CM (2009) Unusual compression neuropathies of the forearm. Part 2: median nerve. J Hand Surg Am 34(10):1915–1920

Diagnostik und Therapie des Karpaltunnelsyndroms – S3-Leitlinie (Reg.-Nr. 005/003) (2012a) http://www.awmf.org. Abgerufen 18. 04. 2017

Diagnostik und Therapie komplexer regionaler Schmerzsyndrome (CRPS) – S1-Leitlinie (Reg.-Nr. 030/116) (2012b) http://www.awmf.org. Abgerufen 18. 04. 2017

Kuo CE, Wolfe SW (2008) Scapholunate instability: current concepts in diagnosis and management. J Hand Surg Am 33A:998–1013

Moseley LG, Butler DS, Beames TB et al (2012) The graded motor imagery handbook. NOI Group Publications, Adelaide

Nayak SR, Ramanathan L, Krishnamurthy A et al (2010) Extensor carpi radialis brevis origin, nerve supply and its role in lateral epicondylitis. Surg Radiol Anat 32:207–211

Skinner DK, Curwin SL (2007) Assessment of fine motor control in patients with occupation-related lateral epicondylitis. Man Ther 12:249–255

Smart KM, Wand BM, O'Connell NE (2016) Physiotherapy for pain and disability in adults with complex regional pain syndrome (CRPS) types I and II (Review). Cochrane Database of Systematic Reviews 2016 Issue 2. Art. No.: CD010853; doi:DOI: 10.1002/14651858.CD010853.pub2.

Elektrophysikalische Maßnahmen

Vera Beckmann-Fries

© Springer-Verlag GmbH Deutschland, ein Teil von Springer Nature 2019
B. Waldner-Nilsson (Hrsg.), *Handrehabilitation*
https://doi.org/10.1007/978-3-540-38926-2_25

25

Elektrophysikalische Maßnahmen (im englischen Sprachgebrauch »electrophysical agents«, kurz EPAs) stellen in der Handtherapie einen wichtigen Teil der Behandlung dar. Physio- und Ergotherapeutinnen wenden thermische, elektrische, mechanische und zum Teil auch chemische Modalitäten an. **Elektrophysikalische Maßnahmen sind eine gezielt eingesetzte Ergänzung zu weiteren therapeutischen Maßnahmen.** Sie werden auch »passive« Maßnahmen genannt. Seit den Anfängen der Physiotherapie sind diese Anwendungen ein fester Bestandteil des Berufstandes (Watson 2016). Elektrophysikalische Maßnahmen sind weltweit ein Thema: 2009 wurde die International Society for Electrophysical Agents in Physiotherapy[3], eine Untergruppe der World Confederation for Physical Therapy (WCPT) gegründet.
Elektrophysikalische Modalitäten wirken primär auf der Ebene der Köperfunktionen, um in der Folge dem Patienten eine verbesserte Aktivität zu ermöglichen und seine Partizipation, seine Rollenerfüllung zu stärken. Zu den Körperfunktionen gehören u. a. Schmerzwahrnehmung, Gelenkbeweglichkeit, die Funktionen der Haut (Vernarbung), Muskelaktivität oder die Durchblutung.
Jede Therapeutin wendet physikalische Mittel an und hat damit mehr oder weniger positive Erfahrungen sammeln können. Auch die Anwendung von elektrophysikalischen Maßnahmen soll auf den Prinzipen der evidenzbasierten Medizin gründen: Es handelt sich um die Integration von Evidenz aus der Literatur, den Erfahrungen der Therapeutin und den Werten und Erwartungen des Patienten (Sackett 2000).

25.1   Einführung

In der Literatur werden elektrophysikalische Maßnahmen auf unterschiedliche Weise in Untergruppen eingeteilt. In diesem Kapitel erfolgt die Unterteilung der einzelnen Maßnahmen nach Therapieform und nicht nach Behandlungsziel. Ziel dieses Kapitels ist, die theoretischen Grundlagen der physikalischen Anwendungen darzulegen und die verschiedenen Anwendungsbereiche aufzuzeigen. Das Wissen über den biophysikalischen Hintergrund der angewendeten Maßnahmen macht den Einsatz dieser erst interessant und spannend. Die Anwendung von physikalischen Maßnahmen sollte in der Therapie mit Bedacht und dem Wissen über die zu erwartende Wirkungsweise erfolgen. Mögliche Gefahren und potentielle Verletzungsmechanismen müssen bekannt sein. **Der Anwendung von elektro-**

physikalischen Maßnahmen geht zwingend das Wissen über das Stadium der Wundheilung des zu behandelnden Gewebes voraus.** Dazu gehört eine genaue Analyse und Hierarchisierung der erhobenen Befunde.
Die einzelnen Unterkapitel beinhalten eine Definition der beschriebenen physikalischen Maßnahmen, ihre biophysikalischen Eigenschaften und die zu erwartenden physiologischen und therapeutischen Effekte. Überlegungen zur Anwendung und Dosierung, sowie den Indikationen bezogen auf die Handtherapie, werden erörtert. Einen wichtigen Punkt stellen auch die jeweiligen Kontraindikationen, Hinweise auf mögliche Gefahren und die entsprechenden Vorsichtsmaßnahmen dar.
Dieses Kapitel versucht bewährte Methoden aus der Praxis mit Evidenz aus klinischen Studien, zum Teil aus der Grundlagenforschung, zu verknüpfen. Der Leser wird seine eigenen Erfahrungen mit einbringen und somit eigene Konklusionen und Prämissen für seine Praxis ziehen. Nicht zu vergessen sind die Bedürfnisse des Patienten: Bestehen positive oder negative Erfahrungen in Bezug zu physikalischen Maßnahmen? Wenn möglich, wird Evidenz zu einzelnen physikalischen Maßnahmen aufgeführt und erläutert, ohne Anspruch auf Vollständigkeit. Die Medizin unterliegt einem ständigen Wandel; was heute stimmt, hat vielleicht schon morgen seine Gültigkeit verloren.
Sind Grundlagen für Elektrophysikalische Maßnahmen gegeben?

» Der Trend zur evidenzbasierten Therapie hat ein Scheinwerferlicht auf alle Formen der Therapie gerichtet. Wie auch in anderen Bereichen der (Physio-) Therapie gibt es für die Anwendung von Physikalischen Maßnahmen (noch) wenige Studien von hoher Qualität.
(Laakso et al. 2002)

Handfeste Evidenz für die Effektivität von elektrophysikalischen Maßnahmen ist nicht üppig gestreut. Das Fehlen von Evidenz für die Wirksamkeit ist jedoch nicht gleichbedeutend mit einer Evidenz für deren Unwirksamkeit. Ein Fehlen von Evidenz bedeutet nur eines: Wir wissen es nicht (Robertson et al. 2006).

25.2   Dokumentation und Vorsichtsmaßnahmen

Vor der Anwendung von thermischen Modalitäten muss getestet werden, ob die zu behandelnde Hautfläche verschiedene Temperaturen wahrnehmen und unterscheiden kann. Für alle Anwendungen gilt, dass das Berührungsempfinden vor der Therapie beurteilt

---

3   http://www.wcpt.org/iseapt (Zugriff 15.11.2017)

werden muss. Zusätzlich müssen absolute und relative Kontraindikationen für die gewählte Maßnahme ausgeschlossen werden.

Falls die Möglichkeit einer allergischen Reaktion besteht, zum Beispiel auf ein Medikament in Zusammenhang mit Iontophorese, muss der Patient vor der ersten Anwendung auf bekannte Überempfindlichkeiten oder Reaktionen auf das entsprechende Medikament angesprochen werden.

Nach jeder Behandlung hält die Therapeutin folgende Parameter schriftlich fest:

- Art der Maßnahme,
- Ort der Applikation,
- Dosierung,
- Dauer der Anwendung,
- Reaktionen des Patienten.

Nur so kann ein hoher Standard in der Anwendung von physikalischen Anwendungen erreicht und aufrechterhalten werden.

25.3 Thermotherapie

Die Thermotherapie beinhaltet die Anwendung von thermischen Modalitäten.

Sowohl Wärme als auch Kälte werden in der Behandlung von verletztem oder erkranktem Gewebe eingesetzt, mit unterschiedlichen Zielen.

Was ist Wärme? Was ist Kälte? Die Begriffe »warm« und »kalt« basieren auf der menschlichen Wahrnehmung. Physikalisch betrachtet sind es zwei Zustände mit unterschiedlicher Energiebilanz. Sehr vereinfacht könnte man sagen: Kälte ist die (relative) Absenz von Wärme oder anders: Kalten Mitteln (als Beispiel das Cold Pack) wurde Energie entzogen: die Wärme. Eine kalte Auflage verfolgt das Ziel, dem Körper Wärme zu entziehen. Die Energiebilanz zwischen der behandelten Körperstelle und der Auflage wird sich angleichen: Die Körperoberfläche gibt Wärme (Energie) ab und die Auflage (z. B. ein Cold Pack) nimmt diese auf. Die Hauttemperatur sinkt.

▪▪ Oberflächen- versus Körperkerntemperatur

Der menschliche Körper erfasst die Temperatur über spezifische Wärme-, bzw. Kälterezeptoren (Thermorezeptoren) der Haut. Diese reagieren vor allem auf Temperaturveränderungen. Auf eine Änderung reagieren sie unmittelbar, bei nachfolgend gleichbleibender Temperatur adaptieren sie jedoch schnell. Dies geschieht im tolerablen Bereich von ca. 15–45 °C, darüber und darunter besteht die Gefahr von möglichem Gewebeschaden. Um eine Schädigung zu vermeiden, erregen außerhalb der Toleranzgrenze liegende Temperaturen freie Nervenendigungen im Gewebe und Schmerz wird wahrgenommen. Die Thermorezeptoren tragen auch dazu bei, die Kerntemperatur aufrecht zu erhalten. Dies ist ein Vorgang, der unbewusst abläuft (Robertson et al. 2006). Unser Körper ist bestrebt, in seinem Inneren immer die gleiche Temperatur zu halten, die sogenannte Kerntemperatur. Diese beträgt im Schnitt 36,8 °C. Experimentelle Messungen zeigen, dass die **normale oberflächlich gemessene Hauttemperatur zwischen 28 °C und 32 °C** liegt, wenn die Haut über einen gewissen Zeitraum ungeschützt einer durchschnittlichen Raumtemperatur von 21 °C ausgesetzt ist (Bélanger 2003). **Die Hautoberfläche ist eine temperaturvariable Schale.** Die Dicke der kutanen und subkutanen Schichten, die anatomische Lage und Stoffwechselaktivität darunterliegender Organe beziehungsweise Gelenke ergeben Unregelmäßigkeiten im Oberflächentemperaturprofil. Die Seitendifferenz der Oberflächentemperatur ist bei Gesunden gering: Bei 90 beschwerdefreien Probanden wurde eine maximale Temperaturdifferenz von 0,67 °C identifiziert. Je stammnaher die Hautregion, desto geringer die Seitendifferenz. Höhere Seitendifferenzen sind Hinweis auf lokale Störungen (z. B. Gelenkentzündung) oder Funktionsstörungen in der Durchblutungsregulation (z. B. nach periphereren Nervenverletzungen) (Diemer u. Sutor 2007).

An der unverletzten, gesunden Hand zeigen sich Unterschiede in der Oberflächentemperatur bezogen auf die Messstelle. **Die durchschnittliche Temperatur über dem Handrücken beträgt im Schnitt 33 °C und in der Hohlhand 34 °C.** Der durchschnittliche Temperaturunterschied der Hautoberfläche der Hohlhand und auf dem Handrücken betragen 0,3 °C respektive 0,25 °C (Oerlemans et al. 1999). In einer Studie von Mucha et al. (1992) wurde ein auf dem Handrücken gemessener Temperaturunterschied von +0,8 °C zur Gegenseite als positiver Befund bewertet.

25.3.1 Messen der Hautoberflächentemperatur

Mithilfe von einfachen Infrarotthermometern kann die Hauttemperatur gemessen werden (Burnham et al. 2006). Es gibt auf dem Markt sogenannte Kontakt- und Nichtkontakt-Infrarotthermometer. Der Vorteil der Nichtkontakt-Infrarotthermometer (◻ Abb. 25.1) liegt darin, dass sie schnell, akkurat und sicher die Hautoberflächentemperatur messen, ohne die Haut zu berühren (Bélanger 2010). Dies verhindert eine mögliche Kontaminierung der Haut mit Keimen, und auch die Temperatur verletzter Haut kann gemessen werden.

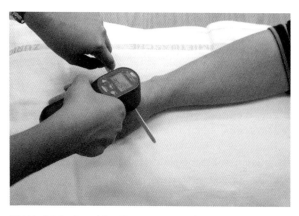

Abb. 25.1   Portables »Non-contact«-Infrarotthermometer

Testablauf (modifiziert nach Diemer u. Sutor 2007): Der Patient muss beide Arme über mindestens 8 min von Verbänden oder Bekleidung befreit haben. Durch das Tragen von Schienen und/oder Verbänden ist die Hauttemperatur sonst deutlich höher. Die Messung sollte immer zur gleichen Tageszeit durchgeführt werden, und die Raumtemperatur darf keinen großen Schwankungen unterliegen.

— Festlegen des Messpunktes (auf der verletzten Seite) mit der stärksten Erwärmung anhand anatomischer Referenzpunkte,
— Messgerät wird senkrecht zur Haut gehalten, der Abstand zur Haut soll immer gleich groß sein.
— Messung des gleichen Referenzpunktes an der nicht verletzten Hand,
— Notation der absoluten Werte und Errechnen des Differenzwertes zwischen der verletzten und der nicht verletzten Seite.

Um den Abstand zur Haut standardisiert gleich zu halten, kann ein Zungenspatel aus Holz oder ähnliches verwendet werden (■ Abb. 25.1).

■■ **Wie können Unterschiede in der Hauttemperatur gewichtet werden?**
Die absoluten Werte besitzen eine geringe Aussagekraft. Da die Hauttemperatur stark durch die Außentemperatur beeinflusst wird, unterliegt sie großen Schwankungen. Nur im Vergleich mit der gesunden Gegenseite können Rückschlüsse auf Reizzustände oder die Durchblutungssituation gezogen werden. Über regelmäßige Messungen kann ein Verlauf dokumentiert werden. Dies kann jedoch nur ein Parameter unter anderen sein. Bei bilateralen Erkrankungen hat diese Messmethode wahrscheinlich keine große Bedeutung.

25.3.2 Grundlagen der Wärmetherapie

Thermischen Modalitäten unterscheiden sich sowohl durch ihre Anwendungsformen als auch durch ihre unterschiedliche Fähigkeit, Energie abzugeben, bzw. zu speichern.

Eine Wärmeanwendung wird klassifiziert in oberflächlich oder tief. Die oberflächliche Anwendung, welche über Konduktion oder Konvektion wirkt, kann das Gewebe bis in eine maximale Tiefe von 2–3 cm unter der Hautoberfläche erwärmen (Bissell 1999). Andere Quellen nennen eine maximale Tiefenwirkung von 1 cm (Bélanger 2010). Ein wichtiger Faktor ist der Ort der Wärmeapplikation. Über Gelenken mit wenig Isolation durch Weichteile und Fettgewebe (die Hand ist hier das perfekte Beispiel) ist die Tiefenwirkung deutlich stärker als bei einer Anwendung über Muskulatur und Fettgewebe.

Eine tiefe Wärmeanwendung (therapeutische Ultraschall- oder Hochfrequenztherapie) erreicht Gewebeschichten von mehr als 1 cm Tiefe (Bélanger 2010). Diese tiefe Erwärmung wird durch Konversion erzielt. **Konversion** beschreibt den Wechsel einer Energieform in eine andere. Zum Beispiel der Wechsel einer nichtthermischen (mechanischen, elektrischen oder chemischen) in eine thermische Energie (▶ Abschn. 25.6.1 »Therapeutischer Ultraschall«).

25.3.3 Oberflächliche Wärmeanwendungen

Durchschnittliche Anwendungstemperaturen von verschiedenen oberflächlichen Wärmeanwendungen (■ Tab. 25.1).

Eine Unterscheidung zwischen der Wahrnehmung von »lauwarm«, »warm« und »heiß« ist sehr subjektiv und hängt direkt vom gewählten Mittel ab. Es spielt

■ **Tab. 25.1**   Anwendungsformen und ihre Anwendungstemperatur der oberflächlichen Wärmeanwendung

Temperaturbereich	Anwendungsform
40 °C	Wärmepflaster
36 °C–44 °C	Warmes Armbad
46 °C–49 °C	Fluidotherapie
45 °C–50 °C	Paraffin-Wachsbad
52 °C–57 °C	Hot Gel Pack (mit Vlieshülle)
~90 °C	Heiße Rolle

◼ **Tab. 25.2** Wahrnehmung von Wassertemperaturen	
<26 °C	Kühl
26 °C–32 °C	Lauwarm
32 °C–34 °C	Neutral
34 °C–37 °C	Warm
37 °C–40 °C	Heiß
>40 °C	Sehr heiß

◼ **Tab. 25.3** Spezifisches Wärmeverhalten verschiedener Stoffe	
Stoff	Spezifisches Wärmeverhalten
Wasser bei 20 °C	4,18
Paraffinwachs	2,7
Luft	1,01

auch eine zentrale Rolle, wo die Modalität appliziert wird und wie hoch die Ausgangstemperatur ist.

Wasser wird bei verschiedenen Temperaturen (◼ Tab. 25.2) unterschiedlich wahrgenommen (Bélanger 2010).

Für die Praxis lässt sich folgende Rechnung erstellen: Die Differenz aus der Temperatur der gewählten Wärmeanwendung und der lokalen Oberflächenhauttemperatur ergibt den Gradienten. Nach der erfolgten Wärmeapplikation kann der effektive Temperaturanstieg errechnet werden. Diese Messung gibt nur die Temperaturveränderung der Haut wieder; dies lässt jedoch keinen direkten Schluss über die Temperatur der darunter liegenden Gewebeschichten zu (Bélanger 2003). Je größer der Temperaturgradient, umso schneller findet der Temperaturausgleich statt. Als Beispiel: Je höher die Temperatur der Wärmeanwendung gewählt wird, desto schneller wird sich die Haut erwärmen.

> ❗ **Cave**
> Es sollte immer eine für den Patienten sichere Methode gewählt werden. Wenn der Temperaturgradient zwischen der Haut und der gewählten physikalischen Maßnahme zu hoch ist, kann dies zu Verbrennungen führen.

▪▪ Spezifische Wärme

Die spezifische Wärme (auch **Wärmekapazität** genannt) ist die Summe der Energie, welche benötigt wird, um die Temperatur eines Stoffes mit vorgegebenem Gewicht um eine vorgegebene Anzahl Grade ansteigen zu lassen.

Stoffe mit einem größeren spezifischen Wärmeverhalten benötigen mehr Energie als solche mit einem niedrigeren, um eine vorgegebene Temperatur zu erreichen.

Bei gleicher Ausgangstemperatur können Stoffe mit größerem spezifischem Wärmeverhalten Energie besser konservieren als solche mit niedrigerem spezifischem Wärmeverhalten.

In der therapeutischen Anwendung von Wärme werden gerne Stoffe verwendet, welche ein hohes spezifisches Wärmeverhalten aufweisen, z. B. Wasser (◼ Tab. 25.3).

Wasser braucht viel Energie, um erwärmt zu werden, speichert diese in der Folge aber länger als Stoffe mit niedrigerem Wärmeverhalten.

Um der Haut die gleiche Menge an Energie, also Wärme zuzuführen, wird Wasser, welches ein größeres spezifisches Wärmeverhalten aufweist als Luft, weniger heiß appliziert als eine luftbasierte Wärmetherapie, als Beispiel die Fluidotherapie.

▪▪ Wärmeleitfähigkeit

Die Wärmeleitfähigkeit eines Festkörpers, einer Flüssigkeit oder eines Gases ist sein Vermögen, thermische Energie mittels Wärmeleitung zu transportieren (◼ Tab. 25.4).

Muskulatur, Blut und die Haut besitzen eine ähnliche Wärmeleitfähigkeit wie Wasser. Fett hingegen wirkt wie ein Isolator; seine Wärmeleitfähigkeit ist geringer.

> ❗ **Cave**
> Für die Thermotherapie werden Materialien mit moderater thermaler Leitfähigkeit gewählt, um einer Verbrennung vorzubeugen. Wichtig zu bemerken, dass der Patient während der Behandlung (Finger-)Schmuck abzulegen hat, da Metalle eine hohe thermale Leitfähigkeit aufweisen.

◼ **Tab. 25.4** Wärmeleitfähigkeit verschiedener Materialien	
Material	**Wärmeleitfähigkeit (λ-Wert in W/[mK])**
Silber	429,00
Kupfer	350,00
Wasser bei 20 °C	0,58
Öl	0,15
Fett	0,19–0,45
Gummi	0,16
Luft	0,0261

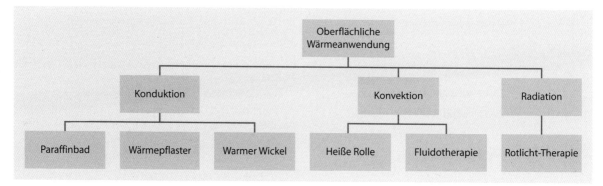

Abb. 25.2   Übersicht oberflächliche Wärmeanwendungen

Die Wärmeleitfähigkeit bezieht sich ausschließlich auf die Wärmeleitung (Konduktion). **Konduktion** bezeichnet den Energieaustausch über direkten, statischen Kontakt von zwei verschiedenen Materialien mit unterschiedlichen Ausgangstemperaturen. Wenn zwischen dem gewählten wärmenden Mittel und der Haut kein direkter Kontakt besteht, also eine Luftschicht dazwischen liegt, wirkt diese als Isolator. Der wärmende Effekt für die Haut wird deutlich geringer ausfallen. Wärme wird nicht nur durch Wärmeleitung transportiert, sondern auch durch Konvektion und Wärmestrahlung (Radiation). **Konvektion** bezeichnet den Energieaustausch über direkten Kontakt zwischen einem sich bewegenden Medium und einem anderen Material mit unterschiedlichen Ausgangstemperaturen. Während der Anwendung bleibt das gewählte thermale Mittel in Bewegung. Es kommen immer wieder Partikel mit der ursprünglich gewählten Ausgangstemperatur mit der Haut in Kontakt. Dadurch ist der wärmende Effekt größer als bei der Konduktion. Als **Radiation** wird der direkte Energieaustausch von einem Material mit höherer zu einem mit einer niedereren Energiebilanz bezeichnet. Es braucht kein dazwischengeschaltetes Medium. Diese Form der Wärmeanwendung kommt u. a. in der Rotlichttherapie vor. Die ◘ Abb. 25.2 zeigt eine Übersicht der oberflächlichen Wärmeanwendungen.

■■ **Wirkungsweise und Indikationen für die Anwendung von oberflächlicher Wärme**
Bei allen therapeutischen Anwendungen ist das Wissen über das Stadium der Wundheilung und die Analyse des Befundes von zentraler Bedeutung.

Gesundes Gewebe hat im Durchschnitt folgende Temperatur (Hardy u. Woodall 1998) (◘ Tab. 25.5).

Eine maximale Temperaturerhöhung der Haut und subkutanem Gewebe am Unterarm wird nach 20-minütiger Anwendung einer feuchten oberflächlichen Wärmeapplikation erzielt (Abramson et al. 1961). Die Mus-kulatur erreicht eine maximale Erwärmung erst nach 30 min. Eine weitere Temperaturerhöhung tritt auch bei längerer Wärmeapplikation nicht ein (Hardy u. Woodall 1998).

Da die Hand eine relativ kleine Fläche bietet, reagiert sie sehr gut auf die meisten oberflächlichen Wärmeanwendungen, d. h. eine Erhöhung der Gewebetemperatur ist nicht nur in der Haut, sondern auch in den darunter liegenden Schichten zu erwarten.

Gutenbrunner (2007) fasst die Wirkungsweise von lokaler, oberflächlicher Wärmeanwendung wie folgt zusammen:

═ Erhöhung der Hautdurchblutung,
═ Erhöhung der Hauttemperatur,
═ lokale Erhöhung der Stoffwechselaktivität,
═ Reflektorische Muskelentspannung,
═ Schmerzlinderung.

Praxistipp

Wärme eignet sich optimal als Bewegungsstarter: als Vorbereitung für die nachfolgende aktive oder passive Bewegungstherapie.

◘ **Tab. 25.5**   Durchschnittliche Temperatur in verschiedenem Körpergewebe

Gewebe/Lokalisation	Temperatur
Hautoberfläche	30 °C
Intrinsische Handmuskulatur	33,5 °C
Muskulatur	35 °C
Ligamente	36 °C
Intraartikulär	32 °C
Körperkerntemperatur	37 °C

Um Veränderungen im Bindegewebe zu erreichen, (zum Beispiel über passive Mobilisation oder Dehnung), ist eine Temperaturerhöhung auf über 40 °C erforderlich. Bei dieser Temperatur hat das Gewebe Potential, sich um 25 % zu verlängern (Hardy u. Woodall 1998). Als Voraussetzung für diese positive Wirkung muss die Temperaturerhöhung während 5 min beibehalten werden (Knight u. Draper 2008).

■ ■ **Indikationen sowie absolute und relative Kontraindikationen für die oberflächliche Wärmeanwendung**

Indikationen

= Chronisch-entzündliche Prozesse wie: degenerative Gelenkerkrankungen; Krankheiten aus dem rheumatischen Formenkreis; Periarthropathien, Tendinosen, Periostosen,
= Sklerodermie,
= Myalgien, Muskelhartspann,
= Gelenkkontrakturen,
= Narben, welche die Beweglichkeit einschränken.

Absolute Kontraindikationen

= Durchblutungsstörungen, Ischämie (z. B. nach Replantation),
= akute Verletzungen (z. B. Operationswunden),
= Blutungen,
= akute Infektionen,
= Gangrän (Hautnekrose),
= maligne Tumore,
= asensibles Hautareal.

Relative Kontraindikationen

= Reduzierte Sensibilität der Haut,
= offene Hautstellen,
= Patient ohne Bewusstsein,
= Patient ohne Verständnis für die sichere Anwendung der Modalität (bezieht sich auf den Heimgebrauch).

Paraffin-Wachsbad

Bei der Anwendung des Paraffin-Wachsbades kommt es zu einem Temperaturaustausch über Konduktion, es handelt sich um eine direkte Wärmeleitung. Paraffine sind gesättigte Kohlenwasserstoffe. Sie fallen als Nebenprodukt bei der Entparaffinierung von Motorölen an. Das Paraffin wird in einem Verhältnis von 6:1 oder 7:1 mit Mineralöl gemischt; mit dem Ziel, die Schmelztemperatur von Paraffin von 54,5 °C auf 45–50 °C zu reduzieren (Michlovitz 2002). Im Vergleich zu Wasser hat Paraffin eine niedrigere spezifische Wärme (◘ Tab. 25.3). Somit kann Paraffinwachs mit einer relativ hohen Temperatur direkt auf der Haut angewendet

werden. Paraffin empfiehlt sich durch seine Anschmiegsamkeit für die Anwendung an der Hand. Der direkte Kontakt an jeder Stelle der Hand ist garantiert. Durch das beigefügte Mineralöl wird die Haut des Patienten zusätzlich gepflegt.

Die intrinsische Handmuskulatur hat im Durchschnitt eine Temperatur von 33,5 °C. Durch die Anwendung von Paraffin kann nach ca. 8 min ein Temperaturanstieg von knapp 4 °C intramuskulär erreicht werden. Nach 20 min Anwendung liegt die Erhöhung noch bei 3 °C (Borrell et al. 1980) – was darauf hinweist, dass die applizierte Wärme entweder durch Abkühlung über die Luft (durch ungenügende Abdeckung durch geeignete Hüllstoffe) oder durch die kutane Blutzirkulation verloren geht.

Auf dem Markt sind Paraffinbäder in vielen verschiedenen Größen und Massen erhältlich. Diese Geräte sind meist durch einen eingebauten Thermostat im Dauerbetrieb. Um Strom zu sparen, empfiehlt es sich eine Zeitschaltuhr zu installieren.

Paraffinwachs kann in vorgeformten Blöcken oder als Granulat beim Händler bezogen werden. Wahlweise kann dem Paraffin ätherisches Öl beigefügt werden, zu bedenken sind mögliche allergische Reaktionen. Paraffinwachs kann bei 80 °C sterilisiert werden.

Anwendung und Anwendungsdauer

Die Haut an der Hand muss intakt sein. Aller Schmuck wird vor der Anwendung abgelegt. Hände werden vor der Anwendung sorgfältig gewaschen und getrocknet. Es ist darauf zu achten, dass kein Wasser ins Paraffinbad gelangt. Durch erhitzte Wassertropfen können Verbrennungen auf der Haut des Patienten entstehen.

Der Patient taucht seine Hand mit gespreizten Fingern langsam so weit wie möglich in das Wachsbad ein und zieht sie langsam wieder heraus. Der Kontakt mit dem Wannenrand sollte vermieden werden, da dieser eventuell sehr heiß sein kann. Mit weiterem Eintauchen wird gewartet, bis das Wachs auf der Hand matt erscheint. Nun folgen weitere fünf Tauchgänge (Dellhag et al. 1992). Anschließend wird der Hand eine dünne Plastiktüte übergestreift und darüber eine oder mehrere isolierende Hüllen gezogen (◘ Abb. 25.3a–b). Diese Hüllen bestehen vorzugsweise aus mehrlagigem Frotteestoff und sind mit Klettverschluss verschließbar, damit eine gute Wärmeisolation erreicht werden kann. Eine Intensivierung der Wärme kann erzielt werden, wenn über einer Plastikhülle noch feuchte Wärme (z. B. ein feuchtwarmes Frotteetuch) appliziert wird (Michlovitz 2002). Die Wachshülle verbleibt während 15–20 min auf der Haut. Das Wachs wird wie ein Handschuh abgestreift (◘ Abb. 25.3c).

25

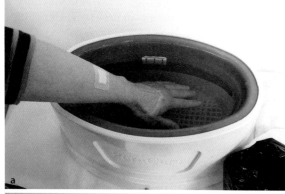

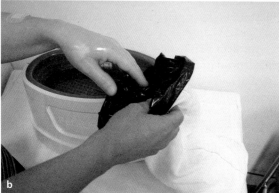

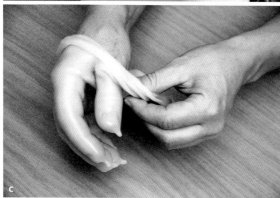

⬛ Abb. 25.3a–c Anwendung von Paraffin: **a** Eintauchen in Paraffinbad; **b** eine dünne Plastiktüte und isolierende Hüllen werden übergestreift; **c** das Paraffin wird wie ein Handschuh abgestreift

Das abgezogene Paraffin kann im Anschluss an die Wärmeanwendung als Knetmasse zur Kräftigung der Handmuskulatur verwendet werden.

Wärme und Dehnung erzielen zusammen mehr Dehnbarkeit des Gewebes (Hardy u. Woodall 1998). In der Klinik ist die kombinierte Anwendung von Dehnung und Wärme erfolgreich: Der Patient kann vor dem Eintauchen ins Paraffinbad einen dynamischen Extensionsquengel überstreifen (z. B. einen »LMB Spring Finger Extension Assist« von DeRoyal®). Vorsicht vor direktem Kontakt von Metall mit der Haut: Verbrennungsgefahr. Auch besteht die Möglichkeit, mit Coban™ einen Finger in Flexion zu fixieren, um anschließend ins Paraffin einzutauchen.

Indikationen (siehe auch Exkurs »Studien zur Anwendung von Paraffin«):
- Gelenkkontrakturen,
- Narben, welche die Bewegung einschränken;
- in Kombination mit aktiver Bewegungsübung:
  - Rheumatoide Arthritis (Robinson et al. 2002; Dellhag et al. 1992),
  - Sklerodermie (Mancuso u. Poole 2009; Sandqvist et al. 2004),
  - Arthrose (Dilek et al. 2013; Myrer et al. 2011),
  - verspannte intrinsische Muskulatur.

Kontraindikationen und relative Kontraindikationen sind oben im ▶ Abschn. 25.3.3 unter »Oberflächliche Wärmeanwendungen« beschrieben. **Wichtig:** Offene Hautstellen sind eine Kontraindikation.

Low-Level Heat Wrap Therapy
Verschiede Herstellerfirmen bieten das Produkt an, sie sind u. a. unter dem Namen ThermaCare® (Procter & Gamble) oder Wärme-Therapie Pad (Hansaplast by Beiersdorf) erhältlich. Die Auflagen wurden entwickelt, um eine niedrig dosierte trockene Wärme über einen

Studien zur Anwendung von Paraffin

In einer randomisierten Studie von Dellhag et al. (1992) mit einer Kombination von Paraffinanwendung und aktiven Handübungen bei **Patienten mit seropositiver rheumatoider Arthritis** verbesserten sich die Beweglichkeit (ROM) und die Greiffunktion der Hand signifikant. Die Paraffinanwendung ohne nachfolgende Bewegungsübungen hatte keinen signifikanten Effekt.

Bei Patienten mit **Sklérodermie** konnte Mancuso u. Poole (2009) in einer Serie von Einzelfallstudien nach Paraffinanwendungen klinisch signifikante Verbesserungen im Bereiche der Handfunktion und von Aktivitäten erzielen. Bei Sandqvist et al. (2004, ebenfalls in einer Serie von Einzelfallstudien) führten Paraffinanwendungen zu Hause mit anschließendem aktivem Übungsprogramm im direkten Vergleich (eine Hand erhielt Paraffinanwendung, die Gegenseite nicht) bei der behandelten Hand zu einer besseren Beweglichkeit, reduziertem Gefühl von Steifigkeit und verbesserter Hautelastizität.

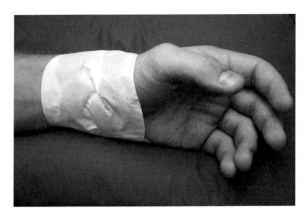

☐ Abb. 25.4 Low-Level Heat Wrap Therapy

langen Zeitraum kontinuierlich anwendbar zu machen (Einmalanwendung). Die Wärmeauflagen enthalten in kleinen sogenannten Wärmezellen Eisenpulver, Salz, Aktivkohle und Wasser. Durch das Öffnen der luftdichten Verpackung kommt das Substanzgemisch in Kontakt mit Sauerstoff aus der Umgebungsluft. Es kommt zu einer kontrollierten Eisenoxidation, welche über 8–12 h anhält. Die **maximale Anwendungstemperatur** beträgt **40 °C**. Das Oberflächenmaterial der Wärmeauflage besteht aus hautfreundlichem Vlies und kann somit direkt auf der Haut getragen werden (☐ Abb. 25.4). Die Auflagen sind meist mit integrierten Klebestreifen versehen, somit können sie auf die Haut geklebt werden; ein Verrutschen bei Aktivitäten wird so verhindert.

Dosierung

Die Wärmeauflage sollte innerhalb 24 h einmal während 8–12 h auf einer Hautstelle belassen werden.

Indikationen (Angaben der Hersteller) (siehe auch Exkurs »Studie zur Anwendung von Low-Level Heat Wrap Therapy«)

— Muskelverspannungen,
— Arthrose,
— Schmerzen unklarer Genese.

Kontraindikation (Angaben der Hersteller)

— Haut mit Verletzungen oder Reizung,
— nicht intaktes Wärmeempfinden der Haut,
— Schwellung.

Wärmende Salben und Pflaster (u. a. mit Capsaicin)

In Apotheken und Drogerien sind wärmende Cremen und Salben (z. B. Finalgon® Capsicum [1 g/0,53 mg = 0,053 %]) oder Pflaster (Isola®Capsicum N [0,06 %]) zur transdermalen Anwendung erhältlich. Sie enthalten unter anderem ätherische Öle. Auch der Wirkstoff Capsaicin (Cayennepfeffer-Extrakt) wird zur lokalen Erwärmung beigefügt. Capsaicin ist zusammen mit Menthol der meist studierte chemosensibel agierende Wirkstoff (Green 2005). Der Wirkstoff aktiviert die polymodalen Nozizeptoren und afferente C-Fasern, verfügt aber auch über thermale Eigenschaften und führt zu einer kutanen Vasodilatation.

Die topische Anwendung von Capsaicin in therapeutischen Dosen (0,025 % oder 0,075 %) führt innerhalb von 24 h zu einer profunden Abnahme von intraepidermalen Nervenfasern (Anand 2003). Wenn die Behandlung gestoppt wird, erfolgt eine fast vollständige Reinnervation innerhalb von 6 Wochen, bei einer vorgängigen Behandlungszeit von 3 Wochen.

Die Empfehlung der Behandlung sollte nach Rücksprache mit dem Arzt erfolgen.

Anwendung

Die Creme wird 3- bis 4-mal pro Tag auf das schmerzhafte Hautareal aufgetragen. **Augenkontakt ist unbedingt zu vermeiden!**
Anwendungsdauer (Mason et al. 2004)

— Patienten mit neuropathischem Schmerz: 8 Wochen (Capsaicin 0,075 %),
— Patienten mit muskuloskelettalen Schmerzen: 4 Wochen (Capsaicin 0,025 %).

Exkurs

Studie zur Anwendung von Low-Level Heat Wrap Therapy

Bei Patienten mit **Handgelenksschmerzen** (Verstauchungen, Tendinosen, Arthrose und Karpaltunnelsyndrom [CTS]) ist eine dreitägige Anwendung der »Low-Level Heat Wrap Therapy« (prospektive, randomisierte, parallele Einzel-Blind-Multicenterstudie mit Placebo-Kontrollgruppe) effektiver als oral verabreichtes Placebo. Eine Schmerzreduktion und erhöhte Handkraft konnten nach dreitägiger Anwendung in der Gruppe mit Verstauchungen, Tendinosen und Arthrose im signifikanten Bereich erzielt werden. Patienten mit einem CTS profitierten noch mehr von dieser Anwendung: Sie hatten eine signifikante Schmerzabnahme, Reduktion von Gelenksteife, erhöhte Handkraft und einen reduzierten Patient Rated Wrist Evaluation Score (PRWE). Zusätzlich hatten sie einen länger andauernden Nutzen von der Behandlung als die Kontrollgruppe (Michlovitz et al. 2004).

25

Indikationen

- Neuropathische Schmerzen (Mason et al. 2004; Derry et al. 2009),
- Schmerz bei rheumatoider Arthritis (Anand 2003).

Vorsichtsmaßnahmen/Kontraindikationen

- Haut muss frei von Verletzungen sein,
- akute Entzündungen,
- Allergien gegen verwendete Stoffe.

Heiße Rolle

Die Wirkungsweise der heißen Rolle ist **thermisch und mechanisch**. Sie unterscheidet sich von einer heißen Auflage dadurch, dass sie nicht auf der Haut belassen wird, sondern in rhythmischen Bewegungen auf die Haut getupft, gedrückt und gestoßen wird. Dadurch kommt es zu einer Massagewirkung bei gleichzeitiger Wärmeapplikation.

Benötigtes Material und Vorbereitung: Zwei bis drei Frotteehandtücher, einmal längs gefaltet. Diese werden sehr satt aufgerollt, mit dem Ziel, einen Trichter zu formen. Anschließend wird ca. 1 l kochendes Wasser vorsichtig in den geformten Trichter des Handtuches gegossen. Die Rolle soll sich von innen nach außen mit Wasser voll saugen.

Anwendung – Anwendungsdauer: Die mit heißem Wasser vollgesogene Rolle wird mit raschem Druck und mit einer abrollenden Bewegung über das zu behandelnde Hautareal geführt (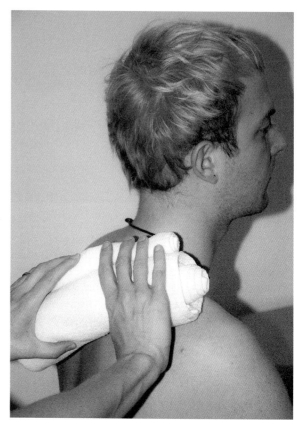 Abb. 25.5). Die Wärme wird so nach und nach an die Haut abgegeben. Durch den nur kurzen Hautkontakt wird ein Verbrühen der Haut verhindert.

Wenn sich die Haut des Patienten an die Wärme gewöhnt hat, kann die Rolle abgewickelt werden. So wird die Rolle während der Behandlung sukzessive abgewickelt. Die Zeitdauer der Anwendung richtet sich nach der Wärmeempfindlichkeit des Patienten. Die Behandlung dauert im Schnitt 10–20 min. Im Anschluss an die Behandlung sollte der Patient sich sofort wieder anziehen, um das Abkühlen des behandelten Hautareals zu verlangsamen.

Wirkungsweise

Die heiße Rolle führt im behandelten Hautareal zu einer intensiven Mehrdurchblutung, wirkt daher tonussenkend auf die Muskulatur, steigert den Stoffwechsel im Gewebe und führt zu einer vegetativen Entspannung (Teloo 2007). Dies mit dem Ziel, Schmerzen zu lindern.

Wissenschaftliche Untersuchungen zu dieser Therapieform liegen keine vor (Gutenbrunner 2007).

◘ Abb. 25.5 Heiße Rolle – Anwendung

Indikationen

Segmenttherapie am Rumpf, ähnlich Bindegewebsmassage (für segmentäre Anwendung, um eine Reaktion im Zielgebiet zu erwirken), Detonisierung der Schulter-Nackenmuskulatur.

Absolute und relative Kontraindikationen: sind am Anfang dieses Abschnitts beschrieben.

25.3.4 Kältetherapie

Hauptziel der Kälteanwendung ist die **Schmerzreduktion**.

Bélanger (2003) nennt die **Anwendung der Kälte »Therapeutisches Kühlen«**.

Der Temperaturgradient zwischen der Hautoberflächentemperatur und der Temperatur des kalten Mittels ist in der Kältetherapie deutlich größer als in der Anwendung von oberflächlicher Wärme. Am Beispiel der Anwendung von Eis aufgezeigt: Eis kann direkt aus dem Eiskasten angewendet werden, mit einer Temperatur von $-18\,°C$. Als Eiswürfel oder »gecrushtem« Eis in Wasser ist die Temperatur relativ konstant bei $0\,°C$. Bei der Anwendung von Eis ($-18\,°C$) beträgt der Tem-

Elektrophysikalische Maßnahmen

peraturgradient zur Haut ca. 50 °C. Bei der Anwendung von Eiswürfeln in Wasser »nur« etwa 30 °C. Beide Anwendungen bergen die Gefahr von lokalem Gewebeschaden. Die Eisanwendung stammt ursprünglich aus der Sportmedizin (weitere Informationen hierzu s. unten im Abschnitt »Eisanwendung«).

In der Handtherapie werden Patienten mit akuten Verletzungen oder Zustand nach einer Operation behandelt. Die Patienten haben Schmerzen, das Gewebe ist geschwollen, es liegt ein Hämatom vor. Hier hat der Einsatz von Kälte seinen Stellenwert: **Kälte, aber nicht Eis.** In ◘ Tab. 25.6 findet sich eine Übersicht zu verschiedenen Anwendungsformen von Kälte.

■ ■ **Verschiedene Anwendungsformen (◘ Tab. 25.6)**

◘ Tab. 25.6 Verschiedene Anwendungsformen von Kälte	
Temperatur-bereich	**Maßnahme**
−18 bis 0 °C	Eiswürfel*, Eispackung*, Kältespray
−18 bis 0 °C	Cold Gel Pack* (gefüllt mit Silikat Masse)
0 °C	Beutel mit Wasser und Eiswürfeln
−5 °C	»Linsenwurst«* aus dem Gefrierfach
+10 °C	»Linsenwurst«* aus dem Kühlschrank
+3 bis +10 °C	Kalter, feuchter Wickel
+5 bis +15 °C	Quarkwickel*

* abhängig von der Temperatur im Kühlschrank oder Gefrierfach

■ ■ **Ziele bei der Anwendung von Kälte**
- Veränderung der Wahrnehmung, Herabsetzung der Nervenleitung: dadurch Reduktion von Schmerzen,
- Reduktion der Durchblutung,
- Reduktion von Schwellung*,
- Hemmung der Entzündung,
- Beeinflussung, Senkung von Muskeltonus,
- Reduktion des Schweregrades von Verbrennung.

(* Schon vorhandene Schwellung wird durch die Kälteanwendung nicht reduziert. Hier hilft Kompression, Einsatz der Muskelpumpe und das Hochlagern der betroffenen Extremität [Hardy u. Woodall 1998].)

■ ■ **Allgemeine Richtlinien zur Dosierung von kalten Mitteln**
Die Dosierung hängt vom Temperaturgradient zwischen der Haut und dem kühlenden Mittel, von der

Applikationsdauer, der Applikationsform und der Wärme-, bzw. Kältetoleranz des Patienten ab (Bélanger 2003). Außerdem spielt das subkutane Fettpolster eine Rolle. Bei wenig subkutanem Fettgewebe ist die Anwendungsdauer von Kälte auf 10 min zu limitieren (Bissell 1999).

❯ An der Hand ist der Anteil an Fettgewebe gering, daher ist eine Kälteanwendung länger als 10 min nicht indiziert.

■ ■ **Indikationen und Kontraindikationen von Kälteanwendungen**
Indikationen
- Akute, lokale Schmerzen: nach Weichteilverletzungen (Prellungen, Kontusionen), postoperativ,
- akute, lokale Entzündung: akute Gelenksirritation (traumatische oder rheumatische Arthritis, aktivierte Arthrose); Bursitis, Tendovaginitis,
- akute Verbrennungen (Erste Hilfe).

Kontraindikationen Nicht zur Anwendung kommt die Kältetherapie bei/nach
- Replantation, Revaskularisation,
- Raynaud-Symptomatik (Vasospasmus),
- Sklerodermie,
- Kälteagglutinin-Krankheit (ein Typ der autoimmunhämolytischen Anämie; oder seltener Untertyp: Paroxysmale Kältehämoglobinurie),
- Kryoglobulinämie (eine Form der Gefäßentzündung, die durch Ablagerungen von Immunkomplexen in den kleinen Gefäßen entsteht),
- Kälteurtikaria (Kälteallergie) (Kälte führt zur Freisetzung von Histamin aus den Mastzellen, was eine lokale Hyperämie und selten systemische Symptome, wie Blutdrucksenkung und einen Pulsanstieg zur Folge haben kann [Robertson et al. 2006]).

Cold Packs

Cold Packs sind wieder verwendbar und dank ihrer Plastikoberfläche gut zu desinfizieren. In der Plastikhülle ist eine Silikatmasse eingeschweißt, welche auch bei der Lagerung im Eisfach nicht hart wird.
- Anwendungstemperatur: ~ −18 °C (je nach Temperatur im Gefrierfach),
- mit Vlieshülle zu applizieren;
- Anwendungsdauer: max. 10 min.

In der Handtherapie ist selten eine starke Kühlung erwünscht, es reicht daher aus, wenn das Cold Pack im **Kühlschrank (~ +5 °C)** aufbewahrt wird.

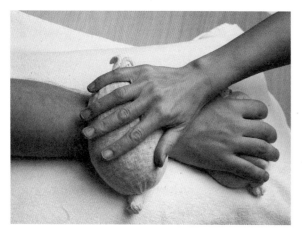

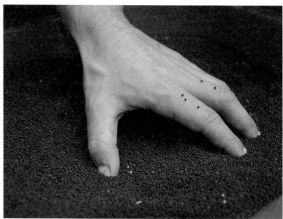

Abb. 25.6   Linsenwurst

Abb. 25.7   Rapsbad

Hülsenfrüchte

Linsen, weiße Bohnen oder Raps können in feinen Baumwollstoff eingenäht werden (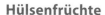 Abb. 25.6).

Diese Säckchen werden im Gefrierfach des Kühlschrankes aufbewahrt, bei Anwendung mit direktem Hautkontakt besteht praktisch keine Gefahr Frostbeulen zu verursachen. Diese Säckchen passen sich optimal der Körperoberfläche an. Außerdem ist es eine preisgünstige Form der Kältetherapie. Die Oberflächentemperatur der »Linsenwurst« nach 6 h Aufbewahrungszeit im Gefrierfach bei −18 °C beträgt ~−2 °C.

- Anwendungstemperatur: ~−2 °C,
- Anwendungsdauer: 10 min (hängt auch davon ab, ob der Patient einen Verband trägt: Wenn ja, kann die Kühlung länger erfolgen.

Rapsbad

Unter einem Rapsbad versteht sich eine Wanne gefüllt mit Rapssamen (▪ Abb. 25.7), welche gereinigt und von Rückständen befreit sein sollten. Raps gilt neben Linsen, Trauben- und Kirschkernen (um einige zu nennen) als hervorragender »Wärme- und Kältespeicher«.

Der Patient »badet« seine Hand in der mit Rapssamen gefüllten Wanne. Das Rapsbad wird, wenn bei Raumtemperatur aufbewahrt, als angenehm kühl empfunden. Um diese Wirkung zu intensivieren, kann der Raps zwischen Therapieeinheiten im Kühlschrank aufbewahrt werden.

Der Patient hat vor der Anwendung seine Hände zu waschen und zu desinfizieren.

Kalte, feuchte Wickel

Nach Glaesener (2007) zählt diese Anwendung zur Hydrotherapie. Ein Wickeltuch (z. B. Frotteestoff) wird in kaltem Wasser (evtl. mit Eiswürfeln) getränkt. Je stärker der kühlende Effekt erwünscht wird, umso tiefer

wird die Wahl der Temperatur ausfallen. Diese Anwendung darf nicht über offenen Wunden oder bei liegendem Nahtmaterial erfolgen.

- Anwendungstemperatur: ~+3 °C bis +10 °C,
- Anwendungsdauer: Der Wickel wird entfernt, sobald der Patient diesen als nicht mehr kühlend empfindet.

Kältespray

Kältesprays enthalten Gase, in der Regel Butan, Propan und Pentan: Diese verdampfen beim Sprühen. Dies erzeugt Kälte, auch Verdunstungskälte genannt.

Fluormethan ist ebenfalls ein verwendetes Kältemittel: Es besitzt eine große spezifische Verdampfungsenthalpie (Enthalpie ist ein Maß für die Energie eines thermodynamischen Systems).

Der Kältespray wird mit einem Abstand von ca. 45 cm fast senkrecht zur Haut gehalten. In kurzen Einheiten von 5 s wird der Spray auf das zu behandelnde Hautareal gesprüht. Der Effekt dieser Anwendung ist unmittelbar, hält jedoch nicht lange an (Robertson et al. 2006). Diese Therapieform ist einfach in der Anwendung, jedoch nicht ungefährlich. Wenn zu oft auf ein kleines Hautareal gesprüht wird, können leicht Erfrierungen entstehen.

- Indikation: hat seinen festen Platz v. a. in der **Ersten Hilfe**.
- Vorsichtsmaßnahmen: Inhalation des Vapors und Augenkontakt ist zu vermeiden.

Kühlende Gels und Pflaster

Die Wirkung beruht auf einer chemischen Reaktion oder anders ausgedrückt in der Reizung von chemosensiblen Rezeptoren in der Haut. Durch eine Veränderung der Reizleitung (Ionenkanäle) wird das Gel (z. B. Ice Power®) oder das Pflaster als kühlend empfunden.

Zusätzlich beinhalten entsprechende Salben Menthol, Alkohol, Kampfer etc. Diese Stoffe verflüchtigen sich und nehmen Wärme der Hautoberfläche mit und kühlen somit. Eine Indikation findet sich im Exkurs »Studie zur Anwendung von kühlendem Gel«.

Kontraindikationen (zusätzlich zur Auflistung in ▶ Abschn. 25.3.4 »Kältetherapie«)

— Offene Wunden,

— Wunden mit liegendem Nahtmaterial,

— Allergien auf Inhaltsstoffe.

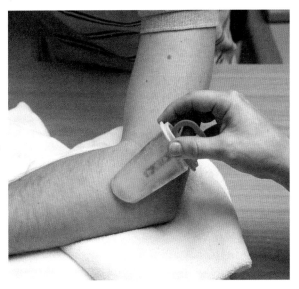

Abb. 25.8 Eismassage

Exkurs

Studie zur Anwendung von kühlendem Gel

Patienten mit **Weichteilverletzungen** (prospektive, randomisierte Doppel-Blindstudie mit Placebo-Gel-Kontrollgruppe) applizierten während 14 Tagen täglich 5 g Gel auf die schmerzhafte, verletzte Körperstelle. Die Schmerzreduktion und die Patientenzufriedenheit waren in der Kälte-Gel-Gruppe signifikant größer (Airaksinen et al. 2003).

Eisanwendung

Der Temperaturgradient zwischen der zu behandelnden Hautstelle und Eis ist extrem hoch. Patienten mit Verletzungen, Erkrankungen an der Hand empfinden diesen starken Reiz als oft als sehr unangenehm oder gar schmerzhaft.

Über die Anwendung von Eis wurde vor allem in der Sportmedizin für die Behandlung von akuten Verletzungen und in der postoperativen Behandlung an der unteren Extremität berichtet. Das Akronym RICE wird häufig im Zusammenhang mit **akuten Weichteilverletzungen im Sport** verwendet und steht für: **R**est **I**ce **C**ompression **E**levation (oder deutsch: PECH: **P**ause **E**is **C**ompression **H**ochlagern).

⊘ Cave

An der Hand wird eine durch Kälte induzierte Vasodilatation nicht gewünscht – daher ist der Einsatz von Eis v. a. an den Fingern nicht ratsam.

Eismassage

Die Eismassage (Abb. 25.8) eignet sich für die punktuelle Anwendung über einem schmerzhaften Hautareal.

Sie erzielt lokal eine starke Kühlung und somit eine Reduktion der lokalen Durchblutung und eine stark verminderte Reizleitung. Eismassage kühlt die Haut schneller als die statische Anwendung von Eis.

Um eine lokale Anästhesie zu erreichen, muss die Hauttemperatur unter 13,6 °C gekühlt werden (Chesterton et al. 2002).

Exkurs

Wirkung der Kälteanwendung mit großen Temperaturgradienten (z. B. Eis)

Unmittelbar auf die Applikation von Kälte auf der Haut erfolgt eine **Vasokonstriktion** der Blutgefäße in der Haut. Die Durchblutung der Haut wird stark reduziert. Diese schnelle Reaktion ist ein Indikator, dass es sich um einen Reflex des autonomen Nervensystems handelt, ausgelöst durch die Reizung der Thermorezeptoren in der Haut (Robertson et al. 2006). Dieser Vorgang wird auch der primäre Effekt der Kälteanwendung genannt und dauert zwischen 20–30 min (Bélanger 2003). Als sekundärer Effekt kann auf die Vasokonstriktion der Blutgefäße eine **kälte-**induzierte **Vasodilatation** folgen. Diese kann bis 15 min andauern, um anschließend wieder durch eine Vasokonstriktion abgelöst zu werden (Robertson et al. 2006). Dieses Phänomen wird in der Literatur kontrovers diskutiert. Das Phänomen wurde als erstes von Lewis (1930) beschrieben:

Er hat die Temperatur der Finger während und nach Kontakt mit eiskaltem Wasser dokumentiert. Lewis hat daraus den Begriff »**hunting response**« oder »hunting reaction« kreiert. Das bedeutet, dass die Gefäße um ihre durchschnittliche Gradzahl der Konstriktion jagen oder besser oszillieren (Robertson et al. 2006).

Auch Daanen (1997) studierte den »hunting response«. Er untersuchte dabei die Hauttemperatur bei gesunden Probanden am Mittelfinger, welcher einer Wassertemperatur von 8 °C ausgesetzt wurde. Er hielt fest, dass dieses Phänomen abhängig von der Körperkerntemperatur sei. Der Effekt trete auf, wenn der Rest des Körpers relativ warm sei. Und diese Antwort ist (bezogen auf die obere Extremität) vor allem begrenzt auf die Finger und das Olecranon (Robertson et al. 2006).

Der Patient berichtet bei lokaler, starker Kühlung über vier Stadien (Bracciano 2008):

1. Intensive Kältewahrnehmung (mit Hautrötung: lokale Hyperämie),
2. brennendes Gefühl,
3. Gefühl von »tiefem« Schmerz,
4. Analgesie.

Indikation: z. B. Ansatztendinosen (z. B. Tennisellbogen)

25.4 Hydrotherapie/Balneotherapie

In der Hydrotherapie wird reines Wasser als Heilmittel angewendet (Glaesener 2007). Seine mechanische (hydrostatische) Wirkungsweise wird unterstützt, bzw. ergänzt durch die Wahl seiner Temperatur. Unter Balneotherapie (im englischen Sprachgebrauch auch »Spa therapy« [Verhagen et al. 2003]) wird die therapeutische Anwendung von natürlichen Heilwässern verstanden, die einen Elektrolytgehalt von definierter Größe an gelösten Gasen aufweisen (Gutenbrunner 2007).

■ ■ **Wirkung von Armbädern**
Im Wasser wirken

- hydrostatischer Druck,
- die Auftriebskraft,
- bei Bewegung zusätzlich der Reibungswiderstand.

Dies hat zur Folge, dass der Arm im Bad »schweben« kann: Es kommt zur Entlastung des Bewegungsapparates. Durch die Druckentlastung erlebt der Patient eine Schmerzreduktion. Bewegungen werden erleichtert, die Muskulatur kann sich entspannen. Der hydrostatische Druck führt zusätzlich zu einer Ödemreduktion (Bélanger 2003). Die Begrenzung der Masse einer Armbadewanne limitiert jedoch diesen Ödem reduzierenden Effekt an der oberen Extremität.

Die **gewählte Wassertemperatur** induziert ihre definierte Wirkung. Wenn keine thermische Wirkung erwünscht ist, kann die Wassertemperatur neutral, d. h. indifferent gewählt werden. Im Wasser beträgt die Indifferenztemperatur nach Glaesener (2007) zwischen 35 °C und 36 °C und nach Bélanger (2003) zwischen 32 °C und 34 °C. Ist eine Wärmewirkung erwünscht, so beträgt die Toleranztemperatur (Temperatur, welche kein subjektiv unangenehmes Gefühl von Verbrennung hervorruft) zwischen 44 °C und 45 °C (Glaesener 2007). Bélanger (2003) bewertet Temperaturen ab 40 °C als sehr heiß. **Diese unterschiedlichen Angaben zeigen auf, dass die Temperatur sehr individuell dem einzelnen Patienten angepasst werden soll.**

Ein Armbad kann **passiv** erfolgen, der Patient hält seine Hand ruhig im Wasser. Der Energieaustausch findet über Konduktion statt. Oder die Anwendung erfolgt **aktiv**: Der Patient soll die Extremität im Bad aktiv bewegen. Hier findet der Energieaustausch über Konvektion statt. Diese Art von Energietransfer findet auch im Whirlpool statt; mit dem Unterschied, dass das Wasser im Whirlpool über Turbinen in steter Bewegung gehalten wird.

■ ■ **Unterschiedliche Temperaturen und Inhaltsstoffe für Armbäder (◻ Tab. 25.7)**

◻ **Tab. 25.7** Unterschiedliche Temperaturen und Inhaltsstoffe für Armbäder

Wassertemperatur	Art des Armbads
28–32 °C	CO_2-Armbad
35–36 °C	Indifferentes Armbad
40–45 °C	Warmes (heißes) Armbad
13–18 °C 38–43 °C	Wechselbäder (Bélanger 2003) – Kaltes Bad – Warmes (heißes) Armbad
10–26 °C	Solebäder
10–45 °C	Heublumenbäder

25.4.1 Wechselbäder/Kontrastbäder

Traditionell wird diese Therapieform für die Verbesserung der peripheren Durchblutung und somit indirekt für eine Ödemreduktion und eine verbesserte Wundheilung eingesetzt (Bélanger 2003). Wechselbäder können aktiv oder passiv durchgeführt werden. In einem systematischen Review (Breger Stanton et al. 2009) kommen die Autoren zu folgender Schlussfolgerung: »Die Anwendung von Kontrastbädern kann die oberflächliche Hautdurchblutung und somit die Hauttemperatur erhöhen; die Evidenz für einen Einfluss auf Ödem ist widersprüchlich. Es konnte keine Beziehung zwischen physiologischem Effekt und funktionellem Ergebnis hergestellt werden.« **Passiv** durchgeführte Wechselbäder führen bei gesunden Probanden nicht zu Temperaturveränderungen in tieferen Gewebeschichten und erzeugen auch keine signifikante Vasodilatation oder Konstriktion der größeren und tieferen Blutgefäße. Im Gegensatz dazu verspricht die **aktive** Anwendungsform mehr Erfolg: Durch aktive Muskelkontraktionen und daraus resultierenden Gelenksbewegungen kann in Kombination mit den thermischen Reizen des

Wechselbades eine verbesserte Durchblutung und eine Ödemreduktion erwartet werden (Bélanger 2003).

Dosierung

Für diese Therapieform benötigt man zwei Behältnisse: eines für warmes und eines für kaltes Wasser. Das warme Wasser wird auf 38 °C bis 43 °C und das Kalte auf 13 °C bis 18 °C temperiert (Bélanger 2003). In der Übersichtsarbeit von Breger Stanton et al. (2009) variieren die Temperaturen je nach Studie enorm: kühles Bad zwischen 6,6 °C und 20 °C und warmes Bad zwischen 26,6 °C und 45 °C.

Für die Anwendung empfiehlt es sich, ein **Zeitverhältnis** von warm zu kalt festzulegen. Dieses könnte zum Beispiel auf 6:4 definiert sein. Die Hand wird zuerst 6 min in warmes und im Anschluss 4 min in kaltes Wasser getaucht. Bei einer **Therapiedauer von 20–30 min** bedeutet dies drei Mal Eintauchen in warmes und drei Mal in kaltes Wasser, im Wechsel.

Dieses Verhältnis kann die Therapeutin selber festlegen, je nach den Zielen, die sie mit dieser Anwendung verfolgt.

Indikation
= Gelenksbeschwerden,
= Ödem, Schwellung.

Kontraindikation:
= Alle Kontraindikationen der Wärme- und Kälteanwendung,
= offene Wunden,
= liegendes Fadenmaterial.

25.4.2 Whirlpool

Der Whirlpool (Sprudelbad) ist bei uns in Europa als Therapiemittel eher unbekannt, in den USA jedoch weit verbreitet. Da die anglophone Fachliteratur häufig über diese Therapieform berichtet, wird sie hier kurz vorgestellt. Der klassische Whirlpool ist eine Chromstahlwanne mit einer integrierten Turbine und einem Hydrostat. Das Wasser wird durch Luftdüsen in Bewegung gebracht. Die Stärke des Sprudels wird über Turbinen und über die Stärke der Luftdüsen variiert. Die Wassertemperatur kann individuell eingestellt werden. Ursprünglich wurde der Whirlpool vor allem zur Reinigung von offenen Wunden mit nekrotischem Gewebe eingesetzt. Zu Bedenken ist, dass heftiger Strudel gesundes, rosiges Granulationsgewebe verletzen und somit die Wundheilung empfindlich stören kann (Robertson et al. 2006). Mit dem Sprudelbad kann im Vergleich zur Wärmeanwendung via Konduktion eine deutlich

höhere subkutane Erwärmung erzielt werden und somit eine erhöhte Durchblutung (Borrel et al. 1980). Für diesen Effekt kann auch ein herkömmliches **Fußsprudelbad** zweckentfremdet werden. Es gibt auf dem Markt viele verschiedene Modelle. Es ist auf eine genügend hohe Leistung (Watt) und Luftsprudel (kein Ansaugen von Wannenwasser – Hygiene!) zu achten. Wenn mit diesen Geräten auch eine Wundbehandlung durchgeführt werden sollte, so ist auf eine niedrige Sprudelbewegung und auf eine peinliche Hygiene zu achten: Das Bad ist nach jeder Anwendung mit desinfizierender Lauge (Javelwasser) zu reinigen, es sollten sogar Labor-Abstriche in Betracht gezogen werden.

Die Anwendungsdauer beträgt im Schnitt 20 min.

Ziele des Sprudelbads:
= Wundreinigung bei verunreinigtem oder nekrotischem Gewebe,
= Verbesserung der Zirkulation,
= Muskelrelaxation.

25.4.3 Kohlensäurebad (CO₂-Bad)

CO_2 ist Kohlenstoffdioxid, ein Gas, das in der Umgebungsluft in einer Konzentration von ca. 0,04 % vorkommt. Kohlenstoffdioxid kann relativ leicht in die Haut diffundieren, bis 100-mal stärker als Wasser. CO_2 bewirkt eine Dilatation der präkapillaren Arteriolen. Dies führt zu einer deutlichen Zunahme der Durchblutung der Haut; je nach Temperatur auf das 5-Fache. Außerdem dämpft Kohlenstoffdioxid die Empfindlichkeit der Kälterezeptoren. Was dazu führt, dass CO_2-Bäder subjektiv als wärmer empfunden werden als ein normales Wasserbad der gleichen Temperatur (Gutenbrunner 2007). Das Verwenden einer großen Armwanne bietet sich an (◘ Abb. 25.9).

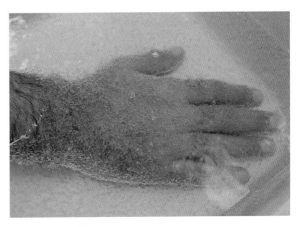

◘ **Abb. 25.9** CO₂-Bad

25

Das CO_2-Bad kann mit einem Mineralwasser mit einem hohen Kohlendioxid-Gehalt zubereitet werden. Dies kann in der Therapie oder durch den Patienten zu Hause selber durchgeführt werden. Mit dem Sodastream® kann Leitungswasser direkt mit CO_2 angereichert werden.

Dosierung

Nach Gutenbrunner (2007) sollte die Konzentration an gelöster Kohlensäure im CO_2-Bad 500 mg/l betragen. Natürliches Mineralwasser kann einen Kohlensäuregehalt von 4000–6500 mg/l aufweisen.

Die Temperatur des CO_2-Bades kann durch die oben beschriebenen Wirkungsmechanismen ca. 2 °C kühler als ein herkömmliches Armbad angewendet werden. Die Temperaturwahl richtet sich nach dem Patienten und dem Krankheitsbild. Die Anwendungsdauer beläuft sich auf 20 min. Bei der Anwendung für schlecht heilende Wunden ist auf eine peinliche Hygiene der verwendeten Wanne zu achten.

Indikationen (siehe auch Exkurs »Studien zur Anwendung von CO_2-Bädern«)
- Schlecht heilende Wunden (Gutenbrunner 2007),
- CRPS (Mucha 1992, Karagülle et al. 2004).

25.4.4 Hautpflege und Wundreinigung

Häufig wird ein Handbad auch für die Hautpflege eingesetzt. Nach der Gipsphase ist die Haut schuppig und trocken. Ein Armbad stellt für die meisten Patienten eine Wohltat dar. Beim Abtrocknen der Extremität können Hautschuppen mühelos abgetragen werden. Im Anschluss ist die Haut mit einer neutralen Creme zu pflegen. Wenn zusätzlich, nach Rücksprache mit dem Arzt, noch eine Wundreinigung durchgeführt wird, kann dem Wasser ein desinfizierendes Mittel beigefügt werden. Ein solches Armbad dauert ca. 5–10 min. Unmittelbar nach dem Bad kann die Wunde mit einer Pinzette oder ähnlichem debridiert werden.

> **Wichtig** ist hier, große Aufmerksamkeit der **Hygiene** zu schenken: Am besten ist eine Chromstahlwanne zu wählen. Diese muss nach jedem Gebrauch gereinigt und desinfiziert werden, um eine Kontaminierung mit Mikroben zu verhindern. Oder noch besser: Verwenden von Einwegwannen aus Plastik.

25.5 Elektrotherapie

Dieser Abschnitt kann das große Anwendungsgebiet der Elektrotherapie nur sehr rudimentär beschreiben. Grundlagen zur Elektrotherapie werden bewusst ausgelassen, und es wird auf die umfangreiche Literaturangabe im Anhang verwiesen. Der Fokus liegt auf der praktischen Anwendung einzelner, beispielhaft gewählter Anwendungsformen.

■ ■ **Elektrische Eigenschaften von Zellen im Gewebe**
Die elektrische Leitfähigkeit der einzelnen Gewebe im menschlichen Körper ist sehr verschieden. Sie ist direkt abhängig vom Flüssigkeitsgehalt und von der Menge an gelösten Ionen im Gewebe. Somit sind z. B. gute Leiter: Blut, Lymphe und Muskulatur. Schlechte Leiter sind: Fettgewebe, Sehnen, Gelenkkapseln, myelinisierte Nerven und Knochen. Als Nichtleiter sind die Hornschicht der trockenen Haut, Nägel und Haare zu nennen (Jenrich 2000).

Es gibt erregbare und nicht erregbare Zellen im Gewebe. Zu den erregbaren gehören Nerven- und Muskelzellen. Durch das Auslösen eines Aktionspotenzials wird die Erregung weitergeleitet. Nicht erregbaren Zellen sind z. B. im Bindegewebe und in der Haut zu finden. Die elektrischen Vorgänge werden durch passive elektrolytische Leitung übermittelt. Diese Leitung erfolgt durch Bewegung von Ionen im Gewebe. Die

---

Exkurs

Studien zur Anwendung von CO_2-Bädern

Mucha (1992) berichtet vom Stellenwert des CO_2-Bades (800–1200 mg/l; **32 °C bis 33 °C**; 12 min) im Rahmen seines frühfunktionellen Therapiekonzeptes bei Algodystrophie (**CRPS**, Anmerkung der Autorin). Die Bäder wurden 5 Mal pro Woche über 8 Wochen durchgeführt. Erst ab einer Behandlungsdauer von 1–2 Wochen zeigten sich positive therapeutische Einflüsse.

Karagülle et al. untersuchten 2004 den Effekt von kalten CO_2-Unterarm-Bädern (3500 mg CO_2/l; **18 °C bis 19 °C**; 16 min) bei **gesunden Männern** auf die Mikrozirkulation und Schmerzempfindlichkeit. Im Vergleich mit gleichtemperierten Leitungswasserbädern erzielte das CO_2-Bad eine signifikante Steigerung der Hautdurchblutung, bei nicht eintretender Vasokonstriktion. Die Pro-

banden berichteten während der Anwendung im CO_2-Bad von einem subjektiven Wärmegefühl und höherem Komfortempfinden. Im Vergleich mit gleichtemperierten Leitungswasserbädern konnte aber kein zusätzlicher Effekt von CO_2 auf die Schmerzschwelle nachgewiesen werden.

Leitfähigkeit hängt vom Wassergehalt, der Ionenart und der Ionenkonzentration ab. Die Höhe des Potentials nimmt mit zunehmendem Abstand zur Quelle ab.

■■ Wirkung von elektrischem Strom auf das Gewebe

Direkte Wirkung:

- Bewegung von Ladungsträgern (Ionen),
- Wirkung auf erregbare Zellmembranen: Auslösung von Aktionspotentialen, Erregungsfortleitung (Nerv) oder Zellkontraktion (Muskel),
- Wirkung auf Rezeptoren. Verschiebung des Membranpotentials.

Indirekte Wirkung:

- Erwärmung des Gewebes, verursacht durch Reibung der Ionen mit den Atomen und Molekülen des umgebenden Mediums. Wärme entsteht bei jeder Stromform, auch bei sehr niedriger Stromstärke.

■■ Stromstärke, Stromspannung und Stromleistung

- Die **Stromstärke** ist die Ladungsmenge, die pro Zeiteinheit durch den Querschnitt eines Leiters fließt. Ihre Einheit ist in Ampere (A) gemessen. In der Elektrotherapie werden Stromstärken im mA-Bereich verwendet.
- Die **Stromspannung** entsteht durch eine Potentialdifferenz zwischen einem Bereich mit Elektronenüberschuss und einem mit Elektronenmangel. Diese Einheit wird mit Volt (V) ausgedrückt.
- Dem Stromfluss wirkt immer ein **Widerstand** entgegen. Die Einheit für diesen Widerstand ist das Ohm (Ω).

- Die Größe der durch den Stromfluss erzielten **Stromleistung** ergibt sich aus dem Produkt der Stromstärke und der Stromspannung. Die Einheit der Leistung ist das Watt (W). Watt=Volt × Ampere (Jenrich 2000; Bossert et al. 2006).

■■ Impulsform

Die Impulsform bestimmt, in welcher Form ein Stromimpuls auf seinen Höchstwert ansteigt und wieder auf null zurückgeht (Wenk 2004). Die ◘ Abb. 25.10 zeigt die Rechteck-, Sinus-, Trapez-, Dreieck- und Nadelstichform.

■■ Impulsparameter (◘ Abb. 25.11)
■ Die Periodendauer

Die Periodendauer setzt sich aus der Impulsdauer und der Pausenzeit zusammen. Mithilfe der Periodendauer kann die Frequenz berechnet werden.

■ Impulsdauer

Die Impulsdauer (»pulse duration«) gibt die Stromflussdauer eines Einzelimpulses an. In der englischsprachigen Literatur zum Teil auch Pulsweite (»pulse width«) genannt. Die Größe für die Pulsdauer ist meist in µs (Mikrosekunden) angegeben.

Bei allen anderen Impulsformen als der rechteckigen kommen noch Anstiegs- und Abfallzeit hinzu.

■ Intensität/Amplitude

Die Intensität bezieht sich auf die Menge des fließenden Stromes, ausgedrückt in Milliampere (mA). Die Angabe in Volt bezieht sich auf die »driving force« (Kraft), welche benötigt wird, um den elektrischen Strom fließen zu lassen.

◘ Abb. 25.10 Verschiedene Impulsformen

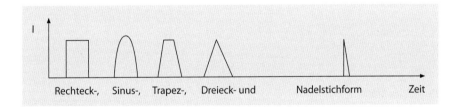

◘ Abb. 25.11 Impulsparameter: Impulsdauer oder Impulsbreite (Pulse duration)= PD; Pausenzeit (inter-pulse duration)= IPD; Periodenzeit oder Periodendauer=P; Pulsamplitude oder Impulsintensität=I

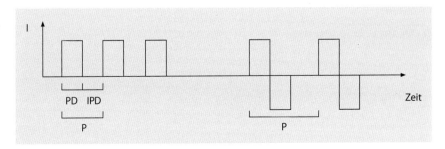

25

■ **Frequenz**

Die Frequenz (rate) ist eine zeitabhängige Charakteristik, welche in Hertz (Hz) ausgedrückt wird. Die Frequenz nennt die Anzahl von Impulsen, die in einer Sekunde abgegeben werden (Bélanger 2003).

Die Frequenz (f): Impuls- und Pausenzeit bestimmen die Frequenz:

$$f = \frac{1000 \text{ ms}}{\text{PD} + \text{IPD}}$$

Eine **Modulation** wird erzielt mittels Veränderungen von:

a. Impulsdauer: In einem bestimmten Rhythmus wird die Impulszeit innerhalb eines festgelegten Bereichs verändert.
b. Amplitude: Über einen gewissen Zeitraum gibt es regelmäßige, zyklische Änderungen der Amplitude des Impulses.
c. Frequenz: So werden zyklische Veränderungen der Anzahl Impulse pro Zeiteinheit erreicht. Diese Modulation erfolgt meist über die Veränderung der Dauer der Impulspause.

In ◨ Abb. 25.12 werden die verschiedenen Formen der Modulation verdeutlicht.

Impulsserien – unterbrochene Impulsfolge
Bei Impulsserien (◨ Abb. 25.13) sind die Seriendauer (ON-time) und die Pause (OFF-time) zwischen den Impulsserien von Bedeutung. In der englischen Literatur spricht man auch von »duty cycle«.

Die Anzahl der Impulsfolgen (oder -blöcke, -pakete) pro Sekunde wird in Hz angegeben. Die Frequenz der Impulsfolgen (»duty cycle«) ist nicht zu verwechseln mit der ihnen zugrundeliegenden Trägerfrequenz (Seriendauer), in der englischen sprachigen Literatur auch als »burst frequency« bezeichnet.

■ ■ **Schwellströme**

Wenn der Reiz mit langsam ansteigenden Impulsfolgen erfolgt, spricht man auch von Schwelldauer (ON-Phase) und Schwellpause (OFF-Phase). Schwellströme (◨ Abb. 25.14) sind amplitudenmodulierte Impulsserien. Ein Beispiel ist der neofaradische Schwellstrom.

◨ **Abb. 25.12** Verschiedene Formen der Modulation

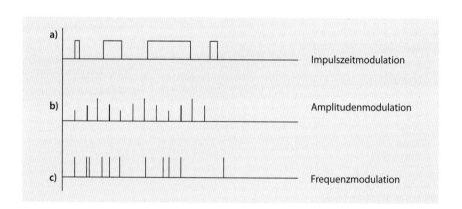

◨ **Abb. 25.13** Impulsserie

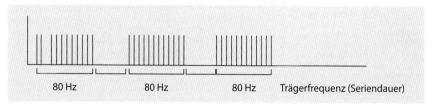

◨ **Abb. 25.14** Schwellströme

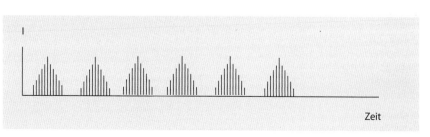

Stromstärke

Diese wird berechnet, indem die Elektrodenfläche mit der Stromstärke der Geräteeinstellung multipliziert wird. Dies ist nur bedingt berechenbar, wenn Elektroden verschiedener Größe zum Einsatz kommen, wie zum Beispiel bei der Iontophorese. Es gilt die Faustregel zu beachten: 0,05 mA bis 0,2 mA pro cm² Elektrodenfläche (Rostalski u. Hemrich 2007).

> Je kleiner die Elektrode, desto stärker ist das Stromgefühl, niedriger die anwendbare Stromstärke und höher die Stromdichte: es besteht die Gefahr einer lokalen Verätzung.

Stromdichte

Die elektrische Stromdichte J ist ein Maß für die Stromstärke pro Flächeneinheit. Bei unterschiedlicher Elektrodengröße ist die Stromdichte unter der kleineren Elektrode größer. Zu hohe Stromdichten sind schmerzhaft, und es können lokale Verbrennungen/Verätzungen auftreten.

In der Elektrotherapie kommt folgendes **Frequenzspektrum** zum Einsatz (◻ Tab. 25.8):

◻ **Tab. 25.8** Frequenzspektrum		
Galvanisation		0 Hz
Niederfrequenz	NF	0,01–1000 Hz
Mittelfrequenz	MF	1000–100.000 Hz
Hochfrequenz	HF	>100.000 Hz

Kontraindikationen für die Elektrotherapie

Absolute Kontraindikationen
- Patienten mit implantierten elektronischen Systemen (z. B. Herzschrittmacher),
- schwere Herzrhythmusstörungen,
- erhöhte Blutungsneigung,
- maligne Tumore,
- akute virale oder bakterielle Infektionen oder Entzündungen,
- Thrombosen, sowie Emboliegefahr,
- Epilepsie,
- Hautschäden/-erkrankungen,
- strahlentherapeutisch behandelte Hautareale,
- Osteosynthesematerial im Bereich des Stromkreises (mit Ausnahmen, z. B. TENS),
- Stromallergie.

Relative Kontraindikationen
- Beeinträchtigung der Sensibilität,
- Schwangerschaft,
- Angst vor Strom.

Elektroden

Elektroden werden über Kabel mit der Stromquelle verbunden und schließen den Körper in den Stromkreis mit ein. Sie unterscheiden sich im Material und in der Form. Es kann zwischen Platten-, Klebe-, Scheiben-, Saug- oder Punktelektroden unterschieden werden (◻ Abb. 25.15).
Positive Elektrode=Anode
Negative Elektrode=Kathode

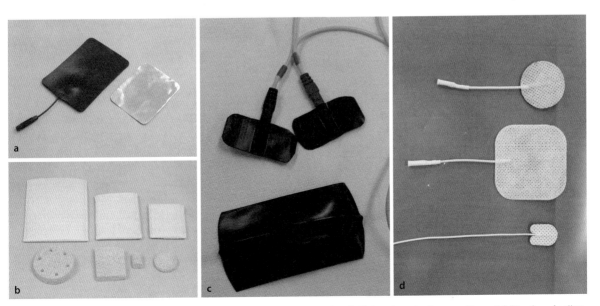

◻ **Abb. 25.15a–d** Unterschiedliche Elektrodenformen: **a** Plattenelektroden, **b** Elektrodenschwämme, **c** Gummielektroden, **d** selbstklebende Elektroden (Fotos a und b aus Wenk [2011], S. 44)

25

25.5.1 Elektrotherapie in der Handtherapie (Auswahl)

Gleichstrom (0 Hz)
- Iontophorese

Pulsierter Gleichstrom – Niederfrequenz (0,01 Hz–1000 Hz)
- TENS (Transkutane elektrische Nervenstimulation)
- NMES (Neuromuskuläre Elektrostimulation)
- FES (Funktionelle Elektrostimulation)
- Stimulation denervierter Muskulatur

In der Handtherapie kommen noch weitere Formen der Elektrotherapie zum Einsatz: Mittelfrequenter Wechselstrom, wie Interferenz oder Hochfrequenz. Im Rahmen dieses Buchkapitels werde die gebräuchlichsten Stromformen vorgestellt.

Elektrotherapiegeräte können drei verschieden Stromarten produzieren. Jede erzielt einen anderen Effekt auf das Gewebe. Diese drei Formen sind: **Gleichstrom, Wechselstrom und Impulsstrom.**

25.5.2 Gleichstrom (0 Hz)

Bei der Gleichstrombehandlung erfolgt eine Durchströmung mit konstanter Stromstärke und monodirektionaler Stromflussrichtung während der gesamten Therapiedauer. Durch diese Stromqualität werden im Bereich der Nerven- und Muskelzellen keine Erregungen ausgelöst.

Die **Wirkung von Gleichstrom** führt zu biologischen Veränderungen, die durch Ionenwanderung ausgelöst werden:
- Motorische Nervenfasern: erlangen unter der Kathode eine Steigerung der Erregbarkeit.
- Sensorische Nervenfasern: zeigen unter der Anode eine Erhöhung der Erregungsschwelle.
- Vasomotorik: Es erfolgt eine Mehrdurchblutung.
- Gewebestoffwechsel wird angeregt, dadurch Verbesserung der Regeneration und der Trophik.

▪▪ Ziel: Schmerzdämpfung
Zur Schmerzdämpfung wird meist eine absteigende Längsgalvanisation (Anode proximal – Kathode distal) gewählt. Eine Verlangsamung der Nervenleitgeschwindigkeit konnte bei dieser Anlageform nachgewiesen werden.

Die Hautdurchblutung erhöht sich unter der negativen Elektrode, der Kathode rascher und intensiver als unter der Anode (Vacariu 2005).

> ❯ Bei der Gleichstromtherapie sollten möglichst große Elektroden gewählt werden, um lokale Reizerscheinungen der Haut zu vermeiden.

▪▪ Elektroden
Verwendet werden Plattenelektroden oder Saugelektroden mit feuchter Zwischenschicht.

▪▪ Elektrodenanordnung
- Anodenanlage erfolgt auf den Hauptschmerzpunkt, die Kathode im Ausstrahlungsgebiet,
- Gelenke werden quer durchflutet,
- Muskelketten längs durchfluten.

▪▪ Dosierung
Max. 0,1 mA/cm² Elektrodenfläche (Vacariu 2005).

Bei einer Elektrodengröße von 200 cm² (12×16 cm) ergibt dies eine Stromstärke von 20 mA.

Bei der konstanten Galvanisation sinkt während der Behandlung der Hautwiderstand, was zu einer Erhöhung des Stromgefühls beim Patienten führt. Dadurch ist die Verringerung der Intensität während der Behandlung oft (sogar mehrmals) nötig. Die Behandlung soll auf jeden Fall schmerzfrei sein (Rostalski u. Hemrich 2007).

▪▪ Indikationen
Akute Schmerzen am Bewegungsapparat.

Absolute und relative Kontraindikationen siehe vorangehende allgemeine Ausführungen.

Bei der Kombination von Gleichstrom mit Ultraschall (Ionto-Phonophorese) muss darauf geachtet werden, dass das Gerät mit einer so genannten CV-Schaltung (Constant Voltage) ausgerüstet ist. Mit dieser CV-Schaltung werden »Stromschläge« beim Kontaktverlust des Ultraschallkopfes mit der Haut vorgebeugt.

Iontophorese

Die Iontophorese (Transfer von Ionen) dient der perkutanen Einschleusung von Ionen aus medizinischen Lösungen. Sie ist eine nicht invasive Alternative zum injizierten Medikament (Schuhfried 2005). Für die Anwendung wird ein Wirkstoffreservoir unter die Arbeitselektrode angebracht, welche die gleiche Ladung wie das penetrierende Ion trägt. Mithilfe von Strom penetriert das gewählte Medikament die Hautbarriere durch die Hornschicht (transepidermal), entlang der Haarfollikel und der damit assoziierten Talgdrüsen (transfollikulär) oder durch die Schweißdrüsen (transglandulär). Der **Vorteil** der Iontophorese liegt darin, dass der Verdauungstrakt nicht mit Medikamenten und die Haut nicht mit einer Injektion belastet werden. Das zu behandelnde Gebiet, welches mit Vorteil direkt unter der Haut liegt, z. B. Sehnen, Kapselbandapparat usw., lässt sich so gezielt beeinflussen. Das Medikament verbleibt für einige Tage in der Haut, dann wird dieses Depot langsam abgebaut (Costello u. Jeske 1995). Es kommt somit auch zu einer systemischen Wirkung (Rostalski u. Hemrich 2007). Als **Nachteil** zeigt sich die ungenaue Dosierung des Medikaments, denn es lässt sich nicht überprüfen, wie viel vom Wirkstoff vom Gewebe aufgenommen wurde. Auch lassen sich nur relativ kleine Mengen eines Medikaments durch die Haut einschleusen.

▪▪ Geräte

Iontophorese kann mit jedem Gleichstromapparat durchgeführt werden. Auf dem Markt sind jedoch kleine portable Iontophorese-Geräte erhältlich, welche die Anwendung dieser Therapie sehr anwenderfreundlich gestalten. Diese handlichen Geräte kommen mit Einwegelektroden zum Einsatz. In der Handtherapie sind diese Geräte vorzuziehen, da die verwendeten Klebeelektroden sich optimal platzieren lassen. Das portable Gerät errechnet anhand der vom Patienten ertragenen Stromintensität die benötigte Anwendungsdauer aus. Wenn mit einem herkömmlichen Gleichstromgerät gearbeitet wird, müssen die einzelnen Anwendungsparameter kalkuliert werden.

▪▪ Dosierung/Intensität

Die Voraussetzung für die Anwendung ist eine normale Sensibilität der Haut.

Subjektive Dosierung – während Anwendung: Der Patient darf nur ein leichtes Kribbeln wahrnehmen.

Objektive Dosierung – nach der Anwendung: eine leichte Rötung des behandelten Gebiets (v. a. unter Kathode).

Die Anzahl der transportierten Ionen und somit die Dosierung ist direkt proportional zum geflossenen Strom (Stromstärke und Anwendungsdauer). Zudem gilt: Je größer die Elektrodenfläche, desto mehr Medikament kann unter die Haut gestoßen werden. Auch spielt die Konzentration des Stoffes eine Rolle.

Dosis (**mA/min**)=Stromstärke (**mA**)×Zeit (**min**)

Die Dosis kann zwischen 1 und 80 mA/min betragen. Wird eine Dosis von 40 mA/min gewählt, dauert die Behandlung bei einer Stromstärke von 1 mA 40 min. Bei einer Stromstärke von 4 mA beträgt die Behandlungszeit 10 min (Bélanger 2003).

Die Stromdichte sollte bei der Anode 1 mA/cm² und bei der Kathode 0,5 mA/cm² nicht übersteigen (Bélanger 2003):

4 mA/24 cm² (Elektrodenfläche)=0,16 mA/cm²
8 mA/24 cm² (Elektrodenfläche)=0,33 mA/cm²

▪▪ Elektroden

Über das Größenverhältnis der aktiven und ihrer Referenzelektrode gibt es in der Literatur keine einheitliche Meinung. Die Arbeitselektrode (Elektrode mit Wirkstoff) soll kleiner als die Referenzelektrode sein. Diese Größendifferenz ergibt eine geringere sensible Belastung und eine verminderte Gefahr von sogenannten Stromspitzen (Jenrich 2000).

Bei der Anwendung mit einem Gleichstromgerät kommen Leitgummi- oder Metallelektroden, gehüllt in Elektrodenschwämme, zum Einsatz. Zwischen die feuchte Zwischenschicht und der Haut wird das flüssige Medikament mit Vorteil auf ein Fließpapier (Löschpapier) aufgebracht. Das durchtränkte Fließpapier kommt so in direkten Hautkontakt. Salben oder Gels werden zuerst intensiv eingerieben, anschließend wird noch eine dünne Schicht unter das Fließpapier und den Schwamm aufgetragen. Der Abstand zwischen den beiden Elektroden sollte größer sein als der Durchmesser der größeren Elektrode (◨ Abb. 25.16).

> ❯ Verbrennungen/Verätzungen unter der Kathode gehen tiefer und verheilen langsamer als die unter der Anode (Challiol u. Laquierrière 1922).

Dies gilt es vorzubeugen durch:
– gute Hautreinigung; die Haut wird mit Alkoholtupfer entfettet,
– gut durchfeuchtete Zwischenschicht,
– gute, stabile Fixation der Elektroden,
– keinen direkter Hautkontakt der Elektroden.

Kleine portable Iontophoresegeräte arbeiten mit Einwegelektroden. Dies sind meist gepufferte Elektroden. »Buffer Ions« in den Elektroden halten den pH-Wert der Haut stabiler und erhöhen die Eindringrate des Medikaments. Somit wird die Gefahr eine Verbrennung/Verätzung der Haut auf ein Minimum reduziert.

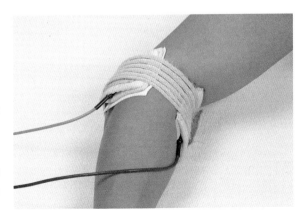

◨ **Abb. 25.16** Iontophorese am Beispiel Epicondylopathie (aus Wenk [2011], S. 109)

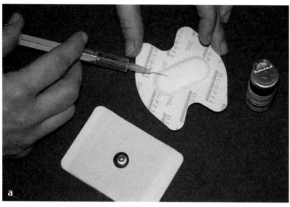
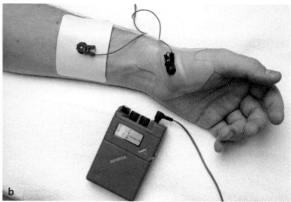

◻ **Abb. 25.17a,b**   **a** Gepufferte Einwegelektroden; **b** Anwendung am Beispiel Rhizarthrose

Die ◻ Abb. 25.17 zeigt die Anwendung von Einwegelektroden. Mithilfe einer Einwegspritze wird die erforderliche Medikamentendosis in das Elektrodenkissen eingeführt.

▪▪ Zur Anwendung kommende Medikamente

Die nachfolgende Auflistung (◻ Tab. 25.9) erfolgt über die Wirkung des Stoffes. Anionenhaltig aufbereitete Medikamente sind negativ (−) geladen und werden unter der Kathode appliziert. Kationenhaltige Medikamente sind positiv (+) geladen und werden unter der Anode aufgetragen.

▪▪ Indikation Iontophorese

Gewünschte Wirkungen der Galvanisation kombiniert mit der Wirkung des gewählten Medikaments.

▪ Kombinierte Anwendung von zwei verschiedenen Medikamenten

Die gleichzeitige Anwendung von zwei Medikamenten, von gleicher oder unterschiedlicher Polung unter einer Elektrode sei nicht empfehlenswert. Hingegen lassen sich zwei unterschiedlich gepolte Medikamente unabhängig voneinander unter der Anode und

Kathode applizieren (Ciccone [1995; zit. nach Bélanger 2003]).

▪▪ Kontraindikation

Die Kontraindikationen der Elektrotherapie wurden bereits oben aufgeführt. Zusätzlich sind Gegenanzeigen und allfällige **Nebenwirkungen des Medikamentes** zu beachten.

25.5.3 Niederfrequente Reizströme (0,01–1000 Hz)

Die Wirkung von Strom ist abhängig von der Frequenz (Wenk 2004) (◻ Tab. 25.10).

Niederfrequente Reizströme (◻ Abb. 25.18) werden auch Impulsströme genannt. In der Elektrotherapie im Niederfrequenzbereich (NF) kommt ein Gleichstrom, kontinuierlich oder unterbrochen zum Einsatz; oder ein gleich gerichteter Wechselstrom. Niederfrequente Reizströme lösen bei geeigneter Impulsform und Amplitude an Nerven- und Muskelzellen Aktionspotenziale aus. Es kommt zu einer gewollten Erregung der Nervenmembran oder zu einer gewollten Muskel-

---

Exkurs

Studien zur Anwendung von Iontophorese

In einer retrospektiven Vergleichsstudie von Dardas et al. (2014) wurde bei Patienten mit **verhärteten Narben nach offener Spaltung des A1-Ringbandes** und nicht erfolgreicher Standardtherapie (d. h. die volle Beweglichkeit wurde nicht erreicht) Iontophorese mit Essigsäure (5 % »glacial acetic acid«) durchgeführt. Die Standardtherapie bestand aus: Bewegungstherapie, Sehnengleitübungen, Behandlung des Ödems, Nachtlagerungsschiene für die Extension, Narbenbehandlung, Hot Packs und Dehnungsübungen. Dosierung der Iontophorese: 40–50 mA (2,5–4 mA während ca. 20 min). Die Behandlung wurde 2×/Woche durchgeführt, während durchschnittlich 4 Wochen. Durch diese zusätzliche Behandlung konnte die Beweglichkeit signifikant verbessert werden.

Iontophorese mit Dexametasone Phosphat für Patienten mit **akuter lateraler oder medialer Epicondylitis** zeigte einen positiven Kurzzeiteffekt bezogen auf Schmerzreduktion (Nirschl et al. 2003).

◻ Tab. 25.9 Am häufigsten verschriebene Wirkstoffe für die Iontophorese (modifiziert nach Wenk [2011], S. 106)

Schmerzlindernde Wirkstoffe (Lokalanästhetika)

Lidocain (2–4 % Hydrochlorid) 20–40 mg/ml	Anode (+)	Tendovaginosen, akute Bursitis, Epicondylo- pathien, Synovitis
Procain (1–5 %)	Anode (+)	
Novocain (1–5 %)	Anode (+)	
Scandicain (1–5 %)	Anode (+)	

Entzündungshemmende, antirheumatische und schmerzlindernde Wirkstoffe

Diclofenac 25 mg/ml (z. B. Voltaren Emulgel®)	Kathode (–)	Akute Bursitis, Tendovaginosen, Synovitis, Arthritis, Epicondylopathien, Distorsionen, Kontusionen, Muskelzerrungen
Etofenamat (z. B. Rheumon-Gel®, Traumon-Gel®)	Kathode (–)	
Hydrocortison	Anode (+)	
Hydroxyethylsalicylat (z. B. Dolo-Arthrosenex®)	Kathode (–)	
Mucopolysaccharidschwefelsäureester (z. B. Mobilat®)	Kathode (–)	
Naproxen	Kathode (–)	
Prednisolon	Anode (+)	
Dexamethasone sodium phosphate 4 mg/ml	Kathode (–)	

Durchblutungsfördernde, antirheumatische Wirkstoffe

Hydrosyethylsylicylat, Benzylnicotinat (z. B. DoloVisano®)	Kathode (–)	Arthrosen, Myalgien, Erkrankungen aus dem rheumatischen Formenkreis

Gerinnungshemmende Wirkstoffe

Heparin (z. B. Contractubex®)	Kathode (–)	Sportverletzungen, Hämatome

Gewebeerweichende Mittel

Essigsäure[1] (Acetat)	Kathode (–)	Narbengewebe, Verklebungen
Hyaluronidase (Resorptionsbeschleuniger)	Anode (+)	
Kaliumiodidlösung (1 %)	Kathode (–)	
Saline[2]	Kathode (–)	

[1] **Essigsäure** (Acetat) (4 % in NaCl gelöst): Die Wirkung von Essigsäure wird in der Literatur bei Kalkablagerungen am Schulter-gelenk beschrieben (Kahn 1977). Knight u. Draper (2008) nennen Acetat auch geeignet für die Behandlung von Narbengewebe
[2] **Saline** (1,5 ml in 2,5 % wässeriger Lösung) kommt in der Behandlung von exzessiver Narbenbildung zur Anwendung, z. B. bei Narben nach Operation eines M. Dupuytren und bei reduzierter Sehnengleitfähigkeit nach tiefen Schnittverletzungen. Michlovitz (2002) hypothetisiert, ob vielleicht bereits die Polarität der aktiven Elektrode, in diesem Falle die negative Polung, den Behandlungserfolg ausmache. Denn: Unter der Kathode kommt es durch den erhöhten pH-Wert zu einer Hauterwei-chung (Bélanger 2010).

◻ Tab. 25.10 Wirkung niederfrequenter Ströme

0,5–10 Hz	Aktivierung des Sympathikus
5–20 Hz	Schüttelfrequenzen zur Schmerzlinderung und Durchblutungsförderung
20–25 Hz	Aktivierung des Parasympathikus
50 Hz	Optimale Reizung von quergestreifter Muskulatur
100 Hz	Sympathikus Dämpfung, Schmerzlinderung

kontraktion. NF werden auch als Reiz- oder Impuls-ströme bezeichnet.

Niederfrequente Reizströme finden ihren Einsatz in der Behandlung von:
- Schmerzen,
- Schwellung/Ödem,
- Wunden,
- atrophierter und geschwächter Muskulatur,
- peripheren Lähmungen.

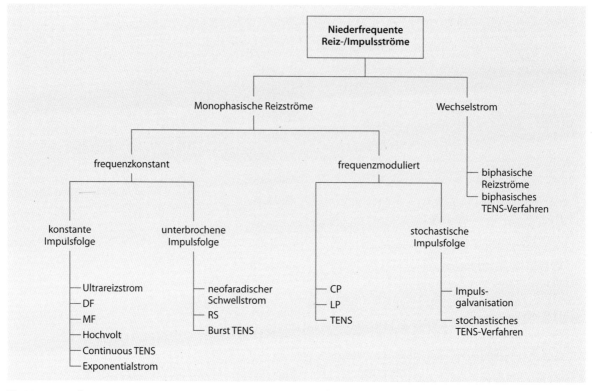

Abb. 25.18   Übersicht über die niederfrequenten Ströme (aus Wenk [2011], S. 121, Abb. 8.6)

TENS (Transkutane elektrische Nervenstimulation)

TENS für die Behandlung von Schmerz (Elektroanalgesie)

Die transkutane elektrische Nervenstimulation verfolgt das Ziel über elektrische Ströme Nervenfasern zu stimulieren um somit Schmerzen zu reduzieren. Portable TENS-Geräte sind seit den frühen 1970er-Jahren erhältlich (Walsh 1997). Aufgrund des breiten Indikationsspektrums und der fehlenden Invasivität hat diese Therapieform eine weit verbreitete Anwendung in der Schmerztherapie gefunden (Fojuth 2011). Der Wirkungsmechanismus von TENS ist, wie viele andere medikamentöse und chirurgische Schmerztherapien, eine symptomatische Therapie und keine kausale (Bélanger 2003). Eine Schmerzreduktion erfolgt durch Anregung und Modulation von komplexen neurohormonalen, neurophysiologischen und kognitiven Systemen, sowohl im peripheren wie im zentralen Nervensystem. Über den elektrischen Strom werden die großen, primär sensorisch afferenten Fasern stimuliert, was zu einer Leitungsblockade nozizeptiver Fasern führen soll. Typischerweise erfahren die Patienten unmittelbar eine Schmerzmilderung, welche während der ganzen Behandlung anhält und auch für eine kurze Zeit nach der Behandlung (Fedorczyk 2011).

Bis heute wurden sehr viele klinische Studien zur Effektivität von TENS durchgeführt. Die meisten verfolgen das Ziel, die Wirksamkeit von TENS bei postoperativen Schmerzen zu ergründen. Weiter wurde vor allem die Wirkung von TENS bei lumbalen Rückenschmerzen und chronischen Schmerzen getestet (Bélanger 2003). Walsh (1997) nennt als Vorteile der TENS-Anwendung, dass die Geräte portabel und anwenderfreundlich sind. Sie eignen sich daher gut für die Heimanwendung durch den Patienten.

Stimulationsparameter

Es gibt viele verschiedene Parameter in der Anwendung von TENS.

In der Literatur wird je nach Autor zwischen drei oder vier Typen unterschieden. Geschrieben wird von **konventionellem, Akupunktur-, Burst- und Brief-Intense-TENS.**

Ein TENS-Gerät sollte folgende wählbare Parameter zur Verfügung stellen:

- Frequenz (rate),
- Impulsdauer (Pulsdauer),
- Intensität,
- Kontinuierlich, Impulspakete (»burst«) oder moduliert.

▪▪ Impulsformen

Bei der TENS-Anwendung kommt eine gepulste Stromform zur Anwendung:

- Monophasisch,
- symmetrisch biphasisch,
- asymmetrisch biphasisch,
- spike-ähnlich biphasisch.

▪▪ Frequenz (rate) (Pulsfrequenz)

Die verwendeten Frequenzen reichen üblicherweise von 1–200 Hz.

▪▪ Pulsdauer

Die Pulsdauer (»pulse duration«) ist ebenfalls ein zeitabhängiger Parameter. In der englischsprachigen Literatur zum Teil auch Pulsweite (»pulse width«) genannt. Die Größe für die Pulsdauer ist meist in µs (Mikrosekunden) angegeben:

- 1 Millisekunde (1 ms)=0,001 s
- 1 Mikrosekunde (1 µs)=0,0001 ms=0,000001 s

▪▪ Intensität/Amplitude

Die Intensität bezieht sich auf die Menge des fließenden Stroms, ausgedrückt in Milliampere (mA). Die Angabe in Volt bezieht sich auf die »driving force« (Kraft), welche benötigt wird, um den elektrischen Strom fließen zu lassen. Für ein kleines, tragbares TENS-Gerät wird diese Kraft durch die Batterie geliefert.

Die Intensität wird qualitativ durch das Empfinden der Stromstärke des Patienten während der TENS-Therapie erfasst (Bélanger 2003).

Verschiedene Formen von TENS

Es gibt verschiedene Typen von elektrischer Stimulation zur Schmerz Behandlung. TENS-Formen, die klassischerweise in der Handtherapie angewendet werden, aktivieren immer die sensiblen Fasern und, wenn gewollt, auch motorische.

High-Frequency-/Low-Intensity-TENS, Konventionelle TENS (High-rate-TENS)

Diese TENS-Form wird am häufigsten eingesetzt. Dabei werden sensorische Aβ-Fasern stimuliert und die Wirkung wird über Gate-Control-Mechanismen erwartet (Bélanger 2015). Sie bietet schnelle Analgesie, jedoch kurz anhaltend. Wegen der milden Reizung ist diese Therapieform bei akuten Schmerzen oder als Beginn der TENS-Therapie empfohlen (Vacariu 2005).

Der Name »konventionelle« TENS rührt auch daher, dass Therapeutinnen gerne diese Anwendungsform zuerst wählen, da sie von den meisten Patienten als am angenehmsten empfunden wird (Bélanger 2003).

Parameter:

- Über Schmerzgebiet, Dermatom,
- niedrige Intensität: komfortabel hohe Frequenz, typischerweise über 100 Hz (80–120 Hz), keine Muskelkontraktion,
- kurze Impulsdauer 50–80µs (<150 µs),
- Anwendungsdauer: >60 min.

Low-Frequency-/High-Intensity-TENS (Acupuncture-like TENS) (Low-rate-TENS)

Es handelt sich um eine motorische, Akupunktur-ähnliche TENS-Form. Es werden motorische Alpha-Fasern stimuliert; nach Bélanger (2015) zusätzlich Aβ-Fasern mit großem Durchmesser und nach Wenk (2011) Aδ-Fasern. Somit wird das Opiat-System angeregt. Dies führt langsam zur Analgesie, jedoch langanhaltend.

Der Name rührt nicht etwa daher, dass diese TENS-Anwendung über Akupunkturpunkten angewendet wird, sondern weil die Frequenz der ähnlich ist, welche bei der Akupunkturtherapie verwendet wird (Walsh 1997).

Parameter:

- Über Motor-Point, Muskulatur des Schmerzgebiets,
- hohe Intensität (bis zur Toleranzgrenze, für sichtbare Muskelkontraktionen),
- niedrige Frequenz, typischerweise 1–4 Hz (<10 Hz),
- lange Impulsdauer ~200 µs (>300 µs),
- Anwendungsdauer: bis 45 min (Muskelermüdung).

Burst-TENS (Burst-train-TENS)

Diese Form der TENS Anwendung wurde 1976 von Eriksson und Sjölund als Folge ihrer Erfahrungen mit chinesischer Elektroakupunktur entwickelt (Vacariu 2005).

Beim Burst-TENS handelt es sich um Impulsserien. Diese Impulsserien bestehen aus Nadelimpulsfolgen von 80–100 Hz, die Anzahl der Impulsserien pro Sekunde wird ebenfalls in Hz angegeben und stellt die sogenannte Reizung mit einer tieferen Frequenz dar (2–4 Hz). Um den Gewöhnungseffekt zu vermeiden, besitzen TENS-Geräte eine Frequenzmodulation. Die Reizfrequenz wechselt z. B. ständig zwischen 80 und 100 Hz. Auch die Impulsbreite kann bei TENS-Geräten intervallmäßig variieren (30–220 µs).

Parameter:

- Über Motor-Point, Muskulatur des Schmerzgebiets,
- die Intensität sollte so stark sein, dass Muskelkontraktionen ausgelöst werden,
- niedere Frequenz, typischerweise 1–4 Hz (<10 Hz),

25

- Impulsserien aus schmalen Einzelimpulsen (100–200 μs/100 Hz),
- Anwendungsdauer: 20–30 min.

Die Schmerzreduktion tritt relativ langsam ein und hält lange an (Bélanger 2003).

High-Frequency-/High-Intensity-TENS, Hyperstimulation-TENS (Brief-intense oder Noxious-level TENS)

Aβ-, Aδ- und C-Fasern werden stimuliert (Bélanger 2015). Es handelt sich um einen motorischen und schmerzhaften Stimulus. Das Opiatsystem wird angeregt, es wird eine lange anhaltende und relativ schnelle Analgesie erwartet.

Diese Form wird mit einer hohen Frequenz und einer langen Pulsdauer und der höchsten vom Patienten tolerierbaren Intensität betrieben.

Parameter:
- Über oder proximal zu schmerzhaften Gebiet,
- hohe Intensität (bis zur Toleranzgrenze),
- hohe Frequenz, 100–150 Hz (125–250 Hz),
- lange Impulsdauer: 150–250 μs (>150 μs),
- kurze Anwendung: <15 min.

Die schmerzhemmende Wirkung tritt schnell ein und hält länger an als konventionelle TENS.

Eine Sonderform der TENS stellt die Kaada-Stimulation (Abb. 25.19) dar (Exkurs »Kaada-Stimulation«).

Bei der TENS-Anwendung kann generell zwischen einer rein sensibel schwelligen Anwendung und einer Kombination dieser mit Muskelkontraktionen (motorisch schwellig) unterschieden werden.

▪▪ Indikationen

Die Indikation für TENS sind akute und chronische Schmerzen, postoperativ oder posttraumatisch. Außerdem können neuralgische Schmerzsyndrome, hyper-

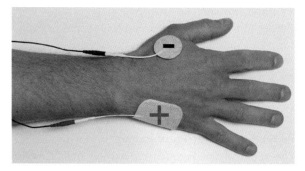

◘ **Abb. 25.19**   Elektrodenplatzierung nach Kaada

sensible Narben, Schmerzsyndrome des Bewegungs- und Stützapparats, sowie Stumpf- und Phantomschmerzen mit TENS behandelt werden. Beispielsweise sind Schmerzen bei Osteoarthritis oder Rheumatoider Arthrose eine gute Indikation für TENS (Prosser u. Conolly 2003).

Therapeutische Effekte und Evidenz zur Wirkung von TENS

»There is moderate to strong scientific evidence to show that TENS can induce significant pain modulation for several pain conditions, including post-surgical conditions« (Bélanger 2015). In der Literatur finden sich unzählige Studien zu TENS und verschiedenen Schmerzgeschehen. Eine gute Zusammenfassung der aktuellen Evidenz findet sich bei Bélanger (2015). Eine Schmerzreduktion erfolgt durch Anregung und Modulation von komplexen neurohormonalen, neurophysiologischen und kognitiven Systemen, sowohl im peripheren wie im zentralen Nervensystem (Bélanger 2003).

Placebo

Nach Thorsteinsson et al. (1978) kann der Erfolg der TENS-Therapie zu 30 % dem Placeboeffekt zugeschrieben werden. Wall (1994) beziffert die Möglichkeit eines Placeboeffekts durch die TENS-Therapie zwischen 0 und 100 %. Als Erklärung führt Bélanger (2003) u. a.

Exkurs

Kaada-Stimulation

Es handelt sich um eine TENS-Sonderform, nach Birger Kaada benannt: eine niederfrequente, nicht-segmentale Stimulation. Nach Leandri et al. (1986) wird sie z. B. bei Patienten mit **M. Raynaud und Polyneuropathien** (nicht Diabetes) angewendet (Elektrodenanlage siehe ◘ Abb. 25.19). In der klinischen Tätigkeit der Autorin kommt diese Stromform bei **chronischen Schmerzsyndromen** zum Einsatz, auch zu Beginn der Thera-

pie an der Gegenseite. Die »high-intensity pulse train«-(Burst) TENS soll einen vasodilatatorischen Effekt haben (Kaada u. Eielson 1983). Bei Patienten mit M. Raynaud und Polyneuropathien habe diese TENS-Anwendung zu einer lang andauernden Temperaturerhöhung in den Fingern geführt (Walsh 1997).

Parameter (Leandri et al. 1986)
- Interne Burstfrequenz: 100 pps (pulses per second oder Hz),
- Burst: 2 Hz,
- Phasendauer: 200 μs,
- Intensität: sensorisch schwellig (d. h. spürbar),
- kleine Elektroden von 1,5 cm Durchmesser,
- Stimulationsdauer: 45 min, drei Mal täglich.

den starken Wunsch des Patienten an, gesund zu werden, sowie den Glauben an die Therapie.

Elektroden

Es gibt viele verschiedene Elektrodentypen. Meist handelt es sich um Gummielektroden (Karbonelektroden) (»multi-use carbon rubber«), welche mit einer Kuppelsubstanz (herkömmliches Gel) und Klebestreifen auf die Haut geklebt werden oder um selbsthaftende Elektroden (Solid-Gel Elektroden) (»single-person self-adhesive«). Wie die englische Bezeichnung erläutert, sind diese selbsthaftenden Elektroden nur für den Gebrauch an einem Patienten bestimmt. Bei sorgfältigem Einsatz können diese bis zu 30 Mal angewendet werden. Es gibt diese Elektroden in runder oder rechteckiger Form und in vielen verschiedenen Größen. Beim Kauf eines TENS-Geräts werden Elektroden meist mitgeliefert.

Textilelektroden sind als Handschuh- oder als Ellbogenelektroden erhältlich. Die ganze Elektrode, bzw. der Handschuh, ist aus leitendem Gewebe und fungiert somit als Kathode oder Anode. Diese Elektroden sind z. T. waschbar und mehrfach verwendbar.

Polarität

Die Kathode ist die aktive Elektrode. Nach Walsh (1997) sollte daher die Kathode proximaler als die Anode platziert werden. Beim Akupunktur-TENS soll die Kathode direkt über den motorischen Reizpunkt (Motor Point) geklebt werden. Hier wird eine Muskelkontraktion erwünscht. Die meisten Patienten empfinden das Kribbeln unter einer Elektrode stärker: Meist ist es unter der Kathode.

Es kann nicht gesagt werden, dass eine Elektrodenplatzierung besser als die anderen ist oder dass ein Stimulationsmodus besser als die anderen sei (Bélanger 2015).

Platzieren der Elektroden

Vor dem Anbringen der Elektroden soll die Haut mit Seife gewaschen und getrocknet werden. Die meisten TENS-Geräte haben zwei oder mehrere Ausgangskanäle, und es lassen sich somit mehrere Hautgebiete zur gleichen Zeit stimulieren. Für den Erfolg der TENS-Anwendung ist die Elektrodenplatzierung mit entscheidend. Oft ist es hilfreich, zu testen, ob ein sanfter Druck auf die schmerzhafte Stelle angenehm ist. Wenn ja, kann dies ein positiver Indikator für die Anwendung von TENS sein. **Ein Hautareal mit mechanischer Allodynie sollte nie direkt stimuliert werden** (Vacariu 2005). Nach dem Prinzip der Gate Control Theory gelangt der sensorische Input zum selben spinalen Level wie der nozizeptive Input. Daher sollten die Elektroden so nahe wie möglich an das schmerzhafte Gebiet platziert werden (Robertson et al. 2006).

- Einkreisen des schmerzhaften Areals: mit zwei oder vier Elektroden,
- eine Elektrode direkt über dem Schmerzareal, die andere proximal über dem entsprechenden peripheren Nerven,
- schmerzhaftes Hautareal: Elektrodenplatzierung proximal über dem entsprechenden peripheren Nerven,
- neuralgische Schmerzen: Elektrodenplatzierung proximal über dem Hauptnervenstamm,
- eine Elektrode proximal der schmerzhaften Region und eine paraspinal auf Höhe des entsprechenden Segments,
- beide Elektroden paraspinal ipsilateral zum schmerzhaften Hautareal,
- eine Elektrode ipsilateral und die andere kontralateral auf dem gleichen spinalen Ebene,
- mechanische Allodynie (Hyperästhesie): Elektrodenplatzierung proximal,
- myofasziale Schmerzsyndromen: Elektrodenposition direkt auf dem Triggerpunkt.

❶ Cave
Keine direkte Stimulation einer mechanischen Allodynie.

Wenn eine Muskelkontraktion gewünscht wird, sind die Reizpunkte der Armmuskulatur zu beachten (◘ Abb. 25.20).

Heimanwendung

Bevor das Gerät dem Patienten für die Heimbehandlung abgegeben wird, sollte der Wirkungsweise und -erfolg in der Therapie ausprobiert und geprüft werden. TENS soll wie jede andere Therapieform evaluiert und dokumentiert werden. Damit der Patient die Behandlung zuhause selbstständig durchführen kann, ist es empfehlenswert, ihm ein Informationsblatt mitzugeben (s. das Beispiel in ◘ Abb. 25.21).

Kontraindikationen/Vorsichtsmaßnahmen

Es gelten die gleichen Punkte wie in der Einleitung zu ▶ Abschn. 25.5 »Elektrotherapie« aufgeführten. Zusätzlich:

- keine Anwendung über Sinus Caroticus/ventrale Nackenregion, kann zu Blutdruckabfall führen,
- keine Anwendung direkt über dem Herzen oder transthorakal,
- allergische Reaktion auf Elektrode oder Kuppelsubstanz,
- keine TENS-Anwendung während des Lenkens eines Fahrzeuges oder beim Bedienen von Maschinen (Walsh 1997; Bélanger 2003).

Osteosynthese Material im Stromkreis gilt nicht als Kontraindikation.

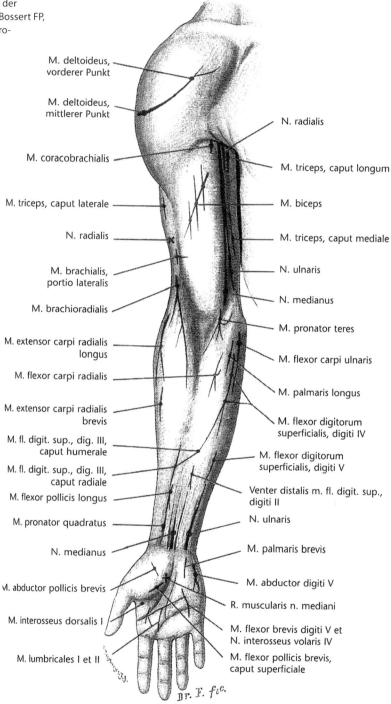

■ **Abb. 25.20**   Reizungspunkte und -linien der Armmuskeln und -nerven von ventral. Aus: Bossert FP, Jenrich W, Vogedes K (2006) Leitfaden Elektrotherapie. Urban & Fischer, München, S. 74. Mit freundlicher Genehmigung Elsevier

M. deltoideus, vorderer Punkt

M. deltoideus, mittlerer Punkt

M. coracobrachialis

M. triceps, caput laterale

N. radialis

M. brachialis, portio lateralis

M. brachioradialis

M. extensor carpi radialis longus

M. flexor carpi radialis

M. extensor carpi radialis brevis

M. fl. digit. sup., dig. III, caput humerale

M. fl. digit. sup., dig. III, caput radiale

M. flexor pollicis longus

M. pronator quadratus

N. medianus

M. abductor pollicis brevis

M. interosseus dorsalis I

M. lumbricales I et II

N. radialis

M. triceps, caput longum

M. biceps

M. triceps, caput mediale

N. ulnaris

N. medianus

M. pronator teres

M. flexor carpi ulnaris

M. palmaris longus

M. flexor digitorum superficialis, digiti IV

M. flexor digitorum superficialis, digiti V

Venter distalis m. fl. digit. sup., digiti II

N. ulnaris

M. palmaris brevis

M. abductor digiti V

R. muscularis n. mediani

M. flexor brevis digiti V et N. interosseus volaris IV

M. flexor pollicis brevis, caput superficiale

Dr. F. fec.

Abb. 25.21   Patienteninstruktionsblatt

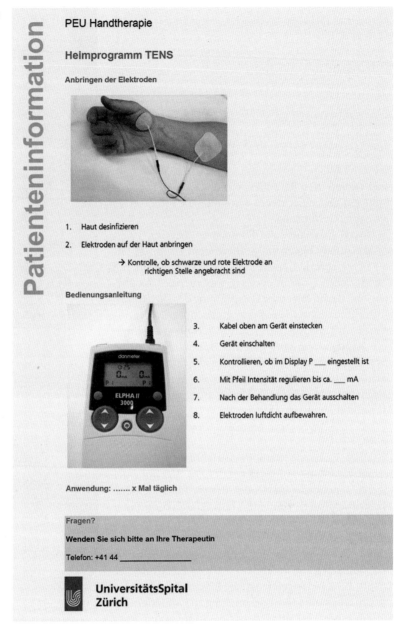

Neuromuskuläre Elektrostimulation (NMES)

Bei der neuromuskulären Elektrostimulation (NMES) wird innervierte, jedoch geschwächte, oder mangelhaft innervierte Muskulatur stimuliert.

Das rasche Fortschreiten der Muskelatrophie wurde in der Raumfahrt bestens erforscht: Durch die Absenz der Erdanziehungskraft kommt es bereits innerhalb von 1–2 Tagen zu einer Muskelatrophie und Kraftverlust (Robertson et al. 2006). Nach einer Operation und nachfolgender Immobilisation an der oberen Extremität sind dieses rasche Fortschreiten der Muskelatrophie und der einhergehende Kraftverlust ebenso eindrucksvoll zu beobachten. Immobilisation führt nicht nur zu Atrophie und Kraftabnahme, sondern auch zu Dysfunktion der kontraktilen Proteine und verändertem Muskelmetabolismus (Cramp u. Scott 2008).

Die Stimulation des innervierten Muskels verfolgt in der Handrehabilitation folgende Ziele:
- Prävention oder Erholung von Muskelatrophie,
- Wiedererlernen von muskulärer Kontrolle,
- Erhöhung der muskulären Ausdauer,
- kräftige Kontraktion des Muskels zum Lösen von Verklebungen, z. B. nach Sehnenverletzung.

□ Tab. 25.11	Biphasische Rechteckimpulse
Impulsbreiten	200–300 µs (>0,3 ms)
Frequenz	15 Hz
On-/Off-Time	10 s Stimulus – 20–30 s Pause
Stimulationsdauer	10–15 min

Neuromuskuläre Elektrostimulation (NMES) führt zu einer verbesserten Rekrutierung von neuromuskulären Einheiten und einer damit verbundenen verbesserten Bewegungsausführung.

NMES beinhaltet die Stimulation der innervierten Skelettmuskulatur mit pulsierendem Strom (□ Tab. 25.11). Sie generiert einen modulierten Stromfluss mit Unterbrüchen (»on/off cycles«), was zu einer Aktivierung und darauf folgender Entspannung der Skelettmuskulatur führt. Es werden selektiv große Muskelfasern, die schnell zuckenden Fasern (»fast twitch fibres«), stimuliert. Während der postoperativen Immobilisationszeit atrophieren die schnell zuckenden Fasern rasch. In Kombination mit aktiver Bewegungstherapie kann NMES ein geeignetes Mittel gegen die Muskelatrophie und für die Muskelkräftigung sein (Michlovitz 2002).

Anwendung

Die aktive Elektrode (Kathode) wird über dem Muskelreizpunkt (»Motor Point«, □ Abb. 25.22a, hier mit einer kleinen »mobilen« Elektrode) des zu behandelnden Muskels appliziert. Um eine Muskelkontraktion unter der indifferenten Elektrode zu vermeiden, sollte diese größer als die aktive Elektrode gewählt werden. Dies erhöht die Stromintensität unter der aktiven Elektrode und reduziert diese unter der inaktiven Elektrode. Die □ Abb. 25.22 a–c zeigen mögliche Elektrodenanlagen.

Um eine starke Muskelermüdung zu verhindern, ist auf ein gutes Verhältnis zwischen Stimulationsdauer und Pausenzeit zu achten. Als Beispiel kann einer Stimulationsdauer von 10 s eine Pausenzeit von 20–30 s (oder mehr) folgen (Michlovitz 2002). Der Patient soll bei der Stimulation »mitmachen«: im Minimum aktiv »mitdenken«.

Kontraindikationen

Siehe oben in ► Abschn. 25.5 »Elektrotherapie« unter »Kontraindikationen«.

Funktionelle Elektrostimulation (FES)

Die funktionelle Elektrostimulation versucht über einen elektrischen Stimulus eine funktionelle Bewegung zu erzielen. Am häufigsten wird **FES nach einer Läsion des**

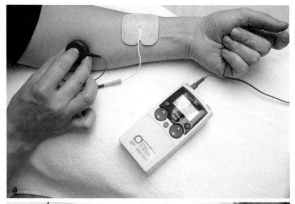
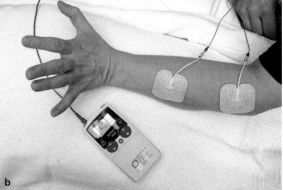
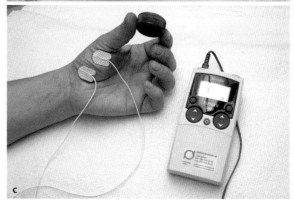

□ **Abb. 25.22a–c** Neuromuskuläre Elektrostimulation: **a** Stimulation mit einer »mobilen« Elektrode, **b** Stimulation der Fingerextensoren, **c** Stimulation der Thenarmuskulatur

zentralen Nervensystems angewendet. Der periphere Nerv ist intakt, kann aber nicht von zentral angesteuert werden. Für die kurzzeitige Stimulation, wenn eine rasche Erholung erwartet wird, können Hautelektroden verwendet werden. Bei einer langfristigen Behandlung können auch implantierbare Systeme eingesetzt werden (Robertson et al. 2006).

Das Einsatzgebiet der FES ist groß: Sie kann Funktionen des Körpers ersetzen, sie kann eine Funktion unterstützen oder beim Wiedererlernen einer Funktion unterstützend wirken.

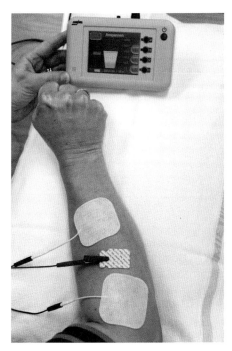

◘ Abb. 25.23   EMG-getriggerte funktionelle Elektrostimulation

Eine Form der FES ist die intentionsabhängige **EMG-getriggerte Nervenstimulation**. Die EMG-getriggerte Stimulation verbindet eine Eigenbewegung mit der Muskelstimulation. Das Muskel- oder Innervationstraining wird über Oberflächen-EMG an den zu behandelnden Muskel gekoppelt (**◘** Abb. 25.23). Das EMG-Signal wird gemessen, signalverarbeitet und anschließend mit einer vorher definierten Triggerschwelle verglichen. Wird diese überschritten, so wird für eine einstellbare Zeitdauer die Stimulation desselben Muskels ausgelöst. Der elektrische Stimulus wird nicht als Auslöser genutzt, sondern als Verstärker für eine insuffiziente Eigenbewegung.

Elektrische Stimulation denervierter Muskulatur

Die Kontraktion des gesunden Muskels erfolgt durch Stimulieren des motorischen Nervs, bei der denervierten Muskulatur nach peripherer Nervenläsion über die direkte Reizung der Muskelfaser (Robertson et al. 2006). Diese Unterscheidung ist wichtig, denn der motorische Nerv ist um einiges leichter zu stimulieren als die Muskelfaser.

Nach einer peripheren Nervenverletzung atrophiert die vom verletzten Nerven versorgte Muskulatur, gefolgt von einer Fibrosierung des Muskels, falls keine Reinnervation stattfindet. Etwa vier Monate nach der Nervenverletzung erreicht die Muskelatrophie ihren Höhepunkt, und die Muskulatur hat etwa 60–80 % an Gewicht verloren. Die Wahrscheinlichkeit einer funktionellen Reinnervation verringert sich ungefähr 12 Monate nach Nervenverletzung drastisch, als Folge der fortschreitenden Fibrosierung des Muskels (Lee u. Wolfe 2000).

Mittels elektrischer Stimulation wird versucht, die Atrophie, Degeneration und die später einsetzende Fibrosierung der denervierten Muskulatur zu reduzieren (Arakawa et al. 2010), damit bei der erhofften Reinnervation die Funktion schneller wieder zurück erlangt werden kann (Robertson et al. 2006). Die elektrische Stimulation ist die einzige Intervention, welche die Beweglichkeit des Bindegewebes im denervierten Muskel aufrechterhalten kann (Campbell 2002). In der Literatur ist man sich bezüglich der Effektivität der elektrischen Stimulation denervierter Muskulatur nicht einig (Robertson et al. 2006; Bélanger 2003). Leider existieren nicht viele Studien zur Wirksamkeit der elektrischen Stimulation denervierter Muskulatur (Novak u. von der Heyde 2013). Die adäquaten Stimulationsparameter sind für eine erfolgreiche Stimulation entscheidend.

Die Stimulation sollte so bald wie möglich nach der Verletzung des Nervs beginnen. Die elektrische Stimulation der denervierten Muskulatur wird die axonale Regeneration oder gar die Reinnervation des Muskels nicht verhindern (Eberstein u. Eberstein 1996).

Denervierte Muskulatur unterscheidet sich deutlich von der innervierten Muskulatur. Dies gilt auch für ihre Reaktion auf elektrische Stimuli (Robertson et al. 2006). Der denervierte Muskel wird nicht mehr von einem funktionstüchtigen Nerven versorgt. Der elektrische Reiz kann somit nicht mehr über den zuführenden peripheren Nerven erfolgen, sondern muss direkt auf die Muskelfasern wirken.

- Muskulatur ist weniger erregbar als der Nerv und benötigt darum um einiges stärkere Reize, d. h. größere elektrische Stromintensitäten.
- Langsame, wurmartige Kontraktionen resultieren aus einer langsamen Ausbreitung der Kontraktion innerhalb des Muskels und der verminderten Anzahl von Kontraktionen verglichen mit der innervierten Muskulatur.
- Langsam ansteigende elektrische Impulse können den Muskel stimulieren, da der Muskel sich weniger schnell anpasst als der Nerv.

Stimulationsparameter

Die optimale Impulsdauer für die Behandlung der denervierten Muskulatur kann mit der **IT-Kurve** (Stichworte: Rheobase und Chronaxie) berechnet werden. Die Stromintensität hängt vom Schwellenwert des Fußpunktes der IT-Kurve ab. Nach Jenrich (2000) sollte die

◨ Tab. 25.12   Elektrische Stimulation denervierter Muskulatur mit Compex-Gerät

Dreieckimpulse (kompensiert=bipolar)	
Impulsbreite	1 ms–1000 ms
Im automatischen Modus	100 ms
Periodenzeit	2000 ms
Spannung (Batterie)	7,2 V
Intensität	<20 mA
Stimulationsdauer	8 min, 1- bis 2-mal täglich

◨ Tab. 25.13   Stimulationsparameter nach Jenrich (2000)

Bipolare Rechteckimpulse	
Impulsbreite	30–50 ms
Frequenz	10–16 Hz
Seriendauer	10 s
Pausendauer	70 s
Intensität	20–60 mA
Stimulationsdauer	5–6 min, 2-mal täglich

Stromintensität den doppelten Schwellenwert betragen um möglichst viele Muskelfasern zu erregen. Das Vorgehen für die Erstellung einer IT-Kurve kann u. a. in Wenk (2011), S. 89–95 nachgelesen werden.

Für die Stimulation denervierter Muskulatur eignen sich am besten lang dauernde **Dreick- (trianguläre) Impulse** (◨ Tab. 25.12). Nervenfasern akkommodieren bei langsamen Dreieckimpulsen **(>100 ms)** und reagieren somit nicht auf diesen Stromreiz. Mit Dreieckimpulsen wird ein »Durchschlagen« auf die gesunde Muskulatur verhindert. Um einer Verätzung des Gewebes vorzubeugen, sollen die Impulse **zweiphasig bipolar** sein.

Wenn die Impulsdauer weniger als 50 ms beträgt, wird die Impulsfolge optimalerweise geschwellt. Die Schwelldauer soll 2–5 s und die Pausendauer 10–20 s betragen (Jenrich 2000).

Die Intensität für die Stimulation des denervierten Muskels ist um einiges höher als bei innervierten Muskulatur (bis 100-fach höher).

Nachfolgend die Platzierung von Gummielektroden für die Stimulation des ersten M. interosseus dorsalis (◨ Abb. 25.24).

Stimulationsparameter nach Jenrich (2000) (◨ Tab. 25.13). Diese Parameter seien nur bei Sensibilitätsverlust in dieser Stärke anwendbar (Mokrusch 1996).

In einer Studie von Pieber et al. (2015) wurden keine Unterschiede bei vier verschiedenen Stimulationsparametern mit Dreieckimpulsen (Platzierung von Anode/Kathode proximal bzw. distal, Impulsbreite von 200 oder 500 ms) gefunden – bei der Stimulation des denervierten M. extensor communis.

Elektrodenwahl

Mit Vorteil werden Karbongummielektroden gewählt. Diese werden mit einer Kuppelsubstanz (Gel) auf die Haut angebracht und Haltebändern oder hautverträglichem Klebeband fixiert. Diese Karbonelektroden können in die gewünschte Größe zugeschnitten werden.

Platzierung der Elektroden

Bei der denervierten Muskulatur fällt der Motorpoint, der motorische Reizpunkt weg. Die zu stimulierende Muskulatur wird mit zwei Elektroden eingerahmt, bzw. eingefasst. Bei großem, länglichem Muskelbauch, z. B. bei der Unterarmmuskulatur, werden die Elektroden über je einem Ende des Muskelbauches appliziert.

Praktische Anwendung

Die Stimulation sollte zu einer gut sichtbaren Kontraktion der stimulierten Muskulatur führen, ohne dass der Patient allzu unangenehme sensorische Effekte erdulden muss (Pieber et al. 2015). Die Behandlungszeit ist kurz. Meist lassen sich mit einem Gerät bis zu vier Muskelgruppen gleichzeitig stimulieren. Bei proximaler Nervenläsion mit größerem muskulärem Ausfall dauert die Stimulation entsprechend länger.

Die Häufigkeit der Anwendung setzt voraus, dass der Patient ein **Gerät mit nach Hause bekommt**, damit er die Stimulation selbstständig durchführen kann. In der Therapie wird die Anwendung immer wieder kontrolliert; zusätzlich müssen die meisten Elektroden in

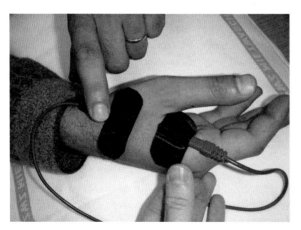

◨ Abb. 25.24   Stimulation des ersten dorsalen M. interosseus

einem (vom Hersteller) vorgegebenen Zeitintervall erneuert werden.

Zu beachten:
— Metall (Ringe, Uhren etc.) von der Haut entfernen,
— vor und nach der Behandlung ist die Haut mit Wasser und Seife zu waschen, um eine Kontaminierung mit Mikroben zu vermeiden. Die Haut wird zusätzlich mit Alkohol desinfiziert.
— Die Haut muss intakt sein,
— Elektroden müssen mit der gesamten Oberfläche die Haut berühren, bei Karbonelektroden wird eine Kuppelsubstanz angebracht.
— Elektroden während der Stimulation nicht von der Haut ablösen.

❯ Sobald eine Reinnervation stattfindet, soll die Stimulationsparameter angepasst werden. Die Impulsbreite kann reduziert werden, eventuell wird ein Schwellstrom eingesetzt.
Die Stimulation macht nach heutigem Wissenstand nur innerhalb der **Reinnervationsfrist** Sinn. Nach einer Durchtrennung des N. ulnaris auf Höhe des Handgelenks und Nervennaht ist eine Reinnervation des M. interosseus dorsalis vom Zeigefinger innerhalb 6–9 Monaten zu erwarten. Somit beträgt hier die Reinnervationsfrist 6–9 Monate.

Kontraindikationen: S. Informationen in der Einleitung zu ▶ Abschn. 25.5.

25.6 Mechanotherapie/Schallwellen

Akustische oder Schallwellen werden klassifiziert in Relation zur menschlichen, hörbaren akustischen Bandbreite, welche sich zwischen 16 Hz und 20 kHz bewegt.

Schallwellen mit einer Frequenz von 1–16 Hz werden als Infraschall und solche mit einer Frequenz über 20.000 Hz als Ultraschall bezeichnet (Ebenbichler 2005).

25.6.1 Therapeutischer Ultraschall

Ultraschall wird in der Medizin sowohl in der Diagnostik, als in der Therapie eingesetzt. Dieses Kapitel ist der therapeutischen Anwendung von Ultraschall gewidmet.

Therapeutischer Ultraschall ist weltweit die am häufigsten angewendete physikalische Modalität (Bélanger 2003). Und er gehört zur Grundausstattung jeder physikalisch-therapeutischen Behandlungseinheit (Ebenbichler 2005). Die Ultraschalltherapie ist aber auch eine der am wenigsten verstandenen und daher die am häufigsten falsch angewendete Modalität (Knight u. Draper 2008).

Therapeutischer Ultraschall ist nicht hörbare, akustische Vibration hoher Frequenz, welche über thermische und nichtthermische Mechanismen physiologische Effekte im Gewebe auslöst (Knigth u. Draper 2008; Dalecki 2004). Es handelt sich um mechanische Wellen im Ultraschallbereich. Mechanische Energie wird durch Schallwellen produziert und mit einer Dosis von 0,1–3 W/cm^2 appliziert.

Die handelsüblichen Ultraschallgeräte sind hochfrequentig und verwenden meist fest vorgegebene Frequenzen von 1 und 3 MHz. Die Intensität der Behandlung wird über die zu wählende Wattzahl definiert.

Im Schallkopf (Transducer) werden die hochfrequenten elektrischen Schwingungen durch Nutzung des reziproken piezoelektrischen Effekts eines Barium-Titan-Materials in mechanische Schwingungen umgewandelt (vgl. Exkurs »Piezoelektrisches Phänomen und reziproker piezoelektrischer Effekt«).

Exkurs

Piezoelektrisches Phänomen
Einige feste Materialien, wie natürliche oder künstliche Quarze, Kristalle oder Keramik werden durch mechanische Belastung im Sinne von Druck oder Dehnung auf ihrer gegenüberliegenden Oberfläche elektrisch geladen (Bélanger 2003).

Reziproker piezoelektrischer Effekt
Wechselstrom appliziert auf piezoelektrisches Material führt zu einer mechanischen Deformation in Form von Oszillationen (Zyklen von Expansion und Kontraktion) im Rhythmus des Wechselstroms; mal kleiner bzw. größer. Je höher die Frequenz des Wechselstroms, desto größer ist die Frequenz der Schallwellen.

Schallwellen sind longitudinale Druckschwingungen. Ultraschallwellen stoßen die Moleküle im Körpergewebe entsprechend ihrer Frequenz zu rhythmischen Schwingungen an. Diese verursachten Pendelbewegungen sind sehr klein (etwa 1 % des Zelldurchmessers oder weniger) (Ebenbichler 2005) – mit dem Effekt von periodisch auftretender Verdichtung und Verdünnung des Gewebes. Diese Verdichtungen und Verdünnungen durcheilen mit Schallgeschwindigkeit das behandelte, durchschallte Medium oder Gewebe. Das Gewebe gerät so selbst in Bewegung (Jenrich 2000). Durch eine Kompression und Expansion der Zellen gibt es eine Wechselwirkung – auch auf das benachbarte Gewebe.

❯ Der Vorteil von Ultraschalltherapie gegenüber anderen Wärmeanwendungen ist, dass Gewebe mit hohem Kollagenanteil, z. B. Sehnen, Muskeln, Bänder, Gelenkkapseln und anderes tief gele-

25

genes Gewebe, selektiv erwärmt werden kann, ohne die Temperatur der Haut oder des subkutanen Fettgewebes zu erhöhen (Knight u. Draper 2008).

■ ■ **Die Physik von Ultraschall**

Ultraschallwellen breiten sich nicht wie die Wellen des Hörschalls von einem Punkt aus kugelsymmetrisch im Raum aus, sondern in Form eines gerichteten Wellenbündels. Eine direkte Wirkung kann man also nur im Gebiet des relativ engen Wellen- und Wärmebündels erwarten. Daraus ergibt sich die Notwendigkeit der topisch gezielten Anwendung (Jenrich 2000). Die Schallwellen werden auf ihrem Weg durch das Gewebe durch verschieden Faktoren abgeschwächt (▸ Exkurs »Interferenzphänomene und Reflexion«).

Exkurs

Interferenzphänomene
Der Schallkopf ist nicht punktförmig, und darum gibt es viele Austrittspunkte für einzelne Wellen. An jeden Punkt im Schallfeld können Wellen von verschiedenen Stellen des Schallfeldes gelangen und sich hier überlagern. Dieser Vorgang wird Interferenz genannt. Je nach Schwingungsphase können sich die Wellenzüge verstärken oder auslöschen. Es finden sich somit im Schallfeld Stellen mit erhöhter Ultraschallintensität und Stellen mit verminderter Intensität.

Reflexion
Die Ultraschallwellen sind so hochfrequent, dass sie teilweise optischen Gesetzen folgen. Sie sind fokussierbar, brechbar, reflektier- und absorbierbar.

Wenn sich der Schallwellenwiderstand (akustische Impedanz) zweier Medien (z. B. Übergang Muskel-Knochen) ändert, wird der Schall teilweise reflektiert. Am Übergang zum Knochengewebe wird bis zu 70 % der Energie reflektiert (Bossert et al. 2006). Zu einer besonders großen Änderung im Schallwellenwiderstand kommt es, wenn Luft zwischen die Haut und den Schallkopf tritt. Es kommt zu einer fast vollständigen Reflexion der Schallwellen. Dies wird durch die Verwendung einer Kuppelsubstanz (Gel, Wasser) vermieden. Schon kleinste Luftbläschen in der Kuppelsubstanz können die Schallübertragung zur Haut unterbrechen. Bei Anwendung von Ultraschall ohne Kuppelsubstanz besteht die Gefahr, dass durch länger andauernde Reflektion der Schallwellen der Schallkopf Schaden nimmt.

Eine starke Behaarung der Extremität bedeutet mehr Widerstand – eventuell vor der 1. Behandlung die zu beschallende Körperstelle rasieren.

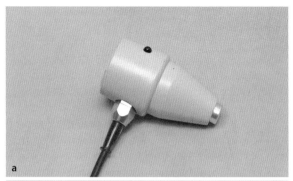
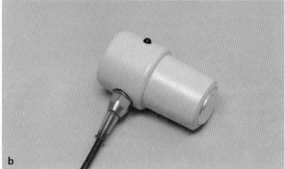

◘ Abb. 25.25   Zwei verschiedene Schallkopfgrößen: **a** Ultraschallkopf, klein; **b** Ultraschallkopf, groß; aus Wenk (2011), S. 166

Bei den meisten Geräten stehen zwei Schallkopfgrößen zur Auswahl (◘ Abb. 25.25).

■ ■ **Effektives Strahlungsareal (ERA)**

Die geometrische Oberfläche des Schallkopfes ist größer als das effektive Strahlungsareal (ERA=**E**ffective **R**adiating **A**rea). Die ERA ist somit immer kleiner als die Schallkopfoberfläche und sollte im Verhältnis zur Schallkopfgröße möglichst groß sein (Knight u. Draper 2008).

Zur Verdeutlichung des Verhältnisses geometrische Oberfläche des Schallkopfes zum effektiven Strahlungsareal (◘ Abb. 25.26).

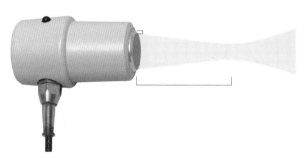

◘ Abb. 25.26   Das effektive Strahlungsareal (ERA) eines Schallkopfes – aber ohne Nahfeld und Fernfeld; aus Wenk (2011), S. 162, Abb. 8.40)

▪▪ Bündelinhomogenitätsverhältnis (BNR: Beam nonuniform ratio)

Die Schallwellen treten nicht uniform aus dem Schallkopf aus. Das Zentrum der Schallwellen hat eine größere Dichte als die Peripherie. Der BNR beschreibt das Verhältnis (ratio) von der »maximum point intensity on the transducer« (spatial peak intensity) und der »average intensity across the transducer surface« (spatial average intensity). Dieses Verhältnis sollte so tief wie möglich sein, vor allem, wenn Gebiete mit wenig Deckung von Weichteilgewebe behandelt wird (als Beispiel: Finger- oder Handrücken). Hohe BNR Werte generieren sogenannte »hot spots«: Diese können dem Patienten während der Therapie unangenehme Empfindungen verursachen (Michlovitz 2002).

Ein Ultraschallgerät sollte u. a. folgende Komponenten aufweisen (adaptiert nach Draper u. Prentice 2005; Knight u. Draper 2008):
— verschiedene Frequenzen (1 MHz und 3 MHz),
— kontinuierlicher und pulsierter Betrieb,
— niedriger BNR (≤4:1), klare Angaben, keine Schätzungen,
— hohe ERA im Vergleich zur Schallkopfgröße,
— verschiedene Schallkopfgrößen,
— Isolation für die Unterwasseranwendung,
— verschiedene Modi für gepulsten Schall.

Behandlungsparameter von Ultraschall:
— Modus: Dauerschall, Impulsschall,
— Frequenz,
— Intensität,
— Behandlungsdauer,
— Größe der zu behandelnden Hautfläche.

Der Ultraschall kann **gepulst** (Impulsschall) oder **kontinuierlich** (Dauerschall) angewendet werden.

Die **Arbeitszyklusausgangsfrequenz** (Pulsfrequenz) ist je nach Gerät variabel: 16 Hz, 48 Hz oder 100 Hz. Zum Teil kann ein Puls-Pausen-Zyklus von 10–100 % gewählt werden. Bei 20 % (oder 1:5) gibt das Gerät mit einer Pulsfrequenz von 100 Hz bei einer Periodendauer von 10 ms während 2 ms Schallwellen ab – gefolgt von 8 ms Pausenzeit (◼ Abb. 25.27).

Dauerschall erwärmt das Gewebe in der Regel stärker als gepulster Ultraschall. Nach Knight u. Draper (2008) produzieren jedoch beide Formen Wärme, abhängig von gewählter Intensität, dem Modus und dem effektiven Strahlungsareal (ERA).

▪▪ Frequenz

Die Tiefe des verletzten Gewebes gibt die Wahl der Frequenz vor.

Eine Frequenz von 3 MHz wird stärker von oberflächlichem Gewebe absorbiert und dringt somit weniger tief ein. Und umgekehrt wird eine niedere Frequenz (1 MHz) weniger stark von der Haut und dem subkutanen Fettgewebe absorbiert und kann somit tiefer in die darunter liegenden Hautschichten vordringen.

Die Eindringtiefe der Schallwellen wird über die sogenannte Halbwertstiefe (half-value layer) definiert: die Tiefe, bei welcher 50 % der Schallwellen absorbiert wurden. Thermische Effekte sind bis zu dieser Halbwerttiefe am stärksten, tiefer im Gewebe nehmen diese ab. 1 MHz dringt 6 cm ins Gewebe ein, somit ist die Erwärmung bei 3 cm Eindringtiefe am stärksten (Knight u. Draper 2008).

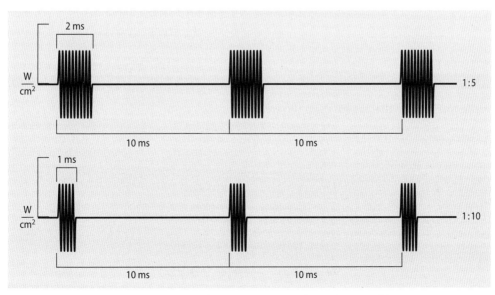

◼ **Abb. 25.27**   Impulsschall: Beispiel 1 zeigt 1:5, Beispiel 2 zeigt 1:10; aus Wenk (2011), S. 166, Abb. 8.41

25

□ **Tab. 25.14** Eindringtiefe von Schallwellen und Halbwertstiefe

Frequenz	Eindringtiefe	Halbwertstiefe
3 MHz	Ca. 2–3 cm tief ins Gewebe	1–1,5 cm
1 MHz	Ca. 6 cm tief ins Gewebe	3 cm

Demzufolge ist 3 MHz gut für die Behandlung
von oberflächlichem Gewebe, 1 MHz für Regionen mit
mehr Körperfett oder bei tiefer gelegenen Strukturen
(□ Tab. 25.14).

■ ■ **Intensität**

Die Leistung (Power) des Ultraschalls ist eine Funktion
von Impulsdauer und Frequenz, ausgedrückt in Watt.
Die Intensität des Ultraschalls wird in W/cm² angegeben.

Sie wird auch über Spatial Average Intensity (SAI)
beziffert:

$$SAI = \frac{Watt}{ERA(cm^2)}$$

Wenn therapeutischer Ultraschall mit einer Leistung
von 6 W appliziert wird und die ERA bei 4 cm² liegt,
beträgt die SAI 1,5 W/cm².

Laut WHO darf für die Ultraschalltherapie eine
Intensität von 3 W/cm² nicht überschritten werden
(Bossert et al. 2006). Intensitäten von über 10 W/cm²
werden für die chirurgische Gewebezerstörung ver-
wendet, Intensitäten unter 0,1 W/cm² für diagnostische
Zwecke (Knight u. Draper 2008).

Thermische versus nichtthermische Wirkung
Ultraschall für die Erzeugung von Wärme (tiefe Wärmetherapie)

Meistens wird Ultraschalltherapie angewendet, um
Gewebe Energie zuzuführen (Knight u. Draper 2008)
(► Exkurs »Thermische Wirkung von therapeutischem Ul-
traschall«).

Die Absorptionsrate von Schallwellen im Gewebe
hängt von der gewählten Frequenz ab. Schallwellen
mit einer Frequenz von 3 MHz werden nicht nur oberflächlicher absorbiert, sondern auch drei Mal schneller
als bei einer Frequenz von 1 MHz. **Dadurch wird das
Gewebe bei 3 MHz schneller erwärmt als bei 1 MHz.**

Muskulatur erwärmt sich bei der Anwendung einer
Frequenz von 1 MHz und einer Intensität von 1 W/cm²
um 0,2 °C/min (Knight u. Draper 2008). Gewebe mit
geringer Vaskularisation, wie **Sehnengewebe**, kann
durch Ultraschall mit 1 MHz und einer Intensität von
1 W/cm² um **0,86 °C/min** erwärmt werden (Williams
1987). Dieses Gewebe wird somit durch die Ultraschalltherapie schneller erwärmt als Muskulatur.

Eine Erwärmung des Gewebes um 1 °C erhöht den
Metabolismus und reduziert milde Entzündungen, eine
Erhöhung um 2–3 °C erhöht den Blutfluss, reduziert
Muskelspasmen und Schmerz, eine Erwärmung um
4 °C verbessert die Gelenkbeweglichkeit und Gewebe-
verschiebbarkeit (Knight u. Draper 2008).

■ ■ **Epicondylopathie**

Ein Beispiel zur Behandlung der Epicondylopathie nach
Knight u. Draper (2008):
Gewünschte Wärmezufuhr für die Extensorenmuskulatur am Unterarm: 4 °C;
Parameter: 3 MHz, kontinuierlich; 1 W/cm²
⇒ 7 min Anwendungszeit (1 Watt=0,6 °C/min × 7 min
=4,2 °C).

Exkurs

Thermische Wirkung von therapeutischem Ultraschall

Durch Absorption der Ultraschallenergie im Gewebe wird ein Teil davon in
Wärmeenergie umgewandelt. Hier stehen die Prozesse der **Absorption** und
Reflexion im Mittelpunkt. Unterschiedliche Absorptionsfähigkeiten von Gewebe (Fettgewebe absorbiert schwä-
cher als Muskulatur, Knochen absorbiert
Ultraschall stark) und die Reflexion an
Grenzschichten unterschiedlicher Medien bestimmen den Energieverlauf
und das Temperaturprofil (Uhlemann u.
Wollina 2003).

Hohe Wärmebildung erfolgt durch Reflexion und Interferenz an der Grenz-
schicht zum Knochen; eine mögliche
Erklärung für den Periostschmerz bei
zu hoher Dosierung.
Die lokale Wärmewirkung erhöht die
Mikrozirkulation, beschleunigt Stoffwechselvorgänge. Damit Veränderungen im Bindegewebe erreicht werden,
ist eine **Temperaturerhöhung auf über
40 °C** erforderlich. Bei dieser Temperatur hat das Gewebe das Potential,
sich um 25 % zu verlängern (Hardy u.

Woodall 1998). Damit eine positive
Wirkung für das Gewebe entstehen
kann, muss diese Temperaturerhöhung
während 5 min beibehalten werden.
Temperaturen über 45 °C können zu
Gewebeschaden führen. Patienten
empfinden jedoch eine Erhöhung auf
40–41 °C* bereits als leicht schmerzhaft (Knight u. Draper 2008).
(*Erwärmung der Muskulatur, Anmerkung Autorin)

Falls der Patient die Dosierung nicht erträgt, muss diese reduziert werden.

Es bestehen keine definitiven Guidelines für die Wahl der Intensität bei der Ultraschallbehandlung. Wenn die Intensität zu hoch gewählt ist, kann Gewebeschädigung die Folge sein. Auftreten von Periostschmerz während der Behandlung ist ein Zeichen von Überdosierung. Darum schlagen Knight u. Draper (2008) vor, dass die niedrigste möglich Intensität für den gewünschten therapeutischen Effekt gewählt wird.

■ ■ **Behandlungsdauer und Größe der zu behandelnden Hautfläche**

Die Frage nach der Behandlungsdauer geht eng mit der Frage nach dem Ziel der Behandlung einher. Falls eine intensive Erwärmung des Gewebes erwünscht ist, sollte das beschallte Gebiet maximal 2- bis 3-mal größer als die effektive Schallkopfgröße (ERA) sein. Daraus ergibt sich, dass die Ultraschalltherapie am effektivsten für die Behandlung kleiner Hautgebiete ist, größere können intensiver durch andere Mittel erwärmt werden (Paraffinbad, Whirlpool, Diathermie) (Knight u. Draper 2008).

⟩ Als grobe Richtlinie gilt: 1 min pro Schallkopfgröße (ERA).
Als Beispiel: Soll die Extensorenmuskulatur am Unterarm behandelt werden, entspricht dies etwa 6×6 cm=36 cm. Bei einer ERA von 4,8 cm würde die Behandlungszeit somit rund 7,5 min betragen.

Wenn ein gepulster Modus verwendet wird, sollte die Behandlungszeit dem entsprechend verlängert werden: Pulsmodus von 1:2 ergibt 3 ⇒ die Behandlungszeit verlängert sich um Faktor 3, also auf 22,5 min.
(Watson 2015).

■ ■ **Dosierungstabelle mit Bezug zur gewünschten Behandlungstiefe (nach Watson 2015)[4]**

Mithilfe der ◘ Tab. 25.15 sind die einzustellenden Parameter für die Ultraschallbehandlung bei 1 MHz oder 3 MHz abzulesen:

Als Beispiel: Soll im zu behandelnden Gewebe (3 cm tief) eine Intensität von 0,6 W/cm^2 erzielt werden, werden 1 MHz und 1,05 W/cm^2 am Gerät eingestellt.

Nichtthermische Wirkung der Ultraschalltherapie

Über die nichtthermische Wirkung des Ultraschalls wird erhofft, die **Heilung der Weichteile zu unterstützen** und somit den **Schmerz zu reduzieren** (Bélanger 2003). Die nichtthermische Wirkung von Ultraschall kann Entzündungsreaktionen im menschlichen Gewebe beeinflussen (Johns 2002) (▶ Exkurs »Nichtthermische oder mechanische Effekte«).

---

4   Nachdruck mit freundlicher Genehmigung durch Prof. Tim Watson: Electrotherapy on the Web (On-line unter http://www.electrotherapy.org/assets/Downloads/US%20dose%20chart%202015.pdf, Zugriff 18. 11. 2017)

◘ Tab. 25.15   Dosierungstabelle therapeutischer Ultraschall nach Watson (2015)[4]

Benötigte Intensität (W/cm²)	Tiefe der Läsion (cm)						
	0,5	1	2	3	4	5	6
	3 MHz			1 MHz			
1,0	1,20	1,40	1,80	1,75	2,00	2,25	2,50
0,9	1,08	1,26	1,62	1,58	1,80	2,03	2,25
0,8	0,96	1,12	1,44	1,40	1,60	1,80	2,00
0,7	0,84	0,98	1,26	1,23	1,40	1,58	1,75
0,6	0,72	0,84	1,08	1,05	1,20	1,35	1,50
0,5	0,60	0,70	0,90	0,88	1,00	1,13	1,25
0,4	0,48	0,56	0,72	0,70	0,80	0,90	1,00
0,3	0,36	0,42	0,54	0,53	0,60	0,68	0,75
0,2	0,24	0,28	0,36	0,35	0,40	0,45	0,50
0,1	0,12	0,14	0,18	0,18	0,20	0,23	0,25

25

Nichtthermische oder mechanische Effekte

Unabhängig davon, ob thermische Veränderungen auftreten, immer gibt es nichtthermische Effekte. Intensitäten bis 0,2 W/cm^2 sind zu schwach, um thermische Effekte zu erzielen. Nichtthermische oder auch **mechanische Effekte** werden als Kavitation und Microstreaming beschrieben. **Diese können bei der Behandlung von verletztem Gewebe gleich, wenn nicht gar wichtiger als die thermische Wirkung sein** (Knight u. Draper 2008).

Die **Kavitation** beschreibt die Interaktion von Ultraschallwellen mit einer Gasblase. Außerhalb der Lunge und der Eingeweide ist das Vorkommen von Gas rar (Dalecki 2004). Kavitationsmessungen konnten bisher nicht in vivo verifiziert werden (Uhlemann u. Wollina 2003). Unter stabilen (noninertial) Kavitationen verstehen sich oszillierende Gasblasen, die keinen zerstörenden Effekt haben. Inertial (transiente) Kavitation findet nur in wässrigem Milieu statt, sie hat eine zerstörerische Wirkung auf das Gewebe. Gewünscht ist sie bei der Behandlung von Nekrosen auf Wunden (Uhlemann u. Wollina 2003),

hier kommt mit Vorteil niederfrequenter Ultraschall mit 20–120 KHz zum Einsatz. Das akustische Microstreaming beschreibt die unidirektionale Bewegung von Flüssigkeit entlang der Begrenzung der Zellmembrane, verursacht durch Druck der Ultraschallwellen, welche Ionen und kleine Moleküle verschieben. Solange Zellmembranen nicht beschädigt werden, hat dies keinen negativen Einfluss auf die Wundheilung (Knight u. Draper 2008).

Praktische Durchführung von therapeutischem Ultraschall

Der Schallkopf wird dynamisch, in zyklischen, langsamen Kreisen über dem zu behandelnden Gebiet bewegt. Bei stehender (statischer) Anwendung besteht die Gefahr der Entwicklung von sogenannten »hot spots«; darum soll sie nie zur Anwendung kommen (Bélanger 2003).

▪▪ Kontakt

Der Schallkopf wird mit leichtem Hautkontakt über eine Kuppelsubstanz – meist mit einem handelsüblichen Gelprodukt – appliziert. Am häufigsten wird ein Ultraschallgel verwendet, wenn dieses mit Betamethasone 0,05 % angereichert wird, sinkt die relative Transmission (im Vergleich zu H$_2$0) auf 88 %. Wird z. B. eine Eucerin®-Creme anstelle des Gels verwendet, sinkt die Transmission auf 0 % (Draper u. Prentice 2005). Somit reduziert sich die Behandlungseffektivität bei ungeeigneter Kuppelsubstanz drastisch. Zusätzlich können am Schallkopf Schäden durch Überhitzung entstehen. (Bélanger 2003).

Der Schallkopf ist nach jeder Anwendung mit einem milden Reinigungsmittel zu reinigen. Es eignet sich eine 10-prozentige HAC-Lösung (Hospital Antiseptic Concentrate). Der Schallkopf ist im Anschluss gut mit Wasser nachzuspülen.

Es besteht auch die Möglichkeit, den Ultraschall im Wasser anzuwenden (■ Abb. 25.28). Der Schallkopf wird mit einem Abstand von 0,5–1 cm über dem zu behandelnden Hautareal geführt. Wichtig ist, darauf zu achten, dass es ein Behältnis aus Keramik, Glas oder Plastik ist und so die Schallwellen nicht reflektiert und die Hand der Therapeutin nicht belastet wird. Es ist zu empfehlen, dass die Therapeutin ihre den Schallkopf

unter Wasser führende Hand mit einem Gummihandschuh schützt.

▪▪ Einsatzgebiete der Ultraschalltherapie

Es gibt viele Studien zur Wirksamkeit von Ultraschall, und in einigen systematischen Reviews (Übersichtsartikel) wurde versucht, diese Ergebnisse zu erleuchten und zu interpretieren (van de Windt et al. 1999; Baker et al. 2001; Robertson u. Baker 2001).

Es ist nicht einfach, ein Bild über die Effektivität von der therapeutischen Anwendung von hochfrequentem Ultraschall zu gewinnen. Es gibt nicht viele randomisierte, kontrollierte klinische Studien, welche die Wirksamkeit von therapeutischem Ultraschall erforschen. Einige der durchgeführten Studien genügen nicht wissenschaftlichen Ansprüchen. Außerdem gibt es wenig Evidenz, dass die biophysiologischen Effekte von therapeutischem Ultraschall, welche in vitro-Studien erzielt wurden (Studien im Labor und nicht am Menschen oder Tier durchgeführt), auf den Menschen übertragen

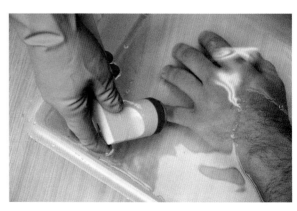

■ **Abb. 25.28** Ultraschall im Wasser

werden können (Baker et al. 2001). ► Exkurs »Studien zum Einsatz von therapeutischem Ultraschall«.

▪ ▪ Placeboeffekt

Der physiologische Effekt von Ultraschall wird in der Literatur ausführlich beschrieben. Dass die Ultraschalltherapie auch einen signifikanten psychologisch-therapeutischen Effekt haben kann, ist nicht zu unterschätzen. Einige Studien konnten einen Placeboeffekt bei der Anwendung von Schein-Ultraschall nachweisen (Draper u. Prentice 2005).

▪ ▪ Festhalten der verwendeten Behandlungsparameter

Wie immer beim Einsatz von physikalischen Maßnahmen, muss auch bei der Ultraschalltherapie notiert werden, welche Behandlungsparameter angewendet wurden, zusammen mit dem erzielten Behandlungseffekt.

▪ ▪ Unterhalt des Ultraschallgerätes

Ultraschallgeräte sollten mindestens einmal im Jahr, je nach Häufigkeit der Anwendung, inspiziert und kalibriert werden (Bélanger 2003; Draper u. Prentice 2005). Für einen **Kurzcheck des Gerätes** werden auf den Schallkopf ein paar Tropfen Wasser gegeben. Nun die Intensität langsam erhöhen: Das Wasser beginnt sich zu bewegen und verdampft; das Gerät sendet Schallwellen.

Die abgegebene Leistung eines Ultraschallgerätes ändert sich mit der Anzahl der Betriebsstunden und kann mit einem Ultraschallleistungsmessgerät (Ultraschallwaage) überprüft werden (Ebenbichler 2005).

▪ ▪ Kontraindikationen und Vorsichtsmaßnahmen

Generell gelten für die Ultraschalltherapie die gleichen Kontraindikationen wie für die Anwendung der oberflächlichen Wärmetherapie.

Batavia schrieb 2004 einen Übersichtsartikel zu Kontraindikationen und Vorsichtsmaßnahmen bei der therapeutischen Anwendung von Ultraschall und oberflächlichen Wärmeanwendungen.

Kontraindikationen und Vorsichtsmaßnahmen (u. a. Bracciano 2000; Michlovitz 2002; Bélanger 2003, Ebenbichler 2005; Draper u. Prentice 2005; Bossert et al. 2006; Rostalski u. Hemrich 2007; Knight u. Draper 2008; ◻ Tab. 25.16): Siehe ergänzend ► Exkurs »Variable Kontraindikationen oder relatives Risiko Metallimplantat«

25.6.2 Phonophorese/Sonophorese

Bei der Phonophorese liegt die Idee vor, mithilfe von Ultraschallenergie ein topisch appliziertes Medikament **über verbesserte Permeabilität der Haut** in das darunter liegende Gewebe einzuschleusen. Es werden entzün-

---

Exkurs

Studien zum Einsatz von therapeutischem Ultraschall

Eine kleine Auswahl von Studien, welche **eine Wirkung** von therapeutischem Ultraschall nachweisen konnten:
Ultraschall kann die Resorption von **Kalkablagerungen um das Schultergelenk** unterstützen (Ebenbichler et al. 1999).
In einer randomisierten kontrollierten Studie zur Behandlung des idiopathischen **Karpaltunnelsyndroms** ist die Anwendung von Ultraschallwellen erfolgreich. Impulsschall (1:4) mit einer Frequenz von 1 MHz, Intensität von 1 W/cm^2 mit einer Behandlungszeit von 15 min, bei einer Schallkopfgröße von 5 cm^2. Die Behandlung erfolgte über 2 Wochen mit je 5 Sitzungen und weiteren 5 Wochen mit je 2 Sitzungen. Diese Ultraschalltherapie erbrachte nach 7 Wochen und nach 8 Monaten eine signifikante Verbesserung von Schmerz und Parästhesien im Vergleich zu Scheinultraschall (Ebenbichler et al. 1998). Anmerkung der Autorin: Die Behandlungszeit ist hochfrequent, von

daher ist die Übertragbarkeit in den klinischen Alltag fraglich.
In einer indischen Studie (Geetha et al. 2014) wurde Ultraschall **nach Beugesehnennaht** angewendet. Die Patienten wurden in drei Gruppen eingeteilt, bei allen wurde die Therapie täglich durchgeführt – bis zu 8 Wochen nach Operation. Die Autoren empfehlen, das Protokoll der Gruppe 2 durchzuführen (1 MHz, Pulsratio 2:8, Intensität von 0,3 W/cm^2, Dauer: 5 min ab dem 3. postoperativen Tag. Nach 3 Wochen wurde die Intensität auf 1 W/cm^2 erhöht.). Anmerkung der Autorin: es ist fraglich, ob sich diese Resultate auf eine kaukasische Population übertragen lassen. Außerdem erscheinen tägliche Therapiesitzungen unrealistisch.
In folgenden Studien konnte **kein Nachweis** der Wirksamkeit gefunden werden (unvollständig):
Im Vergleich mit anderen aktiven Interventionen existiert nur **insuffiziente Evidenz** für die Behandlung einer Epi-

condylopathie mit Ultraschall (Smidt et al. 2003).
Ultraschall in der Behandlung von **Verbrennungsnarben**: In einer Studie von Ward et al. (1994) wurde der Effekt von Ultraschall auf die Kontrakturen von Verbrennungsnarben erforscht. Es gab zwei Patientengruppen: Beide erhielten Physiotherapie zur Beweglichkeitsverbesserung; eine Gruppe wurde zusätzlich mit aktivem Ultraschall behandelt, die andere erhielt eine Scheinbehandlung. Bei der Interventionsgruppe kam kontinuierlicher Ultraschall mit einer Frequenz von 1 MHz bei einer Intensität von 1 W/cm^2 zum Einsatz. Die Schallkopfgröße betrug 5 cm und die Behandlungszeit 10 min. Leider liegen keine Angaben zur Größe der behandelten Hautgebiete vor. Dadurch sind auch keine Schlüsse über die effektive Dosis zu ziehen. Die Studie ergab keinen positiven Effekt zugunsten der Ultraschalltherapie.

25

◘ Tab. 25.16 Kontraindikationen und Vorsichtsmaßnahmen bei therapeutischem Ultraschall

Körperregionen	Über der Epiphysenfuge beim wachsenden Kind
	Direkt über Herzschrittmacher oder anderem elektrischen Schrittmacher
	Schwangere Frauen: im Gebiet des Beckens und Bauch
Krankheit	Akuter Infekt
	Maligner Tumor
	Bestrahltes Hautgebiet
	Blutgerinnungsstörungen, erhöhte Blutungsneigung
	Thrombophlebitis
Sonstiges	Wenn keine Temperaturerwärmung im Gewebe erwünscht
	Bei verminderter Durchblutung, Ischämie
	Reduzierte Sensibilität (Kalt-Warmempfinden, Schmerzwahrnehmung)
	Plastikimplantate
	Zementierter Gelenksersatz
	Thrombosegefahr
	Gesteigerte Blutungsneigung (hämorrhagische Diathese)

dungshemmende und schmerzreduzierende (analgetische) Wirkstoffe eingesetzt.

In einer Studie von Cagnie et al. (2003) konnte mittels **Phonophorese mit Fastum**® (1 g Gel enthält 25 mg Ketoprofen) ein verbessertes Eindringen des Medikaments bei **gepulstem Ultraschall** (1 MHz, 1,5 W/cm², Puls-Pausen-Zyklus (duty cycle) von 20 % bei 100 Hz, Impulsdauer von 2 ms) gegenüber Dauerschall (1 MHz,

1,5 W/cm²) und Scheinultraschall nachgewiesen werden. Das beschallte Hautgebiet hatte eine Größe von 10 cm², der Schallkopf eine ERA von 5 cm². Die Anwendungsdauer betrug 5 min.

25.6.3 Schallwellen im Hörbereich

Auf dem Markt sind sogenannte Schallwellengeräte zu erwerben, so z. B. das Novafon-Gerät. Diese Apparate arbeiten mit Schallwellen im Hörschallbereich (50 Hz und 100 Hz) und sind in ihrer Wirkung daher nicht mit der eines hochfrequenten Ultraschallgerätes zu vergleichen. Ihre Wirkung erzielen diese Geräte über eine lokale Vibration.

25.6.4 Low-frequency ultrasound therapy – niederfrequenter Ultraschall

Niederfrequenter Ultraschall hat eine Frequenz von 20–120 kHz und wird mit einer Intensität von 0,05–1 W/cm² betrieben. Die lange Welle des niederfrequenten Ultraschalls wird bei Auftreffen auf die Haut bis zu 90 % reflektiert. Ein minimaler Teil der Ultraschallenergie gelangt somit in die Tiefe des Gewebes. Die Wirkung dieser Anwendungsform von Ultraschall scheint eine mechanische zu sein. Der niederfrequente Ultraschall kommt u. a. als subaquale Anwendung bei der **Reinigung von Gewebe und zur Keimabtötung** zum Einsatz. Uhlemann u. Wollina (2003) sprechen von einer **Biostimulation auf zellulärer Ebene**.

Die **Phonophorese mit niederfrequentem Ultraschall** von 20–100 kHz kann den transdermalen Transport von topisch applizierten Medikamenten mit hohem molekularem Gewicht signifikant erhöhen (Dalecki 2004). Frequenzen im Bereich über 700 kHz können Substanzen mit niedrigerem Molekulargewicht durch die Haut schleusen (Polat et al. 2011).

Exkurs

Variable Kontraindikation oder relatives Risiko

Metallimplantat
Als relatives Risiko nennt Bélanger 2003 die Beschallung über einem Metallimplantat. **Andere Autoren sehen die Osteosynthese nicht als Kontraindikation an** (Ebenbichler 2005; Draper u. Prentice 2005).
Es konnte gezeigt werden, dass das Gewebe um das Metall nicht zusätzlich

erwärmt wird, da Metall eine hohe Wärmeleitfähigkeit besitzt und somit die Wärme schneller abtransportiert wird, als dass sie absorbiert werden könnte (Draper u. Prentice 2005). Als Vorsichtsmaßnahme sollte jedoch die Intensität reduziert werden, wenn der Patient bei der Beschallung Schmerzen verspüren. Hingegen ist die Anwen

dung von Ultraschall über dem Hautareal bei zementiertem Gelenksersatz eine Kontraindikation, da der verwendete Zement die Wärme schnell absorbiert und so überhitzt werden kann, was zu einer Schädigung der umliegenden Weichteile führt (Knight u. Draper 2008).

25.6.5 Low-intensity pulsed ultrasound therapy (LIPUS)

Diese Art der Ultraschalltherapie wird seit ca. 30 Jahren für die Unterstützung der Knochenheilung eingesetzt (Harrison et al. 2016). Es existiert eine Vielzahl an Studien und Übersichtsartikeln zum Thema. Als einzige physikalische Maßnahme ist sie von der Food and Drug Administration (FDA) der USA für die Unterstützung der Knochenheilung bei akuter Frakturheilung und bei Pseudoarthrose (non-union) zugelassen (Ying et al. 2012).

Niederenergetisch gepulster Ultraschall ist definiert über die verwendeten Parameter:

- Niedrige Intensität ~30 mW/cm^2,
- Frequenz von meist 1,5 MHz,
- Impulslänge von 200 µs (0,2 ms),
- Pausenzeit von 800 µs (0,8 ms),
- Puls-Pausen-Zyklus von 20 % (duty cycle of 0.2).

Wie auf ◻ Abb. 25.29 ersichtlich, handelt es sich hierbei um kleine transportable Geräte, welche an den Patienten auf Verordnung des Arztes verkauft oder vermietet werden. Die Kosten sind direkt abhängig von der Dauer der Behandlung. Die Behandlung einer Pseudoarthrose (non-union) dauert ca. 120 Tage (1×/Tag, 20-minütige Anwendung); die Behandlungsdauer wird vom verordnenden Arzt bestimmt.

Der Patient wird vom Arzt oder der Therapeutin über die Anwendung informiert und führt diese zu Hause selbstständig durch. Der Schallkopf wird statisch appliziert, auch hier wird eine Kuppelsubstanz (Gel) benötigt. Eine Osteosynthese im Schallgebiet ist keine Kontraindikation. Die Kosten dieser Ultraschallgeräte sind relativ hoch, und die »Lebensdauer« der Geräte ist begrenzt.

Eine systematische Übersichtsarbeit von 2012 (Bashardoust Tajali et al.) fasst die aktuelle Evidenz von LIPUS wie folgt zusammen: LIPUS kann die radiologische Knochenheilung akuter Frakturen stimulieren. Hingegen ist die Evidenz für die radiologische Knochenheilung bei verzögerter Frakturheilung oder bei Pseudoarthrose (non-union) schwach (▶ Exkurs »Klinische Studien zu LIPUS«).

> **Exkurs**
>
> **Klinische Studien zu LIPUS**
>
> Eine randomisierte, kontrollierte Studie (RCT) von Kristiansen et al. (1997) untersuchte den Effekt von LIPUS bei **distalen, nach dorsal abgekippten Radiusfrakturen**. Die Frakturheilung dieser v. a. trabekulären Knochenstruktur heilte in der Interventionsgruppe 38 % schneller, verglichen mit der Kontrollgruppe, welche eine Scheinbehandlung erhielten. Applikation für 20 min/Tag. Zusätzlich hatte die Interventionsgruppe eine signifikant geringere Rate an »loss of reduction«.
> Eine RCT von Mayr et al. untersuchte 2000 die Knochenheilung bei akuten **Scaphoidfrakturen**. Die Heilung in der Interventionsgruppe erfolgte 30 % schneller als die der Kontrollgruppe. Nach 6 Wochen war die »Trabecular bridging ratio« in der Interventionsgruppe fast 50 % höher als in der Kontrollgruppe.

Können konventionelle Ultraschallgeräte, welche hochfrequente Ultraschallwellen generieren, für die beschleunigte Knochenheilung eingesetzt werden?
In einer kontrollierten Tierstudie mit Ratten wurden bilaterale Femurschaftfrakturen auf der einen Seite mit einem konventionellen Ultraschalltherapiegerät, welches 2-ms-Impulsfolgen von 1-MHz-Sinuswellen, repetierend mit einer Frequenz von 100 Hz und einer Intensität von 0,1 W/cm^2 an 5 Tagen die Woche während 20 min behandelt. Die Gegenseite erhielt eine Scheinbehandlung. Nach 25 Tagen konnte kein signifikanter Unterschied festgestellt werden. Nach 40 Tagen hatten die behandelten Oberschenkelknochen jedoch eine um 81,3 % größere mechanische Festigkeit als die der Kontrollgruppe, behandelt mit inaktivem Ultraschall. Warden et al. (2006) schreiben, dass diese Resultate erst noch in klinischen Studien wiederholt werden müssen, bevor die Anwendung von hochfrequentem Ultraschall im klinischen Alltag Einzug halten kann.

25.7 Lichttherapie

■■ **Licht ist eine Form von elektromagnetischer Energie**
Licht bewegt sich in Wellen durch den Raum, welche kleine »Energiepakete« enthalten: sogenannte Photonen. Jedes Photon enthält eine bestimmte Menge Energie, direkt abhängig von der Wellenlänge. Die Wellenlänge von Licht liegt im elektromagnetischen Spektrum zwischen 100 und 10.000 nm (Saliba u. Foreman-Saliba 2005). Licht wird als therapeutisches Mittel seit langem

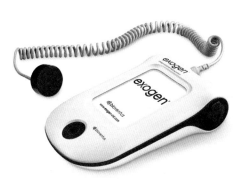

◻ **Abb. 25.29**   LIPUS-Gerät Exogen®

25

angewendet, man spricht von der Fototherapie. Diese hat sich vom »Sonnenbad« hin zum Gebrauch von Infrarot-, Rotlicht- und Ultraviolettlampen, bis zur Anwendung von Laserstrahlung entwickelt (Bélanger 2003).

▪▪ Laser

Laser ist ein so genanntes Initialwort, eine Sonderform eines Akronyms: **Light Amplification by Stimulated Emission of Radiation**. In Deutsch: »Lichtverstärkung durch angeregte Lichtstrahlung«.

Laser sind Strahlungsquellen, deren Gemeinsamkeit im Entstehungsprozess der Strahlen liegt, der induzierten Emission. Laser haben eine stark gebündelte, monochromatische Strahlung (zeitliche und räumliche Kohärenz). Die Lichtstrahlen verlaufen fast parallel, dadurch erscheint der Laserstrahl auch in größter Entfernung noch als dünner Strahl. Die Stärke des Strahls (Energie pro Fläche) ist in jedem Abstand etwa gleich groß. **Lasertherapie ist eine Form von Lichttherapie**, jedoch oft nicht mit Licht im sichtbaren Bereich arbeitend.

Ein Lasergerät gibt außergewöhnlich reines Licht ab. Das Licht des Lasers unterscheidet sich von normalem Licht durch:
- **Monochromie** (Einfarbigkeit),
- **definierte, einheitliche Wellenlänge,**
- **Kohärenz** (Zusammenhang): sowohl räumliche, wie auch zeitliche,
- **Kollimation** (Parallelrichtung von Lichtstrahlen).

Das Licht einer Glühlampe oder das Licht der Sonne haben verschiedene Farben, also verschiedene Wellenlängen und strahlen in verschiedene Richtungen und sind zeitlich und räumlich gegeneinander verschoben, d. h. nicht kohärent.

Lasergeräte werden je nach Gefährdung von Haut und Augen in sieben verschiedene Klassen eingeteilt (◘ Tab. 25.17). Die Bestrahlungsstärken von Lasern reichen von mW/m^2 bis GW/m^2. Mit der Zuordnung von Lasereinrichtungen zu verschiedenen Laserklassen soll auf mögliche Gefährdung aufmerksam gemacht werden. Mit steigender Klassennummer nimmt auch das Gefährdungspotential zu. Die Klassifizierung erfolgt durch den Gerätehersteller.

> ❶ **Cave**
> Die Patienten und Therapeutinnen müssen bei der Lasertherapie immer eine **Schutzbrille** tragen. Diese Schutzbrillen werden mit dem Lasergerät geliefert. Zu beachten ist, dass der Schutz dieser Brillen auf die Wellenlänge des Gerätes abgestimmt ist. Eine gewöhnliche Sonnenbrille ist als Schutz absolut ungeeignet.

In der **Handtherapie kommen Lasergeräte der Klasse 3B** zum Einsatz. Diese geben im Dauerstrichbetrieb höchstens 0,5 W Leistung ab. Diese Geräte sind mit einem Schlüssel als Hauptschalter ausgerüstet und verfügen über eine hör- und sichtbare Betriebswarneinrichtung. Für die Schweiz gibt das Bundesamt für Gesundheit (BAG), für Deutschland die Strahlenschutzkommission und für Österreich die Allgemeine Unfallversicherungsanstalt (AUVA) detaillierte Informationen zur Handhabung von Lasergeräten ab[5].

Die Lebensdauer eines Lasergerätes ist vorgegeben, im Gegensatz zu anderen Geräten (TENS, Ultraschall), welche in der Therapie zum Einsatz kommen. Das aktive

---

5   Angaben zur den Webseiten finden sich im ▶ Abschn. »Literatur«.

◘ **Tab. 25.17**	Klassifizierung von Lasergeräten		
Klasse	**Leistung**	**Gefährdung**	**Einsatzgebiet**
1	<0,24 mW	Gilt als sicher fürs Auge	Laserdrucker, CD-Player
1M	<1 mW	Gilt als sicher fürs Auge ohne Verwendung von optischen Geräten	Laserpointer
2	<1 mW	Potentiell gefährlich fürs Auge*	
2M			
3R	<5 mW		
3B Medizin	<500 mW	Gefährlich für Auge (und Haut)	**Physikalische Medizin** (Photobiomodulation)
4	Power Laser >500 mW	Hohe Gefährdung für Auge und Haut	Chirurgie

* Der Lidschlussreflex (innerhalb 0,25 s) trat bei einer Untersuchung nur bei weniger als 20 % der Testpersonen ein (Reidenbach et al. 2003). Somit darf nicht vom Vorhandensein des Lidschlussreflexes ausgegangen werden

Medium hat eine begrenzte Lebensdauer, diese reicht von 5.000–20.0000 h, in welchem das Medium optimal stimuliert werden kann (Bélanger 2003). Es empfiehlt sich, ein Lasergerät aus sicherheitstechnischen Gründen jährlich von der Vertriebsfirma überprüfen zu lassen.

Die chirurgische, ophthalmologische und dermatologische Anwendung und Wirkungsweise von Power Laser ist heute etabliert und belegt (Basford 1995). Das gleiche kann von der Low-Level Laser Therapy nicht behauptet werden.

25.7.1 Soft-Laser-Therapie oder LLLT (Low-Level Laser Therapy)

Die Soft-Laser Therapie wirkt über **nicht-thermische** (Brosseau et al. 2000), **photobiologische Effekte**. Photobiologische und photochemische Wirkungen von Licht sind lange bekannt, wie z. B. das von UV-Licht erzeugte Erythem. Licht verändert Stoffwechselvorgänge des Körpers. Karu (1987) wies in Laborforschungen nach, dass Bestrahlung von $\leq 0{,}01\,J/cm^2$ in zelluläre Prozesse eingreift (Kerschan-Schindl u. Schuhfried 2005).

Soft-Laser-Geräte, auch Bio-Stimulationslaser genannt, haben eine Wellenlänge von 520–1064 nm. Von sichtbaren (roten) bis in den unsichtbaren (nahinfraroten) Bereich von Licht reichend. Sie können im kontinuierlichen (Dauer-)Betrieb oder gepulst (intermittierend) eingesetzt werden. **Die maximale Leistung der Soft-Laser-Geräte liegt zwischen 30 mW und 0,5 W.**

Das aktive Lasermedium kann ein Festkörper (z. B. Neodym-JAG oder Rubin), Gas (z. B. Helium-Neon) oder ein Halbleiter (Dioden-Laser: Gallium Aluminium Arsenid oder Gallium Arsenid) sein. Unterschiedliche Lasermedien (◘ Tab. 25.18) erzeugen unterschiedliche Wellenlängen. **Heute werden in der physikalischen Medizin vor allem Dioden-Laser (GaAlAs, GaAs) eingesetzt:** Sie erbringen mehr Power als Gas-Laser, bieten ein breiteres Spektrum an Wellenlänge und sind billiger in der Herstellung (Bélanger 2010).

■ ■ Wirkung auf die Haut und darunterliegendes Gewebe

Wenn Laserstrahlung auf eine Materie trifft, kann sie reflektiert, gebrochen, gestreut, transmittiert oder absorbiert werden. Bei der Absorption nimmt das Gewebe die Strahlung auf.

Die Absorption von Energie ist die Grundlage der Laserwirkung im Gewebe.

Die Laserenergie wird vor allem von so genannten Chromophoren[6] (photosensiblen Molekülen) absor-

---

6 Chromophor: Ein Molekül, welches als natürlich vorkommendes Pigment agiert und einem Objekt durch selektive Lichtabsorption bei einer bestimmten Wellenlänge die Farbe gibt.

◘ Tab. 25.18 Unterschiedliche Lasermedien

Laser-Typ	Betriebsart	Wellenlänge λ	Eindringtiefe[2]
Festkörper-Laser			
Neodymium-Yttrium-Aluminium Granat (Nd:YAG)*	CW[1], gepulst	1064 nm	
Rubin**	Gepulst	694 nm	2 mm
Gas-Leiter			
Helium Neon (He Ne)	CW[1]	632,8 nm	2 mm
Halbleiter-Laser (Dioden-Laser)/Infrarot-Laser			
Gallium Aluminium Arsenid (GaAlAs)	CW[1], gepulst	820 nm, 830 nm	2–4 mm
Gallium Arsenid (GaAs)	Gepulst	904 nm	
Argon- (Ar+) Laser***	CW[1]	488 nm, 514 nm	0,5 mm

* v. a. in der Technik angewendet
** in der Chirurgie verwendet
*** in der Dermatologie angewendet
[1] Die Betriebsart kann im Dauerstrichbetrieb (CW-Betrieb: Continuous Wave) mit kontinuierlicher Laserstrahlemission sein oder ein unterbrochener oder Pulsbetrieb, bei dem die Laserstrahlung in kurzen, von Mikro- bis Millisekunden reichenden Impulsen emittiert wird
[2] Angaben zur Eindringtiefe zusammengestellt von Waldner-Nilsson aus Kursunterlagen des Sonderseminars Forster, Bringmann, Mester, 2001, Adliswil, Schweiz

biert. Als Beispiele können Melanin in der Haut (Foto-thermolyse) und Chlorophyll bei Pflanzen (Fotosyn-these) genannt werden: Beide absorbieren Photonen, die Energie des Lichtstrahls (Bélanger 2003). Siehe auch ▶ Exkurs »Physiologische und therapeutische Effekte«.

Exkurs

Physiologische und therapeutische Effekte
Leider sind die physiologischen und therapeutischen Effekte der Soft-Laser-Therapie weder vollständig ver-standen, noch breit etabliert oder akzeptiert. Es besteht jedoch eine große Einigkeit in der wissenschaftlichen Literatur, dass LLLT photobiomodulatorische (stimulie-rende oder inhibitierende) Effekte durch photochemische Interaktionen bewirkt (Bélanger 2010).

Nach Anderson u. Parrish (1981) lässt ein sogenanntes optisches Fenster von Lichtstrahlen mit 600–1200 nm die Dermis und darunterliegende Schichten passieren. Auf Zellebene können Enzyme der mitochondrialen Atmungskette, so genannte Cytochrome, in den Mito-condrien Lichtstrahlen aus dem roten und nahen Infra-rotbereich absorbieren (Karu 1989). Bei Laserstrahlung mit kurzen Wellenlängen zwischen 400–700 nm (z. B. HeNe-Laser mit einer Wellenlänge von 632,8 nm) wer-den die Photonen vor allem von Pigmenten wie Melanin, Hämoglobin und Myoglobin absorbiert.

Im Gegensatz dazu, sind länger wellige Laserstrah-len zwischen 600–1200 nm (erzeugt von Dioden-La-sern, als Beispiel GaAs-Laser mit einer Wellenlänge von 904 nm) viel weniger pigment-spezifisch. Ihre Photonen werden von anderen organischen Chromo-phoren absorbiert: von Enzymen der mitochondrialen Atmungskette und der Zellmembran selber.

Das bedeutet, dass Strahlen von Dioden-Laser-Ge-räten tiefer ins Gewebe eindringen können.

Die Eindringtiefe der Laserstrahlung ist abhängig von der Wellenlänge und der Frequenz. Eine (in-vitro) Arbeit von Kolarova et al. (1999) konnte bei der Anwen-dung eines 632-nm-Lasers (HeNe) in einer Gewebetiefe von 2 cm noch 0,3 % der ursprünglichen Strahlungs-intensität nachweisen (Fialka-Moser 2005).

Gas-Laser penetrieren weniger tief in die Haut als Halbleiter-Laser. Der Energieverlust durch die Haut-barriere beträgt bei einem HeNe-Laser (Dauerstrich-betrieb) 90 %, bei GaAlAs-Laser (Dauerstrichbetrieb) 80 % und bei GaAs-Laser (gepulst) 50 % (Bjordal et al. 2003).

Eine In-vitro-Studie konnte zeigen, dass Makro-phagen, welche eine wichtige Rolle in der Kontrolle der Entzündung in der Wundheilung spielen, durch Laser-strahlung beeinflusst werden können. In-vivo könnte dieser Effekt auch eintreten, wenn die Laserstrahlen bis

Tab. 25.19 Bestrahlungsparameter

Strahlungsleistung (P)	mW
Leistungsdichte (P_d)	mW/cm^2; P_d=P/A[1]
Energiedichte (E_d)	J/cm^2; E_d=P_d×T
Bestrahlungsdauer (T)	s (Sekunden)
Bündelfläche bei der Laseröffnung (A)	cm^2

[1] A: Laser Probe Beam Area

zum Gebiet der Verletzung vordringen können (Robertson et al. 2006).

■ ■ **Leistung und Behandlungsdosis: Bestrahlungsparameter (◻ Tab. 25.19)**
Gas-Laser (HeNe) arbeiten mit kontinuierlichem Strahl; die Leistung verändert sich nicht, man spricht von einer maximalen Höchstleistung (P).

Halbleiter-Laser: GaAlAs-Laser arbeiten kontinu-ierlich oder gepulst und GaAs-Laser arbeiten immer im gepulsten Modus. Sie emittieren Serien von sehr kurzer Pulsdauer, aber hoher Leistung, welche sich über einen vorgegebenen Zeitabschnitt wiederholen.

❯ **Die Behandlungsdosis (Joule) setzt sich aus der Watt-Zahl und der Behandlungszeit zusammen: J = W × Zeit (Sekunden)**

■ ■ **Beispiel für einen kontinuierlichen Output**
Bei einer Strahlungsleistung von 70 mW (0,07 W) und einer erwünschten Dosis von 2 Joule/Punkt beträgt die Behandlungszeit 28,57 Sekunden. Bei einer Leistung von 45 mW (0,045 W) beträgt die Behandlungszeit bei gleicher Dosis pro Punkt 44,44 Sekunden.

Bei gepulsten Lasern werden die Pulsdauer und die Pulsfrequenz mit berechnet. Wenn der Laser gepulst appliziert wird, wird die vom Lasergerät abgegebene Strahlungsstärke **mittlere Leistung** (P_m) oder Durch-schnittsleistung genannt. Die mittlere Leistung definiert sich durch drei Parameter:
▬ Leistung (P),
▬ Pulsfrequenz (F),
▬ Pulsdauer (PD).

P_m (W)=Maximalleistung (Watt) × Pulsdauer (s) × Pulsfrequenz (Hz)

Beispiel:
0,0108 W (10,8 mW)=0,07 W (70 mW) × 0,000155 s (155 ns) × 1000 Hz
1 ns = 1 Nanosekunde = 1 milliardstel Sekunde = 1 s × 10^{-9}=0,000000001 s

Parameter am Beispiel eines Lasergerätes von gymna (COMBI 400/500) (◧ Tab. 25.20):

◧ **Tab. 25.20** Parameter der Geräte COMBI 400/500 von gymna

Charakteristika	Eckdaten
Anzahl Laserdioden	1 (Monodiode)
Wellenlänge	904 nm
Energie pro Puls	2,35 µJ
Spitzenleistung	13,5 W
Max. Durchschnittsleistung	70,5 mW
Pulsfrequenz	2–30.000 Hz
Pulsdauer bei 50 % der Spitzenleistung	155 ns
Bündelfläche bei der Laseröffnung	12,9 mm² (0,129 cm²)
Bündeldivergenz	Dual modes 10° und 45°

Beim oben genannten Gerät handelt es sich um einen Halbleiter-Laser (GaAs), welcher in unterbrochenem oder Pulsbetrieb arbeitet. Das heißt, die Laserstrahlung emittiert in kurzen, von Mikro- bis Millisekunden reichenden Impulsen. Hier liegt die wählbare Pulsfrequenz zwischen 2–30.000 Hz. Die Spitzenleistung bei diesem Gerät beträgt 13,5 Watt, durch den gepulsten Modus reduziert sich die maximale Durchschnittsleistung jedoch auf 70,5 mW.

Der gepulste Modus reduziert also den Energie-Output eines Lasers drastisch. Je höher die Pulsfrequenz gewählt wird, umso schneller kann eine gewünschte Menge an Energie geliefert werden.

Ein weiterer Parameter in der Dosierung ist die **Bündelfläche der Laseröffnung**. Durch diese Fläche fließt 63 % der Laserenergie, bezeichnet als A63. Je größer diese ausfällt, desto größer die Streuung und indirekt der Energieverlust.

> **Die Berechnung für die Energiedichte:**
> $T_A = (E/P_m) \times A$
> T_A = Behandlungsdauer für ein bestimmtes Hautareal
> E_d = Energiedichte (J) pro cm² (J/cm²)
> P_m = maximale Durchschnittsleistung in mW
> A = Bündelfläche bei der Laseröffnung in cm²

Ein Beispiel: gewünschte 2 Joule/cm², geliefert durch Lasergerät, welches im Schnitt 70 mW emittiert.
$T_A = (2\ J/cm² / 0,075\ W) \times 0,129\ cm²$
$T_A = 3,439\ s$

Halbleiter-Laser produzieren einen elliptisch geformten Strahlkegel (beam), dies führt zu einer Bündeldivergenz verschiedener Gradzahlen. Es können z. B. 10° in eine Richtung und 45° in die Richtung senkrecht dazu sein. Die Strahlenergie verteilt sich somit über ein gegebenes Areal (Saliba u. Foreman-Saliba 2005).

Da die meisten Geräte eine fixe Leistung (mW) und wir uns die Anzahl Joule pro Behandlungspunkt vorgeben, errechnet sich die Behandlungszeit am besten wie folgt:

$$Zeit\ in\ Sekunden = \frac{Joule}{Watt}$$

▪▪ **Sonden**
Es gibt verschieden Laser-Sonden:

Einzeldioden (Mono-)Sonden: handgehaltene stift-ähnliche Dioden-Sonden (auch batteriebetrieben oder mit Akkufunktion).

Monosonden bestrahlen pro Applikationspunkt nur kleine Flächen, meist unter 1 mm². Doch wird das effektiv bestrahlte Gebiet normalerweise als größer akzeptiert, bis 0,5 cm² (50 mm²) (Robertson et al. 2006).

Multidioden-Sonden: handgeführte oder mechanisch unterstützte, bündelartige (cluster-like) Sonden.

Cluster-Sonden verfügen über einen bedeutend größeren Strahlkegel und sind für die Behandlung von größeren Hautarealen geeignet. Multidioden-Laser setzen sich aus Laserdioden zusammen oder aus Laserdioden und zusätzlichen »Superluminous Diodes« (SLD). SLD produzieren im Gegensatz zu Laserdioden kein kohärentes Licht, daher zählen sie nicht für die Dosis-Kalkulation (Bélanger 2010).

Scanner-Systeme: Der Laser ist an einem Ständer befestigt, mit bis zu einem Abstand von 30 cm zur Haut. Das Gerät kann verschieden Laserquellen aufweisen und wird entweder mechanisch oder manuell über das zu behandelnde Gebiet geführt (Robertson et al. 2006).

▪ **Anwendungsmethoden**
Mit oder ohne direkten Hautkontakt oder durch Flächenapplikation (letzteres über große Clustersonden oder Scannersysteme).

Der direkte Hautkontakt verhindert, dass Laserstrahlen von der Haut reflektiert werden und Energie verloren geht (◧ Abb. 25.30). Außerdem ist der Laserstrahl elliptisch geformt, bei großem Dioden-Haut-Abstand verringert sich die Strahlenenergie.

25

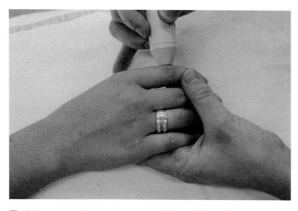

◻ **Abb. 25.30**   Anwendung von LLLT am Beispiel Fingerarthrose

❯ Die Sonde wird mit mäßigem Druck (nach Beschwerden des Patienten) senkrecht zur Haut
gehalten. Über diesen Druck wird lokal Blut aus
dem Gewebe verdrängt. Das Gewebe vor der
Sonde ist nun quasi blutleer, die Strahlen können
tiefer penetrieren. Hämoglobin im Blut ist ein
nicht zu unterschätzender lichtabsorbierender
Faktor (Hode 2002).

Wenn **kein direkter Hautkontakt** hergestellt werden
kann (z. B. bei offenen Wunden oder wenn der Patient
kein Hautkontakt erträgt), soll die Laserprobe in einem
rechten Winkel im Abstand von wenigen Millimetern
zur Haut gehalten werden. Das zu behandelnde Gebiet
kann mittels »Gittertechnik« unterteilt werden. Das
Hautareal wird in 1 cm² große Teilflächen aufgeteilt,
dies hilft die ermittelte Dosis ebenmäßig zu verteilen.
Diese Methode ist weniger genau als direkter Hautkontakt.

> **Tipp**
>
> Die Innenseite von sterilem Verpackungsmaterial
> kann vor der Anwendung von Laser auf die Wunde
> gelegt werden. Mit einem Stift können die Wund-
> ränder nachgezeichnet und somit die Größe der
> Wunde errechnet werden; eine Variante, um einen
> Verlauf zu objektivieren, neben der Fotodokumen-
> tation.

Vorbereitung zur Bestrahlung (nach Robertson et al.
2006):
1. Die Laserbrillen für den Patienten und die
    Therapeutin liegen bereit.
2. Die zu behandelnde Hautstelle ist mit einem
    Alkoholtupfer zu reinigen um unnötige Absorp-
    tion oder Reflektion (z. B. durch Cremeresten)
    zu vermeiden.

Anwendungsbereiche von LLLT

Die **Hauptwirksamkeit der LLLT** wird heute der Wundheilung, der Behandlung von Tendinopathien und dem
Schmerzmanagement zugeschrieben (Bélanger 2015).
    Anwendungsbereiche für die Handtherapie:
— Arthrose,
— rheumatoide Arthritis (zur Schmerzreduktion),
— posttraumatische Gelenkbeschwerden,
— Myofascial Pain.

Es gibt Evidenz für den Einsatz von LLLT in der **Modulation von entzündlichen Prozessen**, der **akute
Schmerz** kann so kurzfristig reduziert werden. Um
diese Effekte zur erzielen, muss eine tägliche Dosis von
5 J oder mehr appliziert werden (Bjordal et al. 2006).

▪▪ **Applikationsempfehlung für die Behandlung
von akutem Schmerz/entzündlichen Prozessen
mit Halbleiter-Laser (◻ Tab. 25.21)**

◻ **Tab. 25.21**   Applikationsempfehlung nach Bjordal,
Johnson, Iversen, Aimbire u. Lopes-Martins (2006)

Lastertyp	Dosierung
904-nm-Laser	1,8 J pro Punkt, min. 5 J pro Gebiet
810-nm- bis 830-nm-Laser	Min. 6 J für kleine akute Verletzungen Min. 10 J für größere Verletzung
Anwendung: **täglich**	

■ ■ Dosierungsempfehlung für Gas- und Halbleiter-Laser (◘ Tab. 25.22)

◘ **Tab. 25.22**   Dosierungsempfehlung nach Bjordal, Couppé, Chow, Tunér u. Ljunggren, 2003 (Mit freundlicher Genehmigung Elsevier)

Fingergelenke (auch für Zehen- und Kiefergelenke): 1 Punkt pro 1 cm^2 zu behandeln (2 mm Tiefe)	Laser-Typ	Power density (mW/cm^2)	Dosierung (Joules)
	632-nm-Laser (HeNe) **kontinuierlich**	30–210	6–30
	820-nm-, 830-nm-, 1060-nm-Laser (GaAlAs oder Nd:YAG) **kontinuierlich**	15–105	0,5–15
	904-nm-Laser (GaAs) **gepulst**	6–42	0,2–1,4

■ ■ Applikationsempfehlung der World Association for Laser Therapy (WALT) (2010)
■ Dosierungsempfehlung für 780–820-nm-Laser (GaAlAs) (◘ Tab. 25.23)

◘ **Tab. 25.23**   Dosierungsempfehlung der World Association for Laser Therapy (WALT) 2010. Mit freundlicher Genehmigung durch Prof. Jan M Bjordal, WALT General Secretary

Tendinopathien	Punkte oder cm^2	Joules (J)	Bemerkungen
Karpaltunnelsyndrom	2–3	8	Minimum 4 J pro Punkt
Epicondylopathie	1–2	4	Maximal 100 mW/cm^2
Biceps humeri (caput longum)	1–2	6	
Supraspinatus	2–3	8	Minimum 4 J pro Punkt
Infraspinatus	2–3	8	Minimum 4 J pro Punkt
Arthritis			
Finger PIP oder MCP	1–2	4	
Handgelenk	2–4	8	
Radiohumeralgelenk	1–2	4	
Ellbogengelenk	2–4	8	
Glenohumeralgelenk	2–4	8	
Acromioclaviculargelenk	1–2	4	Minimum 4 J pro Punkt

- **Dosierungsempfehlung für 904-nm-Laser (GaAs)** (◘ Tab. 25.24)

◘ **Tab. 25.24**   Dosierungsempfehlung der World Association for Laser Therapy (WALT) 2010. Mit freundlicher Genehmigung durch Prof. Jan M Bjordal, WALT General Secretary

Tendinopathien	Punkte oder cm^2	Joules	Bemerkungen
Karpaltunnelsyndrom	2–3	4	Minimum 2 J pro Punkt
Epicondylopathie	2–3	2	Maximal 100 mW/cm^2
Biceps humeri (caput longum)	2–3	2	
Supraspinatus	2–3	4	Minimum 2 J pro Punkt
Infraspinatus	2–3	4	Minimum 2 J pro Punkt
Arthritis			
Finger PIP oder MCP	1–2	1	
Handgelenk	2–3	2	
Radiohumeralgelenk	2–3	2	
Ellbogengelenk	2–3	2	
Glenohumeralgelenk	2–3	2	Minimum 1 J pro Punkt
Acromioclaviculargelenk	2–3	2	

Applikationsintensität (Empfehlung WALT):
Täglich für zwei Wochen oder jeden zweiten Tag über 3–4 Wochen. Die Bestrahlung sollte praktisch das ganze Gebiet der Sehne, bzw. Synovia abdecken.
Bemerkung der WALT: Beginn mit der Dosis (Joules) gemäß ◘ Tab. 25.23 und ◘ Tab. 25.24; wenn Entzündung rückläufig: Intensität um 30 % reduzieren. Die Dosierung rangiert typischerweise ±50 % der angegebenen Werte. Dosierungen außerhalb sind nicht empfohlen und fallen nicht unter den Begriff LLLT. Dies sind Dosierungsempfehlungen für Patienten mit heller Hautfarbe (kaukasisch).
Bestrahlungszeit sollte zwischen 30 und 600 Sekunden liegen.

- ■ ■ **Evidenz für den Einsatz von LLLT aus der Literatur**
LLLT kann signifikante photobiologische Effekte in oberflächlichen und tiefen Weichteilen erzielen (Bélanger 2015).

Gute Evidenz für die Anwendung von LLLT gibt es für (mit Bezug zur Handtherapie):
- Wunden (z. B. Hopkins et al. 2004),
- Tendinopathien (Schulter: Haslerud et al. [2015]),
- Schmerzen verursacht durch Triggerpunkte (myofascialer Schmerz),
- rheumatoide Arthritis (Ottawa Panel 2004),
- Arthrose (Baltzer et al. 2016),
- Karpaltunnelsyndrom (Franke et al. 2017).

- ■ ■ **Kontraindikationen**
Absolute Kontraindikationen (u. a. Bringmann 2008; Bélanger 2015) (◘ Tab. 25.25):

◘ **Tab. 25.25**   Absolute Kontraindikationen der LLLT

Körper-regionen	Bestrahlung der Retina
	Bestrahlung Hals-/Nackenregion: Schilddrüse
	Schwangere Frauen: im Gebiet des Beckens und Bauch
	Herz, Vagus Nerv, sympathische Region von Herzpatienten
Krankheit	Epilepsie
	Lichtallergie, erhöhte Fotosensibilität
	Malignome
	Chronische Hauterkrankungen
	Zustand nach Therapie mit Zytostatika, Immunsupressiva, hochdosierte Kortikoidbehandlung
	Akute Blutungen

Relative Kontraindikationen (Navratil u. Kymplova 2002; Bélanger 2003)

- Fieberhafte Infekte,
- Blutkrankheiten,
- schwerer Blutverlust,
- Neuropathien,
- Bestrahlung der Gonaden/Testikel,
- Bestrahlung von Wachstumsfugen bei Kindern,
- Schizophrenie oder andere psychische Erkrankungen.

Literatur

Zitierte Literatur

Abramson D, Mitchell R, Tuck S et al (1961) Changes in blood flow, oxygen uptake and tissue temperatures produced by the topical application or wet heat. Arch Phys Med Rehabil 42:305–318

Airaksinen OV, Kyrklund N, Latvala K et al (2003) Efficacy of cold gel for soft tissue injuries. Am J Sports Med 31(5):680–684

Allgemeine Unfallversicherungsanstalt (AUVA). Grundlagen der Lasersicherheit. 23.10.2014. http://www.auva.at/portal27/portal/auvaportal/content/contentWindow?contentid=10008.544574&action=b&cacheability=PAGE&version=1414485625 (18. 11. 2017)

Anand P (2003) Capsaicin and menthol in the treatment of itch and pain: recently cloned receptors provide the key. Gut 52(9):1233–5

Anderson RR, Parrish JA (1981) The optics of human skin. J Invest Dermatol 77:13–19

Arakawa T, Shigyo H, Kishibe K et al (2010) Electrical stimulation prevents apoptosis in denervated skeletal muscle. NeuroRehabilitation 27:147–154

Baker KJ, Robertson VJ, Duck FA (2001) A review of therapeutic ultrasound: biophysical effects. Phys Ther 81(7):1351–1358

Baltzer AWA, Ostapczuk MS, Stosch D (2016) Positive effects of low level laser therapy (LLLT) on Bouchard's and Heberden's osteoarthritis. Lasers Surg Med 48:498–504

Basford JR (1995) Low intensity laser therapy: still not an established clinical tool. Lasers Surg Med 16(4):331–42 Review

Bashardoust Tajali S, Houghton P, MacDermid JC et al (2012) Effects of low-intensity pulsed ultrasound therapy on fracture healing: a systematic review and meta-analysis. Am J Phys Med Rehabil 91(4):349–367

Batavia M (2004) Contraindications for superficial heat and therapeutic ultrasound: do sources agree? Arch Phys Med Rehabil 85:1006–1012

Bélanger AY (2003) Evidence-based guide to therapeutic physical agents. Lippincott Williams & Wilkins, Philadelphia

Bélanger AY (2010) Therapeutic electrophysical agents. Evidence behind practice, 2. Aufl. Lippincott Williams & Wilkins, Philadelphia

Bélanger AY (2015) Therapeutic electrophysical agents. Evidence behind practice, 3. Aufl. Wolters Kluwer, Lippincott Williams & Wilkins. Philadelphia

Bissell JH (1999) Therapeutic modalities in hand surgery. J Hand Surg 24A(3):435–448

Bjordal JM, Couppé Ch, Chow RT et al (2003) A systematic review of low level laser therapy with location specific doses for pain from chronic joint disorders. Aust J Physiother 49(2):107–116

Bjordal JM, Johnson MI, Iversen V et al (2006) Low-level laser therapy in acute pain: a systematic review of possible mechanism of action and clinical effects in randomized placebo-controlled trials. Photomed Laser Surg 24(2):158–168

Borrell R, Parker R, Henley E et al (1980) Comparison of in vivo temperatures produced by hydrotherapy, paraffin wax treatment and fluidotherapy. Phys Ther 60(10):1253–1256

Bossert FP, Jenrich W, Vogedes K (2006) Leitfaden Elektrotherapie. Urban & Fischer, München

Bracciano AG (2000) Physical agent modalities. SLACK, Thorofare NJ

Bracciano AG (2008) Physical agent modalities. Theory and application for the occupational therapist, 2. Aufl. SLACK, Thorofare NJ

Breger Stanton DE, Lazaro R, MacDermid JC (2009) A systematic review of the effectiveness of contrast baths. J Hand Ther 21(1):57–70

Bringmann W (2008) Low level laser therapy, Licht kann heilen, 4. Aufl. Eigenverlag

Brosseau L, Welch V, Wells G et al (2000) Low level laser therapy for osteoarthritis and rheumatoid arthritis: a metaanalysis. J Rheumatol 25(8):1961–1969

Burnham RS, McKinley RS, Vincent DD (2006) Three Types of Skin-Surface Thermometers. Am J Phys Med Rehabil 85(7):553–558

Cagnie B, Vinck E, Rimbaut S et al (2003) Phonophoresis versus topical application of ketoprofen: comparison between tissue and plasma levels. Phys Ther 83:701–712

Campbell JM (2002) Muscle weakness or paralysis with compromise of peripheral nerve. IFESS http://ifess.org/sites/default/files/Muscle_Weakness.pdf (18. 11. 2017)

Challiol MM, Laquierriere A (1922–1923) Action of the constant galvanic current on tissues in health and disease. Arch Radiol Electrother 25:135–139

Chesterton LS, Foster NE, Ross L (2002) Skin temperature response to cryotherapy. Arch Phys Med Rehabil 83(4):543–549

Ciccone CD (1995) Iontophoresis. In: Robinson AJ, Snyder-Mackler L (Hrsg) Clinical electrotherapy, 2. Aufl. Williams & Wilkins, Baltimore

Costello TC, Jeske AH (1995) Iontophoresis: applications in transdermal medication delivery. Pharmacology Series. Phys Ther 75 (6):554–563

Cramp M, Scott O (2008) Neuromuscular electrical stimulation: nerve-muscle interaction. In: Watson T (Hrsg). Electrotherapy, evidence-based practice, 12. Aufl. Churchill Livingstone, Elsevier Edinburgh

Daanen HAM (1997) Central and peripheral control of finger blood flow in the cold. Thesis. Free University, Amsterdam, The Netherlands

Dalecki D (2004) Mechanical bioeffects of ultrasound. Annu Rev Biomed Eng 6:229–248

Dardas A, Bae GH, Yule A et al (2014) Acetic acid iontophoresis for recalcitrant scarring in post-operative hand patients. J Hand Ther 25(1):44–48

Dellhag B, Wollersjö I, Bjelle A (1992) Effect of active hand exercise and wax bath treatment in rheumatoid arthritis patients. Arthritis Care Res 5(2):87–92

Derry S, Lloyd R, Moore RA et al (2009) Topical capsaicin for chronic neuropathic pain in adults. Cochrane Database Syst Rev 7(4):CD007393

Diemer F, Sutor V (2007) Mit dem Thermometer die Heilung beurteilen. Physiopraxis 7–8

Dilek B, Gözüm M, Şahin E et al (2013) Efficacy of paraffin bath therapy in hand osteoarthritis: a single-blinded randomized controlled trial. Arch Phys Med Rehabil 94(4):642–649

Draper DO, Prentice WE (2005) Therapeutic ultrasound. In: Prentice WE (Hrsg) Therapeutic modalities in rehabilitation, 3. Aufl. McGraw-Hill, New York

Ebenbichler GR, Erdogmus CB, Resch KL et al (1999) Ultrasound therapy for calcific tendonitis of the shoulder, N Engl J Med 340(20):1533–1538

Ebenbichler GR, Resch KL, Nicolakis P et al (1998) Ultrasound treatment for treating the carpal tunnel syndrome: randomised »sham« controlled trial. BMJ 316:731–735

Ebenbichler GR (2005) Ultraschalltherapie. In: Fialka-Moser V (ed) Elektrotherapie. Richard Pflaum Verlag, München

Eberstein A, Eberstein S (1996) Electrical stimulation of denervated muscle: is it worthwhile? Med Sci Sports Exerc 28(12):1463–1469

Fojuth F (2011) Zur Morphologie der peripheren Nervenregeneration und zur Beeinflussung des axonalen Regenerationsverhaltens durch elektrische Nervenstimulation. Dissertation, 1–111. Medizinische Fakultät Charité, Universitätsmedizin Berlin. https://d-nb.info/1029845654/34 (30. 03. 2018).

Franke TP, Koes BW, Geelen SJ et al (2017) Do patients with carpal tunnel syndrome benefit from low-level laser therapy? A systematic review of randomized controlled trials. Arch Phys Med Rehabil. doi: 10.1016/j.apmr.2017.06.002

Geetha K, Hariharan NC, Mohan J (2014) Early ultrasound therapy for rehabilitation after zone II flexor tendon repair. Indian J Plast Surg 47(1):85–91

Glaesener JJ (2007) Hydrotherapie. In: Gutenbrunner Chr, Glaesener JJ (Hrsg) Rehabilitation, Physikalische Medizin und Naturheilverfahren. Springer Medizin, Heidelberg

Green BG (2005) Lingual heat and cold sensitivity following exposure to capsaicin or menthol. Chem Senses 30 Suppl 1:i201–202

Gutenbrunner Chr (2007) Wärme- und Kälteträgertherapie. In: Gutenbrunner Chr, Glaesener JJ (Hrsg) Rehabilitation, Physikalische Medizin und Naturheilverfahren. Springer Medizin, Heidelberg

Hardy M, Woodall W (1998) Therapeutic effects of heat, cold, and stretch on connective tissue. J Hand Ther 11(2):148–156

Harrison A, Lin S, Pounder N et al (2016) Mode & mechanism of low intensity pulsed ultrasound (LIPUS) in fracture repair. Ultrasonics 70:45–52

Haslerud S, Magnussen LH, Joensen J et al (2015) The efficacy of low-level laser therapy for shoulder tendinopathy: a systematic review and meta-analysis of randomized controlled trials. Physiother Res Int 20(2):108–125

Hode L (2002) Laser – der heilt. [On-line] http://www.laser.nu/slms/tysk.htm (30. 03. 2018)

Hopkins JT, McLoda TA, Seegmiller JG et al (2004) Low-level laser therapy facilitates superficial wound healing in humans: a triple-blind, sham-controlled study. J Athl Train 39(3):223–229

Jenrich W (2000) Grundlagen der Elektrotherapie. Urban & Fischer, München

Johns LD (2002) Nonthermal effects of therapeutic ultrasound: the frequency resonance hypothesis. J Athl Train 37(3):293–299

Kaada B, Eielson O (1983) In search of mediators of skin vasodilation induced by transcutaneous nerve stimulation, serotonin implicated. Gen Pharm 14:635–641

Kahn J (1977) Acetic acid iontophoresis for calcium deposits. Phys Ther 57:658–660

Karagülle O, Candir F, Kalinin J (2004) Akutwirkungen kalter CO_2-Teilbäder auf Mikrozirkulation und Schmerzempfindlichkeit. Phys Med Rehab Kuror 14:13–17

Karu T (1987) Photobiological fundamentals of low-power laser therapy. IEEE Journal of Quantum Electronics. QE-23(10):1703–1717

Karu T (1989) Photobiology of low-power laser effects. Health Physics 56(5):691–704

Kerschan-Schindl K, Schuhfried O (2005) Lasertherapie. In: Fialka-Moser V (Hrsg) Elektrotherapie. Richard Pflaum, München

Knight KL, Draper DO (2008) Therapeutic modalities, the art and science. Wolters Kluwer, Lippincott Williams & Wilkins, Philadelphia

Kolarova H, Ditrichova D, Wagner J (1999) Penetration of the laser light into the skin in vitro. Lasers Surg Med 24(3):231–235

Laakso EL, Robertson VJ, Chipchase LS (2002) The place of electrophysical agents in Australian and New Zealand entry-level curricula: Is there evidence for their inclusion? Aust J Physiother 48(4):251–254

Leandri M, Brunetti O, Parodi CI (1986) Telethermographic findings after transcutaneous electrical nerve stimulation. Phys Ther 66(2):210–213

Lee SK, Wolfe, SW (2000) Peripheral nerve injury and repair. J Am Acad Orthop Surg 8(4):243–252

Lewis T (1930) Observations upon the reactions of the vessels of the human skin to cold. Heart 15:177–208

Mancuso T, Poole JL (2009) The effect of paraffin and exercise on hand function in persons with scleroderma: a series of single case studies. J Hand Ther 22:71–78

Mason L, Moore RA, Derry S et al (2004) Systematic review of topical capsaicin for the treatment of chronic pain. BMJ 24:328(7446):991. Epub 2004 Mar 19

Mayr E, Frankel V, Rüter A (2000) Ultrasound – an alternative healing method for nonunions? Arch Orthop Trauma Surg 120(1–2):1–8

Michlovitz S, Hun L, Erasala GN et al (2004) Continuous low-level heat wrap therapy is effective for treating wrist pain. Arch Phys Med Rehabil 85:1409–1416

Michlovitz S (2002) Ultrasound and selected physical agent modalities in upper extremity rehabilitation. In: Mackin EJ, Callahan AD, Skriven TM, Schneider LH, Osterman AL (Hrsg) Rehabilitation of the hand and upper extremity, 5. Aufl. Mosby, St. Louis

Mokrusch T (1996) Langzeiterfahrung mit der Elektrotherapie peripherer Nervenläsionen. Krankengymnastik 48:996–1004

Mucha C (1992) Einfluss von CO_2-Bädern im frühfunktionellen Therapiekonzept der Algodystrophie. Phys Med Rehab Kuror 2:173–178

Myrer JW, Johnson AW, Mitchell UH et al (2011) Topical analgesic added to paraffin enhances paraffin bath treatment of individuals with hand osteoarthritis. Disabil Rehabil 33(6):467–474

Navratil L, Kymplova J (2002) Contraindications in noninvasive laser therapy: truth and fiction. J Clin Laser Med Surg 20(6):341–343

Nirschl RP, Rodin DM, Ochiaia DH et al (2003) Iontophoretic administration of dexamethasone sodium phosphate for acute epicondylitis. Am J Sports Med 31(2):189–195

Novak CB, von der Heyde RL (2013) Evidence and techniques in rehabilitation following nerve injuries. Hand Clin 29(3):383–392

Oerlemans HM, Graff MJL, Dijkstra-Hekkink JBG et al (1999) Reliability and normal values for measuring the skin temperature of the hand with an infrared tympanic thermometer. A pilot study. J Hand Ther 12:284–290

Ottawa Panel (2004) Ottawa panel evidence-based clinical practice guidelines for electrotherapy and thermotherapy. Interventions in the management of rheumatoid arthritis in adults. Phys Ther 84(11):1016–1043

Pieber K, Herceg M, Paternostro-Sluga T et al (2015) Optimizing stimulation parameters in functional electrical stimulation of denervated muscles: a cross-sectional study. J Neuroeng Rehabil 12:51

Polat BE, Hart D, Langer R et al (2011) Ultrasound-mediated transdermal drug delivery: mechanisms, scope, and emerging trends. J Control Release 152(3):330–348

Posten W, Wrone DA, Dover JS et al (2005) Low-level laser therapy for wound healing: mechanism and efficacy. Dermatol Surg. 31(3):334–340 Review

Prosser R, Conolly WB (2003) Rehabilitation of the Hand & Upper Limb. Butterworth Heinemann, Edinburgh

Reidenbach HD, Dollinger K, Hofmann, J (2003) Überprüfung der Laserklassifizierung unter Berücksichtigung des Lidschlussreflexes; Schriftenreihe der Bundesanstalt für Arbeitsschutz und Arbeitsmedizin. Fb 985, Wirtschaftsverlag NW, Bremerhaven

Robertson V, Ward A, Low J et al (2006) Electrotherapy explained, principles and practice, 4. Aufl. Butterworth Heinemann Elsevier, Edinburgh

Robertson VJ, Baker KG (2001) A review of therapeutic ultrasound: effectiveness studies. Phys Ther 81(7):1339–1350

Robinson VA, Brosseau L, Casimoro L et al (2002) Thermotherapy for treating rheumatoid arthritis. Cochrane Database Syst Rev (2):CD002826

Rostalski W, Hemrich N (2007) Elektrotherapie. In: Hüter-Becker A, Dölken M (Hrsg) Physikalische Therapie, Massage, Elektrotherapie und Lymphdrainage. Thieme, Stuttgart

Sackett DL, Straus SE, Richardson WS et al (2000) Evidence-based medicine: how to practice and teach EBM, 2. Aufl. Churchill Livingstone, Edinburgh

Saliba E, Foreman-Saliba S (2005) Low-level laser therapy. In: Prentice WE (Hrsg) Therapeutic modalities in rehabilitation, 3. Aufl. McGraw-Hill, New York

Sandqvist G, Akesson A, Eklund M (2004) Evaluation of paraffin bath treatment in patients with systemic sclerosis. Disabil Rehabil 26(16):981–987

Schuhfried O (2005) Iontophorese. In: Fialka-Moser V (Hrsg) Elektrotherapie. Richard Pflaum, München

Schweizer Bundesamt für Gesundheit (BAG). Publikation: Achtung, Laserstrahl! August 2016. http://www.schallundlaser.ch/pdf/suva_achtung_laserstrahl.pdf (30. 03. 2018)

Smidt N, Assendelft JJ, Arola H et al (2003) Effectiveness of physiotherapy for lateral epicondylitis: a systematic review. Ann Med. 35(1):51–62

Strahlenschutzkommission – Ein Beratungsgremium des Bundesministeriums für Umwelt, Naturschutz, Bau und Reaktorsicherheit. Publikation: Gefahren bei Laseranwendung an der menschlichen Haut, 31. Oktober 2000. http://www.ssk.de/SharedDocs/Beratungsergebnisse_PDF/2000/Gefahren_bei_Laseranwendungen.pdf?__blob=publicationFile (30.03.18)

Teloo E (2007) Wärmetherapie. In: Hüter-Becker A, Dölken (Hrsg) Physikalische Therapie, Massage, Elektrotherapie und Lymphdrainage. Thieme, Stuttgart

Thorsteinsson G, Stonnington H, Stillwell GK et al (1978) The placebo effect of transcutaneous electrical stimulation. Pain 5(1):31–41

Uhlemann Ch, Wollina U (2003) Wirkungsphysiologische Aspekte des therapeutischen Ultraschalls in der Wundbehandlung. Phlebologie 4:81–86 http://www.google.ch/url?sa=t&rct=j&q=&esrc=s&source=web&cd=1&ved=0ahUKEwiwp-PMiuzOAhUDtBQKHUtqBiYQFggjMAA&url=http%3A%2F%2Ftpg.schattauer.de%2Fde%2Finhalt%2Farchiv%2Fissue%2Fspecial%2Fmanuscript%2F983%2Fdownload.html&usg=AFQjCNEQw2YX-ub0yHxsqT9KTr2EHML9Zw (30. 03. 2018)

Vacariu G (2005) Elektrotherapie in der Schmerzbehandlung. In: Fialka-Moser V (Hrsg) Elektrotherapie. Richard Pflaum, München

Verhagen AP, Bierma-Zeinstra SM, Cardoso JR et al (2003) Balneotherapy for rheumatoid arthritis. Cochrane Database Syst Rev (4):CD000518. Review. Update in: Cochrane Database Syst Rev. 2015 Apr 11(4)

Wall PD (1994) The Placebo and the placebo response. In: Wall PD, Mellzack R (Hrsg) Textbook of pain, 3. Aufl. Churchill Livingstone, Edinburgh

Walsh DM (1997) TENS, clinical applications and related theory. Churchill Livingstone, New York

WALT. World Association for LASER Therapy (2010) Dosage recommendations. https://waltza.co.za/wp-content/uploads/2012/08/Dose_table_904nm_for_Low_Level_Laser_Therapy_WALT-2010.pdf (18. 11. 2017)

Ward RS, Hayes-Lundy C, Reddy R et al (1994) Evaluation of topical therapeutic ultrasound to improve response to physical therapy and lessen scar contracture after burn injury. J Burn Care Rehabil 15:74–79

Warden SJ, Fuchs RK, Kessler CK et al (2006) Ultrasound produced by a conventional therapeutic ultrasound unit accelerates fracture repair. Phys Ther 86(8):1118–1125

Watson T (2015) Ultrasound treatment dose calculations. http://www.electrotherapy.org/assets/Downloads/US%20dose%20chart%202015.pdf (30. 03. 2018)

Watson T (2016) Elektrotherapie. In: van den Berg F (Hrsg) Physiotherapie für alle Körpersysteme: Evidenzbasierte Tests und Therapie. Thieme, Stuttgart

Wenk W (2004) Elektrotherapie. Springer, Berlin Heidelberg New York

Wenk W (2011) Elektrotherapie, 2. Aufl. Springer, Berlin Heidelberg New York

Williams R (1987) Production and transmission of ultrasound. Physiotherapy 73:113–116

Ying Z, Lin T, Yan S (2012) Low-intensity pulsed ultrasound therapy: a potential strategy to stimulate tendon-bone junction healing. Journal of Zhejiang University Science B 13(12): 955–963

Bedienungsanleitung Gynma Uniphy. Bedienungsanleitung Laser von Combi 500-Gerät. 2001, Version 1.1

Weiterführende Literatur

Ainsworth R, Dziedzic K, Hiller L et al (2007) A prospective double blind placebo-controlled randomized trial of ultrasound in the physiotherapy treatment of shoulder pain. Rheumatology 46:815–820

Ammer K (2003) Konservative, nicht medikamentöse Therapie bei Rheumatoidarthritis. Phys Med Rehab Kuror 13(1):13–20

Anderson CR, Morris RL, Boeh SD et al (2003) Effects of iontophoresis current magnitude and duration on dexamethasone deposition and localized drug retention. Phys Ther 83(2): 161–170

Bakhtiary AH, Rashidy-Pour A (2004) Ultrasound and laser therapy in the treatment of carpal tunnel syndrome. Aust J Physiother 50(3):147–151

Barrie Smith N (2007) Perspectives on transdermal ultrasound mediated drug delivery. Int J Nanomedicine 2(4):585–594

Baskurt F, Özcan A, Algun C (2003) Comparison of effects of phonophoresis and iontophoresis of naproxen in treatment of lateral epicondylitis. Clin Rehabil 17(1):96–100

Beckerman H, de Bie RA, Bouter LM et al (1992) The efficacy of laser therapy for musculoskeletal and skin disorders: a critical-based meta-analysis of randomized clinical trials. Phys Ther 72(7):483–491

Bjordal JM, Couppe C, Ljunggren AE (2001) Low level laser therapy for tendinopathy. Evidence of a dose-response pattern. Phys Ther Rev 6(2):91–99

Bjordal JM, Bogen B, Lopes-Martins RA et al (2005) Can cochrane reviews in controversial areas be biased? A sensitivity analysis based on the protocol of a systematic cochrane review on low-level laser therapy in osteoarthritis. Photomed Laser Surg 23(5):453–458

Bleakley C, McDonough S, MacAuley D (2004) The use of ice in the treatment of acute soft-tissue injury. Am J Sports Med 32(1):251–261

Brosseau L, Yonge KA, Robinson V et al (2007) Transcutaneous electrical nerve stimulation (TENS) for the treatment of rheumatoid arthritis in the hand (Review). Cochrance Database Syst Rev

Brosseau L, Welch V, Wells G et al (2004) Low level laser therapy (classes I, II and III) for treating osteoarthritis. Cochrane Database Syst Rev (3) Update in: Cochrane Database Syst Rev. 2007;(1)

Busse JW, Bhandari M, Kulkarni AV et al (2002) The effect of low-intensity pulsed ultrasound therapy on time to fracture healing: a meta-analysis. CMAJ 166(4):437–441

Carlson EJ, Save AV, Slade JF 3rd et al (2015) Low-intensity pulsed ultrasound treatment for scaphoid fracture nonunions in adolescents. J Wrist Surg 4(2):115–120

Casimiro L, Brosseau L, Robinson V et al (2002) Therapeutic ultrasound for the treatment of rheumatoid arthritis. The Cochrane Database Syst Rev. (3):CD003787

Chan AK, Myrer JW, Measom GJ et al (1998) Temperature changes in human patellar tendon in response to therapeutic ultrasound. J Athl Train 33(2):130–135

Cheing GL, Wan JW, Kai Lo S (2005) Ice and pulsed electromagnetic field to reduce pain and swelling after distal radius fractures. J Rehabil Med 37(6):372–377

Cheing GL, Luk ML (2005) Transcutaneous electrical nerve stimulation for neuropathic pain. J Hand Surg Br 30(1):50–55

Chien YW, Banga AK (1989) Iontophoretic (transdermal) delivery of drugs: overview of historical development. J Pharm Sci 78(5):353–354

Chipchase L (2012) Is there a future for electrophysical agents in musculoskeletal physiotherapy? Man Ther 17(4):265–266

Clijsen R, Brunner A, Barbero M et al (2017) Effects of low-level laser therapy on pain in patients with musculoskeletal disorders: a systematic review and meta-analysis. Eur J Phys Rehabil Med 53(4):603–610

Cohen ML (1977) Measurement of thermal properties oh human skin, a review. J Invest Dermatol 69(3):333–338

Cook SD, Ryaby JP, McCabe J et al (1997) Acceleration of tibia and distal radius fracture healing in patients who smoke. Clin Orthop Relat Res (337):198–207

Costa IA, Dyson A (2007) The integration of acetic acid iontophoresis, orthotic therapy and physical rehabilitation for chronic plantar fasciitis: a case study. J Can Chiropr Assoc 51(3):166–174

Crevenna R, Nuhr MJ, Wiesinger GF et al (2001) Langzeitbehandlung mit neuromuskulärer Elektrostimulation bei Herztransplantationskandidaten mit implantierten Herzschrittmachern. Phys Rehab Kur Med 11:212–214

Crisci AR, Ferreira AL (2002) Low-intensity pulsed ultrasound accelerates the regeneration of the sciatic nerve after neurotomy in rats. Ultrasound in Med & Biol 28(10):1335–1341

Daanen HA (2003) Finger cold-induced vasodilatation: a review. Eur J Appl Physiol 89(5):411–426

Darrow H, Schulthies S, Draper D et al (1999) Serum dexamethasone levels after decadron phonophoresis. J Athl Train 34(4):338–341

Demirtas RN, Öner C (1998) The treatment of lateral epicondylitis by iontophoresis of sodium salicylate and sodium diclofenac. Clin Rehabil 12(1):23–29

Draper DO, Harris ST, Schulthies S et al (1998) Hot-pack and 1-MHz ultrasound treatments have an additive effect on muscle temperature increase. J Athl Train 33(1):21–24

Draper DO, Anderson C, Schulthies SS et al (1998) Immediate and residual changes in dorsiflexion range of motion using an ultrasound heat and stretch routine. J Athl Train 33(2): 141–144

Draper DO, Ricard MD (1995) Rate of temperature decay in human muscle following 3 MHz ultrasound: the stretching window revealed. J Athl Train 30(4):304–307

D'Vaz AP, Ostor AJ, Speed CA et al (2006) Pulsed low intensity ultrasound therapy for chronic lateral epicondylitis: a randomized controlled trial. Rheumatology (Oxford) 45(5):566–570

Dummer R, Bloch PH (2002) Lasertherapie der Haut. Schweiz Med Forum 3:42–47

Ekim A, Armagan O, Tasioglu F et al (2007) Effect of low level laser therapy in rheumatoid arthritis patients with carpal tunnel syndrome. Swiss Med Wkly 137:347–352

Ennis WJ, Lee C, Meneses P (2007) A biochemical approach to wound healing through the use of modalities. Clin Dermatol 25(1):63–72

Evcik D, Kavuncu V, Cakir T et al (2007) Laser therapy in the treatment of carpal tunnel syndrome: a randomized controlled trial. Photomed Laser Surg 25(1):34–39

Farkash U, Bain O, Gam A et al (2015) Low-intensity pulsed ultrasound for treating delayed union scaphoid fractures: case series. J Orthop Surg Res 10:72

Gach JE, Humphreys F, Berth-Jones J (2005) Randomized, double-blind, placebo-controlled pilot study to assess the value of free radical scavengers in reducing inflammation induced by cryotherapy. Clin Exp Dermatol 30(1):14–16

Gianni S, Giombini A, Moneta MR et al (2004) Low-intensity pulsed ultrasound in the treatment of traumatic hand fracture in an elite athlete. Am J Phys Med Rehabil 83(12):921–925

Green BG (2004) Temperature perception and nociception. J Neurobiol 61(1):13–29

Greenspan JD, Roy EA, Caldwell PA et al (2003) Thermosensory intensity and affect through the perceptible range. Somatosens Mot Res 20(1):19–26

Guffey JS, Rutherford MJ, Payne W et al (1999) Skin pH changes associated with iontophoresis. J Orthop Sports Phys Ther 29(11):656–660

Gum SL, Reddy GK, Stehno-Bittel L et al (1997) Combined ultrasound, electrical stimulation, and laser promote collagen synthesis with moderate changes in tendon biomechanics. Am J Phys Med 76(4):288–296

Hadijargyrou M, McLeod K, Ryaby JP et al (1998) Enhancement of fracture healing by low intensity ultrasound. Clin Orthop Relat Res 355S:216–229

Hamblin MR, Demidova TN (2006) Mechanism of low level light therapy. http://citeseerx.ist.psu.edu/viewdoc/download?-doi=10.1.1.553.2368&rep=rep1&type=pdf (30. 03. 2018)

Hayes BR, Merrick MA, Sandrey MA et al (2004) Three-MHz ultrasound heats deeper into the tissues than originally theorized. J Athl Train 39(3):230–234

Hayes KW (1993) Heat and cold in the management of rheumatoid arthritis. Arthritis Care Res 6(3):156–166

Hekkenberg RT, Richards A, Beissner K et al (2006) Transfer standard device to improve the traceable calibration of physiotherapy ultrasound machines. Ultrasound in Med Biol 32(9):1423–1429

Helmstädter A (2001) The history of electrically-assisted transdermal drug delivery (»iontophoresis«). Pharmazie 56(7):583–587

Herrick RT, Herrick S (1992) Fluidotherapy. Clinical applications and techniques. Ala Med 61:20–25

Heus R, Daanen HA, Havenith G (1995) Physiological criteria for functioning of hands in the cold. A Review Appl Ergon 26(1):5–13

Holzer P (1991) Capsaicin: cellular targets, mechanism of action, and selectivity for thin sensory neurons. Pharmacol Rev 43(2):143–201

Hong D, Byers MR, Oswald RJ (1993) Dexamethasone treatment reduces sensory neuropeptides and nerve sprouting reactions in injured teeth. Pain 55(2):171–181

Hopkins JT, McLoda TA, Seegmiller JG et al (2004) Low-level laser therapy facilitates superficial wound healing in humans: a triple-blind, sham-controlled study. J Athl Train 39(3): 223–229

Hoppenrath T, Ciccone CD (2006) Is there evidence that phonophoresis is more effective than ultrasound in treating pain associated with lateral epicondylitis? Phys Ther 86(1):136–140

Hsieh YL (2006) Effects of ultrasound and dicolefenac phonophoresis on inflammatory pain relief: suppression of inducible nitric oxide synthase in arthritic rats. Phys Ther 86(1): 39–49

Ilbuldu E, Cakmak A, Disci R et al (2004) Comparison of laser, dry needling, and placebo laser treatments in myofascial pain syndrome. Photomed Laser Surg 22(4):306–311

Irvine J, Chong SL, Amirjani N et al (2004) Double-blind randomized controlled trial of low-level laser therapy in carpal tunnel syndrome. Muscle Nerve 30(2):182–187

Johannsen F, Hauschild B, Remvig L et al (1994) Low energy laser therapy in rheumatoid arthritis. Scand J Rheumatol 23(3):145–147

Johns LD, Straub SJ, Howard SM (2007) Variability in effective radiation area and power output of new ultrasound transducers at 3 MHz. J Athl Train 42(3):22–28

Johnson MI, Tabasam G (2003) An investigation into the analgesic effects of interferential currents and transcutaneous electrical nerve stimulation on experimentally induced ischemic pain in otherwise pain-free volunteers. Phys Ther 83(3):208–223

Johnson M, Martinson M (2007) Efficacy of electrical nerve stimulation for chronic musculoskeletal pain: a meta-analysis of randomized controlled trials. Pain 130(1–2):157–165

Kahn J (2000) Iontophoresis. In: Principles and practice of electrotherapy, 4. Aufl. Churchill Livingstone, New York

Kanaya F, Tajima T (1992) Effect of electrostimulation on denervated muscle. Clin Orthop Relat Res 283:296–301

Karu T (1991) Low-intensity laser light action upon fibroblasts and lymphocytes. In: Ohshiro T, Calderhead RG, Wiley J et al (Hrsg) Progress in Laser Therapy. Chichester, New York

Kavros SJ, Miller JL, Hanna SW (2007) Treatment of ischemic wounds with noncontact, low-frequency ultrasound: The Mayo clinic experience, 2004–2006. Adv Skin Wound Care 20(4):221–226

Kelly R, Beehn C, Hansford A (2005) Effect of fluidotherapy on superficial radial nerve conduction and skin temperature. J Orthop Sports Phys Ther I 35(1):16–23

Kim TY, Jung DI, Kim YI et al (2007) Anaesthetic effects of lidocaine hydrochloride gel using low frequency ultrasound of 0.5 MHz. J Pharm Pharmaceut Sci 10(1):1–8

Klaiman MD, Shrader JA, Danoff JV et al (1998) Phonophoresis versus ultrasound in the treatment of common musculoskeletal conditions. Med Sci Sports Exerc 30(09):1349–1355

Klucinec B, Scheidler M, Denegar C et al (2000) Transmissivity of coupling agents used to deliver ultrasound through indirect methods. J Orthop Sports Phys Ther 30(5):263–269

Köstler E (1978) Die Behandlung des Lymphödems mit der Hyaluronidase-Iontophorese. Z Physiother 30:91–99

Kozanoglu E, Basaran S, Guzel R et al (2003) Short term efficacy of ibuprofen phonophoresis versus continuous ultrasound therapy in knee osteoarthritis. Swiss Med Wkly 133:333–338

Kristiansen TK, Ryaby JP, McCabe J et al (1997) Accelerated healing of distal radial fractures with the use of specific, low-intensity ultrasound: a multicenter, prospective, randomized, double-blind, placebo-controlled study. J Bone Joint Surg Am 79: 961–973

Lampe KE (1998) Electrotherapy in tissue repair. J Hand Ther (2):131–139

Larsen A, Kristensen G, Thorlacius-Ussing O et al (2005) The influence of ultrasound on the mechanical properties of healing tendons in rabbits. Acta Orthopaedica 76(2):225–230

Leduc BE, Caya J, Tremblay S et al (2003) Treatment of calcifying tendinitis of the shoulder by acetic acid iontophoresis: a double blind randomized controlled trial. Arch Phys Med Rehabil 84:1523–1525

Lester RL, Smith PJ, Mott G et al (1993) Intrinsic reinnervation – myth or reality? J Hand Surg 18B:454–460

Lewis D, Lewis B, Sturrock RD (1984) Transcutaneous electrical nerve stimulation in osteoarthrosis: a therapeutic alternative? Ann Rheum Dis 43(1):47–49

Li CL, Scudds RA (1995) Iontophoresis: an overview of the mechanisms and clinical application. Arthritis Care Res 8(1):51–61

Lima SC, Caierao QM, Peviani SM et al (2009) Muscle and nerve response after different intervals of electrical stimulation sessions on denervated rat muscle. Am J Phys Med Rehabil 88(2):126–135

Maher S (2006) Clinical question: is low-level laser therapy effective in the management of lateral epicondylitis? Physical Therapy 86(8):1161–1167

Malizos KN, Hantes ME, Protopappas V et al (2006) Low-intensity pulsed ultrasound for bone healing: an overview. Injury 37 Suppl 1:S56–62

Marks R, De Palma F (1999) Clinical efficacy of low power laser therapy in osteoarthritis. Physiother Res Int 4(2):141–157

McAuley D (2001) Do textbooks agree on their advice on ice? Clin J Sport Med 11(2):67–72

McCabe SJ, Mizgala C, Glickman L (1991) The measurement of cold sensitivity of the hand. J Hand Surg Am16(6):1037–1040

Merino G, Kalia YN, Guy RH (2003) Ultrasound-enhanced transdermal transport. J Pharm Sci 92(6):1125–1137

Michlovitz SL (2005) Is there a role for ultrasound and electrical stimulation following injury to tendon and nerve? J Hand Ther 18:292–296

Mourad PD, Lazar DA, Curra FP et al (2001) Ultrasound accelerates functional recovery after peripheral nerve damage. Neurosurgery. 48(5):1136–1141

Naeser MA, Hahn K-AK, Liebermann BE et al (2002) Carpal tunnel syndrome pain treated with low-level laser and microamperes transcutaneous electric nerve stimulation: a controlled study. Arch Phys Med Rehabil 83(7):978–988

Nicolaidis SC, Williams HB (2001) Muscle preservation using an implantable electrical system after nerve injury and repair. Microsurgery 21(6):241–247

Nix WA, Hopf HC (1983) Electrical stimulation of regenerating nerve and its effect on motor recovery. Brain Res 252(1):21–25

Nolte PA, van der Krans A, Patka P et al (2001) Low-intensity pulsed ultrasound in the treatment of nonunions. J Trauma 51(4):693–702

Nussbaum E (1998) The influence of ultrasound on healing tissues. J Hand Ther 11(2):140–147

O'Brien C (2005) Reproducibility of the cold-induced vasodilation response in the human finger. J Appl Physiol 98(4):1134–1340

Özkan N, Altan L, Bingöl Ü et al (2004) Investigation of the supplementary effect of GaAs laser therapy on the rehabilitation of human digital flexor tendons. J Clin Laser Med Surg 22(2):105–110

Osbahr DC, Cawley PW, Speer KP (2002) The effect of continuous cryotherapy on glenohumeral joint and subacromial space temperatures in the postoperative shoulder. Arthroscopy 18(7):748–754

Paternostro-Sluga T, Rakos M, Hofer C et al (2002) EMG-getriggerte Elektrostimulation chronischer Armplexusparesen – eine Pilotstudie. Phys Rehab Kur Med:203–207

Pergola PE, Kellogg DL Jr, Johnson JM et al (1993) Role of sympathetic nerves in the vascular effects of local temperature in human forearm skin. Am J Physiol 265(3 Teil 2):H785–792

Peviani SM, Russo TL, Durigan JL et al (2010) Stretching and electrical stimulation regulate the metalloproteinase-2 in rat denervated skeletal muscle. Neurol Res 32(8):891–896

Piravej K, Boonhong J (2004) Effect of ultrasound thermotherapy in mild to moderate carpal tunnel syndrome. J Med Assoc Thai 87 Suppl. (2):100–106

Posten W, Wrone DA, Dover JS et al (2005) Low-level laser therapy for wound healing: mechanism and efficacy. Dermatol Surg 31(3):334–340

Radandt RR (2001) Niederfrequenter Ultraschall in der Wundheilung. Phys Rehab Kur Med 11:41–50

Reed BV, Ashikaga T, Fleming BC et al (2000) Effects of ultrasound and stretch on knee ligament extensibility. J Orhop Sports Phys Ther 30:341–347

Rennie S (2011) Electrophysical agents – contraindications and precautions: an evidence-based approach to clinical decision making in physical therapy. Physiother Can 62(5):1–80 https://www.ncbi.nlm.nih.gov/pmc/articles/PMC3031347/pdf/ptc-62-special.pdf (30. 03. 2018)

Robertson VJ, Chipchase LS, Laakso EL et al (2001) Guidelines for the clinical use of electrophysical agents. Australian Physiotherapy Association. http://almacen-gpc.dynalias.org/publico/Guia%20para%20aplicacion%20Agentes%20Fisicos%20Australia%202001.pdf (18. 11. 2017)

Rose S, Draper DO, Schulthies SS et al (1996) The stretching window part two: rate of thermal decay in deep muscle following 1-MHz ultrasound. J Athl Train 31(2):139–143

Rubin C, Bolander M, Ryaby JP et al (2001) The use of low-intensity ultrasound to accelerate the healing of fractures. J Bone Joint Surg Am 83-A(2):259–250

Ruijs AC, Jaquet JB, Daanen HA et al (2006) Cold intolerance of the hand measured by the CISS questionnaire in a normative study population. J Hand Surg Br 31(5):533–536

Runeson L, Haker E (2002) Iontophoresis with cortisone in the treatment of lateral epicondylalgia (tennis elbow) – a double-blind study. Scand J Med Sci Sports 12:136–142

Saini NS, Roy KS, Bansal PS et al (2002) A preliminary study on the effect of ultrasound therapy on the healing of surgically severed achilles tendons in five dogs. J Vet Med A 49:321–328

Salmons S, Jarvis JC (2008) Functional electrical stimulation of denervated muscles: An experimental evaluation. Artif Organs 32(8):597–603

Schindl A, Heinze G, Schindl M et al (2002) Systemic effects of low-intensity laser irradiation on skin microcirculation in patients with diabetic microangiopathy. Microvasc Res 64(2):240–246

Schindl A, Schindl M, Pernerstorfer-Schön H et al (2000) Low-intensity laser therapy: a review. J Investig Med 48(5):312–326

Sivakumar M, Tachibana K, Pandit AB et al (2005) Transdermal drug delivery using ultrasound – theory, understanding and critical analysis. Cell Mol Biol 51, Online, OL767–OL784

Smith NB (2007) Perspectives on transdermal ultrasound mediated drug delivery. Int J Nanomedicine 2(4):585–594

Speed CA (2001) Therapeutic ultrasound in soft tissue lesions. Rheumatology (Oxford) 40(12):1331–1336

Spielholz NI (1999) Electrical stimulation of denervated muscle. In: Nelson RM, Hayes KW, Currier DP (Hrsg) Clinical Electrotherapy, 3. Aufl. Stamford, Conn: Appleton & Lange

Stein H, Lerner A (2005) How does pulsed low-intensity ultrasound enhance fracture healing? Orthopedics 28(10):1161–1163

Straub JS, Johns LD, Howard SM (2008) Variability in effective radiating area at 1 MHz affects ultrasound treatment intensity. Phys Ther 88(1):50–62

Strigo IA, Carli F, Bushnell MC (2000) Effect of ambient temperature on human pain and temperature perception. Anesthesiology 92(3):699–707

Sylvestre JP, Guy RH, Delgado-Charro MB (2008) In vitro optimization of dexamethasone phosphate delivery by iontophoresis. Phys Ther 88(10):1177–1185

Tinazzi M, Farina S, Bhatia K et al (2005) TENS for the treatment of writer's cramp dystonia. A randomized, placebo-controlled study. Neurology 64(11):1946–1948

Tumilty S, Munn J, McDonough S et al (2010) Low level laser treatment of tendinopathy: a systematic review with meta-analysis. Photomed Laser Surg 28(1):3–16.

van der Windt DA, van der Heijden GJ, van den Berg SG et al (1999) Ultrasound therapy for musculoskeletal disorders: a systematic review. Pain 81(3):257–271

Walsh MT, Muntzer E (2002) Therapist's management of complex regional pain syndrome (reflex sympathetic dystrophy). In: Mackin EJ, Callahan AD, Skirven TM, Schneider LH, Osterman AL (Hrsg) Rehabilitation of the hand and upper extremity, 5. Aufl. Mosby, St. Louis

Walsh WR, Stephens P, Vizesi F et al (2007) Effects of low-intensity pulsed ultrasound on tendon-bone healing in an intra-articular sheep knee model. Arthroscopy 23(2):197–204

Wasner G, Schattschneider J, Binder A et al (2004) Topical menthol – a human model for cold pain by activation and sensitization of C nociceptors. Brain 125(5):1159–1171

Watson T (2008) Electrotherapy. Evidence-based practice, 12. Aufl. Churchill Livingstone, Elsevier Edinburgh

Williams HB (1996) A clinical pilot study to assess functional return following continuous muscle stimulation after nerve injury and repair in the upper extremity using a completely implantable electrical system. Microsurgery 17(11):597–605

Windisch A, Gundersen K, Szabolcs MJ et al (1998) Fast to slow transformation of denervated and electrically stimulated rat muscle. J Physiol 510(Teil 2):623–632

Überlastungssyndrome

Anita Reiter Eigenheer

© Springer-Verlag GmbH Deutschland, ein Teil von Springer Nature 2019

B. Waldner-Nilsson (Hrsg.), *Handrehabilitation*

https://doi.org/10.1007/978-3-540-38926-2_26

Was heißt »Überlastung«? Sind wir überfordert, werden wir überfordert, überlasten wir uns selbst oder werden wir von anderen dazu genötigt? Ist es zu langes Fensterputzen im Haushalt, zu viel Tennis- oder Golfspielen in der Freizeit? Sind es die ergonomischen Bedingungen am Arbeitsplatz, die repetitiven Arbeitsabläufe in der Fabrik, zusammen mit Zeitdruck? Ist es Stress oder »Zeitnot«, oder die »schlechte« Haltung vor dem Computer, die üble Gewohnheit, den Laptop vom Sofa aus zu bedienen, chronische mentale oder körperliche Überforderung, etwas oder zu viel von Gleichem zu tun?

26.1 Grundlagen

26.1.1 Fragestellung/Definition

Was geschieht bei Überlastung, welche Strukturen können überlastet, überfordert werden? Sehr viele oft offene Fragen stellen sich uns zum Thema Überlastung.

Die Klinik Hohenfreudenstadt (Martha Maria) beschreibt das Syndrom folgendermaßen (2015):

»Überlastungssyndrome am Bewegungsapparat entstehen in der Regel durch meist chronische Überschreitung der Belastungstoleranz verschiedener funktioneller anatomischer Strukturen wie der Muskulatur, der Sehnen der Gleit- und Bindegewebe, und auch seiner Steuerorgane, des Nervensystems ... Die Einzelfaktoren, die zur Überlastungsreaktion und zum Überlastungsschaden führen, kann man einordnen in Faktoren,
- die grundsätzlich eine zu hohe Belastung verursachen,
- die eine adäquate Belastung darstellen, die jedoch unter ungünstigen Bedingungen stattfinden,
- Faktoren, die durch unphysiologischen Bewegungsablauf schädigend wirken,
- und die Tatsache einer verminderten Belastbarkeit, z. B. durch Vorschäden oder altersbedingt ...«

Das Wort »Überlastung« bedeutet so viel wie Überforderung oder Überbelastung, das Wort »Syndrom« kommt aus dem Griechischen und bedeutet so viel wie »zusammentreffen«. Die Medizin und Psychologie bezeichnet das Aufeinandertreffen verschiedener Krankheitszeichen (Symptome) als Syndrom. Es ist davon auszugehen, dass mehrere Faktoren körperlicher, geistiger und seelischer Natur ein Syndrom auslösen können.

26.1.2 Einteilung

Es gibt eine Einteilung nach Beschwerdegrad, zuerst beschrieben von Fry (1986) für Orchestermusiker, mod. von Lowe (1992):

»Als **Repetitive Strain Injury**-Syndrom (kurz RSI-Syndrom, englisch **repetitive strain injury**), Verletzung durch wiederholte Beanspruchung/Belastung; umgangssprachlich **Sekretärinnenkrankheit, Mausarm**) wird in der Medizin ein Krankheitsbild bezeichnet, bei dem unspezifische Beschwerden wie Nacken-, Schulter-, Arm- und/oder Handbeschwerden nach sich häufig wiederholenden (repetitiven) Tätigkeiten auftreten (Petersen 2006). Betroffen sind besonders Personen, die nur geringen, aber gewissen Belastungen (z. B. Computerarbeitsplatz) ausgesetzt sind. In letzterem Falle reichen dabei die häufigen stereotypen Bewegungen bei der Bedienung von Computermaus oder Tastatur aus, diese Beschwerden auszulösen. Sport scheint dem RSI-Syndrom vorbeugen zu können (Lacerda 2005). Eine Veränderung anatomischer Strukturen konnte bisher nicht nachgewiesen werden. Abgegrenzt wird das Krankheitsbild von spezifischen Erkrankungen wie dem Karpaltunnelsyndrom und der Sehnenscheidenentzündung, die unter dem Begriff **cumulative trauma disorders** (CTD) zusammengefasst werden.« (Wikipedia 2016)

Grad I: Schmerz nach Aktivität, der sich sehr schnell bei Pause erholt. Keine Qualitätseinschränkung bei der Arbeit oder in der Freizeit.

Grad II: Schmerz tritt an einer Stelle während der Arbeit auf, erholt sich aber sofort, wenn die Tätigkeit gestoppt wird. Möglicherweise ist die Arbeitsleistung leicht beeinträchtigt, und es finden sich bereits objektive Krankheitszeichen.

Grad III: Schmerzen an mehreren Stellen während der Arbeit, die auch noch anhalten, wenn die Tätigkeit gestoppt wird. Die Arbeitsleistung ist beeinträchtigt und viele Pausen sind nötig, um die Arbeit weiterzuführen. Neben der Arbeit sind auch Tätigkeiten in der Freizeit betroffen. Es können Schwäche, Kontrollverlust und Verlust von Geschicklichkeit, Kribbeln, Taubheitsgefühl oder andere objektive Befunde auftreten. Es finden sich latente oder aktive Triggerpunkte.

Grad IV: Jeder allgemeine Gebrauch der oberen Extremität ruft Schmerzen hervor, die 50–75 % der Zeit vorhanden sind. Dies führt zu totaler oder teilweiser Arbeitsunfähigkeit. Es können Schwäche, Kontrollverlust und Verlust von Geschicklichkeit, Kribbeln, Taubheitsgefühl oder andere objektive Befunde auftreten.

Die Folgen von Dysbalance im Leben können sich als Überlastungssyndrom in fast allen Strukturen im Körper zeigen. In diesem Kapitel beschränken wir uns auf die häufigsten Beschwerden der oberen Extremität.

Bezugnehmend auf die Einteilung werden Überlastungssyndrome an folgenden Strukturen beschrieben:

- Faszien,
- Muskel, Muskel-Sehnen-Übergang,
- Sehne inkl. Sehnengleitgewebe,
- Sehnen-Knochen-Übergang,
- Gelenk inkl. Gelenkkapsel,
- Schleimbeutel,
- Periphere Nerven.

26.1.3 Ursachen

Die Ursachen für Überlastungssyndrome sind vielfältig und schwer zu differenzieren. Meist sind mehrere Faktoren Auslöser für Schmerzen und Probleme.

Gehmacher (2004) nennt die Auswirkungen von Durchblutungsstörungen als mögliche Ursachen: »Durch die Verengung der Blut zuführenden Gefäße herrscht in allen Gewebsregionen und funktionellen Abschnitten des Bewegungsapparates Sauerstoffmangel. Die Muskulatur als »Motor« verbraucht derart viel Sauerstoff, dass bei bereits vermindertem Angebot für die restlichen Gewebsstrukturen keine ausreichende Durchblutung mehr zur Verfügung steht. Dies führt zu schleichenden Schäden in allen Bereichen des passiven Bewegungsapparates.«

26.1.4 Anamnese

Eine gründliche Befragung des Patienten ist wichtig und sehr hilfreich, um später ein Behandlungskonzept erstellen zu können. Die folgenden in den ▶ Übersichten 26.1 und 26.2 aufgeführten W-Fragen können dabei helfen:

Übersicht 26.1 W-Fragen zur Anamnese
- Wo ist das Problem?
- Wie fühlt es sich an?
- Wann genau haben Sie die ersten Symptome gespürt?
- Wie haben sich die Schmerzen verändert?
- Wann sind sie schlimmer geworden?
- Was haben Sie damals genau gemacht?
- Wie lange und wie oft haben Sie diese Bewegung gemacht?
- Wodurch wird das Symptom schlimmer?
- Welche Tätigkeiten sind schmerzfrei möglich?
- Welche Sportarten oder Hobbys beeinflussen die Symptome?

- Welche Unfälle oder Verletzungen hatten Sie in letzter Zeit?
- Welche schmerzauslösenden Aktivitäten können Sie vermeiden?
- Was haben Sie bis jetzt getan, um die Schmerzen zu lindern?
- Wer/was ist schuld an den Schmerzen/am Problem?
- Wo genau spüren Sie die Schmerzen?

Übersicht 26.2 Bezogen auf die berufliche Tätigkeit sind folgende Fragen hilfreich, wenn es z. B. um Wiedereingliederung geht:
- Was machen Sie beruflich?
- Wie geht es Ihnen bei der Arbeit?
- Wie lange arbeiten Sie in der gleichen Haltung?
- Wie selbstständig können Sie entscheiden?
- Wie geht es Ihnen im Team?
- Wie gut ist das Verhältnis zu Ihren Vorgesetzten?
- Werden Sie mit Ihrem Problem in der Firma ernst genommen?
- Wie können Sie die Arbeit an Ihre Schmerzen anpassen?
- Welche anderen Tätigkeiten in der Firma könnten Sie noch ausüben?
- Wer unterstützt Sie bei Fragen zur Krankheit?

26.1.5 Diagnostik von Überlastungssyndromen mittels Inspektion, Palpation, Tests, Fragebogen und bildgebenden Verfahren

Die bildgebende Diagnostik ist oft sehr aufwendig und schwer zu interpretieren. Deshalb hat die klinische Diagnostik immer noch einen hohen Stellenwert. Palpation und Provokationstests können genauere Auskunft über die Ursachen der Beschwerden geben.

Inspektion

Schwellung, Überwärmung und Rötung über dem (schmerzenden) Gebiet sind Zeichen für eine Reizung oder eine Entzündung, wie z. B. bei der Tendovaginitis de Quervain. Die Körperhaltung gibt Hinweise auf Schonhaltungen. Die Art, wie sich jemand bewegt und geht, bzw. wie die Begrüßung stattfindet, kann uns bereits auf Schmerzen und Bewegungseinschränkungen aufmerksam machen. Spannungstests (neurodynamische Tests) von Nerven müssen bei Verdacht auf Betroffenheit ebenfalls geprüft werden.

Aktive und passive Bewegungseinschränkungen werden geprüft und im Aufnahmeblatt festgehalten, ▶ Kap. 2 »Klinische Erfassung«, Band I, 3. Aufl.

❯ Es ist jeweils der Vergleich zur nicht betroffenen Seite nötig, um bei allen Tests effektive Unterschiede feststellen zu können.

Palpation

Häufig lässt sich ein Druckschmerz über dem betroffenen Gebiet erzeugen, wie z. B. bei der Epicondylopathia lateralis am Sehnen-Muskel-Übergang des M. extensor digitorum communis (EDC) oder es ist ein schmerzhafter Punkt in einem Muskel proximal vom betroffenen Gebiet (Triggerpunkt) palpierbar.

Funktionstests

Muskelfunktionsprüfungen geben uns Auskunft über die Kraft und Funktion eines betroffenen Muskels ▶ Kap. 20 »Periphere Nervenläsionen«, Band II, 2. Aufl. Mit **Funktionstests** werden mittels bestimmter Bewegungen, meist gegen Widerstand, Schmerzen ausgelöst, die uns dadurch Hinweise auf ganz bestimmte Syndrome geben können (◘ Tab. 26.1). Eine Auswahl der gängigsten Tests wird anschließend beschrieben.

Chair-Test

Der Patient steht hinter einem Stuhl, dessen Rückenlehne er (mit einer Hand oder beiden) von oben greift. Der Ellbogen ist dabei gestreckt und der Unterarm proniert (◘ Abb. 26.1). Der Test ist positiv, wenn der Patient beim Anheben des Stuhls einen Schmerz am lateralen Epicondylus angibt (Buckup 2012).

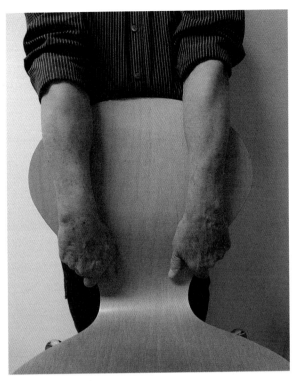

◘ **Abb. 26.1**   Chair-Test

Cozen-Test

Der Unterarm liegt mit gebeugtem Ellbogen auf dem Tisch. Die Finger sind zur Faust geschlossen. Der Untersucher fixiert mit einer Hand den Unterarm nahe dem flektierten Ellbogen. Cozen beschreibt eigentlich nur: Der Patient versucht, das Handgelenk (HG) gegen den Widerstand der Therapeutin in Extension zu bringen. Ist diese Anspannung am lateralen (radialen) Epicondylus schmerzhaft, spricht dies für eine Epicondylo-

◘ **Tab. 26.1**   Funktionstests

Test/Diagnose	Epicondylopathia lateralis	Epicondylopathia medialis	Tendovaginitis de Quervain	Belastbarkeit in Kilopascal (kPa)
Chair-Test	Positiv			
Cozen-Test	Positiv für ECRL			
Umgekehrter Cozen-Test		Positiv für HG-Flexoren		
Mittelfinger-Strecktest	Positiv für EDC			
Mill-Test	Positiv			
Eichhoff-Test			Positiv	
Push-off-Test				Aussagekräftig

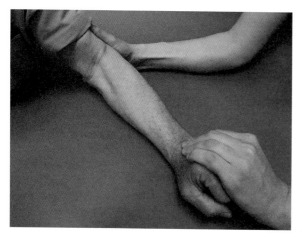

◘ **Abb. 26.2**   Cozen-Test

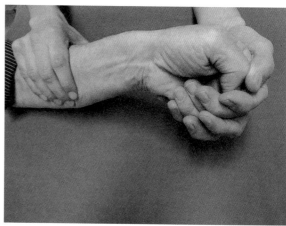

◘ **Abb. 26.3**   Eichhoff-Test

pathia humeri radialis (Cozen 1962; Buckup 2012) (◘ Abb. 26.2).

Umgekehrter Cozen-Test

Der Unterarm liegt in Supination auf dem Tisch. Der Untersucher palpiert mit einer Hand den Epicondylus medialis und hält mit der anderen Hand die Hand des Patienten. Dieser versucht nun gegen den Widerstand des Untersuchers das Handgelenk zu beugen. Ist dies am medialen Ellbogen schmerzhaft, wird es als Zeichen für eine Epicondylopathia medialis interpretiert (Buckup 2012).

Eichhoff-Test/Finkelstein-Test

Der ursprünglich von Eichhoff (1927) beschriebene Test zur Diagnosesicherung des de Quervain'schen Syndroms ist später unter dem Namen von Harry Finkelstein (1865–1939) bekannt geworden, siehe ▶ Exkurs »Der Originalartikel von Finkelstein (1930)«.

> **Exkurs**
>
> **Der Originalartikel von Finkelstein (1930)**
> »... wenn der Daumen des Patienten gefasst und mit der Hand eine schnelle Ulnarduktion durchgeführt wird, ist der Schmerz über dem Processus styloideus radii quälend. Dies ist möglicherweise das am meisten pathognomonische objektive Zeichen (der Quervain-Krankheit).«

Statt des sehr schmerzhaften Finkelstein-Tests hat sich heute der **Eichhoff-Test** durchgesetzt (Huisstede 2014): Der Patient hält seinen Daumen in den zur Faust flektierten Fingern. Oft ist bereits diese Stellung über dem 1. Strecksehnenfach schmerzhaft. Der Untersucher bewegt nun zusätzlich das Handgelenk in ulnare Richtung. Ist diese Bewegung noch schmerzhafter, ist eine

Entzündung des 1. Strecksehnenfachs höchst wahrscheinlich. Da es aber auch bei Gesunden schmerzhafte Reaktionen geben kann, ist dieser Test nur bedingt aussagekräftig (◘ Abb. 26.3).

Mittelfinger-Strecktest

Die Hand des Patienten liegt mit gestrecktem Ellbogen und gestreckten Fingern am Tisch. Der Patient versucht, den Mittelfinger gegen den Widerstand der Therapeutin in Überstreckung zu bringen. Ist dies am radialen Epicondylus schmerzhaft, ist der Test für den EDC positiv (Roles 1972) (◘ Abb. 26.4).

Mill-Test

Der Unterarm des Patienten ist in Pronation, der Ellbogen ist gebeugt. Der Patient versucht, den Unterarm gegen den Widerstand der Therapeutin in Supination zu bringen. Ist dies am radialen Epicondylus schmerzhaft, ist der Test positiv (Buckup 2012) (◘ Abb. 26.5).

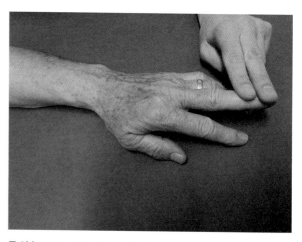

◘ **Abb. 26.4**   Mittelfinger-Strecktest

Überlastungssyndrome

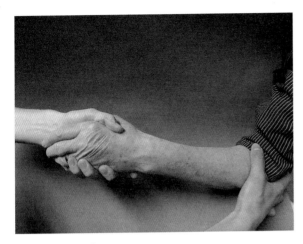

Abb. 26.5 Mill-Test

Push-off-Test

Der Push-off-Test (POT) bietet eine zuverlässige Angabe darüber, wie stark der verletzte Arm belastet werden kann. Er steht in enger Beziehung zu den Ergebnissen des DASH bezüglich messbarer Funktionen (Vincent 2014).

Die Tischhöhe ist ca. 74–76 cm, die Testperson steht neben dem Tisch und lehnt sich mit einem Oberschenkel an der Tischkante an. Die Position des zu testenden Arms ist: Schulterextension 10–40°, Ellbogenflexion 10–40°, die Hand, das Handgelenk wird in angenehmer Position gehalten.

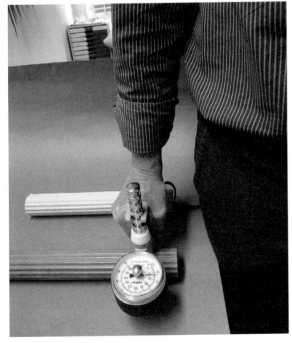

Abb. 26.6 Push-off-Test

Der Dynamometer wird in 2. Position, auf einer rutschfesten Unterlage, mit der Skala gegen oben gehalten. Der Test verläuft wie bei Mathiowetz (1990) beschrieben, nur anstatt zu drücken wird gestoßen. Zwischen dreimal Stoßen werden 30 s Pause gemacht (◘ Abb. 26.6).

Fragebogen
Mayers' Lifestyle Questionnaire

Dieser Fragebogen ist bezogen auf alltägliche Verrichtungen und als deutsche und französische Version erhältlich (Mayers 1993; Mayers 2004).

Der Fragebogen »Disabilities of the Arm, Shoulder and Hand« (DASH)

Dieser Fragebogen, in Deutsch (Germann 1999), und einer Vielzahl anderer Sprachen erhältlich (Institute for Work & Health 2006), gibt Auskunft über die Beschwerden als auch darüber, wie bestimmte Tätigkeiten in der letzten Woche ausgeführt werden konnten. Es ist dabei unwichtig, mit welcher Hand die Aufgaben ausgeführt worden sind.

Die volle Punktezahl des komplett ausgefüllten Fragebogens wird addiert, 30 Punkte werden abgezogen und dieses Ergebnis durch 1,2 dividiert. So erhält man den DASH-Wert (► Kap. 2 »Klinische Erfassung«, Band I, 3. Aufl.).

Interessant gerade bei Überlastungssyndromen sind das Sport- und Musik-Modul und das Arbeits- und Berufs-Modul, welche ergänzend ausgefüllt werden können. Damit erhält man eine komplette Übersicht über Probleme bei Aktivitäten im täglichen Leben, in der Freizeit, im Beruf und, wenn vorhanden, dem Sport und beim Ausüben von musikalischen Aktivitäten.

McGill-Schmerzfragebogen

Der McGill-Schmerzfragebogen wurde an der McGill University von Melzack entwickelt (Melzack 1975; 1983). Eine deutsche Version ist auch erhältlich (Stein 1988). Er enthält eine Liste von beschreibenden Worten, die ausgewählt werden können, um die Intensität oder den Charakter des Schmerzes zu beschreiben. Auf der Abbildung eines Körpers kann man einzeichnen, an welchen Stellen der Schmerz lokalisiert ist (◘ Abb. 26.7).

Apparative Diagnostik
Röntgen (Rx)

Treten plötzlich Schmerzen am Bewegungsapparat auf, wird neben Anamneseerhebung, Palpation und Tests in den meisten Fällen primär ein Röntgenbild gemacht. Besonders bei tiefen, gelenknahen Affektionen werden dadurch Schäden am Knochen, wie Frakturen oder

26

McGill Schmerz-Fragebogen modifiziert nach Spicher

	1	2	3	4	5	
	Wahrnehmbar	Mässig	Mittel	Stark	Sehr stark	

SCHMERZ	I	II	III	SCHMERZ	I	II	III	SCHMERZ	I	II	III
Flatternd				Heiss				Kühl			
Zitternd				Brennend				Kalt			
Pulsierend				Glühend				Eisig			
Pochend				Siedend							
Schlagend								Ermüdend			
Hämmernd				Kribbelnd				Erschöpfend			
				Juckend							
Sprunghaft				Beissend				Ekelhaft			
Einschiessend				Stechend				Erstickend			
Blitzartig											
				Dumpf				Bedrohlich			
Pieksend				Wund				Schrecklich			
Bohrend				Weh				Entsetzlich			
Aufbohrend				Schmerzend							
Erstechend				Heftig				Plagend			
Niederstechend								Strafend			
				Weich				Gemein			
Scharf				Angespannt				Bösartig			
Schneidend				Kratzend				Mörderisch			
Auseinanderreisend				Spaltend							
								Elend			
Zwickend				Sich ausbreitend				Erblindend			
Drückend				Ausstrahlend							
Nagend				Eindringend				Störend			
Krampfend				Durchdringend				Ärgerlich			
Erdrückend								Erbärmlich			
				Straff				Intensiv			
Ziehend				Taub				Unerträglich			
Zerrend				Zusammenziehend							
Reissend				Quetschend				Hartnäckig			
				Zerreissend				Übelerregend			
								Quälend			
								Furchtbar			
								Marternd			

Code : SOINS-FOR	Auteurs: CS, II, BD, AG, ND	Page 1/1	Date: 15.04.05	Révision: 1.4	Libération :

◘ Abb. 26.7 McGill Pain Questionnaire (modifiziert nach Spicher)

Zysten, ausgeschlossen. Arthrosen, die im weitesten Sinn auch zu den Überlastungssyndromen gehören, können evtl. mittels Röntgenbildern diagnostiziert werden.

Überlastungssyndrome zeigen sich vorwiegend in sogenannten »weichen« Strukturen, wie Muskeln, Muskel-Sehnen-Übergänge etc. Da diese Strukturen im Röntgenbild sehr schlecht bis gar nicht ersichtlich sind, ist das Röntgen selten eine Hilfe zur Diagnosefindung.

Ultraschall (US)

Als weiteres bildgebendes Verfahren hat die Sonografie bei den »weichen« Strukturen einen wichtigen Stellenwert. Grundsätzlich können mittels Ultraschall alle Weichteilstrukturen in etwa gleicher Art dargestellt werden wie bei der Magnetresonanztomografie (MRT). Allerdings sind die Strukturen hinter dem Knochen nicht sichtbar, da die Wellen vom Knochen vollständig reflektiert werden. Die Wellen des Ultraschalls benötigen einen feuchten Träger, um sich zu bewegen und Bilder erstellen zu können. Damit lassen sich Muskeln, Sehnen, Sehnenscheiden, Bursen, Ganglien, Ligamente, Knorpel und Nerven darstellen. Die Methode setzt

einen erfahrenen Untersucher voraus. Wirtschaftlich gesehen, ist die Ultraschalldiagnostik sicher günstiger als ein MRT, da sie die Bilder praktisch zeitgleich liefern kann. Zudem ist bei bestimmten Fragestellungen eine dynamische Sonografie möglich, um das Verhalten von Strukturen während einer Bewegung erkennen zu können.

Computertomografie (CT)

Mit CT (CZ-Scan, CAT-Scan, Schichtröntgen) ist es sehr schnell und strahlungsfrei möglich, Veränderungen aller Strukturen zu erkennen. Dieses bildgebende Verfahren ist zwar teuer, doch es gibt nicht nur Informationen von Frakturen, sondern zeigt auch Weichteile, Nerven, Gelenkstrukturen, Schwellungen und Entzündungen.

Magnetresonanztomografie (MRT)

Bei der MRT, auch Kernspintomografie oder »Magnetic Resonance Imaging« (MRI) genannt, erzeugen sehr starke Magnetfelder im Radiofrequenzbereich einen Wirkungskreis, auf den unsere Flüssigkeiten im Körper reagieren. So entstehen beliebig viele Schnittbilder von unserem Körper, die weder schädlich noch spürbar sind. Zur Erhöhung des Informationsgehalts der Bilder wird zusätzlich ein Kontrastmittel injiziert.

> **Magnetresonanztomografie (MRT)**
> Die MRT hat heutzutage einen festen Platz in der Diagnostik an Handgelenk und Hand, etwa zur Beurteilung von Kapsel-/Bandverletzungen, Überlastungssyndromen an Sehnen und Knochen, Durchblutungssituationen oder von Weichteilprozessen (Englert 2013).

> **Autologes conditioniertes Plasma (ACP)**
> Hierbei wird dem Patienten Blut entnommen. Mittels Zentrifugation wird thrombozytenreiches Blutplasma gewonnen. Dieses körpereigene Blutplasma (autologes conditioniertes Plasma) enthält für die Heilung fördernde Wachstumsfaktoren und wird als Wirkstoff in die gewünschte Stelle injiziert. Labortests zeigen einen signifikanten Anstieg der Zellteilungsaktivität von Muskel- Sehnen- und Knochenzellen (Mazzocca 2012). Inzwischen wird die positive Wirkung dieser Anwendung mittels verschiedener Studien bewiesen (Deans 2012).

26.2   Medizinische Behandlung

Meist suchen die Patienten mit Überlastungssyndromen den Arzt auf, weil sie über längere Zeit Schmerzen verspüren, an Kraftlosigkeit oder Gefühlsstörungen leiden. In der Regel versuchen sie zuerst mit Schmerz- und Hausmitteln gegen die Beschwerden anzukommen. So machen manche Wickel mit Zwiebeln, Kraut und Quark, andere reiben die schmerzenden Stellen mit selbstgemachten Produkten, Gels oder Muskelrelaxantien ein.

Wenn diese Mittel nicht innerhalb von 1–4 Wochen helfen, gehen die Patienten in der Regel zum Arzt.

Dann sind in erster Linie nichtsteroidale Antirheumatika (NSAR) und Ruhigstellung mit Gips oder Fertigschienen die Therapie der Wahl. Leider werden die Patienten nur selten arbeitsunfähig geschrieben und damit von den oft schädlichen Einflüssen der wiederkehrenden Arbeitsabläufe fern gehalten. Werden die Schmerzen dann weniger, ist dies gut; beeinflussen die Maßnahmen das Beschwerdebild nicht, sind andere oder stärker wirksame Mittel angezeigt.

So ist vielleicht eine Infiltration mit Kortison und Lidocain die vorerst wirksamste Behandlung eines Überlastungssymptoms, zumindest für eine gewisse Zeit.

Bei Muskel-Sehnenübergängen (Sehnenansatztendinosen) werden als Alternative zur Steroidbehandlung auch Injektionen mit Eigenblutplasma, sog. autologes conditioniertes Plasma (ACP) vorgenommen. Hierbei werden die Thrombozyten aus dem Eigenblut entnommen, konzentriert und an der verletzten, entzündeten Stelle mit ein bis drei Injektionen, evtl. im wöchentlichen Abstand, wieder injiziert. Dort fördern sie den Heilungsvorgang bei Verletzungen und chronischen Entzündungen.

26.3   Chirurgische Behandlung

Ist die Diagnose gesichert, sind sämtliche medizinische und therapeutische Maßnahmen, sowie Veränderungen im Freizeit- und Arbeitsalltag erfolglos, gibt es schlussendlich auch die Möglichkeit, eine chirurgische Intervention vorzunehmen. Je nach Beschwerden, werden Verengungen operativ gelöst, Strukturen durchtrennt, Sehnen oder Nerven verlagert.

26.3.1   Postoperative therapeutische Nachbehandlung

Die nach der jeweiligen Operation nötige therapeutisch grundlegende Nachbehandlung wird im ▶ Kap. 4 »Behandlungsgrundlagen der Ergotherapie in der Handrehabilitation« und bei den Krankheitsbildern ▶ Kap. 8 »Rheumatische Erkrankungen« und Kap. 10 »Nervenkompressionssyndrome« (alle in Band I, 3. Aufl.) genau beschrieben.

Allgemein gilt, sorgfältige Wund- und Narbenpflege vorzunehmen, korrekte Verbandwechsel zu machen, Schwellungen mit Hochhalten, Kühlen, manueller Lymphdrainage und Übungen entgegenzuwirken. Die Bewegungsübungen und der Belastungsaufbau der operierten Strukturen richten sich nach der jeweiligen Operation und den Anweisungen des behandelnden Arztes. Weiter ist auf freie Beweglichkeit der nicht betroffenen Gelenke Wert zu legen, dementsprechende Übungen werden gezeigt.

Sind die Fäden gezogen, die Klammern entfernt und eine reizlose Narbe sichtbar, wird eine gezielte Narbenbehandlung mit Kompression, Narbenmassage und Applikation von Narbengels nötig. Die Therapeutin begleitet den Patienten so lange, bis eine schmerzfreie Situation mit bestmöglicher Beweglichkeit aller beteiligten und nicht beteiligten Strukturen, sowie eine gute

Narbenbildung erreicht ist, oder der Patient selbstständig weiterhin dafür sorgen kann.

26.4 Allgemeine Behandlungstechniken, -möglichkeiten

26.4.1 Zielvereinbarung

Es gehört bereits zur ersten Behandlung, gemeinsam mit dem Patienten eine **Zielvereinbarung** zu treffen. Wir sollten im Erstgespräch erfahren, was der Patient von uns erwartet. Im Gegenzug muss dem Patienten klar werden, dass wir zur Änderung seiner Beschwerden nur im Team arbeiten können. Wir Therapeutinnen sind angewiesen auf die Kooperation (Adhärenz, Compliance) des Patienten und müssen mit unserem Verhalten die Adhärenz fördern. Präzise Beobachtungen, Rückmeldungen zu therapeutischen Interventionen und der Wille zur Veränderung ungünstiger und schmerzfördernder Tätigkeiten werden vom Patienten gefordert, vgl. ▶ Abschn. 29.2.4 »Adhärenz und Compliance«.

Der Patient fordert anfangs meist, dass der Schmerz einfach verschwinden sollte. Es hat sich bewährt, gemeinsam mit dem Patienten für ihn sehr wichtige Situationen auszuwählen, in denen er schmerzfrei sein möchte. Zusammen wird erforscht, auf welche Art dieses Ziel am besten erreicht werden kann. Die Probleme bestehen oft schon längere Zeit, wurden verdrängt, und vielfach werden belastende Tätigkeiten nicht mit dem Problem in Verbindung gebracht. Es ist unsere Aufgabe als Therapeutinnen, diese Zusammenhänge aufzudecken und für den Patienten offensichtlich zu machen. Nur so haben wir eine Chance, dass es zu Veränderungen kommen kann.

Sicher ist es wichtig, primär die körperlichen Schmerzen zu behandeln. Dafür haben wir meist sehr viele Werkzeuge zur Hand.

26.4.2 Ergonomische Grundsätze/ Überlegungen

> **Ergonomie**
>
> Der Begriff Ergonomie stammt aus dem Griechischen, ergon= Arbeit, Tätigkeit und dem Begriff nomos=Regel. Die Ergonomie beschäftigt sich mit der Anpassung der Arbeitsbedingungen an die Fähigkeiten und Eigenschaften des arbeitenden Menschen und mit den Anpassungsmöglichkeiten des Menschen an seine Arbeitsaufgabe (Schmitter 2002).

Haltung

Die Haltung ist immer und bei jeder Handlung ein wichtiger Parameter für die Gesundheit, ganz besonders bei längerer, gleichmäßiger Belastungsdauer. Eine aufrechte Körperhaltung ist die Basis für einen gesunden, schmerzfreien Körper. Diese Erkenntnis zu vermitteln, ist sehr wichtig, aber nicht einfach. Für den Patienten ist es besonders schwierig, dieses Wissen dann auch noch im Alltag, im Büro oder in der Freizeit umzusetzen.

Um eine Verbesserung der Haltung oder von Arbeitstechniken zu erreichen, ist eine sehr gute Beobachtung notwendig. Ist uns eine Arbeitsplatzabklärung vor Ort nicht möglich, können wir den Patienten bitten, Fotos oder einen Film mitzubringen. Gemeinsam betrachten wir die Verbesserungsmöglichkeiten von Arbeitshaltung und -gewohnheiten, und eine (Um-)Schulung ist möglich.

Eine fast immer zu korrigierende Stellung betrifft die HWS, bzw. die Kopfstellung. Wird der Kopf aus seiner meist protrahierten Haltung nach dorsal geschoben, entsteht automatisch eine **Aufrichtung der gesamten Wirbelsäule** und meist sogar eine Senkung der hochgezogenen Schultern. Die freien Schultern, der aufrechte Oberkörper und ein stabiles Becken haben einen befreienden Einfluss auf Überlastungssyndrome im Schulter-Armbereich. Der Aufbau eines starken, belastbaren Längs- und Quergewölbes der Hand ist ebenfalls eines unserer erklärten Ziele, wie auch die Stärkung der Muskulatur distal und proximal der schmerzhaften Zonen.

Pausen

Pausen gelten nicht nur für Computerarbeitsplätze, sondern sind auch wichtig für Haus- und Gartenarbeit, in Fabriken und ganz besonders bei repetitiver Tätigkeit wie Fließbandarbeit. Unser Körper ist für langes Arbeiten in gleicher Körperhaltung nicht geeignet.

Computerarbeitsplatz

Häufig liegt das Problem eines ungenügenden Arbeitsplatzes nicht an den unzulänglichen Einrichtungsgegenständen, sondern an deren Einsatz und Gebrauch. Der beste Bürostuhl kann nicht helfen, wenn er nicht korrekt eingestellt ist und der Benutzer nicht richtig darauf sitzt. Sind Tastatur und Bildschirm auch sehr modern und ergonomisch, so fordern sie bei falscher Platzierung am Schreibtisch trotzdem eine schlechte Körperhaltung heraus.

Eine Halterung plus Schwenkarm für den Monitor, zur stufenlosen Höhen- und Weiteneinstellung, ein Konzept- bzw. Dokumentenhalter auf korrekter Augenhöhe, sowie eine Fußstütze ermöglichen zumindest eine korrekte Körperhaltung bei Computertätigkeit, vgl. ▶ Abschn. 26.12.1 »Cumulative trauma disorders (CTD)«.

Arbeitstechniken

Für die Finger wesentlich weniger belastend ist Schreiben statt Tippen. Die Tastatur ist heutzutage sehr viel leichter zu drücken als früher, und für viele Schreibkräfte und Sekretärinnen ist diese Umstellung nur durch Training möglich.

Schulung

Wie oben erwähnt, ist es besonders wichtig, dass der Patient lernt, seine Arbeitsabläufe, Haltung, Gewohnheiten etc. zu erkunden und bei Bedarf zu ändern. Eine genaue Verhaltensabklärung am Arbeitsplatz, zu Hause und in der Freizeit ist hilfreich, um eine eventuelle Ursache herauszufinden und die gemeinsam vereinbarten Ziele dann Schritt für Schritt erreichen zu können. Fotos oder Video-Aufnahmen mittels Handy können bei der Abklärung der Situation helfen. Eine gezielte Kommunikation soll ebenfalls zur Verhaltensänderung führen. Eine Möglichkeit dazu bietet das »Motivational Interviewing« (Miller & Rollnick 2002). Es ist dabei wichtig, die Motivation zur Veränderung aufzubauen und in einem weiteren Schritt die Selbstverpflichtung zur Veränderung zu verstärken. Während Empathie ausgedrückt wird, wird die Diskrepanz zwischen »Ist- und Sollzustand« aufgezeigt. Widerstand wird in sinnvolle Energie umgelenkt und es wird darauf hin gearbeitet, die Selbstwirksamkeit zu fördern.

26.4.3 Manualtherapeutische und alternative Techniken

Die ▶ Übersicht 26.3 zeigt die mehrheitlich eingesetzten manualtherapeutischen Techniken:

Übersicht 26.3 Manualtherapeutische (passive) Techniken
- Manuelle Lymphdrainage
- Klassische Massage
- (Quer-)Friktionsmassage
- Bindegewebsmassage (Faszienbehandlung)
- Triggerpunktbehandlung
- Narbenbehandlung
- Schröpfkopfmassage
- Manuelle Mobilisation

Weitere therapeutische Techniken sind:
- Tapeverband,
- Kinesiologisches Tape (▶ Exkurs »Kinesiologische Tapes«, ◘ Abb. 26.8).

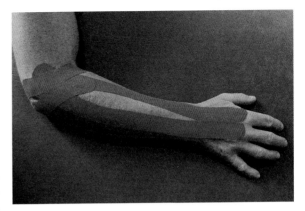

◘ **Abb. 26.8**   Kinesiotape am Unterarm rechts wegen Epicondylopathia humeri lateralis

---

Exkurs

Kinesiologische Tapes
Es gibt sie in verschieden bunten Farbtönen aus elastischem, selbstklebendem, textilem Material. Sie werden mittels unterschiedlicher Techniken über betroffene Muskel- oder Faszienzüge mit oder ohne Spannung auf der Haut appliziert. Die Wirksamkeit ist wissenschaftlich nicht bestätigt, Patienten können jedoch häufig von Schmerzlinderung berichten.

26.4.4 Apparative Behandlungstechniken

In der Therapie werden folgende Geräte angewendet:
- Ultraschallbehandlung,
- Low-Level-Laser erhöht die Durchblutung und aktiviert den Stoffaustausch zwischen Geweben; er ist als Stablaser für punktuelle Anwendung oder als Laserdusche bei großflächiger Problematik anwendbar,
- Elektrotherapie mit Kurzwelle,
- Matrix-Rhythmus-Therapie zur Rhythmisierung der Zellen im Bindegewebe,
- Hivamat zur Tiefenoszillation von Gewebe bis zu 8 cm Tiefe.
- Extrakorporale Stoßwellentherapie (ESWT) regt die Selbstheilungskräfte im Körper an und beschleunigt die Heilungsprozesse. Mittels Generator werden energiereiche, besonders kurze Schalldruckwellen auf die Schmerzzone übertragen. Mögliche Verkalkungen werden dadurch zerrieben und können vom Körper resorbiert werden. Dank der raschen Wirkung ist ein Erfolg nach 4–7 Sitzungen besonders bei chronischen und therapieresistenten Affektionen bald erkennbar.

Für die Behandlung zu Hause eignen sich:

- TENS (Transkutane elektrische Nervenstimulation) zur Schmerzbehandlung (Hemmung der Schmerzleitung) mit kleinen Geräten, die dem Patienten ausgeliehen werden, ebenso wie die
- Anwendung von Massagegeräten.

26.4.5 Kälte- und Wärmetherapie

- Kühlen mit Säckchen aus dem Kühlschrank oder dem Tiefkühlfach (gefüllt mit Körnern wie Hirse, Linsen, Bohnen, Reis oder Raps) zum Auflegen und zum Wühlen in einem Sack oder einem Behältnis.
- »Eis am Stiel« zum gezielten Kühlen an akut entzündeten Stellen,
- Hydrotherapie,
- (Vor-)wärmen mit elektrisch beheizter Kiesbox wird vor allem zur Vorbereitung in der Therapie angewendet.
- Erwärmte Säckchen, gefüllt mit Körnern wie Hirse, Linsen, Bohnen, Reis, Raps oder Meersalz, eignen sich zum Auflegen oder zum Wühlen darin. Sie werden in der Mikrowelle oder im Backofen auf 38–45 °C erwärmt.
- Paraffin-/Parafangopackung,
- Anwendung der »Heißen Rolle« (▶ Exkurs »Heiße Rolle«),
- Wärmepflaster aus der Apotheke eignen sich besonders zur Applikation an Nacken und im Rückenbereich. Sie sollten 8–12 h wirken und haften können.

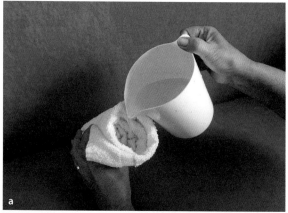

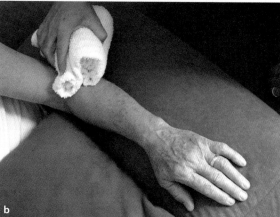

◘ **Abb. 26.9a,b**   Heiße Rolle: **a** Vorbereitung, **b** Anwendung am linken Epicondylus humeri lateralis

> **Exkurs**
>
> **Heiße Rolle**
> Ein Baumwoll- oder Frottiertuch wird der Länge nach zusammengelegt und straff trichterförmig eingerollt. Heißes Wasser wird nun langsam in den Trichter gegossen. Die zu behandelnde Stelle wird mit der Rolle massiert und immer, wenn das Tuch auszukühlen droht, wird es vorsichtig aufgerollt, damit der noch warme Innenteil wieder wirken kann.
> Die heiße Rolle kann auch gut zu Hause angewendet werden (◘ Abb. 26.9).

Detaillierte Informationen zu apparativen Behandlungstechniken und Kälte- und Wärmetherapie finden sich in ▶ Kap. 27 »Elektrophysikalische Maßnahmen«, sowie in ▶ Kap. 4, Band I, 3. Aufl., »Behandlungsgrundlagen der Ergotherapie in der Handrehabilitation«.

26.4.6 Weitere Behandlungstechniken und Bewegungskonzepte

Das Körperschema kann mit spezieller Körperhaltung, Körperwahrnehmung und mittels folgender Bewegungskonzepte trainiert werden. Der Einsatz dieser Konzepte hängt von der (Weiter-)Bildung der einzelnen Therapeutin und der Kohärenz der Patienten ab.

Feldenkrais-Methode

Sie »schafft Bedingungen, in denen Menschen herausfinden können, was sie brauchen, um ein besseres Leben zu leben« (Feldenkrais 1996).

Mit der Feldenkrais-Methode erhält das Nervensystem Impulse, um alte Muster bewusst zu erkennen und neue zu entdecken. Krankheiten sind nach Feldenkrais soziale Phänomene, Phänomene falscher Erziehung und falscher Anpassung, die durch entsprechendes Körper- und Bewusstseinstraining vermeidbar wären. Die Aufmerksamkeit wird gezielt auf die Gewohnheiten gerichtet, um Bewusstheit über das eigene Tun zu erreichen.

Rolfing

Diese Methode wurde in den 1950er-Jahren von der amerikanischen Biochemikerin Ida Rolf (1896–1979) entwickelt und zunächst Strukturelle Integration genannt (Caspari 2014). Heute gibt es mehrere Schulen, die auf dieser Arbeit aufbauen. Rolfing ist die Marke der Strukturellen Integration, die am Rolf Institute of Structural Integration (RISI) unterrichtet wird.

Ida Rolf ging davon aus, dass der Körper umso weniger Energie für seine Aufrichtung benötige, je näher seine einzelnen Abschnitte sich am Ideal einer senkrechten Linie ausrichten. Ihrer Ansicht nach spielt das Bindegewebe – insbesondere die Faszien – eine zentrale Rolle für die Körperhaltung.

Spiraldynamik

Die Spiraldynamik richtet sich nach dem **Prinzip der Polarität**, dem **Aufrichteprinzip**, dem **Gewölbeprinzip** und dem **Spiralprinzip** in der Einheit von Kopf, Rumpf, Becken bis zu den Füßen. Bei Muskelverspannung, Muskelriss oder Gelenkverschleiß stellt sich die Frage nach chronischer Fehlbelastung. Spiraldynamik geht den Zusammenhängen auf den Grund und sucht die Ursachen gezielt durch medizinische Haltungs- und Bewegungsanalyse. Übungen werden Schritt für Schritt angeleitet, kontrolliert und sollten im Alltag umgesetzt werden (Hüter-Becker 2006).

Spiegeltherapie

Bei chronischen Schmerzzuständen entsteht ein Teufelskreis, sobald wieder eine Schmerzinformation an den sensorischen Cortex gesendet wird. Mittels Spiegeltherapie lässt sich der Schmerzkreislauf durchbrechen, indem der Patient die Illusion einer schmerzfreien Be-

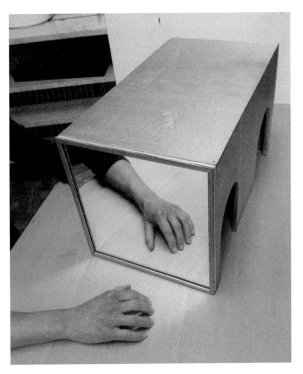

◘ Abb. 26.10   Spiegeltherapie zur Behandlung des Unterarms oder der Hand links

wegung im Gehirn speichern kann. Je früher die Spiegeltherapie begonnen wird, desto größer ist die Chance auf eine Schmerzreduktion (◘ Abb. 26.10).

Weitere Informationen zu Spiegeltherapie finden sich in ▶ Kap. 12, Band I, 3. Aufl., »Komplexes regionales Schmerzsyndrom Typ I (CRPS I) (sympathische Reflexdystrophie)«.

Schmerztherapie

Es ist nicht geklärt, warum manche Menschen ein Schmerzgedächtnis erzeugen und manche nicht. Menschen mit chronischen Schmerzen vertrauen mit der Zeit den Ärzten nicht mehr, entwickeln oft große Angst und können in einen Teufelskreis (»circulus vitiosus«) von Depression, Isolation und negativen Gedanken geraten. Es ist wichtig, den Patienten über die Vorgänge im Körper aufzuklären und gemeinsam mit ihm Ziele zu vereinbaren, die aus diesem Teufelskreis führen.

Die gemeinsam akzeptierten Ziele werden in kurz- und langfristige Ziele mit Datumsgrenzen eingeteilt und schriftlich festgehalten (Higman 2007). Die sanfte Unterstützung durch den Hausarzt, eines Partners, Freundes oder Kollegen hilft, die Hürden zu nehmen und die Ziele langsam zu erreichen. Ideal ist, ein interdisziplinäres Team von einem auf Schmerz spezialisierten Arzt, Psychologen, Ergo- und Physiotherapeutinnen, Pfleger und Sozialarbeiter wie in einer Schmerz-

---

Spiegeltherapie

Die Spiegeltherapie ist ein Verfahren, das 1996 von Vilayanur S. Ramachandran als »Imaginationstherapie« entwickelt wurde. Sie wird bei Phantomschmerzen, z. B. nach Amputationen, aber auch Schmerzen wie z. B. beim komplexen regionalen Schmerzsyndrom (Typ I und II), sowie bei Hemiplegien, Wahrnehmungsstörungen und Allodynien eingesetzt. Der zu behandelnde Arm wird verdeckt hinter einen Spiegel platziert, in dem sich der gesunde Arm spiegelt. Der Patient blickt in den Spiegel, während der gesunde Körperteil z. B. aktiv bewegt oder verschiedenen Berührungsreizen ausgesetzt wird. Ziel ist die Wahrnehmung von Berührung und/oder Bewegung im Gehirn ohne Schmerzen für den beeinträchtigten Arm oder die Hand.

klinik zur Verfügung zu haben. Die Schmerzklinik ist schlussendlich auch eine erfolgversprechende Einrichtung für Patienten, die ihr Verhalten ändern wollen. **Schmerzmittel** tragen, richtig dosiert, zur Prävention chronischer Schmerzen bei. Werden sie im akuten Stadium (besonders nach Operationen) eingenommen, verhindern sie die Bildung eines Schmerzgedächtnisses. Durch schmerzfreie Bewegung fördern sie die Heilungsprozesse, hemmen körperlichen Stress und verhindern schmerzbedingte Verspannungen. Die ▶ Übersicht 26.4 zeigt einige kurz- und langfristige Ziele auf.

Übersicht 26.4 Einige kurz- und langfristige Ziele zur Schmerzbehandlung

- Eigenverantwortung klarmachen: Das Wissen und die Einsicht des Patienten, dass er nur über eine Verhaltensänderung wieder die Kontrolle über seinen Körper und die Schmerzen gewinnen kann
- Lebensqualität verbessern
- Schmerzverhalten ändern
- Schmerz- und Zeitmanagement mittels Wochenplan anpassen
- Regelmäßig Entspannungstechnik anwenden
- Funktion der Extremität verbessern
- Medikamente abbauen
- Soziale Kontakte wiederherstellen

26.4.7 Psychosoziale Komponente

Stress sowie Druck am Arbeitsplatz sind in unserer Zeit beinahe in jedem Betrieb vorhanden. Besteht der Druck nur zeitweise, kann man damit leben und sich darauf einstellen, wenn das kollegiale Verhältnis stimmt und die Kommunikation funktioniert. Das Zauberwort heißt **Work-Life-Balance** (▶ Exkurs »Work-Life-Balance«). Es ist allerdings schwer, in einer Zeit von ständiger Erreichbarkeit, anspruchsvoller Arbeit, zeitfordernder Familie und aktiver Freizeit dem Körper, dem Geist und der Seele die jeweils notwendige Aufmerksamkeit in richtiger Dosierung zu geben.

Exkurs

Work-Life-Balance
Work-Life-Balance ist die englische Bezeichnung für die Ausgewogenheit von Arbeits- und Privatleben. Es handelt sich hierbei um das Gleichgewicht zwischen dem zeitlichen Aufwand und der Anstrengung, die jemand der Arbeit widmet und der Zuteilung dieser beiden Faktoren zu anderen Lebensbereichen (Onpulson Wirtschaftslexikon 2016).

26.4.8 Arbeitssituation

Unsere Aufgabe als Ergotherapeutinnen besteht darin, den Patienten dabei zu unterstützen, wieder in ein »normales« Leben zu Hause, in die Freizeit und in die Arbeit zurückzufinden. Trotz Beschwerden sein Leben zu genießen ist nicht immer einfach. Wir müssen zusammen herausfinden, welche Aufgaben er im Haushalt wieder oder noch übernehmen kann. Besonders für Patienten, die aus einer anderen Kultur kommen oder die eine klare Rollenteilung mit dem Partner haben, ist es schwer, sich immer noch nützlich zu fühlen, wenn die gut bekannten, früheren Aufgaben nicht mehr erledigt werden können.

Ist es schon zu Hause schwierig, so kann es noch schwieriger für das Selbstwertgefühl werden, wenn auch die Aufgaben bei der Arbeit nicht mehr im gleichen Tempo oder der geforderten Präzision und/oder mit der notwendigen Kraft ausgeführt werden können. Die Angst vor Arbeitsplatzverlust bei längerer oder wiederkehrender Arbeitsunfähigkeit kann die Situation noch erschweren.

Der Arbeitgeber wird vielleicht ungeduldig, wenn der Patient aus gesundheitlichen Gründen immer wieder ausfällt und/oder an seinem ursprünglichen Arbeitsplatz nicht eingesetzt werden kann. Verständnis vom Vorgesetzten ist in dieser Phase hilfreich. Sollte eine Vereinbarung mit dem Chef möglich sein, eine Ersatztätigkeit gewählt werden, die weniger belastend ist und evtl. nicht so repetitiv, wirkt sich dies meist förderlich auf die Heilung aus.

Ein gutes Verhältnis zu den Kollegen ist natürlich von großer Bedeutung. Sie sind diejenigen, die evtl. körperlich schwerere Mehrarbeit wegen des kranken Kollegen übernehmen müssen. Gut funktionierende Kollegialität kann viel zur schnelleren Heilung beitragen.

Die Therapeutin kann Vermittlerin zwischen Patient und Arbeitgeber sowie Kollegen sein. Vorurteile können beseitigt werden, wenn Erklärungen stattfinden. Eine Arbeitsplatzabklärung ist evtl. notwendig, um individuelle Lösungsstrategien zu entwickeln. Ist auch die Einbeziehung des zusammen arbeitenden Teams möglich, muss es kommuniziert werden, wenn die Kollegen zur Entlastung des Patienten beitragen könnten. Sie müssen ihr Einverständnis selbst geben können. Es muss auch besprochen werden, wenn für den Patienten häufige Wechsel von Tätigkeiten oder Arbeitshaltungen, sowie mehr Pausen eingeplant werden müssen. Der Patient kann Ängste vor Arbeitsverlust und Befürchtungen für seine Zukunft abbauen, wenn alle Beteiligten Verständnis haben und alle am gleichen Strang ziehen. Ein Arbeitsversuch nach längerer Arbeitsunfähigkeit muss gut geplant und mit niedrigen Anforderungen vorsichtig begonnen werden, um nicht zu scheitern. Jedes Scheitern eines Arbeitsversuches ist ein Schritt in die falsche Richtung.

Die **Motivation** des Patienten ist für eine Wiedereingliederung in Familie und Beruf sehr wichtig. Die in ▶ Übersicht 26.5 aufgeführten Faktoren können dazu beitragen, diese Motivation zu steigern:

Übersicht 26.5 Mehrere Faktoren tragen dazu bei, die Motivation zu steigern
- Information des Patienten (und seiner Familie, wenn er dies gestattet)
- Verständnis des Arztes
- Verständnis von Seiten der Familie
- Einsatz der Therapeutin
- Akzeptanz des Arbeitgebers
- Verständnis und Akzeptanz seitens der Arbeitskollegen
- Zusage von Versicherungsleistungen
- Gute Kommunikation zwischen allen Beteiligten, idealerweise auch mal am gleichen Tisch

---

❯ Job-Coaching
Je nach Institution, ob im Krankenhaus, in der Praxis oder im Rehabilitationszentrum sind die Möglichkeiten, ein Job-Coaching zu erhalten, unterschiedlich. Es ist jeweils mit Arbeitgebern, Ärzten und Versicherungen abzuklären, wo die Kompetenzen der Therapeutin ihre Grenzen haben. Heute haben viele Versicherungen auch **Case-Manager**, die sich umfassend um ihre Patienten bemühen und den Kontakt zu den einzelnen betroffenen Personen halten.

26.4.9 Humor/Freude/Lachen

Dauern Schmerzen schon längere Zeit an, ist es möglich, dass sich der Patient grämt, zurückzieht und sogar in depressive Stimmung geraten kann. Wird der Patient arbeitsunfähig, ist vielleicht kein geregelter Tagesablauf mehr gegeben. Hier kann die Ergotherapeutin Hilfe anbieten, indem sie evtl. die Termine für die Therapie in die Morgenstunden legt. Sicher sollte das Thema angesprochen und, bei Bedarf, zusammen ein Tagesprogramm erstellt werden. Vielleicht sind Tätigkeiten wie Hobbys oder Freizeitaktivitäten noch schmerzfrei möglich und helfen, die Stimmung zu heben. Ist der Fokus in der Therapie auch auf das Beseitigen der Schmerzen gerichtet, so sollte es möglich sein, dass die Stimmung in der Therapie locker ist und Platz für Humor und Freude lässt. Lachen fördert die Heilung, nach einem herzhaften Lachen entspannt sich der ganze Körper, und Stress wird abgebaut (Dunbar 2012).

Erhöhung der Reizschwelle von Schmerz durch Lachen
Mittels Studie wurde bewiesen, dass gemeinsames Lachen nicht nur Endorphine freisetzen kann, sondern auch die Schmerzschwelle erhöht. Die Teilnehmer sahen sich entweder ein lustiges Video oder eine faktenreiche Dokumentation an. Durch immer stärkeres Aufpumpen eines Blutdruckmessgerätes am Oberarm konnte gezeigt werden, dass ausgiebiges Lachen die Reizschwelle gegenüber physischem Schmerz erhöht, was bei Zuschauern ernster Vorführungen nicht festgestellt werden konnte (http://rspb. royalsocietypublishing.org/content/279/1731/1161).

26.4.10 Entspannung

Entspannungs- Konzentrations- Meditations- und Bewegungstechniken jeglicher Art, wie z. B. autogenes Training, fernöstliche Techniken, wie Yoga, Qigong und Taijiquan sind Methoden für mehr Gelassenheit. Körpertherapeutische Methoden wie z. B. die Alexander-Technik, die Feldenkrais-Methode, die Konzentrative Bewegungstherapie (KBT) und Atemtherapietechniken, sowie die Funktionelle Entspannung (FE) können den Heilungsprozess ebenfalls unterstützen und mit Focusing (Gendlin, 1981; 2012) noch vertiefen.

Focusing

Gendlin stellte fest, dass bei Menschen, die mit diffusen Körperwahrnehmungen, wie z. B. mulmigen Gefühlen in der Magengegend, ein Entfaltungs- und Veränderungsprozess in Gang gesetzt wird, der vorher nicht zugängliche Antworten für Problemlösungen freigibt. Seine darauf begründete Methode, das »In-Kontakt-Treten« zu seinen körperlichen Gefühlen zu erlernen, nannte er »Focusing«.

26.5   Faszien

Das Wort »Faszie« kommt aus dem Lateinischen und bedeutet so viel wie »Band« oder »Bündel«.

26.5.1   Einteilung

Es gibt oberflächliche, tiefe und viszerale Faszien.

Zu den viszeralen Faszien gehören zum Beispiel die Hirnhaut, der Herzbeutel, das Brustfell der Lunge

26

sowie das Bauchfell. Sie dienen einerseits als Isolation und verbinden andererseits die Organe und Gewebe miteinander, speichern Fett und Wasser, und ermöglichen dadurch auch die Verschiebbarkeit der Organe.

Die oberflächlichen Faszien liegen im Unterhautgewebe und bestehen vor allem aus lockerem Binde- und Fettgewebe.

Die tiefen Faszien sind jene, die am meisten Fasern besitzen und jeden einzelnen Muskel, jede Muskelfaser, jeden Knochen umschließen. Gelenkkapseln, Bänder und Sehnenplatten bestehen aus Fasziengewebe.

26.5.2 Anatomie

Faszien (Bindegewebe) bestehen aus einem dichten Netz von Kollagenfasern, einzelnen glatten Muskelzellen, aus Fibroblasten und einer wasserbindenden Grundsubstanz und sind oft nur einen Millimeter dick. Sie umhüllen unsere Organe (viszerale Faszien), sowie Muskeln, Sehnen, Knochen Gefäße und Nerven und unterteilen die einzelnen Strukturen in »Netze« oder »Beutel«. Gleichzeitig fixieren sie diese Beutel am dafür vorgesehenen Ort und wirken mit ihren Netzen auch als Verbindung. Sie sind fähig, Wasser einzulagern und bilden eine viskoelastische Schicht, die eine gewisse Gleitfähigkeit und Elastizität des Bindegewebes bewirkt. Muskeln bekommen elastische Bewegungsfreiheit, sie können sich durch Gebrauch oder Training ausdehnen und strecken, bei Immobilisation aber auch mit den Faszien verkleben und verhärten, schrumpfen und austrocknen.

26.5.3 Funktion

Wirkung als Immunsystem

Die bindegewebigen »Netze« fungieren auch als Schutzhüllen gegen das Eindringen von Fremdkörpern. Das Netz wirkt als Grenze für Eindringlinge, wie Bakterien oder Viren. Im Fasziengewebe befinden sich unter anderem zusätzlich phagozytierende Zellen, sogenannte Fresszellen, die aktiv gegen Fremdkörper vorgehen können und dadurch das Immunsystem unterstützen.

Wirkung als Versorgungssystem

Die Faszien sind mit interstitieller Flüssigkeit angereichert und besitzen feine Kapillargefäße zur Ernährung des eigenen und umgebenden Gewebes. Muskelkraft und Festigkeit der Faszien sind beim Gebrauch gegenseitig voneinander abhängig, speziell bei erhöhtem Krafteinsatz oder im Training.

Wirkung als »Kanalsystem«

Lymphgefäße bringen Nährstoffe zu und Schadstoffe weg von den Faszien. Muskelbewegungen fördern die Tätigkeit der Lymphgefäße durch den Druck von außen, weshalb Muskelaktivität für den Rückfluss von Schadstoffen, wie Ablagerungen nach Entzündungen, Blutergüssen und Schwellungen, wesentlich ist. Bei fehlendem Lymphfluss kann auch die Blutgerinnung gestört sein. Durch anhaltende Muskelverspannung kann es zu einem Lymphstau kommen.

Faszien als Sinnesorgan

Da die Faszien mit außergewöhnlich vielen Rezeptoren ausgestattet sind, reagieren sie u. a. auf mechanische Reize. Sie enthalten Mechanorezeptoren, wie

- Golgi-Rezeptoren,
- Pacini-Rezeptoren,
- Ruffini-Rezeptoren.

Die Schmerzrezeptoren reagieren unmittelbar auf Verletzungen der Faszien und der Nerven selbst.

Die sensorischen Rezeptoren reagieren auf chemische Reize ebenso wie auf Temperaturschwankungen (▶ Kap. 20 »Periphere Nervenläsionen«, Band II, 2. Aufl.).

Jede Menge freier Nervenenden in unseren Faszien haben propriozeptive Rückmeldungsfunktionen an das Gehirn und dienen als Fühler für das vegetative Nervensystem. Sie haben eine niedrige Reizschwelle und reagieren schon auf geringen Druck. Deshalb werden Faszien bereits als das größte Sinnesorgan im Körper bezeichnet (Mosetter 2015).

Faszien zur Haltung und Bewegung

Unsere Haltung und die muskulären Bewegungsmuster verkörpern das seelische und geistige Befinden. Ist dieses aus dem Lot geraten, etwa durch Depression, Trauma oder Angst, kann das zu Rücken-, Nacken- und Schulterschmerzen führen (Mosetter 2015).

Faszien als Meridiane

Die traditionellen chinesischen Akupunkturpunkte befinden sich an gewissen Stellen im Gewebe der Faszien, wo Arterie, Vene und Nerv zusammenkommen. Da diese Stellen oft in die Tiefe reichende fasziale Septen bilden, haben sie auch den direkten Kontakt zu den inneren Organen.

26.5.4 Klinisches Bild

Das klinische Bild einer Störung oder Verletzung von Faszien kann von folgenden Symptomen geprägt sein:

- Schmerz zeigt sich anfangs stechend und anhaltend bei geringsten Bewegungen,

Überlastungssyndrome

- später spannend und zerrend bei speziellen Bewegungen,
- Druckschmerz ist jederzeit vorhanden.
- Schwellung,
- Rötung,
- Entzündung kann begleitend vorhanden sein.

26.5.5　Ursachen

Folgende Ursachen von Störungen an Faszien sind möglich:
- Verletzungen,
- sportliche Überanstrengung (Muskelfaserrisse, Muskelzerrung),
- plötzliche, unvorhergesehene Bewegungen,
- repetitive Bewegungen,
- Überdehnung von (kalten) Muskeln,
- Operationen,
- Schnittwunden,
- Verkleben von Faszien als Folge von Verletzungen oder Verspannungen,
- Verhärten von Faszien wegen Bewegungs- und/ oder Flüssigkeitsmangel.

❯ Es muss uns bewusst sein, dass bei jeder Verletzung eine Verletzung von Faszien vorliegt.

26.5.6　Medizinische Behandlung

- Zuerst Abklärung und Ausschluss von knöcherner Verletzung, Sehnen- und Nervenverletzung, dann
- Schmerzbehandlung mit nichtsteroidalen Antirheumatika (NSAR), sowie
- Ruhigstellung bzw. Schonung des betreffenden Körperteils so kurz wie möglich mit Bandage, Manschette, Schiene oder Tape.

26.5.7　Therapeutische Maßnahmen

Akutphase
- Hochhalten der Hand/des Armes und Kühlen sind die ersten Maßnahmen nach einer Verletzung.
- Kühlende Salben und Wickel werden als wohltuend und schmerzlindernd empfunden.
- Manuelle Lymphdrainage, wenn die Berührung bereits ertragen wird, bzw. bis zur Schmerzgrenze, sowie
- Entspannungstechniken,
- Tiefenoszillation sobald möglich.

Faszienbehandlung

Die Behandlung der Faszien nach Verletzungen ist abhängig von der Schwere der Verletzung.

Mögliche Behandlungsrichtlinien sind:
- Schonung für 6 Wochen,
- evtl. Ruhe/Ruhigstellung für max. 2 Wochen,
- benachbarte Gelenke und Gliedmaßen aktiv und passiv frei beweglich halten,
- Verspannungen in angrenzenden Muskeln lösen,
- Entspannungstechniken anwenden, evtl. auch als Heimprogramm,
- manuelle Lymphdrainage,
- Aufbau von aktivem Training im schmerzfreien Bereich (auch als Heimprogramm),
- allmählicher Kraftaufbau im möglichst schmerzfreien Bereich,
- Behandlung von Haut- und Unterhautbindegewebe mit myofaszialen Techniken,
- langsames Rollen mit Noppenbällen und Rollen (Noodle) (auch als Heimprogramm),
- Elektrotherapie,
- Tiefenoszillation,
- TENS (auch als Heimprogramm),
- Ultraschall zur Förderung der Durchblutung.

Sind die Schmerzen weitgehend abgeklungen, können folgende Techniken ebenfalls zum Einsatz kommen:
- Klassische Massage,
- Bindegewebsmassage,
- Rolfing,
- Osteopathie.

Zur **Prophylaxe** von Überlastungssyndromen sind **folgende Trainingstechniken** sinnvoll:

Die Übungen zum Faszientraining (Fasziendehnung, Faszienyoga, Faszienmassage) für den ganzen Körper sollten besonders bei Menschen in vorwiegend sitzender Position ein- bis zweimal wöchentlich durchgeführt werden. Damit sich der Körper richtig aufwärmen kann, empfiehlt es sich, die Übungen jeweils von den Füssen bis zum Nacken hochgehend durchzuführen.

Weitere prophylaktische Techniken sind: Dynamisches Dehnen, Pilates, Rolfing, Yoga, Spiraldynamik.

Tipp

Aufwärmen der Muskulatur **vor dem Training**, mit Duschen am Morgen, **vor** morgendlichen Übungen. Die maximale Belastbarkeit ist bald nach dem Aufwärmtraining am höchsten, die meisten Verletzungen treten später, 30–60 min nach Beginn des Trainings, auf.

26

26.5.8 Intersektionssyndrom

Viele Namen beschreiben das Syndrom: Die Bezeichnung »Intersection Syndrome« stammt von Dobyns (1978). Peritendinitis crepitans, Crossover-Syndrom, subkutanes Ruderer-Handgelenk wird zwischenzeitlich ebenfalls gebraucht.

Das Intersektionssyndrom tritt eher selten auf und wird oft verwechselt mit dem de Quervain'schen Syndrom, welches Probleme an der Tabatiere bereitet.

Anatomie

Die Kreuzung des 1. und 2. Strecksehnenfachs zeigt einen Winkel von ca. 60° auf, ca. 4 cm proximal vom Lister'schen Tuberkel entfernt. Es entsteht zwischen den Muskelfaszien des 1. Strecksehnenfachs (der Mm. abductor pollicis longus [APL], extensor pollicis brevis [EPB]) und des 2. Strecksehnenfachs (Mm. extensor carpi radialis longus [ECRL] und brevis [ECRB]) eine Entzündung. Häufig ist diese Entzündung gekoppelt mit einer de Quervain'schen Problematik (▶ Abschn. 26.7.4 »Tendovaginitis stenosans de Quervain«).

Ursachen

Durch oft wiederholte Extension und Flexion im Handgelenk gegen Widerstand kann auf die Dauer ein schmerzhafter Entzündungsreiz (repetitive pain injury) zwischen den Muskelfaszien des 1. und 2. Strecksehnenfachs entstehen. Möglicherweise kommt es bei Überlastung zur Reibung zwischen den beiden Strecksehnenfächern, was zu Entzündung und Schmerz führt. Ruderer, Gewichtheber, Tennisspieler, Reiter oder Skilangläufer sind daher speziell anfällig auf dieses Überlastungssyndrom.

Diagnostik

Die Diagnose wird meist klinisch gestellt, ein Ultraschall oder eine MRT kann sie evtl. bestätigen. Im Ultraschall zeigt sich Flüssigkeit in der Sehnenscheide und ein peritendinöses Ödem, sowie eine Unterbrechung zwischen den beiden Sehnenscheiden und evtl. ein subkutanes Ödem.

Im MRT findet man v. a. ein peritendinöses Ödem, konzentriert um die Kreuzung der beiden Sehnenscheiden, ca. 4 cm proximal vom Tuberculum Lister entfernt. Manchmal erstreckt sich das Ödem weiter distal ins radiokarpale Gelenk. Erhöhte Flüssigkeitsansammlung weist auf eine Entzündung hin.

Klinisches Bild

Das Intersektionssyndrom ist eine entzündliche Reizung an der Kreuzung zwischen dem 1. und 2. Strecksehnenfach am distalen Vorderarm. Über dem Gebiet der Kreuzung zeigen sich Schmerz, Schwellung und evtl. eine Rötung. Bei Flexion und Extension des Handgelenks, sowie Radialdeviation lassen sich an den angegebenen Stellen Friktion und Krepitation palpieren.

Medizinische Behandlung

Nichtsteroidale Antirheumatika reduzieren oder stoppen im Idealfall die Entzündung und können die ergotherapeutischen Maßnahmen sinnvoll begleiten.

Bei hartnäckigen Fällen hilft eine 2-ml-Injektion mit Kortison und 1 % Lidocain direkt in die geschwollene Region. Die Schmerzen können sich danach 1–2 Tage lang verstärken, anschließend sollten sie ganz verschwinden. Ein oraler Kortisonstoß von 5–7 Tagen ist manchmal sehr effektiv.

Chirurgische Maßnahmen sind nur bei höchst resistenten Fällen, welche nicht auf konservative Maßnahmen ansprechen, indiziert.

Ergotherapeutische Maßnahmen

Eine Schonung mit teilweiser Ruhigstellung tagsüber und immer nachts für zwei bis drei Wochen in der akuten Phase ist sicher nötig.

Für die HG-Extensoren wäre eine Handgelenksschiene (Cock up) in Ruheposition (ca. 20–30° Ext.) oder eine gut passende Handgelenksmanschette mit integrierter Aluschiene geeignet. Da aber meist die Bewegung des Daumens (wegen der Irritation von AbPL und EPB) ebenfalls Schmerzen bereitet, empfiehlt sich eine HG-Lagerungsschiene mit Daumeneinschluss oder eine stabile Daumenbandage, wobei das IP-Gelenk frei beweglich sein sollte. Diese Bandage/Schiene sollte nur für schmerzende, belastende Tätigkeiten 2–3 Wochen lang getragen, und anschließend schrittweise wieder weggelassen werden (◘ Abb. 26.11). Parallel dazu kön-

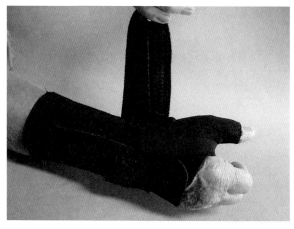

◘ **Abb. 26.11** Daumenbandage mit Einschluss des Handgelenks »Hand & Wrist«

nen Thermotherapie (je nach subjektivem Empfindungswunsch Wärme- oder Kälteanwendung), Ultraschall und manuelle Lymphdrainage die Heilung positiv beeinflussen.

Sobald die Schmerzen nachgelassen haben, ist ein vorsichtiges Training zum Muskelaufbau angebracht. Auch hier empfiehlt sich ein schrittweises Vorgehen. Anfangs sind Bewegungsübungen für Handgelenk und Finger ohne Widerstand schon eine Herausforderung. Sind die aktiven Übungen schmerzfrei möglich, kann man mit Übungen gegen Widerstand beginnen. Vielleicht sind Übungen mit therapeutischer Knetmasse ein guter Einstieg. Sind diese kein Problem mehr, kann mit Theraband-Übungen für ein kräftiges, achsengerechtes und stabiles Handgelenk fortgefahren werden. Zur Vorbereitung der Strukturen dienen Wärmeanwendungen im Kiesbad oder mit Paraffin, Ultraschall und Massagen.

Einen besonders hohen Stellenwert hat die Änderung der Lebens- und/oder Arbeitsgewohnheiten, um ein Rezidiv der Problematik zu verhindern, sowie eine Haltungsverbesserung von Nacken-, Schulter- und Armregion (▶ Abschn. 26.4 »Allgemeine Behandlungstechniken, -möglichkeiten«).

Manchmal ist sogar eine Diskussion über Berufs- oder Arbeitsplatzwechsel nötig, um wiederkehrende Entzündungen zu verhindern, wenn eine wenigstens vorübergehende Tätigkeitsänderung nicht möglich ist.

> ❯ Schonung bis zur teilweisen Ruhigstellung bewirkt ein Ende der Reizung, vorsichtige Bewegungsübungen verhindern Verklebungen und erhalten die Beweglichkeit der Sehnen und Gelenke. Eine Änderung der Lebensgewohnheiten ist unbedingt nötig und hilft üblicherweise, die Symptome zu reduzieren und ganz zum Verschwinden zu bringen.

26.6 Muskel und Muskel-Sehnen-Übergang (MSÜ)

26.6.1 Muskel

Die quergestreifte Muskulatur sichert durch ihre willkürliche Kontraktionsfähigkeit die aufrechte Körperhaltung mit statischer Muskelarbeit und ermöglicht Bewegung mittels dynamischer Muskelarbeit.

Ein **Sarkomer**, mit 2 µm die kleinste funktionelle Einheit des Muskels, wirkt, angereichert mit proteinhaltigen, dicken Myosin- und dünnen Aktinfilamenten und verbunden durch das Protein Titin, als kontraktiles Element im Muskel. Tausende von Sarkomeren bilden eine **Myofibrille**, viele Myofibrillen bilden eine **Muskelfaser** (Muskelfaserzelle, Myocyt), eine lange, zylindrische Muskelzelle mit sehr vielen Zellkernen. Jede Muskelfaser wird von bindegewebigen Septen, dem Endomysium umhüllt. Aus 10–20 Muskelfasern entsteht ein Muskelfaserbündel, auch **Faszikel** genannt, welches vom **Perimysium** umhüllt wird. Viele Muskelfaserbündel bilden einen Muskel, der vom Epimysium, ebenfalls aus Bindegewebe, umhüllt wird.

Alle Schichten sind reich an Blut-, Nerven- und Lymphgefäßen und stehen miteinander in Verbindung. Einzelne Muskeln sind durch Faszien voneinander getrennt, mehrere Muskeln werden gemeinsam von Faszien umgeben. Zwischen den Faszien kann sich Fettgewebe befinden, welches Energie liefert und als Druckschutz dienen kann.

Bei einer Muskelkontraktion bewegen sich die Myosinfilamente zusammen mit den Aktinfilamenten zueinander. Bei einer Muskeldehnung verlängert sich das Sarkomer, indem sich die Myosin- und die Aktinfilamente voneinander weg entfernen.

26.6.2 Muskuläre Dysbalance

Unter muskulärer Dysbalance versteht man ein Ungleichgewicht zwischen Agonist (Spieler) und Antagonist (Gegenspieler). Dies bedeutet, dass eine dieser beiden Muskelgruppen geschwächt ist und die andere durch ihre Stärke eine zu große Zugkraft besitzt. Die Dysbalance kann auch wegen fehlender Dehnfähigkeit einer dieser beiden Muskelgruppen entstehen. Dadurch wird das kinetische Gleichgewicht erheblich gestört. Eine muskuläre Dysbalance kann die Ursache für jahrelange, oft medizinisch nicht erklärbare Schmerzsyndrome sein.

Ursachen
- Verletzung eines Muskels oder einer Muskelgruppe: Zerrung, Muskelriss, Entzündung,
- postoperativ nach chirurgischen Eingriffen,
- Verkürzung eines Muskels durch Fehlhaltung (z. B. Rundrücken wegen gebeugtem Sitzens),
- schmerzbedingte Fehlhaltung (z. B. wegen bestehender Arthrose im Gelenk),
- mangelnde Bewegung,
- repetitive Bewegungen,
- einseitiges Training,
- zu kurze oder zu wenig Regenerationszeit (Pausen).

Klinisches Bild
Es kommt zu schmerzhaften Verspannungen in der betroffenen, der angrenzenden Muskulatur oder zu myofaszialen Triggerpunkten (Verhärtungen in Muskel-

fasern), die Schmerzen an anderen Körperstellen auslösen können. Ist das Gleichgewicht längere Zeit gestört, kann es zusätzlich zur Überlastung der Sehnen kommen. Die Fehlfunktion der Muskeln schädigt auf Dauer auch das betroffene Gelenk, was zu einer Arthrose führen kann. Durch die aus den Schmerzen resultierende Schonhaltung entstehen weitere Verspannungen oder Schäden an Muskeln, Sehnen und Gelenken. Umgekehrt können arthrotische und arthritische Veränderungen zu Muskelverhärtung und -verspannung bis hin zu Muskelrissen führen.

Die Schmerzen können die Stärke von 0 bis 10 auf der Visuellen Analogskala (VAS) haben und alle Möglichkeiten von dumpfen, ziehenden bis beinahe unerträglich stechenden Sensibilitäten aufweisen.

Medizinische Behandlung

Je nach Ursache der muskulären Dysbalance werden Muskelrelaxantien, Schmerzmittel (NSAR), Injektionen, Infiltrationen, Akupunktur oder Akupressur angewendet.

Nach Abklingen von akuten Schmerzattacken wird der Patient in eine ergo- oder physiotherapeutische Behandlung überwiesen.

Chirurgische Eingriffe sind im Normalfall nicht zielführend.

Therapeutische Maßnahmen

Hier sind alle im ▶ Abschn. 26.4 »Allgemeine Behandlungstechniken, -möglichkeiten« erwähnten Behandlungsmethoden einsetzbar. Die betroffen verletzten Muskelgruppen müssen besonders anfangs vorsichtig angefasst werden und ertragen dann oft nur eine sanfte manuelle Lymphdrainage. Es ist wichtig, sich an den Schmerzsymptomen zu orientieren und das Zuführen von neuen Schmerzen zu vermeiden. Angrenzende Gelenke und nicht betroffene Muskelgruppen sollten bewegt werden, um hier einer Bewegungseinschränkung vorzubeugen.

Anfangs ist vielleicht nur eine vorsichtig passive, dann aktiv unterstützte Bewegung möglich. Dabei wird der verletzte Muskel noch geschont. Durch die passive bzw. unterstützte Bewegung werden die Gelenke wieder geschmiert, die Muskel leicht gedehnt und besser durchblutet. Evtl. hilft Spiegeltherapie in dieser Phase, das Bewegungsmuster zu normalisieren. Anschließend werden die Übungen vermehrt aktiv durchgeführt. Die Therapie gestaltet sich, angepasst an die (schmerzbedingten) Möglichkeiten des Patienten, steigernd bis zu einem Krafttraining der betroffenen Muskulatur. Parallel werden schmerzlindernde Maßnahmen wie Wärmebehandlung, Ultraschalltherapie, TENS, Laser, Tiefenoszillation und manuelle Techniken angewendet.

Muskelkater

Ist nicht, wie früher angenommen, eine Übersäuerung des Muskels durch Einlagerung von Milchsäure (Laktate), sondern man glaubt, dass in den Muskelfibrillen kleine Risse entstehen, die Entzündungen auslösen, Ödeme bilden und später (bereits nach einigen Stunden) zu Schmerzen führen können.

Ein regelmäßiges Aufwärmen und ein Training stärkt die Muskulatur vor außerordentlichen Belastungen. Ist bereits ein Muskelkater absehbar, helfen Wärmebehandlungen, Saunagänge und Wärmepackungen sowie sanfte Massagen, den Muskel besser zu durchbluten und mit Mineralstoffen und Spurenelementen zu versorgen. Dies verhindert eine Verstärkung der Symptome und beschleunigt den Heilungsprozess (Gassel 2011).

26.6.3 Muskel-Sehnen-Übergang

Anatomie

Am Muskelfaserende entsteht die Verbindung zur Sehne durch eine starke, bis zu zehnfache Oberflächenvergrößerung der Zytoplasmamembran. Die Mikrofibrillen der Sehne mischen sich mit den Mikrofibrillen der Muskelfaser. Dadurch entsteht ein dynamischer Übergang vom Muskel zur Sehne.

Klinisches Bild

Da der Muskel-Sehnen-Übergang mit der großen, fächerförmigen Einstrahlung und der guten Durchblutung sehr belastbar ist, gibt es hier selten Überlastungsprobleme. Verletzungen treten wesentlich häufiger auf. Sie heilen aber auch schnell und sind gut therapierbar. Sollten doch einmal Überlastungen auftreten, gelten die in den folgenden Abschnitten beschriebenen Behandlungsmethoden.

Medizinische Behandlung

Kurze Ruhigstellung ist eine sehr hilfreiche Möglichkeit, die Schmerzen zu reduzieren. Das mag, begleitet von Schmerzmitteln oder nichtsteroidalen Antirheumatika (NSAR) eine sofortige, schmerzlindernde Wirkung haben. Dazu muss man bedenken, ob die Folgen einer Immobilisierung für die Sehne reversibel sind oder nicht, da die Immobilisierung einer Sehne möglicherweise Verklebungen und/oder Verkürzungen nach sich ziehen kann (▶ Abschn. 26.7 »Sehne/Sehnengleitgewebe«). Heute versucht man in erster Linie, krankheitsfördernde Tätigkeiten zu reduzieren bzw. auszuschalten.

Heilungstendenzen

Der **Muskel-Sehnen-Übergang** heilt wegen seiner guten Durchblutung relativ rasch. Die Sehne und der Muskel sind danach wieder normal belastbar und nicht anfälliger für Rezidive als vor der Verletzung.

An der **Sehne** entsteht nach langer Ruhigstellung eine große Anzahl von Kollagenfasern des Typ III. Sie sind weicher und bei Überlastung anfälliger auf Entzündungsreaktionen und Rupturen. Je nach Alter erreicht die Sehne nicht mehr die gleiche Belastbarkeit und Stärke wie vor der Verletzung. Dies ist mit ein Grund, warum man versucht, nach Sehnenverletzungen, bzw. -nähten möglichst früh wieder Beweglichkeit für die Sehne zu ermöglichen.

An der **Insertion** (Sehnen-Knochen-Übergang) dauert die Heilung aufgrund der schlechten Durchblutung des Gewebes am längsten. Deshalb benötigt die Heilung eine lange Zeit der Ruhigstellung.

Zusätzlich hilft eine Stütze oder ein Druckverband über der schmerzenden Stelle oder dem schmerzauslösenden Gelenk (z. B. über dem Handgelenk bei Epicondylopathia humeri lateralis) mit teilweiser Ruhigstellung während Stunden oder in der Nacht.

Ergotherapeutische Maßnahmen

Anpassen einer Ruheschiene oder einer Manschette für die Zeit der Erholung. Sobald wie möglich wird ein Krafttraining für die Muskulatur begonnen, die den Muskel-Sehnen-Übergang besser durchbluten lässt und somit die Strukturen stärkt.

Der Muskel-Sehnen-Übergang hat wegen guter Durchblutung prinzipiell eine gute Chance zur Regeneration und birgt wenig Gefahr für ein Rezidiv (▶ Exkurs »Heilungstendenzen«).

26.6.4 Schulter-Arm-Syndrom

Die Bänder, Sehnen und Muskeln des Schultergelenks müssen das Gleichgewicht zwischen Stabilität und Beweglichkeit halten können. Wird das Schultergelenk über Gebühr belastet, z. B. durch häufige Arbeiten auf oder über Kopfhöhe oder beim Sport, können einige dieser Strukturen Abnutzungserscheinungen aufweisen.

Das gesunde Schultergelenk erlaubt große Beweglichkeit bei kleiner Gelenkpfanne und eher schwachem Bandapparat. Stabilität bieten nur wenige Muskeln. Sie haben Schwerarbeit zu leisten, wenn der Arm mit gestrecktem Ellbogen abduziert wird. Der Hebelarm für die betroffenen Muskeln ist kurz, und wird der Arm dazu noch (regelmäßig) belastet, werden auch die Sehnen überfordert. Es kommt zu verschiedenen Störungen in der Stabilität und der Beweglichkeit. Sehnenprobleme und Schleimbeutelentzündungen bilden den Großteil der Schulterbeschwerden.

Ein guter Überblick über die Anatomie der Schulter, deren Diagnostik und weitere Informationen finden sich im ▶ Kap. 23 »Die Behandlung der Schulter als Bestandteil der Handrehabilitation .

Klinisches Bild

Schulterschmerzen führen zu Ausweichbewegungen und zu zusätzlichen Beschwerden, wenn die auslösenden Faktoren missachtet werden.

Diagnostik

Die Diagnose wird mittels klinischen Befunds und spezieller Tests gestellt und schließlich durch Röntgenbilder, Ultraschall oder Arthro-MRT bestätigt. Diese exakte Abklärung zeigt genau, wo sich der Schaden im Gelenk befindet. Es ist wichtig, dass sich dieses Ergebnis mit denen der Anamnese und der klinischen Untersuchung deckt. Eine Arthroskopie kann Verdachtsdiagnosen klären und Schäden evtl. gleichzeitig mit diesem wenig invasiven Eingriff beheben.

Einige Tests zur klinischen Untersuchung finden sich in ▶ Kap. 23 »Die Behandlung der Schulter als Bestandteil der Handrehabilitation«.

Ursache

- Degeneration des Schultergelenks,
- Überlastung durch regelmäßiges, häufiges Arbeiten über Kopf (◘ Abb. 26.12),
- Überlastung durch Wurfsportarten wie Basketball, Volleyball, Wasserball,
- Verletzung der Rotatorenmanschette (Rotatorenmanschettenruptur).

Medizinische Behandlung

Neben anfangs medikamentöser Therapie wird in den meisten Fällen Physiotherapie verordnet. Diese soll erreichen, das Gelenk zu zentrieren und die Muskulatur um das Gelenk wieder zu stärken.

Therapeutische Maßnahmen

Es stellt sich in jedem Fall die Frage, wie lange eine Schonung oder Ruhigstellung sinnvoll ist (▶ Exkurs »Heilungstendenzen«). Einige Tage bis zu zwei Wochen sollte der Arm geschont und dann passiv durch die Therapeutin oder mittels Kinetec, Artromot bzw. CPM (Continuos passive motion) **unterhalb der Schmerz-**

26

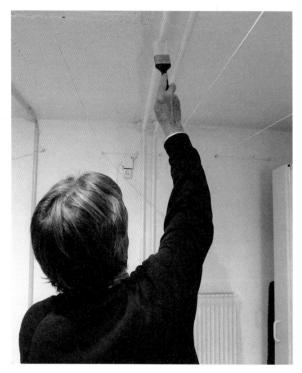

◻ **Abb. 26.12**   Malen über Kopfhöhe

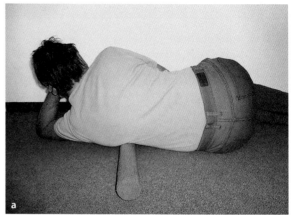

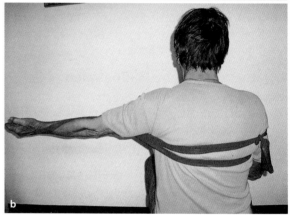

◻ **Abb. 26.13a,b**   Schulterübungen: **a** Dehnen der Rumpfmuskulatur links mittels Noodle, **b** Krafttraining des linken Arms mit dem Theraband

grenze durchbewegt werden. Anschließend sind aktiv-assistive, dann aktive und später aktive Übungen gegen Widerstand, sowie Dehnübungen hilfreich, wie z. B.:

Aktiv-assistiv: »Pendeln mit dem Arm«: Der gesunde Arm stützt den Oberkörper mit gestrecktem Ellbogen am Tischrand ab, der »zu beübende Arm« macht kreisende und Pendelbewegungen mit der Schwerkraft im möglichst schmerzfreien Bereich.

»Tisch putzen« mit beiden Armen zum Seitenvergleich: Der Patient sitzt vor dem Tisch und »putzt«, mit beiden Armen und Tüchern in den Händen, den Tisch bis in seine Ecken so gut wie möglich. Diese Übung zeigt selbst die Grenzen und Möglichkeiten der Bewegung auf, evtl. noch mit einem Spiegel gegenüber. Die Handy-Aufnahme durch die Therapeutin kann anschließend mit dem Patienten besprochen werden. Es ist auffallend, wie viele Patienten keine korrekte Selbsteinschätzung bzgl. ihrer Haltung und Beweglichkeit haben.

Aktiv: »mit dem Arm« die Wand hochklettern: Beide Arme »gehen« abwechselnd je ein Stück die Wand hoch, vor der der Patient steht. Es ist darauf zu achten, dass dabei keine Ausweichbewegungen mit dem Oberkörper gemacht werden und das »Hochklettern« gestoppt wird, wenn die Schmerzgrenze erreicht ist.

Dehnen: Zum Dehnen der Schultermuskulatur sind z. B. das Liegen mit dem Rücken auf der Rolle (Noodle), sowie ein Liegen auf der Rolle in Seitlage sehr gut geeignet

(◻ Abb. 26.13a). Nebenbei haben diese Übungen natürlich auch für die Wirbelsäule eine positive Wirkung.

Training: Vorbeugend zum Ausführen belastender Tätigkeiten sind regelmäßige, kurze Trainingseinheiten, welche die Schultermuskulatur kräftigen sollen, vor allem die Muskeln der Rotatorenmanschette. Gleichzeitig ist besonders viel Wert auf eine »gute, aufrechte Haltung« zu legen. Das heißt, die Schultern im Alltag so oft wie möglich zu senken (»weite, breite Schultern«) und dabei den Brustkorb zu öffnen, befreien, dehnen. Idealerweise sollte das Schlüsselbein fast in einer Horizontalen stehen. Häufig sind dafür Lockerungstechniken der Schulter-Nackenmuskulatur in der Therapie nötig, die Patienten können aber in einem speziellen Heimprogramm viel zu diesem Ziel beitragen. Verschiedene stärkende Übungen sind mit dem Theraband möglich (◻ Abb. 26.13b).

Ergonomische Maßnahmen

Der schmerzauslösende Faktor muss gefunden und ausgeschaltet werden. Gemeinsam mit dem Patienten werden Lösungen gesucht, um die Arbeit zu vereinfachen, mehr Zeit dafür zu haben oder zu bekommen oder mit Hilfsmitteln zu erleichtern (z. B. Einsatz von langstieligen Geräten, Maschinen etc.).

Für weitere Angaben zu therapeutischen Maßnahmen siehe ► Kap. 4, Band I, 3. Aufl., »Behandlungsgrundlagen der Ergotherapie in der Handrehabilitation«.

26.7   Sehnen/Sehnengleitgewebe

Sehnen bestehen zu 70–80 % aus kollagenen und somit sehr stabilen Fasern und können bis zu 5 % verlängert werden. Sie sind reich an Gefäßen in allen Schichten.

26.7.1   Einteilung

Sehnen werden in Zug- und Gleitsehnen eingeteilt. Zugsehnen ertragen die Belastung auf Zug, indem sie in der Wirkungsrichtung des Muskels verlaufen (z. B. M. deltoideus). Gleitsehnen hingegen werden oft um den Knochen herum geleitet, weshalb die Verlaufsrichtung der Sehne nicht mit jener des Muskels übereinstimmt. Die Sehne des Caput longum des M. biceps brachii ist ein Beispiel dafür, hier findet sich an der druckbelasteten Stelle eine faserknorpelige Gewebeschicht.

26.7.2   Aufbau einer Sehne

Eine Sehnenfaser besteht im Innern aus kollagenen Fasern, die mit einzelnen **Tenozyten**, sogenannten Flügelzellen, verbunden werden. Elastin ist für die Verlängerung von bis zu 5 % zuständig. Das **Endotenum** ist erste Hülle, mehrere Bündel von Tenozyten sind vom **Peritendineum internum** umgeben und das **Peritendineum externum** umschließt wiederum mehrere Bündel. Über allen Schichten befindet sich das dünne **Paratendineum**, welches fähig ist, eine Art **Synovialflüssigkeit** zu bilden, damit ein reibungsarmes Gleiten gegenüber seiner Umgebung möglich ist. Die Sehnen der extrinsischen Muskulatur der Hand (und des Fußes) sind wegen des großen Drucks und weil sie über mehrere Gelenke gleiten, zusätzlich mit **Sehnenscheiden** ausgestattet, welche Gleitflüssigkeit produzieren. Wegen ihrer großen Elastizität können gesunde Sehnen Bewegungsenergie als Federwirkung speichern und später wieder abgeben. So wird z. B. die Energie an der Achillessehne bei der Dorsalflexion für den Sprung und während der Plantarflexion als Feder genützt. Weitere Informationen finden sich in den ► Kap. 18 und 19, Band II, 2. Aufl., »Verletzungen der Beuge- und Strecksehnen«.

26.7.3   Tendinopathie/Tendinose

Kennedy (Kromer 2004) beschreibt folgende **Stadien** bei Tendopathien:

1. Nach stärkerer Belastung besteht einige Stunden lang Schmerz. Der Widerstandstest ist leicht schmerzhaft, evtl. aber nur beim Loslassen auslösbar.
2. Zu Beginn und nach der Belastung entsteht mäßiger Schmerz, der längere Zeit bestehen bleibt. Der Widerstandstest ist schmerzhaft, manchmal auch die Dehnung.
3. Zu Beginn, während und nach der Belastung ist Schmerz auslösbar, der tagelang als dumpfer, ziehender Schmerz anhält. Der Patient ist aber weiterhin leistungsfähig.
4. Bereits während der Belastung sind die Schmerzen so stark, dass die Leistungsfähigkeit des Patienten spürbar gemindert wird.
5. Die Schmerzen halten auch in Ruhe an. Evtl. liegt bereits eine Teilruptur vor.
6. Die Sehne ist rupturiert, evtl. auch ohne vorherige Beschwerden.

26.7.4   Tendovaginitis stenosans de Quervain

Die Tenosynovitis de Quervain (zuerst vom Schweizer Chirurgen Fritz de Quervain 1895 beschrieben) betrifft eine primär nicht entzündliche Verdickung der ligamentären Strukturen des 1. Strecksehnenfachs über dem Daumen (◘ Abb. 26.14).

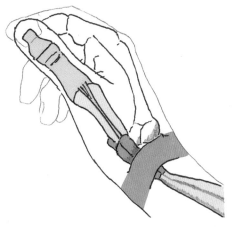

◘ **Abb. 26.14**   Entzündung am 1. Strecksehnenfach (Zeichnung von Eigenheer)

Anatomie

Im 1. Strecksehnenfach gleiten die Sehnen des AbPL und des EPB mithilfe der Gleitflüssigkeit (Synovia) in der dafür vorgesehenen Sehnenscheide.

Ursachen

Durch Überlastung der Daumenstrecker und Fehlhaltung im Handgelenk entsteht anfänglich eine Reizung an den Sehnen und deren Gleitgewebe. Dieses reagiert mit Verdickung, was das Gleiten und somit die Bewegung der Sehnen noch mehr erschwert. Die anfängliche Überlastung kann durch einfache Griffe im Haushalt, wie das Vorbereiten von Gemüse beim Kochen, Halten des Staubsaugers und des Bügeleisens, Fensterputzen, Geschirrspülen, etc. zur chronischen Überlastung werden. Sie tritt aber auch häufig durch ungewohnte Belastungen, wie z. B. Fließbandarbeiten in der Fabrik, am PC-Arbeitsplatz beim langen Schreiben von Texten oder beim Betreiben von Hobbys wie Tennis, Golf, Hockey oder Motorradfahren auf. Mit der Zeit sind bereits kleine Bewegungen Auslöser für stechenden Schmerz.

Andere **Ursachen der Tenosynovitis de Quervain** können sein:

- Eine direkte Verletzung der Sehne oder des Handgelenks: Die Narben können in der Folge das Gleiten der Sehnen stören oder verhindern.
- Entzündung im Handgelenk, wie z. B. bei der Rheumatoiden Arthritis (RA).
- Vor allem Frauen zwischen 30 und 50 Jahren haben ein höheres Risiko, eine Tendovaginitis stenosans de Quervain zu bekommen als andere Altersgruppen. Das Verhältnis beträgt je nach Untersuchung 8:1 oder 6:1 (Ilyas 2007). Dass es mehr Frauen als Männer betrifft, kann z. B. mit einer Schwangerschaft oder der Versorgung des Babys zusammenhängen. Beim Stillen, Trösten und Wickeln wird z. B. das Baby mithilfe der beiden Daumen so oft pro Tag gehoben, dass es zu einer Überlastungsreaktion dieser sonst eher wenig belasteten bzw. wenig trainierten Region kommen kann.
- Sogenannte »ungewohnte« Tätigkeiten, oftmals nur für kurze Zeit, wie das Schneiden von Sträuchern im Frühling mit der Garten- und der Reben mit der Rebschere im Herbst, Basteln von Kränzen oder Geschenken vor Weihnachten oder andere, neue, repetitive Abläufe bei der Arbeit in Haus und Garten, können Auslöser oder Beiträge zur chronischen Überlastung sein.
- Repetitive Arbeitsabläufe wie z. B. tagelanges Schrauben von Hand oder mit Werkzeug in einer Fabrik, sowie neue Arbeitsaufgaben, evtl. verbunden mit Zeitdruck in der Industrie, sind ebenfalls häufige Ursachen.

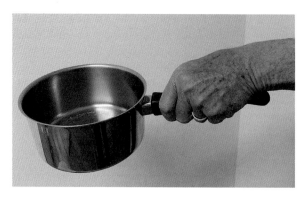

◨ **Abb. 26.15**   Pfanne einhändig am Stiel halten

Klinisches Bild

Das Heben und Greifen, sowie jedes kraftvolle Zupacken können den Schmerz auslösen und die Entzündung unterhalten (◨ Abb. 26.15).

Typisch sind Schmerzen über der Basis des Daumens, über dem 1. Strecksehnenfach, an radialer Handgelenkseite, die nach proximal und distal ausstrahlen können.

Je länger die Problematik unbehandelt bleibt, desto stärker werden die Beschwerden. Sollten die betroffenen Sehnen so sehr behindert sein, dass sie nicht mehr gleitfähig sind, resultiert daraus eine Bewegungseinschränkung, schlimmstenfalls kommt es mit der Zeit zu einer Schrumpfung der Gelenkkapseln der geschonten Gelenke.

Diagnose

Die klinische Untersuchung reicht zur Diagnosestellung meist aus. Man kann eine Schwellung und evtl. Rötung über dem 1. Strecksehnenfach radialseits des Handgelenks erkennen. Auf Druck reagiert diese Stelle meist bereits schmerzhaft.

Der Finkelstein-Test wird die Diagnose bestätigen (siehe Abschnitt »Funktionstests« in ▸ Abschn. 26.1.5, ◨ Abb. 26.3).

Allerdings kann dieser Schmerz auch Zeichen einer Rhizarthrose (verifizierbar mittels Grind-Test ▸ Kap. 8, Band I, 3. Aufl., »Rheumatische Erkrankungen«) oder eines Problems des oberflächlichen Astes des N. radialis sein (Hoffmann-Tinel-Test ▸ Kap. 10, Band I, 3. Aufl., »Nervenkompressionssyndrome«).

Bildgebende Verfahren sind üblicherweise zur Diagnosestellung einer Tendovaginitis de Quervain nicht nötig. Im Ultraschall oder im MRT ist eine Entzündung des 1. Strecksehnenfachs aber sichtbar.

Medizinische Behandlung

Je früher eine Behandlung begonnen werden kann, desto erfolgreicher ist sie, am besten innerhalb von

26

6 Monaten, bevor ein chronisches Schmerzsyndrom entstehen kann. Ist es möglich, die schmerzenden Bewegungen zu vermeiden, sollten sich die Symptome innerhalb von 4–6 Wochen verbessern.

In den Guidelines der interdisziplinären »European Handguide Study Group« von 2014 (Huisstede) wurde folgendes Vorgehen vereinbart:

Primär sind NSAR (nichtsteroidale Antirheumatika), z. B. Ibuprofen und Naproxen, gefolgt von Schienenbehandlung oder Kortikosteroiden anzuwenden. Die Operation ist die letzte Methode, um die schwerste Form der de Quervain'schen Krankheit zu behandeln.

Beginnen die Symptome während einer Schwangerschaft, verbessern sie sich üblicherweise gegen Ende der Schwangerschaft, nach der Geburt bzw. nach dem Abstillen.

Konservative Behandlung

- **Information:** Aufklärung über die Anatomie, bzw. die Pathologie, die Ursachenforschung, ist die Grundlage für das Verständnis und eine positive Adhärenz des Patienten.
- **Instruktion:** Extreme Bewegungen, vor allem schmerzauslösende Tätigkeiten möglichst vermeiden. Zusätzlich kann ein Kühlen im akuten Stadium mit gekühlten Körnersäckchen die Entzündung positiv beeinflussen.
- **Schonung:** Eine (teilweise) Ruhigstellung im Sinne einer Schonung von Handgelenk und Daumen in Streckstellung für die Nacht oder für belastende Tätigkeiten mittels Bandage oder Schiene kann helfen, die Entzündung in den Sehnenscheiden zu stoppen, bzw. zu vermindern (◨ Abb. 26.16 sowie ▶ Kap. 30 »Statische Schienen«, Abschn. 30.8 »Bandagen, Manschetten und Riemen im Handgelenkbereich«).
- **Analyse:** Die Handtherapeutin eruiert im Gespräch oder mittels Fragebogen die häufigsten Gewohnhei-

ten und Bewegungsabläufe im Alltag und im Beruf (s. in ▶ Abschn. 26.1.5 »Diagnostik von Überlastungssyndromen mittels Inspektion, Palpation, Tests, Fragebogen und bildgebenden Verfahren«).
- **Änderung von Gewohntem:** Schließlich müssen nach der Analyse der Gewohnheiten oft langjährig angewandte Bewegungsmuster angepasst und geändert werden.
- **Haltung:** Es ist wichtig, dem Patienten aufzuzeigen, dass eine korrekte Körperhaltung auch eine positive Auswirkung auf die Spannung im Unterarm und der Hand hat. Entspannungstechniken und Haltungskontrolle gehören ebenfalls zur Therapie (▶ Abschn. 26.4 »Allgemeine Behandlungstechniken, -möglichkeiten«)
- **Training:** Werden die Schmerzen mittels Schonung, Haltungskontrolle, Änderung der belastenden Gewohnheiten und teilweiser Ruhigstellung geringer, kann ein vorsichtiges Training der Unterarm- und Handmuskulatur begonnen werden. Dabei ist darauf zu achten, dass die Symptome nicht wieder auftreten.

Chirurgische Behandlung

Sind die Beschwerden länger als ein halbes Jahr und konservativ bzw. mit Infiltrationen nicht zu verbessern, bzw. kehren sie nach gewisser Zeit wieder zurück, ist eine chirurgische Behandlung indiziert. Während der ambulanten Operation wird das 1. Strecksehnenfach unter Schonung des dorsalen Hautastes des N. radialis längs gespalten und vom Druck befreit. Das entzündlich veränderte Gewebe wird entfernt und die Sehnenscheide durchgespült.

Postoperative Behandlung

Postoperativ gelten die allgemeinen postoperativen Maßnahmen, wie Hochhalten, Kühlen und Schulter-, Arm- und Fingerübungen (▶ Abschn. 26.3.1 »Postoperative therapeutische Nachbehandlung«).

Von Beginn an ist sorgfältiges Bewegen mittels Finger- und Handgelenkübungen bis zur Schmerzgrenze empfehlenswert, damit es zu keinen Verklebungen in der Narbenregion kommen kann.

Ab der dritten postoperativen Woche ist ein sanftes Krafttraining der Finger im schmerzfreien Bereich zu beginnen. Dabei sollte auf den Aufbau des Daumen- und Kleinfingerballens besonderer Wert gelegt werden. Diese sind für ein starkes Handgewölbe von großer Bedeutung. Übungen mit therapeutischer Knetmasse und solche mit kleinen Bällen mit Augenmerk auf eine korrekte, achsengerechte Gelenkbelastung sind dafür geeignet, während kraftvolle Tätigkeiten und schweres Heben bis zu 6 Wochen postoperativ zu vermeiden sind.

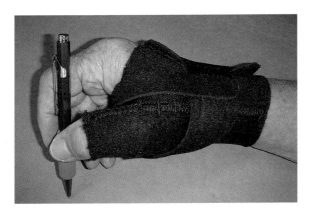

◨ **Abb. 26.16** Daumenbandage, kurzes Modell

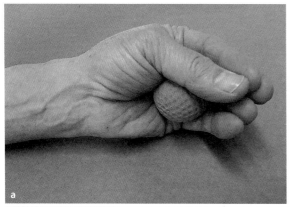

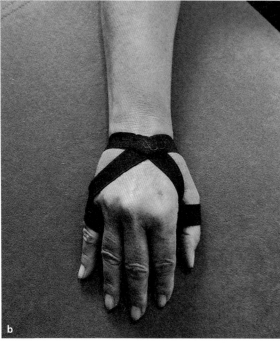

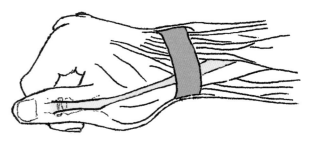

◻ Abb. 26.18   3. Strecksehnenfach: Extensor pollicis longus rechts (Zeichnung von Eigenheer)

Anatomie

Der Ansatz des EPL geht durch das 3. Strecksehnenfach des Retinaculum extensorum, bildet den ulnaren Rand der sogenannten Tabatiere und endet als flache Sehne dorsal an der distalen Phalanx des Daumenendglieds (◻ Abb. 26.18).

Ursachen

Die Ursachen, Symptome und Behandlung sind gleich wie bei der Tendovaginitis stenosans de Quervain. Die Probleme treten meist durch rezidivierende Überlastung oder chronischen Druck, sowie Überdehnung im Beruf, im Sport oder anderen Freizeitaktivitäten auf. Laborassistenten müssen z. B. häufig ganze Tage lang pipettieren, was mit der Zeit zu einer Überlastung der Sehne führen kann. Neuerdings entstehen Probleme durch das häufige Schreiben von Kurznachrichten auf Handys.

Ein direktes Trauma kann die Sehne auch anfälliger für Beschwerden machen.

Therapeutische Maßnahmen

Eine Entlastung durch Ausschalten der Ursache bringt vielleicht nicht sofortige, doch wenigstens baldige Besserung der Beschwerden.

◻ Abb. 26.17a,b   Übung für starkes Handgewölbe: **a** mit »Katzenball«, **b** mit Knopflochgummiband

Spezielle Techniken für den Gewölbeaufbau der Hand sind jene mit einem kleinen Ball oder mittels Knopflochgummiband (◻ Abb. 26.17a, b). Hier werden die Muskeln von Daumen- und Kleinfingerballen (Synergisten) gezielt trainiert, indem diese den Ball drücken oder als Antagonisten gegen das Gummiband ziehen.

26.7.5   Tendovaginitis der Sehne des M. extensor pollicis longus (EPL)

Dieses Problem ist häufig zusammen mit der Tendovaginitis stenosans de Quervain zu beobachten. Auch hier treten am Rande der Tabatiere Schmerzen und Druckdolenz auf.

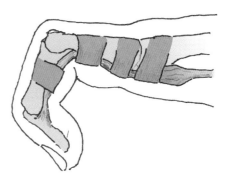

◻ Abb. 26.19   Verdickung der Beugesehnenscheide unter dem A1-Ringband (Zeichnung von Eigenheer)

26.7.6 Tenosynovitis stenosans/Digitus saltans/schnellender Finger

Das Krankheitsbild wurde 1850 von Notta zuerst beschrieben.

Anatomie/Pathologie

Die Ringbänder bieten einerseits den Sehnen entlang der Knochen Halt und funktionieren andererseits als »Umlenkrollen«. Durch eine Reizung des Gewebes um die Beugesehne und deren Sehnenscheide verdickt sich dieses, wodurch es zu einer mechanischen Enge im Bereich der Ringbänder kommt (□ Abb. 26.19). Jedes Bewegen bewirkt ein erneutes Reizen, was einen Teufelskreis (circulus vitiosus) hervorruft. Die Wahrscheinlichkeit, einen schnellenden Finger zu bekommen, liegt nach Grifka (2011) in der Population bei 2,6 %, bei Diabetikern hingegen bei bis zu 10 %.

Klinisches Bild

Das erste Zeichen für einen schnellenden Finger kann Schmerz beim Bewegen sein. Typisch ist dabei ein holpriges, arrhythmisches Bewegen des Fingers, weil das Gleiten der Beugesehne unter dem A1-Ringband bei der Flexion durch eine Verdickung derselben erschwert wird. Beim Seitenvergleich mit der anderen Hand kann man den Unterschied und evtl. ein Knötchen vor dem A1-Ringband erspüren. Später schnappt die Bewegung so stark, dass der Finger verspätet zu den anderen Fingern von der Beugung in die Streckung geht. Die Patienten haben oft das Gefühl, dass das Knacksen im PIP-Gelenk stattfindet. Im Extremfall bleibt der Knoten am Ringband in Flexion »hängen«, und der Finger lässt sich, wenn überhaupt, nur noch passiv und meist schmerzhaft wieder in Streckung bringen.

Darum wird der schnellende Finger auch »Schnappfinger«, »Springfinger« und »Trigger Finger« genannt. Ist der Finger über längere Zeit nicht mehr aktiv streckbar, birgt dies die Gefahr einer Versteifung des Gelenks.

Ursachen

Die Ursachen sind oft nicht primär erkennbar und vielfältig. Ein vermehrtes, wiederholtes, eventuell auch ungewohntes, kraftvolles Greifen mit Werkzeug kann die Symptome eines »Trigger Fingers« auslösen. Das Bedienen einer Schere, einer Zange, eines Bohrers oder eines Schraubenschlüssels über längere Zeit kann durchaus die Ursache für die Beschwerden sein. Bei Diabetes, Arthrose, Arthritis oder nach Verletzungen werden schnellende Finger ebenfalls gehäuft beobachtet. Obwohl die übliche Diagnose als -itis bezeichnet wird, lassen sich bei histologischen Untersuchungen

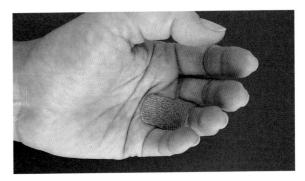

□ **Abb. 26.20** MCP-Blocking-Schiene für Dig. IV links

im Gewebe keine Entzündungszeichen finden (Moore 2000).

Medizinische Behandlung

Bei schwachen Anfangsbeschwerden kann eine entzündungshemmende Medikation gemeinsam mit kurzer lokaler Ruhigstellung mittels Schiene (□ Abb. 26.20) helfen. Gemäß der European Guidelines (2014) wird als zweite Maßnahme die gezielte Infiltration mit einem Kortisonpräparat in Kombination mit einem Lokalanästhetikum empfohlen. Parallel kann mit moderater belastungsfreier Mobilisation begonnen werden. Auffallend ist, dass bei Diabetikern wesentlich öfter eine Operation nötig wird.

Konservative Behandlung

Anfangs können abschwellende Maßnahmen, wie Kühlen, manuelle Lymphdrainage, sanfte Massage und evtl. Triggerpunkt-Behandlung, an Hand- und Unterarmmuskulatur Linderung und auch Erfolg bringen. Der Erfolg ist sicher zusätzlich abhängig von der Dauer der Einwirkung der schädigenden Ursachen und der Dauer der Beschwerden.

Schienen zeigen in Studien 50–67 % Erfolg (Makkouk 2008; Tarbhai 2012). Sie sollten 3–6 Wochen getragen werden. Das Ziel der Schiene ist, das MCP-Gelenk in 0° zu halten und somit die Friktion zwischen der Sehne und dem A1-Ringband zu verringern, damit die Reizung abklingt (□ Abb. 26.20 und ▶ Abb. 30.35). Der Einsatz von Schienen ist v. a. bei Patienten, die keine Behandlung mit Kortikoiden wünschen, eine Option. Schienen haben aber bei schweren, lang andauernden Symptomen wenig Wirkung.

Chirurgische Behandlung

Bei anhaltender Problematik trotz konservativer Maßnahmen ist eine Operation unumgänglich. Hierbei wird das für das Symptom zuständige Ringband, meist das Ringband A1, gespalten, was zu einer endgültigen Lösung des Problems führen soll.

Postoperative Behandlung

Postoperativ gelten die allgemeinen postoperativen Behandlungsrichtlinien, anfangs v. a.

- regelmäßiges (stündliches) Hochhalten der Hand über Kopf (in Elevation) für jeweils 2 min und
- Kühlen mit Cold packs oder mit Körnern gefüllten Säckchen aus dem Tiefkühlfach,
- regelmäßig (6× täglich) durchgeführte aktive Fingerübungen als Heimprogramm ohne Belastung,
- Schonung für kraftvolles Zupacken für 4–6 Wochen.
- Ab der 4. postop. Woche ist moderates Krafttraining (evtl. mit therapeutischer Knetmasse) erlaubt.

26.8   Sehnen-Knochen-Übergang (SKÜ)

26.8.1   Anatomie

Der Übergang von der Sehne zum Knochen lässt sich nach Kromer (2004) in vier Zonen einteilen (□ Abb. 26.21).

Zone 1 ist Sehnengewebe aus Kollagenfasern, die bei Belastung auf Zug ausdünnen.

Zone 2 besteht aus nicht mineralisiertem Faserknorpel und kollagenem Gewebe, das auf Zug die Kraftübertragung zwischen Sehne und Knochen abdämpfen soll. Dieser Abschnitt ist eher schlecht durchblutet. Deshalb finden hier die häufigsten Schädigungen durch Überlastungen statt.

Zone 3 besteht aus mineralisiertem Knorpel, der als Dämpfer fungiert und dementsprechend nicht durchblutet wird.

Zone 4 ist bereits der Knochenteil, an dem die Sehne fixiert ist. Er ist wie Knochengewebe gut durchblutet.

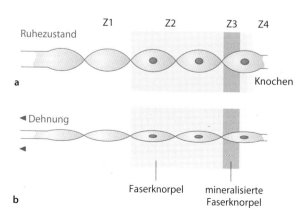

□ **Abb. 26.21a,b**   Die Sehneninsertion: **a** Zonen 1–4, **b** ihr Verhalten bei Zugbelastung (Kromer 2004)

26.8.2   Epicondylopathia humeri radialis/lateralis

> Schmerzhafte Inflammation des Extensor carpi radialis brevis (ECRB) und des Extensor digitorum communis (EDC) am aponeurotischen Ansatz am lateralen Epikondylus (AWMF 2011)

Diese Krankheit gehört u. a. zu den Sportschäden und wird auch als Tennisellbogen oder Tennisarm bezeichnet. Andere Synonyma sind: Epicondylitis radialis/lateralis humeri, Epicondylopathia humeri lateralis, Epicondylalgie, Epicondylose, Insertionstendopathie (Kuner 1979).

Die Epicondylopathie ist heute das dritthäufigste Überlastungssyndrom der oberen Extremität in der arbeitenden Bevölkerung. Längst ist nicht mehr der Sport Hauptauslöser für die schmerzhaften und lästigen Beschwerden.

Anatomie

Die Sehne besteht aus parallelfaserigen Anordnungen von Kollagenfasern des Typ 1. Die **indirekte Insertion** ist gut vaskularisiert und macht deshalb wesentlich weniger Schmerzaffektionen. Die **direkte Insertion** (□ Abb. 26.21, Zone 2) der Sehne am Epicondylus lateralis humeri ist viel häufiger betroffen von Problemen, weil sie wesentlich schlechter durchblutet wird.

Ursachen

Mikroläsionen, durch mechanische Überbeanspruchung hervorgerufen, in seltenen Fällen auch traumatisch bedingte Makroläsionen bis hin zur Ruptur der Sehnenansätze, sind ursächlich für eine Epicondylopathia lateralis humeri. Sie lösen einen entzündlichen Prozess aus.

Es ist grundsätzlich wie bei allen Überlastungen initial ein Ungleichgewicht von Belastung und Belastbarkeit festzustellen. Eine Kassiererin in einem Supermarkt am Laufband, ein Beamter oder eine Hausfrau – alle können einen sogenannten Tennisellbogen entwickeln, auch wenn sie nie Tennis spielen.

Das häufigste Auftreten des sogenannten Tennisellbogens ist im Alter zwischen 30 und 50 Jahren. Lieber et al. (1997) beschreiben den Wechsel zwischen exzentrischer und konzentrischer Kontraktion als Ursache, sowie schlechte Technik beim Sport und fehlerhafte, nicht achsengerechte Bewegungen bei der Haus- und Gartenarbeit. In einem Literatur-Review berichtet van Rijn (2009), dass ein spontaner Heilungsverlauf des ECRB im Laufe eines Jahres durchaus möglich ist, auch

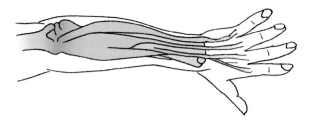

■ **Abb. 26.22**   Schmerzareal bei Tennisellbogen linker Arm (Zeichnung von Eigenheer)

wenn die Epicondylopathie unbehandelt bleibt, doch nur, wenn den negativen Einflüssen rechtzeitig Einhalt geboten wird (Cyriax 1982).

MacDermid (2010) beschreibt in ihrer Studie, dass wiederholte Bewegungen von länger als 2 h/Tag mit Arbeitsgeräten von mehr als 1 kg und einem Hebegewicht von mehr als 20 kg ein höheres Risiko für eine Epicondylosis lateralis darstellen.

Klinisches Bild

Die Epicondylitis humeri radialis ist meist nur am Beginn eine Entzündung (-itis). Sie entwickelt sich relativ rasch zu einer Epicondylopathie. Dann äußert sie sich vornehmlich durch Schmerzen am lateralen Epicondylus (■ Abb. 26.22), vor allem bei Streckbewegungen des Handgelenks, meist mit Ausstrahlung in den Unterarm, manchmal auch in den Oberarm. Die Schmerzen sind anfangs belastungsabhängig, später auch in Ruhe vorhanden. Bleiben sie länger unbehandelt, entsteht eine Funktionseinschränkung des Ellbogens, sowie eine Schwäche im Handgelenk, die sich bereits bei einfachsten Bewegungen ohne Belastung bemerkbar macht, und eine Abnahme der Handkraft.

Es zeigt sich eine Druckdolenz am Epicondylus lateralis bei möglicherweise geringgradiger Schwellung des betroffenen Areals. Eher selten finden sich auch Sensibilitätsstörungen.

Diagnostik

Die Diagnostik beruht auf Anamnese, v. a. Schilderung der Schmerzen, sowie Palpation und klinischen Tests. **Chair-Test** (■ Abb. 26.1), **Cozen-Test** (■ Abb. 26.2) und der **Mittelfinger-Strecktest** (■ Abb. 26.4) wurden bereits bei den Funktionstests (▶ Abschn. 26.1.5) beschrieben. MRT und Sonografie werden eher zur Differentialdiagnose verwendet.

Medizinische Behandlung

Medikamentös wird nach Erstellen der Diagnose in den meisten Fällen zuerst mit **Schmerzmitteln** (Analgetika) und/oder Entzündungshemmern (Antiphlogistika),

wie **NSAR**, behandelt, evtl. gleichzeitig mit Ruhigstellung per Gips oder Ellbogenschiene. Führt dies nicht zum Erfolg, werden häufig Kortisol-/Analgetika-Infiltrationen verabreicht (Jerosch 2011). Die schmerzauslösenden Faktoren sollten 3–4 Wochen ganz gemieden werden, parallel dazu sollte Therapie und (Um-)Schulung stattfinden. Liegt der Schmerzauslöser in der Arbeit, sollte der Patient für diese Zeit arbeitsunfähig geschrieben werden. Eine lediglich kurze Unterbrechung der Arbeit mit anschließender Wiederaufnahme der gewohnten Tätigkeit ist selten erfolgreich.

Grundlegende therapeutische Maßnahmen

Die therapeutische Behandlung ist sehr individuell an die Bedürfnisse des Patienten anzupassen. Es gibt kein »Schema«, das Erfolg verspricht, es ist die Aufgabe der Therapeutin, die passenden Schritte in dieser anspruchsvollen Behandlung zu finden. Genaue Beobachtung der Haltung und Informationen über die Ansprüche des Patienten seinerseits und von außen, sowie Gespräche zu seinen Aufgaben und Gewohnheiten, können wertvolle Wegweiser sein (▶ Exkurs »Therapie bei Epicondylopathie«).

— **Information:** Aufklärung über anatomische Strukturen, deren Belastung bei den geforderten Tätigkeiten, sowie Information über akute und chronische Schmerzsyndrome und ihre Auswirkungen über längere Zeit.

— **Analyse** von Tätigkeiten, Gewohnheiten und möglichst Haltungskontrolle, sowie Erlernen physiologischer Arbeitsweise im Beruf und für Freizeitaktivitäten.

— **Schonung** der Extremität, evtl. Tragen von weicher Ellbogenbandage, v. a. nachts (■ Abb. 26.24), evtl. Friktionsbandage tagsüber bei guter Verträglichkeit, Anwendung von Kinesio-Tapes (auch zur Selbstanwendung).

Exkurs

Therapie bei Epicondylopathie

MacDermid et al. beschreiben 2010 gemäß einer Umfrage an 693 Therapeuten die effektivsten Behandlungen der lateralen Epicondylosis. Etwa 80 % aller Therapeuten beschränken sich demnach auf Beratung/Schulung mit Veränderung der Aktivitäten/Lebensgewohnheiten, Training mit Haus-/Heimübungen, Schienenbehandlung und Dehnübungen für die akute und chronische Form der lateralen Epicondylopathie. Allerdings ist die Behandlung im akuten Stadium mit Schienen und Übungsprogrammen wesentlich effektiver als im chronischen, wo die Schienenbehandlung an 9. Stelle ist. Mehr als 70 % der Therapeuten beobachten, dass die Prognose (78 %) für eine Rückkehr zur Arbeit abhängig von der Compliance zur Übungsbehandlung ist.

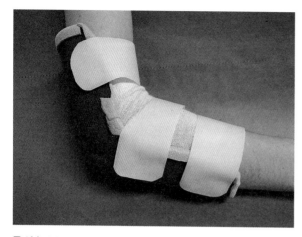

Abb. 26.23 Lagerungsschiene für den rechten Ellbogen

Therapie im akuten Stadium

Kühlen, Ruhighalten und Schonen sind in diesem Stadium die wichtigsten Maßnahmen. Evtl. hilft das Tragen einer **Ellbogenschiene** (■ Abb. 26.23) oder einer **Ellbogenmanschette** (■ Abb. 26.24), wenigstens für gewisse (belastende) Zeiten, um den Ellbogen zu schonen und damit »ruhiger« zu halten. Sind die Handgelenkextensoren mehr betroffen, ist eine Lagerung für das Handgelenk mittels »Cock-up-Schiene« oder Handgelenksmanschette besser geeignet, ▶ Abschn. 30.7 »Statische Schienen im Handgelenkbereich«. Manuelle Lymphdrainage (ML) bringt meist Entspannung und Schmerzlinderung.

Therapie nach Abklingen des akuten Stadiums

- Wärmebehandlung mit Säckchen oder US als Vorbereitung für Kraft- und Dehnübungen,
- weiterhin ML, sanfte, detonisierende Massagen von Hand und/oder mit verschiedenen Massagegeräten,

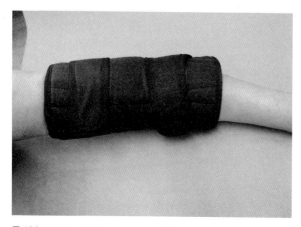

Abb. 26.24 Ellbogenbandage links

- manuelle Therapie, Lösen von Faszien rund um die beteiligten Muskeln und Sehnen, Bindegewebs- und Triggerpunktbehandlung,
- Dehnübungen (auch im Heimprogramm),
- Elektrotherapie, Ultraschall, Laser- und extrakorporale Stoßwellentherapie,
- TENS-Behandlung (auch zur Selbstanwendung),
- Iontophorese mit einem NSAR (nichtsteroidalen Antirheumatika).

Heimprogramm

- Wärmetherapie mittels warmer Kissen, Wärmepflaster und/oder wärmender Wickel als Vorbereitung für Übungen,
- Anwendung von Kinesio-Tapes,
- TENS-Behandlung mit einem von der Therapeutin ausgeliehenen TENS-Gerät zur Anwendung abends oder in Arbeitspausen,
- lockernde Massage durch die gesunde Hand, mittels Noppenbällen oder einem Massagegerät,
- kräftigende Übungen für die Hand-Armmuskulatur, evtl. mittels therapeutischer Knetmasse und einem Theraband. Hier ist besonders auf ein starkes Hand- (Längs- und Quer-)Gewölbe zu achten (■ Abb. 26.17).

Schulung

Der **Prozess zur Änderung** der negativen, schmerzfördernden Lebensgewohnheiten muss parallel zur Therapie nach einer gründlichen Analyse der üblichen Anforderungen, Sportarten und Gewohnheiten evtl. mittels Mayer's Lifestyle Questionnaire eingeleitet werden. Dann wird z. B. an der Arbeitshaltung, der Korrektur von Schulter und Kopfhaltung oder der Aufrichtung des Oberkörpers gearbeitet. Der Patient lernt, seine Tätigkeiten in korrekter, nicht belastender Haltung auszuüben. Wenige, einfache Übungen helfen, in kleinen Schritten zum Ziel zu kommen.

Bei regelmäßig ausgeführten Sportarten lohnt es sich, Griff-, Schlag- und Schwungtechniken zu überprüfen. Hier können Korrekturen oft wahre Wunder bewirken. Für die Dauer der Therapie wird eine Pause bezüglich der Ausübung der betreffenden schmerzfördernden Sportart empfohlen. Außerdem lohnt es sich, eine evtl. teurere, aber gelenkschonendere Ausrüstung zu erwerben.

> ❗ Von einer länger dauernden, konstanten Ruhigstellung als maximal 2 Wochen ist abzuraten, da die Muskulatur und die Sehnenansätze sich zu verkürzen drohen. Weiter droht eine Bewegungseinschränkung des Handgelenks bei längerer Ruhigstellung, besonders bei bereits vorhandener latenter Arthrose. Es ist deshalb empfehlenswert, zwei-

bis dreimal täglich den Arm aus der Schiene zu nehmen und Ellbogen und Handgelenk im möglichst schmerzfreien Bereich sanft aktiv oder aktiv assistiv durchzubewegen.

Chirurgische Behandlung

Ist die konservative Therapie über längere Zeit, nach ca. 2 Jahren trotz Kooperation des Patienten nicht erfolgreich, muss an eine chirurgische Lösung der Probleme gedacht werden. Es können in therapieresistenten Fällen kleinste Sehnennekrosen, sog. mukoide Degenerationen die Ursache der Therapieresistenz sein. Im MRT stellen sie sich evtl. als Partialrupturen der Sehnenansätze mit Ödem dar. Hier kann ein Débridement der Sehnennekrosen mit einer Refixation am Epicondylus ein geeignetes Behandlungsverfahren sein (Schindele 2012).

Meist wird die **Operation nach Hohmann** (1933) angewendet. Dabei löst man den entzündeten Ursprung der Sehne vom Knochen ab. Der Muskel vernarbt danach 1 cm distal der ursprünglichen Stelle. Dadurch entsteht weniger Spannung auf den Muskel, weshalb die schmerzhafte Stelle heilen und sich das überlastete Gewebe erholen kann.

Um sicher zu gehen, dass die Schmerzen verschwinden, wird häufig in Kombination zur Operation nach Hohmann auch die **Denervation nach Wilhelm** (1989) durchgeführt. Hierbei wird das radiale Nervengeflecht im Ellbogenbereich durchtrennt, bzw. die Knochenfläche verödet – damit ist dann auch die Schmerzleitung unterbrochen, und die Beschwerden gehen zurück.

Postoperative Behandlung

Postoperativ wird in der Regel zur Ruhigstellung bzw. Schonung des Ellbogens ein Gips für 1–2 Wochen oder eine Schiene für 2–6 Wochen angepasst. Eine frühfunktionelle Nachbehandlung wird angestrebt, wobei anfangs zwei- bis dreimal täglich passive Bewegungsübungen aus der Schiene heraus bis zur Schmerzgrenze durchgeführt werden dürfen. Darauf folgt nach 4–6 Wochen eine aktiv-assistierte und danach aktive Übungsbehandlung mit zunehmend umfassendem Heimprogramm. Ab der 6. Woche stehen Kräftigung und Muskelaufbau im Vordergrund, das Treiben von Sport und größere Belastungen sind erst ab der 8. bis 10 Wochen postoperativ erlaubt (AWMF 2011).

26.8.3 Epicondylopathia humeri ulnaris/ medialis (Golferellbogen)

Der Name »Golferellbogen« kommt daher, dass der Golfschwung beim Spielen anfangs als der häufigste

Auslöser dieser schmerzhaften Erkrankung vermutet wurde. Mittlerweile sind meist Handwerker betroffen und viele andere Tätigkeiten Auslöser, wie z. B. Holzhacken mit einer Axt, Arbeiten mit Kettensäge und über längere Zeit das gleiche Werkzeug für dieselbe Tätigkeit mit Kraft, womöglich noch in Handgelenkflexion, verwenden. Es ist übrigens interessant, was ein Golfspieler während einer Runde leistet (▶ Exkurs »Leistung eines Golfspielers«).

> **Exkurs**
>
> ### Leistung eines Golfspielers
>
> Ein Golfspieler legt während einer Runde von 18 Löchern zwischen 6,5 und 10 km zurück, verbraucht bis zu 1500 kcal und verliert ca. 1 kg Körpergewicht während eines Turniers, der Puls liegt dabei nie unter 100/min und dies während einer Runde von ca. 5 h. Es werden 124 von unseren insgesamt 434 Muskeln dauerhaft beansprucht (Hämel 2005). Es gibt im Normalfall keine ernsthaft gefährlichen Verletzungen und praktisch keine Risiken, doch diese langanhaltende Dauerbelastung kann am Stütz- und Bewegungsapparat Überlastungssyndrome hervorrufen.

Anatomie

Die Finger- und Handgelenkflexoren (Mm. flexor digitorum profundus u. superficialis, M. flexor carpi ulnaris) haben ihren Ursprung am Epicondylus humeri medialis und setzen an den jeweiligen Fingern bzw. am ulnaren Handgelenk an (◘ Abb. 26.25). Obwohl dieser Teil am Knochen den Ursprung des Muskels und der Sehnen darstellt, spricht man auch von einer Sehnen-Ansatztendinose, bzw. -tendinitis im Ellbogen.

Klinisches Bild

Anfangs klagt der Patient über einen (stechenden) Druckschmerz über dem Epicondylus humeri medialis, an der Innenseite des Ellbogens. Nach weiterer Überlastung verstärkt sich der Schmerz, vor allem beim Zupacken mit Faustschluss und/oder bei Flexion des Handgelenks mit Kraft und Werkzeug. Der Schmerz kann in den Ober- oder Unterarm und bis in die Finger ausstrahlen. Dadurch kommt es zu einer Kraftminderung und zunehmender Einschränkung bei der Arbeit

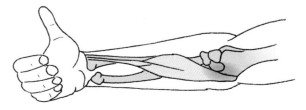

◘ **Abb. 26.25**   Schmerzareal bei Golferellbogen rechter Arm (Zeichnung von Eigenheer)

und bei Alltagtätigkeiten. Mit der Zeit werden die Schmerzen stärker, treten häufiger auf und sind in Ruhe so störend, dass der Schlaf beeinträchtigt wird. Halten die Schmerzen länger als ein paar Tage an, sind sie im Begriff, sich zu manifestieren.

Ursachen

- Wiederkehrende belastende Tätigkeiten, wie Schreiben von Hand, Schreiben auf einer Tastatur, Betätigen der Computermaus, Hämmern, Putzen oder Golfspielen,
- monotone, ständig wiederholende Tätigkeit in Fabriken, Lagerhäusern oder bei anderen ähnlich wiederkehrend belastenden Arbeiten,
- eine Verletzung durch plötzliche Belastung oder durch einen Schlag.

Medizinische Behandlung

Die Behandlung ähnelt derjenigen eines Tennisellbogens (s. in ▶ Abschn. 26.8.2 »Medizinische Behandlung«). Viel Zeit und Geduld sind nötig, wenn der Erfolg nicht in den ersten Wochen erzielt wird.

Handtherapeutische Maßnahmen

Alle Maßnahmen der Epicondylopathia lateralis (s. in ▶ Abschn. 26.8.2 »Grundlegende therapeutische Maßnahmen«) sind für die Epicondylopathia medialis auch passend und selbstverständlich zur Anwendung zu empfehlen.

Chirurgische Behandlung

Ist die konservative Therapie nach 2 Jahren nicht erfolgreich, wird bei großem Leidensdruck eine operative Intervention empfohlen. Hier wird, wie bei der Epicondylopathia humeri radialis, der erkrankte Sehnenansatz vom Knochen entfernt. Der Sulcus und der N. ulnaris müssen genau dargestellt werden. Zeigt sich der N. ulnaris komprimiert, muss er befreit (Dekompression) und ggf. versetzt werden (Transposition).

Postoperative therapeutische Maßnahmen

Die therapeutischen Maßnahmen sind nach der Operation im gleichen Rahmen wie nach der Operation wegen Epicondylopathia humeri lateralis, s. in ▶ Abschn. 26.8.2 »Postoperative Behandlung«.

26.9   Gelenk/Gelenkkapsel

26.9.1   Arthrose

Immer wiederkehrende Tätigkeiten mit Krafteinsatz können mit der Zeit auch die Gelenke gefährden. Wer-

den die Gelenke immer wieder über die Schmerzgrenzen hinweg überlastet, kann dies in den betroffenen Gelenken arthrotische Veränderungen hervorrufen. Hier sind vor allem die Finger, der Daumen und evtl. die Handgelenke betroffen. Für weitere Angaben siehe ▶ Kap. 8, Band I, 3. Aufl., »Rheumatische Erkrankungen«.

26.9.2   Ganglion

Das Wort Ganglion kommt aus dem Griechischen und bedeutet »Schwellung, Knoten«. Ganglien können sich grundsätzlich an jedem Gelenk und an jeder Sehnenscheide entwickeln. An der oberen Extremität entstehen sie meist an den Handgelenken, den Fingern und seltener im Schulter- und Ellbogengelenk.

Anatomie

Ein Ganglion im Bewegungsapparat ist eine mit Flüssigkeit gefüllte Ausstülpung, verbunden mit einem Gelenk oder einer Sehnenscheide. Am Handgelenk befindet sich der häufigste Ursprung in der dorsalen Bandverbindung zwischen dem Skaphoid und dem Lunatum (◘ Abb. 26.26). Junge Frauen im Alter zwischen 20 und 30 Jahren sind (evtl. wegen des noch nicht gefestigten Bandapparats) häufiger von dieser Krankheit betroffen als Männer.

Ursachen

Ungewöhnliche Beanspruchung, wie langes Schreiben von Hand bei Prüfungen, außerordentliche Belastung mit Werkzeug oder ungewöhnlich repetitive Bewegungen, sind der Auslöser für die Beschwerden. Die Patienten erinnern sich manchmal nicht mehr an diese Situation im Zusammenhang mit den Schmerzen. Ein Ganglion kann sich aber auch als **Traumafolge** bilden, wovon eher Männer betroffen sind. Die regelmäßige

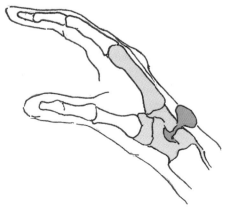

◘ **Abb. 26.26**   Entstehung eines dorsalen Ganglions im Handgelenk (Zeichnung von Eigenheer)

26

oder plötzliche Reizung führt zu einem Riss in der Gelenkkapsel bzw. der Sehnenscheide, die Gelenks- oder Sehnenflüssigkeit drängt wegen des erhöhten Drucks nach außen und bildet einen Sack, eine Zyste, genannt Ganglion.

Klinisches Bild
Ganglion am Handgelenk

Manchmal ist eine **sichtbare Schwellung** in der proximalen Handgelenkreihe dorsal oder palmar erkennbar, oft erst durch Flexion (dorsales Ganglion) oder Extension (palmares Ganglion) des Handgelenks. Es kann ein weicher oder prall gefüllter elastischer Knoten getastet werden. Im Volksmund wird es gerne »Überbein« genannt. Es verursacht in der Regel Schmerzen auf Druck und bei bestimmten Bewegungen, je nachdem, wo sich das Ganglion befindet. Drückt das Ganglion auf Blutgefäße oder Nerven, kann es zu starken Schmerzen oder Sensibilitätsstörungen wie Kribbeln oder Taubheitsgefühl kommen. Es wird beobachtet, dass die »versteckten« Ganglien eher mehr Schmerzen verursachen als die prominenten und gut sichtbaren. Die Beschwerden auf einer VAS-Schmerzskala von 0 bis 10 (gar nicht bis sehr stark) können scheinbar ohne Ursache wechseln. Patienten klagen auch über (oft schmerzbedingte) Kraftminderung in der betroffenen Hand. Ganglien im Handgelenk können die Größe eines Stecknadelkopfs bis zu Kirschgröße erreichen.

Ganglion an Fingergelenken

An den Fingern treten Ganglien dorsal am häufigsten am End- und Mittelgelenk, palmar meist am Grundgelenk auf. Am Fingerendgelenk kann es zu Nagelveränderungen kommen (◪ Abb. 26.27). Sie fallen vor allem optisch auf und schmerzen meist nur auf Druck, wenn sie palmar liegen.

Ganglion an den Sehnenscheiden

Ganglien treten an Beugesehnenscheiden häufiger auf als an Strecksehnenscheiden. Man bemerkt sie meist

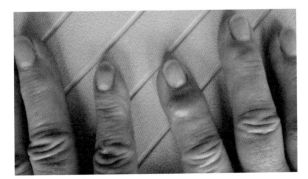

◪ **Abb. 26.27**   Ganglion am DIP-Gelenk II rechts dorsal

wegen Schmerzen, die im Alltag auf Druck auftreten. Sie stören beim Halten von Werkzeug oder des Lenkrads, beim Tragen von Taschen und anderen allgemeinen Tätigkeiten.

Diagnose

Ein Handgelenkganglion kann meist bereits aufgrund der klinischen Untersuchung und der beschriebenen Beschwerden diagnostiziert werden. Es ist durch Druck oder bei Bewegung des Handgelenks sicht- und spürbar und kann z. T. sehr schmerzhaft und störend sein. Schwieriger ist eine klare Diagnose bei den »versteckten Ganglien«, die nur Schmerzen verursachen, doch nicht sicht- und spürbar sind. In der Regel macht der Hausarzt zuerst ein Röntgenbild. Hier erkennt man vielleicht einen vergrößerten Gelenkspalt. Das Ganglion selbst ist im Röntgenbild nicht erkennbar. Deshalb werden weitere Untersuchungsmethoden von Handspezialisten, wie Ultraschall oder Magnetresonanz, beigezogen, um dem Schmerz auf den Grund zu gehen.

Medizinische Behandlung

Initial werden meist entzündungshemmende, abschwellende Salben in Kombination mit Bandagen verwendet, damit die Schmerzen geringer werden, das Ganglion kleiner und weniger störend wird.

Die Infiltration mit Kortison reduziert eine allfällige Entzündung und kann das Ganglion zum Verschwinden bringen.

Die Punktion mit Absaugen der Flüssigkeit ist eine weitere Option, um das Ganglion zu verkleinern.

Ein Ganglion kann durchaus spontan, ohne Therapie, plötzlich verschwinden. Es ist deshalb ratsam, mit der invasiven oder chirurgischen Behandlung abzuwarten, wenn die Beschwerden nicht allzu störend sind und der Patient evtl. seine Belastungen reduzieren kann.

Chirurgische Behandlung

Es wird darauf geachtet, das Ganglion restlos zu entfernen und dabei auch die Verbindung zum Gelenk zu durchtrennen und zu verschließen.

Ergotherapeutische Maßnahmen
Konservativ
- Schmerzbehandlung,
- Reduktion von Schwellung und Entzündung,
- Stärkung des Kapsel-Bandapparats bei Handgelenkganglien,
- Kräftigungsübungen für das Handgelenk,
- **Schienenbehandlung**: Es kann helfen, den betroffenen Körperteil zu schonen, bzw. sogar eine kurze Zeit (1–2 Wochen) mit einer Schiene oder Bandage

(▶ Abschn. 30.7 »Statische Schienen im Handgelenk-bereich«) wenigstens teilweise ruhig zu stellen. Allerdings sollte dazu mindestens dreimal täglich aus der Schiene heraus aktiv bewegt werden.

Postoperativ

— Allgemeine postoperative Nachbehandlungsricht-linien,
— Narbenbehandlung,
— moderate aktive Fingerübungen bis zur Schmerz-grenze,
— ab der 2. postoperativen Woche aktive Handgelenk-übungen bis zur Schmerzgrenze,
— ab der 6. postoperativen Woche Beginn mit Kraft-training und
— Handgelenktraining gegen Widerstand bis zur Schmerzgrenze.

Es dauert postoperativ in der Regel 4–6 Wochen, bis das betroffene Gebiet wieder belastet werden darf. Bis zur vollständigen Heilung aller Narben und einem totalen Verschwinden postoperativer Beschwerden sind 6–12 Monate zu rechnen.

> ❯ Bewegung ist für Sehnen und Gelenke sehr wichtig, weil sie dadurch geschmeidig bleiben. Sie regt die Produktion von Synovia an, welche den Gleitfilm in Sehnenscheiden und Bursen (Schleimbeuteln) bildet und reibungslose Bewe-gung garantiert.

26.10   Schleimbeutel

26.10.1 Anatomie

Eine Bursa (Schleimbeutel) befindet sich als Schutz-kissen zwischen Knochen und Sehnen (Bursa subtendi-nea), zwischen Haut und Knochen (Bursa subcutanea) und zwischen Bändern und Knochen (Bursa subliga-mentosa), um Reibung und Verletzung an prominenten Stellen zu vermeiden. Sie ist gefüllt mit Gelenkflüs-sigkeit (Synovia), hat aber in der Regel keine Verbin-dung zum Gelenk. Die Bursen über dem Schultergelenk (Bursa subacromialis) und dem Ellbogen (Bursa sub-cutanea olecrani) sind an der oberen Extremität am häufigsten von Überlastung betroffen.

26.10.2 Bursitis am Ellbogen

Die Bursa am Ellbogen befindet sich zwischen der Haut und dem Tuber olecrani. Eine Entzündung dieser Stelle kann durch häufiges, langes Aufstützen entstehen, wes-halb eine Bursitis am Ellbogen auch »Studentenellbogen« genannt wird. Es ist zwischen septischer und aseptischer Bursitis am Ellbogen zu unterscheiden. In der Folge wird nur auf die Behandlung der aseptischen Bursitis einge-gangen.

Ursachen

Die Bursitis am Ellbogen entsteht nach wiederkehren-der mechanischer Belastung. Sie kann auch nach einem Trauma, bei rheumatoider Arthritis, Tuberkulose oder bakterieller Infektion auftreten. In der Folge wird nur auf die durch Überlastung oder Trauma entstandene Bursitis eingegangen.

Klinisches Bild

Durch Reibung der Sehne über dem Knochen und auf der Bursa füllt sich der Schleimbeutel immer mehr mit Flüssigkeit. Die Weichteile über dem Ellbogen sind sichtbar geschwollen und verdickt (◻ Abb. 26.28). Im akuten Stadium kommen Rötung und Druckschmerz dazu. Bei der Palpation lassen sich evtl. so genannte »Reiskörner« tasten. Mitunter schmerzt jede Bewe-gung, manchmal aber auch nur das Aufstützen des Ell-bogens.

Medizinische Behandlung

Die Bursitis olecrani ist schwer zu behandeln; eine Ruhigstellung des Ellbogens für 1–2 Wochen, in der Hoffnung, die Beschwerden würden zurückgehen, ist die primäre Wahl. Begleitend werden entzündungs-hemmende Salben und/oder Medikamente verabreicht. Lassen sich die Schwellung und die Schmerzen nicht reduzieren, wirkt oftmals eine Infiltration mit Kortison und Absaugen der entzündeten Flüssigkeit. Danach wird ein komprimierender Verband angelegt, mit dem

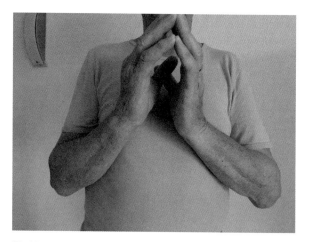

◻ **Abb. 26.28**   Bursitis am linken Ellbogen

Zweck, dass der Schleimbeutel verklebt und sich dadurch nicht mehr füllen kann.

Ergotherapeutische Maßnahmen

Die primäre konservative Behandlung besteht darin, eine Ruhigstellung bzw. partielle Ruhigstellung mit einer angepassten Schiene (◘ Abb. 26.23) oder einer Neopren-Manschette (◘ Abb. 26.24) zu gewährleisten. Nach 1–2 Wochen Schonung ist ein aktives Bewegungsprogramm nötig, um das Ellbogengelenk wieder zu mobilisieren bzw. dessen Beweglichkeit zu erhalten.

Chirurgische Behandlung

Ist eine konservative Therapie innerhalb angemessener Frist nicht erfolgreich (1–2 Jahre, abhängig von der Geduld des Patienten), ist ein chirurgischer Eingriff angezeigt. Hierbei wird eine arthroskopische Resektion des Schleimbeutels (Bursektomie) der offenen Operation wegen der niedrigeren Komplikationsrate vorgezogen. Der Schleimbeutel wird danach so vernäht, dass er endgültig verklebt und sich darin somit keine Flüssigkeit mehr bilden kann. Ein Druckverband für mindestens 2 Wochen soll dieses Ziel unterstützen.

Postoperative Behandlung

Parallel zum Druckverband ist vorsichtige aktive Bewegung im schmerzfreien Bereich erwünscht und erlaubt, damit die Bildung von Synovia im Gelenk angeregt wird und keine Bewegungseinschränkung entstehen kann.

26.11   Nervensystem/Kompressions-syndrome

Werden Muskeln überlastet, kommt es begleitend zu Schwellung oder Verdickung der Gewebe und infolgedessen zu typischen Nervenkompressionssyndromen, wie z. B. beim Pronator-teres-Syndrom oder dem Supinator-Logen-Syndrom.

Stundenlanges Schreiben auf der Tastatur des Computers oder Laptops kann – besonders, wenn die Handgelenke beim Tippen auf der Tastatur aufgelegt werden – zu Verengung des Karpaltunnels führen. Oftmals werden die Tastaturen sogar noch schräg gestellt, weswegen es, aufgrund der noch extremeren Handgelenkextension, zu noch mehr Druck auf den Karpaltunnel kommt. Wurde das Karpaltunnelsyndrom früher vor allem bei Frauen in der Schwangerschaft oder in der Menopause festgestellt, so tritt es heute häufig auch bei jungen Frauen auf, die viel am Computer arbeiten. Das Syndrom wird in ▶ Kap. 10, Band I, 3. Aufl., »Nervenkompressionssyndrome« ausführlich beschrieben.

26.11.1 Double-Crush-Syndrom

Von einem Double-Crush-Syndrom spricht man, wenn entlang eines peripheren Nervs mehrere Läsionen an verschiedenen Stellen auftreten. Upton und McComas haben 1973 beobachtet, dass eine proximale Nervenschädigung scheinbar den Nerv anfälliger für eine distale Nervenkompression macht. Der betroffene Nerv ist vermutlich in seinem axoplasmalen Durchfluss behindert, was eine Störung der Nervenstruktur bewirkt. Deshalb sollte das Vorhandensein eines Double-Crush-Syndroms bei allen Nervenkompressionssyndromen in Betracht gezogen werden. Die Studie von Novak (2005) zeigt, dass z. B. bei einer proximalen Nervenkompression des N. medianus weniger Symptome vom Karpaltunnel kommen als gedacht, was einen Einfluss auf ein evtl. postoperatives Ergebnis hat. Es ist wichtig, präoperativ abzuklären, woher genau die Symptome kommen (▶ Kap. 10 »Nervenkompressionssyndrome«, Band I, 3. Aufl.).

26.12   Überlastungssyndrom als Berufskrankheit

Bei Musikern, Computerfachleuten, verschiedenen Sportlern oder Fabrikarbeitern treten häufig durch stundenlange repetierende kleine Bewegungen bei geringem Krafteinsatz in gleichbleibender Körperhaltung Überlastungssyndrome auf.

Bereits 1928 forschte das damalige Kaiser-Wilhelm-Institut für Arbeitsphysiologie, das Vorläuferinstitut des heutigen **Max-Planck-Instituts** (MPI) für molekulare Physiologie, im Ruhrgebiet, welchen Einfluss schwere körperliche Belastungen und die Ernährung auf die Gesundheit haben.

In verschiedenen Ländern gibt es Richtlinien über die Anerkennung eines Schmerzsyndroms als Berufskrankheit, einige werden in der Folge zitiert: »Berufskrankheit« ist kein medizinischer Ausdruck. Anerkannte Berufskrankheiten werden in Deutschland, Österreich, der Schweiz und anderen Staaten durch die Sozialversicherung finanziell entschädigt. Die anerkannten Berufskrankheiten werden in Listen aufgeführt (▶ Exkurs »Cumulative trauma disorders (CTD)/(Work-related upper limb disorders (WRULD)«).

In verschiedenen Industrieländern, wie den **USA, Australien und Großbritannien**, gilt ein Überlastungssyndrom als Berufskrankheit Nr. 1. Deshalb wird es von Versicherungen als solches anerkannt.

In **Deutschland** sind u. a. das Karpaltunnelsyndrom, das Hypothenar-Hammer-Syndrom und Thenar-Hammer-Syndrom für gewisse Berufsgruppen als Berufskrankheit anerkannt.

26

»Cumulative trauma disorders« (CTD)/»Work-related upper limb disorders« (WRULD)

Der Terminus »**Cumulative trauma disorders**« (CTD) ist einer von vielen Begriffen zur Beschreibung unspezifischer und spezifischer arbeitsbezogener Beschwerden des Muskel-Skelett-Systems, besonders der oberen Extremitäten. Eine Reihe von Beschwerden und Symptomen in einzelnen Abschnitten oder im gesamten Bereich der Arme, wie z. B. rezidivierende und chronische Schmerzen, Taubheitsgefühle, Brennen, Steifigkeit, aber auch Begleitkopfschmerz und häufig unspezifische oder nicht klar kategorisierbare Befunde in der klinischen Untersuchung, werden subsummiert.

In ähnlicher Weise benutzte Begriffe sind »repetitive strain injury (RSI)«, »occupational overuse syndrome (OOS)« oder »occupational cervicobrachial disorder (OCD)«. In Europa wird auch der Begriff »work-related upper limb disorders (WRULD)« verwendet. Diese Bezeichnungen vermitteln eine Assoziation zwischen einer klinischen Erkrankung und einem bestimmten Schädigungsmechanismus. Favorisiert wird das Adjektiv »work-related« (arbeitsbezogen), um die Multikausalität der meisten Muskel-Skelett-Erkrankungen der oberen Extremitäten zu unterstreichen. Berufliche Faktoren sind wesentliche, aber in der Regel nicht die alleinigen Ursachen derartiger Erkrankungen.

All diese Begriffe stehen für funktionelle und/oder organische Gesundheitsstörungen der Muskulatur, der Bänder und der Sehnen sowie deren Ursprünge und Ansätze, der Nerven und der Blutgefäße sowie der Gelenke. Verursacht, begünstigt oder verstärkt werden sie durch häufige und wiederholte bzw. repetitive und monotone Belastungen der oberen Extremitäten bei nicht ausreichenden Regenerationszeiten. Die sich kumulierenden neuromuskulären Überlastungen bilden die Grundlage für die Entwicklung eines muskuloskelettalen Schmerzsyndroms (Medizinisches Lexikon der beruflichen Belastungen und Gefährdungen, Landau 2009).

In **Österreich** gelten gemäß der Liste der Allgemeinen Unfallversicherungsanstalt (AUVA 2013) »**Abklärung von Berufskrankheiten und Beratung**« u. a. »Vibrationsbedingte Durchblutungsstörungen an den Händen sowie andere Erkrankungen durch Erschütterung bei der Arbeit mit Preßluftwerkzeugen und gleichartig wirkenden Werkzeugen und Maschinen (wie z. B. Motorsägen) sowie durch Arbeit an Anklopfmaschinen«, »Erkrankungen durch Arbeit in Druckluft«, »Druckschädigung der Nerven« und »Chronische Erkrankungen der Schleimbeutel, der Sehnenscheiden und des Sehnengleitgewebes sowie der Sehnen- und Muskelansätze durch ständigen Druck oder ständige Erschütterung« als Berufskrankheiten.

Die **Abteilung Arbeitsmedizin** der Schweizerischen Unfallversicherungsanstalt (SUVA) klärt die in der **Schweiz** angemeldeten Fälle von Berufskrankheiten ab. Eine Ausnahme stellen die Berufskrankheiten des Bewegungsapparates dar; diese werden durch die Kreisärzte und Unfallärzte der SUVA beurteilt.

»Die Abklärungen haben zum Ziel, zur Kausalität Stellung zu nehmen. In jedem Fall werden auch die Fragen beurteilt, ob der Arbeitnehmende für die Fortführung der Tätigkeit weiterhin geeignet bleibt und ob die Abteilung Arbeitssicherheit zur Beurteilung der Gefährdung am Arbeitsplatz beizuziehen ist.« (SUVA 2016)

Die »**Rheumaliga Schweiz**« hat diverse Publikationen zum Thema »Richtige Haltung« im Büro und zu Hause beim Sitzen und Liegen, sowie Lockerungs- und Dehnübungen bei sitzender Tätigkeit für zwischendurch veröffentlicht.

Die Bundesanstalt für Arbeitsschutz und Arbeitsmedizin (BAuA 2002) hat verschiedene Merkblätter über z. B. Tendovaginitiden, Periostosen oder »Tennis-Arm« herausgegeben. In Bezug auf Hand-Arm-Vibrationen sind Richtlinien erlassen worden und die SUVA hat die Broschüre »Grenzwerte am Arbeitsplatz 2016« veröffentlicht (▶ Exkurs »Hand-Arm-Vibrationen«).

Hand-Arm-Vibrationen

Die EU-Richtlinie 2002/44/EC legt die Mindestanforderungen für den Schutz von Bedienern vor Gesundheits- und Sicherheitsgefährdungen fest, wie sie durch den Kontakt mit mechanischen Vibrationen entstehen oder wahrscheinlich entstehen. Erreicht oder überschreitet die auf einen Arbeitstag von 8 h bezogene Vibrationsbelastung A(8) den Wert von 2,5 m/s² (Auslösewert), sind Maßnahmen zu treffen, und es ist eine vertiefte Risikobeurteilung durchzuführen. Die auf einen Arbeitstag von 8 h bezogene Vibrationsbelastung A(8) soll 5 m/s² nicht überschreiten (Expositions-Grenzwert) (Auszug aus der Broschüre »Grenzwerte am Arbeitsplatz«, SUVA 2016).

26.12.1 Cumulative trauma disorders (CTD) durch Belastung am Computerarbeitsplatz

Ursachen

Wenn wir stunden- und tagelang an einem Computerarbeitsplatz sitzen, kann dies unseren Körper überlasten. Es kann zu Schulter-Nackenbeschwerden, Rückenschmerzen und Schmerzen an der oberen Extremität kommen. Es ist positiv, dass die PC-Tastatur gegenüber der Tastatur der Schreibmaschine nicht mehr einen so

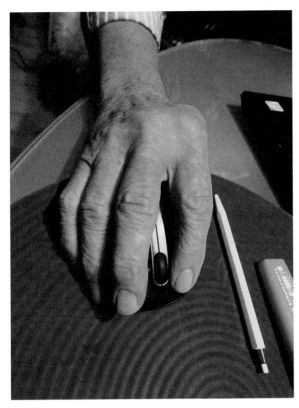

Abb. 26.29 Ungünstige Hand-Fingerstellung bei Arbeit mit der Computermaus

harten Anschlag erfordert wie früher, die Finger werden dadurch eigentlich weniger belastet. Leider hat sich dafür aber ein anderes Übel eingeschlichen. Die Haltung der Schreibenden ist bequemer, doch dadurch für den Körper belastender geworden, die Erwartungen der Arbeitgeber bzgl. des Arbeitstempos sind höher. Es gibt Arbeitsplätze, wo fast ausschließlich mit der Computermaus gearbeitet wird. Bei mehreren tausend Klicks mit der Computermaus pro Tag kommt es zu ständiger Reibung zwischen Sehne und Sehnenscheide, meist am Zeigefinger der dominanten Hand (»Mausfinger«), was Schwellungen und Schmerz hervorruft, besonders dann, wenn wir viel zu lange ohne Pausen arbeiten und eine ungeeignete Haltung einnehmen. Wenn dazu noch das Handgelenk auf einem harten Tisch oder der Tastatur aufliegt, werden die Sehnen im Karpalkanal eingeengt, was wegen der Reibung zwischen Sehne und Sehnenscheide in einer palmaren Sehnenscheidenentzündung oder in einem Karpaltunnelsyndrom enden kann (Abb. 26.29).

Symptom

Typischerweise treten die Beschwerden nach einem belasteten Tag vorwiegend dorsal entlang der Finger-

sehnen, häufig des Zeigefingers, auf. Anfangs sind die Sehnen nur auf Druck schmerzhaft. Meist sind die angrenzenden Muskeln im Unterarm bei Tests durch Druck sehr empfindlich. Hier entstehen oft Triggerpunkte, welche bei bestimmten Bewegungen ausstrahlende Schmerzen in Hand und Oberarm bis zum Schulter- und Nackenbereich erzeugen können.

Die Schmerzen können auch im Bereich des Handgelenks (evtl. durch langen Druck darauf) entstehen und sich mit Kraftlosigkeit, Taubheit und Ziehen bis zur Schulter äußern. Möglicherweise treten sie aber an verschiedenen Stellen der oberen Extremität auf, in Gelenken, Sehnen und Muskeln. Es können sich Schwellungen und Rötungen zeigen.

Diagnose

Die Diagnose stellt der Arzt je nach den Beschwerden, der Anamnese und den nötigen Tests. Differentialdiagnose für eine Sehnenscheidenentzündung ist evtl. ein Karpaltunnelsyndrom, welches mit den nötigen Abklärungen ausgeschlossen werden kann.

Medizinische Behandlung

Der Patient kommt meist erst nach einigen Tagen bis Wochen in die ärztliche Praxis. Vielfach wird die Hand zuerst einmal bandagiert. Stellt der Arzt ein Überlastungssyndrom fest, wird üblicherweise eine Schmerzbehandlung mit Salben und NSAR eingeleitet. Bei akuter Entzündung empfiehlt sich eine Ruhigstellung von 2–6 Wochen, je nach Länge und Stärke der Beschwerden. Diese sollte im Gips, in einer angepassten Schiene oder wenigstens in einer weichen Bandage erfolgen. Wichtig ist dabei, dass der belastete Körperteil, meist der Zeigefinger oder Mittelfinger, wirklich eine Ruhestellung für die nötige Zeit bekommt.

Mit Schmerzmitteln ist der Einsatz der Hand im Alltag evtl. teilweise möglich. Genügt dies nicht, wird eine Infiltration mit Kortison verabreicht, um die Entzündung zu stoppen. Das Ziel dabei ist, die Beweglichkeit der Hand soweit möglich zu erhalten, während belastende Tätigkeiten noch zu unterlassen sind.

Ergotherapeutische Maßnahmen

Die Aufgabe der Ergotherapie ist in erster Linie die der akuten Schmerzbehandlung. Hierfür sind anfangs Kälteanwendungen als zusätzliches Mittel bei entzündeten Strukturen wirksam, später helfen zur Beruhigung der Schmerzen eher Wärmeanwendungen. Danach wird die genaue Ursache des Leidens mit allen Mitteln von Anamnese, Tests und Fragebogen evaluiert. Es ist sinnvoll, den Patienten während der Arbeit zu fotografieren oder zu filmen, um die Arbeitsabläufe

26

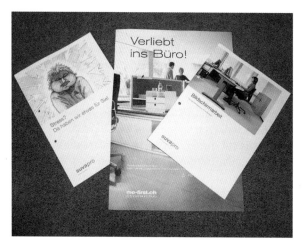

möglichst genau festzuhalten. Dies geschieht am besten mit seinem eigenen Handy. Danach kann man die Bilder oder den Film gemeinsam interpretieren, Fehlhaltungen und ungünstige Arbeitstechniken herausfinden und gemeinsam physiologische Haltungs- und Handlungsmöglichkeiten finden. Für das Arbeiten am Computer gibt es eine Reihe von Maßnahmen und Hilfsmittel, die Überlastungssyndromen vorbeugen (◧ Abb. 26.30). In jedem Fall sind folgende Richtlinien zu beachten:

Stuhl: Der Arbeitsstuhl soll höhenverstellbar und die Sitzfläche in der Neigung und Tiefe einstellbar sein. Sitzt jemand den ganzen Tag vor dem Computer, ist es sinnvoll, dass die Rückenlehne den Rücken in seiner ganzen Länge unterstützt. Dazu muss sie verstellbar, dem Rücken angepasst und auf die korrekte Wölbung eingestellt sein. Der Anwender sollte dennoch ab und zu ohne Rückenstütze aufrecht sitzen und den Rücken strecken. Es ist ebenfalls empfehlenswert, dass die Position des Stuhles häufig geändert wird, sodass der Anwender immer wieder eine andere Sitzposition einnehmen kann. Zur freien Bewegung im nötigen Radius sind zum Bodenbelag (Teppich oder glatter Boden) passende Rollen anzubringen. Zur Entspannung der Arme, bzw. des Nackenbereichs, können gut eingestellte Armlehnen sorgen.

Arbeitstisch: Gut ist ein einfach höhenverstellbarer Arbeitstisch (von 65–85 cm) und optimal einer, der auch Arbeiten im Stehen (bis zu 125 cm) erlaubt. Ist ein höhenverstellbarer Tisch nicht vorhanden, ist der Einsatz von Hilfsmitteln wie Fußstützen oder eine Erhöhung mit Holzblöcken sinnvoll. Wird der Arbeitsplatz von verschiedenen Personen benutzt, sollten diese die jeweils für sie nötigen Hilfen verwenden.

Es ist abzuklären, wieviel am Computer und wieviel handschriftlich am Tisch gearbeitet wird, und die je-

weils ideale Arbeitshöhe ist zu ermitteln. Leider werden höhenverstellbare Tische häufig erst angeboten, wenn für den Arbeitnehmer Rückenprobleme auftreten. Die Nutzung dieser speziellen Arbeitstische ist letztendlich eine Frage der einfachen Bedienung, der Übung und des Interesses der daran arbeitenden Personen.

Bildschirm: Ist jemand den ganzen Tag, also mindestens 8 h lang, am Computer tätig, so ist es wichtig, dass nicht nur an einem Laptop gearbeitet wird, sondern ein Computer mit Bildschirm in einer Größe von mindestens 17 Zoll (ideal 24 Zoll) und eigener Tastatur zur Verfügung stehen. Die Bildschirmoberfläche sollte matt und so aufgestellt sein, dass bei aufrechtem Sitz direkte, spiegelfreie Sicht darauf möglich ist. Die Wahl des Bildschirms ist abhängig von der Arbeitsaufgabe. Für Grafik- und Multimediaanwendungen sollten qualitativ hochwertige, größere Bildschirme verwendet werden.

Tastatur: Die Tastatur eines Laptops ist für kürzere Einsätze ausreichend, bei Arbeiten über längere Zeit, also 5 bis 8 Stunden pro Tag, ist sie jedoch zu klein und hält die Handgelenke in ständiger Ulnarduktion. Die typische »Laptop-Haltung« kann mit der Zeit zu Überlastungssyndromen führen. Man kann auch an Laptops spezielle Tastaturen anschließen, die größer und angepasster für unsere Hände sind. Eine **anatomisch geformte Tastatur** ist höchst empfehlenswert, was für die Nutzerin meist eine große Umstellung bedeutet, die sich aber lohnt.

Computermaus: Vom Modell einer Computermaus gibt es im Handel eine große Auswahl an verschiedenen Formen, die, der jeweiligen Hand angepasst, eingesetzt werden können.

Arbeitsorganisation: Ein Konzept oder eine Vorlage zur Arbeit sollte nicht zwischen der Tastatur und der Nutzerin abgelegt werden. Die benötigten Schriftstücke liegen am besten zwischen der Tastatur und dem Bildschirm oder auf einem speziellen Manuskripthalter.

Beleuchtung: Die natürliche Beleuchtung ist, wenn immer möglich, der künstlichen vorzuziehen. Die allgemeine Ausleuchtung von Büroräumlichkeiten sollte aber mindestens 500 Lux betragen. Eine Arbeitsplatzbeleuchtung sollte neutral-weißes Licht im Bereich von 3300–5300 Kelvin (Farbtemperatur) haben und individuell einstellbar sowie blendfrei sein.

Pausen: Das Wichtigste bei allen Arbeiten am Bürotisch sind die nötigen kleinen Pausen, die eine andere Bewegung von Fingern, Handgelenken und Armen erlauben. Sie helfen, die Strukturen (Gelenke, Muskeln, Sehnen und Faszien) wieder mit dem notwendigen Sauerstoff zu versorgen, um weiterarbeiten zu können.

Wesentlich mehr und genauere Parameter sind für die Arbeit an einem guten Computerarbeitsplatz nötig. Die Beschreibung im Einzelnen würde aber den Rahmen dieses Kapitels sprengen. Gerne verweisen wir auf die zahlreiche Literatur im Anhang (z. B. EKAS 1984; Voll 2002; Baur 2007; Conrad 2009).

26.13 Spezielle Belastungen von Musikern und Sportlern

26.13.1 Überlastungssyndrome bei Musikern

So entspannend, erholsam und leicht Musik für unsere Ohren und unseren Körper als Genießer beim Zuhören sein mag, so belastend kann sie für den Musiker sein. Tausende, sich wiederholende Bewegungen in extremer Körperhaltung, bei ungünstigen Lichtverhältnissen, auf schlechten Sitzgelegenheiten, in Stresssituationen verursachen bei vielen Berufs- und Hobbymusikern zum Teil so starke Überlastungssyndrome, dass sie ihre Arbeit oder ihr Hobby aufgeben müssen.

Ursachen

Je nach Musikinstrument werden unterschiedliche Muskelgruppen oder Muskel-Sehnenübergänge beansprucht. Jederzeit aber wird beim Spielen eines Instruments über lange Zeit die autochthone Muskulatur sehr beansprucht. Die Muskulatur hat die Aufgabe von Haltearbeit, also des Aufrichtens, und benötigt zum aufrechten Halten des Rumpfes sehr viel Sauerstoff. Wegen der geringen Bewegung, die aber gerade in diesen Muskelgruppen stattfindet, werden diese Muskeln mit wenig frischem Sauerstoff beliefert. Das wiederum führt zu früherer Ermüdung dieser Muskeln. Ein kurzes Strecken z. B. des Rumpfes oder kurzes Durchbewegen dieser Muskeln lässt wieder Sauerstoff eindringen und bringt neue Energie.

Folgende Faktoren führen zu verschiedenen Syndromen:

- Überlastung durch zu langes und intensives Üben, evtl. immer der gleichen Passagen mit dem Instrument,
- asymmetrische Körperhaltung beim Üben und Musizieren,
- zu wenig oder unpassendes allgemeines Körpertraining, wie Turnen oder Sport,
- Fehlhaltung einzelner Finger, der Handgelenke oder krampfhaftes Halten des Instruments,
- hypermobile Gelenke der oberen Extremität,
- fehlendes Krafttraining für die belasteten Finger-, Hand-, Ellbogen- oder Schultergelenke,

- zu schnelle Änderung von Gewohnheiten,
- Instrumentenwechsel,
- Druck und Stress bei Drang nach Perfektion,
- Angst vor Auftritten, Lampenfieber.

Symptome

Am häufigsten leiden Musiker an Beschwerden der oberen Extremität von den Händen bis zur Schulter und dem Rücken. Schmerzsyndrome werden anfangs oft als Sehnenscheidenentzündungen diagnostiziert, häufig finden sich jedoch auch myofasziale Überlastungssyndrome. Aufgrund der speziellen Beanspruchung der Finger leiden Musiker öfters an Überlastungen von Sehnen und Muskel-Sehnen-Knochen-Übergängen im Handgelenk- und Unterarmbereich. Beim Geigenspielen und Spielen von Querflöte wird z. B. eine besonders asymmetrische Haltung der Halswirbelsäule, bzw. der Arme verlangt. Der Muskeltonus ist in gewissen Muskelgruppen stark erhöht. Je nachdem, welches Musikinstrument gespielt wird, können alle in diesem Kapitel beschriebenen Überlastungssyndrome auftreten.

Es fällt auf, dass Musiker relativ spät mit ihren Beschwerden zum Arzt gehen. Sie sind häufig der Meinung, dass ein gewisses »Ziehen und Zwicken« da und dort am Körper zum Spielen dazu gehört. Daher ist es bereits bei jungen, auszubildenden Musikern wichtig, dass sie präventiv zu Beschwerden der Bewegungsorgane und evtl. psychosomatischen Beschwerden geschult werden. Die Musikmedizin und Musikphysiologie können schon im Frühstadium der Beschwerden eine gute Hilfe darstellen (▶ Exkurse »Musikmedizin, Musikphysiologie« sowie »Biomechanische Handmessung«).

Medizinische Behandlung

Die medizinische Behandlung richtet sich nach dem jeweiligen Symptom und dessen Auswirkung. Musiker sind vorsichtig bei der Einnahme von Medikamenten, weil sie evtl. die Feinmotorik und damit die Geschicklichkeit oder die Flinkheit beeinflussen könnten.

Therapeutische Maßnahmen

Nach ersten Maßnahmen zur sofortigen Schmerzreduktion ist die Schulung einer neuen Lebens- und Trainingsweise nötig. Gemeinsam mit dem Musiker werden Ziele gesetzt und Möglichkeiten für Veränderung gesucht. Die genaue Beobachtung beim Training und dem Spiel wird am besten mit Fotos oder einem Film vom Handy des Patienten festgehalten. So sieht er seine Fehlhaltungen und hat die individuell angepassten Übungen stets abrufbereit.

In ▶ Übersicht 26.6 sind die therapeutischen Maßnahmen dargestellt.

26

Musikmedizin

Die Musikmedizin oder Musikermedizin behandelt Musikerkrankheiten und muss häufig interdisziplinäre Lösungen erarbeiten. Die am häufigsten vorkommenden funktionellen Probleme beim Instrumentalspiel oder Gesang sind als Vorstadien von Erkrankungen durch spezielle Übungen noch gut lösbar. Musikstudierende, die regelmäßig Sport treiben, sind seltener von Beschwerden der Bewegungsorgane betroffen.

Musikphysiologie

Die Musikphysiologie umfasst die Erforschung und Lehre der menschlichen Funktionen beim Musizieren. Neben der Prävention und Lösung von Spiel-, Gesangs- und Gesundheitsproblemen erarbeitet die Musikphysiologie eine physiologische Fundierung von Übe- und Unterrichtskonzepten und leistet dadurch einen wesentlichen Beitrag zum Selbstbewusstsein und zur Leistungsfähigkeit der Musiker(innen) (Flyer SHZM 2016).

Biomechanische Handmessung

Die am Zürcher Zentrum Musikerhand (ZZM, Handlabor der Zürcher Hochschule der Künste) verwendete Methodik der Biomechanischen Handmessung (BHM) (◨ Abb. 26.31) geht auf den Arzt und Musiker Christoph Wagner zurück, der am Max-Planck-Institut Dortmund und an der Musikhochschule Hannover forschte. Hier werden auch ergonomische Anpassungen der Instrumente und deren Spielhaltung an die Handform und -größe, aktive und passive Beweglichkeit sowie Fingerkraft entwickelt, die zur Optimierung des Musizierverhaltens, des Übens und der Repertoireauswahl führen (Margulies 2014).

Seit den 1980er-Jahren befassen sich Professoren und Studenten an verschiedensten Hochschulen vermehrt mit dem Thema der Prävention von tätigkeitsspezifischen Beschwerden von Musikern (Hildebrandt 2002; 2004; 2015).

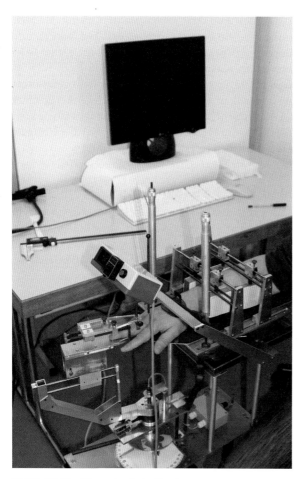

◨ **Abb. 26.31**   Biomechanische Handmessung

Übersicht 26.6 Therapeutische Maßnahmen

- **Allgemeine Schmerzreduktion** mittels passiver Maßnahmen, wie Kälte-Wärmebehandlung, Entspannungstechniken, Ultraschall, manueller Lymphdrainage, sind anfangs sehr wichtig.
- **Schmerzmanagement und Zeitmanagement anpassen:** Trainingszeiten auf sehr kurze Zeit reduzieren, evtl. nur 5 min Training bei mind. 30 min Pause dazwischen. Ein Wecker und ein Protokoll helfen, diese Vereinbarung einzuhalten. Bei Erfolg werden die Trainingszeiten erhöht und die Pausen verkleinert, jede Änderung wird im Protokoll festgehalten.
- **Training von Bewegung, Ausdauer, Kraft,** evtl. von anderen als üblichen Strukturen, wie z. B. den intrinsischen Handmuskeln.
- Aufbau eines starken, gesunden **Längs- und Quergewölbes der Hände.**
- **Ergonomische Anpassungen machen, Hilfsmittel ausprobieren:** Es gibt Traggurte für Bläser, Schulterstützen und Kinnhalter für Geiger, höhenverstellbare Hocker oder Fußstützen für Gitarristen, Bratschisten und vieles andere mehr.
- Die **Haltung soll so ökonomisch** wie möglich sein – auf Haltungsänderungen hinweisen und sie ausprobieren.
- Ein **Geschicklichkeitstraining** festigt die Anforderungen der Hand beim Spiel.

- Ein **allgemeines Körpertraining** für die Wirbelsäulen-Haltemuskulatur zielt auf eine ökonomische Körperhaltung, ein aufgerichtetes Becken und eine stabile Wirbelsäule ab, wie es z. B. in der Funktionellen Bewegungslehre (FBL) und der Spiraldynamik (SD) vermittelt wird.
- Ein **Heimprogramm** wird erstellt und ein regelmäßiges Trainings- bzw. Aufwärmprogramm der Hand/des Armes wird eingeübt.
- **Pausen** mit ausgiebigen Spaziergängen in der frischen Luft sollten in den Alltag eingebaut, zu langes Sitzen oder Stehen möglichst vermieden werden, zusätzlich ist die **Anregung zum Training der allgemeinen körperlichen Fitness** hilfreich.

Lea Gmür, Tom Lüthi, und Aline Wermelinger haben im Rahmen ihrer Diplomarbeit 2008 zum Thema RSI eine Informationsbroschüre mit Entlastungsmöglichkeiten unter Beachtung von ergonomischen Faktoren für Geiger und Bratschisten herausgegeben. Sie gibt Informationen zu den am stärksten beanspruchten und überlasteten Körperstellen, Haltungskorrektur, Dehnungsübungen, ergonomischen Empfehlungen und Kontaktadressen.

Eva-Maria Gleiser hat 2001 eine Diplomarbeit zum Thema Überlastungssyndrome der Pianistenhände geschrieben und sie mit einfachen Präventionsmöglichkeiten angereichert.

26.13.2 Überlastungssyndrome bei Sportlern

Überlastungssyndrome und Verletzungen kommen ungefähr gleich häufig im Sport vor. Ein regelmäßiges Aufwärmprogramm und gezielte Vorbereitungsübungen sind die wichtigsten Präventionswerkzeuge. Bei allen Ballsportarten wird die Hand stark beansprucht, weil sie die Rolle von Passgeber und -empfänger und des Dämpfers bei einem Aufprall oder einem Zusammenstoß übernimmt. Es gibt aber auch Sportarten, wie Klettern oder Segeln, bei denen die Arme einer gleichmäßigen, besonders langen und starken Belastung ausgesetzt sind, ohne dazwischen die Möglichkeit zur Entspannung zu haben. Sämtliche Ball- und Wurfsportarten, wie Tennis, Badminton, Volleyball, aber auch Bogenschießen und vieles andere mehr, können bei zu häufigem einseitigem Training und fordernden Wettkämpfen zu Überlastungen meist im Bereich von Sehnen und Muskeln führen. Sportarten, bei denen ein Schläger,

Ruder, Stock oder Seil eingesetzt wird, führen bei Überbeanspruchung möglicherweise zu Verspannungen in der Muskulatur oder an Sehnenansätzen. Sportarten, bei denen das eigene Körpergewicht immer wieder mit den Armen gehalten werden muss, wie bei Kunstturnern oder Sportkletterern, sind in der Anfangsphase des Trainings, vor oder bei Wettkämpfen ebenfalls sehr gefährdet für Überlastungssyndrome an Fingern, Händen und Armen. Geschwindigkeit und Stress spielen zusätzlich eine große Rolle.

Ursachen

Die Ursachen von Überlastungssyndromen bei Sportlern sind ein Missverhältnis zwischen Belastung und Belastbarkeit, zu lange und zu häufige, bzw. ungeeignete Trainingsphasen und Wettkämpfe.

26.13.3 Überlastungssyndrom speziell bei Sportkletterern

Wegen der zunehmenden Popularität von Sportkletterern und Boulderern treten Beschwerden wie der »climber's elbow« oder der »climber's finger« vermehrt auf. Es haben ca. 75 % der Sportkletterer Schmerzen im Bereich der oberen Extremität wegen großer Belastungen und repetitiver Mikrotraumata. In 60 % der Fälle zeigen sich Überlastungssyndrome in den Bereichen von Fingern und Handgelenken, in 20 % in Ellbogen und Schultern. Die häufigsten Diagnosen anhand einer Umfrage (Pieber 2012) in Österreich waren Ringbandverletzungen, Epicondylitiden und akute Verletzungen des Sprunggelenks.

> **Bouldern**
>
> (Englisch *boulder* »Felsblock«) ist das **Klettern** ohne Kletterseil und Klettergurt an Felsblöcken, Felswänden oder an künstlichen **Kletterwänden** in Absprunghöhe (d. h. bis zu einer Höhe, aus der ohne Verletzungsgefahr von der Wand abgesprungen werden kann) (Wikipedia).

Klinisches Bild bei Kletterbeschwerden

Häufiges Klettern an überhängenden Kletterwänden belastet die Finger an den **Mittel- und Endgelenken,** was zu frühzeitigen Verschleißerscheinungen wie arthrotischen Veränderungen führen kann. Die anfänglichen Symptome einer Überlastung sind Morgensteifigkeit, Defizite in feinmotorischen Tätigkeiten und Gelenkschwellungen an PIP- und DIP-Gelenken, vor allem der Mittel- und Ringfinger. Man spricht auch von sogenannten »Kletterfingern«.

26

Bei längerem Klettern an der Leistungsgrenze und plötzlichem Auffangen des Körpergewichts durch die Finger kann es auch wegen hoher Spannung in den **Beugesehnen** zu einer Überdehnung oder einem Riss in einem der **Ringbänder** kommen. Das Grundglied eines oder mehrerer Finger zeigt sich palmar stark gerötet und geschwollen. Diese Zeichen deuten meist auf eine Verletzung des A2-Ringbands hin.

Bei **Sehnenscheidenentzündungen** kommt es zu Beginn der sportlichen Betätigung zu Schmerzen; diese bessern sich im Verlauf nach der Aufwärmphase und verstärken sich wieder, je länger die Belastung dauert. Die Schmerzen strahlen meist von den Fingern in den Unterarm.

Schmerzen im **Ellbogen** (Epicondylitiden) sind bei kletternden Frauen häufiger als bei kletternden Männern. So wie es einen Tennis-, Golfer- und Werferellbogen gibt, gibt es auch einen sogenannten Kletterellbogen mit Entzündung an den Epicondylen des Humerus.

An der **Schulter** kann ein Impingement-Syndrom auftreten, wenn die Sehne des M. biceps longus oder die Supraspinatussehne an das Schulterdach gedrückt wird (▶ Abschn. 23.4 »Das subakromiale Impingementsyndrom der Schulter«).

Medizinische Behandlung

Schonung der Extremität mittels Verband, Ruhigstellung, (evtl. auch nur nachts) und Kühlen sind die ersten Maßnahmen. Anfangs werden Schmerzmittel verabreicht, bei klarer Diagnose wird evtl. Kortison infiltriert, um einen Teufelskreis von Schmerzen zu durchbrechen. Von Beginn an werden therapeutische Interventionen empfohlen.

Im Röntgen zeigen sich evtl. bereits arthrotische Veränderungen, im US oder MRT lassen sich Entzündungen oder Verletzungen von Sehnen und Sehnenscheiden, sowie Ringbändern erkennen.

Damit die Strukturen sich erholen bzw. heilen können, wird ein Kletterverbot von 4–12 Wochen verordnet.

Ergotherapeutische Maßnahmen

Allgemeine Behandlungsrichtlinien mit Schmerzbehandlung wie Kühlen, Hochhalten und entspannende Maßnahmen sind anfangs wichtig.

Geschwollenen Fingern werden Ruheschienen und Kompressionsfingerlinge angepasst. Ist eine Verletzung des Ringbands erkennbar, wird zusätzlich zum Kompressionsfingerling ein Ring aus Schienenmaterial angepasst, um das Ringband zu schienen bzw. seine Funktion zu ersetzen (◘ Abb. 26.32).

Für den Betroffenen ist es wichtig, dass er eine Ersatzsportart für die Zeit des Kletterverbots ausüben kann.

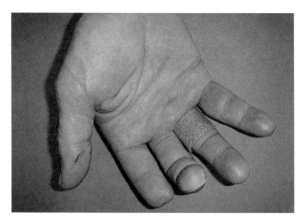
◘ **Abb. 26.32**   Ringbandschiene

Trainingsgrundsätze und Vorbeugungsmaßnahmen

Bei Wiederaufnahme des Klettertrainings sollten folgende Punkte beachtet werden (Treibel 2012):
- Vor jeder Belastung konsequentes Aufwärmen und Dehnungsübungen, v. a. der Unterarmmuskulatur,
- nach Fingerverletzungen Anlage eines stabilisierenden Tapeverbands über dem Ringband oder dem betroffenen Gelenk,
- ggf. Anlegen einer Ellbogenbandage bzw. eines Unterarm-Tapeverbands zur Stabilisierung, in der Rehabilitationsphase nur langsame Steigerung des Trainingsaufbaus,
- Training nicht nur der Beugemuskulatur, sondern auch der Strecker für den Fingerbereich,
- Wechsel in der Belastung zwischen Maximalkraftbeanspruchung und Kraftausdauer,
- unbedingt rechtzeitiger Abbruch des Trainings vor starker Ermüdung und Nachlassen der Konzentration,
- nach dem Training den verletzten oder überlasteten Bereich mit Eis kühlen (z. B. Eisabreibungen).

26.13.4 Allgemeine Vorbeugungsmaßnahmen für Überlastungssyndrome bei Trainings verschiedener Art

- Konsequentes Aufwärmen aller Körperteile der oberen und unteren Extremität vor jedem Training und jeder sportlichen Betätigung von mindestens 10–20 min,
- sorgfältiger Trainingsaufbau mit abwechselnden Belastungen für die verschiedenen Körperteile,
- genügend Flüssigkeitsaufnahme vor, während und nach dem Training,

- genügend Pausen zwischen den einzelnen Trainingsabschnitten,
- allgemeines Konditionstraining als Grundlage von Krafttraining und Dehnübungen,
- Krafttraining und Dehnübungen,
- lieber mehr Bewegungswiederholungen bei wenig Gewicht bzw. Widerstand als umgekehrt,
- Aufmerksamkeit für eine aufrechte Körperhaltung auch beim Training,
- eigene Grenzen wahrnehmen und beachten.

> Es ist wichtig, die »goldene Mitte« zwischen Bewegung, Belastung und Pausen zu finden, um unser Wohlbefinden in jeder Lebenslage zu erhalten. Ist die Wahrnehmung dafür sensibilisiert, ist ein erster großer Schritt in Richtung Gesundheit getan.

Literatur

Zitierte Literatur

AUVA (2013) Liste der Berufskrankheiten. http://www.auva.at

Arbeitsgemeinschaft der Wissenschaftlichen Medizinischen Fachgesellschaften e. V. (AWMF) online (2011) Epicondylopathia radialis humeri. Leitlinien Deutsche Gesellschaft für Orthopädie und Orthopädische Chirurgie (DGOOC)

Baur P (2007) Repetitive strain injury/Mausarm-Syndrom. Ergotherapie 8/07

Buckup K, Buckup J (2012) Klinische Tests an Knochen, Gelenken und Muskeln. Thieme, Stuttgart New York

Bundesanstalt für Arbeitsschutz und Arbeitsmedizin (BAuA) (2002) Literatursammlung zum RSI-Syndrom. http://www.baua.de

Caspari M (2014) Rolfing – Strukturelle Integration. In: Schleip R (Hrsg) Lehrbuch Faszien. Urban & Fischer, München

Conrad C (2009) RSI-Syndrom, Mausarm, Tennisarm. Erfahrungsbericht und Behandlungshinweise. Monsenstein und Vannerdat, Münster

Cozen L (1962) The painful elbow. Ind Med Surg 31:369–371

Cyriax J (1982) Textbook of orthopaedic medicine, Bd 1: Diagnosis of soft tissue lesions. Bailliere Tindall, London

De Quervain F (1895) Ueber eine Form von chronischer Tendovaginitis. Corr Bl Schweiz Aerzte 25:389–394

Deans VM, Miller A, Ramos J (2012) A prospective series of patients with chronic achilles tendinopathy treated with autologousconditioned plasma injections combined with exercise and therapeutic ultrasonography. J Foot Ankle Surg 51(6):706–710

Dobyns JH, Sim FH, Linscheid RL (1978) Sports stress syndromes of the hand and wrist. Am J Sports Med 6(5):236–254

Dunbar RI, Baron R, Frangou A et al (2012) Social laughter is correlated with an elevated pain threshold. Proc Biol Sci 279(1731):1161–1167

Eichhoff E (1927) Zur Pathogenese der Tenovaginitis stenosans. Bruns' Beiträge zur klinischen Chirurgie CXXXIX:746–755

EKAS (Eidgenössische Koordinationskommission für Arbeitssicherheit) (1984) http://www.ekas-box.ch/de/#!/home

Englert A (2013) Die klinische Untersuchung der Hand. Dtsch Z Sportmed 64:385–387

Feldenkrais M (1996) Bewusstheit durch Bewegung. Suhrkamp, Berlin

Finkelstein H (1930) Stenosing tendovaginitis at the radial styloid process. J Bone Joint Surg Am 12:509–540

Fry HJH (1986) Incidence of overuse syndrome in the symphony orchestra. Med Probl Perform Art 1:51–55

Gassel R (2011) Sportmedizinische Grundlagen und Empfehlungen – Kleines Sportmedizinisches Repetitorium für die Praxis: Teil 2: Sportmedizinische Aspekte des Trainings unter besonderer Berücksichtigung der Ausdauer. Grin, München

Gehmacher D (2004) Häufige orthopädische Probleme. In: Zwick H (Hrsg) Bewegung als Therapie, S 153–198. Springer, Berlin Heidelberg New York

Gendlin ET (1981) Focusing: Technik der Selbsthilfe bei der Lösung persönlicher Probleme. Deutsche Erstausgabe übersetzt von Katherina Schoch. Müller, Salzburg

Gendlin ET (2012) Focusing: Selbsthilfe bei der Lösung persönlicher Probleme, 11. Aufl. Rowohlt, Berlin

Germann G, Wind G, Harth A (1999) Der DASH-Fragebogen – Ein neues Instrument zur Beurteilung von Behandlungsergebnissen an der oberen Extremität. Handchir Mikrochir Plast Chir 31(03):149–152 http://dash.iwh.on.ca/system/files/translations/DASH_German_2012.pdf

Gleiser EM (2001) da capo al fine – Überlastungssyndrome der Pianistenhände aus ergotherapeutischer Sicht. Diplomarbeit, Schule für Ergotherapie, Zürich

Gmür L, Lüthi T, Wermelinger A (2008) Repetitive Strain Injury bei Geigern und Bratschisten. Informationsbroschüre, Diplomarbeit, Schule für Ergotherapie, Zürich

Grifka J, Kuster M (2011) Orthopädie und Unfallchirurgie. Springer, Berlin Heidelberg New York

Hämel D (2005) Trendsport Golf. Orthopäde 34:394–398

Higman P (2007) Ergotherapie bei chronischen Schmerzen. Praxis Ergotherapie 20(6):327–332

Hildebrandt H (2002) Musikstudium und Gesundheit. Aufbau und Wirksamkeit eines präventiven Lehrangebotes, 2. Aufl. 2004. Nachdruck der 2. Aufl. 2015. Peter Lang, Bern

Hildebrandt H (2015) Angewandte Musikphysiologie – Brücke zwischen Musikermedizin und musikalischer (Hochschul-)Ausbildung. In: Borovnjak B, Kruse-Weber S (Hrsg) Gesundes und motiviertes Musizieren. Ein Leben lang: Musikergesundheit zwischen Traum und Wirklichkeit (Üben & Musizieren), S 251–272. Schott, Mainz

Hohmann G (1933) Das Wesen und die Behandlung des sogenannten Tennisellenbogens. Münch Med Woch 80:250–252

Huisstede BM, Coert JH, Fridén J et al (2014) Consensus on a multidisciplinary treatment guideline for de Quervain disease: results from the European HANDGUIDE study. Phys Ther 94(8):1095–1110

Hüter-Becker A (Hrsg), Betz U, Heel C (2006) Das neue Denkmodell in der Physiotherapie. Bd 1: Bewegungssystem. Thieme, Stuttgart

Ilyas AM, Ast M, Schaffer AA et al (2007) De Quervain tenosynovitis of the wrist. J Am Acad Orthop Surg 15(12):757–764

Institute for Work & Health (2006) The DASH outcome measures: available translations. http://www.dash.iwh.on.ca/available-translations

Jerosch J, Loew M (2011) Epicondylopathia radialis humeri. AWMF online

Klinik Hohenfreudenstadt (2015) Überlastungssyndrome. http://www.klinik-hohenfreudenstadt.de/medizin/orthopaedie/ueberlastungssyndrome.php

Kromer T (2004) Das Ellenbogengelenk. Springer, Berlin Heidelberg New York

Kuner EH (1979) B. Wissenschaftliches Programm III. Chirurgische Fortbildung A. Sportverletzungen und Sportschäden c) Chro-

26

nische Entzündungen und Degenerationsprozesse bei Sportlern. Langenbecks Archiv für Chirurgie, 349(1):367–369

Lacerda EM, Nacul LC, Augusto LG et al (2005) Prevalence and associations of symptoms of upper extremities, repetitive strain injuries (RSI) and ‚RSI-like condition'. A cross sectional study of bank workers in Northeast Brazil. BMC Public Health 11(5):107

Landau K, Pressel G (Hrsg) (2009) Medizinisches Lexikon der beruflichen Belastungen und Gefährdungen, 2. Aufl. Gentner, Stuttgart

Lieber RL, Ljung BO, Fridén J (1997) Sarcomere length in wrist extensor muscles. Changes may provide insights into the etiology of chronic lateral epicondylitis. Acta Orthop Scand 68:249–254

Lowe C (1992) Treatment of tendinitis, tenosynovitis and other cumulative trauma disorders of musicians' forearms, wrists and hands: restoring function with hand therapy. J Hand Ther 5(2):84–90

MacDermid JC, Wojkowski S, Marley M et al (2010) Hand therapist management of the lateral epicondylosis: a survey of expert opinion and practice patterns. J Hand Ther 23(1):18–30

Makkouk AH, Oetgen ME, Swigart CR et al (2008) Trigger finger: etiology, evaluation and treatment. Curr Rev Musculoskelet Med 1(2):92–96

Margulies O, Hildebrandt H (2014) Musikerhände erforschen und behandeln. promanu 25:8–10

Mathiowetz V (1990) Effects of three trials on grip and pinch strength measurements. J Hand Ther 3(4):195–198

Mayers CA (1993) A model for community occupational therapy practice, stage1. BJOT 56(5):169–172

Mayers CA (2004) Der Mayers' Fragebogen zur Lebensweise (1) https://www.yorksj.ac.uk/media/content-assets/schools/health-sciences/documents/German-LSQ-_1_-pack.pdf

Mayers CA (2004) Mayers' lifestyle questionnaire (1). School of Professional Health Studies, York St. John College

Mayers CA (2004) Questionnaire de style de vie de Mayers (1) https://www.yorksj.ac.uk/media/content-assets/schools/health-sciences/documents/Mayers'-LSQ-_1_-FR.pdf

Mazzocca AD, McCarthy MB, Chowaniec DM et al (2012) Platelet-rich plasma differs according to preparation method and human variability. J Bone Joint Surg Am 94(4):308–316

Melzack R (1975) The McGill Pain Questionnaire: major properties and scoring methods. Pain 1:277–299

Melzack R (1983) The McGill Pain Questionnaire. In: Melzack R (Hrsg) Pain measurement and assessment, S 41–48. Raven Press, New York

Miller WR, Rollnick S (2002) Motivational interviewing. Preparing people for change, 2. Aufl. The Guilford Press, New York

Moore JS (2000) Flexor tendon entrapment of the digits (trigger finger and trigger thumb). J Occup Environ Med 42(5):526–545

Mosetter K, Mosetter R (2015) Wie der Rücken die Seele und die Seele den Rücken heilt. Arkana, München

Notta A (1850) Recherches sur une affection particuliere des gaines tendineuses de la main, caracterisee par le developement de une nodosite sur le trajet des tendons flechisseurs des doigts et par l'empechment de leurs mouvements. (Translation) Archives generales de medecine 4(24):142–161

Novak CB, Mackinnon SE (2005) Evaluation of nerve injury and nerve compression in the upper quadrant. J Hand Ther 18(2):230–240

Onpulson Lexikon (2016) http://www.onpulson.de/lexikon/work-life-balance/

Petersen J (2006) Bildschirm-Arbeitsplätze – eine arbeitsmedizinische Bewertung. Dtsch Arztebl 103(30):A 2047–A2052

Pieber K, Angelmaier L, Csapo R et al (2012) Acute injuries and overuse syndromes in sport climbing and bouldering in Austria: a descriptive epidemiological study. Wien Klin Wochenschr 124:357–362

Ramachandran VS, Rogers-Ramachandran D (1996) Synaesthesia in phantom limbs induced with mirrors. Proc Biol Sci 263:377–386

Ramachandran VS (1996) The brain's potential for growth and change. Decade of the Brain Symposium, University of California, San Diego UCSD

Roles NC, Maudsley RH (1972) Radial tunnel syndrome: resistant tennis elbow as a nerve entrapment. J Bone Joint Surg Br 54(3):499–508

Schindele SF (2012) Tennisellbogen mit Partialruptur der Extensorenansätze am Epicondylus radialis. In: Meyer RP, Moro F, Schwyzer HK, Simmen BR, Spormann (Hrsg) Der kapriziöse Ellbogen, S 245–247. Springer, Berlin Heidelberg

Schmitter D (2002) Ergonomie. Erfolgsfaktor für jedes Unternehmen, Informationsschrift 6. Aufl. SUVA, Luzern

SHZM Flyer (2016) »Was ist Musikphysiologie?« Schweizerisches Hochschulzentrum für Musikphysiologie http://www.shzm.ch/?page_id=89

Stein C, Mendl G (1988) The German counterpart to McGill Pain questionnaire. Pain 32:251–255

SUVA (2016) Grenzwerte am Arbeitsplatz 2016. SUVA, Bereich Arbeitsmedizin www.suva.ch/waswo

Tarbhai K, Hannah S, von Schroeder HP (2012) Trigger finger treatment: a comparison of 2 orthosis designs. J Hand Surg (Am) 37:243–249

Treibel W (2012) Erste Hilfe und Gesundheit am Berg und auf Reisen, 2. Aufl. Bergverlag Rother, München

Upton AR, McComas AJ (1973) The double crush in nerve entrapment syndromes. Lancet 2(7825):359–362

Van Rijn RM, Huisstede BM, Koes BW et al (2009) Associations between work-related factors and specific disorders at the elbow: a systematic literature review. Rheumatology (Oxford) 48:528–536

Vincent JI, MacDermid JC, Michlovitz SL et al (2014) The push-off test: Development of a simple, reliable test of upper extremity weight-bearing capability. J Hand Ther 27:185–191

Voll B (2002) Diagnose Maus-Arm. Ehrenwirth, Bergisch Gladbach

Wilhelm A (1989) Therapieresistente Epicondylitis humeri radialis und Denervationsoperation. Operat Orthop Traumatol 1(1):25–34

Weiterführende Literatur

Armstrong TJ, Ulin SS (2000) Analysis and design of jobs for control of work-related upper limb disorders. In: Violante F, Armstrong T, Kilbom A (Hrsg) Occupational ergonomics: work related musculoskeletal disorders of the upper limb and back, S 1705–1723. CRC Press, Boca Raton, Florida

Baldauf H, Steveling A, Grönemeyer DH et al (2010). Behandlung der Epicondylitis humeri radialis. Deutsche Heilpraktiker-Zeitschrift 5(1):36–37

Becker W, Krahl H (1978) Die Tendopathien. Grundlagen, Klinik, Therapie. Thieme, Stuttgart

Benrath J, Hatzenbühler M, Fresenius M et al (2011) Repetitorium Schmerztherapie: Zur Vorbereitung auf die Prüfung »Spezielle Schmerztherapie«, 4. Aufl. Springer, Berlin Heidelberg New York

Blido S, Seewann M (2004) Peter Feuchtwanger – Klavierübungen zur Heilung physiologischer Spielstörungen und zum Erlernen eines funktionell-natürlichen Klavierspiels. Buch mit Video oder DVD HYPERLINK http://www.peterfeuchtwanger.de www.peterfeuchtwanger.de, München

Bollinger-Herzka T (2006) Muskuläre Stabilisation des Handgelenks – Schlüsselpunkt funktioneller Behandlung. Praxis Ergotherapie 19/3:163–165

Buchmann J, Harke G, Kayser R et al (2010) Differentialdiagnostik manualmedizinischer Syndrome der oberen Extremität. Einbeziehung osteopathischer Verfahren. Man Med 48:179–191

Burton AK, Kendall NA, Pearce BG et al (2008) Management of upper limb disorders and the biopsychosocial model. Health and Safety Executive http://eprints.hud.ac.uk/7486/1/burton.pdf

Chilton R, Pires-Yfantouda R, Wylie M (2012) A systematic review of motivational interviewing within musculoskeletal health. Psychol Health Med 17(4):392–407

Chourasia AO, Buhr KA, Rabago DP et al (2012) Effect of lateral epicondylosis on grip force development. J Hand Ther 25(1):27–37

Conrad C (2016) RSI-Syndrom, Mausarm, Tennisarm: Erfahrungsbericht & Behandlungshinweise. CreateSpace Independent Publishing Platform http://www.repetitive-strain-injury.de/

Demmel R (2003) Motivational Interviewing: Ein Leitfaden für die Praxis. Hogrefe, Göttingen

Deutsche Gesellschaft für Arbeitsmedizin und Umweltmedizin, http://www.dgaum.de

Elliot BG (1992) Finkelstein's test: a descriptive error that can produce a false positive. J Hand Surg 17B(4):481–482

Erdil M, Dickerson OB (1997) Cumulative trauma disorders: prevention, evaluation, and treatment. Van Nostrand Reinhold, New York

European Agency for Safety and Health at Work. https://osha.europa.eu/en/publications/e-facts/efact14

Fedorczyk JM (2012) Tendinopathies of the elbow, wrist and hand: histopathology and clinical considerations. J Hand Ther 25(2):191–201

Franke J, Wenzel W, Rehfuss D et al (2008) Akutes Karpaltunnelsyndrom bei Marfan-Syndrom. Unfallchir 111:358–360

Fry HJH (1984) Occupational maladies of musicians: their cause and prevention. Int J Music Ed 12:63

Fry HJH (1986) Overuse syndrome, alias tenosynovitis/tendinitis: the terminological hoax. Plast Reconstr Surg 78(3):414–417

Frick M (2007) Reprint of imaging of the elbow: a review of imaging findings in acute and chronic traumatic disorders of the elbow. J Hand Ther 20(2):186–201

Frisch H (2001) Programmierte Untersuchung des Bewegungsapparates. Springer, Berlin Heidelberg

Frössler C (2007) Sitzen und Schulter-Nacken-Schmerzen. Man Med 45(5):330–335

Frost LD, Stricoff R (1997) Repetitive strain injury: Is it its own Diagnosis? WFOT-Bulletin

Fuchs M (1997) Funktionelle Entspannung, 6. Aufl. Hippokrates, Stuttgart

Gaber S, Zdravkovic V, Jost B (2014) Die Werferschulter. Der Orthopäde 43(3):223–229

Gebhardt HJ, Klußmann A, Dolfen P et al (2006) Beschwerden und Erkrankungen der oberen Extremitäten an Bildschirmarbeitsplätzen. Bundesanstalt für Arbeitsschutz und Arbeitsmedizin (Hrsg). Forschungsbericht Fb 1082, Wirtschaftsverlag NW Verlag für neue Wissenschaft, Bremerhaven

Goldberg S (2002) Tendopathien und muskuläre Überlastungssyndrome im Unterarm-und Handbereich bei Musikern. Univers. Dissertation, Mainz

Greene BL, Warren C (1994) Clinical management of hand disorder. The Dogwood Institute, Inc. Roswell, Georgia

Grifka J, Müller A, Julius P et al (1999) Operative Versorgung bei Insertionstendinosen am Ellbogen. In: Imhoff AB, Bühren V (Hrsg) Schulter/Ellbogen/Stoßwelle/Hüfte, S 110–115. Springer, Berlin Heidelberg

Grünert-Plüss N (2010) Spiegeltherapie (ST). Ergotherapie 2:22–25

Gutzwiller J (2005) Musikerhände oder wenn Schienen zur Krux werden. Info-Contact 2:88–90

Hales TR, Bertsche PK (1992) Management of upper extremity cumulative trauma disorders. AAOHN J 40(3):118–128

Hinkelthein E, Zalpour C (2012) Diagnose- und Therapiekonzepte in der Osteopathie. Obere Extremität, S 154–177. Springer, Berlin Heidelberg

Hochberg FH, Lederman RJ (1990) Upper extremity difficulties of musicians. In: Hunter JM, Mackin EJ, Callahan AD (Hrsg) Rehabilitation of the hand: surgery and therapy, S 1197–1209. Mosby, St. Louis

Hochholzer T, Heuck A, Hawe W et al (1993) Verletzungen und Überlastungssyndrome bei Sportkletterern im Fingerbereich. Prakt Sport Trauma Sportmed 2:57–67

Hochholzer T, Schöffl V (2009) Soweit die Hände greifen, 5. Aufl. Lochner, München

Hohmann L, O'Connor, Smith K et al (1999) Treatment guidelines for conservative and postoperative management of trigger finger. American Society of Hand Therapists, Chicago, IL

Hoster M (1982) Zum Problem der Überlastungssyndrome am Bewegungsapparat von Springern und Springerinnen in der Leichtathletik. Die Lehre der Leichtathletik 39:1307–1310

IG Metall ITK (2006) Mausarm – ein vermeidbares Übel. http://www.itk-igmetall.de/arbeit-und-beruf.html?nid=73&q=

Jobe FW, Jobe CM (1983) Painful athletic injuries of the shoulder. Clin Orthop 173:117–124

Kaneko S, Takasaki H, May S (2009) Application of mechanical diagnosis and therapy to a patient diagnosed with de Quervain's disease: a case study. J Hand Ther 22(3):278–283

Karjalainen K, Malmivaara A, van Tulder M et al (2000) Biopsychosocial rehabilitation for upper limb repetitive strain injuries in working age adults. Cochrane Database Syst Rev 3:CD002269

Karjalainen K, Malmivaara A, van Tulder M et al (2000) Multidisciplinary biopsychosocial rehabilitation for neck and shoulder pain among working age adults. Cochrane Database Syst Rev 3:CD002194

Kasch MC (2002) Therapist's evaluation and treatment of upper extremity cumulative trauma disorders. In: Mackin EJ, Callahan AD, Skirven TM, Schneider LH, Osterman AL, Hunter JM (Hrsg) Rehabilitation of the hand and upper extremity, 5. Aufl., S 1005–1017. Mosby, St. Louis

Kauther MD, Rummel S, Thobe B et al (2011) »Der Rhönradellenbogen« – Erstbeschreibung eines häufigen Überlastungssyndroms. Sportverletzung Sportschaden 25(02)103–107

Keding C (2013) Der Muskeltest – Was er wirklich kann. VAK, Kirchzarten

Keller S, Velicer WF, Prochaska JO (1999) Das Transtheoretische Modell – Eine Übersicht. In: Keller S (Hrsg) Motivation zur Verhaltensänderung – Das Transtheoretische Modell in Forschung und Praxis, S 17–44. Lambertus, Freiburg

Kim SS, Okechukwu CA, Dennerlein JT et al (2013) Association between perceived inadequate staffing and musculoskeletal pain among hospital patient care workers. Am J Ind Med 56(4):488–495

Kirkpatrick WH, Lisser S (1990) Soft-tissue conditions: trigger fingers and de Quervain's disease. In: Hunter JM, Mackin EJ, Callahan AD (Hrsg) Rehabilitation of the hand: surgery and therapy, 3. Aufl., Bd 2, S 1007–1016. Mosby, St. Louis

Klauser A, Frauscher F, Hochholzer T et al (2002) Diagnostik von Überlastungsschäden bei Sportkletterern. Radiologe 42:788–789

Klauser, A (2013) Sportverletzungen: Hand. Fortschr Röntgenstr 185:WS118_3. DOI: 10.1055/s-0033-1346144

Klein-Vogelbach S, Lahme A, Spirgi-Gantert I (2000) Musikinstrument und Körperhaltung. Springer, Berlin Heidelberg

Kromer TO (2013) Rehabilitation der oberen Extremität: Klinische Untersuchung und effektive Behandlungsstrategien. Springer, Berlin Heidelberg

Lahme A, Klein-Vogelbach S, Spirgi-Gantert I (2000) Berufsbedingte Erkrankungen bei Musikern. Springer, Berlin Heidelberg

Länderausschuss für Arbeitsschutz und Sicherheitstechnik (LASI) (2013) Handlungsanleitung zur Beurteilung der Arbeitsbedingungen bei manuellen Arbeitsprozessen. http://lasi.osha.de

Leão L (1958) De Quervain's disease. A clinical and anatomical study. J Bone Joint Surg 40A(5):1063–1070

Lindegard A, Larsman P, Hadzibajramovic E et al (2012) The influence of perceived stress and musculoskeletal pain on work performance and work ability in Swedish health care workers. Int Arch Occup Environ Health 87(4):373–379

Lindel K (2010) Muskeldehnung. Springer, Berlin Heidelberg

Löber M, van den Berg F (2007) Untersuchen und Behandeln nach Cyriax. Springer, Berlin Heidelberg

Marik T (2008) Clinical commentary in response to: The effects of oscillating-energy manual therapy on lateral epicondylitis: a randomized, placebo-controlled, and double-blinded study. J Hand Ther 21(1):15–18

Melzack R, Katz J (2001) The McGill Pain Questionnaire: appraisal and current status. In: Turk DC, Melzack R (Hrsg) Handbook of pain assessment, 2. Aufl., S 35–52. Guilford Press, New York

Miller WR, Rollnick S (2009) Motivierende Gesprächsführung. Lambertus, Freiburg

Nancy N, McKenzie A (2000) Treatment effectiveness for patients with a history of repetitive hand use and focal hand dystonia: a planned, prospective follow-up study. J Hand Ther 13(4):289–301

Norris R (2011) The musician's survival manual. http://musicianssurvivalmanual.com/Download_Book_files/Final%20master%20MSM.pdf

Norzel J, Vorbohle H (2009) Kommunikation und Interaktion erfassen. Ergopraxis 2:30–31

Nourbakhsh MR (2008) The effect of oscillating-energy manual therapy on lateral epicondylitis: a randomized, placebo-control, double-blinded study. J Hand Ther 21(1):4–14

Öken Ö, Kahraman Y, Ayhan F (2008) The short-term efficacy of laser, brace, and ultrasound treatment in lateral epicondylitis: a prospective, randomized, controlled trial. J Hand Ther 21(1):63–68

Österreichische Gesellschaft für Arbeitsmedizin. http://www.gamed.at

Pascarelli EF, Hsu YP (2001) Understanding work-related upper extremity disorders: clinical findings in 485 computer users, musicians, and others. J Occup Rehab 11(1):1–21

Povlsen B, Rose RL (2008) Managing type II work-related upper limb disorders in keyboard and mouse users who remain at work: a case series report. J Hand Ther 21(1):69–79

Putz-Anderson V (1994) Cumulative trauma disorders. National Institute for Occupational Safety and Health, Taylor & Francis, Cincinnati, Ohio

Raman J, MacDermid JC, Grewal R (2012) Effectiveness of different methods of resistance exercises in lateral epicondylosis – a systematic review. J Hand Ther 25(1):5–26

Reinhardt, U (2002) Die Bedeutung der Haltungs-und Bewegungsqualität beim Instrumentalspiel für die Prophylaxe chronischer Überlastungssyndrome. Forschungskonzeptionen des Instituts für Musikmedizin der Hochschule für Musik »Carl Maria von Weber« Dresden In: Musikphysiologie und Musikermedizin 9(4):170–174

Riel KA, Bernett P (1993) Tanz-typische Verletzungen und Überlastungssyndrome. Dtsch Z Sportmed 44:284–290

Rolf I (1997) Rolfing. Hugendubel, München

Rollbühler E (2005) Nützliche Tests für die Praxis. Z Physiother 57:53–58

Rost R, Hollmann W (1978) Das akute Überlastungssyndrom im Sport. Therapiewoche 28:7693–7698

Rotman I (1987) Überlastungssyndrome der Hand bei tschechoslowakischen Spitzenkletterern. Prakt Sport Traum Sportmed 2:41–43

Schöffl V, Hochholzer T, Winkelmann HP et al (2004) Zur Therapie von Ringbandverletzungen bei Sportkletterern. Handchir Microchir Plast Chir 36:231–236

Schwind P (2014) »Faszien – Gewebe des Lebens: Das geheimnisvolle Netzwerk des Körpers und seine Bedeutung für unsere Gesundheit«, Irisiana, München

Sheikh E, Peters JD, Sayde W et al (2014) No difference between one-and two-injection treatments for trigger finger. Hand (NY) 9(3):340–345

Skirven TM, Osterman AL, Fedorczyk JM et al (2011) Rehabilitation of the Hand and Upper Extremity, Bd 1 und 2, 6. Aufl. Mosby, St. Louis

Smola C (2004) Zur Problematik des »algetischen Supinatorsyndroms« oder »Wo hört der Tennisarm auf und wo fängt das Supinatorsyndrom an?« Handchir Mikrochir Plast Chir 36:241–245

Sorgatz H (2002) »Repetitive strain injuries«. Orthopäde 31:1006–1014

Spahn C, Richter B, Altenmüller E (Hrsg) (2011) Musikermedizin. Diagnostik, Therapie und Prävention von musikerspezifischen Erkrankungen. Schattauer, Stuttgart

Steinmetz A, Ridder PH, Reichelt A (2005) Kraniomandibuläre Dysfunktionen und deren Einfluss auf die Schulter-Nacken-Muskulatur bei Geigern. Man Med 43(4):249–256

Stelzle FD, Gaulrapp H, Pförringer W (2000) Verletzungen und Überlastungssyndrome beim Klettern an künstlichen Kletteranlagen. Sportverletzung Sportschaden 14(04):128–133

Suresh SP, Ali KE, Jones H et al (2006) Medial epicondylitis: is ultrasound guided autologous blood injection an effective treatment? Br J Sports Med 40-11:935–939

Taenzer T (2013) Überlastungssyndrome des Bewegungsapparats im Freizeitsport. Deutsche Heilpraktiker-Zeitschrift 8(05):12–16

Toma M (2006) Die ergotherapeutische Rehabilitation ausgewählter Verletzungen und Überlastungssyndrome bei Sportklettern. Diplomarbeit, Schule für Ergotherapie, Zürich.

Valdes K, La Stayo P (2013) The value of provocative tests for the wrist and elbow: A literature review. J Hand Ther 26(1):32–43

Villain A (2005) Musiktherapie: Ein Berufsbild. Info-Contact 2:86–87

WDR (2013) Thema Faszien. http://www1.wdr.de/fernsehen/quarks/sendungen/dvdtippfaszien100.html

Wess O (2004) Physikalische Grundlagen der extrakorporalen Stoßwellentherapie. J für Mineralstoffwechsel 11(4):7–18

Winspur I, Wynn Parry CB (1998) The musician's hand. A clinical guide. The Hand Clinic Devonshire Hospital, London

Zalpour C (2012) Kasuistiken. Diagnose- und Therapiekonzepte in der Osteopathie. S 83–222

Zentrum der Gesundheit (2017) Verklebtes Fasziengewebe – Ursachen vieler Beschwerden. http://www.zentrum-der-gesundheit.de/faszien-ia.html«

Zentrum Musikerhand (ZZM) (2016) http://www.zzm.ch

Angeborene Fehlbildungen der Hand

Dunja Estermann

© Springer-Verlag GmbH Deutschland, ein Teil von Springer Nature 2019

B. Waldner-Nilsson (Hrsg.), *Handrehabilitation*

https://doi.org/10.1007/978-3-540-38926-2_27

Die Therapie in der Handrehabilitation mit Kindern erfordert einen spielerischen, kreativen, unkomplizierten Zugang. Wichtige allgemeine Therapiemaßnahmen und funktionelle Spiele werden in diesem Kapitel ausführlich beschrieben.

Um über die vielfältigen Arten angeborener Handfehlbildungen einen Überblick zu bekommen, wird eine übersichtliche, genaue Beschreibung der einzelnen Fehlbildungen gegeben und in unvollständig, zu wenig, zu viel, zu groß, zu klein, abgeschnürt und deformiert gewachsene Strukturen der Hand unterteilt.

Mögliche chirurgische und therapeutische Vorgehensweisen werden auf jede einzelne Handfehlbildung bezogen und unter Berücksichtigung ihres Schweregrades und ihrer Besonderheit erklärt. Die Abbildungen und Fotos unterstützen und erleichtern das praktische Verständnis des theoretischen Inhaltes.

27.1 Therapeutische Behandlung vor und/oder nach Handfehlbildungsoperationen

27.1.1 Allgemeine Aspekte

Kinder, die mit einer fehlgebildeten Hand zur Welt kommen und damit aufwachsen, neigen dazu, diese Hand im Rahmen ihrer Möglichkeiten beachtenswert geschickt im Alltag einzusetzen. **Operationen** sind in vielen Fällen **dennoch notwendig**, um das Kind in seiner Funktionalität mit der betroffenen Hand zu fördern. **Je früher** Kinder mit Handfehlbildungen eine operative Korrektur ihrer Hand erfahren, **umso besser** wird die Geschicklichkeit des Kindes im Umgang mit dieser Hand. Als Grund dafür wird angenommen, dass die Greifmuster noch nicht sehr lange im Gehirn gespeichert waren und das bisher vorhandene Körperschema in der Hirnrinde umorganisiert werden kann. Doch selbst im Jugend- oder Erwachsenenalter ist ein Umlernen von Handfunktionen und Greiftechniken möglich, wenn in der Therapie ein **Schwerpunkt auf Wahrnehmungsübungen** (z. B. Propriozeptionstraining, Sensibilitätstraining, Stereognosieübungen etc.) gesetzt wird.

Bei vielen Fehlbildungen konzentrieren sich die handtherapeutischen Maßnahmen auf die postoperative Phase, da präoperativ z. B. bei Syndaktylien, Doppeldaumen, Riesenwuchs usw. keine konservativen Maßnahmen gewinnbringend sind. Bei allen Handfehlbildungen sollten von den behandelnden Ärzten und den zuständigen Therapeutinnen **jährlich eine Kontrolle** mit dem Kind und seinen Eltern vereinbart werden, bis das Kind ausgewachsen ist. Somit können Fehl-

---

Übersicht 27.1 Ziele der Handtherapie nach Handfehlbildungsoperationen

- Bestmöglicher Bewegungsumfang aller Gelenke der oberen Extremität
- Schmerzfreier Einsatz der operierten Hand
- Maximale Funktion der betroffenen Hand
- Größtmögliche Selbstständigkeit mit der betroffenen Hand bei der Durchführung von Alltagsaktivitäten
- Normale Sensibilität
- Gute Kraft

◻ **Tab. 27.1** Therapiemaßnahmen nach Handfehlbildungsoperationen

Schienenbehandlung	Präoperatives Aufdehnen Postoperative Lagerung Postoperatives Aufdehnen Schiene als Hilfsmittel
Ödemreduktion	Hochlagerung Muskelpumpe Kälteanwendungen z. B.: – Wühlwannen mit gekühlten Materialien (Bohnen, Linsen etc.) – Kühle Knetmasse – Kühle Quarkwickel Manuelle Lymphdrainage Kompression
Narbenbehandlung	Handbad Manuelle Massage Massage mit Massagegerät Kompression Salben mit Okklusivverband Wärmeanwendungen: – Paraffinpackung – Infrarot-Licht
Passive Mobilisation	Durch die Therapeutin und nach Anleitung von den Eltern ausgeführt
Aktive Mobilisation	Zielgerichtet, mit spielerischem Charakter
Training von Alltagsaktivitäten	Mit und ohne Hilfsmittel Essen, An- und Auskleiden, Schreiben usw.
Funktionelle Spiele	Angepasst an Fähigkeiten, Alter und Vorlieben des Kindes
Sensibilitäts- und Wahrnehmungsschulung	Baden Eincremen Wühlen in verschiedenen Materialien (dicke Bohnen, Linsen, Reis, Raps etc.) Sensibilitätsspiele
Kraftübungen	Mit Wäscheklammern, Wassersprühflasche etc. Knetmasseübungen

entwicklungen, Deviationen, Narbenkontrakturen usw. **rechtzeitig erkannt und** bei Bedarf konservativ oder operativ **korrigiert werden**. Eine enge, vertrauensvolle Zusammenarbeit zwischen den behandelnden Therapeutinnen, Ärzten, Eltern und dem Kind sind die Voraussetzung für ein gutes funktionelles und ästhetisches Ergebnis der betroffenen Hand des Kindes. Die **Ziele** der Handtherapie nach Handfehlbildungsoperationen sind in nachfolgender ▶ Übersicht 27.1 angeführt, die dazu nötigen Therapiemaßnahmen in ◻ Tab. 27.1.

27.1.2 Schienenbehandlung

Eine Schienenanfertigung ist **umso leichter und unkomplizierter** möglich, **je größer die** dafür vorgesehene **Hand ist**. Grund dafür ist das Hebelwirkungsgesetz: Je länger ein Hebelarm (also z. B. der Schienenausleger für einen Finger) ist, umso weniger Krafteinwirkung ist auf diesen Hebelarm erforderlich. Die Anfertigung einer Schiene für eine sehr kleine Hand ist viel schwieriger, da die betroffene Struktur mit einem kurzen Hebelarm z. B. aufgedehnt werden muss. Das erfordert einen relativ starken Zug. Trotzdem sollen weder eine Druckstelle, Schwellung oder Schmerz entstehen, noch soll der kleine Finger aus der Bandfixierung herausschlüpfen können. Die Anpassung einer Schiene an die Hand eines Kleinkindes erfordert somit **viel Geduld, Geschick und Übung**. Je kleiner die Kinderhand ist, desto **leichter und dünner** sollte auch das gewählte **Schienenmaterial** sein (z. B. perforiertes, buntes Thermoplast-Schienenmaterial mit einer Stärke von 1,6 mm).

> ❗ **Cave**
> Auf eine weiche Polsterung und auf gepolsterte Flauschbänder ist unbedingt zu achten, damit keine Druckstellen oder Abschnürungen auftreten!

Eine **Schienenkontrolle** muss regelmäßig vereinbart werden, um zu überprüfen, ob die Eltern dem Kind die Schiene korrekt anlegen und ob die Schiene noch exakt passt. Zu diesen Terminen wird auch ein **Kontroll-Handstatus** (▶ Abschn. 27.12.1 »Beispiel eines Handstatus-Protokolls«) erhoben, zur Dokumentation des Bewegungsumfanges, der Kraftentwicklung und der Sensibilität.

Eine **präoperative Schienenbehandlung** dient der Aufdehnung verkürzter Strukturen und der Korrektur von Achsenabweichungen (z. B. bei Kampto- und Klinodaktylie, Klumphanddeformitäten etc.). Sie wird für 1–2 Jahre über Nacht ausgeführt. In vielen Fällen ist eine Operation unumgänglich, jedoch sind die postoperativen Ergebnisse nach vorausgegangener Weichteil- und Kapselbanddehnung besser als ohne.

Wurde ein **operativer Eingriff** durchgeführt, lässt sich die Fadenentfernung nach 10–14 Tagen bei Kleinkindern im Alter von 1–3 Jahren am besten unter einer kurzen Allgemeinnarkose im Operationssaal durchführen. Die Entfernung der Nähte bei einem Kleinkind, das Angst hat und seine operierte Hand noch nicht stillhalten kann, erweist sich ansonsten als außerordentlich schwierig. Wenn die Möglichkeit besteht, empfiehlt sich die **Anpassung einer Lagerungsschiene** im Zuge dieser kurzen Vollnarkose unmittelbar nach der Fadenentfernung über einem kleinen Handverband **direkt im Operationssaal**. Dabei muss rasch und sehr sauber gearbeitet werden und alle klinikinternen, üblichen Vorkehrungen, wie z. B. das Tragen von OP-Kleidung, Mundschutz, OP-Haube, OP-Schuhen sowie eine gründliche Händedesinfektion, müssen beim Betreten des Operationssaales eingehalten werden.

Ist eine **Schienenanpassung im OP-Saal nicht möglich**, sollte dazu ein Zeitpunkt gewählt werden, zu welchem das Kleinkind tagsüber schläft. Bei größeren Kindern ist wichtig, dass sie **zum Tragen ihrer Schiene gut motiviert** werden, sodass sie diese auch von sich aus gerne tragen. So kann ihnen z. B. erklärt werden, dass die – wenn möglich bunte oder lustig verzierte – Schiene ein großartiges Einzelstück ist, das nur ihrer Hand passt (eine »Prinzessinnen-Schiene«, »Baumeister«- oder »Helden-Schiene«)!

> ❯ Ein **Schienenmerkblatt** mit Pflege- und Handhabungs-Hinweisen sowie der Telefonnummer der behandelnden Therapeutin sollte den Eltern schriftlich mitgegeben werden: Falls schienenbedingt an der Hand Druckstellen, Schwellungen, Schmerzen etc. auftreten, falls an der Schiene Defekte entstehen oder falls das Kind aus der Schiene herauswächst, sollten sich die Eltern dringend telefonisch an die zuständige Therapeutin wenden!
> Siehe auch ▶ Abschn. 27.12.2 »Schienenmerkblatt (Beispiel)« (◻ Abb. 27.42).

Sollte bei Kleinkindern im Krabbelalter eine thermoplastische Schiene zu hart sein und Druckstellen verursachen, besteht die Möglichkeit von einem Orthopädietechniker eine weiche Silikonschiene anfertigen zu lassen (z. B. eine Daumenoppositionsschiene nach Pollizisation).

27.1.3 Ödemreduzierende Maßnahmen

Vor allem in den ersten 3–4 postoperativen Wochen kann die betroffene Hand zur Schwellung neigen. Folgende Maßnahmen wirken in diesem Fall ödemreduzierend.

Hochlagerung

Um postoperativen Schwellungen entgegenzuwirken, wird den Eltern des Kindes dringend empfohlen, darauf zu achten, dass die betroffene Extremität des Kindes nicht nach unten hängt. Der Arm sollte **hoch gelagert** werden und **nachts erhöht auf einem Kissen ruhen**. Das Anlegen eines Dreieckstuches ist nicht empfehlenswert, da durch die Last des Armes eine große Belastung auf die Halswirbelsäule erzeugt wird. Verspannungen und Schmerzen im Nackenbereich können dadurch verursacht werden.

Muskelpumpe

Bei größeren Kindern kann zusätzlich durch die Aktivierung der Muskelpumpe des hoch gelagerten Armes eine Verbesserung der Schwellungssituation erreicht werden (z. B. oben »Äpfel pflücken«, nach oben winken, Seifenblasen fangen etc.).

Gekühltes Linsen-, Rapskörner-, Getreide- oder Sandbad

Sobald alle Narben, Weichteile und knöchernen Strukturen stabil verheilt sind, kann als abschwellende Maßnahme das Kind angeregt werden, in einem gekühlten Linsen-, Rapskörner-, Getreide- oder Sandbad zu wühlen. Damit wird ebenfalls die Muskelpumpe aktiviert und der betroffenen Struktur überschüssige Wärme entzogen.

Knetmasse

Im Kühlschrank gekühlte Knetmasse begünstigt eine Ödemreduzierung und kann mit vielen verschiedenen Übungen **zur Unterstützung der fein- und grobmotorischen Fähigkeiten und zur Steigerung der Kraft** eingesetzt werden (▶ Abschn. 27.1.10 »Krafttraining«).

Quarkwickel

Gekühlter (aber nicht zu kalter!) Magerquark wird 0,5 cm dick auf ein sauberes Baumwoll- oder Leinentuch oder auf 3 Lagen Küchenpapier aufgetragen und mit der Quarkseite auf das Ödemgebiet gelegt. Darüber kann zur Fixierung eine Bandage gewickelt werden. Für 20 min wird der Wickel auf dem Ödem belassen, bevor der Quark mit Wasser abgewaschen wird. Der Quark hat eine abschwellende, entzündungshemmende und schmerzlindernde Wirkung und verbessert die Stoffwechselaktivität.

> Bei offenen Wunden, Neurodermitis und Milcheiweißunverträglichkeit darf **kein** Quarkwickel angelegt werden!

Manuelle Lymphdrainage

Nach anregender Massage der Lymphknoten wird mit kreisenden, sanften, großflächigen Grifftechniken der Flüssigkeitstransport der gestauten Lymphe von distal nach proximal, also in Richtung Herz unterstützt. Den Eltern des Kindes kann empfohlen werden, mit einem weichen, breiten Borstenpinsel den hochgelagerten Arm von den Fingerspitzen herzwärts zu streichen, um den Lymphabfluss anzuregen.

Kompression

Ein leichter **Kompressionsverband**, der von distal nach proximal angelegt wird, eignet sich **vor allem bei sehr kleinen Händen** ausgezeichnet zur Ödembehandlung. Bei größeren Fingern können **Baumwoll- oder Silikon-Kompressionsfingerlinge** ab der Größe X-Small (sog. »Digi-Sleeves« oder »Finger Bobs«) oder ein individuell vom Bandagisten maßgefertigter Kompressionshandschuh angepasst werden. Diese sind jedoch selten indiziert.

❶ Cave
Die Durchblutung der Finger darf bei einer Kompressionsbehandlung keinesfalls gefährdet werden!

27.1.4 Narbenbehandlung

Von großer Bedeutung ist **bei allen angeführten Fehlbildungen** eine postoperative, intensive Narbenmassage: Die Eltern des Kindes sollten nach der Fadenentfernung (welche 10–14 Tage nach der Operation erfolgt) genau eingewiesen werden, wie die Narbe 3- bis 4-mal täglich für 5–10 min mit leichtem Druck und kreisenden Bewegungen massiert wird. Ein entsprechendes Informationsblatt kann den Eltern schriftlich mitgegeben werden (z. B. ▶ Abschn. 27.12.3 »Narbenbehandlungs-Informationsblatt (Beispiel)« (◻ Abb. 27.43).

Bis zu einem Jahr kann die Umwandlungsphase einer Narbe nach einer Handoperation bei Kindern in Anspruch nehmen. Während dieser Zeit können die Narben durch **regelmäßige Behandlungen** am besten beeinflusst werden. Ziel ist eine strichförmige, weiche, verschiebliche Narbe, die bestmöglich mit der Hand des Kindes mitwächst und die Beweglichkeit der Hand- und Fingergelenke nicht einschränkt. Um Verhärtungen, Wucherungen, Verklebungen oder Verkürzungen der Narben vorzubeugen, sind die im Folgenden aufgezählten Maßnahmen zielführend.

Handbad

Nach der erfolgten Fadenentfernung sowie der abgeschlossenen Wundheilung empfiehlt sich ein tägliches Handbad mit lauwarmem Wasser, dem etwas Babyöl zugefügt wird. Die **Narbenbehandlung und die passive wie auch die aktive Mobilisation** werden im Handbad begonnen. Das lauwarme Wasser entspannt die Hand und ermöglicht Krusten, sich schmerzfrei zu lösen. Der Auftrieb des Wassers **vermindert die Wirkung der Schwerkraft** und erleichtert dem Kind den Einstieg in neue Bewegungserfahrungen mit seiner operierten Hand. Den Eltern wird gezeigt, wie sie im Wasser beginnen können, die verheilten Narbenbereiche vorsichtig zu dehnen und zu massieren. Sie werden darauf aufmerksam gemacht, dass das tägliche Bad für ihr Kind ein hervorragendes Medium ist, um **Vertrauen in die neuen Hand- und Fingerfunktionen** zu gewinnen. Das Kind soll ermutigt und motiviert werden, seine neu erworbenen Greiffähigkeiten regelmäßig zu Hause einzusetzen und zu üben:

- Seifenschaum kann auf der flachen Hand gehalten und wie Schneeflocken mit dem Mund weggepustet werden,
- ein Seifenstück oder kleine »Schätze« (z. B. Murmeln) können gesucht und aus dem Wasser herausgefischt werden,
- zum Einseifen des eigenen Körpers kann die operierte Hand verwendet werden,
- ein Badeschwamm oder Badetier kann zum Faustschlusstraining fest zusammengedrückt werden,
- Schiffchen können im Badewasser mit der operierten Hand gehalten, fortgeschickt und wieder eingefangen werden etc.

Manuelle Massage

Mit leichtem Druck und mit kreisenden Bewegungen wird die Narbe nach erfolgter Fadenentfernung und nach einem Handbad massiert. Eine **Fettsalbe** (Bepanthen, Ringelblumensalbe, Babyöl etc.) eignet sich dazu sehr gut. Aufgeworfene, adhärente, verhärtete, derbe Narben an der Hand können auch mit einer **Silikongelsalbe** (z. B. »Dermatix« oder »Cicaplast«) behandelt werden. Die Narben sollen während der Massage längs gedehnt, quer verschoben und abgehoben werden, damit das Narbengewebe im Wachstum weich, geschmeidig und dehnbar bleibt. Sofern vom Kind toleriert, soll die Narbenmassage 3- bis 4-mal täglich 5–10 min lang ausgeführt werden.

Massage mittels Massagegeräten

Die Vibration eines Massagegerätes oder einer elektrischen Zahnbürste lockert verhärtetes Gewebe und fördert die Durchblutung in diesem Bereich.

> **Tipp**
>
> Bei der Verwendung einer elektrischen Zahnbürste kann bei der Massage als Schutz der Haut vor zu harten Borsten eine abgeschnittene Fingerkuppe von einem Gummihandschuh über den Borstenkopf gezogen oder etwas dünne Haushalts-Frischhaltefolie (Plastik) über das eingecremte Narbengebiet gespannt werden.

Bei **überempfindlichen Narben** wird die Vibration möglicherweise als zu stark empfunden. In diesem Fall sind eine manuelle Massage und ein Desensibilisierungstraining der Narbe vorzuziehen: mit Reizen, die von weich zu hart langsam gesteigert werden (z. B. Wattebausch – weicher Pinsel – Schwamm – Zahnbürste).

Kompression

Das Tragen eines **Silikon-Kompressionsfingerlings** (z. B. »Silipos Digital Cap«) oder eines vom Orthopädietechniker maßgefertigten **Kompressionshandschuhs** verbessert die Narbenqualität sehr rasch und eignet sich gleichzeitig zur postoperativen Ödembehandlung der Hand und der Finger. Unter einer Lagerungs- oder Quengelschiene wird der Kompressionsfingerling bzw. -handschuh anfangs stundenweise tagsüber, später die ganze Nacht getragen. Anschließend wird das Silikon des Fingerlings mit lauwarmem Wasser abgewaschen und getrocknet, um nach einigen Stunden bzw. nachts erneut getragen zu werden. Bei sehr kleinen Kinderhänden ist ein Kompressionsverband geeigneter als ein Kompressionshandschuh.

Bei einer keloidartigen Narbe sollte ein an die Narbe angeformtes **Silikon-Elastomerkissen** mit einer halbelastischen Binde nachts von den Eltern anbandagiert werden. Die Silikondruckpelotte wird täglich mit Wasser gereinigt.

Okklusivverband

Um das betroffene Gewebe zu erweichen, kann ein Okklusivverband angelegt werden. Vor dem Schlafengehen wird die betroffene Narbe massiert und gut eingefettet. Anschließend wird über den Narbenbereich der Hand Haushalts-Frischhaltefolie aus dünnem Plastik angelegt und die ganze Nacht belassen. Auf diese Weise können weder die Salbe noch der abgesonderte Schweiß der Haut verdunsten und dringen in das Gewebe ein, wodurch dieses weich und geschmeidig wird. Am Morgen wird die Folie abgenommen, die Hand gründlich gewaschen und die Narbe in oben beschriebener Weise massiert.

Paraffinpackung

Bei Narben, die zu Kontrakturen neigen, und Händen, die sehr kälteempfindlich sind, eignet sich eine warme Paraffinpackung, die **vor oder nach der Therapie** appliziert wird, um das Narbengewebe zu erweichen. Die betroffene Hand wird 3- bis 5-mal in ein warmes Paraffinbad getaucht, mit einer Plastiktüte und einem dicken Handtuch umwickelt und ruht darin mindestens 20 min. Anschließend kann das weiche Paraffin vom Kind selbst gelöst und zur Verwendung von Finger- und Kraftübungen geknetet werden. Diese Maßnahme eignet sich erst für Kinder über 4 Jahren.

Infrarotbestrahlung

Bei einem schmerzhaften, problematischen oder verhärteten Narbengebiet sind Infrarotbestrahlungen zur Verbesserung der Durchblutung und zur Anregung des Zellstoffwechsels sinnvoll. Der Infrarot-A-Anteil mit einer Wellenlänge von 780–1400 nm dringt in die Tiefe der Haut ein, ohne die Hautoberfläche zu irritieren. Zweimal tägliche Bestrahlungen für 20 min werden in der Studie von Hartel M, Hoffmann G et al. (2006) empfohlen. Bei kleinen Kindern ist diese Bestrahlungsdauer zu lange und zu intensiv, daher sind kürzere, häufigere Bestrahlungseinheiten sinnvoll.

❯ Eine **jährliche Kontrolle** muss auch nach Therapieabschluss mit den Eltern des Kindes dringend

vereinbart werden! Damit wird sichergestellt, dass eventuelle Komplikationen, Fehlwachstum, achsenabweichende Deformierungen, wachstumsbedingte Longitudinalisierungen von Fingernarben[7], Narbenkontrakturen oder Rezidive in Form von interdigitalen Synechien (Verwachsungen) **nicht übersehen werden!**

27.1.5　Passive Mobilisation

Einen Überblick über die durchschnittlich nötige Zeit in Ruhigstellung nach operativen Eingriffen bis zum Beginn der passiven und aktiven Mobilisation bietet die ◨ Tab. 27.2.

Dabei handelt es sich bei den Zeitangaben um Richtwerte. Die nötige Heilungsdauer kann individuell unterschiedlich sein – der Beginn der passiven und aktiven Mobilisation muss auf die vorliegende Situation abgestimmt werden.

7　Longitudinalisierte Fingernarben entstehen z. B. durch zu gerade geschnittene palmare Längsnarben am Finger und bereiten Probleme, wenn sie sich beim Fingerwachstum nicht ausreichend mitdehnen und dadurch die Fingerextension beeinträchtigen.

◨ **Tab. 27.2**　Durchschnittlich möglicher Beginn der postoperativen passiven und aktiven Mobilisation

Rekonstruierte Struktur	Passive Mobilisation Beginn ab dem/der	Aktive Mobilisation Beginn ab dem/der
Hautnaht	2. postop. Tag	2. postop. Tag
Hauttransplantat (Vollhaut oder Spalthaut)	6.–10. postop. Tag ohne Druck-/Zugbelastung	6.–10. postop. Tag ohne Druck-/Zugbelastung
Sehnennaht	3. postop. Tag in Sehnenentlastungsstellung	5. postop. Woche noch ohne, ab der 8. postop. Woche mit langsam steigendem Widerstand
Nervenkoaptation	10. postop. Tag	10. postop. Tag
Muskelnaht	3. postop. Tag in Entlastungsstellung ohne Widerstand	5. postop. Woche, Widerstand langsam steigern
Knochenheilung mit Kirschner-Draht	Nach Drahtentfernung, ca. ab der 6.–8. postop. Woche	Nach Drahtentfernung, ca. ab der 6.–8. postop. Woche
Knochenheilung mit Plattenosteosynthese	3. postop. Tag angrenzende Gelenke (Frakturstelle dabei schützend fixieren) Sofort alle nicht betroffenen Finger und Gelenke	Schienenruhigstellung des betroffenen Knochens bis zur 6.–8. postop. Woche Ab der 2.–3. postop. Woche Angrenzende Gelenke in der Therapie vorsichtig, unter Aufsicht und ohne Krafteinsatz Sofort alle nicht betroffenen Finger und Gelenke

Abkürzung postop.=postoperativ, Zeit nach einem operativen Eingriff

27

> Der Mobilisationsbeginn richtet sich jeweils nach der Struktur, die die längste Heilungsphase benötigt!

❗ **Cave**
Mit dem Operateur muss Rücksprache gehalten werden, ab wann die Mobilisation beginnen kann!

Damit an nicht betroffenen Fingern und Gelenken keine Bewegungseinschränkungen entstehen, sollten diese postoperativ sofort passiv mobilisiert werden, während die Heilungsphase der operierten Strukturen ungestört voranschreiten kann.

Am einfachsten wird die passive Mobilisation **nach der Narbenmassage** ausgeführt, da das Gewebe in diesem Gebiet schon weich, dehnbar und gut durchblutet ist.

Bei der Mobilisation operativ korrigierter Finger bedarf es einer genauen Berücksichtigung des vorhandenen Bewegungsausmaßes und der Bewegungsachse des betroffenen Gelenks. Sobald ein Dehnungswiderstand auftritt, wird an diesem **mit minimaler Traktion** des mobilisierten Gelenks kurz verweilt, um die kontrakten Weichteile, Gelenkkapseln oder Narben langsam und vorsichtig aufzudehnen.

Die passive Mobilisation muss in der Therapie regelmäßig vorgenommen werden um Bewegungseinschränkungen vorzubeugen. Den Eltern sollte erklärt werden, wie sie zu Hause die passive Mobilisation mehrmals täglich in kurzen Sequenzen vorsichtig durchführen können.

> **Die Schmerzgrenze des Kindes muss bei der Mobilisation unbedingt berücksichtigt werden!** Wenn die passive Mobilisation das Kind zu sehr langweilt, kann ihm währenddessen eine spannende Geschichte erzählt oder ein Spiel für die kontralaterale Hand angeboten werden.

27.1.6   Aktive Mobilisation

Da sich isolierte, abstrakte Greifübungen für Kinder nicht gut eignen, ist das **Ziel einer Greifintention** von großer Bedeutung. So können dem Kleinkind nach erfolgter Wund-, Weichteil- und Knochenheilung für die betroffene Hand Gegenstände zum Ergreifen und Festhalten angeboten werden wie z. B. ein kleines Kuscheltier, ein Keks, ein Beißring usw. Je jünger ein operiertes Kind ist, umso schneller werden die neuen Handfunktionen vom Kind angenommen.

Bei größeren Kindern steht bei den Greifübungen der **spielerische Charakter** im Vordergrund. Bei der Wahl des Spieles sollte nicht nur die speziell zu trainierende Funktion, sondern auch die Vorliebe des Kindes für bestimmte Materialien, Spielsachen oder Spielarten berücksichtigt werden. Das Interesse des Kindes am angebotenen Spiel geht ansonsten schnell verloren.

> Eine neu erlernte Greiffunktion sollte häufig wiederholt werden, damit sie im Gehirn gespeichert und im Alltag spontan und natürlich eingesetzt wird.

27.1.7   Training von Alltagsaktivitäten

Je häufiger die operierte Hand im Alltag des Kindes mit eingebunden wird, desto schneller wird das neue Bewegungsmuster in der Hirnrinde gespeichert. Kleinkinder setzen die betroffene Hand gerne spontan bei Greifaktivitäten ein. Der Alltag eignet sich zum Trainieren neuer Funktionen der operierten Hand immer hervorragend.

- Das **Essen** bietet einen guten Anreiz zum Einsatz der betroffenen Hand. Kleinkindern wird in die betroffene Hand zum Ergreifen und Zum-Mund-führen ein Stück Brot, Keks oder Löffelbiskuit gegeben.
- Mit einem Jahr kann das Kind ermutigt werden, beim Essen **einen Löffel in der betroffenen Hand zu halten**. Bei unvollständigem Faustschluss und erschwertem Spitzgriff wird eine Griffverdickung am Stiel des Essbestecks (der Zahnbürste etc.) als Erleichterung zum Festhalten angebracht.
- Bei größeren Kindern kann das beidhändige Öffnen und Schließen verschiedener Verschlüsse, wie Knöpfe, Reißverschlüsse, Klettverschlüsse und Bänder zuerst beim An- und Auskleiden einer Puppe oder eines Teddybären erprobt werden, um anschließend zum **An- und Auskleiden** des Kindes selbst eingesetzt zu werden (◘ Abb. 27.1a und b).

Das Halten eines Stiftes beim **Schreiben und Zeichnen** kann bei mangelhaftem Spitzgriff durch das Anbringen einer Stiftverdickung erleichtert werden. Mit dem Schreibtraining nach Mai (1999) können isolierte Hand- und Fingerfunktionen beübt werden, wie z. B.

- der Unterarmtransport durch das ununterbrochene oder unterbrochene Ziehen einer geraden Linie entlang des Papiers,
- die Handgelenkflexion und -extension durch bogenförmige Auf- und Abstriche auf dem Papier bei fixiertem Unterarm in leichter Pronationsstellung,

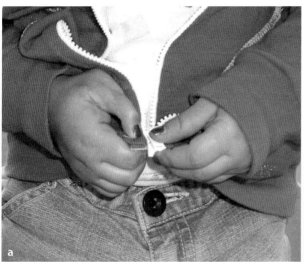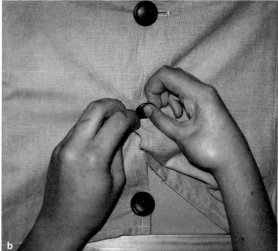

Abb. 27.1a,b   Bilateraler Hand-Einsatz beim **a** Schließen eines Reißverschlusses, **b** Zuknöpfen

— die Flexion und Extension von Dig. I–Dig. III im Drei-Finger-Griff (Triploidgriff) durch schräge Auf- und Abstriche (links oben nach rechts unten) bei fixiertem Handgelenk,
— kombinierte Unterarm-, Handgelenk- und Fingerbewegungen durch das Zeichnen von Schlingen, Kreisen usw.

27.1.8   Einsatz funktioneller Spiele als Greiftraining

Die Möglichkeiten an funktionellen Spielen, die mit Kindern ausgeführt werden können, sind nahezu unbegrenzt und richten sich ganz nach **dem Alter, den Fähigkeiten und den Vorlieben** des Kindes. Aus diesem Grund ist die angeführte Tabelle (■ Tab. 27.3) nur als Leitfaden und zur Anregung eigener Ideen für funktionelle Spiele zum Beüben bestimmter Handfunktionen gedacht.

27.1.9   Sensibilitäts- und Wahrnehmungsschulung

Sensibilitäts- und Wahrnehmungsschulung ist vor allem bei einem Zehentransfer von großer Wichtigkeit, sowie bei eventuell auftretenden Hyper- oder Hypästhesien im Narbenbereich.

Bei postoperativen Sensibilitätseinschränkungen oder -veränderungen bieten das Spiel und der Alltag ausgezeichnete Möglichkeiten, um die Sensibilität und Körperwahrnehmung in den betroffenen Bereichen zu schulen und zu verbessern:
— **Beim Baden** wird mit der eingeseiften Hand über die hypästhetische (taube), hyperästhetische (überempfindliche), dysästhetische (schmerzhafte), parästhetische (kribbelnde, elektrische) oder anästhetische (gefühllose) Hautstelle gewaschen. Der Reiz kann mit einem Schwamm, einem Frotteewaschlappen oder einer Bürste gesteigert werden.

Tab. 27.3   Beispiele für funktionelle Spiele zum Beüben einzelner Greiffunktionen

Bewegung	Funktionelles Spiel
Ellbogenflexion/-extension	- Mit einem Nudelholz Teig/Knetmasse ausrollen - Ball an die Wand werfen und fangen - Tischtennis spielen - Trommeln - Stempeln
Unterarmpronation/-supination	- Holzstäbe in Pronation aus einem Spielbrett ziehen und in Supination hineinstecken (z. B. »Reversi«-Spiel) - Schüttspiele mit Wasser oder Linsen etc. in verschiedene Becher und Behälter - Karten am Tisch auflegen und umdrehen - Tischfußballspiel spielen - Buch umblättern vorwärts und rückwärts

27

◘ Tab. 27.3 (Fortsetzung)

Bewegung	Funktionelles Spiel
Handgelenksextension/ -flexion	- Unterarm liegt fixiert auf der Tischplatte, das HG liegt außerhalb der Tischkante, und das Kind zieht eine Knetmasse, ein Seil oder ein Theraband nach oben oder nach unten - Steckspiele bei fixiertem Unterarm - Einen kleinen Ball am Tisch bei aufgelegtem Unterarm (in 0°-Pro-/Supinationsstellung) durch HG-Flexion und -Extension ins gegnerische Tor schießen - Jojo spielen
Handgelenkulnar-/ -radialdeviation	- Eine Holzscheibe auf dem Tisch bei (in Pronation) aufgelegtem Unterarm durch Radial-/ Ulnardeviation ins gegnerische Tor stoßen - Eine »Zaubertrank«-Flasche auf- und zudrehen - Papierflieger falten und werfen
Langfingerextension	- Fingerfadenspiele - Teig oder Knetmasse mit gestreckten Fingern ausrollen - Handabdruck mit Fingerfarben auf Papier - Murmel anstoßen, einem Ziel entgegen - Brettspiel mit adaptierten Spielsteinen (unten Klettverschluss, oben Schlaufe, um den Spielstein mit extendiertem Finger zu heben) - Trommeln
Daumen – Adduktion/ Schlüsselgriff	- Mit einem Schlüssel Auf- und Zuschließen eines Spielzeugschlosses - Mit einem Kamm eine Puppe frisieren - Mit einer Spachtel Sand in einer Kiste glatt streichen und »Straßen« ziehen - Mit einer Gurkenzange Wattebällchen zusammendrücken und in eine Schachtel legen - Mit einer Fahrradklingel läuten
Daumen – Opposition/ Spitzgriff	- Alle Brettspiele, die mit kleinen Spielfiguren gespielt werden (Mühle, Fuchs und Henne, Mensch ärgere dich nicht, Halma, Stecknadelsolitär usw.) - Auffädelspiele mit Perlen - Bausatz mit Schrauben, die auf- und zugedreht werden - Mikadostäbchen ergreifen - Sparschwein mit Münzen »füttern« - Schuhband zubinden (Schlaufe)
Isolierte Fingerflexion	- Mit einer Spritzpistole auf ein Ziel im Garten spritzen oder Blumen besprühen - Knetmasserolle herbeiziehen - Gespanntes Gummiband zupfen »Harfe spielen«
Globalgriff	- Große Bausteine ergreifen und Turm bauen - Ball ergreifen und werfen - Becher halten und trinken - Quietschtier drücken - Holzstab umfassen, in ein Spielbrett stecken und wieder herausziehen
Faustschluss	- »Kochen« und mit einem Kochlöffel umrühren - Knetmasse fest zusammenkneten - An einem Seil ein Tier, Auto etc. herbeiziehen - Fingerspiele, z. B. »Schere-Stein-Papier« (▶ Abschn. 27.12.4 »Schere, Stein, Papier-Finger- spiel«, ◘ Abb. 27.44a–c) - Stempeln, »Postamt« spielen - Beidhändig festhalten auf einer Schaukel und schaukeln
Langfingeradduktion/ -abduktion	- Knetmasse in Adduktion zwischen allen Langfingern festhalten - Spielsteine von Brettspielen interdigital ergreifen (Mühlesteine, Figuren beim Mensch ärgere dich nicht usw.) - Knetmasse-»O« mit allen Langfingern durch Abduktion auseinanderspreizen - Gummiband durch Abduktion über ein Nagelbrett spannen - Mit großem Keksausstecher aus Knetmasse oder Teig Formen ausstechen

- Nach dem Bad eignet sich das **Eincremen** mit z. B. Nivea oder Bepanthen als Medium, um über das veränderte Gebiet zu streichen. Wird zu viel Creme aufgetragen, können zur Desensibilisierung mit einem Finger kleine Zeichnungen in das eingecremte Areal gemalt werden.
- **Wühlwannen** mit Wattebällchen, Linsen, Getreide, Sand etc. sind vorteilhaft, um die Sensibilität zu schulen, indem das Kind mit der betroffenen Hand ohne visuelle Kontrolle kleine »Schätze« (Murmeln, Radiergummi, Igelball, kleine Autos etc.) aus den Wannen herausgreift.
- Ein **Sensibilitäts-Domino-Spiel**, bei welchem ohne Hinsehen aus verschiedenen Oberflächen zwei gleiche erfühlt werden müssen oder **Sensibilitäts-Säckchen** mit verschiedenen eingenähten Inhalten (z. B. Kastanien, Reis, Kirschkerne, Watte etc.) bieten weitere Möglichkeiten für ein Sensibilitätstraining.

griffen werden (🔲 Abb. 27.2a). Zur Verbesserung der **Langfingerflexionskraft** können die Zimmerpflanzen in der Therapie mit einer Blumensprühflasche besprüht oder Spielsteine mit einer Holzzange (Gurken-, Spaghetti- oder Grillzange) getragen werden (🔲 Abb. 27.2b).

Knetmasseübungen

Silikonhaltige Knetmasse ist zur Kräftigung von grobmotorischen Funktionen ebenso vorteilhaft wie zur Kraftverbesserung von feinmotorischen Fähigkeiten und ist bei Kindern der bunten Farbe und leichten Verformbarkeit wegen sehr beliebt. Je nach Kraftvermögen können die Übungen mit sehr leichtem Knetmassewiderstand begonnen und mit immer weiter steigendem Knetmassewiderstand ausgeführt werden. Nach den ersten Übungen kann ein »Muskelkater« auftreten, der meist problemlos und rasch wieder vergeht (Hetz 2014) (🔲 Tab. 27.4).

27.1.10 Krafttraining

Da Kinder ihre Hand im Alltag und beim Spielen oft spontan und ganz natürlich einsetzen, liegt postoperativ **kein dringender Schwerpunkt** auf einem speziellen Krafttraining. Sollte nach einem halben Jahr postoperativ noch immer eine deutliche Schwäche im betroffenen Handbereich bemerkbar sein, können größere Kinder zur **Kräftigung des Spitzgriffs** aufgefordert werden, indem z. B. mit Wäscheklammern Zeichnungen, Postkarten, bunte Tücher usw. auf eine Wäscheleine geklammert oder kleine Gegenstände er-

27.2 Die embryonale Entwicklung der Hand

Vor der Beschreibung der einzelnen Fehlbildungen und deren Operations- und Therapiemöglichkeiten gibt 🔲 Tab. 27.5 einen kurzen Überblick über die Entwicklung der oberen Extremität im Embryonalstadium (siehe auch Übersicht der Embryonalentwicklung, http://www.embryology.ch).

Die Knochenkerne der Handwurzel entwickeln sich erst **nach der Geburt**. Die zeitliche Reihenfolge ist dabei sehr unterschiedlich (🔲 Tab. 27.6).

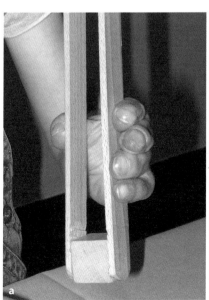
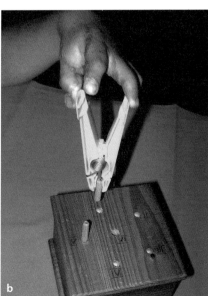

🔲 **Abb. 27.2a,b** Beispiel eines Krafttrainings **a** mit Gurkenzange, **b** mit Wäscheklammer

◪ Tab. 27.4   Beispiele für Knetmasseübungen

Adduktion	Knetmasse interdigital mit gestreckten Langfingern festhalten und mit der anderen Hand herausziehen versuchen
Abduktion	»O«: Knetring um die Langfinger geben und Finger spreizen »Wanderübung«: Finger liegen gestreckt auf einer Knetmasserolle und wandern durch Extension und Abduktion einzeln seitwärts Die Langfinger halten die Knetmasse fest, der Daumen zieht sie heraus Tiere formen, z. B. eine Rolle zu einer Schnecke eindrehen
Faust- und Krafttraining	Knetmasseball fest zusammendrücken
Spitzgriffübung Dig. I/Dig. II–V	Sonnenstrahlen aus einer Knetmassekugel herausziehen; einen Stern oder Tintenfisch formen
Fingerflexion	»Fischerübung«: bei fixiertem Unterarm durch Fingerflexion heranziehen von Knetmasse, die am Tisch klebt
Fingerextension	Bei fixiertem Unterarm wegschieben von Knetmasse, die am Tisch klebt
Bimanuelles Arbeiten	Mit Nudelholz Knetmasse ausrollen und mit Keksausstecher Formen ausstechen

◪ Tab. 27.5   Entwicklung der oberen Extremität im Embryonalstadium

Scheitel-Steiß-Länge (SSL) des Embryos (SSW, Schwangerschaftswoche)	Entwicklung der oberen Extremität
3 mm (ca. 5. SSW)	Zwei bogenförmige Wülste werden seitlich erkennbar, in der Ausdehnung von fünf Ursegmenten (Somiten)
5,5 mm	Armanlagen werden zungenförmig ausgebildet
8 mm	Distaler Teil schnürt sich als Handplatte vom proximalen Teil ab
12–15 mm (ca. 7. SSW)	Fingerstrahlen erscheinen als verdickte Wülste in der plattenförmigen Handanlage Einsprossung des N. medianus, N. ulnaris und N. radialis Drehung der Hand in Richtung Pronation
18 mm	Rückbildung der interdigitalen Membran (»Schwimmhäute«) und Trennung der Fingeranlagen Skelettelemente der Handwurzel erscheinen als verdichtetes Mesenchym (Vorknorpel)
19 mm	Beginnendes Knochenwachstum des Radius
24 mm	Beginnendes Knochenwachstum der Ulna
26–30 mm (ca. 8.–9. SSW)	Entwicklung der Fingergelenke und Bildung der Fingernagelanlagen

Tabelle erstellt aus dem Text von Schmidt u. Lanz »Chirurgische Anatomie der Hand« (1992)

27.3   Die motorische Entwicklung der Hand im Überblick

Die funktionelle Handentwicklung **beginnt mit Reflexen**, wie z. B. dem Greifreflex. Dieser bildet sich immer mehr zurück, je mehr willkürliche Bewegungen vom Kind erlernt werden. Alle **wichtigen Greifmuster**, wie das Ergreifen, Handhaben und Loslassen eines Gegenstandes entwickeln sich **in den ersten 15 Lebensmonaten.**

Der **Spitzgriff** mit dem Daumen zum Zeigefinger ist unter anderem für das Essen mit der Hand sehr wichtig. Er entwickelt sich vom:

- **Globalgriff** (im 7. Monat),
- über den **Schlüsselgriff** seitlich zum Zeigefinger (im 8. Monat),

◼ Tab. 27.6 Zeitliche Reihenfolge der Entwicklung der Handwurzelknochen

Handwurzelknochen	Nachgeburtlicher Entwicklungszeitraum
Os capitatum	1–6 Monate
Os hamatum	1–7 Monate
Os triquetrum	5 Monate bis 3 Jahre
Os lunatum	2–5½ Jahre
Os trapezium und Os trapezoideum	4–8 Jahre
Os scaphoideum	4–7 Jahre
Os pisiforme	8–12 Jahre

Nach Siegert (1935)

- danach zum **Pinzettengriff** mit dem Daumen gegen den gestreckten Zeigefinger (im 9. Monat),
- bis hin zum exakten **Spitzgriff mit dem Daumen zur Zeigefingerspitze** bei flektiertem Zeigefinger-MCP-, -PIP- und -DIP-Gelenk (im 10. Monat).

Die Handhabung eines Gegenstandes (z. B. eines Löffels beim Essen oder eines Bechers zum Trinken) ist für das Kleinkind eine **kognitive wie auch eine motorische Herausforderung.** Je öfter der Einsatz der Hände wiederholt wird, je mehr Erfahrungen das Kind mit verschiedenen ähnlichen Gegenständen sammeln kann, desto geschickter wird es im Umgang mit diesen. Das Kind lernt die neuen Greifmuster an »Werkzeugen« mit unterschiedlicher Form, Größe und Gewicht (wie Löffel, Becher etc.) anzupassen und bei Kontakt mit ähnlichen Gegenständen weiterzuentwickeln.

◼ Tab. 27.7 Einteilung der Handfehlbildungen – Übersichtstabelle

1. Fehlen von Strukturen/zu wenig (▶ Abschn. 27.5)	a) In der **transversalen Ebene** fehlen Knochen und Weichteile:
	  – Amputationen im proximalen, medialen oder distalen Unterarm, im Handgelenk- oder Fingerbereich (Fingergrund-, Mittel- oder Endglied)
	b) In der **longitudinalen Ebene** – ganzes oder teilweises Fehlen im radialen, zentralen oder ulnaren Bereich oder im Bereich der Fingerstrahlen:
	  – Radiale Klumphand
	  – Spalthand
	  – Ulnare Klumphand

2. Differenzierungsfehlbildungen/ unvollständig (▶ Abschn. 27.6)	Das begonnene Haut-, Sehnen-, Gelenk- oder Knochenwachstum wurde nicht vollständig abgeschlossen:
	  – Syndaktylien: Finger, die noch nicht separiert sind (häufigste Fehlbildungsform!)
	  – Morbus Apert: eine knöcherne und häutige Verwachsung von Fingern miteinander
	  – Kamptodaktylien: Beugekontrakturen der proximalen Interphalangealgelenke
	  – Eingeschlagener Daumen
	  – Klinodaktylien: Finger oder Daumen mit seitlicher Achsenabweichung durch deltaförmig abgeschrägte Fingerglied-Deformität

3. Duplikations-Fehlbildungen/zu viel (▶ Abschn. 27.7)	Während der Extremitätenentwicklung erfolgt eine Teilung und Vervielfältigung einer oder mehrerer Strukturen:
	  – Polydaktylie: z. B. Doppeldaumen, Hexadaktylie
	  – Ulnaverdoppelung/Spiegelhand

4. Riesenwuchs/zu groß (▶ Abschn. 27.8)	Ein oder mehrere Finger und der dazugehörige Teil der Hohlhand können überproportional entwickelt und keilförmig vergrößert sein: – Makrodaktylie

5. Minderwuchs/zu klein/zu kurz (▶ Abschn. 27.9)	Strukturen bleiben zu klein entwickelt oder fehlen gänzlich:
	  – Brachydaktylie
	  – Daumenhypoplasie/-aplasie

6. Schnürfurchensyndrome/ abgeschnürt (▶ Abschn. 27.10)	Zirkuläre Schnürringe und Schnürfurchen mit polsterartigen Verdickungen der Weichteile an Fingern oder weiter proximal können mit intrauterinen Amputationen, Syndaktylien und Verklumpungen einhergehen. Die Durchblutungssituation kann distal des Schnürringes sehr problematisch sein
7. Generalisierte Abnormitäten der Skelettentwicklung/Fehlwuchs (▶ Abschn. 27.11)	Beeinträchtigungen in der Handentwicklung können von Ganzkörperdefekten ausgehen, wie z. B. die Windmühlenflügeldeformität des Freeman-Sheldon-Syndroms, der Kleinwuchs

(Übersetzung und Zusammenfassung von Estermann D nach Knight SL, Kay SPJ, 2000)

Die **Händigkeit** eines Kindes tritt in Verbindung mit der Entwicklung des dynamischen Drei-Finger-Griffs (Triploidgriffs) beim Hantieren mit einem Schreibstift im Alter zwischen 4 und 6 Jahren in Erscheinung. Bis zum 3. Lebensjahr wechselt die stiftdominante Hand noch häufig. Im Alter zwischen 8 und 9 Jahren ist die Händigkeit gefestigt.

27.4 Einteilung der Handfehlbildungen

Aufgrund der Komplexität und Vielfältigkeit der Handfehlbildungen bedarf es einer Klassifizierung. Die alleinige Beschreibung »Handfehlbildung« gibt weder Aufschluss über die tatsächlich betroffenen Strukturen noch über den Schweregrad der Ausprägung. Um eine allgemein gültige Einteilung der Handfehlbildungen bemühte sich die IFFSH (International Federation of Societies for Surgery of the Hand, 1983). Weitere Beschreibungen und Einteilungen folgten von EUROCAT (European Study of Congenital Anomalies and Twins) und der WHO (World Health Organization) (◘ Tab. 27.7).

27.5 Fehlen von Strukturen

27.5.1 Transversale Fehlbildungen

Peromelie

In der transversalen Ebene können, je nach Gradausbildung, folgende amputationsartige Fehlbildungen bestehen (◘ Tab. 27.8).

Die Peromelie ist eine relativ häufige Fehlbildung (1:20.000 Lebendgeburten), die bei Müttern mit Nikotin- oder Alkoholabusus vermehrt auftreten kann. Diese Fehlbildung erscheint meist einseitig.

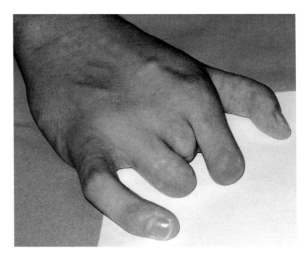

◘ **Abb. 27.3** Amputationsartige angeborene Fehlbildung des 2. bis 4. Fingers

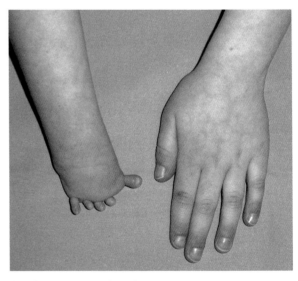

◘ **Abb. 27.4** Peromelie rechts

Liegt eine Aplasie von Radius oder Ulna vor, ist diese immer mit einer Fehlbildung im Handbereich kombiniert. Die Unterscheidung einer transversalen Fehlbildung von einer kombinierten longitudinalen ist nicht immer einfach.

Meist liegt das Amputationsniveau gelenknah, wobei der Stumpf durchwegs gut gepolstert oder wulstartig geformt ist und kleine Grübchen oder winzige häutige Fingerknospen besitzen kann. Eine genaue Diagnostik der knöchernen Situation ist mittels Röntgenuntersuchung möglich.

Operative Möglichkeiten bei Peromelie

Die operativen Möglichkeiten bei Peromelie (◘ Abb. 27.4) sind begrenzt. Auf Wunsch der Eltern und des Kin-

◘ **Tab. 27.8** Transversale Fehlbildungen	
Bezeichnung der Fehlbildung	**Beschreibung der transversalen Fehlbildung**
Amelie	Fehlen des gesamten Armes ab der Schulter
Hemimelie	Teilweises oder vollständiges Fehlen des Unterarms
Acheirie	Fehlen der gesamten Hand
Peromelie	Fehlen aller Finger (◘ Abb. 27.4)
Fingeramputation	Fehlen von Fingergrund-, -mittel- oder -endphalangen (◘ Abb. 27.3)

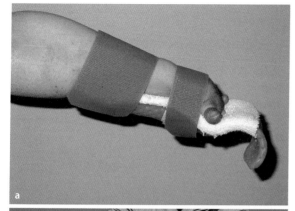

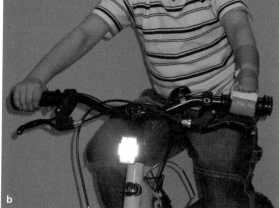

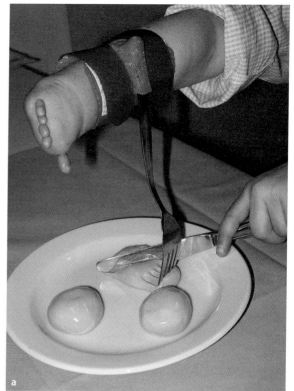

◘ Abb. 27.5a,b   Fahrradhaken als Hilfsmittel bei Peromelie links

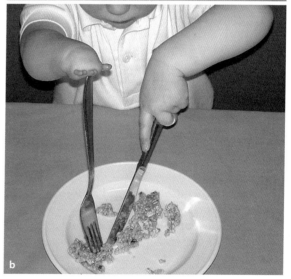

◘ Abb. 27.6a,b   Halten einer Gabel **a** mit und **b** ohne Besteck-halterung bei Peromelie

des können eine Weichteilreduktion oder die Entfernung der Fingerknospen operativ vorgenommen werden.

Bei einer Zehentransplantation nach Vilkki (1985) wird die Großzehe mit dem Ziel eines Gegengriffs zum distalen Unterarmstumpf transplantiert.

Präoperative therapeutische Maßnahmen bei Peromelie

Vom Säuglingsalter an muss der Unterarmstumpf **sehr gut gefördert und geschult** werden, damit er vom Kind beim Tasten, Greifen, Krabbeln und Spielen stets bestmöglich einsetzt wird. Obwohl der Unterarmstumpf hypoplastisch ist und eine Atrophie der Muskulatur vorliegt, reichen die Sehnen in der Regel bis zur Stumpf-spitze und können die wulstige Weichteilmasse bewegen. Bei fehlender Hand lernen die Kinder, Gegen-stände mit dem Unterarm festzuhalten, indem sie den Ellbogen maximal flektieren.

Hilfsschienen zur Erleichterung von Greifaktivi-täten können angefertigt werden und variieren je nach Vorlieben und Geschicklichkeit des Kindes. Ist der Unterarm zu kurz, um beim Radfahren die Lenk-stange zu erreichen, wird eine Hakenschiene angepasst

(◘ Abb. 27.5). Zur sicheren Fixierung eines Gabel- oder Löffelstiels beim Essen wird eine Unterarmschiene mit Stielhalterung hergestellt (◘ Abb. 27.6).

Ab dem 3. bis 4. Lebensjahr kann auf Wunsch der Eltern und des Kindes an eine Versorgung mit einer **myoelektrischen Prothese** gedacht werden. Viele Kin-der kommen aber unserer Erfahrung nach mit dieser

27

Fehlbildung sehr gut zurecht und ziehen den Einsatz ihres greifunfähigen Stumpfes mit ausgezeichneter Sensibilität einer asensiblen Prothese mit Grobgriff-Funktion vor. Der finanzielle Aspekt der Prothesenversorgung ist zu bedenken, da durch ein rasches Wachstum der Kinderhand häufig Neuanpassungen oder Änderungen an der Prothese erfolgen müssen. In manchen Fällen wünschen sich Kinder eine **Schmuckprothese**, die zwar funktionslos ist, aber der Kosmetik dient. **Hi-Tech-Prothesen** haben fünf individuell bewegliche Finger und können per Smartphone bedient werden (z. B. das »i-limb« der Firma »Touch Bionics«) (Martin 2015).

27.5.2 Longitudinale Fehlbildungen

Darunter fällt ein ganzes oder teilweises Fehlen im radialen, zentralen oder ulnaren Bereich oder im Bereich der Fingerstrahlen:
- die radiale Klumphand,
- die Spalthand,
- die ulnare Klumphand.

Radiale Klumphand

Bei der radialen Klumphand (engl. »radial club hand«) handelt es sich um eine **radialseitige Hemmungsfehlbildung** mit einer Verkürzung, einem teilweisen oder einem vollständigen Fehlen des Radius. Dies bedingt eine radiale Deviation der Hand (manus vara). Die Streckung des instabilen Handgelenks ist ebenso wie die Supination des Unterames und die Flexion des Ellbogens eingeschränkt. Der Daumen ist dreigliedrig oder verkürzt (Daumenhypoplasie), kann aber auch als Doppeldaumen auftreten oder gänzlich fehlen (Daumenaplasie). Die übrigen Finger können verkürzt, hypoplastisch oder kontrakt sein. Der **Kleinfinger ist meistens normal ausgebildet** und am besten beweglich. Die Hypermobilität des Handgelenks kompensiert häufig die Bewegungseinschränkung des Ellbogens und der Finger: Gegenstände werden zwischen die nach radial deviierte Hand und den Unterarm geklemmt. Die fehlende Daumenbeweglichkeit wird oft durch das Greifen mit dem Kleinfinger ausgeglichen.

Diese Fehlbildung tritt nur sporadisch, **manchmal in Verbindung mit einem Syndrom** (z. B. dem das Herz betreffende Holt-Oram-Syndrom oder Thrombozytopenie TAR-Syndrom oder VATER-Assoziation[8]) oder gemeinsam mit anderen Deformitäten auf. Ein fami-

liäres Vorkommen wird in der Literatur kaum beschrieben.

Exogene Noxen werden als Ursache für die radiale Klumphand mitverantwortlich gemacht – im Rahmen der Thalidomid- (Contergan-)Embryopathie in den 1960er Jahren kam es zu einer Häufung dieser Fehlbildung.

Mittels Röntgenaufnahmen und eines Maßbands können die knöchernen Veränderungen des Armes genau dargestellt und vermessen werden. Die Veränderungen der Strukturen sind bei bilateralem Auftreten selten symmetrisch. Die 4 Typen der Radiusveränderungen, die nach Bayne (1982) differenziert werden, stellt ▶ Übersicht 27.2 dar.

Übersicht 27.2 Einteilung der Radiusveränderungen in 4 Typen nach Bayne
- **Typ I Geringe Radiusverkürzung**
  - Der Radius ist distal verkürzt (> 2 mm kürzer als die Ulna)
  - Es besteht eine angedeutete Radialdeviation im HG
  - Die distale Epiphysenfuge und
  - eine normale Ellbogenfunktion sind vorhanden
- **Typ II Hypoplasie des Radius**
  - Das Wachstum des Radius ist trotz vorhandener Epiphysenfugen stark eingeschränkt
  - Der gesamte Unterarm ist verkürzt
  - Die Ulna ist nach radial deviiert
  - Das Handgelenk ist instabil (◨ Abb. 27.7)
- **Typ III Teilweise Aplasie des Radius**
  - Der proximale, mittlere oder distale Teil des Radius fehlt
  - Es ist keine Epiphysenfuge vorhanden
  - Die Ulna ist verdickt, verkürzt und nach radial deviiert,
  - Der Ellbogen ist in seinem Bewegungsumfang eingeschränkt
  - Das Handgelenk ist instabil
- **Typ IV Totale Aplasie des Radius**
  - Der Radius fehlt vollständig
  - Die Ulna ist verdickt, verkürzt und nach radial deviiert
  - Der Ellbogen ist in seiner Funktion stark eingeschränkt (die Ellbogen-Flexion ist limitierter als die Extension)
  - Das Handgelenk ist instabil

---

8   VATER Assoziation umfasst: einen **V**entrikelseptumdefekt des Herzens, **v**ertebrale Defekte, die **A**nalatresie, die **t**racheooesophageale Fistel, die Radiusaplasie und **r**enale (=Nieren-) Anomalien

Bei allen 4 Typen kann der **Daumen** als verkleinert (hypoplastisch) und funktionsfähig, als verkleinert und nicht funktionsfähig vorhanden sein oder er kann voll-

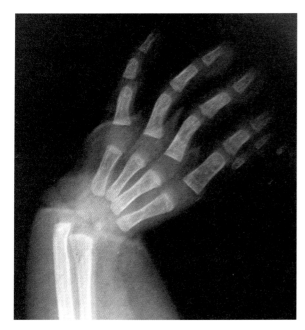

Präoperative therapeutische Maßnahmen bei radialer Klumphand

Um Weichteilkontrakturen durch die Radialdeviation und eine mögliche Subluxation des Handgelenks nach palmar zu vermeiden sollte **so früh wie möglich** mit der regelmäßigen **passiven Aufdehnung** und der möglichst **achsengerechten Lagerung** des Handgelenks und der Finger begonnen werden (◘ Abb. 27.8). Hierbei ist darauf zu achten, dass der Ellbogen bei Flexionseinschränkungen in die Lagerung und Mobilisierung miteinbezogen wird.

Die **Schienenbehandlung** erfolgt über Jahre hinweg stets nachts und solange, bis das Wachstum des Armes abgeschlossen ist oder bis eine stabile Korrektur der Fehlstellung erreicht wurde. Tagsüber ist es wichtig, dass das Kind seine Umwelt und seine darin vorhandenen bilateralen Greifmöglichkeiten erforscht. Die Eltern des Kindes sollten darin unterwiesen werden, mehrmals täglich 10 min lang langsam und vorsichtig die Finger und das Handgelenk des Kindes unter minimaler Traktion aufzudehnen und in seiner Fehlstellung zu korrigieren. Weiteren Kontrakturen der radialseitigen Weichteile kann auf diese Weise vorgebeugt werden.

Ist mit den Eltern keine gute Zusammenarbeit möglich, ist in den ersten Wochen nach der Geburt eine per-

◘ **Abb. 27.7** Röntgenbild einer radialen Klumphand links Typ II mit nach radial deviiertem Handgelenk und kompletter Syndaktylie des rudimentären Daumens mit Dig. II

ständig fehlen (Daumenaplasie). Pronation und Supination im Unterarm sind nicht möglich. Der **Ellbogen** kann, vor allem in den ersten 2 Lebensjahren, in Extension kontrakt sein und sich nach und nach durch aktive und passive Mobilisation bis zu einer Flexionsfähigkeit

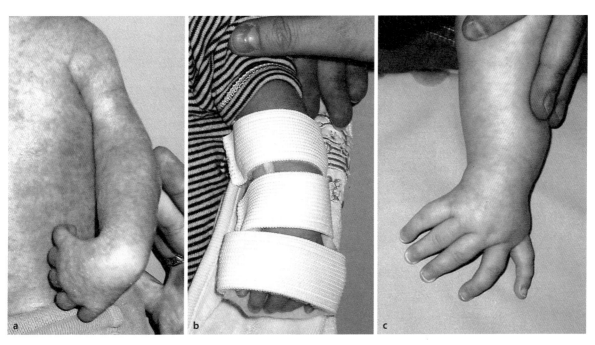

◘ **Abb. 27.8a–c**   Radiale Klumphand links: **a** vor der Schienenbehandlung, **b** mit Schiene, **c** nach 6 Monaten Nachtschienenbehandlung

manente Ruhigstellung mittels thermoplastischer Schiene oder einer Gipslonguette in 90° Ellbogenflexion und Handgelenksausrichtung nach ulnar sinnvoll. Nach beginnender achsengerechter Stabilisierung der Gelenke und Weichteile wird die Schiene nur noch nachts getragen, damit das Kind in seiner Greifentwicklung tagsüber nicht eingeschränkt wird.

Operative Möglichkeiten bei radialer Klumphand

Bei schwach ausgeprägter radialer Klumphand des **Typ I** mit nur geringer Radialdeviation des Handgelenks reicht meist eine Schienenbehandlung aus, um die Achsenfehlstellung zu korrigieren.

Kinder mit einer radialen Klumphand sind generell sehr geschickt und kommen mit ihren Greifmöglichkeiten recht gut zurecht. Eine operative Korrektur zur optischen Verbesserung des nach radial deviierten Handgelenks sollte nicht vorgenommen werden, wenn gleichzeitig eine Streckkontraktur im Ellbogen besteht: Durch die Geradestellung des Handgelenks wäre die Funktion des Armes empfindlich beeinträchtigt, da die Hand nicht mehr zum Gesicht geführt werden kann.

Bei einer Radiushypoplasie des **Typ II oder milden Typ III** wird eine operative Verlängerung des Radius durch Kallusdistraktion im Alter von 2–3 Jahren durchgeführt. Im Laufe des Wachstums muss diese Operation möglicherweise wiederholt werden.

Bei einer **subtotalen und einer totalen Radiusaplasie** wird eine **operative Zentralisation** der Elle empfohlen. Die Handwurzel und das Metakarpale II werden in Funktionsstellung mit einem Kirschner-Draht auf das distale Ende der Ulna fixiert. Eine Arthrodese des Handgelenks wird auf diese Weise angestrebt. Das Operationsalter wird von verschiedenen Autoren unterschiedlich angegeben: zwischen 2–3 Monate (Riordan 1955), 6 Monate (Bayne 1982) und dem 3. bis 4. Lebensjahr (Blauth 1976). Die Ergebnisse dieser Operation sind nicht immer zufriedenstellend, da die Ulna im Laufe des Wachstums wieder nach radial abweichen kann.

Bei der **zweizeitigen Zentralisation der Ulna** erfolgt eine Traktion der Weichteile (vom distalen Ulnaende bis in die Handwurzel) bis zu mehreren Zentimetern mittels Fixateur externe. Danach wird die Ulna wie oben beschrieben operativ zentralisiert.

Verfügt die Hand über einen hypoplastischen, funktionslosen **Daumen** oder fehlt dieser gänzlich, ist eine Pollizisation des Zeigefingers indiziert (▶ Abschn. 27.9.2 »Daumenhypoplasie/-aplasie«).

Liegt **bilateral** eine radiale Klumphand vor, wird empfohlen, abwechselnd entweder im 6-Wochen- oder im 3-Monats-Abstand (je nach Familiensituation) die Zentralisation der Ulna erst an einer Seite, danach an der zweiten Seite vorzunehmen, bevor eine Pollizisation des Zeigefingers erfolgt (▶ Abschn. 27.9.2 »Daumenhypoplasie/-aplasie«). Das Ziel ist bei diesem Schema der Abschluss des operativen Prozedere bis zu einem Alter von 12–18 Monaten.

Selten wird eine Begradigung des Handgelenks **bei Erwachsenen** vorgenommen, da diese meistens sehr geschickt mit den Möglichkeiten ihres Bewegungsumfanges und ihrer Greiffähigkeit umgehen können und nur wenig funktionelle Einschränkungen im Alltag beklagen.

> ❯❯ Ein operativer Eingriff, der bei Klumphanddeformitäten aus ästhetischen Überlegungen heraus geplant wird, darf **keinesfalls einen Funktionsverlust** mit sich bringen!

Postoperative therapeutische Maßnahmen bei radialer Klumphand

Wurde ein **Fixateur externe** angebracht, um eine Weichteildehnung zu bewirken, muss darauf geachtet werden, dass die Finger durch regelmäßige passive Mobilisation in ihrem möglichen Ausmaß beweglich bleiben. Ein Beuge- und ein Streckdefizit sind vor allem am Zeige- und am Mittelfinger häufig vorhanden. Da die Eintrittsstellen der Metallstifte des Fixateur externe eine Infektionsgefahr darstellen, muss mit Handschuhen gearbeitet werden. Ein sauberer Verband umgibt den Unterarm.

Nach operativer **Zentralisation der Ulna** mittels Kirschner-Drahtes ist eine zusätzliche palmare Handgelenklagerungsschiene als Schutz anzupassen, in welcher die Finger frei beweglich sind. Diese Schiene sollte 6–8 Wochen lang Tag und Nacht getragen werden. Zur Körperpflege und Narbenbehandlung wird sie täglich 1- bis 2-mal abgenommen.

Wurde eine Pollizisation des Zeigefingers durchgeführt, wird wie in ▶ Abschn. 27.9.2 »Daumenhypoplasie/-aplasie« erklärt vorgegangen.

Spalthand-Deformität

Diese Fehlbildung ist autosomal dominant vererbt und kommt beidseitig häufiger vor als einseitig. Das männliche Geschlecht ist davon doppelt so häufig betroffen wie das weibliche.

Bei der Spalthand (auch »Hummerschere« oder engl. »cleft-hand« genannt) handelt es sich um eine **Fehlbildung der zentralen Strahlen** der Hand (vorrangig des 3. Strahls). Sie breitet sich tendenziell von zentral nach radial aus. Knöcherne Anteile werden verlagert, Weichteile verschmelzen und Differenzierungsprozesse werden unterdrückt. Eine longitudinale »Spalte« entsteht in der Handmitte, die äußerlich stark

◼ **Tab. 27.9** Abgrenzung der Spalthand von der Symbrachydaktylie	
Spalthand	**Symbrachydaktylie**
Vererbbar	Kein Erbgang
Oft bilateral	Immer einseitig
Oft mit Spaltfüßen	Füße nicht beteiligt
Keilförmiger Knochendefekt und glatte Begrenzung des Weichteildefektes	U-förmiger Knochendefekt
Transversalknochen	Symbrachyphalangie
Mehr distale Defekte	Fingerknospen-Endgliedreste
Ausbreitung des Defektes nach radial	Ausbreitung des Defektes nach ulnar
Synostosen (knöcherne Verwachsungen)	Hypoplasien der restlichen Knochen

Aus Martini (2003)

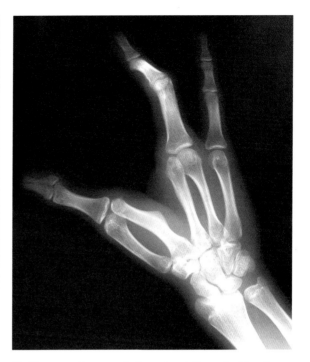

◼ **Abb. 27.9** Röntgenaufnahme einer 3-Finger-Spalthand Typ III rechts

auffällt. Als »funktionell ausgezeichnete und soziale Katastrophe« beschrieb Flatt (1977) diese Fehlbildung (◼ Abb. 27.11).

Die Defekte können zu einer Zweifingerhand oder einer Einfingerhand führen (bei welcher stets der Kleinfinger bestehen bleibt). Typisch für die Spalthand sind auch quer gelagerte Knochen (sog. »**Transversalknochen**«), die mit den Nachbarknochen in Dreiecksform artikulieren. Häufig handelt es sich dabei um abgedrängte Grundphalangen, wobei die Endphalangen fehlen oder mit den Nachbarknochen verschmolzen sein können.

Anomalien liegen auch im Beuge-, Strecksehnen- und Blutgefäßbereich vor. Randständige Finger können Syndaktylien, Kamptodaktylien oder inkomplette Polydaktylien aufweisen. Die Unterscheidung einer atypischen Spalthand zur Symbrachydaktylie (▸ Abschn. 27.9.1 »Symbrachydaktylie«) ist manchmal nicht einfach (◼ Tab. 27.9). Spaltfüße, Lippen-Kiefer-Gaumen-Spalten oder ein triphalangealer Daumen können als assoziierte Fehlbildungen bestehen.

In der Literatur liegen auch bei dieser Fehlbildung wieder **verschiedene Typeneinteilungen** vor. Einige Autoren verzichten gänzlich auf eine Klassifizierung der Spalthände.

Blauth und Fallinger (1986) differenzieren 3–4 Typen:
- **Typ I** – Spalthände mit knöchernen Defekten (Aplasien),
- **Typ II** – Spalthände mit knöchernen Verwachsungen (ossäre Syndaktylien und Synostosen),
- **Typ III** – Spalthände mit knöchernen Defekten und gleichzeitigen Synostosen,
- evtl. **Typ IV** – Spalthände mit zentraler Polydaktylie.

Um die Ausdehnung des Defekts, der Synostosen und der Transversalknochen sichtbar zu machen, ist eine Röntgenaufnahme erforderlich (◼ Abb. 27.9).

Wird die Spalthand im Rahmen ihrer Möglichkeiten bei allen Alltagsaktivitäten erfolgreich eingesetzt, ist kein operativer Eingriff nötig (◼ Abb. 27.10).

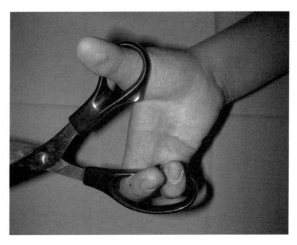

◼ **Abb. 27.10** Die uneingeschränkte Handhabung einer Schere ist mit dieser 3-Finger-Spalthand möglich

Operative Möglichkeiten bei Spalthanddeformitäten

Die Verbesserung des Erscheinungsbildes und der Handfunktion sind die vorrangigen Ziele eines operativen Eingriffs. Die Art der Operation richtet sich nach dem Befund. Bei einer komplexen Spalthandfehlbildung können mehrere Eingriffe nötig sein.

- **Syndaktylietrennung:**
    - Vor allem bei Verwachsungen von Dig. I+Dig. II ist die Bildung einer möglichst tiefen, breiten Daumenkommissur erforderlich.
    - Sperrende **Transversalknochen** werden **entfernt.**
- **Beugekontrakturen** (Kamptodaktylien) werden operativ **korrigiert** (wie in ▶ Abschn. 27.6.3 »Kamptodaktylie« beschrieben)
- **Beseitigung der Spalte:**
    - Bei einfachen Spalthandformen mit fehlendem Mittelfinger wird nach der Entfernung des 3. Metakarpalknochens und den ihn umgebenden Weichteilen der 2. Metakarpalknochen mittels Kirschner-Draht auf die Basis des 3. Metakarpalknochens fixiert.

Postoperative therapeutische Maßnahmen bei Spalthanddeformitäten

Die Nachbehandlung **nach Syndaktylietrennung** erfolgt wie in ▶ Abschn. 27.6.1 »Syndaktylie« beschrieben. Wurde eine tiefe Daumenkommissur geschaffen, wird der Daumen nachts mittels Schienenbehandlung in maximaler Daumenabduktion und Opposition gelagert (◘ Abb. 27.11a). Nach der Fadenentfernung gilt es, die Narben durch Narbenbehandlung weich und elastisch zu halten (▶ Abschn. 27.1.4 »Narbenbehandlung«).

Um der bisherigen **Spalthandstellung entgegenzuwirken**, wird tagsüber ein elastisches Zwillingsschlaufenband (»Achterschlinge«) oder eine Zwillingsschiene um den 2. und 3. (bzw. falls dieser fehlt um den 2. und 4.) Finger getragen. Durch die damit erreichte Adduktionsstellung der Langfinger soll im Gehirn eine »Umprogrammierung« des bisher eingeprägten Spalthandkörperschemas erreicht werden. Die Koordination des Daumens und der Langfinger, der Spitz- und der Grobgriff müssen nun in der Therapie neu erlernt und durch häufiges Wiederholen für Alltagsaktivitäten automatisiert werden (▶ Abschn. 27.1.5, ▶ Abschn. 27.1.6, ▶ Abschn. 27.1.7, ▶ Abschn. 27.1.8, ▶ Abschn. 27.1.9, ▶ Abschn. 27.1.10).

Bei einer **Langfinger-Beugekontraktur** ist eine konsequente Behandlung mit einer Nachtlagerungsschiene in Fingerextensionsstellung wichtig. Das prä-, wie auch das postoperative Ergebnis werden damit verbessert (siehe auch ▶ Abschn. 27.6.3 »Kamptodaktylie«).

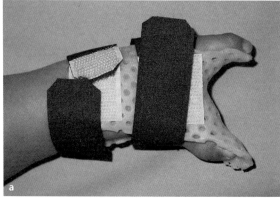

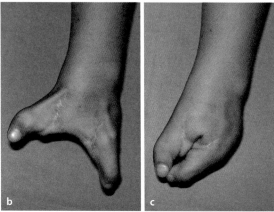

◘ **Abb. 27.11a–c   a** Abduktionsschiene nach Kommissurerweiterung, **b** Abduktion und **c** Spitzgriff einer 2-Finger-Spalthand

Wurde die **Handspalte operativ korrigiert**, ist für 6–8 Wochen das Tragen einer thermoplastischen, physiologisch geformten, die Hand umfassenden Spange empfehlenswert. Sie bietet einen Schutz für die Mittelhandknochen während der Heilungsphase. Um den 2. und 4. Finger kann tagsüber wiederum ein zirkuläres Zwillingsband angelegt werden, damit durch die Adduktionsstellung der bisherigen Abduktionsstellung der Langfinger entgegengewirkt wird.

> Eine passive oder aktive Mobilisation in Richtung Abduktion darf nach einer knöchernen Korrektur der Handspalte 6–8 Wochen lang **nicht** durchgeführt werden.

Vorrangig wird bei der aktiven Mobilisation der Langfinger neben der Flexion und Extension vor allem der Spitzgriff zum Daumen geübt (◘ Abb. 27.11b, c).

Ulnare Klumphand

Bei der ulnaren Klumphand handelt es sich um eine **sehr seltene** Art von Handfehlbildung. Sie kann von einer Hypoplasie eines einzelnen ulnaren Fingers bis zur gänzlichen Aplasie der Ulna reichen. Ein familiäres Vorkommen wurde nicht beobachtet.

Der Unterarm ist häufig nach ulnar verbogen, verkürzt und nach innen rotiert (supiniert).

Das Handgelenk ist bei der ulnaren Klumphand – verglichen mit der radialen Klumphand – sehr stabil und weist selten eine Ulnardeviation von mehr als 30° auf (manus valga). Die ulnaren Handwurzelknochen fehlen häufig (v. a. Os triquetrum, Os capitatum, Os hamatum und Os pisiforme) oder es liegen Verwachsungen (Synostosen) der Karpalknochen vor.

Die Hand kann bei dieser Fehlbildung normal ausgebildet sein. Meist bestehen jedoch ulnare Aplasien der Finger (vor allem der 4. und 5. Strahl können fehlen) oder Syndaktylien, Klinodaktylien, Symphalangien, Kampto- oder Brachydaktylien, die auch die übrigen Finger betreffen können. Daumenfehlbildungen wurden ebenfalls beobachtet, welche vom Doppeldaumen über die Daumenhypoplasie bis zur vollständigen Daumenaplasie reichen können. Je schwerer der Ulnadefekt ausgeprägt ist, desto stärker wirkt sich die Dysplasie der Hand aus: eine komplette Ulnaaplasie kann eine vollständige Fingeraplasie oder eine einstrahlige Fingerhand zur Folge haben.

Die Weichteile sind bei dieser Fehlbildung häufig mit betroffen: Nicht selten bestehen Anomalien der Nerven, der Gefäße und der Muskulatur.

Die Klassifikationen der ulnaren Klumphand sind nicht einheitlich, da sie von verschiedenen Autoren unterschiedlich beschrieben wurden. Die ▶ Übersicht 27.3 zeigt die von Bayne (1988) beschriebene Unterteilung.

> **Übersicht 27.3   Einteilung der Ulnadefekte nach Bayne in 4 Typen**
> ▬ **Typ I – Ulnahypoplasie**
>   – Eine leichte Ulnardeviation des Handgelenks mit Hypoplasien der ulnaren Finger oder Fingeraplasien liegen bei normalem Ellbogengelenk vor
> ▬ **Typ II – partielle Ulnaaplasie** (am häufigsten vorkommend)
>   – Deutliche Ulnardeviation des Radius und des Handgelenks
>   – Teilweises Fehlen der Ulna, bei stabilem Ellbogengelenk
>   – Der Radiuskopf kann luxiert sein
> ▬ **Typ III – totale Ulnaaplasie**
>   – Ulnare Anlage ist nicht vorhanden
>   – Der Radius ist nicht deviiert
>   – Das Ellbogengelenk ist instabil
>   – Der Radiuskopf ist luxiert

> ▬ **Typ IV – radiohumerale Synostose**
>   – Der Radius ist verbogen, nach ulna deviiert und kann mit einer sehr kurz angelegten Ulna verwachsen sein
>   – Ellbogen-Ankylose bzw. -instabilität

Eine Röntgenaufnahme zeigt die Skelettveränderung des Handgelenks, der Ulna, des Radius und des Ellbogens. Die Veränderungen können vielfältig kombiniert sein.

Präoperative therapeutische Maßnahmen bei ulnarer Klumphand

Um Ausfälle auszugleichen, entwickelt das Kind oft spontan **geschickte Kompensationsmechanismen**. Liegt eine starke Armverkürzung und eine Unbeweglichkeit des Ellbogens vor, können **Hilfsmittel** wie z. B. Anziehhaken, Toilettenhilfe und Schienenhalterungen für Essbesteck, Schreibgeräte usw. angepasst werden. Die Anfertigung von redressierenden Schienen ist in der Literatur umstritten und ihre Wirkung auf das Skelettsystem nicht nachgewiesen. Eine möglichst achsengerecht angepasste **Nachtlagerungsschiene** beugt einer Weichteilkontraktur vor.

Operative Möglichkeiten bei ulnarer Klumphand

Operative Maßnahmen bei Handfehlbildungen werden bereits im ersten Lebensjahr vorgenommen, um die Entwicklung der Greiffunktionen bestmöglich voranschreiten zu lassen. Darunter fallen die Syndaktylietrennung (▶ Abschn. 27.6.1 »Syndaktylien«) und die Entfernung von funktionslosen, rudimentären, knöchernen Strukturen. Eine Pollizisation (▶ Abschn. 27.9.2 »Daumenhypoplasie/-aplasie«) oder ein Phalangentransfer ermöglicht einen Oppositionsgriff.

Laut Martini (2003) wird mit Eingriffen an Ellbogen und Unterarm abgewartet, um die Entwicklung der Funktion zu beobachten und zu kontrollieren. Die Indikation einer Operation wird immer individuell gestellt.

> **»** Vitale (1952) definiert das Prinzip: »The ulna makes the elbow, the radius makes the wrist.« (»Die Ulna macht das Ellbogengelenk aus, der Radius macht das Handgelenk aus.«)

Operativ bestehen folgende Möglichkeiten:
▬ **Radius-pro-Ulna-Fusion (»one bone forearm«):** Bei einer Ulnateilaplasie mit instabilem Ellbogengelenk und stark eingeschränkter Pro- und Supination wird der distale Radiusteil mit der Hand versetzt und mit dem proximalen Ulnateil fusioniert. Durch Traktion wird der luxierte Radiuskopf zum

Ulnaende gebracht, wodurch der Unterarm verlängert wird: Der Vorteil dieses Eingriffs besteht in der Bildung eines kräftigen Unterarms. Das Längenwachstum des Unterarms wird kaum eingeschränkt, da sich an beiden Enden eine Wachstumsfuge befindet. Die Ellbogenbeweglichkeit kann manchmal sogar verbessert werden.

- **Ulnaverlängerungsosteotomie:**
Bei Ulnahypoplasie oder leichter Ulnaaplasie wird eine Kallusdistraktion vorgenommen. Trotzdem kann das Ulnawachstum, verglichen zum Radius, zurückbleiben, was eine erneute Operation erfordert.
- **Korrektur des Radius:**
Eine Begradigung des Unterarms und eine Korrektur der Supinationsfehlstellung werden angestrebt.
- **Radiuskopfresektion:**
Die Funktionsverbesserung der Unterarmdrehbewegung durch Radiuskopfresektion bei einer Radiuskopfluxation besteht meist nur vorübergehend.
- **Umstellungsosteotomie des synostosierten Ellbogens:**
Ziel ist, die Hand zum Mund zu bringen. Bei ungünstiger Streckstellung oder Hyperextension im Ellbogengelenk mit Verkürzung des Armes ist eine Korrekturosteotomie in 60° bis 90° Flexion gewinnbringend.

Ein mobiles Ellbogengelenk zu erhalten, ist das wesentliche Ziel beim totalen Fehlen der Elle. Diese Fehlbildung tritt nur sehr selten auf und hat eine maximale Flexion des Unterarms zum Humerus zur Folge (Piza-Katzer 2011).

Postoperative therapeutische Maßnahmen bei ulnarer Klumphand

Nach operativen Korrekturen des Unterarms benötigt das Knochensystem 6–8 Wochen **Gips- oder Schienenruhigstellung,** bevor eine stabile Kallusbildung erfolgt ist. Während dieser Zeit ist darauf zu achten, dass die **Fingerbeweglichkeit** vollständig vorhanden bleibt und **Narben** (nach der Fadenentfernung) gepflegt und wie in ▶ Abschn. 27.1.4 »Narbenbehandlung« erklärt behandelt werden.

Nach der Gips- bzw. Schienenentfernung werden Greifübungen zur **Anbahnung von Alltagsaktivitäten** durchgeführt, damit sich das Kind an die Veränderungen des Ellbogens, Unterarms oder Handgelenks (je nach erfolgter Operation) gewöhnen kann. Wichtig sind vor allem Bewegungen der Hand zum Kopf und zum Gesicht, damit unter anderem ein selbstständiges Essen und Trinken mit der betroffenen Hand möglich werden (▶ Abschn. 27.1.7 »Training von Alltagsaktivitäten«).

27.6   Differenzierungsfehlbildungen

27.6.1   Syndaktylien

Als Syndaktylie wird eine angeborene komplette oder partielle **Fingerverschmelzung** bezeichnet. Die Finger können **häutig (kutan) oder knöchern (ossär)** zusammengewachsen sein. Zu 20–40 % besteht eine erbliche Veranlagung, wobei bei der Geschlechterverteilung das Männliche überwiegt.

> ❯ Die Syndaktylie ist die **häufigste** Erscheinung aller Fehlbildungen!

Der Raum zwischen dem III. und IV. Finger ist am häufigsten und jener zwischen dem I. und II. Finger ist am seltensten miteinander verwachsen. Bei der häutigen Syndaktylie sind die Sehnen und das Gefäß-Nerven-Bündel meist normal entwickelt. Bei der knöchernen Syndaktylie können Streck- und Beugesehnen sowie Nerven und Gefäße fehlgebildet sein oder gänzlich fehlen.

Syndaktylien können **isoliert** auftreten **oder als ein Symptom eines Fehlbildungssyndroms**, wie z. B. des Apert-Syndroms (▶ Abschn. 27.6.2 »Morbus Apert«) oder des Poland-Syndroms. Das Poland-Syndrom weist außer einer einseitigen Syndaktylie oder Symbrachydaktylie eine homolaterale Hypo- oder Aplasie des M. pectoralis auf. Eine einseitige Hypo- oder Aplasie des Areola-Mamillenkomplex und der Brust sowie eine Hypo- oder Aplasie der gleichseitigen Niere sind typisch für dieses Syndrom.

Die ▶ Übersicht 27.4 stellt die Einteilung der Syndaktylieformen dar.

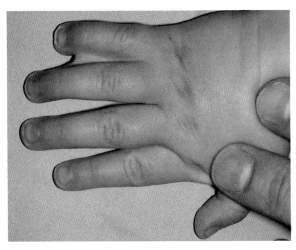

☐ **Abb. 27.12**   Partielle häutige Syndaktylie rechts Dig. IV+Dig. V

Übersicht 27.4 Einteilung der Syndaktylien

1. **Häutige Syndaktylie**
   a. Partielle häutige Syndaktylie:
      Die Schwimmhautfalte reicht bis zum Mittel-
      glied (◘ Abb. 27.12)
   b. Komplette häutige Syndaktylie:
      Die Hautverschmelzung reicht bis zum
      Endglied (◘ Abb. 27.13a)
   c. Brückensyndaktylie:
      Finger können im gemeinsamen Hautkanal
      überkreuzt oder verklumpt sein – häufig bei
      Schnürfurchensyndromen (► Abschn. 27.10
      »Schnürfurchensyndrom«)
2. **Knöcherne Syndaktylie**
   Die Endglieder der Fingerknochen sind miteinander verschmolzen (Akrosyndaktylie),
   wobei ein gemeinsames Nagelband auf eine
   knöcherne Verbindung hinweist. Beim Apert-
   Syndrom (► Abschn. 27.6.2 »Morbus Apert«)
   kann als extreme Form eine Rosenknospen-
   hand mit Verschmelzung aller Finger auftreten
3. **Kombinierte (komplexe) Syndaktylien**
   a. Als Teil einer Handfehlbildung
      z. B. der Spalthand (► Abschn. 27.5.2 »Longi-
      tudinale Fehlbildungen«, Abschn. »Spalthand-
      Deformität«), Symbrachydaktylie (► Abschn.
      27.9.1 »Symbrachydaktylie«), Polydaktylie
      (► Abschn. 27.7 »Duplikationsfehlbildungen«)
      usw.
   b. Als Teil eines Syndroms
      z. B. Morbus Apert (► Abschn. 27.6.2 »Morbus
      Apert«)

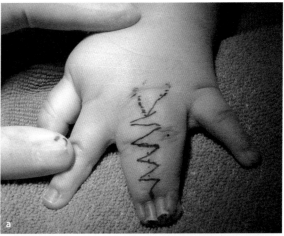

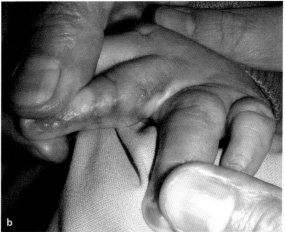

◘ **Abb. 27.13a,b** Komplette Syndaktylie Dig. III+Dig. IV links:
a präoperative zickzackförmige Anzeichnung, **b** postoperatives
Ergebnis nach der Syndaktylietrennung

Als diagnostisches Mittel ist neben der Inspektion der äußerlich auffälligen Erscheinung eine Röntgenaufnahme erforderlich, damit bei knöchernen oder komplexeren Formen bereits im Frühkindesalter weitere Fehlbildungen wie Polydaktylie, Hypo- oder Aplasie festgestellt werden können.

Operative Möglichkeiten bei Syndaktylie

Die vorrangigen **Ziele** einer operativen Syndaktylietrennung sind

- die Verbesserung der Greiffunktion,
- das Verhindern von Fehlwachstum: Vor allem, wenn verschieden lange Finger miteinander verwachsen sind, besteht im Wachstum die Gefahr einer Fingerverformung mit knöcherner Fehlentwicklung,
- ein möglichst normales Erscheinungsbild der Hand.

Damit die Entwicklung der Greiffunktionen möglichst optimal voranschreiten kann, ist die operative Trennung vor allem bei knöchernen Syndaktylien und bei häutigen Syndaktylien zweier ungleichlanger Finger **möglichst früh**, also im Alter von 1–2 Jahren empfehlenswert. Die Behandlung kann somit bereits vor dem Kindergartenalter abgeschlossen werden. **Einmal jährliche Kontrollen** sind bis zum Ende des Fingerwachstums wichtig! Gleich große Finger oder eine partielle häutige Syndaktylie können auch noch im Schulalter getrennt werden.

Maßgeblich für eine erfolgreiche operative Trennung sind

1. die Bildung eines möglichst tiefen und breiten Interdigitalraumes zwischen den getrennten Fingern,
2. die Vermeidung von längs verlaufenden Narben, da sie im Laufe des Fingerwachstums zu einer Deviation des Fingers führen könnten (wenn eine

zu gerade verlaufende, also eine longitudinalisierte Narbe, nicht entsprechend mitwächst und den Finger somit im Wachstum einseitig hemmt) und
3. eine spannungsfreie Deckung der Fingerseitenflächen.

Zur **Kommissurbildung** werden häufig palmar wie dorsal gestielte Dreieckslappen verwendet. Diese werden eingeschnitten, gehoben und gegeneinander vernäht. Bei der Trennung der Bindegewebsschichten von den End- bis zu den Grundgelenken ist vor allem beugeseitig große Vorsicht vonnöten, die Gefäß-Nerven-Bündel verschont bleiben (■ Abb. 27.13a und b).

Restdefekte zwischen den Lappen werden mit Vollhauttransplantaten gedeckt. Es gibt mehrere günstige Areale um Hauttransplantate zu entnehmen – eines ist z. B. die Leiste. Vollhauttransplantate werden gegenüber Spalthauttransplantaten bevorzugt, da sie elastischer bleiben und weniger zur Schrumpfung neigen.

Wurde die Kommissur bei der Fingertrennung nicht ausreichend vertieft, wurden die Hauttransplantate mit zu großer Spannung vernäht oder wurde die Schnittführung zu gerade durchgeführt, können **Rezidive** oder **Narbenkontrakturen** auftreten. Narbenkontrakturen und nachwachsende Schwimmhautbildungen (Rezidive) zählen zu den häufigsten Komplikationen nach Syndaktylietrennungen.

> Je komplexer die Syndaktylie ist, desto weniger optimal ist das zu erwartende funktionelle Ergebnis und umso wahrscheinlicher muss eine Nachoperation erfolgen.

Postoperative therapeutische Maßnahmen nach Syndaktylietrennung

Unmittelbar nach der operativen Trennung der zusammengewachsenen Finger ist ein **Fingerverband** mit Fettgaze, Tupfern, interdigitalen Papierbandagen und elastischer Binde in maximaler Abduktion- und Extensionsstellung der betroffenen Finger von großer Wichtigkeit. Dieser Verband soll bis zur Fadenentfernung getragen werden.

Nach der Fadenentfernung erfolgt die Anpassung einer **Lagerungsschiene** in maximaler Extensions- und Abduktionsstellung der betroffenen, voneinander getrennten Finger ohne Einschluss des Handgelenks. Wurden nur 2 Finger voneinander getrennt, kann eine »V«-Schiene angepasst werden (■ Abb. 27.14a). Sind 3 oder mehr Finger betroffen, werden alle Finger in maximaler Abduktion und Extension gelagert (■ Abb. 27.14b).

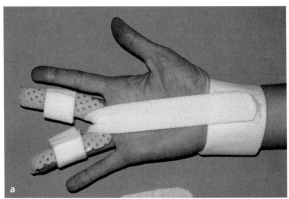
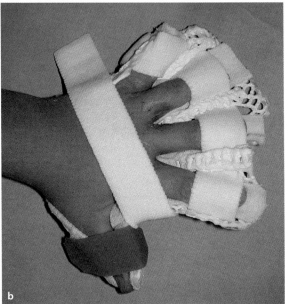

■ **Abb. 27.14a,b** **a** Interdigitale »V«-Schiene zur Lagerung in Abduktion von Dig. III+Dig. IV, **b** palmare Abduktionsschiene für Dig. I–Dig. V

> Die Schiene sollte nachts für ca. 3 Monate getragen werden. In dieser Zeit müssen mit den Eltern regelmäßige Termine zur Schienenkontrolle vereinbart werden!

Mit dem Beginn der **Narbenbehandlung** muss bis zur Fadenentfernung bzw. bis zur sicheren Einheilung der Hauttransplantate gewartet werden. Danach wird sie regelmäßig durchgeführt, um der Gefahr eines Rezidivs (durch eine narbige Syndaktylie) oder einer Fingerverkrümmung (aufgrund eines zu starken Narbenzugs) entgegenzuwirken. Die Narben werden durch Abduktion längs gedehnt und gleichzeitig manuell oder mit einem Massagegerät intensiv massiert (▶ Abschn. 27.1.4 »Narbenbehandlung«).

Postoperative **Greifübungen** können nach der Fadenentfernung begonnen werden und zielen vor allem auf die Dehnung der Narben und auf die Verbesserung der Abduktion aller operativ voneinander getrennten Finger in Kombination mit der Adduktion, Flexion und Extension ab (▶ Abschn. 27.1.8 »Einsatz funktioneller Spiele als Greiftraining«). Fingerspiele, bei denen jeder der 5 Finger eine eigene Rolle zugeschrieben bekommt, eigenen sich gut, um die separierten Finger getrennt im Körperschema abzuspeichern. Beispiel »Das ist der Daumen, der schüttelt die Pflaumen ...« usw. (Brucker 2004).

Bei Kleinkindern, die noch keine gezielten Greifübungen durchführen können, liegt der Schwerpunkt der postoperativen Therapie nach der Fadenentfernung bei der manuellen Narbenmassage. Diese soll gleichzeitig mit einer passiven leichten Dehnung in Abduktion und Extension an den betroffenen Fingern mehrmals täglich zu Hause von den Eltern durchgeführt werden. Im Alltag soll das Kind möglichst häufig angeregt werden, mit der betroffenen Hand zu greifen (unterschiedlich große weiche Bälle, Stofftiere, Bausteine usw.).

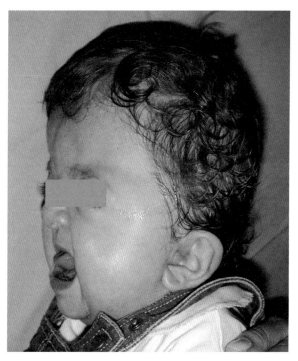

◻ **Abb. 27.15**   Schädeldeformität bei Apert-Syndrom

27.6.2 Morbus Apert

Dieses Syndrom wurde erstmals 1906 von Apert beschrieben. Charakteristisch sind
- Veränderungen des Schädels (Turmschädel, Zahndeformitäten, hoher Gaumen, Exophthalmus) (◻ Abb. 27.15),
- in vielen Fällen kognitive Einschränkungen,
- verminderte Schulterabduktion,
- Ellbogenstreckdefizit,
- Syndaktylien an allen 4 Extremitäten.

Typische Merkmale an den Händen sind
- eine totale Syndaktylie, vollständige Verwachsung von Dig. II–Dig. V bis zu den Fingerkuppen, mit einem durchgehenden Nagelband (Symphalangien[9]),
- atypisch inserierende, fehlende oder verschmolzene Sehnen,
- meist normal angelegte Muskeln,
- nach distal verlagerte Nerven- und Blutgefäßabzweigungen,
- Daumen-Kamptodaktylie.

Nach Upton (2000) werden die in ▶ Übersicht 27.5 dargestellten **3 Typen** unterschieden.

> **Übersicht 27.5 Typen der Handfehlbildungen bei Morbus Apert**
> - **Typ I – »Geburtshelferhand«**
>   - Hypoplastischer, verbreiterter, nach radial deviierter Daumen mit wenig Abduktionsvermögen
>   - Knöcherne Syndaktylie von Dig. II–Dig. IV
>   - Partielle Syndaktylie Dig. V
> - **Typ II – »Löffelhand«**
>   - Häutige Syndaktylie des Daumens an Dig. II
>   - Komplette Syndaktylie von Dig. II–V
> - **Typ III – »Rosenknospenhand«** (◻ Abb. 27.16)
>   - Komplette knöcherne Verwachsung aller Finger miteinander

Operative Möglichkeiten bei Morbus Apert

Das **Ziel** eines operativen Eingriffs ist einerseits eine funktionelle, andererseits eine ästhetische Verbesserung der Apert-Hände. Im Vordergrund steht die Trennung der Finger, die Mobilisierung der Grundgelenke sowie die Aufrichtung und Oppositionierung des Daumens. In der ersten Sitzung werden Dig. I/Dig. II und Dig. IV/Dig. V getrennt.

Die operativen Korrekturen an den Händen sollten **so früh wie möglich** abgeschlossen sein. Piza-Katzer et al. (2008) empfehlen, an beiden Händen gleichzeitig

---

9   Symphalangismus, Symphalangie: ossäre Syndaktylie, Verschmelzung der Finger

27

Abb. 27.16a–c »Rosen-knospenhand« rechts **a** palmar präoperativ, **b** dorsal CT-Angio[10], **c** Ergebnis nach der operativen Fingertrennung

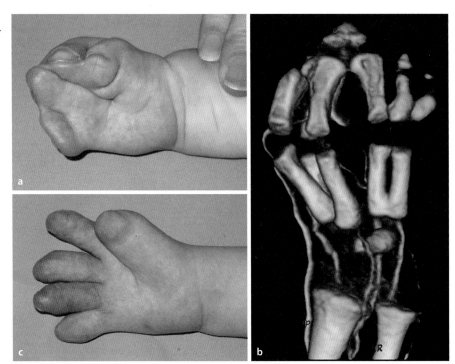

so viele Korrekturen wie möglich und sinnvoll vorzunehmen und eine gute interdisziplinäre Zusammenarbeit zu gewährleisten, um das Kind und die Eltern nicht über lange Zeiträume hinweg immer wieder mit Klinikaufenthalten und damit verbundenen weiteren Strapazen zu belasten.

Durch die Symphalangien und dem zu geringen Raum zwischen den Metakarpalknochen können sich die Fingersehnen und die intrinsische Muskulatur nicht entwickeln. Die operative Korrektur zur Verbesserung der Radialdeviation, der häutigen Adduktionsstellung und der knöchernen Verkürzung des Daumens wird erst im Alter zwischen 3 und 5 Jahren durchgeführt. Zielführend ist **bei Typ I und II** eine Anbahnung zur Pinzettengriff-Funktion des Daumens zum Kleinfinger, da der M. opponens pollicis im Regelfall intakt ist.

Apert-Hände des Typ III sind am schwierigsten zu operieren. Bei sehr komplexen Fehlbildungen wird eine Angio-Computertomografie durchgeführt (**Abb. 27.16b**). Diese Untersuchung gibt genauere Aufschlüsse über die exakt vorhandenen, verwachsenen oder fehlenden knöchernen Strukturen als eine Röntgenaufnahme und stellt zudem die Gefäßsituation dar.

Bereits im 6. Lebensmonat sollte der Daumen vom Zeigefinger, sowie der Kleinfinger von den Mittelstrahlen operativ getrennt werden, damit durch das ungleiche Knochenwachstum keine noch stärkeren Deformationen der miteinander verwachsenen Finger erfolgen. Eine weitere Korrekturoperation an derselben Hand wird erst in den darauf folgenden 6 Monaten geplant.

Korrekturoperationen sind auch erforderlich, wenn

- sich Rezidive in Form von Schwimmhäuten oder Narbenkontrakturen bilden,
- wenn bei der ursprünglichen operativen Fingertrennung die Vertiefung der Kommissur nicht ausreichend war oder wenn
- die Hauttransplantate zur Deckung der Seitenflächen zu kurz oder zu schmal sind.

Nachoperationen hängen von der Komplexität der Syndaktylie, sowie zu einem späteren Zeitpunkt vom Berufswunsch des Patienten ab. Da außer den Grundgelenken meistens keine weiteren Fingergelenke vorhanden sind, ist das funktionelle Ergebnis stets stark eingeschränkt.

> Kinder, die mit der Diagnose Morbus Apert zur Welt kommen, müssen im Laufe ihres Lebens sehr oft operiert werden. Mit den operativen Korrekturen der Hände wird abgewartet, bis die dringlichen Schädeloperationen erfolgt sind. Diese haben aufgrund der **Gefahr von Hirndrucksymptomatiken** Vorrang!

---

10 Die CT-Angiographie ist ein bildgebendes, röntgenologisches Verfahren zur Darstellung von Blutgefäßen mithilfe der Computertomografe

Postoperative therapeutische Maßnahmen bei Morbus Apert

Bereits kurz nach der Geburt eines Kindes mit dem Morbus-Apert-Syndrom sollten die Eltern motiviert werden, jeglichen Bewegungsumfang aller Extremitäten durch **regelmäßiges passives Durchbewegen** zu erhalten. In dieser Weise wird Gelenk- und Weichteilkontrakturen soweit wie möglich vorgebeugt. Meist ist eine geringe Beweglichkeit in den Fingergrundgelenken gegeben, die es dringend zu erhalten gilt, um ein bestmögliches Ergebnis nach einer später erfolgenden Operation zu gewährleisten.

Die **postoperative Lagerung** der voneinander getrennten Finger des Kindes erfolgt in MCP-Flexionsstellung. Die Lagerungsschiene sollte nach der Fadenentfernung nachts für ca. 3 Monate getragen werden. Tagsüber soll das Kind, sobald alle Hauttransplantate erfolgreich eingeheilt sind, intensiv zum **aktiven Einsatz** seiner operierten Hand animiert werden.

Nach der Fadenentfernung liegt der Schwerpunkt auf der regelmäßigen interdigitalen Narbenmassage zwischen den getrennten Fingern (▸ Abschn. 27.1.4 »Narbenbehandlung«).

Das **Greiftraining** und die Durchführung **funktioneller Spiele** nach einer Löffelhandtrennung beruht auf der Basis des Therapieschemas nach Syndaktylietrennung. Nach erfolgter Weichteilheilung kann mit Greifübungen begonnen werden. Hierbei soll vor allem die Funktion des Daumens als Gegenspieler zu Dig. II–Dig. V trainiert werden (◘ Abb. 27.17a, b) (▸ Abschn. 27.1.8 »Einsatz funktioneller Spiele als Greiftraining«). Bei größeren Kindern ist ein **Zeichen- und Schreibtraining** wichtig, damit das Halten und Führen eines Bleistiftes, Kugelschreibers etc. geübt wird (◘ Abb. 27.17c). Die Daumenabduktion kann beispielsweise mit Keksausstechformen und Knetmasse in der Therapie eingesetzt werden (◘ Abb. 27.17d).

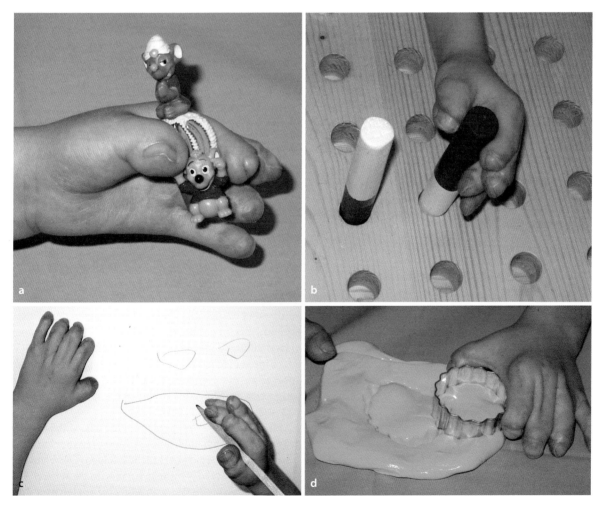

◘ **Abb. 27.17a–d**   Apert-Hand postoperativ: **a** Pinzettengriff Dig. I/Dig. II, **b** Globalgriff, **c** Halten und Führen eines Bleistiftes, **d** Daumenabduktionstraining mit Keksausstecher und Knetmasse

27.6.3 Kamptodaktylie

Als einer der ersten hat Tamplin (1846) das Erscheinungsbild der Kamptodaktylie beschrieben. Der ursprünglich von Landouzy (1906) gegebene Name »campylodactylie« leitet sich aus dem Griechischen »campylo« ab und bedeutet »gebogen«. Dabei handelt es sich um eine angeborene **Beugekontraktur des Fingermittelgelenks** eines oder mehrerer Finger mit meist autosomal-dominantem Erbgang. Diese Fehlbildung tritt aber auch sporadisch und in Verbindung mit anderen Syndromen auf (z. B. Freeman-Sheldon-Syndrom, radiale Klumphand).

Mögliche **Ursachen** der Kamptodaktylie:
- Schwäche der Streckaponeurose über dem Mittelgelenk,
- Fehlinsertion des M. lumbricalis und dadurch beeinträchtigte Gleitfähigkeit der FDS-Sehne,
- Anomalie der oberflächlichen Beugesehne, z. B. Verkürzung, Insertionsanomalie und Verbindung zur Palmaraponeurose oder zum Retinaculum flexorum bei fehlender Muskulatur,
- abgeflachte Gelenkflächen,
- multifaktorielles Geschehen, bei dem (neben Sehnen und Muskeln) auch die Haut, Ligamente und das Bindegewebe beteiligt sind.

In ▶ Übersicht 27.6 werden die beiden möglichen Klassifikationen dargestellt.

> **Übersicht 27.6 Klassifikationen der Kamptodaktylie**
> Die Klassifikation wird nach Benson et al. (1994) vorgenommen in:
> - **Typ I** – kindliche Kamptodaktylie
> - **Typ II** – erwachsene Kamptodaktylie
> - **Typ III** – Kamptodaktylie im Rahmen eines Syndroms
>
> oder nach dem Grad der Beugefehlstellung laut Frank et al. (1996) in:
> - **Stadium I** – Streckdefizit ohne oder mit geringer Hautverkürzung
> - **Stadium II** – Beugekontraktur mit weniger als 50° Streckdefizit
> - **Stadium III** – Beugekontraktur mit mehr als 50° Streckdefizit und mit Hautverkürzung

Die **Mittelgelenke der Kleinfinger** sind am häufigsten betroffen, die radialen Finger am seltensten. Die Flexion ist vollständig möglich und die aktive Bewegung verursacht keine Schmerzen. Ist die **Beugekontraktur des**

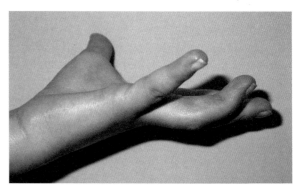

◘ Abb. 27.18 Kamptodaktylie Dig. IV links mit Überstreckung im Grundgelenk und Beugekontraktur im Mittel- und Endgelenk

Mittelgelenks weit fortgeschritten, besteht eine **Überstreckung im Grundgelenk** (◘ Abb. 27.18). Mit dem Wachstum kann die Beugekontraktur des Mittelgelenks weiter zunehmen. Eine Abflachung dieser Gelenke ist bei seitlichen Röntgenaufnahmen manchmal schon im Kindesalter sichtbar.

Vorausgegangene Strecksehnenverletzungen, Tendovaginitis stenosans (»schnellender Finger«), Hypo- oder Aplasie der Strecksehne, Arthrogryposis (oft mehrere Gelenke betroffen) und die Dupuytren'sche Kontraktur (bei Erwachsenen) sollten bei der Diagnosestellung ausgeschlossen werden.

Präoperative therapeutische Maßnahmen bei Kamptodaktylie

Vor einem operativen Eingriff ist bei einem Streckdefizit des Mittelgelenks bis zu 50° eine mindestens 6-monatige bis zu einer 20-monatigen **Schienenbehandlung** zur Aufdehnung des Mittelgelenks gewinnbringend. Eine Verbesserung der Streckung kann dadurch meist schon erreicht werden. Vor dem Anlegen der Nachtschiene sollte präoperativ eine **passive Mobilisation** des Mittelgelenks durchgeführt werden, um das palmare Gewebe vorzudehnen. Die Eltern des Kindes müssen in das richtige passive Mobilisieren des Mittelgelenks bei fixiertem Grundglied und in die genaue Handhabung der Nachtschiene eingewiesen werden.

Eine statische Extensionsschiene kann palmar oder dorsal an die Hand und an den betroffenen Finger angepasst werden und sollte nachts getragen werden (◘ Abb. 27.19a, b).

Bei einer **dorsalen Schiene** wird das Mittelgelenk zum Schutz weich unterpolstert. Eine Überstreckung im Grundgelenksbereich darf nicht erfolgen. Der Flauschbandzügels distal des Mittelgelenks wird im Winkel von 90° zum Schienenausleger angebracht. Ein **leichter Zug** soll so eingestellt werden, dass er konstant über viele Stunden (also die ganze Nacht über) toleriert werden

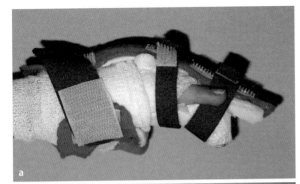

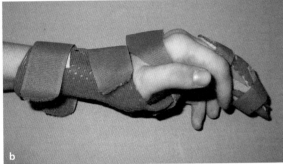

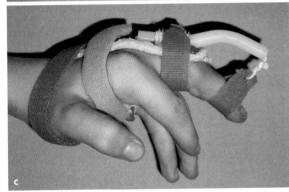

◘ Abb. 27.19a–c a Dorsale Extensionsschiene, **b** palmare Sandwich-Schiene, **c** dynamische Extensionsschiene bei Kamptodaktylie

kann. Wird der Zug zu stark eingestellt, treten meist schon nach kurzer Zeit Schmerzen und Druckstellen auf, so dass die Schiene abgenommen werden muss. Mit jeder Verbesserung der Beugekontraktur soll der Fingerausleger der Schiene in vermehrte Streckung korrigiert werden. Zur **Dokumentation des Verlaufs** der Schienenbehandlung sind mit einem Goniometer nach der Neutral-Null-Methode regelmäßig Messungen des Bewegungsumfanges von Fingerstreckung und -beugung durchzuführen. Zu den Kontrollterminen sollte auch stets eine **Schienenkontrolle** vorgenommen werden.

Der Fingerausleger einer **palmaren Schiene** wird ebenfalls wie bei der dorsalen in maximaler Extension angeformt. Das zirkulär angebrachte Flauschband soll sich am betroffenen Finger in Höhe des distalen Finger-

grundgliedes befinden und das Mittelgelenk unter leichtem Zug die ganze Nacht über schmerzfrei in maximale Streckung dehnen.

Tagsüber kann zeitweise eine dynamische **3-Punkt-Fingerfederschiene** (Typ Capener) oder eine dorsale dynamische Streckschiene (◘ Abb. 27.19c) getragen werden (empfohlene Tragdauer: 4× täglich 30 min). Dies ist aufgrund der Handgröße und der nötigen Compliance erst bei größeren Kindern möglich.

Operative Möglichkeiten bei Kamptodaktylie

Bevor ein operativer Eingriff bei Kamptodaktylie vorgenommen wird, ist eine intensive konservative Therapie zur **Aufdehnung mittels Schienenbehandlung** wie zuvor beschrieben wichtig. Erst wenn dadurch keine Verbesserung der Beugekontraktur erreicht werden konnte oder wenn eine Kontraktur über 50° vorliegt, ist eine Operation empfehlenswert.

Besteht – was in seltenen Fällen vorkommt – eine Fehlinsertion des M. lumbricalis an der oberflächlichen Beugesehne, wird eine operative **Lösung des M. lumbricalis** empfohlen (Buck-Gramcko 1996). Die aktive Streckung des Mittelgelenks beim Beugen des Grundgelenks ist damit wieder möglich.

Weitere operative Eingriffe können vorgenommen werden:

- Z- oder Lappenplastik zur Verlängerung der palmaren Hautfläche.
- Ablösung des Retinaculum cutis und der Septen.
- Verlängerung der Beugesehnen und schrittweise Arthrolyse des Mittelgelenks.
- Verlagerung der oberflächlichen Beugesehne auf die Streckaponeurose.
- Fixation des Mittelgelenks in voller Streckung mit Kirschner-Draht für 4 Wochen.

Erfahrungsberichten zufolge kann postoperativ **nur in wenigen Fällen eine freie Beweglichkeit** erreicht werden. Meist wird der Bewegungsumfang Richtung Streckung verlagert. Manchmal entstehen Ankylosen (Buck-Gramcko 1996).

Postoperative therapeutische Maßnahmen bei Kamptodaktylie

Postoperativ ist die **Schienenbehandlung** wie oben erklärt ebenfalls von großer Wichtigkeit, um die neu gewonnene Streckung des betroffenen Mittelgelenks optimal zu unterstützen. Die Streckschiene wird bis zur Fadenentfernung Tag und Nacht getragen und darf zur Therapie abgenommen werden, wenn die Z-Plastiken und Hauttransplantate gut eingeheilt sind. Nach der Fadenentfernung liegt der Schwerpunkt der Therapie auf dem **aktiven Greiftraining** und der **Narbenbehand-**

lung (▶ Abschn. 27.1.4 »Narbenbehandlung« und ▶ Abschn. 27.1.8 »Einsatz funktioneller Spiele als Greiftraining«). Ab diesem Zeitpunkt braucht die Extensionsschiene nur noch nachts getragen werden. Liegt eine Kirschner-Draht-Fixierung vor, wird eine Fingerschiene als Schutz bis zur Drahtentfernung (nach 6–8 Wochen) Tag und Nacht belassen.

Die **passive Mobilisation** in Extension und in Flexion (sofern im Mittelgelenk keine Kirschner-Draht-Fixierung eingebracht wurde) kann ab dem 6. postoperativen Tag erfolgen.

> ❶ Cave
>
> Besondere Vorsicht gilt dabei den Z-Plastiken und/oder palmaren Hauttransplantaten. Damit deren Durchblutung nicht gefährdet wird, darf bis zur Einheilung keine Druck- oder Zugbelastung auf dieses Gewebe erfolgen.

Aktive **Greifübungen ohne Kraftbelastung** mit Schaumstoffbällen, Plastikwürfeln, Steckspielen, Murmeln etc. zur Anbahnung des Spitzgriffs des betroffenen Fingers zum Daumen und zur Verbesserung des Faustschlusses können ab dem 7. postoperativen Tag begonnen werden. Der betroffene Finger soll bei Greifaktivitäten im Alltag bestmöglich miteinbezogen werden, damit er keine »Sonderstellung« einnimmt und im Körperschema integriert bleibt.

Nach der Fadenentfernung und Einheilung der Lappenplastiken und der Hauttransplantate soll die **tägliche Narbenmassage** – wie in ▶ Abschn. 27.1.4 »Narbenbehandlung« erklärt – gewissenhaft durchgeführt werden. Damit wird einer narbigen Kontraktur vorgebeugt, die den Finger abermals in eine Beugestellung ziehen könnte.

27.6.4   Der eingeschlagene Daumen

Diese sehr seltene Art der Fehlbildung wurde erstmals von Tamplin (1846) beschrieben und tritt **beidhändig (isoliert) oder als Teil eines Syndroms** auf (z. B. bei der Windmühlenflügel-Deformität ▶ Abschn. 27.11.1 »Windmühlenflügeldeformität«). Das männliche Geschlecht ist doppelt so häufig betroffen wie das Weibliche.

Durch eine Hypo- oder Aplasie der Daumenstreckersehnen und/oder -muskeln sowie teilweise des M. abductor pollicis longus ist der **Daumen im Grundgelenk gebeugt und in die Hohlhand eingeschlagen**. Diese Daumenstellung ist für Neugeborene normal und so kann die Diagnose manchmal erst im 3. bis 4. Lebensmonat gestellt werden. Nicht zu verwechseln ist diese Fehlbildung mit dem schnellenden Daumen, bei welchem das Endgelenk anstatt wie beim einge-

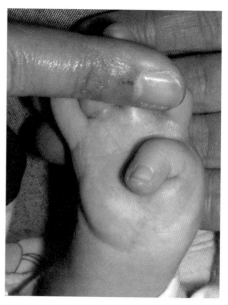

❏ **Abb. 27.20**   Eingeschlagener Daumen rechts bei einem 4-wöchigen Säugling

schlagenen Daumen das Daumengrundgelenk flektiert ist (❏ Abb. 27.20).

Laut McCarroll (1985) werden **2 Typen** unterschieden:

- **Typ I:** Bewegliche Form – durch konservative Schienenbehandlung korrigierbar.
- **Typ II:** Komplexe Form – ein operativer Eingriff ist notwendig (Teil eines Syndroms).

Präoperative therapeutische Maßnahmen bei eingeschlagenem Daumen

Bei **Säuglingen** bis zu einem Alter von ca. 3 Monaten wird **keine Schiene** aus thermoplastischem Kunststoff angefertigt, da der Daumen dafür noch zu klein ist. Das Kunststoffmaterial ist zu grob für die kleine Säuglingshand und könnte das Baby bei unkoordinierten Bewegungen verletzen. Wesentlich einfacher und ebenso wirkungsvoll sind zu Röllchen geformte kleine, sterile Tupfer, die über Nacht unter den eingeschlagenen Daumen und in die 1. Interdigitalfalte eingelegt werden. Mit einer halbelastischen Bandage erfolgt die Fixierung des Lagerungsröllchens in eine maximale Abduktions- und Extensionsstellung des Daumens.

Ab dem 3. Lebensmonat kann eine thermoplastische **Nachtlagerungsschiene** in Daumenabduktion und -extension erfolgen (❏ Abb. 27.21a). Tagsüber wird die Hand zum Erlernen von Greiffähigkeiten von der Schiene frei gegeben.

Vor allem bei **Typ I** bringt eine ein- bis zweijährige Daumenschienenbehandlung über Nacht in Extension und Abduktion einen guten Erfolg (❏ Abb. 27.21b).

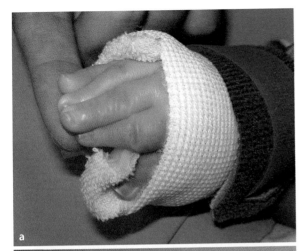

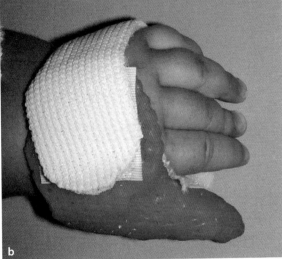

⬛ Abb. 27.21a,b   Eingeschlagener Daumen: **a** Nachtlagerungsschiene mit HG-Einschluss, **b** ohne HG-Einschluss

Die Schienen müssen regelmäßig kontrolliert und an das Wachstum der Kinderhand angepasst werden. Tagsüber sind regelmäßige **passive Dehnungsübungen** in Extension und Abduktion sehr wichtig! Damit wird der Entstehung von Beugekontrakturen vorgebeugt und verkürzte Strukturen werden gedehnt. Die Eltern des Kindes werden genau darin unterwiesen, wie diese passive Mobilisation des Daumens mehrmals täglich richtig ausgeführt werden soll.

Operative Möglichkeiten bei eingeschlagenem Daumen

Beim **Typ II** ist eine operative Behandlung indiziert. Je nach Erscheinungsbild wird aus folgenden Möglichkeiten ausgewählt:

- Erweiterung der ersten Interdigitalfalte durch Z-Plastiken oder einen Rotations-Dehnungs-Lappen,
- Arthrolyse des MCP-Gelenks oder
- Arthrodese (Gelenkversteifung) bei Gelenkinstabilität,
- Sehnentransfer als Ersatz der Daumenstrecker (z. B. Transfer des M. extensor indicis oder des FDS Dig. IV auf Dig. I) oder
- Ablösung des M. interosseus dorsalis I und M. adductor pollicis, um die Adduktionskontraktur des Daumens zu lösen.

Postoperative therapeutische Maßnahmen bei eingeschlagenem Daumen

Wurde die **Interdigitalfalte erweitert** oder eine **Ablösung der kleinen Daumenmuskeln** durchgeführt, wird der Daumen mittels Schienenbehandlung über Nacht für ca. 3 Monate in maximaler Abduktions- und Extensionsstellung gelagert. Ziel ist, eine möglichst weite Daumenabduktion anzubahnen, damit große Gegenstände angegriffen werden können. Nach der Fadenentfernung ist eine konsequente Narbenmassage sehr wichtig.

Nach erfolgtem **Sehnentransfer** der Extensor-Indicis-Sehne als Ersatz für den Daumenstrecker sollte eine statische Daumen-Handgelenk-Schiene angepasst werden. Die optimale Stellung hierfür ist eine leichte Dorsalextension im Handgelenk und eine maximale Daumenextension. Auf diese Weise kann die transferierte Sehne spannungsfrei einheilen.

Den Eltern wird erklärt, wie sie tagsüber die Schiene ab der 2. postoperativen Woche 1- bis 2-mal täglich abnehmen können, um das Daumenendgelenk vorsichtig (unter Einhaltung der Schmerzgrenze und unter Berücksichtigung des Sehnenwiderstandes!) passiv 3–5 min lang in eine leichte Beugung (ca. 40° IP-Flexion) und in die vollständige Streckung zu mobilisieren. Größeren Kindern mit guter Compliance kann eine umgekehrte Kleinert-Schiene angepasst werden, die 6 Wochen lang Tag und Nacht getragen wird. Damit ist bei aktiver Daumenflexion und passiver -extension ein Sehnengleiten gewährleistet. Einer Sehnenverklebung wird so vorgebeugt.

Wenn das Kind alt genug ist und über ausreichendes Verständnis und Geschick verfügt, kann es angeleitet werden, ab der 4. Woche die **Daumenextension** vorsichtig und langsam selbst **aktiv auszuführen.** Am besten erfolgt die erste Bewegungsübung in einem lauwarmen Handbad. Dabei wird der Daumen des Kindes von der Therapeutin passiv-assistiv in die Extension mitgeführt.

⟩ Bei einem operativ erfolgten **Sehnentransfer** der Extensor-Indicis-Sehne als Ersatz der Daumenstrecksehne ist zu beachten, dass das Kind das Bewegungsmuster für die Daumenstreckung erst neu erlernen und im Gehirn »umprogrammieren« muss: Um die **Daumenextension** zu erreichen, muss das Kind eine bewusste **aktive Streckung des Zeigefingers** ansteuern! Erst durch intensives, bewusstes Hindenken und Wiederholen automatisiert sich diese Bewegung für das Kind. Bei Kleinkindern entwickelt sich nach einem operativen Sehnentransfer die Daumenstreckung beim Greifen durch das »Learning-by-doing-Prinzip« meist von selbst.

Ab der 5. postoperativen Woche wird die Schiene für weitere 1–2 Wochen nur noch nachts oder stundenweise tagsüber (z. B. als Schutz beim Spielen) getragen. Ab der 6. postoperativen Woche ist keine Schienenbehandlung mehr erforderlich. Ab der 8. postoperativen Woche kann die aktive Daumenopposition und Extension mit ansteigendem Widerstand belastet werden.

Nach einer **operativen Arthrodese** muss das Daumen-MCP-Gelenk, das mit Kirschner-Draht oder mittels Verplattung versteift wurde, 8 Wochen lang mit einer Schutzschiene unterstützt werden. Danach können mit dem Daumen Greifaktivitäten mit leichtem Widerstand begonnen werden.

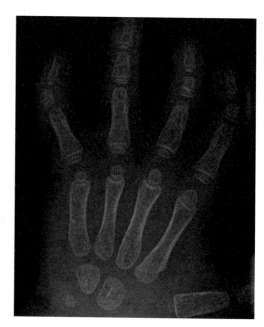

◻ **Abb. 27.22**   Röntgenaufnahme: Klinodaktylie Dig. II+III+V, Brachydaktylie Dig. II+III

27.6.5   Klinodaktylien

Tamplin hat diese Fehlbildung erstmals im Jahre 1846 beschrieben. Sie ist gekennzeichnet durch eine **seitliche Abwinkelung** eines Fingers oder des Daumens. Die Kleinfingerklinodaktylie tritt großteils bilateral auf und ist autosomal-dominant vererbt. Klinodaktylieformen können isoliert auftreten, als Teil eines Syndroms (z. B. Apert-Syndrom ► Abschn. 27.6.2 »Morbus Apert«, Down-Syndrom) oder kombiniert mit weiteren Handfehlbildungen (z. B. bei Syndaktylien, Polydaktylien, Spalthänden).

> Eine Achsenabweichung eines Gelenks bis zu 10° wird als normal angesehen.

Mittels Röntgenaufnahme kann die Knochensituation genau dargestellt werden (◻ Abb. 27.22).

Eine **Radialdeviation im Mittelgelenk des Kleinfingers** ist das häufigste Erscheinungsbild der Klinodaktylie (◻ Abb. 27.23), gefolgt von einer Radialdeviation im Grundgelenk des Daumens bzw. einer Ulnardeviation im Endgelenk bei einem dreigliedrigen Daumen.

Grund für die Achsenabweichung ist eine trapezförmige, verkürzte Grund- oder Mittelphalanx (Brachymesophalangie) mit abgeschrägter Gelenkfläche. Die Bezeichnung »Deltaphalanx« beschreibt eine Phalanx

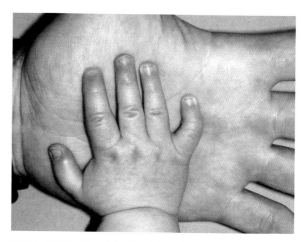

◻ **Abb. 27.23**   Klinodaktylie mit Radialdeviation an Dig. V rechts

mit einer bogenförmigen, längsgerichteten Epiphyse, die klammerartig beide Gelenkanteile miteinander verbindet. Die Epiphysenfuge des deutlich verkürzten Knochens befindet sich auf der konvexen Seite des Knochens.

Präoperative therapeutische Maßnahmen bei Klinodaktylie

Eine Schienenbehandlung wird in der Literatur als nicht erfolgversprechend beschrieben (Martini 2003). Bei leichten Fällen der Klinodaktylie ist eine Nacht-Schienenbehandlung über einige Jahre hinweg jedoch durchaus sinnvoll (◻ Abb. 27.24).

Angeborene Fehlbildungen der Hand

Abb. 27.24 Klinodaktylie-Schienenbehandlung für die Nacht an Dig. V bds.

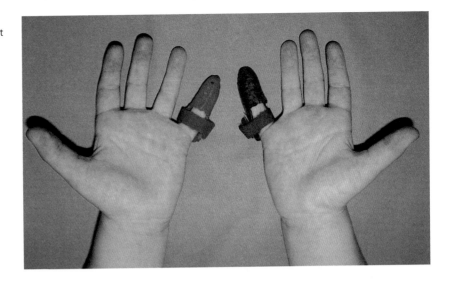

Operative Maßnahmen bei Klinodaktylie

Bei einer starken Achsenabweichung sind operative Korrektureingriffe erforderlich:

- Bei der **Korrekturosteotomie** unter Keilentnahme ist eine ausreichende Länge der Mittelphalanx erforderlich: Aus der längeren Phalanxseite wird ein Knochenkeil entnommen, um den Knochen an die Länge der kürzeren Seite anzupassen. Mit einem Kirschner-Draht wird der Knochen zur Heilung fixiert.
- Die **Verlängerungsosteotomie** mit Knochentransplantat ist wesentlich aufwendiger. Zusätzlich zur Knochenkorrektur muss eine Verlängerung der Weichteilsituation (mit Z-Plastiken oder gestieltem Lappen) erfolgen.
- Beide Verfahren können **kombiniert** werden: Der auf der konvexen Seite entnommene Knochenkeil wird als Transplantat auf der konkaven Seite wieder eingesetzt.
- Die **Epiphysenfuge** wird teilweise **durchtrennt** und mit einem Fettpolster aufgefüllt, um an der konvexen Seite das Wachstum zu hemmen (Vickers 1987).
- Eine **Arthrodese** des Endgelenks wird bei einem dreigliedrigen Daumen durchgeführt. Zuvor ist meist ein keilförmiger Knochenkeil entfernt worden, um die Schrägstellung des Gelenks auszugleichen.

Postoperative therapeutische Maßnahmen bei Klinodaktylie

Die Einheilung der korrigierten Knochen benötigt 6–8 Wochen. So lange muss das betroffene Gelenk und seine angrenzenden Fingerglieder mit einer Fingerschiene in achsengerechter Extensionsstellung ruhig gestellt werden. Alle nicht betroffenen Gelenke werden während dieser Zeit aktiv frei bewegt, damit ihr vollständiger Bewegungsumfang erhalten bleibt.

27.7 Duplikationsfehlbildungen

Nach der Syndaktylie ist diese Fehlbildung (vor allem der Doppeldaumen) die **Zweithäufigste**. Der Begriff »Polydaktylie« geht auf Kerckring (1670) zurück und bezeichnet eine Hand mit mehr als 5 Fingern.

Fehlbildungen mit einer **Plus-Variante der Finger** (oder Zehen) sind auf eine überschießende Breitendifferenzierung in Form von Aufspaltung einzelner Strahlen zurückzuführen. Bei der Polydaktylie schreitet die Fehlbildung von distal nach proximal fort. Häufig besteht ein familiäres Vorkommen mit autosomal-dominantem Erbgang. Polydaktylien treten auch häufig in Verbindung mit anderen Handfehlbildungen und Syndromen (z. B. dem Down-Syndrom) auf.

Ein Zusammenhang der Polydaktylie mit dem fortgeschrittenen Alter der Mutter und hohem Testosteronspiegel während der Schwangerschaft wird angenommen. Mit einer Ultraschalluntersuchung (Sonografie) kann die Polydaktylie ab der 14. bis 16. Schwangerschaftswoche festgestellt werden.

Die leichteste Form beginnt mit einer **Verbreiterung der Endphalangen** und führt über die **Verdoppelung bis zur Verdreifachung kompletter Fingerstrahlen**. Beim zusätzlichen Finger kann es sich um ein Anhängsel mit und ohne Phalangen handeln oder (seltener) um einen kompletten Finger, der jedoch häufig hypoplastisch und deformiert ist. Die randständigen Finger sind wesentlich häufiger verdoppelt als die zentralen Finger.

Die derzeit gültige **Klassifikation** geht auf Pol (1958) zurück und unterscheidet die Polydaktylie in eine

- **ulnare:** betrifft den Kleinfinger,
- **radiale:** betrifft den Daumen und
- **zentrale Polydaktylie:** betrifft den 2. bis 4. Strahl.

Mittels Röntgenbildes kann die genaue Form und Höhe der Verdoppelung bestimmt werden.

27.7.1 Ulnare Polydaktylien

Die ulnare Polydaktylie ist äußerlich weniger auffällig als die radiale (■ Abb. 27.25a).

Beim **überzähligen Kleinfinger** kann es sich um ein Hautanhängsel handeln oder um einen verknöcherten zusätzlichen Finger, der sich den Kopf des 5. Metakarpale mit dem radialen 5. Finger teilt. Die Funktion des zusätzlichen Kleinfingers ist meist stark eingeschränkt. Durch die häufig bestehende Abduktionsstellung und Radialdeviation des Fingers ist die Hand vermehrt verletzungsgefährdet. Aus diesem Grund wird der überzählige 5. Finger auf Wunsch der Eltern hin häufig operativ entfernt (■ Abb. 27.25b, c).

27.7.2 Doppeldaumen

Die radiale Polydaktylie, also die Daumenverdoppelung, reicht von einem verbreiterten Endglied bis zur Bildung von zwei oder mehreren Daumen und zählt zu einer der häufigsten Fehlbildungen der Hand.

Die allgemein gültige **Klassifikation** stammt von Wassel (1969) (■ Abb. 27.26). Er unterteilte den Dop-

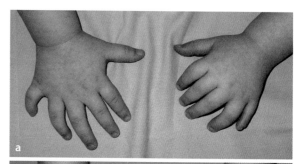
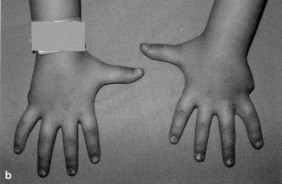
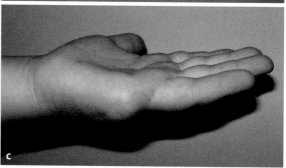

■ **Abb. 27.25a–c**   Ulnare Hexadaktylie bds. **a** präoperativ, **b** postoperativ dorsal, **c** postoperativ lateral

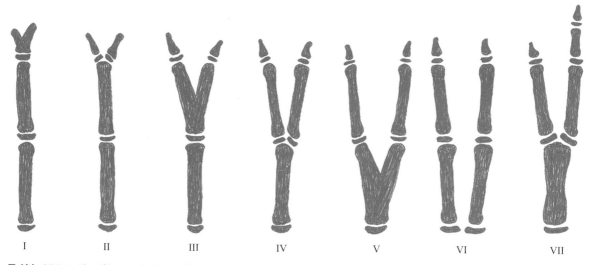

I   II   III   IV   V   VI   VII

■ **Abb. 27.26**   Klassifikation des Doppeldaumens nach Wassel (1969) (Zeichnung D. Estermann)

Angeborene Fehlbildungen der Hand

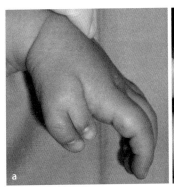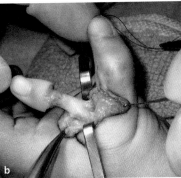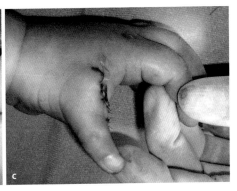

Abb. 27.27a–c Doppeldaumen links **a** präoperativ, **b** operative Entfernung des ulnaren Daumenanteiles, **c** postoperatives Ergebnis (mit Lasche)

peldaumen in 7 Typen und richtete sich dabei nach der Höhe der Duplikation. Typ IV (Verdoppelung in Höhe des MCP-Gelenks) und Typ II (Verdoppelung des Endgliedes) treten am häufigsten auf.

Beim zusätzlich angelegten Daumen kann es sich um ein kleines funktionsloses Hautanhängsel handeln bis hin zu einem voll ausgebildeten, funktionstüchtigen Daumen mit Sehnen und Muskeln.

Operative Maßnahmen bei Doppeldaumen

Das **Ziel** des operativen Eingriffs ist wiederum die Verbesserung der Funktion und der Ästhetik. Die Operation wird im Alter zwischen dem 8. und 12. Monat durchgeführt.

Entfernt wird der hypoplastische Daumen. Zusätzlich sind oft weitere Korrekturen erforderlich, wie
- die Verschmälerung des Köpfchens,
- die Stabilisierung des Seitenbandes,
- die Gelenkfixation mit Kirschner-Draht, falls eine Achsendeviation vorliegt,
- die Verlagerung der Sehnen und Muskeln des entfernten zum verbliebenen Daumen,
- die Erweiterung der 1. Zwischenfingerfalte, sollte diese zu eng sein.

Nicht nur die Operationstechnik, sondern vor allem die Schwere der Deformität bestimmt, wie erfolgreich das Ergebnis des operierten Daumens ausfällt (**Abb. 27.27a–c**). Nachkorrekturen sind oft nötig.

Postoperative therapeutische Maßnahmen nach Doppeldaumenoperation

Nach **Erweiterung der 1. Zwischenfingerfalte** sollte bei Kleinkindern der Daumen in Abduktionsstellung mit Watte, Kreppapier und Mullbinden, bandagiert werden (**Abb. 27.35a**). Damit ist der Daumen ruhiggestellt und gut gelagert. Bei größeren Kindern kann eine **Daumenschiene** mit Einschluss des IP-Gelenks

angepasst werden. Diese wird 5–6 Wochen lang Tag und Nacht getragen. Sie dient zur stabilen Einheilung der Weichteile (besonders nach Reposition eines Seitenbandes) und zur achsengerechten Lagerung des Gelenks und darf zur Therapie abgenommen werden.

Nach Einheilung der Z-Plastiken bzw. des Hautlappens wird der Daumen zur Aufdehnung der 1. Zwischenfingerfalte mit einer **C-Schiene** versorgt. Diese Schiene muss (je nach operativen Korrektur) ab der 2. postoperativen Woche nur noch nachts für weitere 3–4 Wochen getragen werden.

Mit der vorsichtigen **passiven Mobilisation** des Daumens kann bereits am 5. postoperativen Tag begonnen werden. Der Weichteilwiderstand, der durchgeführte operative Eingriff sowie die knöcherne Situation (z. B. Kirschner-Draht-Fixierung) müssen dabei berücksichtigt werden.

Mit der **aktiven Flexion und Extension** des betroffenen Gelenks wird nach der Kirschner-Draht-Entfernung begonnen bzw. nach Heilung der Weichteile, wenn das Gelenk nicht mit einem Kirschner-Draht fixiert wurde. Bei größeren Kindern eignen sich dazu Spitzgriff-Spiele, bei welchen der Daumen abwechselnd zu Dig. II–Dig. V greift (**Abb. 27.28a**), z. B. Steck- oder Brettspiele mit kleinen Figuren (► Abschn. 27.1.8 »Einsatz funktioneller Spiele als Greiftraining«).

Auffällige Längsrillen im Fingernagel nach Zusammenführung zweier Daumen können leider kaum konservativ verbessert werden. **Hautnarben** müssen ab dem Zeitpunkt der Fadenentfernung (wie in ► Abschn. 27.1.4 »Narbenbehandlung« beschrieben) intensiv behandelt werden, damit kein Fehlwachstum z. B. durch Narbenzug entstehen kann. Ein **Silikon-Kompressionsfingerling** (z. B. »Silipos Digital Cap«) eignet sich bei größeren Kindern sehr gut, um dem operierten Daumen eine schöne Form zu geben, der Schwellung entgegenzuwirken und vorhandene Narbenverhärtungen weich zu bekommen. Falls eine postoperative Achsen-

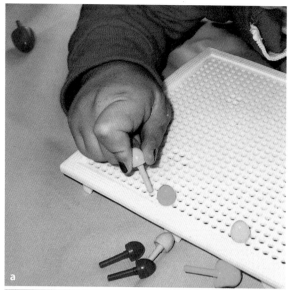

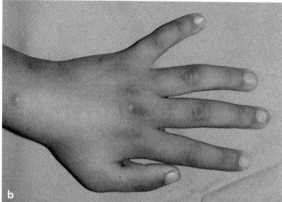

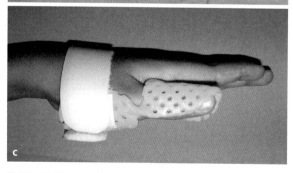

◘ Abb. 27.28a–c   a Beispiel einer Spitzgriffübung mit Steckspiel nach der operativen Entfernung von 2 Daumen bei Dreifachdaumen, **b** instabiles, nach ulnar deviiertes MCP-Gelenk nach Doppeldaumenentfernung links, **c** dorso-palmare Daumenschiene zur achsengerechten Lagerung des instabilen MCP-Gelenks links

abweichung im Daumengrundgelenk nach ulnar vorliegt, kann diese mit einer kleinen dorso-palmaren **Daumenschiene** korrigiert werden (◘ Abb. 27.28b, c).

27.7.3 Spiegelhand

Diese Fehlbildung tritt äußerst selten und in der Regel einseitig, ohne Kombination mit anderen Fehlbildungen auf. Die erste anatomische Beschreibung von spiegelbildlichen Verdoppelungen ulnarer Anteile stammt von Jackson (1853).

Typisch für die Spiegelhand ist eine **Überzahl von ulnaren Fingern** (7–9), **ohne Daumen**. Bei einer Hand mit 8 Fingern befinden sich zwei Zeigefinger in der Mitte. Symmetrisch sind je 3 ulnare Finger medial und lateral von diesen Zeigefingern angeordnet (◘ Abb. 27.29a–c).

Ulnare Knochen und Weichteile sind gut ausgebildet und symmetrisch verdoppelt angelegt. Radiale Anteile fehlen gänzlich oder sind einander zugewandt verkümmert vorhanden. Der doppelt existierende N. ulnaris versorgt beide Seiten der Hand. Der N. medianus läuft zu den zentralen zwei Fingern. Durch die fehlende Fähigkeit zu Opponieren ist die Spiegelhand abgeflacht – es liegt kein Hohlhandbogen vor.

Der vollständig gestreckte Ellbogen ist in seinem Bewegungsumfang in Richtung Flexion durch ein doppelt angelegtes Olekranon stark eingeschränkt (◘ Abb. 27.29d), eine Pro- und Supinationsbewegung ist nicht durchführbar, und die gesamte obere Extremität ist verkürzt.

Operative Maßnahmen bei Spiegelhand

Ziel eines operativen Eingriffs ist die **Bildung eines Daumens** mittels Pollizisation des funktionsstärksten Fingers (▶ Abschn. 27.9.2 »Daumenhypoplasie/-aplasie«), um einen funktionellen Gegengriff zu ermöglichen. Im abgebildeten Fall wurde Dig. III des hypoplastischen radialen Handanteiles pollizisiert. Überzählige Finger wurden reseziert, um das entstellende Aussehen der Spiegelhand ästhetisch zu verbessern (Hussl 1985) (◘ Abb. 27.29e).

Postoperative therapeutische Maßnahmen nach Spiegelhandoperation

Wurde eine Pollizisation durchgeführt, so ist bezüglich **Schienenbehandlung und Mobilisation** wie in ▶ Abschn. 27.9.2 »Daumenhypoplasie/-aplasie« beschrieben vorzugehen. Die **Narbenbehandlung** kann wie in ▶ Abschn. 27.1.4 »Narbenbehandlung« erklärt durchgeführt werden und ist von großer Wichtigkeit!

Eine palmare Handgelenkschiene in Nullstellung kann als Nachtlagerung angefertigt werden, um der

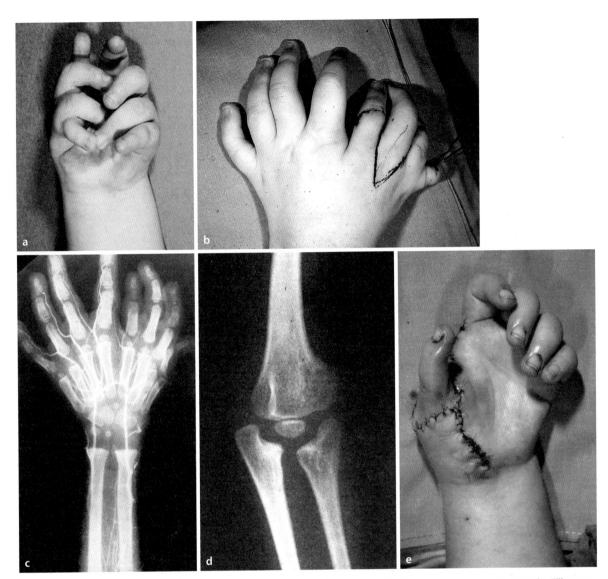

Abb. 27.29a–e Spiegelhand links **a** palmar mit flektierten, einander zugewandten Fingern, **b** dorsal extendiert, präoperativ (mit Anzeichnung für die geplante Pollizisation des hypoplasti- schen radialen Dig. III), **c** Arteriogramm, **d** Röntgen des Ellbogens mit doppeltem Olekranon, **e** postoperativ nach erfolgter Pollizisa- tion (Abb. 27.29 a, c aus Hussl et al. [1985])

starken Hyperflexion des Handgelenks entgegenzu- wirken. Die Handgelenksextension ist meistens aktiv wie passiv eingeschränkt. Tagsüber ist das Tragen der Schiene nicht empfehlenswert, da aufgrund der Olekra- non-Verdoppelung die Ellbogenflexion sehr stark limi- tiert ist und die Handgelenksflexion aus funktionellen Gründen einen Vorteil bietet. Die Ellbogenextension ist bei einer Ulnarverdoppelung meist vollständig möglich.

> Das bisher im Cortex gespeicherte Bild der Spie- gelhand muss postoperativ nach einer Pollizisa- tion »umprogrammiert« und durch den Einsatz häufig wiederholter Greifaktivitäten im Spitzgriff und im Globalgriff bei Alltagsaktivitäten und bei funktionellen Spielen neu gespeichert und auto- matisiert werden.

27.8 Riesenwuchs

Der Riesenwuchs **eines oder mehrerer Finger**, auch Makrodaktylie oder Hyperplasie genannt, wurde erst- mals von Klein (1824) beschrieben. Es handelt sich bei der angeborenen Fingervergrößerung um eine sehr seltene Fehlbildung. Ein familiäres Vorkommen wurde kaum beobachtet.

Abb. 27.30a,b   Riesenfinger (Makrodaktylie) Dig. III **a** dorsal, **b** palmar

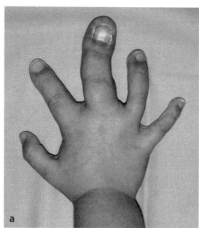
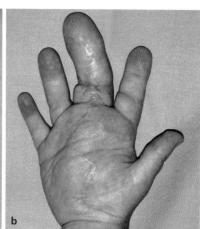

Der Zeige- und Mittelfinger samt dem dazu gehö-
rigen Teil der Hohlhand ist jeweils am häufigsten vom
Riesenwuchs betroffen, der Kleinfinger am seltensten.
Mindestens zwei Gewebearten sind auffällig vergrößert:
die Knochen und das Fettgewebe. Ein Zusammenhang
besteht zwischen Riesenwuchs und Nervenveränderun-
gen – dieser wird jedoch von verschiedenen Autoren
unterschiedlich beschrieben (**Abb. 27.30**).

Ein Riesenfinger kann durch **asymmetrisches
Wachstum** stark verkrümmt sein. Seine Knochen sind
dicker und länger als normal. Mit der Pubertät endet
in den meisten Fällen auch das Knochenwachstum. Das
Volumen des Fettgewebes um den Knochen herum kann
aber weiter zunehmen. Der **Bewegungsumfang** des betroffenen Fingers ist stark eingeschränkt. Die **Sensibilität** kann am betroffenen Finger vermindert sein. Ein
Karpaltunnelsyndrom tritt auf, wenn der N. medianus
im Handgelenkbereich ebenfalls verdickt ist.

Eine Röntgenuntersuchung gibt Aufschluss über
die knöcherne Hyperplasie, über eventuell bestehende
Exostosen (höckerige Knochenvorsprünge), Enchon-
drosen (Knochen-/Knorpeltumore), Verkalkungen,
Zysten und den Zustand der Wachstumsfuge. Die Situation des Fett-, Gefäß- und Nervengewebes kann mit
einer MRT-Untersuchung (Magnetresonanztomografie)
abgeklärt werden.

Operative Maßnahmen bei Riesenwuchs

Operativ ist nur eine geringe Verbesserung der Finger-
form und -funktion erreichbar. Es bieten sich folgende
Möglichkeiten an:
- Eine Verödung der Epiphysenfugen während des
  Knochenwachstums, wenn der Fingerknochen
  des Kindes etwa die Größe desselben Fingers eines
  Elternteiles erreicht hat.
- Die Verschmälerung des Fingers durch Reduktion
  der Weichteile, also der Fettmasse und der Haut.

- Eine knöcherne Fingerverkürzung, -begradigung
  und -verschmälerung.
- Bei vollständiger Bewegungsunfähigkeit eines Riesenfingers, die die Hand in ihrer Gesamtfunktion
  stark beeinträchtigt, sollte eine Amputation des
  Fingers mit einer Verschmälerung der Hand in Betracht gezogen werden.

Postoperative therapeutische Maßnahmen nach Makrodaktylieoperation

Durch konservative Therapie ist präoperativ keine
Verbesserung der Form oder Funktion des betroffenen
Riesenfingers erreichbar.

Je nach operativem Eingriff muss die postoperative
Therapie den Operationsmaßnahmen angepasst werden.

Wurde eine **knöcherne Verkürzung** vorgenommen,
wird der Finger für 6–8 Wochen mittels **Schiene oder
Gips** in einer Intrinsic-Plus-Stellung ruhig gestellt.

Mit der **passiven und aktiven Mobilisation** des
operierten Fingers kann nach Fettgewebs- und Haut-
verschmälerung bereits ab dem 2. postoperativen Tag
begonnen werden. Silikongelstülper können (nach der
Nahtentfernung) beim Abschwellen helfen und zur Verbesserung der Fingerform beitragen. Nach knöchernen
Korrektureingriffen sollte erst nach der Kirschner-
Draht-Entfernung bzw. nach 6–8 Wochen Ruhigstellung mobilisiert werden. Die nicht betroffenen Gelenke
müssen in dieser Zeit bewegt werden, damit sie nicht
kontrakt werden.

Nach einer **Amputation** des Riesenfingers mit Hand-
verschmälerung dürfen die benachbarten Finger passiv
und aktiv ab dem 2. postoperativen Tag achsengerecht
mobilisiert werden. Eine Abduktion der Langfinger ist
5 Wochen lang zu vermeiden. Als Schutz für die Hand
eignen sich eine die Mittelhandknochen umfassende
Handspange für tagsüber (zur Vermeidung von Abduk-
tionsbewegungen) und nachts eine Intrinsic-Plus-Lage-

rungsschiene. Beide Schienen werden 5 Wochen lang getragen. Wurde Dig. III amputiert, werden Dig. II und Dig. IV mit einem Zwillingsschlaufenband tagsüber miteinander verbunden, um bei aktiven Greiftätigkeiten eine Abduktion dieser beiden Finger zu vermeiden.

Die **Behandlung der Narbe** ist wichtig, damit beim weiteren Fingerwachstum keine Narbenkontrakturen entstehen und wird nach der Fadenentfernung wie in ▶ Abschn. 27.1.4 »Narbenbehandlung« erklärt durchgeführt.

27.9   Minderwuchs

27.9.1   Symbrachydaktylie

Die Bezeichnung Symbrachydaktylie geht auf Pol (1921) zurück und beschreibt eine **Handfehlbildung mit zu kurzen Fingern** (Brachydaktylie), **die zusammengewachsen sind** (Syndaktylie). Meist tritt sie einseitig auf und in Kombination mit einem gleichseitigen Defekt des Brustmuskels (Poland-Syndrom). Diese Fehlbildung ist selten und die Ätiologie ist ungeklärt. Eine Unterbrechung der Blutversorgung der Extremitätenknospen z. B. durch Nikotinkonsum der Mutter während der Schwangerschaft wird diskutiert.

Die knöchernen Strukturen sind zu kurz angelegt. So kann sich die normal vorhandene Weichteilplatte nicht entsprechend weiterentwickeln (Brachymesophalangie). Vor allem sind von der Reduktion die Mittelphalangen der 3 mittleren Finger betroffen. Nach ulnar und zentralwärts kann dieser Defekt bis zum völligen Fehlen der Hand fortschreiten. Die Abgrenzung und Differenzierung von peripheren Hypoplasien und transversalen Defekten ist oft schwierig.

> ❯ Charakteristisch für die Symbrachydaktylie ist eine gute Entwicklung der Endphalangen samt Fingernägeln.

Die Klassifikation in 4 Typen nach Blauth und Gekeler (1971) geht auf die von Müller (1937) aufgestellte teratologische Reihe zurück und wird in ▶ Übersicht 27.7 dargestellt.

Die knöcherne Situation ist mittels Röntgenuntersuchung überprüfbar (z. B. vorhandene Hypoplasien, Aplasien, Synostosen, Darstellung der Wachstumsfugen und Handwurzelknochen). Die Sehnen werden durch eine Sonografieuntersuchung dargestellt.

Präoperative therapeutische Maßnahmen bei Symbrachydaktylie

So häufig wie möglich soll das Kind mit einer Symbrachydaktylie angeregt werden, die betroffene Hand

---

Übersicht 27.7   Klassifikation der Symbrachydaktylien

■ **Typ I – Kurzfingertyp**
kann gekennzeichnet sein durch folgende Faktoren:
  – Brachydaktylie:
    zu kurze Finger aufgrund von verzögerter Ossifikation, fehlenden Wachstumsfugen und teilweisem oder vollständigem Fehlen eines oder mehrerer Fingermittelglieder. Der knöcherne Defekt breitet sich nach ulnar und zentral aus
  – Klinodaktylie:
    durch trapezförmige Deformierung des Mittelgliedes und Schrägstellung der Gelenkfläche des Grundgelenks
  – Syndaktylie:
    häutig, partiell oder komplett. Die Syndaktylie breitet sich nach radial aus. Die Endglieder sind trotz häutiger Syndaktylie gut geformt, mit einzelnen Fingernägeln

■ **Typ II – Spalthandtyp**
weist zusätzlich zu verstärkten Typ-I-Faktoren noch auf:
  – Mittelhandstrahlendefekte – Hypoplasien oder partielle Aplasien der mittleren Mittelhandstrahlen (Dig. II–IV)
  – Fehlen eines Fingers oder mehrerer mittelständiger Handstrahlen. Nageltragende Fingerknospen können verbleiben
  – Handwurzelknochen können hypoplastisch oder miteinander verschmolzen sein oder gänzlich fehlen
  – Daumen kann hypoplastisch ausgebildet sein und eine Rotationsfehlstellung aufweisen.
  – Fingersehnen inserieren atypisch

■ **Typ III – monodaktyler Typ**
verstärkte Faktoren wie bei Typ II mit zusätzlichem:
  – Fehlen sämtlicher Langfinger
  – Nur der Daumen ist vorhanden

■ **Typ IV – peromeler Typ**
  – Fehlen aller Langfinger und des Daumens
  – Endglieder können in Form von Fingerknospen bestehen. Fingernägel oder Nagelreste sind häufig vorhanden
  – Handwurzelknochen sind unvollständig vorhanden

zum **Greifen, Spüren und Erkunden** seiner Umgebung einzusetzen. Bei Typ I kann die Fingerbeugung eingeschränkt sein. Ist dies der Fall, so erleichtern z. B. Griffverdickungen (des Essbestecks, der Zahnbürste etc.) die Greifaktivitäten im Alltag.

Falls erforderlich, kann bei eingeschränkter Daumenopposition der Typen I und II eine **Opponensschiene** als Muskelfunktionsersatz angefertigt werden, um das Greifmuster zu verbessern.

Bei Typ III, dem monodaktylen Typ, kann dem Daumen bei fehlenden Langfingern ein **Greifwiderlager** aus Schienenmaterial angefertigt werden – falls keine Korrekturoperation in Betracht kommt.

Bei Typ IV eignen sich Hilfsschienen wie im ► Abschn. 27.5.1 »Transversale Fehlbildungen«, Abschnitt »Peromelie« beschrieben. Ab dem 3. bis 4. Lebensjahr besteht die Möglichkeit, eine Prothesenversorgung in Betracht zu ziehen – falls eine solche vom Kind und dessen Eltern gewünscht wird.

Operative Maßnahmen bei Symbrachydaktylie

Die Möglichkeiten an operativen Maßnahmen bei der Symbrachydaktylie sind vielfältig und müssen individuell entschieden und mit den Eltern besprochen werden. Nachfolgende Techniken erfordern vom Chirurgen viel Erfahrung auf dem Gebiet der Handchirurgie (◘ Abb. 27.31).

Die ► Übersicht 27.8 stellt die operativen Möglichkeiten bei den verschiedenen Typen der Symbrachydaktylie dar.

Postoperative therapeutische Maßnahmen nach Symbrachydaktylieoperation

Aufgrund der vielfältigen Möglichkeiten an operativen Maßnahmen ist keine einheitliche Nachbehandlung bei Symbrachydaktylie möglich. Die Therapiemaßnahmen müssen **an die vorangegangenen operativen Eingriffe angepasst** werden. Als Orientierungshilfe in Bezug auf die passive und aktive Mobilisation dient dazu ◘ Tab. 27.3.

Bei der **Bildung oder Vertiefung der ersten Zwischenfingerfalte** muss unmittelbar postoperativ eine Lagerung des Daumens in Abduktion und Opposition erfolgen (◘ Abb. 27.35a). Diese Ruhigstellung wird bis zur Fadenentfernung belassen. Danach wird eine C-Schiene in Abduktionsstellung nachts getragen. Die Anbahnung des Spitzgriffs mit dem Daumen zu einem Langfinger ist sehr wichtig und kann mit funktionellen Spielen geübt werden (◘ Tab. 27.3 und Tab. 27.4, ◘ Abb. 27.32).

Nach dem **Transfer von Zehen** bzw. von Zehengrund- oder -mittelgelenken ist bis zur knöchernen

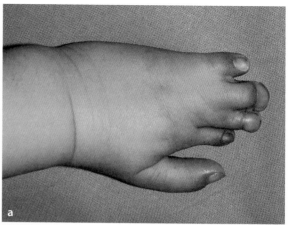
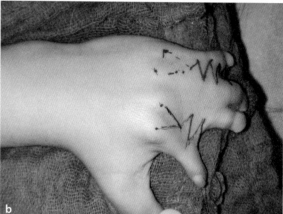
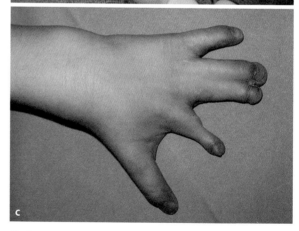

◘ **Abb. 27.31a–c**   Symbrachydaktylie Typ I links **a** präoperativ, **b** eingezeichnete Z-Plastiken, **c** nach der Syndaktylietrennung Dig. II/Dig. III und Dig. IV/Dig. V

Einheilung eine Schienenruhigstellung von 6–8 Wochen notwendig. Danach wird die passive und aktive Mobilisation in einem Handbad begonnen (◘ Tab. 27.3).

Bei der **Opponensplastik** wird der Daumen mit einer Opponensschiene mit Handgelenkeinschluss temporär für 5 Wochen ruhig gestellt. Das Daumen-IP-Gelenk darf jedoch zur aktiven Durchführung

Übersicht 27.8 Operative Möglichkeiten bei Symbrachydaktylie

- **Typ I – Kurzfingertyp**
  - Trennung der Syndaktylien und Bildung bzw. Vertiefung der 1. Zwischenfingerfalte
  - Muskelverlagerung als Opponensplastik und Drehosteotomie des 1. und 5. Mittelhandknochens (MHK)
  - Arthrodese von instabilen Gelenken unter Erhaltung der Wachstumsfuge
- **Typ II – Spalthandtyp**
  - Vertiefung des Zwischenfingerraums
  - Entnahme mittlerer, funktionsloser Fingerrudimente
  - Aufbau des Kleinfingers durch Transfer eines Zehengrundgliedes oder durch Verlängerung: Kallusdistraktion mittels Fixateur externe
- **Typ III – monodaktyler Typ**
  Möglichkeiten zum operativen Aufbau eines Gegengreifers zum Daumen:
  - Transfer der Grund- oder Mittelphalangen der 2. und 3. Zehe auf ulnare MHK (Operationsalter bis 18 Monate). Die Transplantate werden vorübergehend mit K-Drähten fixiert und wachsen sehr gut weiter. Die Zehen verkürzen sich nur um wenige Millimeter und bleiben funktionstüchtig
  - Verlängerung des 5. MHK bei ausreichender Weichteildecke mittels Kallusdistraktion (Fixateur externe)
  - Aufbau des Kleinfingers mit Knochentransplantat und Verschiebeplastik
  - Transplantation der 2. Zehe anstelle des 5. Fingers (die Einschränkungen am Fuß sind dadurch sehr gering)
- **Typ IV – peromeler Typ**
  - Transplantation einer Zehe zum Radius als Gegengriff zum Handstumpf nach Vilkki (1985)
  - Transfer von 2 Zehen ans Stumpfende zur Ermöglichung des Zangengriffs

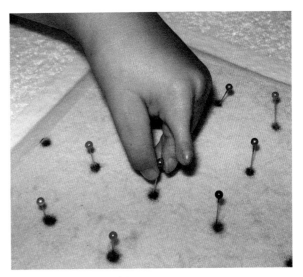

☐ Abb. 27.32 Beispiel eines Spitzgrifftrainings nach Syndaktylietrennung bei Symbrachydaktylie mit dem Stecknadel-Solitär-Spiel

operativ getrennt und ist bestrebt, an den beiden Frakturstellen wieder zusammenzuwachsen. Auf diese Weise ist eine Verlängerung des Knochens möglich. Nicht durch den Fixateur externe ruhig gestellte Gelenke sollen in dieser Zeit passiv und aktiv durchbewegt werden, damit keine Kontrakturen entstehen.

Die **Narbenbehandlung** spielt bei Symbrachydaktylieoperationen nach der operativen Vertiefung einer Zwischenfingerfalte und nach Syndaktylietrennung eine wichtige Rolle. Wiederum müssen die Eltern darin unterwiesen werden, wie sie nach der Fadenentfernung die Narbe regelmäßig 2- bis 3-mal täglich mit leichtem Druck und kreisenden Bewegungen massieren sollen, damit keine Narbenkontrakturen entstehen (► Abschn. 27.1.4 »Narbenbehandlung«).

27.9.2 Daumenhypoplasie/-aplasie

Die Daumenhypoplasie und -aplasie tritt ein- oder beidseitig auf. Sie kann auch eine Begleitfehlbildung z. B. bei Radiusdefekten, wie der radialen Klumphand, oder bei Fehlformen der radialen Handwurzelknochen sein. Als begleitende, weitere Anomalien können Synostosen und Doppeldaumen bestehen. Von der Fehlbildung betroffen sind Knochen und Weichteile. Diese können verkürzt sein (=Hypoplasie) oder der Daumen kann völlig fehlen (=Aplasie).

Die von Müller (1937) erstmals erstellte **Klassifikation** wurde von Blauth (1967) und Manske et al. (1995) modifiziert und umfasst die in ► Übersicht 27.9 dargestellten Typen.

der Daumenflexion und -extension frei bleiben. Ab der 3. postoperativen Woche kann die Schiene 2-mal täglich für 5 min zur vorsichtigen passiven Mobilisation in Daumenflexion und -extension bzw. -abduktion und -adduktion, unter Einhaltung der Schmerzgrenze und des Sehnenwiderstandes, abgenommen werden.

Wurde eine **Knochenverlängerung** mittels Fixateur externe gewählt, so wird dieser für 5–6 Wochen belassen und täglich um 1 mm distrahiert. Der Knochen wurde

Übersicht 27.9 Klassifikation der Daumen-hypoplasie/-aplasie

- **Typ I**
  - Geringe Daumenhypoplasie bei normaler Daumenfunktion
- **Typ II – verkleinerter Daumen** (■ Abb. 27.33a) mit:
  - Instabilem MCP-Gelenk
  - Kontraktur der 1. Interdigitalfalte
  - Hypo- oder Aplasie der Thenarmuskulatur
- **Typ III A**
  - Wie Typ II mit zusätzlicher Fehlbildung der Daumenbeuge- und -strecksehnen
- **Typ III B**
  - Wie Typ III A mit zusätzlich fehlgebildetem oder teilweise fehlendem MHK I
- **Typ IV** (■ Abb. 27.33b)
  - »Pendeldaumen«: Ein rudimentäres Daumengrund- und -endglied ist nur durch eine Weichteilbrücke, jedoch nicht knöchern mit der Hand verbunden. Totale Aplasie von Metakarpale I, Trapezium und Skaphoid
- **Typ V** (■ Abb. 27.33c)
  - Hand mit vollständiger Daumenaplasie bei normal ausgebildeten Langfingern Dig. II–Dig. V

Operative Maßnahmen bei Daumen-hypoplasie/-aplasie

- **Typ I:**
  meist keine operative Korrektur nötig.
- **Typ II:**
  Operationsmaßnahmen:
  - bei Adduktionskontrakur: Erweiterung der ersten Kommissur, z. B. durch Z-Plastik;
  - bei instabilem Grundgelenk: Rekonstruktion des ulnaren Seitenbandes;
  - bei massiver Instabilität: Arthrodese (Versteifung) des Gelenks
- **Typ III A:**
  zusätzlich zu den Maßnahmen von Typ II bedarf es einer:
  - Korrektur der seitlich verlaufenden langen Daumenbeuge- (FPL) oder -strecksehne (EPL): Zentrierung der Sehnen;
  - Rekonstruierung von Ringbändern zur Sehnensicherung.
  - Bei zu kurzem Daumen mit guter Funktion des FPB: Arthrodese des Endgelenks.

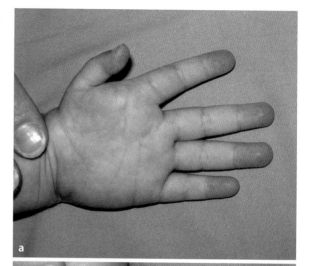

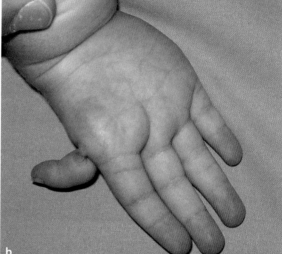

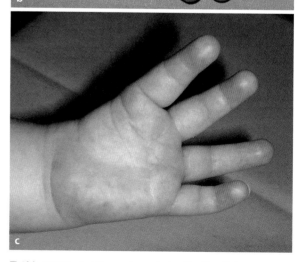

■ **Abb. 27.33a–c** Daumenhypoplasie **a** Typ II verkleinerter Daumen, **b** Typ IV »Pendeldaumen«, **c** Typ V vollständige Daumenaplasie

Typ III B:

- Die Rekonstruktion eines stark hypoplastischen Daumens ist sehr aufwendig und kompliziert (Opponensplastik, Zehengelenktransfer oder Verlängerung der Grundphalanx). Aus diesem Grund wird von den meisten Autoren die Amputation und der Ersatz des Daumens durch die Pollizisation des Zeigefingers bevorzugt (siehe Typ IV+V).

Typ IV+V:

Die Pollizisation (◘ Abb. 27.34) des Zeigefingers, basierend auf Verfahren von Hilgenfeld (1950), Gosset (1949), Littler (1953), Blauth (1976) und Buck-Gramcko (1968; 1971):

- Verlagerung des Zeigefingers mit einem neurovaskulären Stiel und Stabilisierung durch Muskelplastik. Somit bleibt die Sensibilität erhalten. Der gekürzte Metakarpalknochen Dig. II wird mit dem Karpus in Abduktions- und Oppositionsstellung verbunden. So wird das Metakarpalgelenk zum neuen Daumensattelgelenk. Das Gelenkköpfchen wird in Flexionsstellung fixiert.
- Die Sehne des M. extensor indicis wird verkürzt.
- Abduktorfunktion: durch die Fixation der Sehne des M. extensor digitorum an der Basis des neuen Mittelhandknochens.
- Opponensfunktion: Der M. interosseus dorsalis I wird mit dem radialen Seitenzügel der Strecksehne vernäht.
- Adduktionsfunktion: Der M. interosseus palmaris I wird mit dem ulnaren Seitenzügel der Strecksehne vernäht.

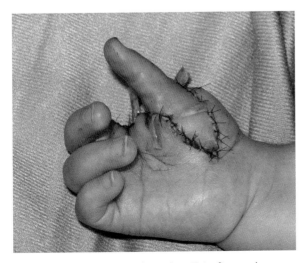

◘ **Abb. 27.34** Pollizisation des rechten Zeigefingers als neuer Daumen (unmittelbar postoperativ, Fäden und Laschen noch belassen)

Postoperative therapeutische Maßnahmen bei hypoplastischem Daumen bzw. nach Pollizisation

Bei **Typ I** ist keine Therapie erforderlich. Meist sind die Daumen beider Hände gleichmäßig hypoplastisch, wodurch der Patient keinen Funktionsunterschied bei Greifaktivitäten bemerkt.

Nach operativen Eingriffen des **Typ II** steht die Narbenbehandlung im Vordergrund, wenn die erste Kommissur erweitert wurde (▶ Abschn. 27.1.4 »Narbenbehandlung«).

Eine Ruhigstellung des Daumengrundgelenks durch eine Daumenschiene ist nach Seitenbandrekonstruktion für 6 Wochen, nach Arthrodese für 8 Wochen erforderlich. Zum passiven Mobilisieren des CMC- und IP-Gelenks (bei fixiertem Grundgelenk) kann in der Therapie die Schiene abgenommen werden.

Wurde bei **Typ III A** die lange Beuge- oder Strecksehne des Daumens zentriert, so ist das Einheilen der Sehne unter regelmäßigem Hin- und Hergleiten von großer Bedeutung. Hierfür eignet sich bei Beugesehnennaht eine Kleinert- bzw. bei Strecksehnennaht eine umgekehrte Kleinert-Schiene (▶ Band II, 2. Aufl., ▶ Kap. 18 »Verletzungen der Beugesehnen« [Breier 2013a] und ▶ Band II; ▶ Kap. 19 »Verletzungen der Strecksehnen« [Breier 2013b]). Eine Sehnenverklebung, die nicht konservativ durch Mobilisation und Narbenmassage gelöst werden konnte, bedarf einer erneuten Operation zur Sehnenlösung (Tenolyse).

Nach einer **Pollizisation des Zeigefingers** ist eine postoperative Ruhigstellung des neuen Daumens in Abduktions- und Oppositionsstellung zum 3. Fingerstrahl erforderlich. Der Handverband kann aus Fettgaze, trockenen Tupfern, Watte, interdigitaler Stahlwolle, halb elastischer Binde, Papierbinde und Gipslonguette bestehen (◘ Abb. 27.35a). Die PIP-Gelenke des 3. bis 5. Fingers bleiben frei beweglich. Bis zur Fadenentfernung wird diese Ruhigstellung belassen.

Die Fadenentfernung 10 Tage nach erfolgter Pollizisation des Zeigefingers bei **Typ III B, IV und V** empfiehlt sich bei Kleinkindern in kurzer Allgemeinnarkose. Unmittelbar anschließend wird eine thermoplastische **Handgelenk-Daumenschiene** in HG-Ruhestellung und Daumen-Abduktions- und Oppositionsstellung angefertigt. Je nach postoperativer und anatomischer Gegebenheit ist eine Daumenstellung von 40–50° Palmarabduktion vorteilhaft. Das neue Daumen-IP-Gelenk darf frei beweglich bleiben (weil die Beuge- und Strecksehnen operativ nicht verändert wurden), sodass trotz der Schiene ein Spitzgriff zum neuen Zeigefinger (Dig. III) möglich ist. Die Schiene wird 5 Wochen lang Tag und Nacht getragen.

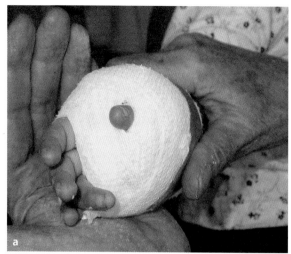

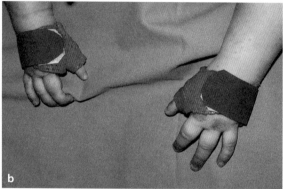

◘ Abb. 27.35a,b Postoperativer Daumenverband **a** nach Pollizisation des rechten Zeigefingers, **b** Daumenschienen ab der 7. postoperativen Woche

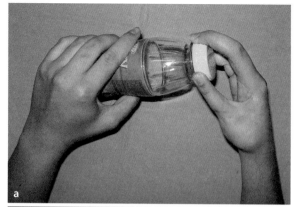

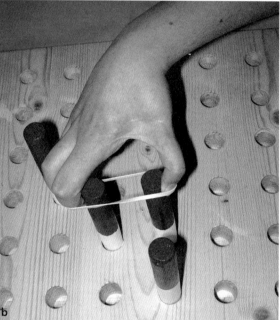

◘ Abb. 27.36a,b Nach Pollizisation rechts **a** Auf- und Zudrehen eines Flaschenverschlusses, **b** Daumen-Abduktionstraining mit Gummiring

Für weitere 4 Wochen ist beim Spielen und Greifen eine **kleine Daumenschiene** als Schutz sinnvoll, bei der das Handgelenk und das Daumenendgelenk aktiv frei bewegt werden können (◘ Abb. 27.35b). Der Spitzgriff des Daumens zum 3. Finger kann angebahnt werden, indem dem Kind z. B. ein Stückchen Brot zum Halten und Essen in die Hand gegeben wird.

> **Tipp**
>
> Sollte aus Gewohnheit vom Kind der Interdigitalgriff Dig. III/Dig. IV sehr häufig eingesetzt werden, so kann dieser durch das Anlegen eines Zwillingsschlaufenbands zur Vermeidung der Abduktion dieser beiden Finger vorübergehend unterbunden werden.

Tagsüber kann das Kind die Hand ab der 4. postoperativen Woche beim Baden zum Ergreifen leichter kleiner Gegenstände einsetzen, um mit der neuen Daumensituation und -funktion vertraut zu werden.

Nach dem Handbad eignet sich die **manuelle Narbenmassage** (▶ Abschn. 27.1.4 »Narbenbehandlung«) durch ein Elternteil ausgezeichnet, um einen angenehmen Reiz auf das gesamte neue Daumengebiet des Kindes zu setzen. Damit wird die »Umprogrammierung« des Zeigefingers als Daumen in der Gehirnrinde unterstützt. Der Alltag, funktionelle Spiele und Knetmasseübungen unterstützen den Daumen beim Erlernen der neuen Greiffunktionen hinsichtlich Spitzgriff, Schlüsselgriff, Flexion, Extension, Abduktion, Adduktion und Opposition (◘ Abb. 27.36 a und b).

Da nach einer erfolgreichen Pollizisation des Zeigefingers die Fingernerven geschont blieben, sollte die Sensibilität am Endglied des neuen Daumens postoperativ uneingeschränkt vorhanden sein. Sollten postoperativ dennoch vorübergehende Sensibilitätsveränderungen bestehen, ist es sinnvoll, ein Sensibilitätstraining durchzuführen (▶ Abschn. 27.1.9 »Sensibilitäts- und Wahrnehmungsschulung«).

27.10   Schnürfurchensyndrom

Hierbei handelt es sich um Schnürringe und Schnürfurchen mit polsterartigen Verdickungen der Weichteile, peripheren Defekten, Teilamputationen und Syndaktylien mit teilweise verklumpten Fingern (meistens Dig. II–Dig. IV betreffend). Die Erstbeschreibung geht auf Montgomery (1832) zurück, der Amnioabschnürungen für diese Fehlbildung verantwortlich machte. Buck-Gramcko (1981) geht nach histologischen Untersuchungen an Föten von endogenen Entstehungsmechanismen aus.

Das subkutane Fettgewebe fehlt im Schnürringbereich vollständig, die Haut ist dort sehr dünn. Der Schnürring kann oberflächlich sein oder bis tief zum Knochen reichen. In zweitem Fall sind die Weichteile und Knochen proximal des Ringes normal ausgebildet. Distal davon können Lymphödeme, Weichteilpolster, Nerven- und Gefäßdefekte, Akrosyndaktylien (knospenartige knöcherne Fingerverwachsung) und Teil-/Amputationen auftreten (◘ Abb. 27.37a).

■■ Operative Maßnahmen bei Schnürfurchensyndrom

Mit operativen Eingriffen werden die Funktion und das Erscheinungsbild der Fehlbildung verbessert. Eine operative **Entlastung bei Stauungserscheinungen und Nekrosegefahren** ist bereits in den ersten Lebenstagen von äußerster Dringlichkeit. Die Lymph- und Blutzirkulation wird verbessert, indem der Ring entfernt und eine gleichzeitige Z-Plastik durchgeführt wird (◘ Abb. 27.37b).

Bestehen an den Fingern Verwachsungen und/oder sind die Finger überkreuzt, so sollten diese schon in den ersten Lebensmonaten getrennt werden. Eine Vertiefung der Kommissuren kann ebenfalls nötig sein.

Eventuell sind im Laufe des Wachstums weitere Korrektureingriffe notwendig.

■■ Postoperative therapeutische Maßnahmen bei Schnürfurchensyndrom

Die **Narbenmassage**, wie in ▶ Abschn. 27.1.4 »Narbenbehandlung« beschrieben, bildet den postoperativen therapeutischen Schwerpunkt nach der Entfernung von Schnürringen und Trennung von Syndaktylien (◘ Abb. 27.37c).

Nach der Trennung von Fingerverwachsungen wird wie in ▶ Abschn. 27.6.1 »Syndaktylien« vorgegangen.

27.11   Generalisierte Abnormitäten der Skelettentwicklung (Fehlwuchs)

27.11.1 Windmühlenflügeldeformität

Bei der Windmühlenflügeldeformität liegt eine angeborene **Beugekontraktur der MCP-Gelenke** mit **ulnarer Achsenabweichung der Langfinger** und einer **Adduktionskontraktur des Daumens** vor (◘ Abb. 27.38). Erstmals beschrieben wurde diese Fehlbildung 1897 von Boix. Ätiologie und Pathogenese der Windmühlenflügeldeformität sind nicht bekannt. Aufgrund ihrer Ähnlichkeit mit der Dupuytren-Kontraktur wurde sie früher als »angeborener Dupuytren« gedeutet.

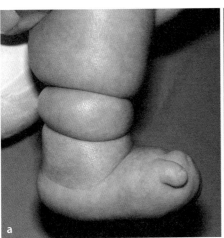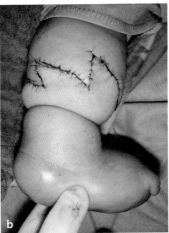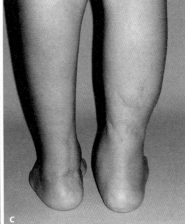

◘ **Abb. 27.37a–c**   Zwei Schnürringe am Beispiel eines rechten Unterschenkels **a** präoperativ, **b** operative Entlastung des ersten Schnürringes mit Z-Plastiken, **c** postoperatives Ergebnis

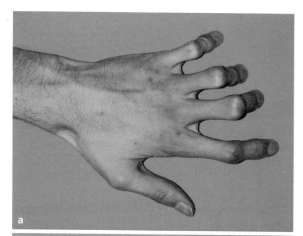

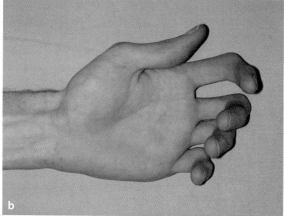

�‚ Abb. 27.38a,b   Windmühlenflügeldeformität links **a** dorsal,
b palmar

Diese Fehlbildung erscheint häufig in Verbindung mit dem Freeman-Sheldon-Syndrom, welches charakterisiert ist durch einen typischen Gesichtsausdruck, dem »whistling face« (mit einem kleinen, wie zum Pfeifen gespitzten Mund), Klumpfüße, Unterbrechungen der Kontinuität zwischen Schädelbasis und Os frontale, Kleinwuchs, Kyphoskoliose sowie den nachfolgend beschriebenen Veränderungen an der Hand.

Die Windmühlenflügeldeformität tritt **bilateral** auf. Bereits nach der Geburt ist sichtbar, dass der Daumen in die Hand eingeschlagen ist (▶ Abschn. 27.6.4 »Der eingeschlagene Daumen«) und dass die nach ulnar deviierten Finger zur Faust geschlossen sind. Weder passiv noch aktiv lassen sich die Finger vollständig strecken und der eingeschlagene Daumen lässt sich kaum abspreizen.

Bei Hypo- oder Aplasie der Strecksehnen entsteht eine Flexionskontraktur mit Ulnardeviation der Langfinger (�‚ Abb. 27.38a und b). Diese Achsenfehlstellung wird durch das muskuläre Ungleichgewicht der starken Beugesehnen und der schwachen bzw. fehlenden Strecksehnen hervorgerufen. Muskelatrophien und

Kapselverdickungen in den Grundgelenken werden in der Literatur für die Deformität mitverantwortlich gemacht. Interdigital besteht eine partielle Syndaktylie, das heißt, dass die Schwimmhäute bis weit nach distal gewachsen sind.

Das überstreckte Handgelenk ist in der Beweglichkeit eingeschränkt. Eine Atrophie des Thenars und Hypothenars liegt vor. Im Wachstum kann es zu einer Schwanenhalsdeformität mit Überstreckung in den PIP-Gelenken kommen.

Präoperative therapeutische Maßnahmen bei Windmühlenflügeldeformität

Obwohl die präoperative Schienenbehandlung in der Literatur als nicht Erfolg versprechend bezeichnet wird, ist vor allem bei Neugeborenen eine deutliche Besserung der starken Flexionskontraktur durch regelmäßige passive Mobilisation und Schienenaufdehnung zu beobachten (◘ Abb. 27.39). Operative Maßnahmen sind trotzdem erforderlich!

> Je besser die präoperative Extensionsfähigkeit der Finger und des Daumens ist, umso besser kann auch das postoperative Ergebnis werden. Dies bedingt eine enge und vertrauensvolle Zusammenarbeit zwischen Chirurgen, Therapeutin, den Eltern und dem Kind!

Bis zum 3. Lebensmonat eignen sich kleine Baumwolltupfer, die über Nacht in die Hohlhand bandagiert werden. Die Finger und der Daumen werden mittels dieser Bandagierung aus der maximalen Flexionsstellung heraus in eine Langfingerextension und Daumenabduktion korrigiert. Die Eltern sollten darin unterwiesen werden, wie sie die passive vorsichtige Dehnung der flektierten Finger und des eingeschlagenen Daumens (▶ Abschn. 27.6.4 »Der eingeschlagene Daumen«) mehrmals täglich durchführen können (◘ Abb. 27.39c). Die verdickten Gelenkkapseln und palmaren Weichteilstrukturen werden durch diese regelmäßige passive Mobilisation langsam aufgedehnt.

Ab dem 3. Lebensmonat ist das Anpassen einer kleinen palmaren, weich ausgepolsterten Lagerungsschiene möglich (◘ Abb. 27.39b). Diese Schiene sollte in den nächsten Wochen tagsüber während der Schlafenszeiten des Kindes getragen werden. Danach kann die Dehnung der verkürzten Strukturen nachts mit einer thermoplastischen Schiene erfolgen.

> Keinesfalls darf die Schiene Schwellungen, Druckstellen oder Schmerzen verursachen und muss sofort korrigiert werden, wenn derartige Irritationen auftreten oder die Hand aus der Schiene herauswächst!

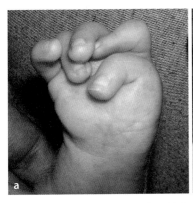
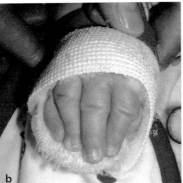
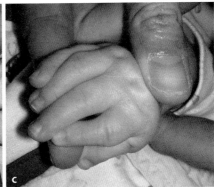

● **Abb. 27.39a–c** Windmühlenflügeldeformität links **a** vor der konservativen Therapie, **b** Nachtlagerungsschiene zur Aufdeh-nung des eingeschlagenen Daumens und der Langfinger, **c** regel-mäßige passive Mobilisation der Langfinger in Richtung Extension

Bei größeren Kindern mit guter Compliance kann zusätzlich zur statischen Nacht-Lagerungsschiene (● Abb. 27.40a) eine dynamische Streckschiene (● Abb. 27.40b) zur Aufdehnung der verkürzten palmaren Weichteilstrukturen angefertigt werden. Die dynamische Schiene sollte tagsüber ca. 4×30 min getragen werden.

Operative Maßnahmen bei Windmühlenflügeldeformität

Eine vollständige Funktionalität der Hand kann bei dieser Fehlbildung – je nach Schwere der Deformität – auch operativ häufig nicht erreicht werden.

Vorrangig ist die Vertiefung der ersten Kommissur, damit die Beuge- und Adduktionskontraktur des Dau-mens korrigiert wird. Eine Arthrodese des Daumengrundgelenks kann bei Subluxation erforderlich sein. Um die Daumenextension bei Hypo- oder Aplasie der Strecksehnen zu verbessern, kann eine Sehnentransposition (▶ Abschn. 27.6.4 »Der eingeschlagene Daumen«) vorgenommen werden. Eine Abtragung von Strängen bis hin zur Verlängerung der Beugesehnen am Unterarm führt zu einer Extensionsverbesserung der Langfinger. Der Ulnardeviation der Langfinger kann durch eine Zentrierung der Strecksehnen entgegengewirkt werden. Bei partiellen Syndaktylien werden die Kommissuren durch Lappenplastik vertieft, um die Abduktion der Langfinger zu gewährleisten.

Postoperative therapeutische Maßnahmen bei Windmühlenflügeldeformität

Nach Vertiefung der Interdigitalfalten ist eine Therapie (Narbenbehandlung, Schienenbehandlung in Abduktionsstellung etc.) wie in ▶ Abschn. 27.6.1 in »Postoperative therapeutische Maßnahmen nach Syndaktylietrennung« vorzunehmen.

Das Daumengrundgelenk muss nach Arthrodese durch einen Kirschner-Draht oder einer Verplattung mit einer thermoplastischen Daumenschiene bis proximal des IP-Gelenks für ca. 8 Wochen ruhiggestellt werden.

Wurden die Beugesehnen am Unterarm verlängert, steht die passive Mobilisation der Finger in Extension und Flexion unter Einhaltung der Schmerzgrenze und des Sehnenwiderstandes im Vordergrund, um das Sehnengleiten zu gewährleisten und Verklebungen vorzubeugen. Über Nacht ist das vorsichtige Aufdehnen der Finger mit einer palmaren Lagerungsschiene (nach Syndaktylietrennung in Abduktionsstellung) möglich (● Abb. 27.40a). Die Narbenbehandlung wird täglich wie in ▶ Abschn. 27.1.4 »Narbenbehandlung« erklärt durchgeführt.

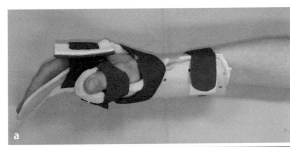
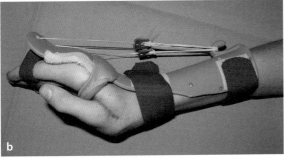

● **Abb. 27.40a,b** **a** Nachts statische, **b** tagsüber dynamische Schiene zur Aufdehnung der verkürzten palmaren Strukturen bei Windmühlenflügeldeformität

Tagsüber kann eine dynamische dorsale Schiene mit achsengerechter Zügelführung getragen werden (⬛ Abb. 27.39b).

Bildnachweis

Alle Bilder (außer ⬛ Abb. 27.29a und c) stammen aus dem Fotoarchiv der Universitätsklinik Innsbruck für Plastische- und Wiederherstellungschirurgie; mit freundlicher Genehmigung von Em. O. Univ. Prof. Dr. Hildegunde Piza-Katzer.

27.12   Beispielformulare und Zusatzinformationen

27.12.1 Handstatusprotokoll (Beispiel) (⬛ Abb. 27.41)

Name der Institution

Adresse, Tel.

HANDSTATUS

Patientendaten:

Diagnose / betroffene Hand:

Zuständige Therapeutin:

Datum:

Kraftmessung:

(gemessen mit Dynamometer und Pinchmeter)

	Grobkraft	Schlüsselgriff	Spitzgr. I/II	Spitzgr. I/III	Spitzgr. I/IV	Spitzgr. I/V
Rechts						
Links						

Bewegungsumfang

(gemessen nach der Neutral-Null-Methode):

aktive ROM (= range of motion)				**passive ROM**			
	CMC	MP	IP		CMC	MP	IP
D I				**D I**			
	MCP	PIP	DIP		MCP	PIP	DIP
D II				**D II**			
D III				**D III**			
D IV				**D IV**			
D V				**D V**			

⬛ **Abb. 27.41a,b**   Handstatus I und II

FKHA (= Fingerkuppenhohlhandabstand in cm)					
	D I	**D II**	**D III**	**D IV**	**D V**
aktiv					
passiv					

Handgelenksbewegung		
	aktiv	**passiv**
Dorsalext./Palmarflex.		
Radial-/Ulnarduktion		

Sensimapping:

(= Einzeichnen der subjektiven Sensibilität)

Beispiele:

Parästhesie (kribbeln) = grün gepunktet eingezeichnet

Hypästhesie (taub) = blau strichliert eingezeichnet

Anästhesie (kein Gefühl) = schwarz angemalt

Elektrisch ausstrahlendes Gefühl

bzw. Hyerästhesie (Schmerz) = roter Pfeil

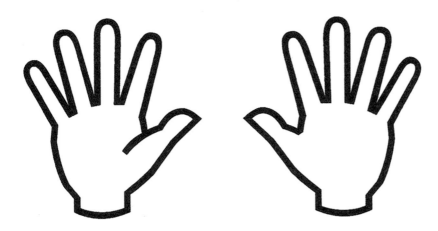

Sensibilitätsmessung:

(mit der dynamischen 2-Punkte-Diskrimination, Angabe in mm)

	FN 1	FN 2	FN 3	FN 4	FN 5	FN 6	FN 7	FN 8	FN 9	FN 10
Rechts										
Links										

FN = Fingernerv

◨ **Abb. 27.41a,b** Handstatus I und II (Fortsetzung)

27.12.2 Schienenmerkblatt (Beispiel) (◪ Abb. 27.42)

Name der Institution

Adresse, Tel.

Name der TherapeutInnen

Schienenmerkblatt

Pat. Daten: _____

Diagnose: _____

Datum: _____

Tragedauer der Schiene: _____

Schienenhandhabung: _____

<u>Pflegehinweise:</u>   Die thermoplastische Schiene kann mit kühlem Wasser und Seife gewaschen werden.
Flauschbänder nicht waschen, da sie sonst nicht mehr gut greifen.
Hakenbänder evtl. ausbürsten.

<u>Wichtig!</u>   Die Schiene bitte **<u>nicht</u>** in Kontakt mit einer Wärmequelle bringen, da sie bei einer Temperatur
von über 40 °C weich wird, sich verformt und nicht mehr exakt passt.

Sollten durch das Tragen der Schiene an der Hand

- Druckstellen,

- Hautrötungen,

- Schwellungen oder

- Schmerzen auftreten,

- sollten Sie einen Defekt an der Schiene bemerken,

- das Kind aus der Schiene herauswachsen oder

- wenn Fragen zur Schienenhandhabung auftreten,

rufen Sie bitte umgehend Ihre TherapeutInnen an!

TherapeutInnen-Name und Tel.: _____

◪ **Abb. 27.42**   Schienenmerkblatt

27.12.3 Narbenbehandlungs-Informationsblatt (Beispiel) (◰ Abb. 27.43)

NARBENBEHANDLUNGS-INFORMATIONEN

FÜR DIE ELTERN

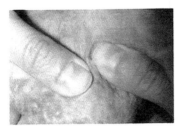

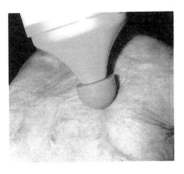

Führen Sie täglich für ca. 10 min. ein lauwarmes **Handbad** mit ihrem Kind druch. Kleine Gegenstände (z.B. Murmeln) können aus dem Wasser herausgegriffen werden.

Massieren Sie die Narbe **3-4 mal täglich** für ca. **5-10 min.** mit leichtem **Druck** und **kreisenden Bewegungen**, damit das Narbengewebe flach, verschieblich und locker wird. Die Narbe kann auch **längs gedehnt** und **quer verschoben** werden.

Zur Narbenmassage eignen sich, **Öle** (z.B. Jahanniskrautöl), **fetthaltige Hautcremen** oder **Silikongelsalben**.

Die Massage kann mit der Hand, mit einer **elektrischen Zahnbürste** oder einem **Minimassage-Gerät** durchgeführt werden. Die Vibration lockert das Narbengewebe und fördert die Druchblutung.

Anmerkung zur Verwendung einer elektrischen Zahnbürste: um die Haut vor den Borsten zu schützen, kann ein abgeschnittener Fingerling eines Gummihandschuhs über den Borstenkopf gezogen werden.

Wichtig ist ein **Schutz** der Narbe vor direkter **Sonneneinstrahlung** mittels **Pflaster** oder **Sunblocker** (mit Lichtschutzfaktor 50!)

Durch konstanten **Druck** auf die Narbe mit einem **Kompressionshandschuh**, **Kompressionsfingerling** oder einer **Druckpelotte** können Narbenwucherungen verhindert bzw. verbessert werden.

Die Aufdehnung einer Hand- oder Finger-Narbe kann durch eine in der Ergotherapie individuell angepassten thermoplastischen **Nacht-Schiene** erfolgen.

Bei überempflindlichen Narben bzw. bei Taubheitsgefühl führen Sie bitte das **Desensibilisierungs- bzw. Sensibilitätstraining** mit verschiedenen Bürsten mindestens **4x täglich** durch.

Bei Fragen wenden Sie sich bitte an:

Name der Institution, Adresse,

Name der TherapeutInnen und *Tel.*

Wir wünschen Ihnen **viel Erfolg** bei der Narbenbehandlung, sowie **Ausdauer** und **Geduld**, da die Narbenheilung viele Monate dauert! Solange die Narbe vermehrt gerötet ist, kann sie durch regelmäßige Massage sehr gut verbessert werden.

◰ Abb. 27.43   Narbenbehandlungs-Informationsblatt

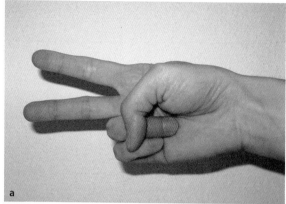

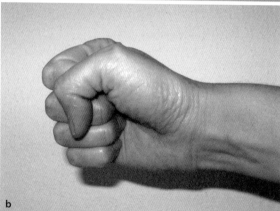

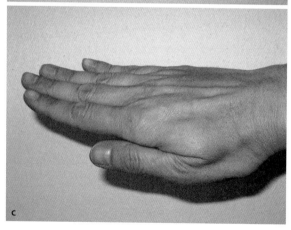

◻ Abb. 27.44a–c   Symbolische Handhaltung für **a** Schere,
b Stein, **c** Papier

27.12.4 Schere, Stein, Papier-Fingerspiel

Dieses Spiel wird meist mit zwei Personen und ausschließlich mit deren Händen gespielt. Nachdem laut bis drei gezählt oder der Spruch »Schnick – Schnack – Schnuck« gesprochen wurde, werden von jedem Mitspieler symbolisch mit einer Hand die Figuren »Schere«, »Stein« oder »Papier« dargestellt (◻ Abb. 27.44a bis c). Jede Figur kann gegenüber einer anderen gewinnen

oder verlieren: Die Schere schneidet das Papier und gewinnt dadurch. Das Papier kann den Stein einwickeln und gewinnt dadurch. Der Stein schleift die Schere und gewinnt dadurch. Wenn beide Spieler dasselbe Symbol gewählt haben, ist das Spiel unentschieden und wird wiederholt. Dieses Knobelspiel kann – ähnlich wie das Münzenwerfen – auch als eine Methode zur Entscheidungsfindung eingesetzt werden (z. B. wer bei einem Spiel beginnt).

27.12.5 Selbsthilfegruppen

Der Austausch mit anderen Betroffenen und deren Angehörigen ist überaus wertvoll und hilfreich. Folgende Links geben Auskunft über Diagnosen, Veranstaltungen, Literatur, Hilfsmittel im Alltag etc. und ermöglichen den Kontakt bei Fragen zum Thema Handfehlbildung.

In Deutschland:
- http://www.dysmelie.de
- http://www.dysmelie.info
- http://www.hand-in-hand-shg.org

In Österreich:
- http://www.handclub.at

Diese Homepage beeinhaltet 4 Bücher, die als PDF gratis herunter geladen werden können. Diese beinhalten berührende Eindrücke, Erfahrungen und Informationen von betroffenen Kindern und deren Angehörigen, sowie betreuenden Personen und medizinischen Begleitern.

In der Schweiz:
- http://www.pinocchio.ch

In den USA:
- www.facebook.com/groups/SammysFriendsGroup

❯ Danksagung

Mein herzlichster Dank gebührt Em. O. Univ. Prof. Dr. Hildegunde Piza-Katzer. Sie war 10 Jahre lang Vorstand der Plastischen- und Wiederherstellungschirurgie an der Universitätsklinik in Innsbruck und hat mit viel Erfahrung, Herz und Gefühl unzählig viele »Kinder mit besonderen Händen« operiert und hat 2008 den Verein Handclub« (http://www.handclub.at) für die Kinder mit besonderen Händen gegründet. Ich durfte mit ihr zusammenarbeiten und diese Kinder therapeutisch weiter betreuen. Aus dieser Zusammenarbeit heraus ist das vorliegende Kapitel entstanden.

Literatur

Zitierte Literatur

Apert E (1906) De l'acrocephalosyndactylie. Bull Mem Soc Med Hopit Paris 23:1210–1330

Bayne LG (1982) Radial club hand. In: Green DP (Hrsg) Operative hand surgery, Bd 1. Churchill Livingstone, New York, S 219–232

Bayne LG (1988) Ulnar club hand (Ulnar deficiencies). In: Green DP (Hrsg) Operative hand surgery, 2. Aufl. Churchill Livingstone, New York, S 291–305

Benson LS, Waters PM, Kamil NI et al (1994) Camptodactyly: classification and results of nonoperative treatment. J Pediatr Orthop 14:814–819

Blauth W (1967) Der hypoplastische Daumen. Arch Orthop Unfall Chir 62:225–245

Blauth W, Fallinger A (1986) Zur Morphologie und Klassifikation von Spalthänden. Handchir Mikrochir Plast Chir 18:161–195

Blauth W, Gekeler J (1971) Zur Morphologie und Klassifikation der Symbrachydaktylie. Handchirurgie 3:123–128

Blauth W, Schneider-Sickert F (1976) Handfehlbildungen. Atlas ihrer operativen Behandlung. Springer, Berlin, Heidelberg, New York

Boix E (1897) Déviation des doigts en coup de vent et insuffisance de l'aponeurose palmaire d'origine congénitale. Nouvelle Iconographie de la Salpêtrière 10:180–194

Breier S (2013a) Verletzungen der Beugesehnen. In: Waldner-Nilsson B (Hrsg) Handrehabilitation – Für Ergotherapeuten und Physiotherapeuten, Bd 2, 2. Aufl. Springer, Berlin, Heidelberg, New York

Breier S (2013b) Verletzungen der Strecksehnen. In: Waldner-Nilsson B (Hrsg) Handrehabilitation – Für Ergotherapeuten und Physiotherapeuten, Bd 2, 2. Aufl. Springer, Berlin, Heidelberg, New York

Buck-Gramcko D (1968) Indikation und Technik der Daumen-bildung bei Aplasie und Hypoplasie. Chir Plast Reconstr 5:46–51

Buck-Gramcko D (1971) Pollizisation des Zeigefingers bei Aplasie und Hypoplasie des Daumens. Handchirurgie 3:45–59

Buck-Gramcko D (1981) Angeborene Fehlbildungen der Hand. In: Nigst H, Buck-Gramcko D, Millesi H (Hrsg) Handchirurgie, Bd 1. Thieme, Stuttgart

Buck-Gramcko D (1996) Kommentar zur Arbeit von Frank U, Krimmer H, Hahn P und Lanz U: Operative Therapie der Kamptodaktylie. Handchir Mikrochir Plast Chir 29:293–296

Brucker B (2004) Fingerspiele. Klassiker und neue Ideen für Babys und Kleinkinder, Heyne, München

Flatt AE (1977) The care of congenital hand anomalies. Mosby, St. Louis, S 287–350

Frank U, Krimmer H, Hahn P et al (1996) Operative Therapie der Kamptodaktylie. Handchir Mikrochir Plast Chir 29:284–290

Gosset (1949) La pollicisation de l'index (technique chirurgicale). J Chir (Paris) 65:403–411

Hartel M, Hoffmann G, Wente MN et al (2006) Randomized clinical trial of the influence of local water-filtered infrared A irradia-tion on wound healing after abdominal surgery. Br J Surg 93(8):952–960. DOI:10.1002/bjs.5429

Hetz C (2014) Fitness für die Hände – Durch Übungen mit Thera-peutischer Knetmasse. Kastner, Wolnzach

Hilgenfeld O (1950) Operativer Daumenersatz und Beseitigung von Greifstörungen bei Fingerverlusten. Enke, Stuttgart

Hussl H, Anderl H, Rumpl E (1985) An 8-finger hand with ulnar duplication (mirror image deformity), Handchir Mikrochir Plast Chir 17 Suppl:47–52. Deutsch. PMID: 4076863

Jackson JBS (1853) Malformations in an adult subject, otherwise well formed, consisting apparently of a fusion of a two upper extremities. Am J Med Sci 25:91–93

Kerckring T (1670) Spicilegium anatomicum continens observa-tionum anatomicarum rariorum centuriam unam: nec non osteogeniam foetuum. A Frisius, Amsterdam

Klein J (1824) Ausschalung eines ungewöhnlich großen Fingers aus dem Gelenk. In: Graefe u. von Walther: Der Chirurg 6: 379–382

Knight SL, Kay SPJ (2000) Classification of congenital anomalies, Kap 19. In: Gupta A, Kay SPJ, Scheker LR (Hrsg) The growing hand, diagnosis and management of the upper extremity in children. Grafos, Barcelona

Landouzy L (1906) Camptodactylie: stigmate organique précoce du neuro–arthritisme. Presse méd 14: 251–253 (zit. nach Kelikian)

Littler JW (1953) The neurovascular pedicle method of digital transposition for reconstruction on the thumb. Plast Reconstr Surg 12:303–319

Mai N, Marquardt C (1999) Schreibtraining in der neurologischen Rehabilitation. Borgmann, Dortmund

Manske PR, McCarroll HR, James M (1995) Type III-A hypoplastic thumb. J Hand Surg 20-A:246–253

Martin I (2015) Dysmelie, angeborene Gliedmaßenfehlbildung/-en, Ein Hand- und Fußbuch, Homo-Mancus, Maintal

Martini AK (2003) Angeborene Fehlbildungen. In: Martini AK (Hrsg) Ellenbogen, Unterarm, Hand. In: Wirth CJ, Zichner L (Hrsg) Orthopädie und orthopädische Chirurgie. Das Stan-dardwerk für Klinik und Praxis. Thieme, Stuttgart

McCarroll HR jr (1985) Congenital flexion deformity of the thumb. Hand Clin 1:567–575

Montgomery WF (1832) Observations on the spontaneous ampu-tation of the limbs of the foetus in utero with attempt to explain the occasional cause of its production. Dublin Med Chem Sci J 1:140–148

Müller W (1937) Die angeborenen Fehlbildungen der menschlichen Hand. Thieme, Leipzig

Piza-Katzer H, Baur EM, Rieger M et al (2008) A »simple« method for correction of the Apert's hand. Handchir Mikrochir Plast Chir 40(5):322–329

Piza-Katzer H, Wenger A, Estermann D (2011) Angeborene Fehlbil-dungen der Hand, Kap 21. In: Towfigh H, Hierner R, Langer M, Friedel R (Hrsg) Handchirurgie, Bd 1. Springer, Heidelberg

Pol R (1921) Brachydaktylie – Klinodaktylie – Hyperphalangie und ihre Grundlagen: Form und Entstehung der meist unter dem Bild der Brachydaktylie auftretenden Varietäten, Anomalien und Missbildungen der Hand und des Fußes. Virchows Archiv 229:388–530

Pol R (1958) Mißbildungen der Extremitäten, Hyperdaktylie (Poly-daktylie), Diplocheirie und Diplopodie, Hypermelie, Oligo-daktylie und Defekte von Röhrenknochen. In: Schwalbe E, GB Gruber (Hrsg) Die Morphologie der Mißbildungen des Menschen und der Tiere. III. Teil: Die Einzelmißbildungen. Fischer, Jena, S 683–808

Riordan DC (1955) Congenital absence of radius. J Bone Joint Surg 37-A:1129–1140

Schmidth HM, Lanz U (1992) Chirurgische Anatomie der Hand. Hippokrates, Stuttgart

Siegert F (1935) Atlas der normalen Ossifikation der menschlichen Hand. Thieme, Leipzig

Tamplin RW (1846) Lectures on the nature of treatment of defor-mities. Delivered at the Royal Orthopedic Hospital, Blooms-burg Square. Longman, Brown, Green and Longmans, London

Upton J (2000) The Apert hand, Kap 46. In: Gupta A, Kay SPJ, Scheker LR (Hrsg) The growing hand, diagnosis and management of the upper extremity in children. Grafos, Barcelona

Vickers D (1987) Clinodactyly of the little finger: a simple operative technique for reversal of the growth abnormality. J Hand Surg 12B:335–342

Vilkki SK (1985) Freie Zehenübertragung auf den Unterarmstumpf nach Handgelenksamputation – eine moderne Alternative zur Krukenberg-Operation. Handchir Mikrochir Plast Chir 17:92–97

Vitale CC (1952) Reconstructive surgery for defects in the shaft of the ulna in children. J Bone Joint Surgery 34A:804–810

Wassel HD (1969) The results of surgery for polydactyly of the thumb. Clin Orthop 64:175–193

WHO (1993) Guidelines for the development of national programs for monitoring birth defects. The International Center for Birth Defects of the International Clearinghouse for Birth Defects Monitoring Systems (ICBDMS), Rom

Weiterführende Literatur

Baumgartner R, Botta P (2007) Amputation und Prothesenversorgung. Thieme, Stuttgart

Berg M (2014) Mach was draus! Mehr Kraft. Mehr Gelassenheit. Mehr Leben, 2. Aufl. Gütersloher, Gütersloh

Bohli E (2011) Schienenbehandlung in der Handtherapie. Huber, Hogrefe

Blauth W, Schneider-Sickert F (2014) Handfehlbildungen: Atlas Ihrer Operativen Behandlung. Springer, Heidelberg

Büchler U (2000) Symbrachydaktyly, Kap 28. In: Gupta A, Kay SPJ, Scheker LR (Hrsg) The growing hand, diagnosis and management of the upper extremity in children. Grafos, Barcelona

Buck-Gramcko D (1985) Radialisation as a new treatment for radial club hand. J Hand Surg 10A:964–968

Ekblom AG, Dahlin LB, Rosberg HE et al (2013) Hand function in children with radial longitudinal deficiency. BMC Musculoskeletal Disorders 14:116. doi:10.1186/1471-2474-14-116

Ekblom AG, Dahlin LB, Rosberg HE et al (2014) Hand function in adults with radial longitudinal deficiency. J Bone Joint Surg Am 96(14):1178–1184. doi:10.2106/JBJS.M.00815

Entezami M, Albig M, Gasiorek-Wiens A et al (2002) Sonographische Fehlbildungsdiagnostik: Lehratlas der fetalen Ultraschalluntersuchung. Thieme, Stuttgart

Erhardt RP, Lindley SG (2000) Functional development of the hand, Kap 11. In: Gupta A, Kay SPJ, Scheker LR (Hrsg) The growing hand, diagnosis and management of the upper extremity in children. Grafos, Barcelona

Flatt AE (1994) The care of congenital hand anomalies. Quality Medical, St. Louis

Grünzinger E (2005) Geschwister behinderter Kinder. Care Line, Neuried

Gupta A, Kay SPJ, Scheker LR (2000) The growing Hand, diagnosis and management of the upper extremity in children. Grafos, Barcelona

Harpf C, Hussl H (1999) A case of mirror hand deformity with a 17-year postoperative follow up. Case report. Scand J Plast Reconstr Surg Hand Surg 33(3):329–33.

Ho ES, Clarke HM (2005) Upper extremity function in children with congenital hand anomalies. J Hand Ther 18(3):352–364

Hülsemann W (2016) Angeborene Handfehlbildungen. Handchir Mikrochir Plast Chir 48(2):1–60

Krieger B (2008) Fehlbildungen der Arme und Hände, Kap 8. In: Koesling C, Bollinger Herzka T (Hrsg) Ergotherapie in Orthopädie, Traumatologie, Rheumatologie. Thieme, Stuttgart

Lake A (2010) Hand therapy for children with congenital hand differences. Techniques in Hand & Upper Extremity Surgery 14(2):78–84

Martini AK (1980) Klumphandkorrektur nach Wachstumsabschluß. Handchirurgie 12:229–233

Martini AK (1992) Morphologie und Systematik des longitudinalen radialen Defektes. Handchir Mikrochir Plast Chir 24:16–22

Pauli S, Leimer G (2015) Ergotherapeutische Übungen in der Handtherapie, 3. Aufl. modernes lernen, Dortmund

Piza H (2000) Die Hand: Tor zur Welt. Chirurg 2:6–14

Piza-Katzer H (2001) Faszination Hand. In: Dezsy (Hrsg) Medizin 2001 Aus Forschung und Praxis. Müller, Wien, S 91–102

Piza-Katzer H (2001) Angeborene Fehlbildungen der Hand. Diagnose, Indikation und Zeitpunkt der Operation. Pädiatrie & Pädologie 5:13–18

Piza-Katzer H (2003) Current strategies of hand surgery. Editorial. Eur Surg 35(3):117

Piza-Katzer H (2008) Der kleine Prinz und seine Freunde. Verlag Fassbänder, Wien, gratis als PDF unter http://www.handclub.at

Piza-Katzer H (2011) Du bist mir viel wert. Verlag Fassbänder, Wien, gratis als PDF unter http://www.handclub.at

Piza-Katzer H (2013) Bewegen. Verlag Fassbänder, Wien, gratis als PDF unter http://www.handclub.at

Piza-Katzer H (2015) Was dann? Verlag Fassbänder, Wien, gratis als PDF unter http://www.handclub.at

Piza-Katzer H, Estermann D (2007) Cognitive re-education and early functional mobilisation in hand therapy after bilateral hand transplantation and heterotopic hand replantation – two case reports. Acta Neurochir Suppl 100:169–171

Piza-Katzer H, Hussl H, Ninković M et al (2002) Bilateral hand transplantation. Handchir Mikrochir Plast Chir 34(2):75–83

Piza-Katzer H, Wenger A, Baur EM, Estermann D et al (2009) Pollicisation of the index finger in hypoplasia of the thumb. Experience with the method of Buck-Gramcko and retrospective analysis of the clinical outcome in a series of 19 pollicisations. J Hand Microsurg 1(1):17–24

Singer G, Schmidt B (2013) Behandlung angeborener Handfehlbildungen, Polydaktylie und Syndaktylie. Pädiatrie & Pädologie 48:22–27

Schmidt R (2010) Lieber Arm ab als arm dran: Grenzen haben – erfüllt leben. Goldmann, München

Schröder B, Bade H, Bohli E et al (2008) Handtherapie. Thieme, Stuttgart

Swanson AB, Swanson GD, Tada K (1983) A classification for congenital limb malformation. J Hand Surg 8(5 Bd 2):693–702

Waldner-Nilsson B, Diday-Nolle AP, Breier S, Slatosch Wintsch DU, Reiter Eigenherr A (2013) Handrehabilitation – Für Ergotherapeuten und Physiotherapeuten, Bd 1: Grundlagen, Erkrankungen, 3. Aufl. Springer Medizin, Heidelberg

Waldner-Nilsson B, Breier S, Diday-Nolle AP, Reiter Eigenherr A, Saur I (2013) Handrehabilitation – Für Ergotherapeuten und Physiotherapeuten, Bd 2: Verletzungen, 2. Aufl. Springer Medizin, Heidelberg

Die Behandlung der oberen Extremitäten bei Tetraplegie

Ruth Joss und Diana Sigrist-Nix

© Springer-Verlag GmbH Deutschland, ein Teil von Springer Nature 2019
B. Waldner-Nilsson (Hrsg.), *Handrehabilitation*
https://doi.org/10.1007/978-3-540-38926-2_28

Die Behandlung der oberen Extremitäten, speziell der Hände und Schultern, hat eine große Bedeutung in der Rehabilitation von Menschen mit Tetraplegie, da sie eine der wichtigsten Voraussetzungen für Selbstständigkeit und damit Lebensqualität schafft. Die Ansätze und Denkweisen unterscheiden sich stark von denjenigen bei anderen Verletzungen und Erkrankungen. Eine Heilung der Hand (wie in der traumatologischen Handrehabilitation angestrebt) oder ein Anbahnen von Bewegungen (wie bei zerebrovaskulären Insulten) ist hier nicht möglich. Das Potenzial der späteren Funktionsfähigkeit wird durch Höhe, Ausmaß und Auswirkungen der Rückenmarkläsion sowie die Qualität der Therapie bestimmt.

In der Rehabilitation von Tetraplegikern geht es darum, die innervierten Muskeln zu kräftigen, den Ausfall der gelähmten Muskulatur zu kompensieren und die Strukturen optimal auf ihre spätere, im Vergleich zum Gesunden sehr viel größere, Belastung vorzubereiten. Die optimale Funktionsfähigkeit und Selbstständigkeit lässt sich langfristig nur erreichen, wenn Hände, Arme und Schultern in den ersten 6–8 Wochen nach dem Trauma auf eine Weise behandelt werden, die sie auf die spätere, für Querschnittgelähmte typische Art des Bewegens und der Belastung vorbereitet. Die Therapie ist funktionsorientiert, nicht heilungsorientiert wie bei anderen Krankheitsbildern.

Da für das Resultat der Handrehabilitation die tetraplegiespezifische Behandlung von Schultern und Armen fundamental ist, wird sie hier auch beschrieben.

28.1   Querschnittlähmung

Definition: Lähmung an den unteren und/oder oberen Extremitäten und dem Rumpf durch erworbene Schädigung des Rückenmarks mit Ausfällen von vegetativen Funktionen wie Funktionsstörungen von Blase, Mastdarm, Herz-Kreislaufsystem, Thermoregulation, Sexualfunktion, Stoffwechsel und Vasomotorik.

Eine **Paraplegie** ist eine Lähmung **an den** unteren Extremitäten, eine **Tetraplegie** eine Lähmung **an den** unteren und oberen Extremitäten. Oft wird fälschlicherweise definiert: »Lähmung **der** oberen bzw. **der** unteren Extremitäten« – es sind aber meist einige Muskeln gelähmt, andere geschwächt, wieder andere voll funktionstüchtig. Die Beine sind oft ganz gelähmt, die Arme meist von der Lähmung einiger Muskeln betroffen, jedoch gut einsetzbar.

Die Höhe des neurologischen Niveaus wird durch das letzte voll funktionsfähige Rückenmarksegment definiert. Anhand neurologischer Untersuchungen lassen sich Ort und Ausmaß der Schädigung ziemlich genau feststellen.

Ärzte verwenden dafür die Skala der American Spinal Injury Association (ASIA) – International Standard for Neurological Classification of Spinal Cord Injury (ISNCSCI) (ASIA 2015). Getestet wird die Sensibilität in 28 Dermatomen – Hautzonen, die von den sensiblen Fasern einer Spinalnervenwurzel versorgt werden, über deren Testung eine Aussage betreffend intakter/geschädigter Nerven gemacht werden kann. Außerdem werden definierte Kennmuskeln getestet, über die eine Aussage zu motorischen Innervationen und damit zur Funktionsfähigkeit eines Rückenmarksegments gemacht werden.

28.1.1   Ursachen und Schädigung

Schädigungen des Rückenmarks oder der Cauda equina, traumatisch (z. B. Verkehrs-, Sport-, Arbeitsunfälle, Suizidversuche, Gewalt oder wirbelsäulenchirurgische Eingriffe), durch Krankheit bedingt (z. B. Abszesse, spinale Infarkte, Arterienrupturen, Tumoren) oder angeboren (Myelomeningocele/Spina bifida), mit akutem, chronischem oder progredientem Auftreten.

- **Paraplegie:** Rückenmarkschädigung im thorakalen, lumbalen oder sacralen Bereich (Th1–12, L1–5, S1–5); Beine, teilweise Rumpf betroffen sowie motorisches, sensorisches und autonomes Nervensystem.
- **Tetraplegie:** Rückenmarkschädigung im zervikalen Bereich (C1–C8); Arme, Beine und Rumpf betroffen sowie motorisches, sensorisches und autonomes Nervensystem.

Die motorischen Ausfälle betreffen die Bewegungen, die sensorischen die Oberflächen- und Tiefensensibilität. Die Ausfälle des autonomen Nervensystems beeinträchtigen die Tätigkeit der inneren Organe und führen zu vegetativen Störungen. Menschen mit hohen Lähmungsniveaus werden meist mit Trachealkanüle und Beatmungsmaschine versorgt.

28.1.2   Neurologisches Niveau

Das neurologische Niveau bezeichnet das oberste noch vollständig innervierte Segment, also dasjenige, das motorisch und sensorisch noch intakt ist. Die Schädigung liegt unterhalb dieses Niveaus; z. B. neurologisches Niveau C5: Lähmung unterhalb C5.

Nach der Phase des spinalen Schocks erholen sich meist einige Innervationen, und die Funktionen verbessern sich.

Das neurologische Niveau kann, je nach Verletzungsart und -ausmaß, in den ersten Monaten nach dem Trauma sinken, d. h. es kommt zu Reinnervationen. Inkomplette Querschnittlähmungen (keine komplette Durchtrennung des Rückenmarks) haben in den ersten Wochen bis Monaten eine bessere Erholungstendenz als komplette Lähmungen. Durch die Zerstörung der Nervenzellen bei der Verletzung kommt es in deren Innervationsbereich zum Ausfall der Reflexe. Oberhalb der Schädigung funktionieren die Reflexe normal, unterhalb der Rückenmarksläsion fallen sie während des spinalen Schocks zuerst aus. Nach Tagen bis Wochen, wenn dieser abgeklungen ist, treten in dem Bereich gesteigerte Reflexe auf, weil die zentrale Hemmung ausgefallen ist. Dies ist vermutlich ein Grund für den erhöhten Muskeltonus (Spastik) oder die krampfartig einschießenden Muskelkontraktionen (Spasmen), die zur Querschnittlähmung gehören.

28.1.3   Funktionelles Niveau

Mit dem Funktionellen Niveau (FN) – für Ergo- und Physiotherapie relevanter als das neurologische Niveau – wird das Lähmungsbild beschrieben: die Gesamtheit der funktionell einsetzbaren Muskeln, die ein bestimmtes Bewegungsmuster ermöglichen und damit einen definierbaren Grad der zukünftigen Selbstständigkeit. Beispiele:

FN C5: Ist beim Essen auf Hilfe angewiesen, wenig Selbstständigkeit in der Körperpflege, Antreiben eines manuellen Rollstuhls ist nur innerhalb des Hauses möglich, E-Rollstuhl ist nötig.

FN C6: Gute Selbstständigkeit wird erreicht, teilselbstständiges Essen und Körperpflege, Antreiben eines manuellen Rollstuhls auf relativ ebenen Flächen ist möglich usw.

Zusätzlich wird unterschieden zwischen:

- **Funktionell komplette** Lähmung/Plegie: keinerlei Funktionen unterhalb des neurologischen Niveaus.
- **Funktionell inkomplette** Lähmung/Parese: Es gibt gewisse Funktionen motorischer und/oder sensorischer Art unterhalb des neurologischen Niveaus.

28.1.4   Neuromuskuläre Prozesse nach der Rückenmarkverletzung

In den ersten Monaten nach dem Trauma finden im gelähmten Bereich starke Veränderungen statt:

- Durchblutung sowie Stoffwechselfunktionen vermindern sich und damit auch die Gelenkernährung.
- Muskeln, die nicht mehr oder nur noch teilinnerviert sind, atrophieren.

- Da zu einigen aktiven Muskeln die Antagonisten teilweise oder ganz ausgefallen sind, entsteht ein muskuläres Ungleichgewicht.
- Aktive Bewegungen (durch Kraft des bestimmten Muskels) können nur noch zum Teil ausgeführt werden, die Gelenke werden dadurch zu wenig bewegt, was sich nachteilig auf Durchblutung, Stoffwechselfunktionen und Gelenkernährung auswirkt.
- Da die Gelenke weniger, in anderen Mustern oder gar nicht bewegt werden, verkürzen sich Muskeln, Bänder und Kapseln, es besteht eine Neigung zu Kontrakturen.
- Muskelschwäche, Überdehnung oder Verkürzungen von Muskeln, Bändern oder Kapseln bewirken Gelenkfehlstellungen. Diese führen zu unphysiologischem Bewegen, größeren Belastungen der Strukturen und Schmerzen.
- Nach Abklingen des spinalen Schocks (erste Tage bis Monate nach dem Rückenmarktrauma, u. a. mit Ausfall der Reflexe) entwickelt sich, je nach Läsionshöhe und -ausmaß, ein pathologisch erhöhter oder verminderter Muskeltonus. Bei einer Schädigung des ersten Motoneurons (»upper motor neuron«) kommt es häufig zur Entwicklung einer spastischen, bei einer Schädigung des zweiten Motoneurons (»lower motor neuron«) zu einer schlaffen Lähmung.
- Muskelzellen und Kontraktilität gehen verloren, die Muskeln werden umgewandelt in nichtelastisches, fibröses Gewebe.
- Die Hand nimmt tendenziell ihre bleibenden Gelenkpositionen und damit die bleibende Form an.

> Die in den ersten Monaten nach dem Rückenmarktrauma ablaufenden Prozesse müssen gut in nutzbare Bahnen gelenkt werden. Atrophien sind unvermeidlich, Kontrakturen jedoch nicht. Werden **in dieser Zeit** Verkürzungen von Muskeln, Bändern und Kapseln verhindert, bleibt deren Länge meist **für das ganze Leben** erhalten. **Die wichtigste Behandlung der oberen Extremitäten findet in den ersten Monaten nach dem Trauma statt.** Bleiben die physiologischen Gelenkpositionen in dieser Zeit durch eine korrekte Behandlung erhalten, werden die Extremitäten langfristig physiologischer eingesetzt und Schmerzen und Schonhaltungen werden für Jahrzehnte reduziert oder verhindert.

28.2   Die oberen Extremitäten

■ ■ Die Bedeutung der oberen Extremitäten bei Tetraplegie

Bei Querschnittlähmung erhalten die oberen Extremitäten eine sehr große Bedeutung: Für die Ausübung der größtmöglichen langjährigen Funktionsfähigkeit und Selbstständigkeit im Alltag müssen sie ihre eigentlichen Aufgaben unter stark erschwerten Bedingungen ausüben und Zusatzaufgaben übernehmen. Sie kompensieren einen Teil der verlorenen Funktionen der unteren Extremitäten sowie der Rumpfmuskulatur. Die Schultern müssen beim selbstständigen Transferieren, Antreiben des Rollstuhls usw. viel mehr Gewicht heben, stemmen und bewegen, als von der Natur für sie vorgesehen wäre.

Bei den funktionellen Niveaus C4 und C5 fällt mindestens ein Teil der Aktivität der Rotatorenmanschette aus. Dies führt zu Humeruskopf-Hochstand und damit zu einer zusätzlichen Einschränkung der Schulterbeweglichkeit sowie zu einer Subluxation, die schleichend zur vollständigen Luxation der Schulter führen kann, mit den entsprechenden Konsequenzen.

Werden die oberen Extremitäten in den ersten Monaten nach dem Trauma falsch gelagert und behandelt, führt die Subluxation der Schulter rasch zu Fehlstellungen und Schmerzen. Schulterfehlstellungen führen u. a. zu Kapselschrumpfungen und einseitiger Überlastung. Diese wiederum bewirken langfristig Schulterschmerzen und -arthrosen. Bei Querschnittlähmung sind dies sehr häufige Probleme, und dazu besonders einschränkende. Denn die Schulterfunktion ist für die Selbstständigkeit im Alltag zentral, sie ist noch wichtiger als die Handfunktion. Schulterschmerzen bedeuten schmerzhaftes oder verunmöglichtes selbstständiges Transferieren, schmerzhaftes An- und Auskleiden und Antreiben des Rollstuhls. Schmerzen sind bei Querschnittlähmung vielfältig und leider sehr häufig: muskuloskeletale, durch Verletzungen von Wirbelsäule und Weichteilen, sowie neuropathische Schmerzen, durch Nervenschädigungen verursacht. Mit einer frühzeitigen und kompetenten Behandlung sind viele Schmerzen langfristig zu vermeiden.

28.2.1   Die Behandlung der oberen Extremitäten

❯ Damit die oberen Extremitäten (für Jahrzehnte!) so eingesetzt werden können, wie dies für die größtmögliche Selbstständigkeit nötig ist, ist eine optimale, sie auf die späteren Erfordernisse vorbereitende Therapie im ersten Jahr nach dem

Trauma erforderlich. Angelpunkte sind die funktionelle Schulterstabilität und -beweglichkeit sowie die Handform. Diese werden ermöglicht durch individuell angepasste Wechsellagerung, Gelenkmobilisation, Muskeltraining und Einüben von Trickbewegungen.

Einen Überblick über die Behandlung der oberen Extremitäten gibt die ▶ Übersicht 28.1.

> **Übersicht 28.1 Die Behandlung der oberen Extremitäten**
> — **Lagerung** zur Verhinderung von Muskelverkürzungen und -überdehnungen, Gelenkeinschränkungen und Schmerzen; Schaffung optimaler Voraussetzungen für den lähmungstypischen späteren Gebrauch der oberen Extremitäten
> — **Passives therapeutisches Bewegen** zur Verhinderung von Muskelverkürzungen, Gelenkeinschränkungen und Fehlstellungen
> — **Muskelkräftigungs- und -dehnübungen** zur Prävention und Reduktion von Schulterschmerzen
> — **Handlagerung** zur Erhaltung der Gelenkbeweglichkeit und Bildung von Funktionshänden
> — **Funktionelle Therapie** zur Kräftigung der innervierten Muskeln, Einübung neuer Bewegungsmuster, Kompensationen und Trickbewegungen, im Idealfall unterstützt mit Funktioneller Elektrostimulation (FES)
> — **Robotics-Unterstützung**
> — Erlernen des Einsatzes von **Funktionshand, Hilfsmitteln und technischen Kompensationen**

Schulter-Armlagerung

Die Arme werden in verschiedenen Positionen gelagert, um die Schulter- und Armmuskeln über eine gewisse Zeit zu dehnen und ihr Verkürzen zu verhindern. Das Lagerungsschema wird je nach Innervationsmuster (aktive/gelähmte/spastische Muskeln) individuell bestimmt. Die Positionen müssen den durch die Denervationen bedingten Kontrakturrisiken Rechnung tragen.

Anzustreben ist eine weitgehend physiologische glenohumerale Bewegung, damit langfristig Schmerzfreiheit, muskuläre Stabilität und größtmögliche Funktionalität erhalten bleiben. Die Beweglichkeit sollte endgradig frei sein, außer, die Einschränkungen erhöhten die Stabilität der Schulter (C1-C4).

Zur Verhinderung von Gelenkfehlstellungen, Muskelüberdehnungen und -verkürzungen wird in den ers-

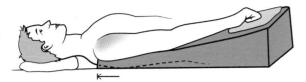

Abb. 28.1　Schulterlagerung auf Keil (Zeichnung Joss)

ten 4 Monaten nach dem Trauma im 3- bis 4-Stunden-Wechsel in folgenden Positionen gelagert:

- Schulter-Adduktion und -Abduktion von 45–60°,
- Innen- und Außenrotation,
- Ellbogen in **voller** Extension,
- Unterarme in **Pro-** und Supination.

Die Arme müssen unbedingt auf Keilen gelagert werden und die Hände höher als die Schulter liegen (**Abb. 28.1**). Nur so ist der Hebelwirkung entgegenzuwirken, die bei flach gelagerten Armen den Humeruskopf nach anterior drückt.

❯ Um keine Schmerzen und Luxationen hervorzurufen, muss beim Transferieren von Tetraplegikern C1–C5 **jeglicher Zug auf Arme und Schultern** vermieden werden. **Der Rumpf wird im Bereich der unteren Scapulae gehalten und bewegt.**

Ellbogenlagerung

Um sich ohne Trizepskraft aufstützen und transferieren zu können, sind Tetraplegiker auf die Trickbewegung der kompensatorischen Ellbogenstreckung angewiesen: Bei außenrotierter Schulter lässt sich das Ellbogengelenk in **voller** Extension einrasten. Dies zu erhalten, ist Bedingung für die zukünftige Selbstständigkeit – Bizepsverkürzungen können innerhalb weniger Tage entstehen, und schon minimale Extensionseinschränkungen verunmöglichen für das ganze weitere Leben die Selbstständigkeit, die auf dem betreffenden funktionellen Niveau möglich wäre. Ein Drama, und zudem ein vermeidbares.

Bei aktivem M. biceps brachii ohne innervierten Antagonisten M. triceps brachii wird der Ellbogen immer in voller Extension gelagert, um **jegliche** Extensionsdefizite zu verhindern.

Ellbogenlagerung bei hypertonem M. biceps brachii

Problematiken bei hypertonem M. biceps brachii sind die Mazeration der Haut in der Ellbogenbeuge (Aufweichung, kann zu Dekubitus führen), Extensionsdefizite mit Einschränkungen bei Körperpflege, An- und Auskleiden, selbstständigem Transfer, Rollstuhlfahren, La-

gerung im Bett und Einsatz der Funktionshand. Ellbogenkontrakturen haben aber auch negative ästhetische Auswirkungen.

Weil die Erhaltung der vollen Ellbogenextension so wichtig ist, muss der M. biceps brachii bei Hypertonie oder Spastik am ständigen Flektieren gehindert werden, um sich nicht zu verkürzen. In ▶ Übersicht 28.2 sind Maßnahmen zusammengefasst.

Übersicht 28.2　Ellbogenbehandlung bei hypertonem M. biceps brachii

Das Problem des hypertonen oder spastischen M. biceps brachii muss frühzeitig und vielfältig angegangen werden, da mit ihm eine große Kontrakturgefahr verbunden ist.

Therapie:

- Medikamente
- Lagerung von Schulter und Arm in individuell tonussenkenden Positionen, mit Kissen, Tüchern oder Schienen
- Intensives passives therapeutisches Bewegen mit Dehnung des M. biceps brachii mehrmals täglich
- Entspannungsübungen, evtl. mit Biofeedback
- Gezieltes aktives Bewegen
- Funktionelle Elektrostimulation (FES) des M. triceps brachii
- Fokale Chemodenervation mit Botulinumtoxin (temporäre chemische Hemmung der Erregungsübertragung von Nervenzellen, um den Muskeltonus zu verringern)

Einem Extensionsdefizit wird mit folgenden Maßnahmen und von Anfang an entgegengewirkt:

- Ist der hohe Bizepstonus eher psychisch bedingt – Angst, Anspannung, bewegen wollen, was sich (noch) nicht bewegen lässt – und nicht allzu hoch, genügt es meist, den Arm mit einem Schaumstoffkissen in Extension zu fixieren.
- Bei stärkerem und neurogenem Hypertonus: Eine Luftschiene wirkt großflächig und dadurch tonusvermindernd (30–60 min Tragdauer während Therapie/unter Kontrolle).
- Dynamische Ellbogenschienen: Sie werden eingesetzt bei hohem Tonus und wenn die oben genannten Lagerungen nicht genügen, um den M. biceps brachii am Flektieren zu hindern. Die aktive Flexion ist damit möglich: Die Schienen bringen den Arm nach dem Flektieren wieder zurück in Extension.

28

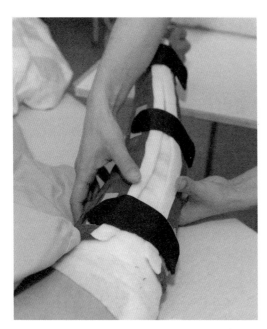

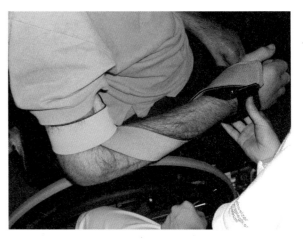

◘ **Abb. 28.3**   Unterarm-Korrekturlagerung mit Pronationsband (Foto SPZ Nottwil)

◘ **Abb. 28.2**   Statische Ellbogenextensionsschiene (Foto SPZ Nottwil)

▬ Statische Ellbogenschienen für die Behandlung von sehr hohem Tonus: Sie werden individuell aus thermoplastischem Material oder Fiberglas (◘ Abb. 28.2) angefertigt, meist nach einer Spastikbehandlung mit Botulinumtoxin.

Unterarmlagerung

Auch im Unterarm besteht Kontrakturgefahr: Bei starkem M. biceps brachii ohne Antagonist M. triceps brachii (C5, teils C6) besteht eine ausgeprägte Neigung zu Pronationsdefiziten, also einer fixierten Supinationshaltung. Diese ist funktionell, ästhetisch und psychologisch nachteilig. Einerseits kann die Hand damit nur noch mit einer Trickbewegung, einer starken Schwungbewegung aus der Schulter, in Pronation gebracht werden, was die möglichen Funktionen reduziert, oder eine Pronation ist verunmöglicht. Liegt die Hand in Ruheposition in Supination, liegt sie in »Bittstellung«. Mit dieser Fehlstellung, die man leider auch heute noch regelmäßig sieht, machen die Patienten einen bedürftigen Eindruck, was unbedingt vermieden werden soll.

Einer starken Tendenz zu Pronationseinschränkungen muss gleich nach Auftreten der Supinationstendenz entgegengewirkt werden, indem der Unterarm mit einem Pronationsband gelagert wird.

Die Lagerung des Unterarms bei Supinationstendenz

Der Arm wird bei Hypertonus oder Spastik des M. biceps mit einem Pronationsband (◘ Abb. 28.3) oder einer

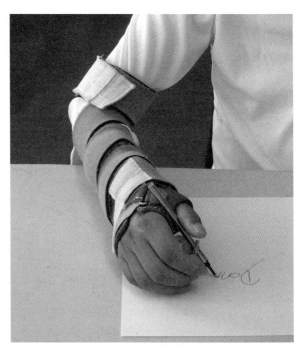

◘ **Abb. 28.4**   Pronationsband erleichtert das Schreiben (Foto SPZ Nottwil)

Schiene gelagert, damit keine Supinationsfehlstellung entsteht. Dieses dient auch als Funktionsunterstützung, z. B. beim Essen oder Schreiben (◘ Abb. 28.4).

Passives therapeutisches Bewegen von Schulter und Arm

➙ Entsprechend der Wichtigkeit der Schulter bei Tetraplegie hat auch ihre gründliche Behandlung vom ersten Tag an eine große Bedeutung. **Schulterstabilität und -beweglichkeit** gehören zu den prioritären Zielen der Rehabilitation. Schultergelen probleme sind unbedingt zu verhindern (z. B. Rotatorenmanschetten-Einschränkungen und Schmerzen). Dies sind Voraussetzungen für die größtmögliche Selbstständigkeit bei der Durchführung der Aktivitäten des täglichen Lebens (ADL).

Die ▶ Übersicht 28.3 zeigt die Technik des spezifischen, passiven therapeutischen Bewegens, das die Gelenkbeweglichkeit erhalten soll, ohne Subluxationen zu riskieren.

Übersicht 28.3 Das passive therapeutische Bewegen von Schulter und Arm

Der Arm wird in Kombinationsbewegungen mehrerer beteiligter Gelenke sorgfältig in alle Bewegungsrichtungen bis an die Bewegungsgrenzen geführt:

- Abduktion, Außenrotation, Ellbogenextension, Supination.
  Bei denervierter Schultermuskulatur (C5 und höher): nicht bis an Bewegungsgrenze bewegen (nicht ganzes ROM)
- Adduktion, Innenrotation, Ellbogenflexion, Pronation
  (nur bei innervierter Schultermuskulatur, ab C5 ganzes ROM)
- Außenrotation, Supination
- Innenrotation, Pronation

28.3   Die Hand

28.3.1   Die Funktionshand

Die Bedeutung des einhändigen Greifens bei Tetraplegie

Ohne Lähmung wendet der Mensch im Alltag vor allem einhändige Griffe an. Bei Tetraplegie wird für viele Tätigkeiten ein Arm für die Rumpfstabilität eingesetzt, um die gelähmte Bauch- und Rückenmuskulatur zu kompensieren (s. ◘ Abb. 28.27). Da dann für das Greifen nur ein Arm zur Verfügung steht, brauchen Tetraplegiker einhändige Griffe. Bei gelähmten Fingerflexoren ermöglicht dies die Funktionshand.

Trotz gelähmter Fingerflexoren ist es hier möglich, einhändig zu greifen – vorausgesetzt, die Hand wurde rechtzeitig kompetent behandelt.

Die gelähmte Hand nach korrekter Behandlung

Tetraplegiker der häufigsten funktionellen Niveaus C5, C6 und C7 mit Funktionshandform können dank des Tenodeseneffekts die Hände über eine Handgelenkbewegung öffnen und schließen.

Die gelähmte Hand nach falscher Behandlung

Wird die Hand in den ersten Monaten nach dem Rückenmarktrauma falsch oder gar nicht gelagert, entwickelt sich in der Regel eine Flachhand oder eine Krallhand, Handformen, mit denen kein einhändiges Greifen möglich ist.

Funktionshände lassen sich nur während des Atrophieprozesses **der ersten Monate nach dem Trauma** bilden.

Griffe der Funktionshand

Funktionshände können zwar nicht mehr so schnell, differenziert und vielfältig greifen wie nichtgelähmte Hände, doch sind auch mit ihnen viele verschiedene Griffe möglich, um den Alltag zu bewältigen (◘ Abb. 28.5). Die Handfunktion wird von den Betroffenen oft als die wichtigste der verlorenen Funktionen bezeichnet.

Posttraumatische Prozesse mit Einfluss auf die Handform

- Als Folge der Rückenmarkverletzung vermindern sich Durchblutung und Stoffwechselvorgänge. Denervierte Muskeln werden schlaff und atrophieren oder werden hyperton bis spastisch. Je nachdem, ob das 1. oder das 2. Motoneuron geschädigt ist, werden die Muskeln schlaff und atrophieren oder werden hyperton bis spastisch.
- Durch muskuläre Dysbalance, Schädigung des Sympathikus und das limitierte aktive Bewegen bilden sich an den Händen oft Ödeme.
- Die Hand nimmt in den ersten Monaten nach dem Trauma die Form an, in der sie die meiste Zeit liegt. Die Handform, die sich in den ersten Monaten nach dem Trauma entwickelt, bleibt tendenziell fürs ganze Leben bestehen (Ausnahme: neurologische Erholung oder chirurgische Maßnahme).
- In der Ruheposition der Hände liegen die MCP-Gelenke in Extension, die PIP-Gelenke in Flexion, der Daumen in Adduktion. Diese Stellung führt zu Einschränkungen in der Gelenkbeweglichkeit: zu Kontrakturen von Muskeln, Bändern und Kapseln.

In den ersten Monaten nach dem Trauma bestehen ausgezeichnete Möglichkeiten, die ablaufenden Prozesse in nutzbare Bahnen zu lenken. Die Hände werden speziell gelagert und mobilisiert, damit sie eine Funktionshandform erhalten und der Tenodeseneffekt langfristig optimal genutzt werden kann.

28

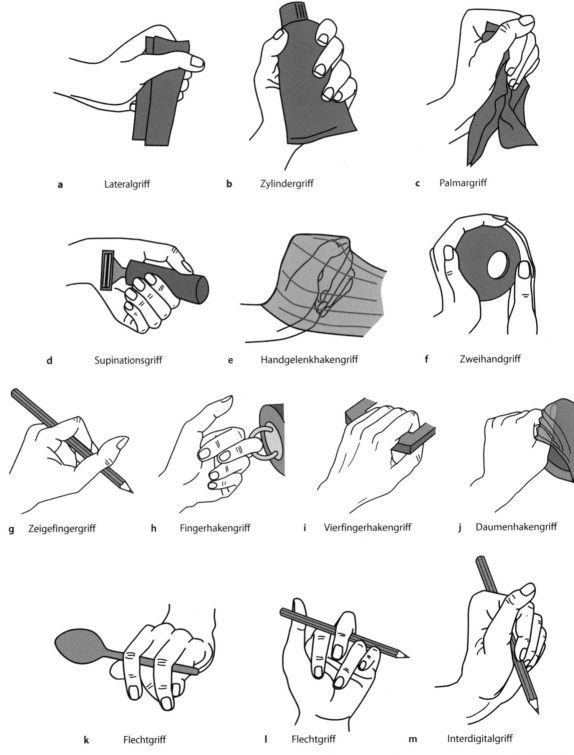

a   Lateralgriff   b   Zylindergriff   c   Palmargriff

d   Supinationsgriff   e   Handgelenkhakengriff f   Zweihandgriff

g   Zeigefingergriff   h   Fingerhakengriff   i   Vierfingerhakengriff   j   Daumenhakengriff

k   Flechtgriff   l   Flechtgriff   m   Interdigitalgriff

◻ **Abb. 28.5a–m**   Griffe der Funktionshand: **a** Lateralgriff, **b** Zylindergriff, **c** Palmargriff, **d** Supinationsgriff, **e** Handgelenkhakengriff, **f** Zweihandgriff, **g** Zeigefingergriff, **h** Fingerhakengriff, **i** Vierfingerhakengriff, **j** Daumenhakengriff, **k** Flechtgriff, **l** Flechtgriff, **m** Interdigitalgriff (Zeichnungen Joss)

❯ Weil einhändiges Greifen bei Tetraplegie so wichtig ist, gilt die Handbehandlung in den ersten Monaten nach dem Trauma fürs gesamte Behandlungsteam als prioritäre Maßnahme.

Funktionelle Niveaus, unterschiedliche Handfunktionen

Die verschiedenen funktionellen Niveaus bringen verschiedene Handfunktionen mit sich, weshalb therapeutisch jeweils unterschiedliche Handformen angestrebt werden (◻ Tab. 28.1).

Die ◻ Tab. 28.2 zeigt die Unterschiede der Aktiven und der Passiven Funktionshand (◻ Abb. 28.6 und 28.7).

◻ Tab. 28.1   Funktionelle Niveaus und die angestrebte Handform

C1–C3 C4 ohne Chancen auf Reinnervationen	Funktionshandform oder offene Handform (wahlweise)
C4 mit Chancen auf Reinnervationen	Funktionshandform
C5	Passive Funktionshand
C6, C7	Aktive Funktionshand
C8	Aktives Greifen (keine Funktionshand nötig)

◻ Tab. 28.2   Funktionelle Niveaus, innervierte Muskeln, Bewegungen sowie Eigenschaften und Strukturen der Aktiven und Passiven Funktionshand

Aktive Funktionshand	Passive Funktionshand
Funktionelle Niveaus: C6 (C7 bedingt, da die innervierten Extensoren diese Form verhindern)	**Funktionelles Niveau:** C5
Innervationsbild: – M. deltoideus aktiv – M. biceps brachii aktiv – Handgelenkextensor(en) aktiv – Fingerflexoren gelähmt	**Innervationsbild:** – M. deltoideus aktiv – M. biceps brachii aktiv – Handgelenkextensoren gelähmt – Fingerflexoren gelähmt
Bewegungen: – Faustschluss durch Handgelenkextension (◻ Abb. 28.6) – Handöffnung durch Handgelenkflexion (◻ Abb. 28.7) Handgelenkextension: aktive Bewegung Handgelenkflexion: passive Bewegung durch Schwerkraft/Entspannung der Handgelenkextensoren Beim funktionellen Niveau C7 sind zusätzlich aktive Fingerextensoren (EDC) vorhanden, was die Funktionshandbildung stark erschwert, da diese gegen die Lagerung arbeiten	**Bewegungen:** – Faustschluss durch Supination – Handöffnung durch Pronation Supination: aktive Bewegung (M. biceps brachii) Pronation: Trickbewegung aus Schulter (schwunghafte Abduktion/Innenrotation)
Eigenschaften: – Frei bewegliche Gelenke/keine einschränkenden Kontrakturen – Verkürzung von Finger- und Daumenflexoren – Keine Verkürzung der Fingerextensoren – Bei Handgelenkextension korrekte Gelenkpositionen der Finger	**Eigenschaften:** – Freie Gelenke/keine einschränkenden Kontrakturen – Verkürzung von Fingerflexoren, Daumenflexoren, Daumenadduktoren – Keine Verkürzung der Fingerextensoren – Bei Handgelenkextension (durch Supination) korrekte Gelenkpositionen der Finger
Strukturen: – Fingerflexorenlänge: In Handgelenkextension berühren die Fingerspitzen den Handteller – Daumenflexorenlänge: In Handgelenkextension berührt der Daumen den Zeigefinger nahe des PIP-Gelenks – Fingerextensorenlänge: bei Handgelenkextension liegen die Fingergrundgelenke in 90° Flexion – Gelenke frei beweglich/keine einschränkenden Kontrakturen	**Strukturen:** – Fingerflexorenlänge: In Supination berühren die Fingerspitzen den Handteller – Daumenflexorenlänge: In Handgelenkextension (durch Supination) berührt der Daumen den Zeigefinger nahe des PIP-Gelenks – Fingerextensorenlänge: Die Fingergrundgelenke liegen bei Handgelenkextension (in Supination) in 90° Flexion – Gelenke frei beweglich/keine einschränkenden Kontrakturen

Warum funktioniert die Funktionshand? Der Tenodeseneffekt

Bei gelähmten Fingerbeugern und -streckern öffnet und schließt sich die Funktionshand durch den sogenannten Tenodeseneffekt, auch Sehnenfunktion genannt.

Voraussetzung für den Tenodeseneffekt sind Muskeln, die mehrere Gelenke überspannen und eine mittlere Länge aufweisen. Da sich ein gelähmter Muskel nicht zusammenzieht und somit seine Länge bei der Bewegung konstant bleibt, bewirkt die Bewegung eines dieser Gelenke in eine Richtung, dass die anderen Gelenke in die Gegenrichtung gezogen werden.

- Die Extension im Handgelenk bewirkt eine Flexion der Fingergelenke (◼ Abb. 28.6),
- die Flexion im Handgelenk bewirkt eine Extension der Fingergelenke (◼ Abb. 28.7).

Da es sich um ein natürliches Phänomen handelt, kann diese Bewegung auch bei gesunden Händen angewandt

werden. Um das Prinzip und die darauf basierende Behandlung gut zu verstehen, empfiehlt es sich, diese Bewegungen auszuprobieren: Fingermuskeln locker lassen, nur das Handgelenk bewegen.

Die **Fingerflexoren**sehnen reichen über Handgelenk und Fingergelenke. Bei **Streckung des Handgelenks** (aktiv) verlängert sich die »Wegstrecke« der Sehne am Handgelenk. Bei der lähmungsbedingt gleichbleibenden Muskellänge muss sich die »Wegstrecke« an den Fingergelenken verkürzen, und die **Finger** werden **in Beugung** gezogen (◼ Abb. 28.6).

Die Sehne des gemeinsamen **Fingerextensors** reicht über Handgelenk und Fingergelenke. Bei **Beugung des Handgelenks** verlängert sich die »Wegstrecke« der Sehne am Handgelenk. Bei der lähmungsbedingt gleichbleibenden Muskellänge muss sich die »Wegstrecke« an den Fingergelenken verkürzen, und die **Finger** werden **in Streckung** gezogen (◼ Abb. 28.7).

Der Mechanismus der Aktiven Funktionshand

Die Handgelenkextension ist eine aktive, die Handgelenkflexion eine passive Bewegung (Schwerkraft, Entspannen der Handgelenkextensoren) (◼ Tab. 28.3).

> ❯ Die Funktionshand kann auf vielfältige Weise **einhändig** greifen, auch wenn sie nicht mehr die Möglichkeiten einer gesunden Hand hat.

Der Mechanismus der Passiven Funktionshand

Bei der Funktionshand ist die Supination eine aktive (durch den M. biceps brachii ausgelöste), die Pronation eine passive Bewegung, welche durch eine Schwungbewegung der Schulter (Abduktion/Innenrotation) ausgeführt wird (◼ Tab. 28.4).

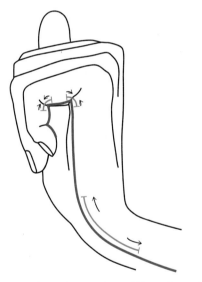

◼ **Abb. 28.6** Funktion des Tenodeseneffekts in Faustschluss (Zeichnung Joss)

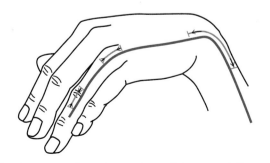

◼ **Abb. 28.7** Funktion des Tenodeseneffekts in Handöffnung (Zeichnung Joss)

◨ **Tab. 28.3** Die Aktive Funktionshand		
Öffnen der Hand (◨ Abb. 28.8)	**Schließen der Hand (◨ Abb. 28.9)**	**Lateralgriff (◨ Abb. 28.10)**
Die Beugung des Handgelenks (passiv) bewirkt durch den Zug auf die Fingerextensoren eine Fingerstreckung und durch den Zug auf den langen Daumenextensor ein Abspreizen des Daumens	Die Extension des Handgelenks (aktiv) bewirkt durch den Zug auf die Fingerflexoren ein Beugen der Finger	Die Extension des Handgelenks (aktiv) bewirkt durch den Zug auf den langen Daumenflexor eine Daumenadduktion

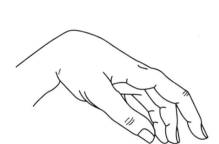   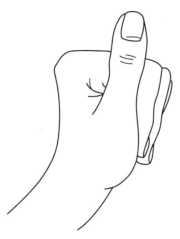   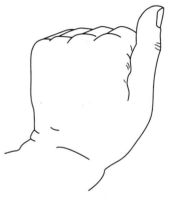

◨ **Abb. 28.8** Bewegung der Aktiven Funktionshand: Öffnen der Hand (Zeichnung Joss)

◨ **Abb. 28.9** Bewegung der Aktiven Funktionshand: Schließen der Hand (Zeichnung Joss)

◨ **Abb. 28.10** Bewegung der Funktionshand: Lateralgriff (Zeichnung Joss)

◨ **Tab. 28.4** Die Passive Funktionshand		
Öffnen der Hand (◨ Abb. 28.11)	**Schließen der Hand (◨ Abb. 28.12)**	**Lateralgriff (◨ Abb. 28.13)**
In Pronation fällt das Handgelenk durch die Schwerkraft in Beugung (passiv). Der Zug auf die Fingerextensoren öffnet die Hand, der Zug auf den Daumenextensor bewirkt eine Abduktion	In Supination fällt das Handgelenk durch die Schwerkraft in Streckung (passiv). Der Zug auf die Fingerflexoren bewirkt ein Schließen der Hand	In Supination fällt das Handgelenk in Streckung (passiv). Der Zug auf den Daumenflexor bewirkt eine Daumenadduktion

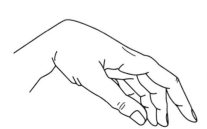   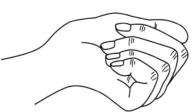   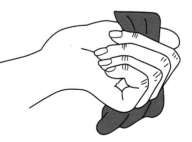

◨ **Abb. 28.11** Bewegung der Passiven Funktionshand: Öffnen der Hand (Zeichnung Joss)

◨ **Abb. 28.12** Bewegung der Passiven Funktionshand: Schließen der Hand (Zeichnung Joss)

◨ **Abb. 28.13** Bewegung der Passiven Funktionshand: Lateralgriff (Zeichnung Joss)

28.3.2 Die Lagerung der Hand

Um das optimale Resultat bezüglich der Handfunktion zu erreichen, sind verschiedene therapeutische Maßnahmen nötig, wie in ▶ Übersicht 28.4 dargestellt.

> **Übersicht 28.4 Überblick über die Behandlung der Hand**
> — Erfassung der muskulären und sensiblen Situation durch Assessments: Testung von Muskelfunktion, Sensibilität, Gelenkbeweglichkeit und Greiffähigkeit, u. a. GRASSP (Graded and Redefined Assessment of Strength, Sensibility and Prehension)
> — Wahl der spezifische Lagerung: kontrakturpräventive oder Funktionshandlagerung
> — Passives therapeutisches Bewegen
> — Kräftigung der noch aktiven/innervierten Muskeln
> — Training des Handeinsatzes

Handlagerung: Die therapeutische Beeinflussung der Handform

Die Einflussnahme auf die Muskellänge

In den ersten Monaten nach dem Trauma atrophieren die nicht mehr innervierten Muskeln. In dieser Zeit können wir auf die Muskellänge Einfluss nehmen und versuchen, die langfristig optimale Muskellänge zu erhalten/ermöglichen. Nach Abschluss des Atrophieprozesses ist die Muskellänge bleibend, der Muskel kann sich wegen der Lähmung nicht mehr aktiv verkürzen (Kontraktionen sind nur durch Elektrostimulation auszulösen). Er kann durch Stretching später verlängert werden und behält daraufhin die neue Länge bei (Ausnahme: Spastik). Einschränkungen sind dann allenfalls ligamentäre und kapsuläre Kontrakturen.

> In den ersten 6 Wochen nach dem Lähmungseintritt finden Vorgänge in den Muskeln statt, die unbehandelt zu Verkürzungen führen (diesbezüglich gibt es zwar Studien, doch diese erklären den Vorgang nicht.) Deshalb werden bei denervierter Muskulatur z. B. die Mm. gastrocnemius früh mittels Stehtraining behandelt, damit ihre lähmungsbedingte Umwandlung in gedehnter Länge abläuft und nicht in verkürzter.

Um eine Funktionshand zu bilden, wird die Hand mehrere Wochen in einer Position mit verkürzten Fingerflexoren gelagert. Während des ablaufenden Atrophieprozesses (durch den die dauerhafte Muskellänge festgelegt wird) erhält sie so die gewünschte Länge, die ein Greifen über den Tenodeseneffekt ermöglicht. Diese Verkürzung ist reversibel – sollte sie später überflüssig werden (durch eine Erholung der Nervenleitfähigkeit und damit der Bewegung oder eine funktionsverbessernde Operation), können die Muskeln mit Stretching und Schienenbehandlung wieder gedehnt werden.

Kontrakturprävention: die Bedeutung der Handgelenkposition

Damit die MCP-Gelenke keine Extensionsfehlstellung entwickeln, müssen sie in 90° Flexion liegen.

Bei extendiertem Handgelenk liegen die MCP-Gelenke in der kontrakturpräventiven Gelenkstellung. Liegt das Handgelenk hingegen in Flexion, entsteht ein Zug auf die Fingerextensoren, die MCP-Gelenke verlieren die gewünschte Flexion und werden in eine kontrakturbegünstigende Position gezogen.

> **Kontrakturpräventive Handgelenkposition:** 30° Extension. Die MCP-Gelenke liegen dabei in 90° Flexion, Fingerextensoren und Ligamente können sich nicht verkürzen.
> **Kontrakturen begünstigende Handgelenkposition:** weniger als 30°-Extension oder sogar Flexion.
> Die MCP-Gelenke werden dabei in Extension gezogen, Fingerextensoren und Ligamente können sich zu Kontrakturen verkürzen.

> **Cave**
> Eine ungenügende Flexion der MCP-Gelenke bewirkt eine Verkürzung von Fingerflexoren, Ligamenten und schließlich der Kapseln – eine Krallhandform bildet sich, welche nicht reversibel ist. Bei ungenügender oder fehlender Kraft der Handgelenkextensoren muss das Handgelenk mit einer Manschette oder Schiene in der richtigen Position gehalten werden. Auch wenn die Finger gelagert sind: Eine Handgelenkflexion wirkt der Lagerung der MCP-Gelenke entgegen, der Zug auf die Fingerextensoren ist dabei stärker als das Lagerungsmaterial, das die MCP-Gelenke in Flexion halten soll.

Handlagerungsarten

> Die verschiedenen Lagerungsarten sind immer individuell der Hand und dem Innervations- und Tonusmuster anzupassen. Die neurologische Entwicklung, die Kontextfaktoren Alter, berufsbedingte Handform (Handwerker, Bauern usw. haben oft schon tendenziell eine »Funktionshandform«) müssen einbezogen werden. Eine tägliche Überprüfung und eventuelle Anpassung der indizierten Lagerung sind unabdingbar,

ebenfalls die Übernahme von Eigenverantwortung der Patienten und die Schulung des Umfelds (Pflegepersonal, Angehörige).

Um langfristig die beste Handfunktion zu ermöglichen, die bei jedem funktionellen Niveau möglich ist, wird in den ersten posttraumatischen Monaten anhand des Innervationsmusters die individuelle Lagerung bestimmt. Die ▶ Übersicht 28.5 zeigt, worauf zu achten ist.

> **Übersicht 28.5 Wahl der Lagerung: kontrakturpräventive oder Funktionshandlagerung?**
> 1. **Kontrakturpräventive Intrinsic-plus-Lagerung** (◻ Abb. 28.14)
>   **Indikation:** Hand-, Arm- und Schultermuskeln gelähmt; keine Chance auf Reinnervationen.
>   **Ziel:** Kontrakturprävention und leichtere Pflege.
>   Ist die ganze obere Extremität gelähmt und besteht das übergeordnete Ziel darin, Kontrakturen zu verhindern, wird in Intrinsic-plus-Stellung gelagert. Die Funktionshandform kann aber ebenfalls gewählt werden, z. B. wenn Reinnervationen nicht unmöglich sind. Sie hat auch auf diesem funktionellen Niveau Vorteile, u. a. um die Hand leichter durch einen Ärmel schlüpfen zu lassen.
> 2. **Lagerung in Funktionshandposition** (◻ Abb. 28.15)
>   **Indikation:** Schulter-, Arm- und Handgelenkmuskeln (teilweise) innerviert oder Reinnervationen möglich.
>   **Ziel:** Handeinsatz, Aktive oder Passive Funktionshand.
>   Sind Schulter- und Armmuskeln zumindest teilweise innerviert, wird die Hand in Funktionshandform gelagert, damit sie später einhändig greifen können wird.

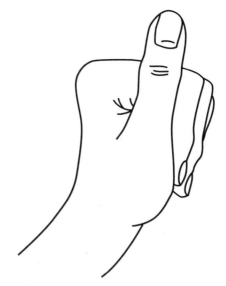

◻ **Abb. 28.15**   Funktionshandposition: Vorbereitung für späteres einhändiges Greifen (Zeichnung Joss)

Die kontrakturpräventive Lagerung

Indikation: wenn wegen der fehlenden Innervationen nie ein Greifen mit Tenodeseneffekt möglich sein wird (funktionelle Niveaus C1–C4 ohne Chancen auf Reinnervationen).
Ziel in Bezug auf Funktion: keine Funktion zu erwarten.
Ziel in Bezug auf die Gelenke: Kontrakturen verhindern.
Gelenkstellungen s. ◻ Tab. 28.5.

Die Funktionshandlagerung

Wahl der Funktionshandlagerung: mit oder ohne Handgelenkstabilisierung?
1. Ohne Handgelenkstabilisierung: schlaufenförmiges Kleben (◻ Abb. 28.16),
2. mit Handgelenkstabilisierung: paralleles Kleben.

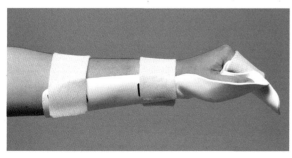

◻ **Abb. 28.14**   Kontrakturpräventive Lagerung in Intrinsic-plus-Position (Foto SPZ Nottwil)

◻ **Tab. 28.5**   Gelenkstellungen kontrakturpräventive Lagerung

Handgelenk	30° Extension
Fingergrundgelenke (MCP-Gelenke)	90° Flexion
Fingermittelgelenke (PIP-Gelenke)	0°
Fingerendgelenke (DIP-Gelenke)	0°
Daumen, alle Gelenke	Ca. 10°, leichte Abduktion

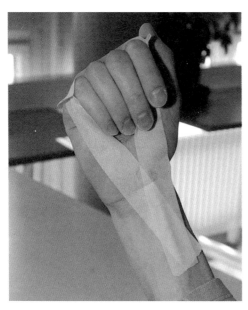

Abb. 28.16 Lagerung in Funktionshandposition ohne Handgelenkstabilisierung: schlaufenförmiges Kleben (Foto SPZ Nottwil)

1. Das schlaufenförmige Kleben in Funktionshandform

Indikation: Bildung einer Aktiven Funktionshand, bei fehlendem Faustschluss und zum Schutz der Fingerflexoren während Aktivitäten:

- Kraft Fingerflexion ≤M2,
- Kraft Handgelenkextension ≥M4.

Material: hautfreundliches, medizinisches Klebeband, leicht entfernbar, ca. 3 cm breit.

Diese Lagerungsmethode erweist sich als optimal, wenn mindestens ein Handgelenkextensor stark genug ist, um das Handgelenk in Streckung zu bringen – und dies auch regelmäßig tut. Bei einer ausreichenden aktiven Handgelenkextension ist keine Handgelenkstützung notwendig.

Als einzige Lagerungsart lässt das schlaufenförmige Kleben größtmögliche Bewegungsfreiheit und Selbstständigkeit zu: Die Hände können von Anfang an nach Art der Funktionshand bewegt und eingesetzt werden, ohne dass die Fingerflexoren dabei gedehnt würden. Durch ihren Einsatz werden die Muskeln im Alltag ständig trainiert, die Hände werden geschickter.

2. Funktionshandlagerung mit und ohne Handgelenkstabilisierung

Indikation: Gelähmte Fingerflexoren, genügend stark Handgelenkextensoren (≥M3),

- Handgelenkextensoren <M3: tags und nachts mit Schiene (außer pflegerische Verrichtungen, Therapiezeit u. ä.),

- Handgelenkextensoren M3: Schiene nur nachts und tagsüber situationsabhängig (abhängig von Aktivitäten, Innervationen, Muskeltonus, Trophik usw.),
- Handgelenkextensoren ≥M4: keine Handgelenkunterstützung, nur Fingerklebung,
- Besteht Sperrdistanz (kein kompletter Faustschluss) werden die Hände mit schlaufenförmiger Fingerklebung gelagert,
- Zeigen sich Innervationen der Fingerextensoren (EDC) oder hat eine Hand natürlicherweise schon eine Funktionshandform (vollständiger Faustschluss ohne Sperrdistanz), kann das Lagerungsmaterial für die Finger weggelassen werden.

> ❶ Wird die Hand nicht mit Lagerungsmaterial gelagert, ist es allen, inkl. Therapeutinnen, weniger bewusst, dass die Hand bei allen Tätigkeiten vor Aufdehnung geschützt werden muss. Durch das Weglassen des Lagerungsmaterials des schlaufenförmigen Klebens wird mehr Schulung für Fachpersonal, Angehörige und Patienten nötig, da damit auch die optische Erinnerung an die Einhaltung der Regeln wegfällt.

Lagerungsdauer: 24 h.

Bei Transfers und beim Stützen muss die Hand immer geschützt in Funktionshandstellung verbleiben, mittels schlaufenförmiger Klebung oder Flexionshandschuh mit Fingerschutzkappe.

Ziele in Bezug auf die Strukturen:

- Flexorenverkürzung,
- Verhindern von Extensorenverkürzungen,
- frei bewegliche Gelenke,
- in Handgelenkextension korrekte Fingergelenkstellungen.

Gelenkstellungen s. **Tab. 28.6.**

Tab. 28.6 Gelenkstellungen, Funktionshandlagerung

Handgelenk	Mind. 30° Extension
Fingergrundgelenke (MCP-Gelenke)	90° Flexion
Fingermittelgelenke (PIP-Gelenke)	90° Flexion
Fingerendgelenke (DIP-Gelenke)	0°
Daumen, alle Gelenke	Ca. 10° Flexion, leichte Abduktion, proximal des PIP-Gelenks an Zeigefinger anliegend

Liegt die Hand in dieser Position, können die Muskeln in der Länge atrophieren, die für ein Greifen mit Tenodeseneffekt notwendig ist.

Die ◘ Abb. 28.17 zeigt das parallele Kleben in Funktionshandform mit Handgelenkstabilisierung, ◘ Abb. 28.18 die Gelenkpositionen mit der Schiene.

Tagsüber: Lagerung in Funktionshandposition
Nachts: Lagerung mit Tenodeseschiene (◘ Abb. 28.19)

Indikation:

— Zu offene Funktionshand,
— fehlende oder ungenügende Handgelenkextensoren-Kraft: <M3,
— C4 mit Innervation des M. biceps brachii, also Chancen für Reinnervationen der Handgelenkextensoren,
— Handgelenkextensoren M0–M3: In der Nacht Tenodeseschiene (ähnlich Intrinsic-plus-Lagerung, mit 0°-Handgelenksstellung und Daumen an die 2. Phalanx von Dig. II positioniert),
— Handgelenkextensoren M3: je nach Handeinsatz Schiene tagsüber und nachts,
— bei Bettlägerigkeit Handgelenkstabilisierung in 30° Extension. Dies verhindert, dass im Liegen die MCP-Gelenke durch den negativen Einfluss der Schwerkraft in Extension gedrückt werden.

Kontrakturpräventive Schiene zu Funktionshandlagerung: Tenodeseschiene

Angehende Funktionshände sind in den PIP-Gelenken nicht kontrakturpräventiv gelagert. Um Kontrakturen entgegenzuwirken, werden sie nachts oder bei Immobilisation in Tenodeseschienen gelagert. Dies für jeweils mind. 6 h, im Seitenwechsel, damit die Klingel trotzdem bedient werden kann.

Ziel in Bezug auf Gelenkstrukturen: Verhinderung von Kontrakturen.
Gelenkstellungen s. ◘ Tab. 28.7.

Die Daumenlagerung bei Funktionshandentwicklung

Ziel: guter Lateralgriff
Indikation: wenn Daumen in Handgelenkextension nicht an Zeigefinger anliegt
Lagerung: Statische oder bewegliche Daumenlagerung (beides Klebung) oder Opponensschiene

Die statische Lagerung des Daumens

Diese Klebvariante wird in Kombination mit parallel geklebten Fingern angewendet. Ein Klebstreifen ist dabei über oder wenig distal des MCP-Gelenks geklebt. Der Daumen liegt dabei weder mit hyperextendiertem MCP- noch mit flektiertem IP-Gelenk (◘ Abb. 28.20).

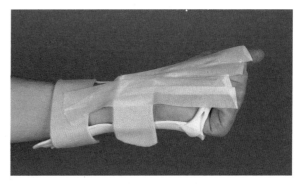

◘ **Abb. 28.17**   Lagerung in Funktionshandposition mit Handgelenkstabilisierung: paralleles Kleben (Foto SPZ Nottwil)

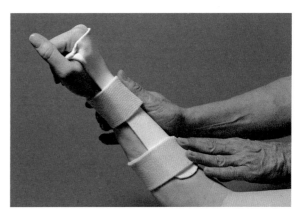

◘ **Abb. 28.18**   Handgelenkstabilisierung zu Lagerung in Funktionshandposition (Foto SPZ Nottwil)

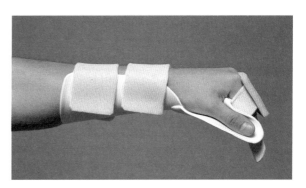

◘ **Abb. 28.19**   Lagerung in Tenodeseschiene: Funktionshandform/Kontrakturprävention (Foto SPZ Nottwil)

◘ **Tab. 28.7**   Gelenkstellungen in Tenodeseschiene

Handgelenk	0°
Fingergrundgelenke (MCP-Gelenke)	90° Flexion
Fingermittelgelenke (PIP-Gelenke)	0°
Fingerendgelenke (DIP-Gelenke)	0°
Daumen, alle Gelenke	Ca. 20°

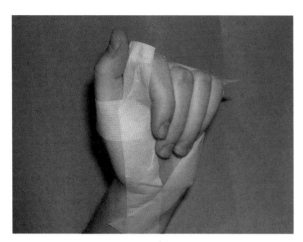

▣ Abb. 28.20 Statische Daumenlagerung in Funktionshand-position (Foto SPZ Nottwil)

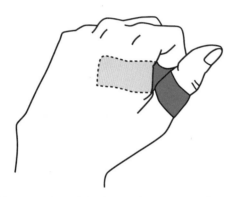

▣ Abb. 28.21 Bewegliche Daumenlagerung in Funktions-handposition (Zeichnung Joss)

Im Unterschied zu den Regeln des Handschienenbaus darf hier über das Gelenk geklebt werden, da kaum Druck entsteht.

Die bewegliche Lagerung des Daumens

Als **Ergänzung zur schlaufenförmigen Klebart der Finger,** wo sich die Hände öffnen, schließen und einsetzen lassen, wird die bewegliche Lagerung angewandt, da sie die Bewegungen mitmacht (▣ Abb. 28.21).

Funktionshandlagerung und Kontraktur-prävention

Als Argument gegen die Funktionshandlagerung wird gelegentlich angeführt, sie bewirke kontrakte Hände. Dies entspricht jedoch nicht den Tatsachen. Bei Tetraplegie besteht an den Händen grundsätzlich eine ausgeprägte Kontrakturneigung. Wesentliche Kontrakturen entstehen jedoch durch Komplikationen wie Ödeme, Spastik, Stoffwechsel- und trophische Störungen, wenn diese lange andauern – und nicht wegen der Funktions-

handlagerung. Auch die kontrakturpräventive Lagerung garantiert keine Kontrakturfreiheit: Werden die Gelenke zu wenig bewegt und/oder bestehen Komplikationen, entstehen auch hierbei Kontrakturen. Ein klarer Nachteil der rein kontrakturpräventiven Intrinsic-plus-Lagerung: Es entwickelt sich eine offene Handform, und mit dieser ist kein einhändiges Greifen möglich.

Zudem: Die Funktionshandlagerung unterscheidet sich einzig bei den PIP-Gelenken von der kontraktur-präventiven Lagerung; Fingergrund- und -endgelenke sind auch bei ihr kontrakturpräventiv gelagert. Die Fingermittelgelenke liegen in einer Position mit schlaffen Bändern, sind also kontrakturgefährdet. Das wird hier in Kauf genommen, um die bestmögliche Funktion zu gewährleisten. Kontrakturen werden durch passives therapeutisches Bewegen angegangen. Bei Händen, die in Funktionshandlagerung gelagert werden, muss beim passiven therapeutischen Bewegen ein besonderes Augenmerk auf die PIP-Gelenke gerichtet werden.

Das optimale Funktionshandresultat

Das Ziel der Handlagerung ist es, die Form zu erreichen, mit der vielfältiges **einhändiges** Greifen möglich ist. Wie gut jemand die Hand später einsetzen können wird, hängt auch von anderen Faktoren ab. Mit der besten Handform schaffen wir jedoch die optimalen Voraussetzungen.

Kriterien für die optimale Funktionshand:
— korrekte Länge der Daumen- und Fingerflexoren und -extensoren:
 — Faustschluss ohne Sperrdistanz,
 — genügende passive und forcierte Öffnung der Hand,
— in Handgelenkextension 90° Flexion von Fingergrund- und -mittelgelenken,
— keine wesentlichen Kontrakturen,
— Schädigung des 2. Motoneurons (die Erfahrung zeigt, dass bei Upper-Motoneuron-Schädigung eher offene Funktionshände entstehen).

Wahl der Handlagerung

Wie die individuell angezeigte Handlagerung bestimmt werden kann, ist in der Übersicht ▣ Abb. 28.22 dargestellt. Kontrakturpräventive Lagerung, Funktionshandlagerung oder Nichtlagerung können damit leicht bestimmt werden.

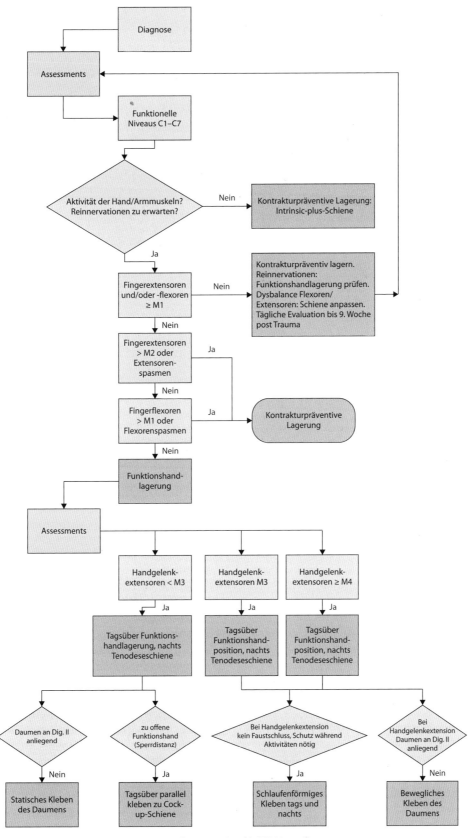

Abb. 28.22   Workflow: Wahl der angepassten Handlagerung (Grafik SPZ Nottwil)

28.3.3 Das passive therapeutische Bewegen der angehenden Funktionshand

Das passive therapeutische Bewegen von Handgelenk und Langfingern

Ziel: freie Gelenkbeweglichkeit

Im Hinblick auf eventuelle spätere operative Eingriffe (◘ Tab. 28.8) ist es wichtig, die Hände kontrakturfrei zu halten. Dafür müssen sie regelmäßig passiv therapeutisch bewegt werden. Sind Tonus, Trophik und Stoffwechsel unauffällig, genügt es meist, Handgelenk und Fingergelenke zweimal täglich sorgfältig während 5–10 min abwechselnd in volle Beugung und Streckung zu bringen. Bestehen jedoch Komplikationen (Ödeme, Kontrakturtendenz), ist es notwendig, die Gelenke mehrmals täglich gründlich zu bewegen.

Um einen späteren guten Faustschluss nicht zu gefährden, dürfen die Fingerflexoren dabei **niemals** gedehnt werden. Schutz für die angestrebte Verkürzung der Fingerflexoren bietet das passive Bewegen nach der folgenden Regel:

— Flexion der Finger nur mit extendiertem Handgelenk (◘ Abb. 28.23),
— Extension der Finger nur mit flektiertem Handgelenk (◘ Abb. 28.24).

Mit diesen Kombinationsbewegungen werden gleichzeitig das Handgelenk, alle Fingergelenke und indirekt auch das Daumengrundgelenk in Beugung und Streckung gebracht. Hierbei ist auf folgendes zu achten:

— Besonders gründlich bewegt wird dabei in Extension der PIP-Gelenke, da diese bei der Funktionshandlagerung in einer kontrakturbegünstigenden Position liegen, sowie die Gelenke mit individueller Kontrakturneigung (Cave: Gut beobachten, sie kann innerhalb weniger Tage auftreten).
— Die scharnierartigen Bewegungen der Mobilisation im Funktionshandmuster reichen für die Finger aus, nicht jedoch für das Handgelenk. Die Handwurzelknochen, die physiologische Wölbung der Mittelhand und das Radioulnargelenk werden mobilisiert, wie dies aus der Handrehabilitation bekannt ist (▶ Kap. 24 »Manuelle Therapie am Ellbogen und an der Hand«).
— Eine Ödembehandlung hat Priorität vor der Funktionshandlagerung, da Ödeme Kontrakturen verursachen. Kompressionshandschuhe sind hier aber kontraindiziert.
— Bei innervierten, aber schwachen Fingerextensoren ist darauf zu achten, dass keine Verkürzung der intrinsischen Muskulatur (Mm. lumbricales und interossei) entsteht. Passives Bewegen in die

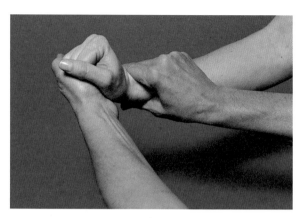

◘ **Abb. 28.23** Flexion der Finger nur mit extendiertem Handgelenk (Foto SPZ Nottwil)

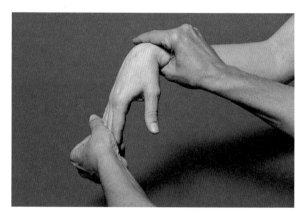

◘ **Abb. 28.24** Extension der Finger nur mit flektiertem Handgelenk (Foto SPZ Nottwil)

Intrinsic-**minus**-Stellung ist hier wichtig, um die Mm. lumbricales zu dehnen und die Fingerflexion zu erhalten.

Das passive therapeutische Bewegen des Daumens

Der Daumen braucht normalerweise nicht gesondert behandelt zu werden. Die indirekt durch das Bewegen der Langfinger in seinem Grundgelenk ausgelösten Bewegungen genügen in der Regel, um dieses beweglich zu erhalten. IP- und MCP-Gelenke sollen bei kompletten Lähmungen gar nicht mobilisiert werden, denn eine gewisse Flexionskontraktur im IP-Gelenk ist von Vorteil, weil dadurch eine größere Stabilität erreicht wird und der Lateralgriff effizienter wird. Beugt sich nämlich das IP-Gelenk beim Greifen zu stark, wird der Daumen unter den Zeigefinger gezogen, was einen Lateralgriff verunmöglicht. NB: Der Lateralgriff ist im Alltag der wichtigste Griff der Funktionshand und soll optimal funktionieren.

28.3.4 Funktionelle Therapie der Funktionshand

Um schon früh die größtmögliche Selbstständigkeit zu erreichen, werden die Hände von Anfang an trainiert – wegen der Gefahr des Aufdehnens muss dies unter therapeutischer Kontrolle geschehen. Die Hand wird in Alltagsaktivitäten eingesetzt, sobald der Patient genau instruiert ist bezüglich des Ziels der Funktionshand und dem Umgang mit ihr. Durch ein intensives Training der Handfunktion wird der bestmögliche Einsatz der Funktionshand in den alltäglichen Verrichtungen entwickelt und trainiert, sowie vielfältige Griffe erlernt (◘ Abb. 28.5).

Die ▶ Übersicht 28.6 gibt einen Überblick über die Therapieinhalte, die für die Entwicklung einer guten Funktionshand nötig sind.

Übersicht 28.6 Therapieinhalte
- Passives, aktiv-assistives und aktives Bewegen der Gelenke
- Behandlung von Ödemen, Sensibilitätsstörungen, Spastik und Schmerzen an der Hand
- Kräftigungsübungen für Arme und Schultern, Stützübungen
- Training von Gleichgewicht und Rumpfstabilität (als Voraussetzung für den Einsatz der oberen Extremitäten)
- Sicheres Platzieren von Hand und Arm im Raum
- Körperfernes Greifen: Greifen von Dingen am Boden, in größerer Höhe, in Kombination mit Stabilisierung des Rumpfs mit einem Arm
- Erarbeiten von individuellen Kompensationsmöglichkeiten für die verlorenen Funktionen, Erlernen von Trickbewegungen
- Kräftigungsübungen von Handgelenk und Hand
- Funktionshandtraining, Üben der verschiedenen Griffe und Griffkombinationen
- Schreibtraining
- Koordinations- und Geschicklichkeitsübungen
- Einsatz der oberen Extremitäten bei Alltagstätigkeiten

Die Behandlung bei Komplikationen

Ödeme: Da sie Kontrakturen verursachen, werden sie prioritär behandelt, mit Lymphdrainage und Hochlagern des Armes während der Ruhephasen, nicht jedoch mit Kompressionshandschuhen.

Kontrakturen: besonders häufiges und intensives, jedoch schonendes therapeutisches Bewegen (hypotones Gewebe ist anfällig für Mikrotraumen), Anpassung der Lagerung.

Sensibilitätsstörungen bei peripheren Nervenverletzungen (als Zusatzverletzung): Somatosensorische Rehabilitation nach Spicher (2003; 2006).

Nozizeptive und neuropathische Schmerzen: Somatosensorische Rehabilitation (bei peripheren Nervenverletzungen), Taping, Akupunktmassage nach Radloff (2016), autogenes Training oder progressive Muskelentspannung, Biofeedback, medikamentöse (Antidepressiva und Antiepileptika bei neuropathischen Schmerzen) und invasive Schmerztherapie u. a. m.

NB: Schmerzen und Parästhesien können ein Zeichen von Reinnervationen sein.

Weitere Therapiemöglichkeiten sind Ultraschall zur Durchblutungs- oder Wundheilungsförderung oder bei Entzündungen, Stoßwellentherapie bei Entzündungen, Verkalkungen, Triggerpunkten oder Verletzungen, Laser bei Wundheilungsstörungen.

Mittel der funktionellen Therapie

Mit welchen Therapiemitteln Hände und Arme trainiert werden, um im Alltag optimal zu funktionieren, zeigt ▶ Übersicht 28.7.

Übersicht 28.7 Mittel der funktionellen Therapie
- Funktionelle Spiele, teilweise adaptiert und idealerweise unter Einsatz von Funktioneller Elektrostimulation
- Therapeutische Knetmasse
- Therapeutisches Elastikband
- Funktionelle Elektrostimulation in der Aktivität (mindestens 3×/Wo, damit es wirksam ist)
- Helparm (◘ Abb. 28.25), Kugellager- oder gasfederbetriebene Armstütze o. ä.
- Robotic-unterstützte Trainings (◘ Abb. 28.26)
- Stützblöcke
- Gewichte, Zuggeräte
- Alltagstätigkeiten aus Selbstständigkeitstraining, künstlerischen, handwerklichen und sportlichen Techniken

---

Robotic-unterstützes Training

Robotik-Assistenztechnologie ist fester Bestandteil der Rehabilitation von Menschen mit einer Querschnittlähmung. Robotic-Geräte unterstützen die Patienten dabei, motorische Fähigkeiten wiederzuerlangen. Sie verhelfen ihnen zu Funktionen, die sie ohne technische

28

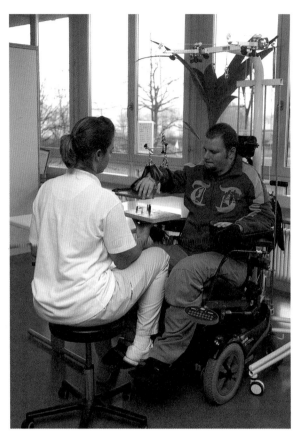

◻ Abb. 28.25   Helparm-unterstütztes Training, z. B. Essen (Foto SPZ Nottwil)

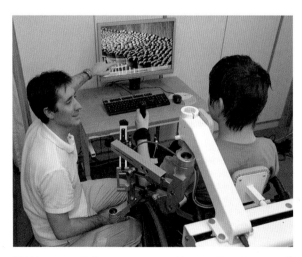

◻ Abb. 28.26   Robotic-unterstütztes Training (Foto SPZ Nottwil)

Unterstützung nicht ausführen könnten, z. B. Bewegungen gegen die Schwerkraft bei hierfür zu geringer Muskelkraft. Der Armroboter nimmt dabei lediglich das Armgewicht ab, die Bewegungen führen die Patienten selbst aus (◻ Abb. 28.26).

Kräftigung der innervierten Muskeln

Muskeln, die funktionell genützt werden können, und damit direkt oder indirekt für die Selbstständigkeit eingesetzt werden, sind vorrangig zu trainieren. Dies sind Muskeln, die folgendem dienen:

- der Stabilisierung der Schultern: wichtig für Transfers und Antreiben des Rollstuhls,
- der Fortbewegung: Rollstuhl antreiben,
- dem Stützen: Transfer, ADL,
- dem Greifen von Objekten: ADL.

Schwache Muskeln können nur bedingt trainiert werden. Allenfalls ist es möglich, sie bei der Übung von Funktionen durch Funktionelle Elektrostimulation (FES) zu kräftigen. Ab einem Muskelkraftwert von ca. M2–3 ist ein Krafttraining ohne FES möglich, ab M3–4 kann dabei Widerstand eingesetzt werden. Dieser wird mit zunehmender Kraft gesteigert.

Funktionelle Elektrostimulation

Die Funktionelle Elektrostimulation (FES) ist eine sehr wichtige Therapiemethode bei Querschnittgelähmten. Muskeln mit Kraftwerten von weniger als M3 werden natürlicherweise im Alltag kaum eingesetzt, sondern durch stärkere Muskeln kompensiert und deshalb nicht trainiert. Auch mit funktionellem Training sind so schwache Muskeln nur bedingt trainierbar. Genügend innervierte Muskulatur der oberen Extremitäten kann aber bei geringer Kraft mit Funktioneller Elektrostimulation gestärkt werden. Zudem hat FES einen positiven Einfluss auf Prozesse des motorischen Lernens. Zu beachten ist, dass sich die Stimulationsparameter, die Protokolle und die Stimulationsgeräte bei einer Schädigung des 1. oder 2. Motoneurons grundlegend unterscheiden. FES ist in ein multimodales ergo- und physiotherapeutisches Therapiekonzept eingebunden. Es wird ins funktionelle und ins Alltagstraining integriert. Die Empfehlung liegt bei 3× wöchentlich 30 min, da unter diesem Zeitrahmen nicht mit einer effizienten Kraftverbesserung zu rechnen ist. Weitere Angaben zu FES in ► Kap. 25 »Elektrophysikalische Maßnahmen«.

FES wird eingesetzt für:

- Subluxationsprophylaxe der Schulter: M. deltoideus,
- Beeinflussung von neurogenen Tonusabweichungen (Spastik und Spasmen),
- Kräftigung von innervierter und teilinnervierter Muskulatur der oberen Extremität,
- Erhaltung und Aufbau denervierter Muskulatur, z. B. Aufbau des M. glutaeus (zur Decubitusprophylaxe),
- Motorisches Lernen (Grundvoraussetzung ist eine tägliche repetitive und aufgabenorientierte Anwendung).

Erlernen von Kompensationsbewegungen

Um später selbstständig zu sein, leichtere und auch schwerere Gegenstände anheben und verschieben zu können, müssen die ausgefallenen Funktionen kompensiert werden, z. B. Fingerfunktion, Handgelenkextension oder Pronation. Während und nach der Rehabilitation lernen Querschnittgelähmte, **Kompensationen und Trickbewegungen** einzusetzen. Dies ist für die Selbstständigkeit unabdingbar und wird, im Unterschied zu anderen neurologischen Arbeitsfeldern, gefördert und nicht unterbunden.

Die Stabilisierung des Rumpfs

Um einhändig greifen zu können, müssen Querschnittgelähmte lernen, die mangelnde Rumpfstabilität zu kompensieren (◨ Abb. 28.27). Bei der Beübung der Hand wird diese auf unterschiedliche Art einbezogen: v. a. mit Abstütz- und Gleichgewichtsübungen.

Trickbewegungen

Eine Trickbewegung ist eine Bewegung, die nicht aktiv durch Muskelkraft, sondern indirekt und passiv ausgeführt wird. So können proximale aktive Bewegungen, mithilfe von Schwung, distalere Bewegungen auslösen.

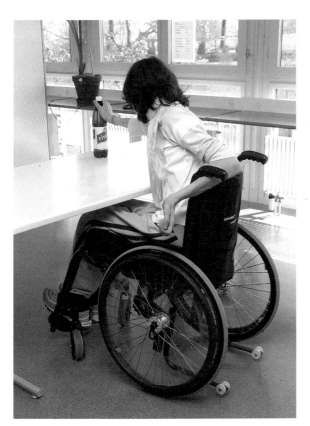

◨ **Abb. 28.27**　Einhändiges Greifen bei mit dem Arm stabilisiertem Rumpf (Foto SPZ Nottwil)

Beispiel: Durch schwungvolle gezielte Schulterbewegungen können Armbewegungen ausgeführt werden, wie die Pronation des Unterarms. Auch die Schwerkraft kann für Bewegungen genützt werden, z. B. für die Extension des Ellbogens im Sitzen oder die Flexion des Handgelenks. Durch Trickbewegungen können Tetraplegiker Bewegungen ausführen, die »eigentlich gar nicht möglich sind«. Oftmals sind sie darin so geschickt und schnell, dass auch Fachleute Trickbewegungen für aktive Bewegungen halten können.

Funktionelle Spiele

Funktionelle Spiele bringen vielfältige Übungsmöglichkeiten. Geübt werden mit steigenden Anforderungen:

- Funktionshandbewegung mit ihrer passiven Fingerflexion und dem Lateralgriff,
- Kräftigung der Handgelenkextensoren,
- Greifen und Loslassen,
- genaues Platzieren der Hand,
- Geschicklichkeit.

Um den Faustschluss der Funktionshand auszuführen, benötigt das Handgelenk genügend Raum nach unten: Beim Schließen der Faust muss es sich absenken können. Bei kleinen Gegenständen ist dies nur möglich, wenn sie fürs Ergreifen an den Tischrand geschoben werden. Ansonsten ist der Tisch der Handgelenkextension im Weg, und bei ungenügender Handgelenkextension kann sich die Faust nicht genügend schließen, um den Gegenstand zu ergreifen. Beim Training der Funktionshand ist hierauf zu achten, um nichts Unmögliches zu verlangen und Frustration zu verursachen.

Schreibtraining

Bei Verlust der Fingerfunktion muss ein neues Schreiben, eines durch Schulter-Arm-Bewegungen oder mit dem Mund, erlernt werden. Sind Schultermuskeln oder M. biceps zu schwach, um das Gewicht des Arms zu führen, kann es durch Helparm, Kugellager- oder Gasfeder-Armstütze abgenommen werden. Die Schrift aus der Schulter heraus ist naturgemäß grösser, und es ist einige Übung nötig, bis sie leserlich wird. Die Anfänge des Schreibtrainings sind frustrierend. Die verlorene Schrift war ein Teil der bisherigen Identität. Die neue Schrift ist der alten nicht mehr ähnlich, wirkt grob, unschön und fremd. Beim Schreibtraining werden die Patienten stark mit ihrem allgemeinen Verlust konfrontiert. Schreiben ist wichtig, das Training soll möglichst früh und wenigstens bis zur Beherrschung einer neuen Unterschrift durchgeführt werden. Bei Tetraplegien C5–C7 mit Adaptationen an der Hand oder Griffverdickungen, bei hohen Lähmungen (C4) mithilfe eines

Mundstabs. Das Üben einer neuen Unterschrift ist fundamental, da die Angst besteht, die Rechte nicht mehr wahrnehmen zu können. Nach Schreibtraining und ausgestattet mit Hilfsmitteln können auch Tetraplegiker, mit neuer Unterschrift, wieder gültig unterschreiben.

Schreibstifte und Schreibhilfsmittel

Als Schreibstift eignen sich bei Tetraplegie Filzstifte besser als Kugelschreiber, da sie wegen der größeren Reibung besser geführt werden müssen und weniger entgleiten.

Sind die Handgelenkextensoren zu wenig stark, um das Handgelenk zu stabilisieren, kommen Manschette oder Spiralschiene zum Einsatz. Diese werden von Ergotherapie oder Orthopädietechnik individuell angefertigt. Fehlt die Fingerkraft, um den Stift zu fixieren, wird dieser an der Handgelenkstabilisation oder mit einem Riemchen (◘ Abb. 28.31) an der Hand befestigt.

Die ◘ Abb. 28.28 zeigt eine individuell angepasste Schreibhilfe, bei der die Funktionshand geschützt ist.

Bei ausreichend kräftigen Handgelenkextensoren genügt ein Schreibhilfsmittel, das nur die fehlende Fingerfunktion kompensiert. Auf dem Markt gibt es verschiedene gute Modelle. Wichtig bei Funktionshänden ist, dass eines gewählt wird, bei dem weder Finger- noch Daumenflexoren gedehnt werden.

> ❯ Bei Hilfsmitteln gilt: so viele wie nötig, so wenige wie möglich. Oftmals schreiben Tetraplegiker gegen Ende der Reha nur mit einer Stiftverdickung oder sogar ohne Hilfsmittel. Sind Hilfsmittel nötig, werden solche gewählt, die selbst angelegt werden können, denn im Alltag soll ein spontanes Schreiben von Notizen möglich sein.

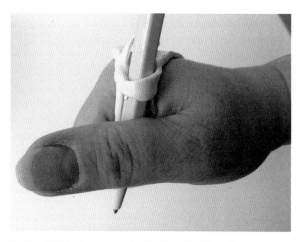

◘ **Abb. 28.28** Tetra-Schreibhilfe (Foto SPZ Nottwil)

28.4   Kompensation der verlorenen Greiffunktion

28.4.1   Hilfsmittel und Adaptationen

Damit die Patienten sich baldmöglichst in Teilbereichen des Alltags als selbstständig erleben, werden anfänglich für viele Tätigkeiten Hilfsmittel abgegeben und Adaptationen hergestellt und angebracht:

- Das Besteck wird gebogen und mit einer Tetraschlaufe an der Hand gehalten,
- der Telefonhörer oder das Mobiltelefon wird mit einem Bügel für die Hand versehen,
- der Schreibstift wird adaptiert oder an der Hand befestigt,
- zum Umblättern von Zeitschriften- und Buchseiten wird ein Stäbchen in die Manschette eingeschoben,
- der Haarbürstenstiel wird mit Moosgummi verdickt,
- der Rasierapparat wird mit einem Griff versehen,
- die Socken werden mit Schlaufen adaptiert,
- am Klettverschluss der Schuhe wird ein Schlüsselring zum Einfädeln der Finger angebracht,
- der Reißverschluss der Jacke wird mit einem Schlüsselring zum Einfädeln der Finger versehen,
- u. a. m.

Mit zunehmender Geschicklichkeit, verbesserter Kraft und Schwung in den Bewegungen werden viele Adaptationen und Hilfsmittel überflüssig. Auf die Entlassung aus der Klinik hin sollten nur noch die notwendigsten eingesetzt werden.

Handgelenkmanschette mit Gummiaufsatz

Handgelenkmanschetten (◘ Abb. 28.29, ◘ Abb. 28.30) schützen beim Rollstuhlfahren die Haut an den Handballen, die Gummiaufsätze erhöhen aber auch die Reibung und kompensieren dadurch die fehlende Fingerkraft. Auch beim Selbstständigkeitstraining sind sie sehr nützlich: Fürs Transferieren kann damit das Rutschbrett unter das Gesäß geschoben, beim Anziehen der Hose der Stoff hochgeschoben werden. Der Rollstuhl kann mit ihrer Unterstützung mit den Handballen angetrieben werden usw. Der Gummiaufsatz verstärkt allgemein den Krafteinsatz von Handgelenk und Armen.

Bei genügend starken Handgelenkextensoren reichen die Manschetten nur bis unterhalb des Thenars. Bei schwächeren oder fehlenden Handgelenkextensoren umfassen sie auch das Handgelenk und stabilisieren es für die optimale Kraftübertragung bei Aktivitäten. So können Finger und Hände für bestimmte

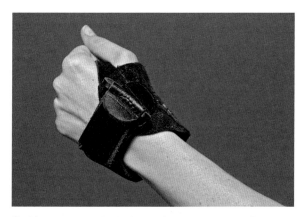

◘ **Abb. 28.29** Handgelenkmanschette mit Gummiaufsatz, dorsale Ansicht (Foto SPZ Nottwil)

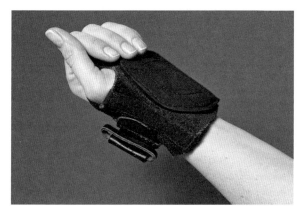

◘ **Abb. 28.30** Handgelenkmanschette mit Gummiaufsatz, palmare Ansicht (Foto SPZ Nottwil)

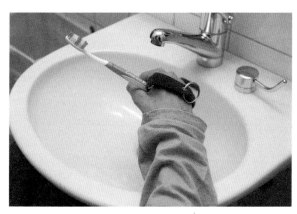

◘ **Abb. 28.31** Tetraschlaufe, vielfältig einsetzbar (Foto SPZ Nottwil)

Tätigkeiten eingesetzt werden, obwohl die Muskeln gelähmt sind. Diese Manschetten werden direkt an der Hand oder an einer Positivform der Hand (Gipsabdruck) von Orthopädietechnik oder Ergotherapie hergestellt. Materialien sind Leder oder Silikon.

Tetraschlaufe

Die fehlende Möglichkeit, Besteck oder Zahnbürste zu greifen oder auf der Tastatur zu schreiben, kann kompensiert werden durch den Einsatz einer Tetraschlaufe aus Klettband (◘ Abb. 28.31). In der Handinnenseite befinden sich zwei in einander liegende Kunststoffschläuche, in die Besteck, Zahnbürste oder das Stäbchen fürs Tastaturschreiben eingeschoben werden.

28.5 Funktionsverbessernde Operationen und postoperative Rehabilitation

Die Arm-Handfunktionen können nach der Erstrehabilitation sehr gut chirurgisch verbessert werden. Funktionsverbessernde Operationen ermöglichen es, bestimmte Arm- und Handfunktionen wiederzuerlangen:
- eine aktive Fingerbeugung (statt der Funktionshand),
- die Stabilität von Schulter und Arm, um die Hand gezielt im Raum zu positionieren und sie dort zu bewegen, wo sie eingesetzt werden soll,
- die Stützfunktionen, die für den Transfer nötig sind,
- die Armbewegungen, die die Fortbewegung im manuellen Rollstuhl erleichtern.

Die wiedergewonnenen Funktionen vermindern den Zeitbedarf für die Tätigkeiten und ermöglichen die Beherrschung zusätzlicher Alltagsverrichtungen, wie z. B.
- Schlüssel im Schloss drehen,
- sich selbst zu katheterisieren,
- Körperpflege,
- Flaschen öffnen usw.

Muskel- oder Nerventranspositionen ergeben für die Betroffenen großartige Verbesserungen, indem sie einen vielfältigeren Einsatz von Hand und Arm ermöglichen.

❯ Die Funktionshandbehandlung behält neben den modernen funktionsverbessernden operativen Möglichkeiten ihre volle Berechtigung. Die Funktionshand ist vielfältiger einsetzbar als ihre Alternativen, offene, Krall- oder Flachhand. Sie ermöglicht früh schon einhändiges Greifen und eine umfassendere Selbstständigkeit. Doch nach einer funktionsverbessernden Operation ist die Kraft der Hand größer und sie besitzt umfassendere Möglichkeiten zu greifen, als die Funktionshand. Chirurgische Interventionen sind nicht bei allen Lähmungsbildern möglich, nur, wenn sie bestimmte Kriterien erfüllen. Ob dies der Fall ist, kann erst ca. 6–12 Monate nach dem

Trauma festgestellt werden, also erst nach der Rehabilitation. Bis dahin profitieren die Patienten von ihren Funktionshänden. Nach der Rehabilitation zeigt sich, dass nicht alle Patienten die Kriterien erfüllen. Und nicht alle, die sie erfüllen, entscheiden sich für eine Operation.

28.5.1 Rekonstruktive Operationen

Operationsarten

Funktionen, wie z. B. Faustschluss, aktiver Lateralgriff, Ellbogenextension, können je nach verfügbaren Muskeln durch Muskel- und Nerventranspositionen und andere chirurgische Verfahren hergestellt werden. Es ist immer wieder erstaunlich zu sehen, wie ein transponierter Muskel nach wenigen Wochen eine neue Funktion ausübt, sogar die seines bisherigen Antagonisten. So kann z. B. ein M. palmaris longus nach der Versetzung die Finger beugen, ein M. brachioradialis den Daumen oder gar ein M. biceps brachii den Ellbogen strecken. Das Gehirn kann umlernen und die Patienten können neue Funktionen und Routinen entwickeln.

Prä- und postoperative Assessments hierzu sind u. a. Elektromyografie (EMG), Muskelfunktionstest der oberen Extremitäten, 2-Punkte-Sensibilitätstest, COPM (Canadian Occupational Performance Measure), Gelenkstatus der oberen Extremitäten, Grasp-Release-Test.

Funktionsverbessernde Muskel- und Nerventranspositionen

Funktionsverbessernde Operationen werden seit den 1920er-Jahren angewandt. In den letzten Jahren zeichnet sich in der Operationswahl ein Wandel weg von den Muskel- zu Nerventranspositionen. Ideal ist die Funktionsrekonstruktion mit Nervenverlagerung durch die Naht zweier getrennter Nervenenden vom einem verzichtbaren motorischen Spendernerv mit Empfängernerven-Fasern. Dies ist nur über eine kurze Regenerationsdistanz möglich. Potentielle Spendernerven (körpereigen) sind entbehrliche Äste der Nn. axillaris, musculocutaneus oder radialis. Möglich ist damit die Wiederherstellung der aktiven Ellbogen- und Handgelenkstreckung sowie der aktiven Flexion und Extension von Daumen und Langfingern. Nach einer Nerventransposition werden die Muskeln mittels FES ab der 6. Woche aktiviert. Aktiv eingesetzt werden sie, sobald die Reinnervation testbar ist.

Um die Zweckmäßigkeit der Operation bestimmen zu können, müssen wesentliche Faktoren einbezogen werden: Ausmaß der Lähmung (Innervationsbild), funktionelle Anforderungen, Zeit seit der Rückenmarkverletzung, Alter u. a. m. (◻ Tab. 28.8). Idealerweise wird innerhalb von 12 Monaten nach der Rückenmarkverletzung operiert, es ist aber auch nach Jahren noch möglich, funktionsverbessernde Operationen durchzuführen.

◻ **Tab. 28.8** Die wichtigsten funktionsverbessernden Operationen an den oberen Extremitäten; modifiziert nach Fridén u. Gohritz (2015) und Koch-Borner (2016)

	Problem	Bewegungs- und Funktionsziel	Operation
1.	Fehlende aktive Ellbogenextension	Aktive Ellbogenstreckung, Stabilisierung des Ellbogens beim körperfernen Greifen und über Kopfhöhe. Besseres Antreiben des Rollstuhls	Trizeps-Ersatz-Operation: M. deltoideus p. post. auf distale Trizepssehne. Aktivität Extension: M. deltoideus oder: Eine Bizepssehne auf distale Trizepssehne. Aktivität Extension: M. biceps (wichtige Voraussetzung: Intakte Mm. brachialis, brachioradialis und supinator) oder: Nerventransposition motorische Äste N. axillaris (innerviert Mm. deltoideus, teres min.) oder Äste von N. musculocutaneus (innerviert M. brachialis) auf motorische Äste des N. radialis (innerviert M. triceps). Aktivität Extension: M. triceps.
2.	Supinationskontraktur, Pronationsdefizit	Aktive oder passive Pronation: Damit wird der Lateralgriff möglich (wichtigster Griff der Funktionshand)	Rerouting der distalen Bizepssehne (Umlagerung eines Teils der Bizepssehne, um Pronations-Drehmoment zu schaffen) oder: Transposition des BR über dorsales Rerouting auf FPL, durch Membrana interossea (BR-Sehne durch Membrana interossea auf FPL-Sehne, um Pronation zu ermöglichen) Zusätzlich: Radius-Ulna-Derotationsosteotomie

28

◘ Tab. 28.8 (Fortsetzung)

	Problem	Bewegungs- und Funktionsziel	Operation
3.	Fehlende aktive Handgelenkextension, fehlender Schlüsselgriff, fehlende Aktive Funktionshand	Aktive Handgelenkextension und Tenodeseneffekt von Fingern und Daumen zum besseren Greifen von Gegenständen: Aktive Funktionshand mit passivem Schlüsselgriff	**Moberg-Operation:** distale Sehne des BR auf Sehne des ECRB oder **Nerventransposition:** Äste des N. musculocutaneus, der den Motor[1] M. brachialis innerviert, auf ECRL Kombiniert mit FPL-Verkürzung und Fixation am Radius, was Tenodese/passiven Lateralgriff schafft
4.	Fehlende aktive Fingerstreckung	Rekonstruktion der Handöffnung, aktiven Fingerstreckung, bessere Kontrolle der Fingerstreckung und dadurch des Greifens und Loslassens von Gegenständen	**SPIN-Procedure** (Supinator to posterior Interosseous Nerv): Transposition Äste des N. supinator (C6) auf N. interosseous posterior (C7–Th1), um Aktivierung des ECU, EDC, EDI, EPL, EPB und APL zu bewirken
5.	Ungenügende Greiffunktion	Rekonstruktion aktive Greiffunktion, aktive Palmarabduktion des Daumens, aktiver Schlüsselgriff: aktives Beugen von Fingern und Daumen, Greifen von Gegenständen, Halten von Stiften, Schreiben ohne Hilfsmittel. Besseres Antreiben des Rollstuhls	**Alphabet Procedure**, schafft aktive Greiffunktion und aktiven Schlüsselgriff: – Distale BR-Sehne auf proximale FPL-Sehne (Aktivität durch BR) – Distale ECRL-Sehne auf Sehne FDP 2–4 (nur bei Kraftwert von mind. M4 des M. pronator teres) – CMC-1-Arthrodese – Rekonstruktion passive M. interosseous-Funktion durch Sehnenloops (schafft Tenodesen) durch den Kanal der Mm. lumbricales (House Tenodesis) – EPL Loop Knot (Duplikation der EPL-Sehne und Fixation an die Sehne) und FPL-Split-Tenodesis – Duplikation der ECU-Sehne (ECU Loop) oder: – Nerventransposition motorische Äste N. musculocutaneous (innervieren M. brachialis) auf den anterioren N. interosseous (N. medianus) und – Transposition der proximalen EDM-Sehne auf proximale Sehne des APB > Rekonstruktion Palmarabduktion des Daumens
6.	Fehlende intrinsische Aktivität	Aktive intrinsische Handfunktion	Rekonstruktion einer aktiven Funktion des M. interosseous durch Sehnentransfers, z. B. FDS 4 (aufgeteilt in 4 Sehnenstreifen) in den Kanal der Mm. lumbricales
7.	Spastische Pronationsstellung des Unterarms und spastische Fingerbeugung	Reduktion der Spastizität zur Verbesserung der Handöffnung	PT-Release, Interossei-Release, Sehnenverlängerung der Mm. FCR, FCU, FPL, ADP, FDS/FDP

Abkürzungen:

ADP:	M. adductor pollicis	FPL:	M. flexor pollicis longus
APL:	M. abductor pollicis longus	FPB:	M. flexor pollicis brevis
APB:	M. abductor pollicis brevis	FCR:	M. flexor carpi radialis
BR:	M. brachioradialis	FCU:	M. flexor carpi ulnaris
CMC:	Carpo-Metacarpal-Gelenk	FDP:	M. flexor digitorum profundus
ECRB:	M. extensor carpi radialis brevis	FDS:	M. flexor digitorum superficialis
ECRL:	M. extensor carpi radialis longus	IP:	Interphalangeal-Gelenk
EDC:	M. extensor digitorum communis	MCP:	Metacarpophalangeal-Gelenk
EDM:	M. extensor digiti minimi	PT:	M. pronator teres
EPL:	M. extensor pollicis longus		

[1] Motor: Ausreichend innervierter Muskel, der nach der Transposition auf einen gelähmten Muskel dessen Funktion übernehmen wird

Durch diese Operationen werden Funktionen geschaffen, welche die Selbstständigkeit im Alltag ganz wesentlich verbessern. Um Zeit zu sparen und die Immobilisationszeit zu verkürzen, werden manchmal in einer Operation mehrere Funktionen rekonstruiert. Dadurch treten nicht mehr Komplikationen auf. Bei dieser Alphabet Procedure werden bei Tetraplegie unterhalb C6 der aktive Lateralgriff, die Fingerflexion sowie eine passiven Handöffnung wieder hergestellt.

Um funktionsverbessernde Operationen bei Tetraplegie sinnvoll wählen und kompetent durchführen zu können, benötigen die Chirurgen viel paraplegiologisches Wissen. Nur damit lassen sich die typischen Komplikationen voraussehen und die Präventionsmaßnahmen in die Planung einbeziehen.

28.5.2 Postoperative Rehabilitation

Transponierte Muskeln werden ab dem 1. Tag nach der Operation aktiviert. In der Therapie wird die Ansteuerung der rekonstruierten Muskelfunktion erlernt, der Einsatz der neuen Armfunktion im Alltag sowie die Kräftigung der wiedergewonnenen Muskelfunktionen. Bereits nach 2 Wochen werden die Bewegungen selbstständig geübt.

Rekonstruktion der aktiven Ellbogenstreckung (Trizeps-Ersatz-Operation)

Nach der Wiederherstellung der aktiven Ellbogenstreckung sind eine Schienung des Arms und ein Elektrorollstuhl mit adaptierter Armlagerung bis ca. zur 7. Woche postoperativ nötig, um den Operationserfolg nicht zu gefährden. Mit der 11. postoperativen Woche werde alle Bewegungs- und Einsatzeinschränkungen aufgehoben.

Rekonstruktion der aktiven Handgelenksstreckung

Zentrale Bedeutung für die Selbstständigkeit hat die Handgelenksstreckung, da nur mit ihr der Tenodeseneffekt der Aktiven Funktionshand möglich ist. Durch Verlagerung der distalen Sehne des BR auf diejenige des ECRB, wird aus der Passiven eine Aktive Funktionshand mit gut steuerbarem Tenodeseneffekt konstruiert.

Rekonstruktion eines Lateral- oder Schlüsselgriffs

Nach Wiederherstellung der Handgelenkstreckung folgt die Rekonstruktion eines passiven Lateralgriffs, dessen Tenodesenwirkung durch Fixierung der FPL-Sehne am Radius verstärkt werden kann. Voraussetzung hierfür ist eine Handgelenkextension mit Kraftgrad von mind. M3 und eine geeignete Stellung des Daumens zum Zeigefinger, idealerweise mit Kontakt der Daumenkuppe im Bereich des PIP-II-Gelenks. Hierzu ist oft die Stabilisierung und Positionierung des CMC-1-Gelenks durch eine Arthrodese erforderlich.

Nach Operationen zur Rekonstruktion der Handfunktion sind ca. bis zur 9. postoperativen Woche Bewegungseinschränkungen vorgegeben: Schiene, Einschränkungen des Bewegungsausmaßes und andere Schutzmaßnahmen. Die Einschränkungen verändern sich im Verlaufe der Rehabilitation und werden nach der 9. postoperativen Woche aufgehoben.

> Die Rehabilitation von Querschnittgelähmten muss unbedingt in einem **auf dieses Fachgebiet spezialisierten Zentrum** durchgeführt werden, da hier andere Ansätze, Denk- und Vorgehensweisen zur Anwendung kommen müssen, als bei anderen neurologischen Arbeitsfeldern.

Literatur

Zitierte Literatur

ASIA American Spinal Injury Association (2015) ISNCSCI – International Standard for Neurological Classification of Spinal Cord Injury. http://asia-spinalinjury.org/wp-content/uploads/2016/02/International_Stds_Diagram_Worksheet.pdf

Bersch I, Fridén J (2016) Functional electrical stimulation in tetraplegia hand surgery. Arch Phys Med Rehabil 97:154–159

Bersch I, Tesini S, Bersch U et al (2015) Functional electrical stimulation in spinal cord injury: clinical evidence versus daily practice. Artif Organs 39(10):849–854

ISNCSCI (2015) International standard for neurological classification of spinal cord injury. American Spinal Injury Association (ASIA) http://asia-spinalinjury.org/wp-content/uploads/2016/02/International_Stds_Diagram_Worksheet.pdf

Koch-Borner S (2016) Tricepsersatz-Operation. http://www.paraplegie.ch/files/pdf6/Tricepsersatz-Operation.pdf

Koch-Borner S (2016) Rekonstruktion der Handfunktion. http://www.paraplegie.ch/files/pdf6/Rekonstruktion_der_Handfunktion.pdf

Fridén J, Gohritz A (2015) Tetraplegia management update. J Hand Surg Am 40(12):2489–2500

Spicher CJ (2003) Manuel de rééducation sensitive du corps humain. Médecine & Hygiène, Genf, Paris

Spicher CJ (2006) Handbook for somatosensory rehabilitation. Vorwort: Dellon AL. Sauramps Médical, Montpellier, Paris

Weiterführende Literatur

Anderson KD (2004) Targeting recovery: priorities of the spinal cord injured population. J Neurotrauma 21:1371–1383

Bersch I, Decker J, Huber R, Schachschneider M, Siegrist-Nix D, Steger C (2011) Erhaltung der Funktion und Therapie der oberen Extremität nach Querschnittlähmung. Obere Extremitäten Forum SPZ Nottwil. http://www.paraplegie.ch/files/pdf4/Erhaltung_der_Funktion_und_Therapie_der_oberen_Extremiten1.pdf

28

Boninger ML (2005) Preservation of upper limb function following spinal cord injury: a clinical practice guideline for health-care professionals. Paralyzed Veterans of America, Washington DC

Bryden A, Kilgore K, Lind B et al (2004) Triceps denervation as a predictor of elbow flexion contractures in C5 and C6 tetraplegia. ArchPhys Med Rehabil 85:1880–1885

Connolly SJ, McIntyre A, Mehta S et al (2014) Upper limb rehabilitation following spinal cord injury. In: Eng JJ, Teasell RW, Miller WC, Wolfe DL, Townson AF, Hsieh JTC, Connolly SJ, Noonan VK, Loh E, McIntyre A (Hrsg) Spinal cord injury rehabilitation evidence. Version 5.0:1–74. https://scireproject.com/wp-content/uploads/upper_limb.pdf

Consortium for Spinal Cord Medicine (2005) Preservation of upper limb function following spinal cord injury: A clinical practice guideline for health-care professionals. J Spinal Cord Med 28(5):434–470

Curtin M (1999) An analysis of tetraplegic hand grips. Br J Occ Ther 62:444–450

Di Pasquale-Lehnerz P (1994) Orthotic intervention for development of hand function with C6 quadriplegia. Am J Occ Ther 48:138–144

Raad J (2014) Grasp-release-Test. http://www.rehabmeasures.org/Lists/RehabMeasures/DispForm.aspx?ID=1053

Eriks-Hoogland I, de Groot S, Post M et al (2009) Passive shoulder range of motion impairment in spinal cord injury during and one year after rehabilitation. J Rehabil Med 41:438–444

Fess EE, Philips C (1987) Hand splinting: principles and methods. Mosby, St. Louis

Gorgey A, Black C, Elder C et al (2009) Effects of electrical stimulation parameters on fatigue in skeletal muscle. J Orthop Sports Phys Ther 39(9):684–692

Harvey L, Herbert R (2002) Muscle stretching for treatment and prevention of contracture in people with spinal cord injury. Spinal Cord 40:1–9

Chhabra HS (2015) ISCoS textbook on comprehensive management of spinal cord Injury. Wolters Kluwer, New Delhi

Joss R, Wolzt B, Horn M (2008) Querschnittlähmung. In: Habermann C, Kolster F (Hrsg) Ergotherapie im Arbeitsfeld Neurologie. Thieme, Stuttgart

Kalsi-Ryan S, Curt A, Verrier MC et al (2012) Development of the graded redefined assessment of strength, sensibility and prehension (GRASSP); reviewing measurement specific to the upper limb in tetraplegia. J Neurosurg Spine 17(1):89–93

Krajnik S, Bridle M (1992) Hand splinting in quadriplegia: current practice. Am J Occ Ther 46:149–156

Kohlmeyer K, Hill J, Yarkony G et al (1996) Electrical stimulation and biofeedback effect on recovery of tenodesis grasp: a controlled study. Arch Phys Med Rehabil 77(7):702–706

Mulcahey MJ, Betz RR, Bryden A et al (2015) Orthotic management. In: Chhabra HS (Hrsg) ISCoS Textbook on comprehensive management of spinal cord injury. Wolters Kluwer, New Delhi, S 558–564

Radloff K (2016) Akupunktmassage. http://www.apm-radloff.ch/die-methode

Scott J, Donovan W (1981) The prevention of shoulder pain and contracture in the acute tetraplegia patient. Paraplegia 19(5):313–319

Sigrist-Nix D, Reding-Bähler F, Joss R (2015) Wissenswertes über die oberen Extremitäten bei Tetraplegie. http://www.paraplegie.ch/de/pub/spz/bereiche/ergotherapie.htm

Snoek GJ (2004) Survey of the needs of patients with spinal cord injury: impact and priority for improvement in hand function in tetraplegics. Spinal Cord 42(9):526–532. doi:10.1038/sj.sc.3101638

Thumbikat P, Hariharan R, Leighton S (2015) Management of tetraplegic hand. In: Chhabra HS (Hrsg) ISCoS textbook on comprehensive management for spinal cord injury. Wolters Kluwer, New Delhi, S 576–593

Waring W, Maynard F (1991) Shoulder pain in acute traumatic quadriplegia. Paraplegia 29(1):37–42

Schienen

Schienenbehandlung als Bestandteil der Handtherapie

Birgitta Waldner-Nilsson und Adèle P. Diday-Nolle

© Springer-Verlag GmbH Deutschland, ein Teil von Springer Nature 2019
B. Waldner-Nilsson (Hrsg.), *Handrehabilitation*
https://doi.org/10.1007/978-3-540-38926-2_29

Hände als **frühzeitiger Ausdruck menschlichen Wesens und Handelns** haben Forscher bestätigt, als sie 2014 die **ältesten Handabdrücke** eines Steinzeitmenschen auf der indonesischen Insel Sulawesi entdeckten. Während Jahrtausenden haben Menschen – wie eine **instinktive Handlung** – schmerzhafte Schädigungen an der Hand mittels erfinderischer (Hilfs-)Mittel wie Blätter, Leim, Leder oder Rinde behandelt.

Lange bevor sich die Handchirurgie entwickelt hat, wurde Chirurgie an der Hand zuerst von Allgemeinchirurgen und später auch von Orthopäden betrieben. Sie setzten apparative Hilfsmittel (z. B. aus Leder, Blech und Stahldraht) bei der Behandlung von Schädigungen an der oberen Extremität ein (◘ Abb. 29.1).

Einflussreiche Faktoren, die sich aus den Fortschritten der Allgemeinchirurgie, Medizin, Biomechanik und Technologie ergaben, haben zur Evolution der chirurgischen Versorgung und therapeutischen Nachbehandlung (einschließlich Schienen) bei Fehlbildungen, Verletzungen und Erkrankungen der oberen Extremität beigetragen.

Zudem bekam die komplexe Darstellung der **Funktion einer menschlichen Hand** eine verstärkte Aufmerksamkeit und machte eine subtile **Differenzierung in der Diagnostik und Therapie** der Verletzungen notwendig (Schuster 2011).

Zwei **Spezialisierungen** – zuerst die **Handchirurgie** und später auch die **Ergotherapie in der Handrehabilitation** – drängten sich auf.

Die Anerkennung des Facharzttitels Handchirurg (in der Schweiz), die Einführung der Zusatzbezeichnung Handchirurgie (in Deutschland) und die Anerkennung der Spezialisierung der Handchirurgie (in Österreich) – als Spezialfach – haben laut Lanz (1995) zu einem fundamentalen Schub für die Handchirurgie gesorgt. Sie haben zu einer grundlegenden Veränderung handchirurgischer Versorgungsstrategien und der Nachbehandlungskonzepte geführt.

Durch die Entwicklung der Handchirurgie hat auch der Bereich der Rheumaorthopädie einen großen Aufschwung erhalten. Die Forschung hat neue Erkenntnisse vor allem auf dem Gebiet der rheumatoiden Arthritis hervorgebracht.

Mit den großen Fortschritten der beiden Fachbereiche hat sich auch die Schienenbehandlung in der Ergotherapie sehr stark entwickelt. Das Wissen über die Schienenbehandlung hat ständig weiter zugenommen und gewann als wirksame, unterstützende therapeutische Maßnahme zunehmend an Bedeutung. Sie ist heute als unerlässlicher Bestandteil aus der Handtherapie nicht wegzudenken.

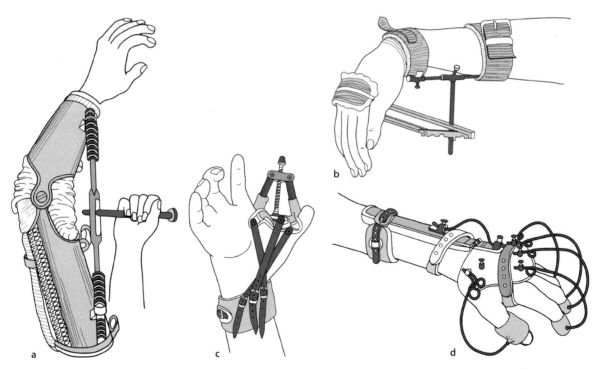

◘ **Abb. 29.1a–d** Entwicklungsgeschichtliche Schienenmodelle; **a** 1517: Schiene für das Ellbogengelenk, H. von Gersdorff, »Feldtbuch der Wundt-Arztney«; **b** 1886: Schiene für die Flexion des Handgelenks, A. Reibmayer, **c** 1946: Schiene für die Palmarabduktion des Daumens, A. Steindler, »The traumatic deformities«; **d** 1946: Schiene für die Extension aller Finger, J. Bateman, »Bone and joint surgery« (aus: Orthopaedic appliances atlas, Band 1, 1952)

Es hat sich gezeigt, dass die Zahl der rekonstruktiven Maßnahmen (wie z. B. Tendolysen) durch eine frühzeitig eingeleitete Schienenbehandlung wesentlich gesenkt und dass Sekundäroperationen und ggf. auch frühzeitige Rentenzahlungen umgangen werden konnten. Zellweger äußerte schon 1985 folgende Meinung: »Nirgends macht sich die Frühmobilisation so bezahlt wie bei den Händen.« Dies trifft für alle Menschen in jedem Lebensalter zu.

Die einzigartige **Wirksamkeit von Schienen bei der Gewebeumwandlung** beschreibt Fess (1998) wie folgt: »Schienen sind die einzigen verfügbaren therapeutischen Mittel, die über genügend lange Zeit – um Gewebeumwandlung herbeizuführen – kontrollierte, sanfte Kräfte auf Weichteile setzen können ohne mikroskopisch schädliche Störungen an den Zellstrukturen hervorzurufen.«

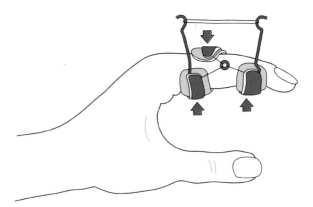

Abb. 29.2   Extensionsschiene für das PIP-Gelenk, sog. Bunnell-Schiene (Zeichnung von Diday)

29.1   Ärzte und Therapeutinnen, die zur Entwicklung und Konsolidierung der Schienenbehandlung beigetragen haben

Um die Gegenwart zu verstehen, soll die Vergangenheit kurz vor Augen geführt werden.

Allgemeinchirurgen, Orthopäden, Rheumatologen und Therapeutinnen haben, lange bevor sich die Handchirurgie entwickelte, tatkräftig zur **Entwicklung der Schienenbehandlung** beigetragen.

Sie haben in kleinen Werkstätten ihre **Schienenmodelle selber angefertigt** (u. a. aus Gips, Blech, Stahldraht und Plexidur). Die Weiterentwicklung der Schienenbehandlung war später eng mit der Etablierung der Handchirurgie und Handrehabilitation verbunden.

Waren diese Ärzte und Therapeutinnen zuerst Wegbereiter, wurden sie später prominente Fachspezialisten und Koryphäen in ihrem Fachbereich. Einige Schienen tragen ihre Namen und werden heute noch eingesetzt.

Es folgt eine kurze Auflistung nach Ländern, in denen die aufgeführten **Ärzte** tätig waren.

29.1.1   Pioniere der Handchirurgie

Vereinigte Staaten von Amerika

— **Sterling Bunnell (1882–1957)**, ursprünglich ein Allgemeinchirurg, war einer der einflussreichsten Persönlichkeiten in der Geschichte der Handchirurgie. Die sich bewährte »Reversed Knuckle Bender«-Extensionsschiene für das PIP-Gelenk

(sog. **Bunnell-Schiene**, Abb. 29.2), trägt seinen Namen.

— **Paul W. Brand (1914–2003)** war als englischer Allgemeinchirurg und Pioniermissionar in Indien tätig. Er war der erste Chirurg, der rekonstruktive Chirurgie an den von M. Hansen (Syn. Lepra) verursachten Deformationen an Händen (und Füßen) angewendet hat.

Er hat sich später große Verdienste um die Chirurgie und Rehabilitation in den USA erworben. Im Jahr 1985 erarbeitete er Grundlagen der mechanischen Krafteinwirkungen bei **dynamischer Schienung**. Sie ermöglichen den Handchirurgen bzw. Handtherapeutinnen, objektivere Aussagen in Bezug auf Zugstärke, Druck und Drehmoment zu machen (▶ Abschn. 31.2 »Wirkungsmechanismen von dynamischen Schienen«).

— **Alfred B. Swanson** († 2005), ein orthopädisch orientierter Chirurg, entwickelte Gelenkimplantate und stellte zusammen mit Buchanan et al. ein therapeutisches **Nachbehandlungsprogramm, einschließlich für die Schienung**, auf.

England

— **Christopher B. Wynn Parry (1924–2015)** war ein Rheumatologe und Pionier der Rehabilitationsmedizin. Er verfasste 1958 zusammen mit Nathalie Barr, einer Ergotherapeutin, das Werk »**Rehabilitation of the hand**«. Die letzte Neuauflage erfolgte 1981. Eine weitere Publikation von Wynn Parry »**New types of lively splints for peripheral nerve lesions affecting the hand**« erschien 1970.

— **Hugh G. Stack (1915–1992)** entwickelte für die konservative Behandlung eines subkutanen Strecksehnenabrisses eine Schiene, die nach ihm benannt wurde (sog. **Stack-Schiene**, Abb. 29.3).

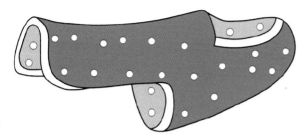

◘ Abb. 29.3   Schiene nach Stack (Zeichnung von Diday)

Schweden

- **Erik Moberg (1905–1993)** war ein orthopädisch orientierter Chirurg. Von ihm – unter Mitarbeit von drei Ergotherapeutinnen – erschien 1982 **»Orthesen in der Handtherapie«**.

Beobachtungen und Schlussbemerkung

Die oben erwähnten Seniorwegbereiter waren besonders einflussreiche Persönlichkeiten. Sie haben alle gemeinsam, dass sie ihren Beruf mit großer Hingabe ausgeübt und ein hohes Lebensalter erreicht haben. Ein Leben geprägt von der Handchirurgie und der Liebe zum Fach?

29.1.2   Schienenpionierinnen

Bevor es Handtherapeutinnen gab, bemühten sich vorwiegend Ergotherapeutinnen in enger Zusammenarbeit mit dem Arzt um **selbstentworfene Schienenmuster** und **selbstangefertigte Schienen**.

Es folgt eine kurze Auflistung nach Ländern, in denen die aufgeführten **Therapeutinnen** als Seniorpionierinnen tätig waren bzw. noch sind.

Vereinigte Staaten von Amerika

- **Maude H. Malick (1921–2011)** war eine in der Schweiz geborene und später in die USA emigrierte Ergotherapeutin. Während ihrer Tätigkeit am Harmarville Rehabilitation Center, Pittsburgh, entwickelte sie, gemeinsam mit der Firma Johnson & Johnson, das thermoplastische Material »Orthoplast«. Maude Malick hielt weltweit Schienenworkshops, so auch im deutschsprachigen Raum. Ihr umfangreiches Wissen hat sie in verschiedenen **Schienenlehrbüchern** niedergeschrieben. 1972 erschien **»Manual on static hand splinting«**, 1976 folgte **»Lagerungsschienen für die Hand«**, die deutsche Erarbeitung zusammen mit Dr. R. Baumgartner. Ihr nächstes Schienenbuch das **»Manual on dynamic hand splinting with thermoplastic materials«** und die deutsche Erarbeitung **»Dyna-**

mische Schienen für die Hand« erschienen 1974 resp. 1978.
- **Nancy M. Cannon**, eine Ergotherapeutin, ist Direktorin des »Hand to Shoulder Therapy Center« in Indianapolis. Ihre Schienenpublikation **»Manual of hand splinting«** erschien 1985.
- **Evelyn J. Mackin (im Jahr 2019 bereits 94-jährig)**, eine Physiotherapeutin, war am Hand Rehabilitation Center, Philadelphia tätig. Sie zählt, wie Maude Malick, zu den größten Pionierinnen auf dem Gebiet der Schienen.
  Sie ist zusammen mit den Handchirurgen Hunter und Schneider und der Ergotherapeutin Bell Herausgeberin und Koautorin des umfassenden Werkes **»Rehabilitation of the hand: surgery and therapy«**, das 1978 erschien.
  Weitere Auflagen folgten unter dem Titel **»Rehabilitation of the hand and upper extremity«**. Die 6. und bis heute letzte Auflage erschien 2011 (Skriven). 7. Aufl., voraussichtliche Erscheinung 2019-2020.
- **Judy C. Colditz** ist eine Ergotherapeutin und eine hervorragende Dozentin und Expertin auf dem Gebiet der Schienung. Zurzeit ist sie als Inhaberin und Direktorin eines HandLab in North Carolina tätig, das sich mit dem Entwerfen von **Schienungskonzepten und Schienenmustern** (◘ Abb. 29.4) befasst. Das HandLab bietet zur Schienthematik online Videokurse und DVD/CD-Selbststudienmodule an.

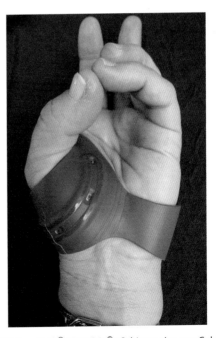

◘ Abb. 29.4   »Push®-MetaGrip®«-Schiene: eine von Colditz entworfene Schiene für die Stabilisation des Daumens (mit freundlicher Genehmigung Anita Reiter Eigenheer)

- **Elaine Fess** und **Cynthia A. Philips** sind beide Ergotherapeutinnen. Ihre Erfahrungen mit Schienen wurden erstmals 1981 im Buch »**Hand splinting: principles and methods**« veröffentlicht. Eine 2. Auflage folgte 1987. Zusammen mit zwei weiteren Ergotherapeutinnen entstand 2005 die 3. und auf die obere Extremität erweiterte Auflage »**Hand and upper extremity splinting. Principles & methods**«.

England

- **Nathalie R. Barr (†1993)** war eine Ergotherapeutin. Ihr großes Wissen verdankte sie auch ihren Mentoren mit klingenden Namen wie Pulvertaft, Capener und Wynn Parry. Sie war Koautorin von Wynn Parrys »**Rehabilitation of the hand**«. Ihre Schienenpublikation »**The hand. Principles and techniques of simple splintmaking in rehabilitation**« erschien 1975.

Gewiss wären hier noch weitere Schienenwegbereiter und Schienenpionierinnen zu nennen. Beabsichtigt wurde jedoch, eine Auswahl zu treffen. Weitere Information zu markanten Wegbereitern und Pionierinnen sind in der von Diday et al. (1991) verfassten Schrift zu finden.

29.2   Anwendung von Schienen

Schienenbehandlungen sind angebracht bei Erkrankungen und Verletzungen im traumatologischen, orthopädischen, rheumatologischen und neurologischen Bereich, sowie bei angeborenen Fehlbildungen der oberen Extremitäten.

Schienen sind ein wichtiger Bestandteil der Handrehabilitation. Sie wirken in Zusammenhang mit anderen Behandlungsinhalten und dürfen nicht als separate Maßnahme angesehen werden. Damit der Schieneneinsatz zu einer effektiven Behandlungsmaßnahme wird, muss er dem speziellen Typ des Gewebes, das betroffen ist, und dem physiologischen Stadium der Wundheilung angepasst sein (Fess 1998).

Der Einsatz von Schienen kann sowohl als **Prophylaxe**, in der **Akutphase** (zur Immobilisation/Lagerung), **bei Operationen** (präoperativ, frühpostoperativ oder spätpostoperativ) als auch in der **Rehabilitationsphase** erfolgen.

Der traditionelle, **prophylaktische Einsatz** von Schienen bei Erkrankungen des rheumatischen Formenkreises (Arthritiden, Arthrosen und Weichteilrheumatismus) hat sich erweitert und umfasst u. a. ebenfalls die Prophylaxe bei Kompressions- und Überlastungssyndromen.

In der **Akutphase** dienen die Schienen v. a. dem Schutz und der Unterstützung des betroffenen (verletzten oder erkrankten) Gewebes. In der **spätpostoperativen-** und der **Rehabilitationsphase** tritt die korrigierende Bedeutung der Schiene bei Weichteil- und Gelenkkontrakturen in den Vordergrund.

Besonders in der symptomatisch und kausal wirkenden Behandlung wird die Indikation einer Schienenversorgung und deren Möglichkeiten ersichtlich, wie z. B. bei der Ödem- und Schmerzbekämpfung, bei der Verbesserung des Bewegungsumfangs bzw. der Funktion sowie bei der Korrektur von Fehlstellungen/Deformitäten.

Schienen haben in der **aktiven, frühfunktionellen Behandlung**, z. B. nach Sehnenverletzungen (Frühmobilisation) und bei Frakturen, stark an Bedeutung gewonnen.

Mit ein und derselben Schiene können **eine oder mehrere Zielsetzungen** verfolgt werden.

Der **Zeitpunkt für den Beginn einer Schienenbehandlung** sowie deren Dosierung ist von maßgeblicher Bedeutung für den voraussichtlichen Verlauf, die Dauer und den Ausgang einer Schädigung.

Eine Schienenbehandlung kann von der Ergotherapeutin sowohl während der **stationären** als auch während der **ambulanten Behandlung** des Patienten durchgeführt werden

Eine Schienenversorgung kann als **Langzeitmaßnahme** (mit zeitlicher Begrenzung) oder als **Kurzzeitmaßnahme** (als Probephase, zur Beurteilung der endgültigen Versorgung) erfolgen.

Die **Verordnung einer Schiene** (mit Ausnahme derjenigen Schienen, die als Übungsschienen bei den Funktions- und Bewegungsübungen dienen) erfolgt durch den Arzt. Das **Stellen der Indikation** dagegen liegt im Kompetenzbereich aller Mitglieder eines Handrehabilitationsteams.

Bezüglich spezieller Angaben zur Schienenbehandlung bei Kindern mit angeborenen Fehlbildungen und für Patienten mit einer Tetraplegie verweisen wir auf ► Kap. 27 »Angeborene Fehlbildungen der Hand« und auf ► Kap. 28 »Die Behandlung der oberen Extremitäten bei Tetraplegie«.

29.2.1   Anforderungen an den behandelnden Arzt

Die **Verordnung einer Schienenbehandlung** setzt Wissen des überweisenden Arztes hinsichtlich der Funktionsweisen, Zielsetzungen und Verwendungsmöglichkeiten von Schienen voraus. Dieses Wissen sollte in geeigneter Form an den Patienten weitergegeben werden.

Dabei sind evtl. bestehende Barrieren (aus Unwissenheit, sprach- und kulturbedingt) zu überwinden.

> Die Bedeutung einer dem Patienten angemessenen Aufklärung sollte **nicht** unterschätzt werden. Sie stellt eine der tragenden Säulen für die Adhärenz gegenüber abgesprochenen und verordneten Maßnahmen dar.

Der **Verordnungs- bzw. Überweisungsschein** des behandelnden Arztes enthält neben diagnostischen Angaben auch Angaben zu Indikation und Zielsetzung der Behandlung, Vorsichtsmaßnahmen, voraussichtlicher Dauer der Schienenbehandlung sowie über Beruf, Arbeitgeber und Kostenträger des Patienten.

Sehr hilfreich ist es, wenn, besonders in komplexeren Fällen, dem Verordnungsschein einen Operationsbericht beigefügt wird, aus dem die Art der durchgeführten Versorgung, geplante Folgeoperationen, etwaige Begleiterscheinungen bzw. Komplikationsrisiken und die Prognose der durchgeführten Operation zu entnehmen sind. Röntgenbilder oder andere bildgebende Mittel (z. B. MRI, CT) und Untersuchungen (EMG, NLG) können weitere wichtige Informationen geben.

Je klarer und vollständiger die Angaben des behandelnden Arztes sind, desto leichter und gezielter kann sich die Therapeutin eine präzise Vorstellung von der verordneten Schiene machen und umso effizienter kann die Anfertigung der Schiene erfolgen. Genaue Angaben und eine effektive Kommunikation zwischen Arzt und Therapeutin tragen zu einer zügigen und kostensparenden Abwicklung bei.

29.2.2 Anforderungen an die Therapeutin

Schienenherstellung ist eine Kombination von Wissenschaft und Kunst (Coppard 2008). Es bedarf dazu eines fundierten Wissens, »Clinical Reasoning«, Planung, Kreativität und eines handwerkliches Geschicks. Die verschiedenen Anforderungen sind in ▶ Übersicht 29.1 aufgeführt.

Kurzum: Schienenbau erfordert Professionalität!

Ebenso wichtig wie diese Kenntnisse, Fähigkeiten und Fertigkeiten sind eine **detaillierte Erfassung** des Patienten und Übung darin, anhand differenzierter Erfassungsergebnisse die verletzungs- bzw. erkrankungsbedingten Problemstellungen abzuleiten.

Die **Erfassung** im Akutstadium, bei der ein von der Verletzung der Strukturen vorgegebenes, klares Prozedere festgelegt ist, wird sich auf das Wesentlichste beschränken. Bei der Prophylaxe und im späteren Stadium einer Verletzung oder Erkrankung oder im

---

Übersicht 29.1 Anforderungen an die Therapeutin
- Differenzierte anatomische, gelenkphysiologische, kinetische und kinematische Kenntnisse
- Genaues Wissen um Muskel-Sehnen-Wirkungen auf die verschiedenen Segmente des Arms, der Hand und der Finger, sowie vertiefte Kenntnisse über die Funktion der oberen Extremität
- Kenntnisse der durch Verletzung oder Erkrankung hervorgerufenen pathophysiologischen und pathomechanischen Veränderungen und damit die Kenntnis der Morphologie der gesunden bzw. pathologisch veränderten oberen Gliedmaßen
- Fundiertes Wissen über Operationstechniken, Nachbehandlungskonzepte sowie über Heilungsprozesse der verschiedenen Strukturen
- Kenntnisse über die physiologische Antwort der gesunden und pathologischen Weichteile und des muskuloskelettalen Gewebes auf Grund der Wirkung der Schiene
- Wissen über die Indikationen, Zielsetzungen, Kontraindikationen und Vorsichtsmaßnahmen der Schienenversorgung sowie ihre Funktion und Prinzipien beim Entwerfen und Herstellen
- Kenntnisse der biomechanischen Grundlagen, auf denen die Konstruktion einer Schiene beruht
- »Handfeste« Erfahrung im Entwerfen und Herstellen einer Schiene und im Umgang mit den verschiedensten Schienen-, Polster- und Verschlussmaterialien, sowie Vertrautheit mit Bearbeitungsverfahren und Anwendungsmöglichkeiten
- Handwerkliche Fähigkeiten und Fertigkeiten, technisches Geschick sowie gestalterische und kreative Fähigkeiten
- Hohes berufliches und persönliches Engagement
- Wissen über die Möglichkeiten der Verstärkung der Adhärenz durch realistische klare Ziele, klientenzentriertes Arbeiten und Patientenschulung
- Kenntnisse über die Dokumentation und Techniken der Evaluation der Wirksamkeit der Schiene

29

Fall einer langfristigen Behinderung verlagert sich der Fokus der Erfassung von den verschiedenen Strukturen der oberen Extremitäten hin zur Aufgabenerfüllung, die der Patient mit seinem betroffenen Arm leisten soll. Es gibt keine Routine-Schienen-Lösungskonzepte. Der Input, sowohl vom Patienten (und ggf. seinen Betreuungspersonen) als auch der Therapeutin, muss die klinischen Entscheidungen leiten.

»Schienen müssen individuell erschaffen werden, um die einmaligen Bedürfnisse jedes einzelnen Patienten zu decken« (Fess 2002, 2011).

Von großer Bedeutung ist ebenfalls eine dem Verständnis des Patienten angepasste, ausführliche **Aufklärung** und **Instruktion.** Die Patientenschulung muss die Lebenssituation, das Alter und die kognitiven Fähigkeiten des Patienten berücksichtigen und je nach Situation die direkten Bezugspersonen oder Betreuer mit einschließen. Weitere Angaben unter ▸ Abschn. 29.7.1 »Information und Instruktion durch die Therapeutin« sowie ▸ Abschn. 29.7.2 »Information durch ein Merkblatt«.

Neben der korrekten und sorgfältig angepassten, bequemen und ästhetischen Schiene sind dies für die Adhärenz sehr wichtige Faktoren, siehe ▸ Abschn. 29.2.4 »Adhärenz und Compliance«. Wenn diese Prinzipien befolgt werden, wird die Schienenabgabe nicht zu einem vergeblichen Unterfangen, bei der der Patient die Schiene nicht oder nur ungenügend trägt.

Auch bei Schienenverordnungen sollte die Therapeutin dem behandelnden Arzt regelmäßig informative **Rückmeldungen** hinsichtlich der Verlaufsbeurteilung geben.

Für die Weiterentwicklung der Schienenbehandlung sind die Überprüfung und das Feedback des Patienten äußerst wichtig, und jeder Grund für eine Nicht-Adhärenz gegenüber dem Schienenprotokoll muss untersucht werden. Effektive Kommunikation ist diesbezüglich unverzichtbar.

In der Ergotherapieausbildung ist die Schienenherstellung integriert. Physiotherapeutinnen müssen sich durch spezielle Fort- und Weiterbildungskurse das notwendige Wissen aneignen. In der Aus- und Weiterbildung zur zertifizierten Handtherapeutin sind Inhalte/Module zum Schienenbau mit eingeschlossen.

29.2.3 Situation des Patienten – Patientenverantwortung

Verletzungs- oder Erkrankungsfolgen wirken sich auch bei handgeschädigten Patienten sehr unterschiedlich aus. Alter, physische und psychische Verfassung, der Kulturkreis und das soziale Umfeld des Betroffenen spielen dabei eine große Rolle. Manche Patienten mobilisieren

in derartigen Situationen (manchmal ungeahnte) Leistungsreserven, die sich in einer großen Anpassungsfähigkeit äußern. Mit ihrem Einfallsreichtum meistern sie dadurch erfolgreich Aspekte ihrer ungewöhnlichen Situation. Siehe weitere Angaben in ▸ Band II, 2. Aufl., ▸ Kap. 13 »Bedeutung der Hand – psychologische Reaktionen auf eine Verletzung«.

In der Akutphase ist die Beteiligung des Patienten in Bezug auf Schienenart, Schienenmaterial und Behandlungsprotokoll eingeschränkt. Die Art der Verletzung bestimmt weitgehend die Anforderungen an die Schiene. Das Tragschema wird mehrheitlich von Arzt und Therapeutin bestimmt. Dennoch haben der Patient und ggf. seine Betreuer die Kontrolle über das Schienentragen und sind dafür verantwortlich. Der Patient muss akzeptieren, dass die durch die Verletzung hervorgerufenen Funktionseinschränkungen durch den Einsatz einer Schiene anfangs noch verstärkt werden können. Es muss Verständnis für die veränderte Situation des Patienten gezeigt werden, ohne das Ziel der Schienenbehandlung aus den Augen zu verlieren. Der Patient soll sich bewusst werden, dass das Ergebnis einer Schienenbehandlung stark von seiner Bereitschaft zu aktiver Beteiligung und Kooperation abhängt. Faktoren, die die Adhärenz beeinflussen, werden im nächsten Abschnitt beleuchtet.

Wenn es um eine lebenslange Behinderung oder um eine Erkrankung z. B. des rheumatischen Formenkreises geht, hat der Patient oft umfassende Erfahrungen mit den Handfunktionsstörungen und z. T. mit Schienen und kann spezifische Schienenanforderungen darlegen. Der Patient (ggf. sein Betreuer) trägt Informationen bei, die mit individuellen physischen, psychologischen und kognitiven Merkmalen, Berufsanforderungen und Kultur verbunden sind. Er wird als das primäre Mitglied des Teams angesehen. Seitens der Therapeutin bekommt er eine klare Erklärung über den Zweck der Schienenbehandlung, die Art der Schiene, die Vorsichtsmaßnahmen und die mit der Schiene verbundenen Möglichkeiten und Einschränkungen. Das Tragschema wird in den Tagesablauf und den Lebensstil des Patienten integriert.

> ❯ Ein Patient, der alle Behandlungsmaßnahmen durch aktive Mitarbeit unterstützt – weil er mit den vereinbarten Empfehlungen übereinstimmt, Einsicht in die Behandlung und Vertrauen zum Arzt/zur Therapeutin hat –, erleichtert und begünstigt den Verlauf einer Schienenbehandlung wesentlich.

29.2.4 Adhärenz und Compliance

Adhärenz bezeichnet das Ausmaß, in dem das Verhalten einer Person, z. B. bei einer Lebensstiländerung, mit den mit der Therapeutin vereinbarten Empfehlungen übereinstimmt (Sabaté 2003a). Die WHO hat 2003 fünf Dimensionen der Adhärenz definiert (Sabaté 2003b, ◘ Abb. 29.5).

Der Begriff »**Compliance**« hat die einseitige Einhaltung der Therapievorgaben durch den Patienten im Fokus (Therapietreue). Es wird außer Acht gelassen, dass für den Therapieerfolg die Mitarbeit beider Behandlungspartner notwendig ist. Demgegenüber steht beim Begriff **Adhärenz** die aktive Zusammenarbeit von Therapeutin und Patient im Sinne einer **gemeinsamen Entscheidungsfindung** und Therapiezielvereinbarung im Vordergrund, d. h. die aktiv erfragte Patientenmeinung wird bei der Behandlungsplanung mit berücksichtigt. »Handtherapeuten, als klientenzentrierte Praktiker, müssen den Begriff Compliance durch den Begriff Adhärenz ersetzen« (O'Brien 2012).

Was können wir tun, damit die von uns hergestellten Schienen getragen werden? Literatur, Studien (u. a. Kirwan 2002; Sandford 2008) und Reviews (Belcon 1984; O'Brien 2010), bezogen auf die Adhärenz über das Tragen von verordneten Schienen der oberen Extremität, geben einige Hinweise und Antworten. Eine hohe Rate der Adhärenz (75 %) wurde bei akuten Verletzungen der oberen Extremitäten in einem systematischen Review von O'Brien (2010) und tiefere Raten (zwischen 25–65 %) bei chronischen Erkrankungen (Belcon 1984) festgestellt. Verschiedene Autorinnen (O'Brien 2012; Wilton 2013a) weisen darauf hin, dass die Adhärenz gegenüber Schienenbehandlung größer ist, wenn die in ▶ Übersicht 29.2 aufgelisteten Faktoren zutreffen.

> **Übersicht 29.2 Faktoren, die die Adhärenz beeinflussen**
> — Die Schiene ist bequem und für den Patienten ästhetisch annehmbar
> — Die Vorteile der Schienenbehandlung sind sofort spürbar
> — Der Patient wird in Bezug auf den Nutzen und die Grenzen der Schiene und das voraussichtliche Tragschema von der Therapeutin instruiert
> — Die Schiene bekommt im Leben der Person einen höheren Wert, wenn sie ihr ermöglicht, die für sie wichtigen, geschätzten Tätigkeiten auszuführen
> — Die Therapeutin versichert eindringlich ihren Glauben an die positive Wirkung der Schiene für den Patienten
> — Die Therapeutin gibt Beispiele, wie andere Patienten erfolgreich ihre funktionellen Aktivitäten/Tätigkeiten angepasst haben, ohne das Schienenschema zu gefährden
> — Die Familie unterstützt die Behandlung

Die Kontinuität des Teams und die Kongruenz seiner Aussagen, die Förderung des Optimismus, die Stärken und das Selbstvertrauen des Patienten tragen zu verbesserter Adhärenz bei.

Die Funktionalität der Schiene steht natürlich an erster Stelle. Die Akzeptanz, eine Schiene über längere Zeit zu tragen, steigt aber nachweislich mit einer ansprechenden Optik.

Das Führen eines Schienenprotokolls ist einer der wichtigsten Faktoren für ein erfolgreiches Resultat einer Schienenbehandlung. In Studien von Kirwan (2002)

◘ **Abb. 29.5** Die fünf Dimensionen der Adhärenz nach WHO (2003)

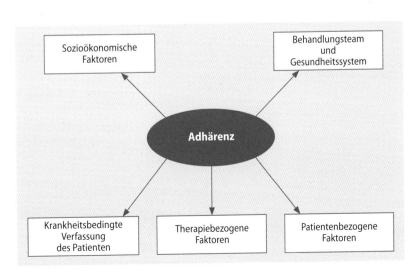

und Sandford (2008) werden Zeitaufwand, -probleme, Schmerzen und Unbequemlichkeit der Schiene sowie ihre störende Wirkung auf das Familien- und/oder Sozialleben und in Alltagssituationen ausgewiesen. Positives Feedback seitens der Therapeutin und nahestehender Personen wirken dagegen sehr förderlich.

Alter und Geschlecht zeigen im Review von O'Brien (2010) keinen Einfluss auf die Adhärenz gegenüber Schienenbehandlung. Je größer die Beeinträchtigung des Patienten, desto größer die Compliance (Sluijs et al. 1993; Groth et al. 1995).

29.3 Indikationen einer Schienen-behandlung

Die Indikation für die Verordnung einer Schienenbehandlung kann sein:

- **obligat** (zwingender Grund z. B. für eine Fixation in einem Gipsverband, einer Gipsschiene, einer Lagerungsschiene aus thermoplastischem Material, eine aktive oder passive Frühmobilisation mittels einer dynamischen Schiene entsprechend dem Sehnennachbehandlungskonzept),
- **kausal** (durch Krankheit oder Verletzung bedingte verändernde Gegebenheiten),
- **relativ** (nach sorgfältigem Abwägen des Pro und Kontra einer Schiene).

29.3.1 Schienenbehandlung bei pathologischen Veränderungen

Pathologische Veränderungen, die mithilfe einer Schiene günstig zu beeinflussen sind, und die jeweilige Wirkung der Schiene sind in ◘ Tab. 29.1 dargestellt.

◘ Tab. 29.1 Pathologische Veränderungen und die jeweilige Wirkung der Schiene

Pathologische Veränderungen	Wirkung der Schiene
Infektiöse Prozesse	– Immobilisation (und Hochlagerung) bei akuter Infektion – Linderung des Infektionsschmerzes
Akute entzündliche Prozesse (wie z. B. bei rheumatoider Arthritis [RA])	– Immobilisation eines Gelenks, dessen weiterer Gebrauch unmittelbar mit einer Deformation einhergehen könnte (Prophylaxe) – Ruhigstellung besonders stark gereizter und schmerzhafter Gelenke (z. B. als Nachtschiene) – Ruhigstellung zur Korrektur von Fehlstellungen
Chronische (Über-)Belastung (z. B. Tendovaginitis)/ Traumata (z. B. Distorsionen, Luxationen)	– Minderung der (Über-)Belastung – Stabilisation der Gelenke – Reduzierung des Bewegungsschmerzes
Wundheilungsstörungen	– Immobilisation zur Unterstützung des Heilungsprozesses und zur Förderung einer frühen gesicherten Wundheilung
Starke Schwellung, Stauung und Ödem (z. B. postoperativ, komplexes regionales Schmerzsyndrom Typ I, Schulter-Hand-Syndrom)	– Ruhigstellung und Hochlagerung (alternierend mit wirksamen Bewegungsübungen zur Anregung der Blut- und Lymphzirkulation)
Schmerzhafte Gelenke	– Ruhigstellung – Schmerzlinderung durch (temporäre) Entlastung dieser Gelenke
Degenerative Veränderungen (z. B. Arthrose)	– Stabilisation – Linderung des Bewegungsschmerzes – Reduzierung bzw. Korrektur einer Gelenkfehlstellung
Instabilität (wie z. B. nach Gipsabnahme bei Skaphoidfraktur, nach Arthroplastik, bei chronischer RA)	– Fixation instabiler Frakturen/Gelenke – Schutz bei mangelnder Belastbarkeit einer Fraktur (bei Kraftanstrengungen) – Schutz des operativen Ergebnisses und Unterstützung der Heilung des Gelenks in einer stabilen Position – Linderung des Bewegungsschmerzes
Achsenfehlstellungen (wie z. B. bei RA, Bänder- oder Sehnenläsionen)	– Vorbeugen von Gelenkfehlstellungen (prä- bzw. postoperativ)

◘ Tab. 29.1   (Fortsetzung)

Pathologische Veränderungen	Wirkung der Schiene
Geschwächtes Stützgewebe (wie z. B. bei RA, Läsion der Gelenkkapsel)	– Vermeiden einer drohenden Überdehnung
Kombinationsverletzungen (wie z. B. bei Verbrennungen)	– Vermeiden einer nicht funktionellen bzw. groben Fehlstellung momentan nicht gebrauchsfähiger Gelenke
Insertionstendopathien (radiale/ulnare Epikondylopathien)	– Aufhebung der Reizwirkungen und des Dehnungsschmerzes an den Ansatzstellen der Sehnen
Narbengewebe bei geschlossenen Wunden (Hauttransplantat, Narbenverkürzung)	– Prophylaxe bzw. Korrektur exzessiver Narbenbildung (Keloide) und der dadurch drohenden Kontrakturbildung
Früh-postoperative Veränderungen an Sehnensystemen (nach Naht, Verlagerung, Transplantation, Tendolyse)	– Prophylaxe von Verklebungen, (Sehnen-)Adhäsionen und anderen Gleitflächenbeeinträchtigungen
Veränderte Muskulatur (Schrumpfung, Verkürzung)	– Vorbeugen von Gelenkfehlstellungen – Aufdehnen der Muskulatur
Veränderte Bandsysteme (nach Zerreißung, Ruptur)	– Immobilisation – Mobilisation bei Bewegungsstabilität
Veränderte Gelenksysteme (z. B. nach Arthroplastiken)	– Prophylaxe bzw. Korrektur – Verhinderung einer Subluxation (z. B. der Fingergelenke) – Aufrechterhaltung des unmittelbaren postoperativen Bewegungsausmaßes
Kontraktes Gewebe (sowie drohendes, im Entstehen begriffenes kontraktes Gewebe) des Kapsel- und Bandapparates, der Sehnen und deren Gleitlager, der Muskulatur, des Narbengewebes und der Haut	– Kontrakturprophylaxe – Vergrößerung der aktiven/passiven Gelenkbeweglichkeit – Erhaltung des durch die aktive und passive Bewegungstherapie erworbenen Mobilitätsausmaßes eines Gelenks bei Kontrakturtendenz – Dehnung des kontrakten Gewebes
Veränderungen der peripher-nervösen Systeme (Spinalwurzelverletzungen, Plexusverletzungen, Verletzungen des N. radialis, N. medianus oder N. ulnaris, Kompressionssyndrome)	– Prophylaxe von Überdehnung/Kontrakturen – Ersatz bzw. Unterstützung der nichtinnervierten bzw. teilinnervierten Muskulatur – Kräftigung der teilinnervierten Muskulatur
Veränderungen der zentral-nervösen Systeme, die eine Veränderung der Handfunktion bewirkt haben	– Lagerung zur Vorbereitung der »Funktionshandstellung«: optimale Ausgangslage für die Greiffunktion (z. B. beim Tetraplegiker) – Aufhalten starker – trotz intensiver Behandlung unbeeinflussbar gebliebener – Kontrakturen, wie z. B. beim Hemiplegiker (in Ausnahmefällen)
Angeborene und krankheits-/unfallbedingte Deformitäten (z. B. interimistische Schienenversorgung in der präoperativen Phase, zur Erlangung einer optimalen Ausgangslage für die geplante Operation)	– Entgegenwirken von Kontrakturen – Korrigieren von Fehlstellungen

29.3.2 Schienen als therapeutisches Mittel im Rahmen der Funktions- und Bewegungsübungen

Bei der ergotherapeutischen Behandlung im Bereich Handrehabilitation kann der Einsatz von Schienen neben den im vorangegangenen Abschnitt erwähnten Indikationen noch aus folgenden weiteren Gründen angebracht sein:

- als Ergänzung der Bewegungsbehandlung zur Funktions- und/oder Bewegungsverbesserung,
- bei Patienten mit insuffizientem Bewegungssinn als Unterstützungs- und/oder Führungsmittel bei den Lernvorgängen für bestimmte Bewegungsabläufe und somit zur Förderung der Bewusstwerdung einer Bewegung,
- bei der Durchführung einer aktiv unterstützten Bewegung, einer Bewegung gegen Widerstand,

einer passiven Bewegung sowie bei gezielten, isolierten Bewegungsübungen einzelner Gelenke und zur Förderung einer achsengerechten Bewegung,

— zur Verbesserung der Koordination aller Langfinger (z. B. nach einer Verletzung einzelner Langfinger) und zur Vermeidung von Seitenbewegungen in den Fingergelenken (z. B. nach Distorsionen, Seitenbandverletzungen oder nach Arthroplastiken),

— zur Fixierung eines oder auch mehrerer Gelenke und damit zur Schaffung einer Grundlage für isolierte Muskel-Sehnenfunktion,

— als Greifwiderlager nach Finger- bzw. Handamputationen und somit zum Ermöglichen eines Funktionstrainings vor rekonstruktiven Maßnahmen oder einer eventuellen Prothesenversorgung (◘ Abb. 29.6).

Eine **Übungsschiene** kann statisch oder dynamisch sein. Die Übungen sind in der Regel aktiv-assistiv, aktiv oder resistiv.

Folgende Kräfteübertragungen/Wirkungsarten können unterschieden werden:

— Die Fixation der proximalen oder distalen Gelenke in einer optimalen Stellung nutzt das Prinzip der Kraftübertragung entlang der kinetischen Kette der extrinsischen Fingermuskulatur (◘ Abb. 29.7).

— Ein normal beweglicher Finger wird mit einem in der Beweglichkeit eingeschränkten angrenzenden Finger verbunden. Die Kraftübertragung geschieht transversal (z. B. Achterschlinge, ◘ Abb. 29.8).

— Eine Einschränkung des Bewegungsausmaßes ermöglicht eine geschützte Frühmobilisation, beispielsweise mit einer Extensions-/oder Flexionsblockschiene (◘ Abb. 29.9).

— Dynamische Schienen können als Übungsschienen eingesetzt werden, um das Sehnengleiten zu fördern oder die Muskulatur zu stärken.

»Casting motion to mobilize stiffness« (CMMS), eine von Colditz (2002) entwickelte Technik, wird v. a. in der Umbauphase der Gewebsheilung, bei kontrakten Gelenken und verändertem Bewegungsmuster eingesetzt. Mit einem Gips werden selektive Gelenke in einer idealen Position immobilisiert, damit das gewünschte Bewegungsmuster wiederhergestellt werden kann. Dadurch soll auch das kortikale Bewegungsmuster korrigiert werden. Für weitere Angaben s. Michlovitz (2004) und Glasgow (2010).

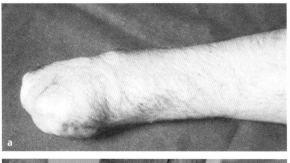
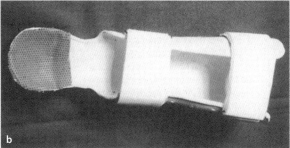
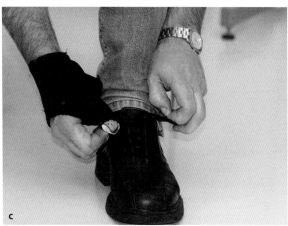
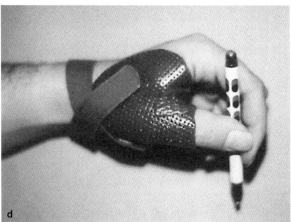

◘ **Abb. 29.6a–d**   Schienen im Rahmen der Funktionsverbesserung: **a** Partielle Handamputation; **b** Schiene (als Greifwiderlager); **c** Durchführung einer bilateralen Tätigkeit (Schuhe binden) mithilfe eines Gegenpols bei Amputation des Daumens distal des MCP-Gelenks; **d** Schiene, die die Greiffunktion der 2 radialen Finger beim Linkshänder beübt (Tätigkeit: Schreiben) (Quellen: **c** Handrehabilitation Universitätsspital Basel, **d** mit freundlicher Genehmigung des Ergotherapie-Zentrums SRK Chur)

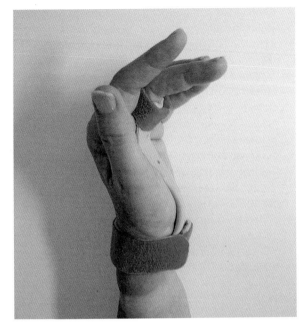

Zu den Übungsschienen können im erweiterten Sinn die »**Continuous passive motion**«- (CPM-)Schienen (Salter 1984) gerechnet werden. Sie werden in der Frühphase der Gewebeheilung eingesetzt. Die proximalen Gelenke werden fixiert und die kontinuierliche passive Gelenkmobilisation wird mit einem Motor erzeugt; siehe weitere Angaben in der Literatur (LaStayo 2002; Glasgow 2010).

Ein Teil dieser Schienen sind reine Übungsschienen, ein Teil kann oft mehrere Zwecke erfüllen.

Wird eine Schiene im Rahmen einer Übung bei einer bestimmten Tätigkeit eingesetzt (■ Abb. 29.6d), ist von der Therapeutin eine Tätigkeit zu wählen, bei der der Schieneneinsatz und die Übung für den Patienten zielgerichtet und bedeutungsvoll sind.

29.4   Terminologie und Einteilung von Schienen

Schiene oder Orthese?

Die Begriffe Schiene und Orthese werden heute oft synonym verwendet.

Schienen sind Orthesen, die einen Körperteil von außen stabilisieren, stützen, korrigieren, lagern oder/und die Funktion verbessern oder erleichtern. Traditionell bezieht sich »Schiene« auf ein temporäres Gerät, das von Ergotherapeutinnen meist aus thermoplastischem Material bei niedriger Temperatur hergestellt wird und ein Teil des Behandlungsprogramms ist.

Der Begriff »Orthese« weist auf ein permanentes oder über lange Zeit getragenes Gerät (Korsett, Bandage oder Apparat), das vom Orthopädiemechaniker, -techniker hergestellt wird.

1998 hat die »International Organization for Standardization« (ISO) ein »Prosthetic and Orthotic Vocabulary« publiziert und den Begriff »externe Orthese« für ein Körperglied identifiziert. Sie empfahlen den Gebrauch des Begriffs »Orthese« für eine Bandage, einen Stützapparat, eine Schiene oder eine andere Vorrichtung, die am Körper entworfen und angepasst wird.

Dieser Begriff hat sich im angelsächsischen Sprachgebiet mehrheitlich durchgesetzt. Da im deutschsprachigen Raum vorwiegend der Begriff »Schiene« verwendet wird, werden wir bei dieser Bezeichnung bleiben.

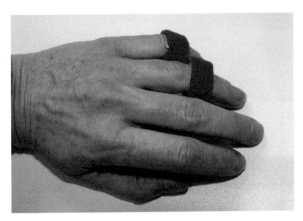

Abb. 29.8 Eine Achterschlinge überträgt die Kräfte in die transversale Richtung

29.4.1   Terminologie

In der ergotherapeutischen Praxis und Fachliteratur ist eine Vielzahl von Namen für die Bezeichnung von Schienentypen anzutreffen. Die Entwicklung dieser ter-

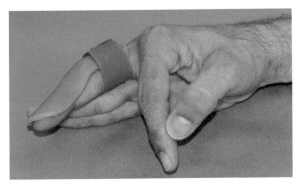

Abb. 29.9 Die Extensionsblockschiene lässt das PIP-Gelenk für Flexionsübungen frei, schränkt aber die Extension ein

minologischen Vielfalt kann man oft bis zu ihren Ursprüngen zurückverfolgen.

Die Benennung der Schienen erfolgt(e) nach den unterschiedlichsten Kriterien:

- Schienen können den **Namen des Erfinders** tragen (vorwiegend Ärzte und Ergotherapeutinnen). Beispiele für von Ärzten erfundene Schienen: Bunnell-Schiene, Engen-Schiene, Oppenheimer-Schiene, Volkmann-Schiene, Mannerfelt-Schiene, Stack-Schiene (Abb. 29.3), Capener-Schiene, de Quervain-Schiene, Kleinert-Schiene.
- Beispiele für von Ergotherapeutinnen erfundene Schienen:
Bates-Schiene (Abb. 29.10), Hollis-Schiene, Åstrand-Schiene (Abb. 29.11).
- Schienen können den **Namen des Arbeitsortes** tragen, an dem die betreffende Schiene entwickelt wurde:

Rancho-los-Amigos-Schiene, Sarmiento-Schiene, Heidelberger Schiene (eine Variante der Stoke-Mandeville-Schiene), Basler Ulnaris-Schiene (Abb. 29.12), St.-Moritz-Schiene.

- Schienen können den **Namen einer Deformität, einer Läsion** bzw. deren Funktionskompensation tragen:
Mallet-Schiene, Radialis-Schiene, Opponens-Schiene.
- Schienen können die **Form/Konfiguration** der Schiene wiedergeben:
Achter-Schiene, Sandwich-Schiene, Joch-Schiene (Abb. 29.13).
- Schienen können die **anatomische Stellung** angeben:
»Cock-up«-Schiene, Schiene in »Lumbrikal«-Stellung«.

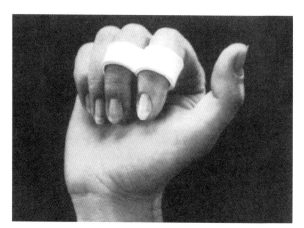

Abb. 29.10 Bates-Schiene zur Schienung des Zeigefingers am Mittelfinger

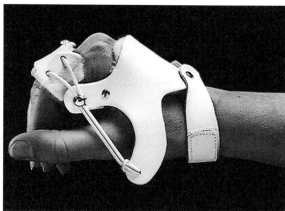

Abb. 29.11 Åstrand-Schiene zur Behandlung einer kombinierten Läsion des N. medianus und des N. ulnaris

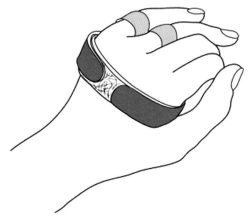

Abb. 29.12 Basler Ulnaris-Schiene (Ansicht von dorsal) (aus Pfenninger 1979; 1984)

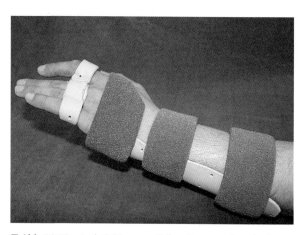

Abb. 29.13 Joch-Schiene zur Behandlung von Strecksehnenverletzungen in den Zonen V–VII

29.4.2 Einteilung von Schienen

Kategorisierung nach Art und Grundfunktion der Schiene

Folgende zwei **Hauptarten** von Schienen werden unterschieden:

Statische Schienen

Statische Schienen sind stabile Schienen für einen oder mehrere Gliedmaßenabschnitte, die diese vorübergehend stützen, schützen, positionieren und/oder korrigieren (▶ Kap. 30 »Statische Schienen«).

Dynamische Schienen

Sie bestehen aus zwei oder mehreren Teilen, die durch verschiedene Systeme beweglich miteinander verbunden sind und der Mobilisation, Aufdehnung, Korrektur, Vorbeugung und/oder Substitution sowie der Förderung des Bewegungsbewusstseins dienen (▶ Kap. 31 »Dynamische Schienen«).

Eine eindeutige Einteilung in statische und dynamische Schienen lässt sich jedoch nicht immer bei allen Schienen machen. Die Wirkungsprinzipien »statisch« und »dynamisch« können beide in ein und derselben Schiene zur Anwendung kommen. Beispielsweise ähnelt bei einer statisch-progressiven Schiene die Konstruktion einer dynamischen Schiene, der Zug/Druck ist aber statisch.

Kategorisierung nach der Zielsetzung der Schiene

Je nach Zielsetzung lassen sich Schienen einteilen in:

Lagerungsschienen

Sie streben die bestmögliche funktionstüchtige Stellung an und dienen der Ruhigstellung von Gelenken, Sehnen, Bändern, Muskulatur und Nerven.

Die Ruhigstellung kann entweder **unumgänglich** (z. B. Lagerung der operierten Hand nach einer Verbrennung) oder **relativ** sein (z. B. Ruhigstellung als Schmerzprophylaxe).

Vorbeugungsschienen

Sie dienen der Vorbeugung von Deformitäten.

Korrekturschienen

Ihre Funktion ist die Korrektur von unerwünschten Stellungen.

Übungsschienen

Sie dienen u. a. der Bewusstmachung, der Anbahnung bzw. der Förderung einer Bewegung, der Verbesserung der Gelenkbeweglichkeit, der Erhaltung der Sehnengleitfähigkeit nach Sehnennaht und der kontinuierlichen Mobilisation.

Kompensations-, Substitutions- bzw. Ersatzschienen

Kompensationsschienen können momentan herabgesetzte Funktionen (z. B. bei peripheren Nervenläsionen im Stadium der Nicht- und Teilinnervation) vorübergehend ersetzen.

Ersatzschienen können verloren gegangene Funktionen ersetzen und so rekonstruktiven chirurgischen Eingriffen oder einer Prothesenschulung vorausgehen.

Redressierende Schienen (vormals Quengelschienen, ▶ Exkurs »Quengeln«)

Mit ihrer Hilfe wird – bei (drohendem) kontraktem Weichteilgewebe – versucht, durch kontinuierlich einwirkenden Zug eine Dehnung des Gewebes und eine daraus resultierende Gewebsumstrukturierung bzw. einen Gewebsumbau zu beeinflussen.

Exkurs

Quengeln
Der Begriff »Quengeln« hat in der Schienenbehandlung eine eher negative Bedeutung bekommen, weil damit eine redressierende, mit viel Kraft verbundene Behandlungsmaßnahme zur Lösung von Gelenksteifen bezeichnet wurde.

Auch bei der Einteilung der Schienen nach ihrer jeweiligen Zielsetzung ist eine eindeutige Zuordnung nicht immer möglich. So kann eine Schiene mehrere Zielsetzungen erfüllen: Sie kann z. B. sowohl als Lagerungs- und zugleich als Übungsschiene dienen. Zur Dehnung kontrakten Gewebes kann sowohl eine dynamische Schiene (tagsüber) als auch eine statische Schiene (für die Nacht) eingesetzt werden.

29.5 Phasen der Schienenbehandlung

Der Prozess der Schienenbehandlung fängt mit der Überweisung eines Patienten zur Schienenherstellung an. Sie hört erst auf, wenn die Schiene ihren Zweck erfüllt hat und eine Evaluation ihrer Funktion und patientenbezogene Ergebnisse vorliegen.

29.5.1 Verordnung und Beschreibung einer Schiene

Auch für Behandlungen von Patienten, die nur zur Anfertigung einer Schiene in die Therapie überwiesen werden, ist eine **ärztliche Verordnung** erforderlich. Es

29

obliegt dem Arzt, den Patienten über die angeordnete Schiene und deren Zweck zu informieren. Die Therapeutin erhält neben diagnostischen und anamnestischen Angaben über den Patienten auch Angaben zur Indikation sowie zu Art und Zielsetzung der Schiene. Das betreffende Gelenk und die Stellung dieses Gelenks (in Graden) sollte angegeben werden. Vereinbarte allgemeine Nachbehandlungsrichtlinien, die Angaben über den Schieneneinsatz beinhalten, sind in diesem Zusammenhang hilfreich. Fehlen Angaben oder sind sie unklar, ist eine Absprache mit dem Arzt erforderlich.

Jede Schiene wird individuell für den Patienten angefertigt. Für eine korrekte, verständliche Beschreibung einer Schiene ist eine **Nomenklatur** sehr von Nutzen. Ein System von Bezeichnungen, das für alle Beteiligten unmissverständlich ist, kann sowohl für die Verordnung als auch in der Dokumentation und bei Studien eingesetzt werden. Um dies zu gewährleisten, sind Schienencodes und -klassifikationen entstanden.

Schienencode

Die »Schweizerische Arbeitsgruppe Hand« hat 1984 und 1991 eine **Nomenklatur für Schienentypen** (Schienencode) erarbeitet und publiziert (Diday 1990; 1997). Sie ist entstanden, um Klarheit für die Bezeichnung der Schienen zu schaffen und Missverständnisse bei der Verordnung und bei Besprechungen zu verhindern oder abzubauen (◘ Tab. 29.2).

Beispiele

In ◘ Tabelle 29.3 ist der Schienencode mit einem Beispiel dargestellt. »Stat. Lag. re. HG Ext. 30°« ist die Bezeichnung für eine »Cock-up«-Schiene der rechten Hand in der angegebenen Gelenkstellung.

Klassifikationssysteme

Die »American Society of Hand Therapists (ASHT)« hat das »ASHT Splint/Orthosis Classification System« (SCS) veröffentlicht (Bailey et al. 1992). Diese Klassifikation wurde später verfeinert. Das **»Expanded ASHT Splint/Orthosis Classification System« (ESCS)** entstand u. a. nach Überprüfungen von Fess et al. (2005; 2011).

Sowohl SCS als ESCS kategorisiert die Schienen anhand von 6 beschreibenden Kriterien (Fess 2011, ◘ Abb. 29.14).

1. **Artikulär oder nicht artikulär:** In der Regel schließt eine Schiene ein Gelenk ein, nicht artikulär ist die Bezeichnung z. B. für ein Brace (Spange, Stütze, Bandage). Handelt es sich um eine artikuläre Anpassung, wird dieses Kriterium nicht aufgeführt.
2. **Anatomischer Schwerpunkt:** Welches primäre Gelenk ist/welche primären Gelenke sind von der Schiene betroffen?
3. **Kinematische Richtung:** Welche Positionen haben diese primären Gelenke in der Schiene?

◘ Tab. 29.2 Beispiele Schienencode

– stat. Lag. re. HG Ext. 30°	(Syn. »Cock-up«-Schiene, re.) (◘ Tab. 29.3, ▸ Abb. 30.14a, b)
– dyn. Korr. li. PIP II Ext. max. ⎫ – dyn. Üb. li. PIP II Flex. max. ⎭	(Syn. »Capener«-Schiene, li.)

◘ Tab. 29.3 Schienencode mit dem eingefügten Anwendungsbeispiel »stat. Lag. re. HG Ext. 30°«

Art	Zielsetzung	Gliedmaße	Gelenk	Stellung	Grad	Zug
Statisch	*Lagerung*	*Rechts*	Ellbogen	*Extension*	0 – max. *30°*	... g
Dynamisch	Vorbeugung	Links	*Handgelenk*	Flexion		
	Korrektur		MCP I–V	Abduktion		
	Übung		PIP II–V	Adduktion		
	Ersatz		DIP II–V	Radialduktion		
			CMC	Ulnarduktion		
			IP	Pronation		
				Supination		
				Opposition		

Kursiv: Die Daten, die aus dem Anwendungsbeispiel resultieren

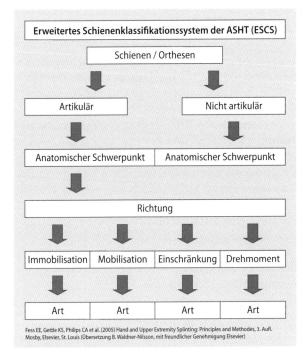

Erweitertes Schienenklassifikationssystem der ASHT (ESCS)

Schienen / Orthesen

Artikulär — Nicht artikulär

Anatomischer Schwerpunkt — Anatomischer Schwerpunkt

Richtung

Immobilisation | Mobilisation | Einschränkung | Drehmoment

Art | Art | Art | Art

Fess EE, Gettle KS, Philips CA et al. (2005) Hand and Upper Extremity Splinting: Principles and Methodes, 3. Aufl. Mosby, Elsevier, St. Louis (Übersetzung B. Waldner-Nilsson, mit freundlicher Genehmigung Elsevier)

◨ **Abb. 29.14**   Das erweiterte Schienenklassifikations-System der ASHT (ESCS) kategorisiert die Schienen an Hand von 6 beschreibenden Kriterien (nach Fess 2011, mit freundlicher Genehmigung Elsevier, siehe Literaturverzeichnis)

4. **Hauptziel:** Ist die Schiene für Mobilisation, Immobilisation, Bewegungseinschränkung oder Drehmomentübertragung auf ein anderes Gelenk zur Beübung gedacht?
5. **Art der Schiene:** Anzahl sekundärer Gelenke, die die Schiene einschließt.
6. **Total Anzahl der Gelenke,** die in der Schiene eingeschlossen sind.

Diese 6 Kriterien führen mit den exakten Bezeichnungen zur Beschreibung, welcher Typ von Orthese die Therapeutin herstellen soll. Die »Cock-up«-Schiene wird gemäß ESCS »HG Extension Immobilisationsschiene, Typ 0 (1)« genannt. Der gleiche Schienengrundtyp kann auch als »HG Extension Mobilisationsschiene, Typ 0 (1)« oder »HG Flexion Restriktionsschiene, Typ 0 (1)« oder als Übungsschiene »Zeige-, Kleinfinger Extension und Flexion Drehmoment übertragende Schiene, Typ 1 (13)« bezeichnet werden. Aus der jeweiligen Beschreibung wird das Hauptziel der Schiene klar.

Gestaltungsmöglichkeiten wie Art des Zuges (elastisch, nicht elastisch), Fläche der Applikation (z. B. dorsal oder palmar), Material, Gestaltung der Outrigger (Ausleger) etc. sind dem Urteil und der Kreativität der Expertinnen, die die Schiene herstellen, überlassen (Fess 2011).

Schienencodes oder -klassifikationen werden aus unterschiedlichen Beweggründen erschaffen. Die Vorteile sind offensichtlich. Sie stehen und fallen aber mit der Intention aller Beteiligter, diese anzuwenden.

29.5.2 Erfassung, Klärung der Problemstellung und Ableitung der Zielsetzung

Vor der eigentlichen Schienenanfertigung sollen von der Handtherapeutin zunächst die Problemstellung(en), die zu einer Schienenversorgung geführt hat (haben), sowie die Zielsetzung(en) der angeordneten Schiene geklärt werden.

Für die Erfassung, die Klärung der Probleme sowie das Setzen der Ziele sind mehrere Vorgangsweisen denkbar. Mit den Bedürfnissen des Patienten im Fokus wählt die Therapeutin das Vorgehen, das der Situation angepasst ist, abhängig von der Diagnose, dem Stadium der Verletzung/Erkrankung und dem Krankheitserlebnis des Patienten. Der Schwerpunkt kann bei einem biomechanischen, klientenzentrierten, biopsychosozialen und/oder Person-Umwelt-Betätigungsbasierten Modell liegen und sich im Verlauf einer Behandlung verschieben.

In einer Phase, in der die Diagnose und das Gesundheitsproblem im Vordergrund stehen (Weinstock-Zlotnick 2004), ist die Erfassung der Probleme der Körperfunktionen und -strukturen und dann das Verbinden mit deren Auswirkung auf die Funktions- und Betätigungsebene (»bottom-up«) angebracht.

Gilt die Hauptsorge der Fähigkeit, an Lebensaktivitäten teilnehmen zu können, z. B. bei angeborenen Fehlbildungen, langandauernden Erkrankungen, Überlastungsproblemen und komplexen Verletzungen, ist ein Ansatz geeignet, der von der Untersuchung der Performanz des Klienten (»top-down«) ausgeht, um zur klientenbasierten Behandlung zu kommen. Wichtig ist, dass die Betätigung aus der Perspektive des Patienten gesehen wird und dass sie in einem relevanten Kontext vorkommt. Der Kontext beinhaltet die kulturelle und physische Umgebung sowie soziale, persönliche, spirituelle, zeitliche und virtuelle[11] Aspekte (AOTA 2002 und 2014; Amini 2008; Haase 2007).

Erfassung

Befindet sich der Patient bereits in ergotherapeutischer Behandlung, ist das Vorgehen schon festgelegt, und es werden in der Regel detaillierte Erfassungsergebnisse vorliegen. Bei Patienten, die lediglich wegen einer

---

11 Fähigkeit, elektronische Geräte zu gebrauchen

Schienenbehandlung in die Ergotherapie überwiesen werden, ist eine gründliche Erfassung unumgänglich.

Vor der Schienenabgabe **im Akutstadium** sind die Erfassung des Funktionsniveaus, der Schmerzen, des Ödems, der Sensibilität und der Durchblutung besonders wichtig. Aktive und passive Gelenkmessungen und Prüfung der Straffheit der muskulotendinösen Einheit sind, wenn nicht kontraindiziert, zwingend, um die Art der Schiene zu bestimmen. Beim Einsatz einer korrigierenden Schiene geben diese Messungen im weiteren Verlauf ein Feedback bezüglich der Fortschritte und des Erfolgs der Schienenbehandlung. Eine Muskelfunktionsprüfung ist bei einer peripheren Nervenläsion vor dem Einsatz einer Ersatzschiene erforderlich. Im weiteren Verlauf gibt sie Hinweis auf die Möglichkeit einer Schienenmodifikation.

Bei einigen Patienten kann aufgrund der Diagnose und der entsprechenden notwendigen Vorsichtsmaßnahmen nur ein Teil der Erfassung durchgeführt werden. Wenn die Belastbarkeit der Strukturen erreicht ist, kann der Rest nachgeholt werden.

Die Handdominanz, frühe medizinische Krankengeschichte, Auskunft über andere Krankheiten sowie frühere Operationen werden erfasst. Ein Patient, der z. B. an Diabetes leidet, hat evtl. eine verschlechterte Durchblutung, was zu verlängerter Heilungszeit und Sensibilitätsveränderungen führt. Dies erfordert bei einer Schienenbehandlung eine erhöhte Wachsamkeit in Bezug auf die Hautverhältnisse.

Proximale Aspekte wie Probleme im Nacken- und Schulterbereich müssen erfasst werden. Sie können sich überlappen und einen Zusammenhang mit mehr distalen Diagnosen haben oder die Symptome, die zu einer Schienenverordnung geführt haben, distal auslösen.

Ein Schieneneinsatz ist in der Regel nur im Zusammenhang mit anderen Behandlungen sinnvoll. Beispielsweise sind eine Rhizarthroseschiene oder eine Handgelenkmanschette bei einer Arthrose, einem Kompressions- oder Überlastungssyndrom nur sinnvoll, wenn sie von anderen Maßnahmen, z. B. Gelenkschutz und ergonomischen Abklärungen, begleitet werden. Eine holistische, klientenzentrierte, biopsychosoziale und Tätigkeits-Betätigungsorientierte Vorgehensweise mit Anlehnung an ergotherapeutische Modelle (MOHO, CMOP) und mithilfe von »Clinical Reasoning« ergibt bei den nicht akuten Zuständen eine ganzheitliche zukunftsorientierte Sicht.

Einige allgemeine Aspekte des klientenzentrierten Vorgehens sind: Respekt gegenüber dem Patienten, Entscheidungsrecht des Patienten respektieren, personenzentrierte Kommunikation, Aufforderung zu Mitarbeit und Befähigung, Betätigungsprobleme zu lösen (Amini 2008).

Es können Erfassungsinstrumente wie COPM, DASH und PRWHE eingesetzt werden (siehe ▶ Band I, 3. Aufl., ▶ Kap. 2 »Klinische Erfassung«).

Es gilt herauszufinden, welche Tätigkeiten der Patient während des Schienentragens ausführen möchte, welche Betätigungen die Schiene unterstützen kann und welche die Schiene erst ermöglichen könnte.

Anhand dieser Erfassungsergebnisse werden alle Fakten festgehalten und es wird abgewogen, welche Maßnahmen zur Lösung des Problems führen können. So wird auch klar, ob die verordnete Schiene für den Patienten sinnvoll ist.

Erst das Herausarbeiten der Problemstellung ermöglicht eine effektive und effiziente therapeutische Beeinflussung.

Folgende in ▶ Übersicht 29.3 aufgelisteten patientenbezogenen **Leitfragen** können bei der Abklärung der Problemstellung hilfreich sein.

Übersicht 29.3 Patientenbezogene Leitfragen
- Wie lautete die Diagnose? Was war die Ursache des Unfalls bzw. der Beginn und ggf. der auslösende Faktor der Erkrankung? Wie war der Unfallmechanismus bzw. der Krankheitsverlauf?
- In welchem Stadium der Heilung befindet sich das Gewebe und wie ist der aktuelle Heilungsverlauf bzw. der Krankheitszustand?
- Wie ist der Allgemeinzustand des Patienten?
- Wie nimmt der Patient die Verletzung/Erkrankung wahr? Wie denkt der Patient über seine momentane Situation?
- Hat der Patient Einsicht in die Notwendigkeit dieser Behandlungsmaßnahme oder bestehen Zweifel oder Widerstände hinsichtlich des Einsatzes einer Schiene?

In ▶ Übersicht 29.4 sind einige Fragen in Bezug auf den Zweck des Schienentragens aufgeführt.

Übersicht 29.4 Schienenbezogene Fragen
- Was soll mit der Schiene erreicht werden?
- Welche Anforderungen werden von Seiten des Arztes an die Schiene gestellt?
- Welche Funktionen/Tätigkeiten sollen durch die Schiene verhindert/verbessert/ermöglicht werden?
- Welche Ursachen bzw. Folgen hat die vom Patienten geschilderte Einschränkung in seinem Leben?
- Was sind die Bedürfnisse/Wünsche des Patienten in Bezug auf die Schiene?
- Was wird sich für den Patienten verändern, wenn er die Schiene hat?

Problemstellung und Zielsetzung

Aus den Daten der Erfassung und den Informationen des Interviews mit dem Patienten können die Prioritäten gesetzt werden.

Nachdem die Hauptziele definiert sind, sollte die Therapeutin gemeinsam mit dem Patienten kurz- und langfristige realistische Ziele vereinbaren. Kurzfristige Ziele motivieren den Patienten, das Tragschema der Schiene und das Therapieprogramm einzuhalten.

Aus der geklärten Problemstellung lassen sich entsprechende **Zielsetzungen** ableiten bzw. begründen und die Voraussetzungen für die Schienenbehandlung festlegen, s. ► Übersicht 29.5.

> **Übersicht 29.5 Zielsetzungen und Voraussetzungen**
> - Ist die Notwendigkeit einer Schiene eindeutig ersichtlich?
> - Falls die Schiene nicht zwingend ist, führt sie zu einer Verbesserung der Lebensqualität des Patienten?
> - Entspricht die abgeleitete Zielsetzung dem Alter und dem Beruf sowie der Motivation, Lernfähigkeit und Belastbarkeit des Patienten?
> - Entspricht sie den Vorstellungen und Präferenzen seitens des Patienten?
> - Sind Kontrollen in regelmäßigen Abständen zeitlich möglich, unter Berücksichtigung des Wohnorts des Patienten, der Länge der Wegstrecke und der Anfahrtszeit zum Behandlungsort?

29.5.3 Wahl der Schienenart

Obwohl die Diagnose, Erfassung, Problemstellung und Zielsetzung bereits Hinweise auf bestimmte Schienentypen geben, müssen unbedingt weitere Vorfragen zur definitiven Bestimmung der geeigneten Schiene beantwortet werden.

Zunächst ergeben sich folgende, in ► Übersicht 29.6 aufgelistete Fragen aus der jeweiligen Problemstellung/Zielsetzung.

> **Übersicht 29.6 Fragen aus der jeweiligen Problemstellung/Zielsetzung**
> - Welche Art der Schiene erfüllt am besten die an sie gestellten Erfordernisse und Erwartungen (z. B. statische, statisch-progressive oder dynamische Schiene)?
> - Falls eine Schiene mit Zug die Wahl ist: Soll sie in »low profile« oder »high profile« gebaut werden?
> - Welche Ausdehnung (Anpassungsform) muss die Schiene haben, um die Anforderung von Druckverteilung und Stabilität zu gewährleisten (palmare, dorsale, radiale, ulnare, dorsopalmare oder zirkuläre Schiene)? Wie ist bei den momentanen Hautverhältnissen eine ausreichend großflächige Druckverteilung möglich?

Während der exsudativen (entzündlichen) und frühen proliferativen Phase der Heilung ist eine Immobilisationsschiene als Schutz des heilenden und noch nicht belastbaren Gewebes ratsam. Wenn das Ödem rückläufig ist, können Schienen mit sanftem Zug, die eine positive Wirkung auf das heilende Gewebe haben, eingesetzt werden. Wenn in dieser Phase zu starker Zug erfolgt, kann das in Heilung begriffene Gewebe wieder verletzt werden und die Wiederherstellung verzögern. Der Grad der Zugkräfte kann in der Regel etwa 6 Wochen nach der Verletzung etwas erhöht werden. Dann ist ca. 60 % der Zugfestigkeit erreicht, und der Kollagenumbau im Stadium der Narbenreifung und -umwandlung im Gang (Jacobs 2014). Niedrige Zugkräfte über längere Zeit (sog. »low-load prolonged stress«, LLPS) sind sehr wirksam und wirksamer als hohe über kürzere Zeit. Zahlreiche Experten und Forscher schließen sich dieser Meinung an (Arem 1976; Light 1984; Brand 1985 und 1993; McClure 1994; Fess 2005; Jacobs 2014; Cooper 2007 und 2014). Ein früher Einsatz von dynamischen Schienen in den ersten 2–3 Monaten ergibt die besten Resultate (Glasgow 2011). In der späten Phase, wenn sich das Endgefühl bei passivem Mobilisieren hart anfühlt, haben statisch-progressive Schienen Vorteile. Der Zug ist konstant, und der Patient kann die Zugstärke kontrollieren (Schwartz 2012). Diese Art von Schiene kann auch mit sanftem Zug früher eingesetzt werden und ist eher über Nacht tragbar (Wilton 2013a). Jede dynamische Schiene kann durch nicht elastische Züge in eine statisch-progressive Schiene umgewandelt werden (Schultz-Johnson 2002). McKee (2012) warnt, dass die Dauer der Immobilisation in Endstellung die Ernährung des Gewebes beeinträchtigen und eine unerwünschte Kompression auf den Gelenkknorpel ausüben kann.

Spezielle Messungen und Tests können die Wahl der Schiene objektivieren. Nähere Angaben im Exkurs »Torque angle curve« (TAC) und »Modified weeks test« (MWT).

29

»Torque angle curve« (TAC) und »Modified weeks test« (MWT)

TAC und MWT können bei einer Gelenkkontraktur die Wahl des Schienentyps unterstützen.

»Torque angle curve« (TAC) erfasst sowohl die viskosen als auch die elastischen Komponenten der Gelenkkontraktur und wurde von Brand (1985) eingeführt. TAC ist eine Belastungskurve, die aus einer Reihe von Messungen, sog. **»Torque range of motion«** **(TROM)**, erstellt wird. Die Messungen werden mithilfe einer »Haldex gauge« durchgeführt. Ein Gelenk mit einem »weichen« Endgefühl bei passiver Dehnung braucht wenig Kraft, um den vollen PROM zu erreichen, und die Kurve zeigt eine langsame Steigung. Ein Gelenk mit einem »harten« Endgefühl braucht wesentlich mehr Kraft und zeigt

eine Kurve mit einem schnellen Anstieg. In diesem Fall, nach Auffassung von Jacobs (2014), kommt nur eine redressierende statische oder statisch-progressive Schienenbehandlung in Frage. Glasgow bezeichnete nach einer Studie (2004) TAC als valide und verlässlicher als das reine Prüfen des Endgefühls.

Der **»Modified weeks test« (MWT)** ist eine von Flowers (2002) beschriebene Methode, um die Schienenbehandlung und die Art der Schiene nach der Steife des Gelenks zu planen. Die erste passive Gelenkmessung wird ohne jegliche Vorbehandlung gemacht, das sog. »cold reading«. Danach wird eine Wärmeanwendung in Kombination mit Übungen 20 min lang durchgeführt. Unmit

telbar danach wird der Patient aufgefordert, das betroffene Gelenk in einer passiven, tolerablen Endposition für 10 min zu halten. Unmittelbar anschließend wird die zweite Messung, das sog. »preconditioned reading«, durchgeführt. Die beiden Messungen werden verglichen, um den Fortschritt in PROM zu ermitteln. Sie geben einen Hinweis auf die Dehnfähigkeit des Gelenks. Folgende Richtlinien wurden von Flowers aufgestellt: Bei 20° Verbesserung benötigt der Patient keine Schiene, nur ein Übungsprogramm, bei 15° empfiehlt er eine statische, bei 10° eine dynamische und bei 5° und weniger eine statisch-progressive Schiene. MWT wurde in einer Studie von Glasgow (2011) eine gute Reliabilität attestiert.

Bei komplexen Problemstellungen kann es ratsam sein, die Möglichkeit zweier sich ergänzender (alternierender) Schienen oder Zugvarianten abzuwägen.

Eine »low-profile«-Herstellungsart ist bei den meisten Schienen mit elastischen oder nicht elastischen Zügen von Vorteil. Sie sind kosmetisch ansprechend, weniger hinderlich bei Alltagstätigkeiten und werden im Vergleich zu »high-profile«-Schienen besser vom Patienten akzeptiert. Beide Bauarten brauchen bei einer redressierenden Schiene häufige Korrekturen, um den 90°-Winkel beim Fortschritt aufrechtzuerhalten. Die Annahme, dass eine in »low-profile«-Bauweise etwas häufiger eingestellt werden muss, hat sich gemäß einer Studie von Austin (2004) entschärft. Die Unterschiede sind minimal. Bei einer straffen Beugekontraktur (60°) und wenn ein Patient nicht in der Lage ist, regelmäßig zur Kontrolle zu kommen, kann die »high-profile«-Bauweise in Erwägung gezogen werden (Fess 2011; Jacobs 2014).

Soll die Schiene finger-, hand-, unterarm- oder armbasiert (◘ Abb. 29.15) sein? Die Grundregel, dass nicht betroffene Gelenke möglichst nicht in der Schiene miteingeschlossen werden, muss im Hinblick auf andere Faktoren relativiert werden. Größere Flächen verteilen den Druck, was bei längerem Tragen angenehmer ist. Besonders bei Schienen mit Zug muss genügend Fläche gedeckt werden, um die Stabilität zu gewährleisten. In der Regel muss mindestens das nächst proximale Gelenk einbezogen werden, um eine genügend große Druckverteilungsfläche und die erforderliche Stabilität zu bieten. Eine Schiene mit Deckel kann zweckmäßig sein. Bei einer Handgelenkschiene kann z. B. bei Kindern eine Verlän

gerung, die den Ellbogen einschließt, verhindern, dass die Schiene nach vorne rutscht. Ob eine dorsale, palmare, dorso-palmare, radiale, ulnare oder zirkuläre Bauweise/ Anpassungsform gewählt wird, hängt zudem von den Hautverhältnissen und speziellen Gegebenheiten ab (z. B. bei einem Fixateur externe oder offenen Stellen).

Die **Bedeutung und die Auswirkung des Tragens einer Schiene** für den Patienten, obwohl zeitlich begrenzt, sollten keineswegs unterschätzt werden. In ▶ Übersicht 29.7 sind Fragen aufgeführt, die in diesem Zusammenhang relevant sind.

Übersicht 29.7 Die Bedeutung und die Auswirkung des Tragens einer Schiene

- Entspricht die Art der Schiene den Vorstellungen, den Bedürfnissen und dem Lebensstil des Patienten?
- Ist diese Schiene in funktioneller und/oder ästhetischer Hinsicht für den Patienten zumutbar, und wird die Schiene von ihm akzeptiert (relative Unauffälligkeit der Schiene)?
- In welchem Ausmaß wird der Patient durch das Tragen dieser Schiene bei seinen täglichen Verrichtungen (ADL, Haushalts-, Berufs- oder Schultätigkeit) beeinträchtigt?
- Kann der Patient selbstständig die Schiene an- und ablegen und die Verantwortung für das Tragen übernehmen?

Um die Adhärenz zu erhöhen, sollte die Schiene effektiv, einfach in der Bauart, einfach an- und abzulegen, be-

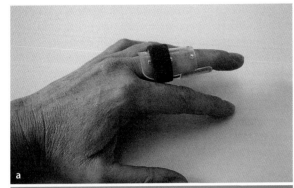

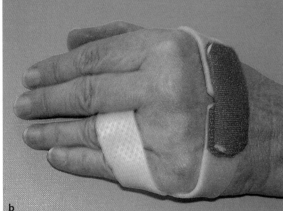

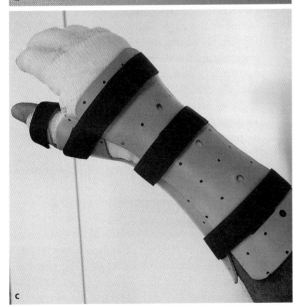

◘ Abb. 29.15a–c   **a** Finger-, **b** hand- und **c** unterarmbasierte Schienen

quem und ästhetisch so annehmbar wie möglich sein und keine Druckstellen verursachen.

Bei Kindern und Jugendlichen wird die Adhärenz verbessert, wenn die Schiene in Farbe, Form und Ausführung den Geschmack des Betroffenen und seines Umfelds trifft. Siehe auch ▶ Kap. 27 »Angeborene Fehlbildungen der Hand«.

Musiker und Athleten sind insofern eine spezielle Klientel, als dass sie sehr früh während der Heilung zu ihrer beruflichen/sportlichen Tätigkeit zurückkehren wollen. Dies erfordert eine kreative Schienengestaltung, die sowohl dem therapeutischen Ziel als auch dem Auftreten mit dem Instrument bzw. beim Sport gerecht wird (Wilton 2013a). Bei Athleten muss die Schiene evtl. sportspezifische Vorschriften einhalten, um bei der Sportausübung erlaubt zu sein.

In den meisten Fällen wird der Patient selber die Verantwortung für die Handhabung der Schiene übernehmen. Auf der Verbrennungs-/Intensivstation wird es das Pflegepersonal, bei Kleinkindern die Eltern, im Schulmilieu, je nachdem, der Lehrer oder ein Mitschüler sein. Schriftliche Instruktionen sind unumgänglich.

Die kognitiven Fähigkeiten von Patienten jeglichen Alters müssen bei der Wahl und Machart der Schiene berücksichtigt werden.

»Eine wichtige Frage, die alle Therapeuten sich stellen sollten, ist: Wäre ich bereit, diese Schiene, die ich für den Patienten hergestellt habe, in der Öffentlichkeit zu tragen?« (Wilton 2013a)

Schließlich müssen Fragen hinsichtlich der **Dringlichkeit** und den **zeitlichen und finanziellen Bedingungen** der Schienenversorgung geklärt werden. Sie sind in ▶ Übersicht 29.8 dargestellt.

Übersicht 29.8 Dringlichkeit und zeitliche und finanzielle Bedingungen

- Ist die verordnete Schiene als Sofortmaßnahme gedacht?
- Sind die momentanen **personellen** und **zeitlichen** Möglichkeiten für die Anfertigung einer solchen Schiene gegeben?
- Kommt eine vorgeschnittene (Rohling), vorgeformte oder vorgefertigte Schiene in Frage?
- Stehen der geschätzte zeitliche Aufwand und die Kosten für die Anfertigung dieser Schiene in einem realistischen Verhältnis zum erwarteten Nutzen?
- Ist die finanzielle Zuständigkeit geklärt?

29.5.4 Wahl geeigneter Schienen- materialien

Steht die Art der Schiene fest, folgt »die Qual der Wahl« des Schienenmaterials.

Folgende, in ▶ Übersicht 29.9 erwähnte, **Faktoren** sind zu berücksichtigen:

Übersicht 29.9 Faktoren, die die Wahl des Schienenmaterials beeinflussen
- Art und Zielsetzung der verordneten Schiene
- Schienenkonstruktion (Größe, gewünschte Stabilität/Flexibilität/Gesamtgewicht, erwarteter Anpassungsbedarf bei korrigierenden Schienen)
- Alter, Hautverhältnisse und Schmerzempfindlichkeit des Patienten
- Erwartete Tragdauer
- Erforderlicher Arbeitsaufwand und Kosteneffektivität

Hinsichtlich des **Materials** sind primär Werkstoffeigenschaften (Stabilität, Formbarkeit, Flexibilität, Luftdurchlässigkeit, Pflegeleichtigkeit, Farbe usw.), Verarbeitungs-, Anpassungseigenschaften, Preis und sekundär die Wiederverwendungs- und Recyclingmöglichkeiten zu vergleichen.

Die **Erfahrung der Therapeutin, ihre Präferenz** für das eine oder andere Material sowie die **Vorliebe des Patienten** (u. a. ästhetisch-kosmetischer Art) können die Entscheidung bei der Wahl des Schienenmaterials mitbestimmen.

Die Kunststoffchemie liefert verschiedene Materialien – auch in Kombination mit Naturprodukten –, die als **Schienenmaterialien** geeignet sind und die sich verhältnismäßig leicht und ohne allzu großen Aufwand verarbeiten lassen. Entsprechend der **Art ihrer Bearbeitung** werden 2 Gruppen unterschieden. Die Namen der Schienenmaterialien werden in alphabetischer Reihenfolge genannt.

- **Niedertemperatur- (Semi-)Kunststoffe** sind Materialien, die nach Erwärmung auf ca. 65–75 °C weich und formbar werden. Sie lassen sich – wenn keine Gegenanzeigen vorliegen – direkt auf der Haut des Patienten modellieren. Beispiele: Aquaplast, Ezeform, Kork, Orfit, Orthoplast, Polyflex, Polyform, Polysplint, San-Splint, Synergy, X-Lite.
- **Hochtemperaturkunststoffe** dagegen können nicht direkt auf der Haut des Patienten angepasst werden und haben ihre Bedeutung gegenüber Niedertemperaturmaterialien nahezu verloren. Beispiele: Plexidur, Plastazote, Polyäthylen.

Es gibt eine große Anzahl verschiedener thermoplastischer Niedertemperaturschienenmaterialien, und jedes Jahr kommen neue und neue Varianten von bestehenden auf den Markt. Für die Auswahl eines Materials, das für eine spezielle Schiene optimal wäre, sind Schlüsseleigenschaften und Materialcharakteristika bedeutend.

Je nach **Zusammensetzung** lassen sich 4 Gruppen thermoplastischer Niedertemperaturmaterialien unterscheiden:

1. **Polycaprolactone auf Polyvinylbasis** (z. B. Polyform, X-Lite)
   - Merkmale: Hohe Formbarkeit, wenig Dehnbeständigkeit, sehr gute Stabilität.
   - Verarbeitung: Material fließt, Schwerkraft ausnützen, sorgfältiges Anpassen ist notwendig.
   - Geeignet: für kleine bis mittelgroße Schienen (Finger-, Handschienen), bei Patienten, die Schmerzen haben, eher für im Schienenbau geübte Therapeutinnen.
   - Nachteil: Bei Verarbeitung mit etwas Druck verzieht sich das Material, und Fingerabdrücke sind sichtbar.

2. **(Trans-)Polyisoprene**: Isoprene auf **Kautschukbasis** (z. B. Ezeform, Orthoplast, San-Splint, Synergy)
   - Merkmale: Hohe Dehnbeständigkeit, gute Stabilität, geringe Elastizität.
   - Verarbeitung: Gute Kontrolle über das Material, feste Handhabung notwendig, um eine gut angepasste Schiene herzustellen; proximale Teile können mit Binden fixiert werden, während man die distalen Teile anpasst.
   - Eignung: mittelgroße bis große Schienen (Arm-, Ellbogen-, Handgelenkschienen), die wiederholt angepasst werden müssen. Diese Materialien brauchen wenig Erfahrung im Schienenbau und sind auch für unerfahrene Therapeutinnen geeignet.
   - Nachteil: Bei längerem Gebrauch wird das Material spröde.

3. **Kombinationen von den beiden oben erwähnten Materialien** (z. B. Polyflex II, Rolyan TailorSplint)
   - Merkmale: gute Formbarkeit, gute Dehnbeständigkeit, gute Stabilität.
   - Verarbeitung: lässt sich gut anpassen, erlaubt aber Kontrolle.
   - Geeignet: kleinere bis große Schienen, kann als Allroundmaterial verwendet werden.

4. **Elastische Materialien auf Polyesterbasis** (z. B. Aquaplast, Klarity, Orfit)
   - Merkmale: unterschiedliche Grade der Formbarkeit, Dehnbeständigkeit und 100 % Memoryeffekt (d. h. wieder erwärmtes Material geht zurück in Ursprungsform).

29

- Verarbeitung: Sie werden in der Regel beim Erwärmen transparent, wenn die richtige Anpassungstemperatur erreicht ist; erlauben dadurch Sicht auf Hand und Hautverhältnisse. Ohne Beschichtung klebt das Material am Körperteil. Beschichtetes Material kann leicht zugedrückt werden, klebt temporär und kann anschließend auseinandergenommen werden.
- Geeignet: Schienen, an denen häufig Anpassungen gemacht werden müssen.
- Nachteil: Schiene kann beim Abnehmen direkt nach der Anpassung etwas schrumpfen, relativ lange Aushärtungszeit.

Weitere im Handel erhältliche ökologische Schienenmaterialien sind aus Kork (GeniMedical, 98 % Kork und 2 % Leim, Polyuretan und Turbocast) und aus Holz (Woodcast, Holz und biologisch abbaubarer Kunststoff [Lindfors 2014]).

Praktisch jedes dieser Schienenmaterialien ist in verschiedenen Dicken, perforiert und nicht perforiert, beschichtet oder nicht beschichtet und in verschiedenen Farben erhältlich.

Dicke (1,6–4,8 mm)

Ein 3,2 mm und dickeres Material ist für Oberarm-, Unterarm- und Handgelenkschienen, 1,6–2,4 mm für hand- und fingerbasierte Schienen geeignet. Dünnes Material ergibt eine leichte, etwas weniger stabile Schiene, die weniger aufträgt. Devise: »So dünn wie möglich, so dick wie erforderlich«. Für zirkuläre Schienen kann dünneres Material verwendet werden.

Perforation

Perforiertes (1–42 %) und nicht perforiertes Material ist erhältlich. Die Perforation erlaubt einen gewissen Luftaustausch und vermeidet Hautirritation, Schwitzen und Mazeration. Perforiertes Material ist leicht flexibel und etwas weniger stabil. Bei starker Perforation müssen die Ränder mit einer Umrandung aus dünnem Material eingefasst werden.

Verbindung/Verklebung

Die meisten Materialien können mit oder ohne Beschichtung bestellt werden.

Unbeschichtetes Material klebt aneinander, wenn beide Teile vollständig erhitzt worden sind. Dies ergibt einen Vorteil beim Anbringen von »Outrigger« (Ausleger) oder Verstärkungen. Um eine Verklebung an der Haut oder einem Verband zu verhindern, erfordert es beim Anpassen einen Trikotschlauchverband oder nasses Papier zwischen dem Material und der Applikationsstelle.

Beschichtetes Material hat eine Barriere und klebt nicht, wenn man es nicht überhitzt oder die Schicht entfernt. Die Beschichtung kann mit Lösungsmittel, Schleifpapier oder Kratzen mit einer Schere entfernt werden. Beschichtetes Material ist einfach zu reinigen.

Farbe

Bunte Farben erfreuen oft Kinder. Jugendliche und teilweise auch Erwachsene tendieren eher zu schwarzem Material. Diese Farbe ist auch für Arbeitsschienen geeignet. Andere Personen wiederum bevorzugen hautfarbenes Material, um weniger Aufmerksamkeit zu erregen.

Informationen über eine Auswahl thermoplastischer Schienenmaterialien sind der ◨ Tab. 29.4 zu entnehmen. Weitere sind im Fachgeschäft, in Fachbüchern und im Internet erhältlich.

Vorsichtsmaßnahmen und Vorkehrungen bei der Schienenherstellung mit thermoplastischen Materialien

Vorsichtsmaßnahmen beim Anpassen
- Erwärmtes nasses Material erst mit einem Tuch abtupfen oder abtrocknen, bevor die Schiene am Patienten angepasst wird. Das heiße Wasser kann thermische Schäden verursachen.
- Die Temperatur des Materials zuerst auf der eigenen Haut prüfen, bevor die Anpassung am Patienten erfolgt.
- Die Haut des Patienten nicht überhitzen. Dies ist speziell wichtig bei Sensibilitätsstörungen. Als Schutz Trikotschlauch verwenden (Stockinette).

Vorkehrungen in Bezug auf thermische und chemische Gefahren:
- Die Erwärmung, Erhitzung, Entfernung der Beschichtung sowie das Zusammenkleben des thermoplastischen Materials sollen in einem separaten, gut zu lüftenden Raum erfolgen.
- Die Erwärmung mittels Wasserbad ist einer Heizplatten- oder Heißlufterwärmung vorzuziehen. Die beiden letztgenannten Verfahren sind nur unter Vorbehalt anzuwenden.
- Kältespray kann zu Irritationen an Haut und Augen führen und soll nicht in der Nähe und in Richtung von Personen gesprüht werden.
- Reinigungs- und Entfettungsmittel sind nur sparsam zu gebrauchen. Kontakt mit der Haut ist zu vermeiden. Die Behälter sind sofort nach Gebrauch zu schließen.

◻ Tab. 29.4   Auswahl thermoplastischer Schienenmaterialien und ihre Eigenschaften[1]

	1. Polycapro-lactone auf Polyvinylbasis	2. Polyisoprene auf Kautschukbasis		3. Kombination von 1 und 2		4. Elastisches Material auf Polyesterbasis		
	Polyform	Ezeform	Orthoplast II	Polyflex II	Tailor splint	Aquaplast	Orfit	Klarity
Formbarkeit/ Dehn-fähigkeit	xxx	x	xxx	xx	xx	xxx–xx	xxx	xxx
Zugstabilität/ Dehnbe-ständigkeit	x	xxx	x	xx	xx	x–xxx	x–xx	xx
Stabilität/ Festigkeit	xxx	xxx	xx	xx	xx	xx	x	xx
Transparent wenn erwärmt	Nein	Nein	Nein	Nein	Nein	Weißes Mat.	Ja/nein	Ja
Memory-effekt	x	xx	x	x	x	100 %	100 %	100 %
Beschichtet	x	xxx	x	Ja	Ja	xx	x	x
Antimikro-bakteriell erhältlich	Ja	Ja	Nein	Ja	Ja	Ja/nein		
Aufwärm-temperatur	65–70 °C	70–75 °C	70 °C	65–70 °C	65–70 °C	70–75 °C/ 55–70 °C	65 °C	70 °C
Erwärmungs-zeit (in min.)	0,5–1	1	1,5	0,5–1	0,5–1	0,5–2	1–3,5	1–2
Verarbei-tungszeit (in min.)	1–5	4–5	4–5	1–5	1–5	2–7	1–10	1–4
Stärke/Dicke (in mm)	1,6–3,2	1,6–3,2	1,6–3,2	1,6–3,2	1,6–3,2	1,6–3,2 (4,8)	1,6–3,2	1,6–3,2
Farben	Weiß, Beige, Blau	Weiß, Beige, Blau	Weiß	Weiß, Beige	Beige	Diverse	Diverse	Diverse
Perforationen	1 %	1 %	1 %	1 %	1 %	1–42 %		1–19 %
Kleine Schienen	x			x	x	x	x	
Mittlere Schienen HG	x	x	x	x	x	x	x	x
Große Schienen		x	x	x	x	x		x

[1] Dies ist eine kleine Auswahl. Neue Materialien mit erweiterten Eigenschaften erscheinen fortlaufend auf dem Markt

29

ⓘ Cave

Vorsichtsmaßnahmen generell bei der Verwendung/Verarbeitung und Anpassung der thermoplastischen Materialien, der Entfettungs- sowie der Verbindungsmittel sind unbedingt einzuhalten. Die Therapeutin muss sich strikt an die Anweisungen der Herstellerfirmen halten, um gesundheitsschädigende Auswirkungen auf den Patienten und sich selbst auszuschließen.

Die **Pflegehinweise** der einzelnen Schienenmaterialien sind zu beachten. Sie tragen zur Erhöhung der Lebensdauer der Schiene und zum Tragekomfort bei.

Weiche Schienenmaterialien

Hierzu gehören u. a. Neopren, Fabrifoam, Leder.

Neopren besteht aus einer inneren Gummischicht, die beidseits mit einer Nylonschicht überzogen ist und eine wärmende, druckerzeugende Wirkung hat. **Fabrifoam** hat einen inneren Teil aus Schaumstoff und eine äußere Schicht, bestehend aus einer Mischung von Nylon und Lycra, ist atmungsfähig und feuchtigkeitsaufnehmend. Beide Materialien können geschnitten und genäht sowohl zu weichen Bandagen und Schienen verarbeitet, als auch für Verschlussbänder bei thermoplastischen Schienen verwendet werden. Die elastischen Eigenschaften können z. B. bei Schienen gegen Ulnardeviation oder für Supinationsschienen genutzt werden. Die wärmende, unterstützende Eigenschaft des Neoprens ist besonders für Schienen bei Arthritis von Vorteil.

Leder wird v. a. für unterstützende Arbeitsschienen im Handgelenkbereich gebraucht. Das Material eignet sich ebenfalls für Schienen im Daumenbereich.

Gips- und andere Stützverbände

Gips ist ein sehr formbares, auf der Haut angenehmes, atmungsaktives, preiswertes, lagerfähiges und umweltverträgliches Naturmaterial. Nachteile: lange Trocknungszeit, Gewicht und die Empfindlichkeit gegenüber Feuchtigkeit. Er wird v. a. als erster Verband bei einer Fraktur eingesetzt. In der Handrehabilitation wird er nur wenig, v. a. im Fingerbereich für z. B. Seriengipse (basierend auf den Arbeiten von Brand [Brand 1985; Brand u. Hollister 1993 und 1999]) verwendet.

Synthetische Stützverbände (Glasfiber oder Polyester), verstärkt mit wasseraktivierbarem Polyurethanharz, sind eine Alternative zu konventionellem Gipsmaterial. Sie sind leicht, haltbar, wasserfester und haben kürzere Trocknungszeiten. Sie sind aber teurer, weniger luft- und feuchtigkeitsdurchlässig, und die Oberfläche ist rauer. Sie werden v. a. als Sekundärverbände in der Frakturenbehandlung gebraucht. Sie

können in der Handrehabilitation u. a. für Schienen im Handgelenk- und Ellbogenbereich eingesetzt werden. Aufgrund möglicher allergieauslösender Stoffe müssen während der Herstellung Schutzhandschuhe getragen werden. Der Schutz der Haut des Patienten mit einem Polster ist unumgänglich. Synthetische Stützverbände gibt es als rigide und semirigide Materialien (sog. Soft-Castings). Die Letztgenannten werden dann eingesetzt, wenn eine absolute Immobilisation nicht erforderlich ist, sog. funktionelle Cast-Therapie (FCT). Mit Longetten aus rigidem Material kann bei Bedarf die Stabilität partiell erhöht werden. In der Handrehabilitation eignen sich Soft-Castings für zirkuläre statische und dynamische Schienen (z. B. in Kombination mit Aquaplast) im Handgelenk- und Ellbogenbereich.

Die Aktivierung von Gips und Glasfaser/Polyurethanmaterialien basiert auf einer von Wasser bzw. Luft ausgelösten chemischen Reaktion. Wenn die Reaktion in Gang gesetzt worden ist, kann die Aushärtung nicht gestoppt werden.

Thermoplastisches Tape: Orficast (Gestrick aus thermoplastischem Material), das bei 65 °C meist in Wasser aktiviert und direkt auf die Haut des Patienten gewickelt wird. Es ist ein atmungsaktives, leichtes, auf der Haut angenehmes Material, das u. a. im Handbereich (z. B. für Rhizarthroseschienen) oder im Fingerbereich (z. B. bei statisch-progressiver Schiene mit Kabelbinder) eingesetzt wird (◻ Abb. 29.16). **QuickCast2** (eine elastische Glasfasermischung, imprägniert mit thermoplastischem Material) kann für die gleiche Art von Schienen eingesetzt werden. Es wird mit einem Heißluftfön bei niedriger bis mittlerer Hitze aktiviert. Wird es im Wasserbad aktiviert, sind die Klebeigenschaften aufgrund des Wassers herabgesetzt.

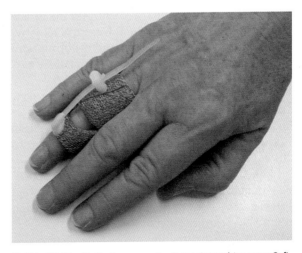

◻ **Abb. 29.16** Statisch-progressive Extensionsschiene aus Orficast und einem Kabelbinder

❶ Cave

Handtherapeutinnen werden an die Instruktionen der Hersteller verwiesen, um detailliertere Informationen über spezielle Eigenschaften, Vorteile und Vorsichtsmaßnahmen für jedes oben erwähntes Material zu erhalten.

Schienenschnittmuster

Ein optimales Schnittmuster ist die beste Voraussetzung für die korrekte Anfertigung einer Schiene. Fehler können zu erheblichen Verzögerungen bei der Schienenherstellung führen.

Generell ist die Herstellung einer Schiene als eine Sonderanfertigung zu betrachten, und jedes Schnittmuster muss daher individuell, d. h. der Hand/dem Arm des einzelnen Menschen angepasst werden. Es gilt, eine dreidimensionale Schiene aus einem zweidimensionalen Material herzustellen, ähnlich wie beim Schneidern von maßgefertigten Kleidern (Wilton 2013b).

> **Tipp**
>
> Je weniger leicht formbar das ausgewählte Material ist, desto genauer muss das Schienenmuster sein.

Ein Schnittmuster wird entweder direkt am Arm/an der Hand des Patienten entworfen, oder ein vorhandenes Standardschnittmuster wird entsprechend abgeändert.

Für den Entwurf sind weiches Papier oder durchsichtige Plastikfolie am besten geeignet. Wichtig ist, dass das Material weich und anschmiegsam ist.

Bei der Anfertigung einer Schnittmusterzeichnung ist eine günstige Ausgangsstellung für den Patienten und die Therapeutin zu wählen.

Die obere Extremität des Patienten wird in die jeweils erforderliche Position gebracht. Auf die gerade Längsachse vom Mittelfinger zum Unterarm muss geachtet werden. Die Kontur der Hand/des Arms wird umrissen und die wichtigen anatomischen Punkte werden auf der Zeichnung markiert (❑ Abb. 29.17).

Die Länge einer Unterarmschiene soll 2/3 des Unterarms betragen. Für die Breite einer palmaren oder dorsalen Schiene wird mit 2/3 des Umfangs des jeweiligen Körperabschnitts gerechnet (Koesling 2008; Jacobs 2014).

Das Muster wird nach diesen Richtlinien gezeichnet, ausgeschnitten und an der Hand/dem Arm des Patienten angepasst und wenn nötig korrigiert, dann erst auf das Schienenmaterial übertragen.

Kann das Schnittmuster nicht an der betroffenen Extremität erarbeitet werden, kann dazu die nicht betroffene Extremität gebraucht werden. In diesem Fall

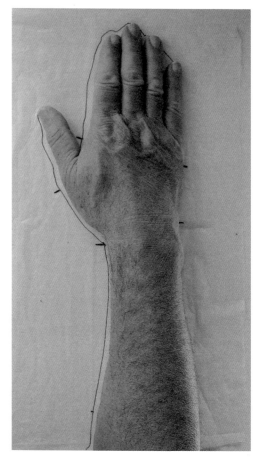

❑ Abb. 29.17 Bei der Herstellung eines Schienenschnittmusters werden die Konturen der Hand/des Unterarms umrissen und die wichtigen anatomischen Punkte markiert

wird das Muster beim Übertragen **seitenverkehrt** verwendet.

Eine Schwellung und/oder eine erforderliche Polsterung sind weitere Faktoren, die bei der Umrisszeichnung berücksichtigt werden müssen.

Gegebenenfalls sind einzelne Schnittmuster (mit Namen des Patienten, Diagnose und Datum versehen) als Beleg bei den Akten aufzubewahren.

Die meisten Schienenmaterialhersteller bieten für »Standardschienen« zugeschnittene »Rohlinge« in verschiedenen Materialien, Größen und Dicken an. In der Regel sparen diese Zeit, Kosten und unnötigen Materialverschnitt. Sie müssen aber wie bei einem Schnittmuster angepasst und zugeschnitten werden.

In diesem allgemeinen Kapitel und in den weiteren Schienenkapiteln wird nicht auf genaue Angaben zum jeweiligen Schienenmuster eingegangen. Informationen dazu sind in Büchern über Schienenherstellung (z. B. Bohli 2012; Knaus 2011; Coppard 2008 und 2015; Jacobs 2014; Wilton 2013b) zu finden.

29.5.5 Anpassen und Fertigstellen der Schiene

In Hinblick auf die an die Schienenanpassung gestellten Arbeitsanforderungen ist eine **ergonomische Arbeitsplatzgestaltung** erforderlich. Gegebenenfalls sind Hilfsmittel/Adaptationen einzusetzen, die speziell den Bedürfnissen der Therapeutin/des Patienten angepasst sind. Siehe hierzu weitere Angaben in ▸ Abschn. 29.6 »Arbeitsplatzeinrichtung und Grundausstattung für das Herstellen von Schienen«.

Das dem Patienten individuell angepasste Schnittmuster wird auf das Schienenmaterial übertragen, das Material wird anschließend teilweise erwärmt und zugeschnitten.

Der Arm und die Hand werden in die therapeutisch gewünschte Stellung gebracht.

Bei der Hauptprobe mit dem Patienten wird die Stellung in der Schiene, womit er mithelfen kann und worauf er achten soll, besprochen. Wärme des Materials wird zur Kontrolle am eigenen Unterarm und/oder am nicht betroffenen Arm des Patienten geprüft.

Die Anpassung der Schiene soll, je nach Größe, segmentweise, in der Regel von proximal nach distal, erfolgen.

Anatomische und physiologische Gegebenheiten wie problematische Hautverhältnisse oder Sensibilitätsstörungen sowie biomechanische, kinetische und kinematische Grundregeln müssen beim Anpassen beachtet werden.

Zwei wichtige, nicht zu vernachlässigende, anatomische Merkmale der Hand sind bei der Schienenherstellung zu berücksichtigen: die **Wölbungen** und die **Beugefalten** der Hand.

Die Form und die Funktion der Hand wird durch die knöchernen Strukturen und die Muskeln, die den **Längsbogen** (longitudinaler Bogen) und die **Querbögen** (proximale und distale transversale Bögen) aufrechterhalten, gewährleistet (◘ Abb. 29.18). Bei einer Erkrankung oder nach einer Verletzung kann das normale Bogensystem gestört sein. Es muss in die Schiene eingebaut werden, um das Potential der Hand zu maximieren. Eine Anpassung, die die korrekte Ausformung der Bögen einschließt, verhindert außerdem das Rutschen der Schiene.

Die **Beugefalten** entsprechen weitgehend der Lage der Gelenke und erleichtern die Anpassung der Schiene, damit Gelenkwinkel am korrekten Ort liegen und nicht eingeschlossene Gelenke beweglich und frei bleiben. In der Hohlhand muss von der proximalen Hohlhandbeugefalte radial zur distalen Beugefalte ulnar eine Linie gezogen werden (◘ Abb. 29.19). Bei z. B. einer Lagerungs- oder Kleinertschiene muss der Winkel

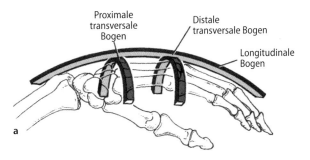

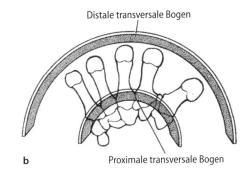

◘ Abb. 29.18 a Längsbogen (longitudinaler Bogen) und Querbögen (proximale und distale transversale Bögen) der Hand, **b** Sicht von distal (Fess 1987, mit freundlicher Genehmigung Elsevier, siehe Literaturverzeichnis)

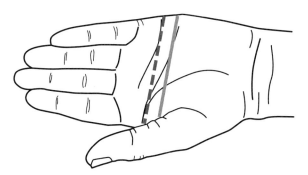

◘ Abb. 29.19 Beugefalten der Hand und ihre Bedeutung bei der Schienenherstellung: Verbindung von der proximalen Hohlhandbeugefalte, radial zur distalen Hohlhandbeugefalte, ulnar (gestrichelte Linie) sowie der korrekte Ort des Winkels der MCP-Gelenke in der Schiene (durchgezogene Linie) (Zeichnung von Waldner)

der MCP-Gelenke der Langfinger proximal dieser Linie liegen.

Bei Unterarmschienen muss die veränderte Muskelkontur bei der Drehbewegung berücksichtigt werden, indem gegen Ende der Anpassungszeit der Unterarm rotiert wird, um eine adäquate, bequeme Passform zu gewährleisten.

Auf die Stellung der Hand in der Schiene (Intrinsic-Plus-Stellung, Funktionsstellung und Ruhestellung) wird in ▸ Kap. 30 »Statische Schienen« eingegangen.

Tipp

Sollte die Schiene eine ungenügende Passform aufweisen, bieten v. a. die Materialien mit Memory-effekt die Möglichkeit, das Material erneut zu erwärmen und anzupassen.
Bei anderen Materialien kann es evtl. besser sein, die Schiene sofort durch eine neue zu ersetzen.

aufgeklärt und in der Handhabung der Schiene instruiert
— Die Schiene wird während der vorgeschrie-benen Zeitabschnitte getragen
— Die Schiene wird in regelmäßigen Abständen dahingehend überprüft, ob sie korrekt sitzt, ihren Zweck noch immer erfüllt bzw. ob sie überhaupt noch erforderlich ist

29.5.6 Druckstellengefährdete Punkte und einengende Stellen

Prominenten Knochen, oberflächlich liegenden Nerven sowie der Zirkulation muss bei der Schienenherstellung Rechnung getragen werden. Durch Berücksichtigung vertiefter Kenntnisse der oberen Extremität und deren Funktion kann bei der Anfertigung und Abgabe einer Schiene das Entstehen von Druckstellen und Kompressionen vermieden werden.

Schon kleine Konstruktionsfehler oder ein Fehler beim Anlegen der Schiene können dazu führen, dass die Schiene nicht getragen wird, bzw. Läsionen des Gewebes oder ischämische Schädigungen entstehen.

Bei einer Korrekturschiene können Kräfte, die nicht durch genügend große Flächen aufgefangen werden, an gefährdeten Stellen Störungen verursachen.

> Jedes Zeichen von Hautverfärbung (Rötung, Blässe) oder wenn der Patient über Taubheit oder »Kribbeln« berichtet, muss zu sofortigen Maßnahmen führen.

Druckstellen und Kompressionen können auf ein Minimum reduziert werden, wenn die Empfehlungen in ▶ Übersicht 29.10 beachtet werden.

Dennoch können, auch bei Berücksichtigung dieser Empfehlungen, an bestimmten Stellen Druckstellen entstehen. So ist die dorsale Seite der Hand mehr gefährdet als die palmare Seite. In ▶ Übersicht 29.11 und in ◘ Abb. 29.20 werden besonders **druckempfindliche** Stellen dargestellt.

Übersicht 29.11 Druckempfindliche Stellen und Gefährdung
— **Processus styloideus ulnae und Processus styloides radii:** durch das Schienenmaterial oder durch ein Verschlussband
— **Dorsale Seite der MCP-Gelenke des Daumens und der Langfinger:** durch einen über die MCP-Gelenke verlaufenden statischen Teil einer Schiene
— **Dorsale Seite der PIP- und DIP-Gelenke:** durch einen über die Gelenke verlaufenden statischen Teil einer Schiene
— **Dorsale Seite der Phalangen:** durch kraft-intensiven Zug der Fingerschlaufe in Flexion bei einer korrigierenden Schiene
— **Unterarm: durch die lateralen Ränder** einer dorsalen bzw. palmaren Schiene
— **Mitte der Handinnenfläche:** durch den palmaren Teil einer Lagerungsschiene für das Handgelenk

Übersicht 29.10 Empfehlungen, um Druckstellen und Kompression zu vermeiden
— Die Schiene wird aus dem für den erforderlichen Schienentyp geeigneten Material angefertigt
— Die Schiene versucht, Fehlstellungen von Gelenken bzw. kontraktes Weichteilgewebe nur durch leichten Zug, über einen längeren Zeitraum hinweg, zu korrigieren
— Die Schiene weist genügend große und gleichmäßig gestaltete Flächen auf, auf die der Druck verteilt wird
— Die Schiene wird dem Patienten individuell angepasst, und der Patient wird über den Zweck

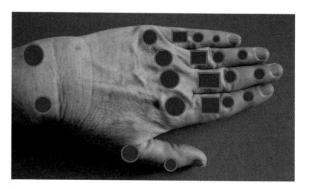

◘ **Abb. 29.20** Druckstellengefährdete Stellen an der dorsalen Hand

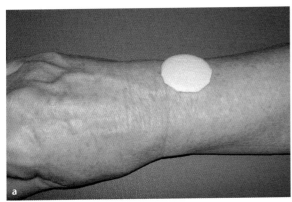
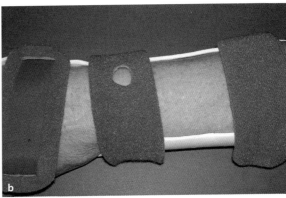

Abb. 29.21a,b Prophylaxe für den druckgefährdeten Processus styloideus ulnae: **a** Durch ein aufgeklebtes Polsterstück entsteht bei der Anpassung einer dorsalen Schiene ein Hohl-raum; **b** Verschlussband mit einer Aussparung für Processus styloideus ulnae

Prophylaktisch kann vor der Anpassung der Schiene ein Polster an die gefährdete(n) Stelle(n) der Hand aufgeklebt und danach entfernt werden (Hohlraum entsteht) oder in der Schiene an diese Stelle(n) geklebt werden. Polster an den Verschlussbändern mit einer Aussparung an dieser Stelle erfüllen den gleichen Zweck (◻ Abb. 29.21).

> **Tipp**
>
> Zur **Lokalisation einer Druckstelle** wird die gerötete Stelle auf der Haut mit Kreide oder einem Filzstift markiert. Danach wird die Schiene exakt und fest angelegt. Nach Entfernen der Schiene ist die Druckstelle durch die Verfärbung des entsprechenden Schienenteils leicht zu lokalisieren.

Stellen an den **Nerven**, die in ihrem oberflächlichen Verlauf **komprimiert** werden können, sind in ► Übersicht 29.12 aufgelistet.

> **Übersicht 29.12 Oberflächlicher Verlauf von Nerven**
> - Oberflächlicher **dorsaler Ast des N. ulnaris**
> - Oberflächlicher **dorsaler Ast des N. radialis**
> - **N. medianus** am Handgelenk
> - **Digitalnerven**

Zu eng sitzende Schienen oder zu straff angezogene Bänder können auch die **Durchblutung komprimieren**. Besonders muss darauf geachtet werden, wenn die Durchblutung gefährdet ist und/oder Operationen an Gefäßen durchgeführt worden sind. Durch die Stellung des Gliedmaßenabschnitts kann ebenfalls ein Zug auf eine rekonstruierte Arterie zu Problemen bei der Zirkulation führen.

Schienenränder, die sich um die Kontur des Gliedmaßenabschnitts anschmiegen, abgerundet und hoch genug sind, damit es beim Übergang zu den Verschlussbändern nicht zu einer Einklemmung oder einer Kompression kommt, sind wichtige Maßnahmen. Breite Bänder verteilen den Druck auf eine größere Fläche.

29.5.7 Polsterung und Schienenpolstermaterialien

Polsterung

Unter der Polsterung für eine Schiene versteht man die Einlage, die sich zwischen der Schiene/den Befestigungsbändern und der Haut befindet.

Polstermaterialien sollen nicht als Standard, sondern nur dann eingesetzt werden, wenn sie erforderlich sind. Sie müssen korrekt angewendet werden und sollen so dünn wie möglich sein.

Ein dünner, dehnbarer Trikotschlauch als Schutz vor dem direkten Kontakt der Haut mit dem Schienenmaterial und als minimales Polster ist in der Regel ratsam und ausreichend.

Eine dicke Polsterschicht verschlechtert die korrekte Position und kann **auf keinen Fall** eine gute Passform ersetzen.

Alle Produkte werden, wenn möglich bevor die Schiene geformt wird, auf dem Gebiet/dem Körperteil angebracht, um genügend Platz in der Schiene einzuräumen.

Manchmal ist es ausreichend, das Polstermaterial nur auf die druckgefährdeten Stellen zu applizieren.

In ► Übersicht 29.13 sind Indikationen, die für eine Polsterung sprechen, aufgeführt.

> **Übersicht 29.13 Indikationen zur Polsterung einer Schiene**
> - Problematische Hautverhältnisse (nach Verbrennungen, Hauttransplantationen, fragile Haut bei älteren Menschen und Personen mit rheumatoider Arthritis, Arthrose u. Ä.)
> - Sensibilitätsstörungen (An- bzw. Hypästhesie)
> - Druckgefährdete und druckempfindliche Stellen, z. B. Knochenvorsprünge
> - Materialempfindlichkeit (Allergie gegen Schienen- und Polstermaterial oder Nickelnieten)
> - Erhöhte Ausdünstung durch die Haut: Die Absorption der Feuchtigkeit durch die Polsterung beugt der Entstehung von Hautirritationen und Mazerationen vor

Trikotschlauchverbände

Schlauchverbände nehmen Feuchtigkeit auf und vermindern die Scherkräfte zwischen der Schiene und der Haut. Sie sind fertig angepasst oder auf Rollen zum Zuschneiden in verschiedenen Materialien wie Baumwolle, synthetischen Materialien und als Mischgewebe, in verschiedenen Dicken, Breiten und Farben erhältlich (◘ Abb. 29.22). Sie können über den ganzen Arm, nur den Unterarm, die Hand oder nur die Finger gestülpt werden. Sie werden in der Regel täglich gewechselt und können gewaschen und wiederverwendet werden.

Synthetische Materialien (Polypropylen, Polyester) haben eine Dochtwirkung, was bei übermäßigem Schwitzen vorteilhaft ist. Dicke Frotteeschläuche sind beim Gebrauch gewisser gipsähnlicher Materialien unerlässlich.

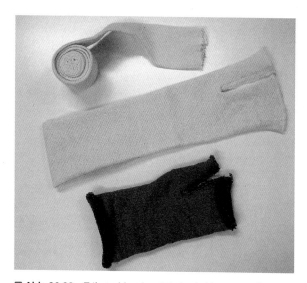

◘ **Abb. 29.22** Trikotschlauchverbände als Meterware, fertig angepasste und selbstverarbeitete Armschläuche

Schienenpolstermaterialien

Für die Polsterung werden dünne Natur- und Kunststoffmaterialien (z. B. Schaumstoffe, Neopren- und neoprenähnliche Materialien sowie Gelprodukte) verwendet (s. ◘ Tab. 29.5). Es steht eine Fülle von Produkten zur Verfügung. Diese unterscheiden sich u. a. bezüglich:
- Materialzusammensetzung, z. B. Kunststoff oder Naturprodukt (Hautverträglichkeit),
- Materialbeschaffenheit: Dichte des Materials: offenporig oder geschlossenporig (von Bedeutung für die Luft- bzw. Feuchtigkeitsdurchlässigkeit, -absorption),
- Dehnbarkeit, Strapazierfähigkeit, Elastizität und Stärke,
- Reinigungsmöglichkeiten,
- Befestigungs- bzw. Auswechselverfahren (z. B. selbstklebend oder nicht selbstklebend, mit Klettverschluss befestigt),
- Preis.

Offenporige Materialien sind atmungsaktiv, absorbieren Feuchtigkeit, werden aber dadurch schnell unhygienisch und können schlecht gereinigt werden. Geschlossenporige Materialien sind leichter zu reinigen, und Flüssigkeit, Schweiß, Geruch und Bakterien dringen nicht hinein. Sie sind aber nicht atmungsaktiv. Gelprodukte sind waschbar. Sie ahmen das subkutane Fett nach und sind auch ein effektives Polster für z. B. kleinere druckgefährdete Flächen.

Polster sollen leicht entfernbar sein. Auswechselbare Futter, die gewaschen werden können, sind vorzuziehen.

Weist der zu schienende Körperteil frisches Narbengewebe auf, kann dem Patienten unter der Schiene zusätzlich eine maßgefertigte Druckbandage oder Silikonauflage zur Verhinderung bzw. Korrektur einer Narbenkontraktur angepasst werden.

Informationen über eine Auswahl von **Polstermaterialien** können der ◘ Tab. 29.5 entnommen werden.

29.5.8 Verschlüsse und Verschlussmaterialien

Durch **Befestigungsbänder** sollen die Stabilität und die exakte Position der Schiene gewährleistet und das Verrutschen verhindert werden.

Zunehmender Druck auf die Bänder erfordert eine Vergrößerung der Druckflächen. Die Befestigungsbänder sollen entsprechend breit, durchgehend anliegend und gleichmäßig sein. Sie dürfen aber nicht so breit sein, dass sie durch ihre Lage oder Breite die Bewegung des angrenzenden Gelenks beeinträchtigen.

▣ Tab. 29.5 Polstermaterialien (in alphabetischer Reihenfolge)

Name	Ausführungen/Eigenschaften
Cellona	Weißes synthetisches Material, luftdurchlässig, streifenförmig selbstklebend, (2,0/5,0 mm) in verschiedenen Plattengrößen
Contour Foam (Konturschaumstoff)	Weicher Schaumstoff, blau oder rosa, offenporig, passt sich Konturen an, selbstklebend, (0,9/2,5 cm) in Plattenform
Fabrifoam (Tenso Wrap)	Äußere Schicht aus Nylon und Lycra, dünn, atmungsfähig, feuchtigkeitsaufnehmend, rutschfest, in Blau, Beige und Weiß, in Rollen und Plattenform von unterschiedlicher Elastizität, mit Hakenband verwendbar, Alternative zu Latex oder Neopren
Fell	Naturfell oder synthetisches Fell; besonders geeignet bei Patienten mit rheumatoider Arthritis oder Sensibilitätsausfällen
Filz (Scholl) Kurotex	Rosa, dünnes Polsterpflaster, Mischgewebe mit Baumwolle, absorbierend, hautfreundlich und selbstklebend
Gelpolster/-einlagen	Diverse Produkte auf Silikon- und/oder Mineralölbasis, in unterschiedlicher Dicke und Größe
Hapla Vliesgewebe (Fleecy Web)	Dünnes (5 mm), hautfarbiges Baumwollmaterial mit weicher Frotteeoberfläche, selbsthaftend, in einer Richtung dehnbar, in Plattenform
Mefix	Dünnes, weißes, hautfreundliches Polyestervlies, luftdurchlässig und dehnbar
Moleskin	Dünnes (0,8 mm), selbstklebendes, flanellartiges Baumwollmaterial, mit oder ohne Latex, in Beige und Weiß, auf Rollen sowie als selbsthaftendes aber leicht zu entfernendes »Moleskin Easy Pull«
Neopren	Material mit einem Gummikern, Nylonschicht auf einer Seite und flauschiges Gewebe auf der anderen; kann mit Hakenband befestigt werden; verschiedene Farben, Dicken, Breiten, in Rollenform
Polycushion	Weiches geschlossenporiges Schaumstoffmaterial, selbstklebend, kann vor Erwärmen auf Schienenmaterial angebracht und gleichzeitig erwärmt werden, (3,2/6,4 mm) in Platten, auch als leichthaftende Variante
Terry Adhesive Pro	Dünnes (1,6/3,0 mm), weiches Frotteematerial in Blau und Weiß, in Rollenform

Am Unterarm muss die Form berücksichtigt werden, damit die Bänder einen festen, gleichmäßigen Druck gewährleisten. Bei Knochenvorsprüngen (z. B. Ulnastyloid) können die Bänder der konvexen Kontur nicht folgen. Es kommt zu einer ungleichmäßigen Druckverteilung, die durch ein speziell weiches Polster (z. B. selbsthergestellten Bandkissen, ▣ Abb. 29.23) oder eine Aussparung im Polster (▣ Abb. 29.21b) aufgefangen wird.

Ein Abschnüren/Komprimieren durch die Bänder ist **unbedingt** zu vermeiden. Sie sollen so fest angezogen werden, dass die Schiene gut sitzt, aber nicht so fest, dass die Zirkulation beeinträchtigt wird. Insbesondere elastische Befestigungsbänder sind mit Vorsicht zu verwenden.

Bei der Verteilung der Verschlüsse muss die ganze Länge der Schiene genutzt werden, um Stabilität und eine gleichmäßige Druckverteilung zu bewirken. Das proximale und das distale Band werden so proximal bzw. distal wie möglich und das mittlere Band gerade proximal der Achse des zu immobilisierenden/korrigierenden Gelenks angebracht (▣ Abb. 29.24). In einigen Fällen kann ein weiches Band auf dem zu korrigierenden Gelenk angewendet werden.

Die Art des Verschlusses soll dem Schienentyp und dem Patienten einzeln angepasst werden (selbstständiges Öffnen und Schließen). So bevorzugen Rheumatiker in der Regel bei einer palmaren Lagerungsschiene den Verschluss von ulnar nach radial.

Um das Öffnen der Befestigungsbänder zu vereinfachen, werden die freien Enden etwas verlängert und abgerundet. D-Ringe (▣ Abb. 29.25), Schnallen, Schlaufen oder ein Loch im Verschlussband sind weitere

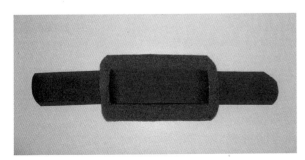

▣ Abb. 29.23 Selbsthergestellter Bandkissenverschluss

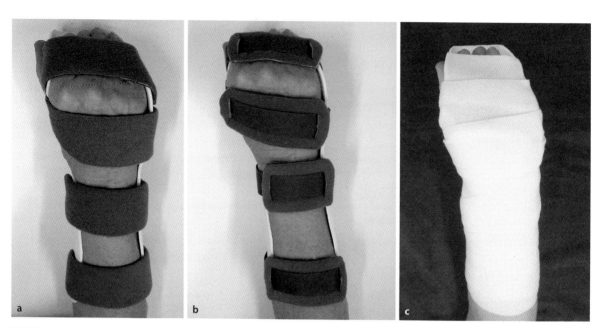

Abb. 29.24a–c   Verschlussmöglichkeiten an einer Lagerungsschiene für das Handgelenk und die Langfinger: **a** weiche Bänder, **b** Bandkissen, **c** elastische Binde

Optionen, die das An- und Ablegen der Schiene erleichtern können.

Befestigungsbänder sind in der Regel eine Kombination von Klettverschlüssen und anderen Bandmaterialien (Schaumstoffe, Neopren u. a.). Bei Klettverschlüssen muss das Hakenband schmaler und kürzer als das Schlaufenband (Flauschband) sein und es vollständig decken. Andernfalls kann es zu Hautirritation und Verletzungen kommen oder das Hakenband bleibt an Kleidern und anderen Textilien haften.

Die Hautverhältnisse müssen bei der Wahl von Material, Breite und ihrer Lage berücksichtigt werden. Bei diffizilerer Haut sind weiche, gepolsterte Bandmaterialien (z. B. Neopren, Betapile II) in Kombination mit Klettverschluss geeignet. Sie können gedreht werden, um die Lebensdauer zu verlängern.

Bei Patienten, die die Schiene bei der Arbeit tragen, sind Neopren- oder elastische Schlaufenbänder geeignet. Diese Bänder bewegen sich mit der Muskelkontraktion und -entspannung.

Bei einem stärkeren Ödem ist vorübergehend die Befestigung der Schiene durch eine elastische Binde, die den Druck verteilt, vorteilhafter (Abb. 29.24c).

Patienten wird die Wahl der Farbe der Bänder überlassen. Dadurch wird die Schiene ästhetisch, annehmbarer und die Adhärenz des Patienten erhöht.

Informationen über eine Auswahl von **Verschlussmaterialien** können Tab. 29.6 entnommen werden.

29.5.9 Weitere Materialien

Neben Schienenmaterialien, Polstermaterialien und Verschlüssen werden, besonders für dynamische und statisch-progressive Schienen, weitere Komponenten benötigt.

Bei den **dynamischen Schienen** sind dies Fingerschlaufen, elastische Bänder oder Federn, eine Befestigung der dynamischen Züge an der Schiene (Haken o. Ä.) (Abb. 29.26) sowie ein Ausleger (Outrigger) und ein Umleitungssteg, um den richtigen Winkel des Zuges zu gewährleisten. Für weitere Informationen, siehe ▶ Kap. 31 »Dynamische Schienen«.

Abb. 29.25   Ein D-Ring kann das Öffnen und Schließen der Bänder erleichtern

⬛ Tab. 29.6 Verschlussmaterialien (in alphabetischer Reihenfolge)

Name	Ausführungen/Eigenschaften
Alpha-Strap	Weiches, 5-schichtiges, nicht elastisches Veloursband, selbstschließende Kanten, waschbar, in Beige und Blau, 2,5/5,1 cm breit, auf Rollen
Baumwollband oder Lederband	Selbstangefertigte Bänder (3–5 cm breit), mit aufgenähten Klettverschlüssen (Haken- und Schlaufenband), ergeben eine starke, langlebige Befestigung
D-Ring-Bänder	Das Klettverschlussband, Breite 2,5/5 cm mit selbstklebender Flauschbandrückseite, ist mit einem D-Ring versehen, der als Schlaufenring dient
Fabrifoam (Tenso-/Nu Stim Wrap)	Äußere Schicht aus Nylon und Lycra, dünn, atmungsfähig, feuchtigkeitsaufnehmend, rutschfest, in Blau, Beige und Weiß, in verschiedenen Breiten und Dehnbarkeit in Rollenform, mit Hakenband verwendbar
Klettverschluss (Haken- und Schlaufenband)	Synthetisches, nicht elastisches Klettverschlussband (Haken- und Schlaufenband), als Meterware oder vorgeschnitten (rund und oval) in verschiedenen Breiten (2,5–5 cm) und Farben, selbstklebend oder nicht selbstklebend. Das Hakenband wird mit dem Fön erhitzt, um klebsicher an der Schiene angebracht zu werden. Elastisches Schlaufenband (z. B. Velcro R-Stretch) ist weich und bequem. Gefahr besteht bei zu straff angezogenen Bändern. Dünner Klettverschluss (Mikro-Hakenband, z. B. Velcro Extra-Thin Loop) eignet sich für Fingerschienen und im pädiatrischen Bereich
Neoprenbandmaterial	Eine Seite mit Nylonschicht und die andere Seite mit flauschigem Gewebe über einem Gummikern, weich, angenehm auf der Haut, etwas elastisch, erlaubt kontrollierte Bewegungen; in Rollen und Platten in verschiedenen Farben
Securable II Bandmaterial	Weiches, nicht dehnbares Schlaufengewebe, auf beiden Seiten der Schaumstoffpolsterung laminiert. In Weiß, Beige, Blau, 2,5/5,0 cm, auf Rollen
Velfoam II	Synthetisches Kunststoffschaumband, beidseitig mit Nylontrikotschlaufengewebe beschichtet, waschbar, in Weiß, Hautfarbe und Blau, auf Rollen (Breite 2,5/5,0/15 cm, Dicke 6,4 mm). Lässt sich mit Hakenband befestigen

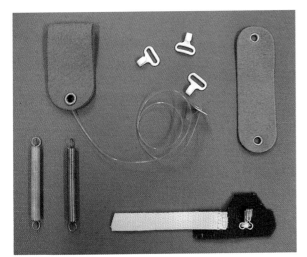

⬛ Abb. 29.26 Weitere Materialien: Fingerschlaufen, Haken und Spiralfedern

Statische progressive Schienen benötigen nicht elastische Komponenten wie Nylonfäden, Klettverschluss und Kombinationen mit Kabelbindern (Click-Strip), Gitarrenwirbeln, Scharnieren, Spannschrauben und Zahnrädern zur progressiven Einstellung des Grades der Zugkraft.

Die ⬛ Tab. 29.7 zeigt eine kleine Auswahl an zusätzlich benötigten Komponenten.

29.6 Arbeitsplatzeinrichtung und Grundausstattung für das Herstellen von Schienen

Für das Herstellen von Schienen werden ein geeigneter Arbeitsraum und eine entsprechende Arbeitsplatzeinrichtung benötigt. Bei deren Planung sind elementare ergonomische Grundbedingungen zu berücksichtigen, die den an die Therapeutin gestellten Anforderungen/Bedürfnissen bei der Schienenherstellung Rechnung tragen sollten. Sie steuern zudem zur Effizienz im Arbeitsablauf, Benutzerkomfort und -freundlichkeit bei.

Im **Werkraum** sind optimale Lichtverhältnisse/Innenbeleuchtung und Durchlüftungsmöglichkeiten empfehlenswert.

Für die **Arbeitsplatzeinrichtung** sind geeignete Ablageflächen und Sitzgelegenheiten (für optimale Aus-

Tab. 29.7   Weitere Materialien (in alphabetischer Reihenfolge)

Name	Ausführung/Eigenschaften
Ausleger (Outrigger)	Selbstangefertigt aus Metalldraht (Schienen-, Ausleger-, Schweiß- oder Federdraht) in Kombination mit thermoplastischem Material und Metallösen. Ausleger können aus Rohr-schienen (z. B. »Aquatubes«, »Orfitubes«) angefertigt werden und sind einzeln oder im Set/Kit erhältlich (▶ Abb. 31.30, ▶ Abb. 31.31). Beispiele sind: »Dynacast Orfitube« sowie »Adjuster-Kit«, Phoenix-Auslegerset, für mehrere oder einzelne Finger, Phoenix-Ausleger und Zugscheiben, Rolyan-Set (▶ Abb. 31.29b) und Einzelteile für Flexions- und Extensionsschie-nen, TBJ- oder ISOFORCE-Auslegersystem
Elastische Komponenten	Gummibänder in verschiedenen Längen und Dicken, Theratube in verschiedener Stärke. Spiral- oder Zugfedern in 2,5 und 6,1 cm Länge und für verschiedene Zugkräfte
Fingerhaken	Befestigung am Finger aus einem Metallhaken oder Velcrostück, direkt auf den Fingernagel geklebt. Alternativ: Haken in Kombination mit Klettverschluss, z. B. »Wrap-on-finger hooks« (Rolyan), schützende Fingerhaken oder -pflaster
Fingerschlingen/-schlaufen	Selbstangefertigt aus z. B. Alcantara, Fabrifoam, Leder oder Schienenmaterial (Brand-Schlinge, ▶ Abb. 31.6b). Vorgefertigte Schlingen und Schlaufen in verschiedenen Materialien und Ausformungen z. T. in Kombination mit Nylonfäden, z. B. als spannungseinstellbare Finger-schlaufen/ -schlingen (Rolyan)
Gelenke	Gelenke für Handgelenk und Ellbogen mit Skalierung und Einstellung der Federkraft (Fa. Caroli), »Adjustable Elbow Hinge« (Phoenix und Rolyan), Handgelenk-Gelenk, Incremental und Adjustable (Smith & Nephew)
Monofilament-Fäden	Nylon-Seidenfäden, Fischerleine
Pronations-/Supinations-Kit	Torsionsstabset für Supinations- und Pronationsschiene (»Dynamic Pronation /Supination Kit« [Rolyan])
Spannvorrichtungen	Kabelbinder, Spannschrauben, Gitarrenwirbel und Zahnräder
Scharniere	Scharniere für Ellbogen und Handgelenk, von Rolyan oder North Coast Medical

gangsstellungen/-positionen) und eine günstige Anord-nung von Geräten/Werkzeugen ratsam.

Es folgt eine (unvollständige) Liste von bei der Schienenherstellung verwendeten, bewährten Gegen-ständen. Die Liste ist nach Belieben zu vervollständigen.

Einrichtungsgegenstände

- Tische (stabil, höhenverstellbar)
- Stühle (mit Rückenlehne, stabil, höhenverstellbar, bequem)
- Arbeitsstuhl, Arbeitsroll-/Drehhocker (ergono-misch, bequem)
- Waschbecken (groß, viereckig)
- Lagerungsmöglichkeiten für Schienenmaterialien usw.

Grundausstattung an Geräten, Werkzeugen und Zubehör

- **Geräte**
- Heißwasserbad mit Temperaturregler oder -anzeiger, eine herausnehmbare Wanneneinlage (zum Reinigen des Wasserbades) und zwei breite

»Bratenwender in Schaufelform« (zum Heraus-nehmen des erwärmten Schienenmaterials)
- Kaltwasserbecken
- Heißluftfön, Industriefön (mit verschiedenen Zusatzdüsen, u. a. mit kleiner Öffnung für gezielte, punktuelle lokale Erwärmung)
- Lochstanzmaschine
- Nähmaschine

- **Werkzeuge**
- Scheren (unterschiedlicher Form, Größe, abhängig von der Härte des auszuschneidenden Materials (z. B. Teppichschere, Gipsschere, Verbandschere)
- Messer, verschiedene Sorten, abhängig von der Härte des zuzuschneidenden Materials (z. B. Tep-pichmesser, Linolschnittmesser)
- Druck- oder Spindel-Handpresse mit Einsätzen zum Löcherstanzen sowie für Ösen und Nieten
- Zangen (z. B. Lochzange, Nietenzange, Flachzange, Spitzzange und Winkelzange)
- Ahle, Pinzette
- Hefter

- ■ **Zubehör**
- ▬ Goniometer, Maßband
- ▬ Federwaage
- ▬ Schreibutensilien (z. B. Bleistift, wasserfester Kugelschreiber oder Fettstift) zum Umreißen der Konturen der Hand/des Unterarms
- ▬ Plastikfolie, Papier (zum Anfertigen eines Schienenschnittmusters)
- ▬ Klebstoffe (unterschiedlichen Bedarfs)
- ▬ Lösungsmittel
- ▬ Schleifpapier
- ▬ Handtücher, Papiertücher
- ▬ Elastische Binde (zum Anformen der Schiene)
- ▬ Eispackungen, nötigenfalls Kältespray (zum raschen Abkühlen des erwärmten Schienenmaterials)
- ▬ Verbandwechselmaterial
- ▬ Desinfektionsmittel

> ❯ Therapeutinnen, die nicht mit dem Auftrag und der Verantwortung des Verbandwechsels betraut sind, sollten »für alle Fälle« **Erste Hilfe-Verbandsmaterialien** zur Verfügung haben.

29.7 Information und Instruktion für den Patienten

29.7.1 Information und Instruktion durch die Therapeutin

Ist eine Schienenbehandlung angezeigt, muss der Patient (ggf. Eltern, Angehörige, Pflegepersonal und andere Bezugspersonen) zuerst über diese zusätzliche Behandlungsmaßnahme aufgeklärt werden. Er wird über den **Zweck und die Funktion der** verordneten **Schiene** sowie über das zu erwartende Ergebnis bzw. die Erfolgsaussichten informiert (▶ Abschn. 29.2.1 »Anforderungen an den behandelnden Arzt«, ▶ Abschn. 29.2.2 »Anforderungen an die Therapeutin«, ▶ Abschn. 29.2.3 »Situation des Patienten – Patientenverantwortung«).

Die verbale Information muss in einer für den Patienten **verständlichen** Sprache erfolgen. Informationsübermittlung gelingt besser, wenn Verständnis durch Verständlichkeit herbeigeführt wird. Sind sprachliche Barrieren vorhanden, sollte, wenn möglich, ein Übersetzer mit einbezogen werden.

Mithilfe einfacher Skizzen, Abbildungen und Schienenmodellmuster wird der Patient in eine für ihn – in der Regel – unbekannte Materie eingeführt.

Dem Patienten soll Zeit eingeräumt werden, um Rückfragen zu stellen und Bedenken, Ängste und Wünsche zu äußern. Verständnis für die bevorstehende Behandlungsmaßnahme ist eine **wichtige Voraussetzung**

zur Einwilligung und weckt bzw. stärkt die Motivation und Kooperationsbereitschaft des Patienten und somit seine Adhärenz.

Einige Patienten benötigen ggf. eine feinmaschige Kontrolle/ständiges »Monitoring« bzw. eine adäquate Führung.

Während der Anfertigung der Schiene wird der Patient allmählich mit dem Material und mit der entstehenden Schiene vertraut. Ist die Schiene fertig, erfolgt für die bevorstehende Gewöhnungsphase eine **eingehende Instruktion** (verbal und schriftlich) und, falls erforderlich, eine **praktische Umsetzung** (unter Anleitung/selbstständig) der Hinweise. Einige Inhalte dieser Instruktion sind in ▶ Übersicht 29.14 aufgeführt.

Übersicht 29.14 Instruktionsinhalte bei Schienenabgabe

- ▬ Anweisungen für die Handhabung und den korrekten Sitz der Schiene
- ▬ Angaben zum Anlegen und Abnehmen der Schiene
- ▬ Angaben zu Tragvorschriften; Zeitpunkt (am Tag und/oder in der Nacht) und Dauer der Tragzeit (Anzahl Minuten, Stunden und Intervalle); Abgabe eines Stundenplans
- ▬ Angaben über Tätigkeiten, bei deren Durchführung die Schiene jeweils abzunehmen ist
- ▬ Inspizieren der Haut auf Reaktionsmöglichkeiten bzw. Unverträglichkeitserscheinungen (Hautreizungen, Hautveränderungen, starke Ausdünstung, Allergien) und der Schiene (perfekter Sitz, perfekter Zug)
- ▬ Anleitung zu richtiger Hautpflege zur Vermeidung von Mazerationen (Einweichungen bzw. Aufweichungen) der Haut, die u. U. unter dem Kunststoffmaterial auftreten können
- ▬ Angaben zur Pflege der Schiene (Reinigungsmöglichkeiten) und Hinweise auf Schienenmaterial gefährdende Maßnahmen (Schiene auf Heizkörper legen, direkter Sonneneinwirkung aussetzen, in heißes Wasser tauchen, starke Kälteeinwirkung usw.)
- ▬ Informationen über die Folgen bei Nichttragen oder ggf. bei ständigem Tragen
- ▬ Hinweis auf mögliche Folgen eigenhändig vorgenommener und nicht mit der Therapeutin abgestimmter Veränderungen an der Schiene, wie z. B. Erhöhung der Zugstärke, Veränderungen an der Schiene und den Verschlussbändern, die die Zirkulation gefährden oder Druckstellen, Ödeme, Reizungen, Schmerzen und Kontrakturen verursachen können

Schmerzen, über die der Patient trotz von der Therapeutin vorgenommener Änderungen an der Schiene berichtet, sind besonders aufmerksam zu beachten. Sie können wertvolle Warnmechanismen darstellen, deren Ursachen und deren Dimensionen besondere Beachtung geschenkt werden soll und die dem behandelnden Arzt mitzuteilen sind.

Bei **Sensibilitätsausfällen** muss der Patient auf die Verletzungsgefahr hingewiesen werden.

Kommt der Patient nur wegen einer Schiene in die Ergotherapie, und ist er nicht gleichzeitig auch in physiotherapeutischer Behandlung, sollte er über eventuelle **ergänzende aktive und/oder passive Übungen** zur Mobilisation der betroffenen Gelenke informiert werden. Die erforderlichen Bewegungsübungen können ohne und/oder mit der verabreichten Schiene erfolgen.

Am Ende dieser Anleitungs- und Instruktionsphase und ggf. auch beim nächsten Kontrolltermin soll überprüft werden, ob der Patient die Anleitung richtig verstanden hat.

Der Patient soll, wenn möglich, am Tag nach der Schienenabgabe zur **Schienenkontrolle** kommen. So können sofort jeweilige Druckstellen, Hautreizungen, Ödembildung etc., die trotz sorgfältiger Anpassung der Schiene entstehen können, behoben werden. Weitere Schienenkontrolltermine müssen in regelmäßigen Abständen festgelegt werden, da sich die Hand im Laufe einer Schienenbehandlung verändern kann und damit auch die Stellung der Gelenke sowie der Sitz der Schiene. Bei korrigierenden Schienen werden Zug und Winkel den Fortschritten angepasst.

Der Patient wird über für ihn machbare Anpassungen an der Schiene instruiert.

Kontrolltermine sind schriftlich zu vereinbaren und, wenn möglich, mit den Terminen beim Arzt zu koordinieren. Wenn es dem Patienten aufgrund der Distanz nicht möglich ist, zur Schienenkontrolle zu kommen, muss eine Abteilung oder eine Praxis gesucht werden, die die Kontrollen übernehmen kann. Andernfalls muss die Therapeutin auf jeden Fall den Patienten telefonisch kontaktieren, um so Feedback zu bekommen. Trotz Instruktion und Unterweisung kommen nicht alle Patienten mit den gestellten Anforderungen zurecht. Manche Patienten bedürfen in hohem Maße einer engmaschigen Unterstützung durch die Therapeutin. Ein Foto von der korrekt angezogenen Schiene kann manchmal hilfreich sein.

Die **Tragdauer** der Schiene ist abhängig von der Indikation. Sie variiert von durchgehendem Tragen bei der Frühbehandlung von Frakturen und Sehnenverletzungen bis zu punktuellen Einsätzen bei speziellen Tätigkeiten. Korrigierende Schienen sollen nach der Eingewöhnungszeit möglichst lange getragen werden.

Niedrige Zugkräfte über längere Zeit (sog. »low-load prolonged stress«, LLPS) sind wirksamer als hohe über kürzere Zeit. Eine Studie von Glasgow et al. (2003) hat gezeigt, dass das Tragen einer korrigierenden Schiene von 6–12 h innerhalb 24 h (TERT) signifikant bessere Ergebnisse zeigte, als eine Tragzeit von weniger als 6 h. Siehe weitere Angaben ▶ Abschn. 29.5.3 »Wahl der Schienenart«. Eine Steigerung der Tragzeit muss dem Zustand der Hand und den Gegebenheiten angepasst sein und individuell für jeden Patienten festgelegt werden. Ist das Ziel, dass die Schiene nachts getragen werden soll, muss sie zuvor ohne Auftreten von Warnzeichen 2- bis 3-mal pro Tag während mindestens 2 h getragen werden. ▪

29.7.2   Information durch ein Merkblatt

So unterschiedlich wie die Hände sind, sind auch die Menschen, denen diese Hände gehören.

Eine Handtherapeutin hat z. T. mit Patienten zu tun, die schon kurze Zeit nach dem Aufklärungs- und Instruktionsgespräch kaum noch etwas über dessen Inhalt wissen. Andere Patienten wiederum sind sehr gesundheitsbewusst, zeigen ein erfreulich großes Interesse an der Heilkunde und stellen dementsprechend höhere Anforderungen an den Arzt bzw. an die Therapeutin.

Die Notwendigkeit ergänzender Informationsmaßnahmen wird bereits aus diesen beiden Beispielen deutlich: Die Patientenaufklärung ist durch ein Merkblatt zu vervollständigen.

Nach der Anfertigung einer Schiene verlässt der Patient die Ergotherapie als »**Autotherapeut**«: Er sollte sich alle verbalen Anweisungen eingeprägt haben und nun selbst die Verantwortung für die weitere Behandlung zu Hause übernehmen. Dieser Zeitpunkt ist günstig, um dem Patienten eine Hilfestellung in Form einer schriftlichen **Anleitung** – eines **Merkblatts** – zu geben.

❯ Merkblätter sollten möglichst individuell konzipiert sein und u. a. die Allgemeinbildung, den Kulturkreis, das Alter, und – wenn nötig und möglich – die Muttersprache des Patienten berücksichtigen.

Im Anhang sind zwei Informationsbroschüren eingefügt: ▶ Abschn. 29.10.1 »Muster eines Merkblatts für Handschienen (nach Diday)« und ▶ Abschn. 29.10.2 »Schieneninformationsblatt Ergotherapie, Universitätsspital, Basel« (▪ Abb. 29.28).

In ▶ Kap. 27 »Angeborene Fehlbildungen der Hand« ist ein Beispiel eines Schienenmerkblatts für Kinder eingefügt (▶ Abschn. 27.12.2, ▶ Abb. 27.42).

29.8 Preisberechnung und Vergütung einer in der Ergotherapie angefertigten Schiene

Eine Schienenbehandlung beinhaltet eine Reihe aufeinanderfolgender Arbeitsschritte und den Gebrauch verschiedenartiger Materialien. Bei der Preisberechnung müssen folgende Aufwendungen berücksichtigt werden:

- Erfassung, Klärung des Problems, Abklärung des Schienentyps,
- Anfertigungskosten,
- Materialkosten,
- Instruktion am/des Patienten hinsichtlich des Anlegens und Abnehmens sowie der Pflege der Schiene, Aufklärung über Zeitpunkt und Zeitdauer des Tragens,
- Nachkontrollen.

In der Vergangenheit herrschte Unklarheit darüber, welche Teile der Schienenbehandlung (Kosten für Material, Anfertigung, Erfassung, Instruktionen und Nachkontrollen) zum Preis einer Schiene gehörten. Dies hat zu großen Preisunterschieden für eine gleichartige therapeutische Maßnahme geführt (Diday 1997).

Die Preise der verschiedenen Abteilungen für ein und dieselbe Schiene sollten sich nur unter Berücksichtigung der Organisation der Abteilung, der Vertragstarife für eine Behandlungsdauer (Stundensatz) und der Vereinbarungen zwischen der Klinik/Abteilung/eigener Praxis und dem Lieferanten des Schienenmaterials unterscheiden dürfen.

Heute werden mehrheitlich, gemäß Tarifverträgen/-vereinbarungen, der Preis der Materialkosten einer Schiene und die Arbeitszeit separat verrechnet.

Die **Materialkosten** enthalten:

- thermoplastisches Schienenmaterial,
- Befestigungsbänder, Polstermaterialien,
- sonstige Zusätze (Ausleger, Spiralfedern, Spannschrauben, Gummibänder, Nieten, Ösen, Klebemittel usw.),
- Beschaffungskosten.

Die **Anfertigungskosten** werden zusätzlich verrechnet. Sie beinhalten den zeitlichen Aufwand für:

- den Entwurf des Schienenschnittmusters,
- die Anfertigung des Schienenmodells,
- die Anpassung, die Nachbearbeitung und die Fertigstellung der Schiene,
- die Endkontrolle der Schiene.

Die **Anfertigungszeit** soll einer Durchschnittszeit entsprechen. Ergotherapeutinnen in der Ausbildung und Ergotherapeutinnen, die gerade ihre Ausbildung abgeschlossen haben, benötigen in der Regel etwas mehr Zeit für die Anfertigung einer Schiene als erfahrene Therapeutinnen. Wir sind der Meinung, dass das Ausmaß an Erfahrung im Schienenbau den Preis einer Schiene nicht beeinflussen sollte.

Einige auf die Anfertigungszeit bezogene Durchschnittswerte werden im Folgenden als Anhaltspunkte genannt: »Cock-up«-Schiene (½–1 h), Lagerungsschiene in Intrinsic-Plus-Stellung (1–2 h) dynamische MCP-, PIP-, DIP-Flexionsschiene II-V (1½–3 h), statische Opponensschiene (½–1 h).

Der **Zeitaufwand für die Erfassung/Instruktion des Patienten** und **für die Nachkontrollen** wird als Behandlungszeit separat vergütet.

Der Vorgang bei der Berechnung des Preises einer Schiene wird in (◘ Abb. 29.27) schematisch dargestellt.

Die **Verrechnung der Kosten** einer Schiene ist davon abhängig, ob sich der Patient in ambulanter oder stationärer Behandlung befindet. So ist in der Regel die Schienenbehandlung für einen **stationär** behandelten Patienten in der Tages- Fallpauschale der Klinik inbegriffen.

In Deutschland können Schienen aus Niedertemperaturkunststoffen über die Heilmittelverordnung therapiebegleitend verordnet werden. Im ambulanten Bereich werden Schienen, die in der Ergotherapie hergestellt worden sind, von allen gesetzlichen und den meisten privaten Krankenkassen vergütet. Bei aufwändigen Schienen muss im Voraus ein Kostenvoranschlag eingereicht werden (Reff-Richter 2011).

Gemäß dem Tarifvertrag zwischen Ergotherapeutinnen-Verband Schweiz (EVS)/ und SRK-santésuisse können v. a. im ambulanten Bereich für die Herstellung/Anpassung von Schienen sowohl die Materialkosten als auch die Arbeitszeit verrechnet werden. Übersteigen die Kosten für Schienen und Therapiemittel pro Jahr 250 CHF (Stand 2017), ist eine Kostengutsprache einzureichen.

In Österreich werden die Kosten für in der Ergotherapie angefertigte Schienen von den Sozialversicherungsträgern in unterschiedlichem Ausmaß erstattet. Es reicht von einer vollständigen Kostenübernahme bis zu einer Teilerstattung, je nach zuständigem Sozialversicherungsträger. Vom Bundesverband der Ergotherapeutinnen und Ergotherapeuten Österreichs, Ergotherapie Austria, gibt es zur Abrechnung von Schienen eine Tarifempfehlung für vier verschiedene Schienentypen. Dabei sind Arbeitszeit, Nachkontrolle und Material inbegriffen (Jakobi 2015).

■ **Abb. 29.27**   Preisberechnung einer
Schiene (Vorgang)

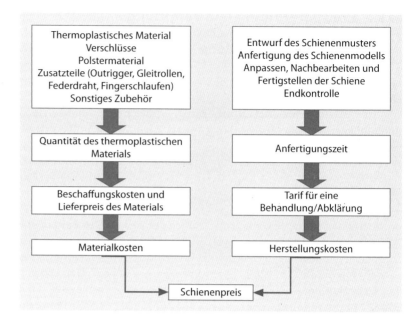

29.9   Erhebung verwertbarer Angaben zur Schienenbehandlung

Wie viele Schienenbehandlungen werden auf der Basis empirisch erhobener Informationen (Erfahrung, Intuition und persönliche Präferenz des Arztes/der Therapeutin) vorgenommen? Bei wie vielen Schienenbehandlungen wird der Verlauf schriftlich festgehalten, damit objektive Daten (z. B. über Veränderungen der Funktion/des Bewegungsausmaßes) in Form von Protokollen/Berichten vorliegen?

Wenn die Ergotherapie und Physiotherapie im Hochschulbereich angesiedelt ist, sollte sie – wie alle Fachwissenschaften – mit systematischen Experimenten/Untersuchungen, mit statistischen Daten und statistischen Analysen arbeiten. Die Therapeutin, die z. B. den aktiven und passiven Bewegungsumfang der betroffenen Gelenke (am Anfang, während, und am Ende der Schienenbehandlung) misst und tabellarisch aufzeichnet, macht bereits Schritte in diese Richtung.

Handtherapeutinnen sollen vermehrt klinische Untersuchungen durchführen und diese statistisch auswerten. Dies trägt dazu bei, die Wirksamkeit einer Schiene zu objektivieren und die Effizienz von Schienenbehandlungen fachwissenschaftlich nachzuweisen.

Kurzum: Mehr gezielte, kontrollierte Studien drängen sich auf. Darüber hinaus ist eine genaue Erhebung des zeitlichen Aufwands einer Schienenbehandlung (Anfertigung, Aufklärung, Instruktion und Kontrollen) vorzunehmen, damit zuverlässige Daten vorliegen, wenn Tarifverhandlungen oder Verhandlungen über Personalbedarf (Arbeits- und/oder Ausbildungsplätze) aktuell werden.

Und »last but not least«: Klinische Studien und angewandte Forschung unterstützen die Professionalisierung und Weiterentwicklung unseres Berufes und steigern die gesundheitsbezogene Lebensqualität der uns anvertrauten Patienten.

29.10 Anhang

29.10.1 Muster eines Merkblatts für Handschienen (nach Diday) (◘ Tab. 29.8)

◘ **Tab. 29.8** Muster eines Merkblatts für Handschienen (nach Diday)	
Name der Institution/ Abteilung:	Name des Patienten:
Name der zuständigen Therapeutin:	
Telefonnummer (Festnetz/Handy):	
Zweck der Schiene:	Datum Abgabe:

Für Ihre Behandlung benötigen Sie eine Schiene, die heute nach Ihren Maßen angefertigt wurde.

Wir hoffen, dass Sie während der Anfertigungszeit etwas mit den damit verbundenen Anforderungen, dem Material und mit der nun entstandenen Schiene vertraut wurden.

Mit diesem Merkblatt möchten wir Ihnen, als Ergänzung zur Instruktion, einige schriftliche Hinweise zur praktischen Anwendung und Instandhaltung Ihrer Schiene mitgeben.

Durch sorgfältiges und konsequentes Befolgen des Tragschemas und der weiteren nachstehenden Anweisungen unterstützen Sie die Schienenbehandlung und den weiteren Behandlungsverlauf.

Tragvorschrift (◘ Tab. 29.9)

◘ **Tab. 29.9** Tragvorschrift			
Zeitraum:		**Tragintervall:**	
Während des Tages	( )	Während ... Minuten/Stunden	( )
Während der Nacht	( )	Pro Tag ... Mal	( )
Während des Tages/der Nacht	( )	Während ... Minuten/Stunden tragen	( )
Während der Nacht/in Ruheperioden	( )	Während ... Minuten/Stunden weglassen.	( )

Absolute Anwendungseinschränkungen

❯ Sollten beim Tragen der Schiene nachfolgende Symptome auftreten, die auch bei wiederholtem Abnehmen der Schiene nicht zurückgehen, müssen Sie sich mit der zuständigen Therapeutin in Verbindung setzen:
- starke Schmerzen,
- starke Schwellung,
- starke Hautreizung, starke Hautverfärbung (blau, rot oder weiß),
- starkes Taub- oder Kribbelgefühl,
- ausgeprägte Druckstelle(n) (Sie sind dem Beginn einer Blasenbildung ähnlich!),
- ausgeprägte Gelenksteife.

Zeitlich bedingte Anwendungsbeschränkungen

Sollten beim Tragen der Schiene die Symptome in **leichter Form** auftreten, müssen Sie die Schiene vorübergehend abnehmen, bis die Symptome nachgelassen haben.

Bei einem Tragschema von 24 h pro Tag müssen Sie die Schiene anbehalten, sich aber sofort mit der zuständigen Therapeutin in Verbindung setzen.

Instandhaltung der Schiene

Achten Sie auf die Erhaltung der Gebrauchstüchtigkeit der einzelnen Schienenteile. Folgende Änderungen/Anwendungen können Sie selbstständig durchführen:
- Neuhaften der Befestigungsbänder (Klebestoff, Nietklammer) beim Nachlassen ihrer Haftfähigkeit.
- Ersetzen der ausgeleierten Gummibänder durch die Ihnen abgegebenen Ersatzgummibänder.

- Einlegen einer einschichtigen Gaze oder eines Papiertaschentuchs in die Schiene bei übermäßigem Schwitzen.
- Schützen der Schiene vor starker Erwärmung. Dies könnte die Form Ihrer Schiene gefährden! Deshalb:
  - Schiene nicht auf Heizkörper (Ofen, Radiator, Grill, Bettflasche) legen,
  - Schiene keiner direkten Sonneneinwirkung (z. B. vor Fensterscheiben) aussetzen,
  - Schiene nicht in heißes Wasser tauchen.
- Schützen der Schiene vor extremer Kälteeinwirkung, da diese zum Brechen des Schienenmaterials führen kann.

Hinweis: In allen übrigen Fällen wie z. B. beim Abbrechen einzelner Teile der Schiene, veränderter Zugrichtung, -spannung u. ä. nehmen Sie bitte Kontakt mit der zuständigen Therapeutin auf.

Hygienemaßnahmen (täglich)

Die Hand soll bis auf vom Verband gedeckte Bereiche gereinigt und an der Luft getrocknet werden. Die aus thermoplastischem Material angefertigte Schiene lässt sich mit kaltem oder lauwarmem Wasser (bis 30 °C!), milder Seife (ggf. mit Zahnpasta) und einer kleinen weichen Bürste reinigen. Trikotschläuche werden täglich gewechselt und können gewaschen werden, ggf. ebenfalls gewisse Polstermaterialien.

Vorsichtsmaßnahmen/Risiken

❯ Das Tragen Ihrer Schiene beim Auto-, Motorrad-, Moped-, Fahrrad- oder Tretradfahren sowie bei der Arbeit an Maschinen ist ohne Absprache/Erlaubnis des Arztes untersagt.

Erforderliche Bewegungsübungen

Aktive ( ) und/oder passive ( ) Bewegungen.

Übungsvorschlag: _____

_____

_____

_____

Sollten Sie nach den Anweisungen noch Fragen oder Zweifel bezüglich der Schiene haben, wenden Sie sich bitte an die zuständige Therapeutin.

Hinweis: Bitte bringen Sie die Schiene immer zu allen Behandlungen und Kontrollen bei Arzt und Therapeutin mit!

Erster Schienenkontrolltermin Datum: ....

29

29.10.2 Schieneninformationsblatt Ergotherapie, Universitätsspital, Basel (◻ Abb. 29.28)

Ihre ErgotherapeutIn

Name: _____

Tel: _____

╣─┤ **Universitätsspital**
Basel

Ergotherapie
Handrehabilitation

Schienen

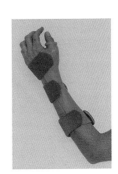

Ergotherapie Handrehabilitation
Spitalstrasse 21
4031 Basel
Tel:061-2652188

© Ergotherapie Handrehabilitation J/C Okt. 05,Version 1

Zweck:

_____
_____
_____
_____
_____
_____

Vorsichtsmassnahmen:

1. Ziehen Sie Ihre Schiene wie instruiert an. Prüfen Sie, ob sie korrekt sitzt.

2. Informieren Sie Ihre TherapeutIn bei:
   - Schmerzen
   - Hautreizungen
   - Druckstellen
   - Schwellung
   - Einschlafen der Finger
   - Defekter Schiene

3. Ihre Schiene verliert die Form, wenn Sie sie Wärmequellen aussetzen, z.B. Radiatoren, Öfen oder sie im Sommer im Auto lassen

Tragdauer:

_____
_____
_____
_____
_____
_____

Persönliche Instruktionen:

_____
_____
_____
_____
_____
_____

Zusatzinfo für dynamische Schienen:

_____
_____
_____
_____
_____
_____
_____
_____

Reinigung (wenn erlaubt):

1. Die Schiene kann im lauwarmen Wasser mit Seife oder Zahnpasta und einer Zahnbürste gereinigt werden. Trocknen Sie die Schiene gut ab, bevor Sie sie anziehen.

2. Bei störendem Schwitzen informieren Sie Ihre TherapeutIn.

◻ **Abb. 29.28** Schieneninformationsblatt Ergotherapie, Universitätsspital, Basel

Danksagung

Wir danken folgenden Personen für Ihre Informationen zu diesem Kapitel (in alphabetischer Reihenfolge): Martin Behrendt, Klinik für Handchirurgie, D-Bad Neustadt, Susanne Breier, Handtherapie, D-Nußloch, Dunja Estermann, Ergotherapie, A-Kössen, Christa Greminger, Universitätsspital Zürich (USZ), CH-Zürich, Elisabeth Oberfeld, Inselspital Bern, CH-Bern, Anita Reiter Eigenheer, Ergotherapie am Kornplatz, CH-Chur, Christa Wyss, Handrehabilitation, Universitätsspital Basel (USB), CH-Basel, Hans Zuber, Orthopartner AG, CH-Seon.

29

Literatur

Zitierte Literatur

American Academy of Orthopaedic Surgeons Inc. (1952) Orthopaedic appliances atlas, Bd 1 Edwards, Ann Arbor

Amini D, Rider DA (2008) Occupational-based splinting. In: Coppard BM, Lohman H (Hrsg) Introduction to splinting: a clinical reasoning and problem-solving approach, 3. Aufl. Mosby, St. Louis

AOTA American Occupational Therapy Association (2002) Occupational therapy practice framework. Domain and process. Am J Occ Ther 56:609–639

AOTA American Occupational Therapy Association (2014) Occupational therapy practice framework. Domain and process. Am J Occ Ther 68:S1–S48

Arem AJ, Madden JW (1976) Effects of stress on healing wounds: I. Intermittent noncyclical tension. J Surg Res 20(2):93–102

Austin GP, Slamet M, Cameron D et al (2004) A Comparison of high-profile and low-profile dynamic mobilization splint designs. J Hand Ther 17(3):335–343

Bailey JM, Cannon NM, Fess EE et al (1992) Splint classification system. American Society of Hand Therapists, Chicago

Barr NR (1975) The hand: principles and techniques of simple splint making in rehabilitation. Butterworth, Boston London

Belcon M, Haynes R, Tugwell P (1984) A critical review of compliance studies in rheumatoid arthritis. Arthritis Rheum 27(11):1227–1233

Birch R, Bonney G, Wynn Parry CB (1998) Surgical disorders of the peripheral nerve. Churchill Livingstone, Edinburgh

Bohli E (2012) Schienenbehandlung in der Handtherapie. Huber, Bern

Brand PW (1985) Clinical Mechanics of the Hand. Mosby, St. Louis

Brand PW, Hollister A (1993) Clinical mechanics of the hand, 2. Aufl. Mosby, St Louis

Brand PW, Hollister A (1999) Clinical mechanics of the hand, 3. Aufl. Mosby, St Louis

Buchanan L, Leonard J, Swanson AB et al (1979) Postoperative care. For patients with Silastic® finger joint implants (Swanson Design). Dow Corning, Midland

Cannon NM, Foltz RW, Koepfer JM et al (1985) Manual of hand splinting. Churchill Livingstone, New York

Colditz (2002) Plaster of Paris: The forgotten hand splinting material. J Hand Ther 15(2):144–157

Cooper C (2007) Fundamentals of clinical reasoning: hand therapy concepts and treatment techniques, Kap 1. Treatment techniques: splinting. Mosby, St. Louis

Cooper C (2014) Fundamentals of hand therapy clinical reasoning and treatment guidelines for common diagnoses of the upper extremity, 2. Aufl. Mosby, St. Louis

Coppard BM (2008) Foundations of splinting. In: Coppard BM, Lohman H (Hrsg) Introduction to splinting: a clinical reasoning and problem-solving approach, 3. Aufl. Mosby, St. Louis

Coppard BM, Lohman H (2008) Introduction to splinting: a clinical reasoning and problem-solving approach, 3. Aufl. Mosby, St. Louis

Coppard BM, Lohman H (2015) Introduction to orthotics: a clinical reasoning and problem-solving approach, 4. Aufl. Mosby, St. Louis

Diday-Nolle AP (1990) Schienenbau. Unterrichtsskript. Schule für Ergotherapie, Biel

Diday-Nolle AP, Pahud-Noverraz M, Slatosch DU, Waldner-Nilsson B (1991) Ergotherapie in der Handchirurgie. Teil 1. Arbeitsgruppe »Hand«. Selbstverlag, Biel

Diday-Nolle AP (1997) Schienenbehandlung als Bestandteil der Handtherapie. In: Waldner-Nilsson B (Hrsg) Ergotherapie in der Handrehabilitation, Bd 1, Springer, Berlin Heidelberg New York

Fess EE (2002) Principles and methods of splinting for mobilization of joints, Kap 112. In: Mackin EJ, Callahan AD, Skriven TM, Schneider LH, Ostermann AL (Hrsg) Rehabilitation of the hand and upper extremity, Bd 2, 5. Aufl. Mosby, St. Louis

Fess EE (2011) Orthoses for mobilization of joints: principles and methods, Kap 124. In: Skriven TM, Osterman AL, Fedorczyk J, Amadio PC (Hrsg) Rehabilitation of the hand and upper extremity, Bd 2, 6. Aufl. Elsevier, Philadelphia

Fess EE, McCollum M (1998) The influence of splinting on healing tissues. J Hand Ther 11(2):157–161

Fess EE, Phillips CA (1987) Hand splinting: principles and methods, 2. Aufl. Mosby, St. Louis. This article was published in Chapter 1 »Anatomy and kinesiology of the hand«, Page 5, Fig. 1–2. A, B, Copyright Elsevier (1987)

Fess EE, Gettle KS, Philips CA et al (2005) Hand and upper extremity splinting: principles and methods, 3. Aufl. Mosby, St. Louis. This article was published in Chapter 1 »Introduction to Orthotics«, Page 6, Figure 1–1, Copyright Elsevier (2005)

Fess EE, Gettle KS, Strickland JW (1981) Hand splinting: principles and methods. Mosby, St. Louis

Flowers KR (2002) A proposed decision hierarchy for splinting the stiff joint, with emphasis on force application parameters. J Hand Ther 15(2):158–162

Glasgow C, Wilton J, Tooth LR (2003) Optimal daily total end range time for contracture resolution in hand splinting. J Hand Ther 16(3):207–218

Glasgow C, James M, O'Sullivan J et al (2004) Measurement of joint stiffness in the hand: a preliminary investigation of the reliability and validity of torque angle curves. J Hand Ther 9(1):11–22

Glasgow C, Tooth LR, Fleming J (2010) Mobilizing the stiff hand: combining theory and evidence to improve clinical outcomes. J Hand Ther 23(2):392–401

Glasgow C, Tooth LR, Fleming J et al (2011) Dynamic splinting for the stiff hand after trauma: predictors of contracture resolution. J Hand Ther 24(3):195–206

Groth GN, Wulf MB (1995) Compliance with hand therapy: health believes and strategies. J Hand Ther 8(1):18–22

Haase FC (2007) Handlungsorientierte Sichtweisen im ergotherapeutischen Prozess. In: Scheepers C, Steding-Albrecht U, Jehn P (Hrsg) Ergotherapie. Vom Behandeln zum Handeln. Lehrbuch für die praktische und theoretische Ausbildung, 3. Aufl. Thieme, Stuttgart

Hunter JM, Schneider LH, Mackin EJ, Bell J (Hrsg) (1978) Rehabilitation of the hand: surgery and therapy. Mosby, St. Louis

International Organization for Standardization (ISO) (1998) http://www.iso.org/obp/#iso:15800:en

Jacobs MLA, Austin NM (2014) Orthotic intervention for the hand and upper extremity. Splinting principles and process, 2. Aufl. Wolters Kluwer Lippincott, Williams & Wilkins, Philadelphia

Kirwan T, Tooth L, Harkin C (2002) Compliance with hand therapy programs: therapist's and patient's perceptions. J Hand Ther 15(1):31–40

Knaus W (2011) Schienen in der Handtherapie: Statische-, Dynamische- und Übungsschienen. modernes lernen, Dortmund

Koesling C (2008) Schienenbehandlung. In: Koesling C, Bollinger Herzka T (Hrsg) Ergotherapie in der Orthopädie, Traumatologie und Rheumatologie. Thieme, Stuttgart, S 116–122

Lanz U (1995) Geschichte der Handchirurgie. Ther Umsch 52(1): 9–12

LaStayo PC, Cass R (2002) Continuous passive motion for the upper extremity: why, when, and how. In: Mackin EJ, Callahan AD, Skriven TM, Schneider LH (Hrsg) Rehabilitation of the hand and upper extremity, 5. Aufl. Mosby, St. Louis

Light KE, Nuzik S, Personius W et al (1984) Low-load prolonged stretch vs. high-load brief stretch in treating knee contractures. Phys Ther 64(3):330–333

Lindfors NC, Salo J (2012) A novel nontoxic wood-plastic composite cast. Open Med Dev J 4:1–5

Lindfors NC, Salo J (2014) New ecological wood-plastic composite materials for scaphoid-type casting: material properties and clinical evaluation. Hand Therapy 19(3):67-72

Malick MH (1972) Manual on static hand splinting. Harmarville Rehabilitation Center, Pittsburgh

Malick MH (1974) Manual on dynamic hand splinting with thermoplastic materials. Harmarville Rehabilitation Center, Pittsburgh

Malick MH (1978) Dynamische Schienen für die Hand: eine Praxisanleitung, Harmarville Rehabilitation Center, Pittsburgh

Malick MH, Baumgartner R (1976) Lagerungsschienen für die Hand. Eine Praxisanleitung. Thieme, Stuttgart

McClure PW, Blackburn LG, Dusold C (1994) The use of splints in the treatment of joint stiffness: biologic rational and an algorithm for making clinical decisions. Phys Ther 74(12):1101–1107

McKee P, Hannah S, Priganc VW (2012) Orthotic considerations for connective tissue and articular cartilage – the need for optimal movement and stress. J Hand Ther 25(2):233–243

Michlovitz SL, Harris BA, Watkins MP (2004) Therapy interventions for improving joint range of motion: a systematic review. J Hand Ther 17(2):118–131

Moberg E, Hagert CG (1982) Orthesen in der Handtherapie. Thieme, Stuttgart

O'Brien L (2010) Adherence to therapeutic splint wear in adults with acute upper limb injuries: a systematic review. J Hand Ther 23(4):e12–e13

O'Brien L (2012) The evidence on ways to improve patient's adherence to hand therapy. J Hand Ther 25(3):247–250

Pfenninger B (1979) Ergotherapie bei Erkrankungen und Verletzungen der Hand (Rehabilitation und Prävention 8) Springer, Berlin Heidelberg New York Tokyo

Pfenninger B (1984) Ergotherapie bei Erkrankungen und Verletzungen der Hand (Rehabilitation und Prävention 8), 2. Aufl. Springer, Berlin Heidelberg New York Tokyo

Reff-Richter C (2011) Grundlagen der Handrehabilitation und Schienenversorgung. In: Towfigh H, Hierner R, Langer M, Friedel R (Hrsg) Handchirurgie. Springer, Berlin Heidelberg New York

Sabaté E (2003a) WHO Adherence to Long Term Therapies Project. Global Adherence Interdisciplinary Network & World Health Organization. Dept. of Management of Noncommunicable Diseases. Adherence to long-term therapies: evidence for action. World Health Organization, Genf

Sabaté E (2003b), WHO Adherence to long-term therapies: evidence for action. Adherence to Long Term Therapies Project, Global Adherence Interdisciplinary Network & World Health Organization. Dept. of Management of Noncommunicable Diseases. World Health Organization, Genf. http://apps.who.int/medicinedocs/en/d/Js4883e/

Salter RB, Hamilton HW, Wedge JH et al (1984) Clinical application of basic research on continuous passive motion for disorders and injuries of synovial joints: a preliminary report of a feasibility study. J Orthop Res 1(3):325–342

Sandford F, Barlow N, Lewis J (2008) A study to examine patient adherence to wearing 24-hour forearm thermoplastic splints after tendon repairs. J Hand Ther 21(1):44–53

Schultz-Johnson K (2002) Static progressive splinting. J Hand Ther 15(2):163–178

Schuster C (2011) Hand. In: Weigel B, Nerlich M (Hrsg) Praxisbuch Unfallchirurgie, 2. Aufl. Springer, Berlin Heidelberg

Schwartz DA (2012) Static progressive orthoses for the upper extremity: a comprehensive literature review. Hand 7:10–17

Schweizerische Arbeitsgruppe »Hand« (1984) Eine Arbeitsgruppe stellt sich vor. Fachzeitschrift des Verbandes Schweizerischer Ergotherapeuten 5

Schweizerische Arbeitsgruppe »Hand« (1991) Ergotherapie in der Handchirurgie, Teil 1. Selbstverlag, Biel

Skriven TM, Ostermann AL, Fedorczyk J, Amadio PC (Hrsg) (2011) Rehabilitation of the hand and upper extremity, 6. Aufl. Mosby, St. Louis

Sluijs EM, Kok GJ, van der Zee J (1993) Correlates of exercise compliance in physical therapy. J Am Phys Ther 73:771–782

Weinstock-Zlotnick G, Hinojosa J (2004) Bottom-up or top-down evaluation: is one better than the other? Am J Occ Ther 58(5):594–599

Wilton JC (2013a) Orthotic splint prescription: clinical reasoning issues. In: Wilton JC (Hrsg) Hand splinting orthotic intervention. Principles of design and fabrication, 2. Aufl. Vivid, Fremantle

Wilton JC (2013b) Materials and methods. In: Wilton JC (Hrsg) Hand splinting orthotic intervention. Principles of design and fabrication, 2. Aufl. Vivid, Fremantle

World Health Organization WHO (2003) Adherence to long-term therapies: evidence for action. Adherence to Long Term Therapies Project, Global Adherence Interdisciplinary Network & World Health Organization. Dept. of Management of Noncommunicable Diseases. WHO, Genf. http://whqlibdoc.who.int/publications/2003/9241545992.pdf

Wynn Parry CB (1958) Rehabilitation of the hand, 1. Aufl. Butterworth, London

Wynn Parry CB, Harper D, Fletcher I et al (1970) New types of lively splints for peripheral nerve lesions affecting the hand. The Hand 2(1):31–38

Wynn Parry CB, Salter M, Millar M (1981) Rehabilitation of the Hand, 4. Aufl. Butterworth, London

Zellweger G (1985) Die Behandlung der Verbrennungen. Dtsch Ärzte-Verlag, Köln

Weiterführende Literatur

Barr NR, Swan D (1978) The hand. Principles and techniques of simple splintmaking in rehabilitation, 2. Aufl. Butterworth, London

Behrendt M (2014) Schienenversorgung in der Handtherapie. In: Sauerbier M, Eisenschenk A, Krimmer H, Partecke BD, Schaller HE (Hrsg) Die Handchirurgie. Urban & Fischer, München

Birch R, Bonney G, Wynn Parry CB (1998) Surgical disorders of the peripheral nerve. Churchill Livingstone, Edinburgh

Brand PW, Hollister A (1999) Clinical mechanics of the hand, 3. Aufl. Mosby, St. Louis

Brand RR, Kündig AJ (2014) Adhärenz in der Ergotherapie bei Menschen mit Handverletzungen. Einschlussfaktoren und mögliche Strategien zur Verbesserung der Adhärenz. Bachelorarbeit Ergotherapie. Departement Gesundheit. Zürcher Hochschule für Angewandte Wissenschaften (ZHAW), Winterthur

Callinan N (2008) Construction of hand splints, Kap 17. In: Radomski MV, Trombly Latham CA (Hrsg) Occupational therapy for physical dysfunction, 6. Aufl. Wolters Kluwer Lippincott, Philadelphia

Colditz JC (2011) Therapist's management of the stiff hand. In: Skriven TM, Ostermann AL, Fedorczyk J, Amado P (Hrsg) Rehabilitation of the hand and upper extremity, 6. Aufl. Mosby, St. Louis

Coverdale J (2012) An editorial note on nomenclature: orthosis versus splint. J Hand Ther 25(1):3–4

Deshaies LD (2008) Upper extremity orthoses. In: Radomski MV, Trombly Latham CA (Hrsg) Occupational therapy for physical dysfunction, 6. Aufl. Wolters Kluwer Lippincott, Philadelphia

Feiler M, Marotzki U (2003) Klinisches Reasoning in der Ergotherapie: Überlegungen und Strategien im therapeutischen Handeln. Springer, Berlin Heidelberg

Fess EE (2002) A history of splinting: to understand the present, view the past. J Hand Ther 15(2):97–132

Glasgow C, Tooth LR, Fleming J (2008) Which splint? Dynamic versus static progressive splinting to mobilise stiff joints of the hand. J Hand Ther 13(4):104–110

Jansen CW (2002) Outcomes, treatment effectiveness, efficacy, and evidence-based practice: examples from the world of splinting. J Hand Ther 15(2):136–143

Jerosch-Herold C, Steward B (2006) Getting evidence into hand therapy practice. British J Hand Ther 11(1):4–9

Jerosch-Herold C, Marotzki U, Hack BM et al (2009) Konzeptionelle Modelle für die ergotherapeutische Praxis, 3. Aufl. Springer, Berlin Heidelberg New York

Kapandji AI (1984) Anatomie der Gelenke, Bd 1. Enke, Stuttgart

Kapandji AI (2009) Funktionelle Anatomie der Gelenke. Schematisierte und kommentierte Zeichnungen zur menschlichen Biomechanik, 5 Aufl. Thieme, Stuttgart

Keilani MY, Paternostro-Sluga T, Zauner-Dungl A et al (2003) Die ergotherapeutische Schienenversorgung in einem österreichischen Zentralkrankenhaus – eine Bestandsaufnahme. Wien Med Wochenschr 153:222–224

McKee P, Rivard A (2011) Foundations of orthotic intervention. In: Skirven T, Osterman AL, Fedorczyk J, Amadio P (Hrsg) Rehabilitation of the hand and upper extremity, Bd I und II, 6. Aufl. Mosby, St. Louis

McKee P, Rivard A (2011) Biopsychological Approach in Orthotic Intervention. J Hand Ther 24(2):155–163

Paternostro-Sluga T, Keilani MY, Posch M (2003) Factors that influence the duration of splint wear in peripheral nerve lesions. Am J Phys Med Rehab 82(2):86–95

Scheepers C, Steding-Albrecht U, Jehn P (Hrsg) (2007) Ergotherapie. Vom Behandeln zum Handeln. Lehrbuch für die praktische und theoretische Ausbildung, 3. Aufl. Thieme, Stuttgart

Schleikis A (2013) Gips und synthetischer Stützverband. Herkömmliche Fixation und funktionelle Stabilisation. Springer, Berlin Heidelberg New York

Schröder B (2008) Handtherapie, 2. Aufl. Thieme, Stuttgart

Schuch CM, Pritham CH (1994) International forum: international standards organization terminology: application to prosthetics and orthotics. J Prosthet Orthot 6(1):29–33

Usbeck A (2009) Ergotherapeutische Schienenversorgung in der Rheumatologie. Praxis Ergotherapie 22(1):17–19

Van Lede P, van Veldhoven G (1998) Therapeutic hand splints; Bd 1 Mechanical and biomechanical considerations; Bd 2 Practical applications. Provan, Antwerpen

Veehof MM Taal E, Willems MJ et al (2008) Determinants of the use of wrist working splints in rheumatoid arthritis. Arthritis Rheuma 15(4):531–536

Wynn Parry CB (1973) Rehabilitation of the hand, 3. Aufl. Butterworth, London

29

Statische Schienen

Adèle P. Diday-Nolle und Anita Reiter Eigenheer

© Springer-Verlag GmbH Deutschland, ein Teil von Springer Nature 2019
B. Waldner-Nilsson (Hrsg.), *Handrehabilitation*
https://doi.org/10.1007/978-3-540-38926-2_30

Statische Schienen sind stabile Schienen für einen oder mehrere Gliedmaßenabschnitte, die diese vorübergehend stabilisieren, stützen, schützen, führen, positionieren und/oder korrigieren. Der Grad ihrer Stabilität (leicht, mittel, stark) ist grundsätzlich vom Zweck der Schiene und von der Wahl des Schienenmaterials abhängig. Die Schienung kann palmar, dorsal, dorsopalmar, radial, ulnar oder zirkulär erfolgen.

Statische Schienen funktionieren nach mechanischen und biomechanischen Gesetzmäßigkeiten (Flächentheorie, Drei-Punkt-Abstützungs-Theorie usw.). Sie bestehen aus einem oder mehreren nicht beweglichen Teilen. Eine statische Schiene ist jedoch nicht immer »statisch« in ihrer Funktion. Sie kann auch als statischer Grundbestandteil (statische Basisschiene) einer dynamischen Schiene dienen.

Der **Einsatz** statischer Schienen ist besonders in der Akutphase angebracht. Mit einer statischen Schiene kann die Immobilisierung/die Stabilisierung eines oder mehrerer Teile der oberen Extremität erzielt werden (z. B. Ersatz eines Gipsverbands). Statische Schienen sind weiter in der prä- und/oder postoperativen Phase der Behandlung angezeigt.

Da Gelenke durch langfristiges Ruhigstellen zum Versteifen neigen, sind statische Schienen – sofern erlaubt – in regelmäßigen Abständen abzunehmen, damit die ruhiggestellten Gelenke mobilisiert werden können.

Statische Schienung kann eine Alternative zur dynamischen Schienung werden, wenn Patienten wegen mangelnder Compliance und/oder fehlendem kognitivem Verständnis den Anforderungen eines dynamischen Schienungsprogramms nicht gewachsen sind.

30.1   Einteilung

Statische Schienen können nach ihrer **Art und** ihrem **Ziel** eingeteilt werden. Die ▸ Übersicht 30.1 stellt eine Einteilung der statischen Schienen dar.

Übersicht 30.1   Einteilung der statischen Schienen
- Statische Lagerungsschienen
- Statisch progressive Schienen
- Statische Serienschienen
- Statische Funktions- (Ersatz-)Schienen
- Statische Übungsschienen
- Statische Blockschienen

Statische Lagerungsschienen sind Schienen für einen oder mehrere Gliedmaßenabschnitte, die mittels Lagerung vorübergehend ruhigstellen, stützen, schützen,

positionieren und/oder korrigieren. Diese Schienen sind sowohl in der konservativen (z. B. Kontrakturprophylaxe) als auch in der prä-, und/oder postoperativen Behandlung angebracht.

Statisch progressive Schienen weisen entweder einen manuell vorgespannten Teil der Schiene oder einen verformbaren statisch korrigierenden Zug bzw. ein Schraubengewinde auf, welches stufenweise fortschreitend nachzuspannen ist. Sie kommen vor allem in der Spätphase bei Einschränkungen der passiven Gelenkbeweglichkeit zum Einsatz.

Statische Serienschienen bezwecken durch sequentiell serienmäßige Aufdehnung das in maximale Länge bis zum elastischen Bewegungsstopp gebrachte Gewebe, zum Wachstum oder Umbau zu stimulieren und dadurch zu verlängern. Die Schiene ist konsekutiv der Bewegungszunahme anzugleichen.

Bei statisch progressiven Schienen und statischen Serienschienen sind die »dynamischen« Bewegungsvorgänge im Gewebe auf einwirkende Kräfte (das Nachspannen und das Aufdehnen) zurückzuführen.

Statische Funktions- (Ersatz-)Schienen ersetzen bzw. unterstützen temporär nichtinnervierte bzw. teilinnervierte Muskulatur nach Schädigungen peripherer Nerven. Die »substituierende« Schiene positioniert beispielsweise bei einer Radialisläsion bzw. bei einer Medianusläsion das Handgelenk und den Daumen in eine für die Greiffunktion wichtige Stellung, damit die Durchführung einer bisher eingeschränkten/beeinträchtigten Funktion erleichtert bzw. ermöglicht wird.

Statische Übungsschienen können verschiedenste Ziele verfolgen, wie z. B. die Stabilisierung proximaler Gelenke zur Beübung distaler Gelenke oder das Bewusstmachen einer Bewegung.

Statische Blockschienen (Syn. Stopp- oder Sperrschienen) können den Wundheilungsprozess fördern, frühe postoperative Mobilisation kontrollieren oder den funktionellen Gebrauch der Hand erhöhen. Sie können temporär entweder die Extension (Extensionsblockschiene) oder die Flexion (Flexionsblockschiene) in einem oder mehreren Gelenken limitieren.

Die Blockschiene kann zugleich eine Übungsschiene sein.

Beispiele zu diesen statischen Schienenarten sind bei der Beschreibung der einzelnen Schienen erwähnt.

30.2   Lagerung der oberen Extremität

Eine gute Lagerung mittels einer statischen Schiene bedeutet: dem/den betreffenden Gliedmaßenabschnitt(en) eine möglichst große Unterstützungsfläche zu geben und den Druck, den der Gliedmaßenabschnitt auf die Unterstützungsfläche ausübt, möglichst gleichmäßig zu verteilen (Diday-Nolle 1990; 1997). Die Lagerungsschiene ist wegen ihrer vielfältigen Wirkungsweise die am meisten angefertigte statische Schiene in der Ergotherapie.

Die Lagerung einer oberen Extremität oder einzelner Gliedmaßenabschnitte ist häufig nach Verletzungen bzw. bei Erkrankungen erforderlich. Die Lagerung kann notwendig werden:

- unmittelbar nach einem Trauma (als Erste-Hilfe-Maßnahme),
- aufgrund eines vorliegenden akuten komplexen regionalen Schmerzsyndroms Typ I (CRPS I) oder subakuten Zustands im Krankheitsverlauf, zur Wiederherstellung einer normalen Ruheposition,
- im Anschluss an die konservative bzw. operative medizinische Versorgung (Ersatz eines Gipsverbands bzw. einer Gipsschiene),
- bei drohender Muskelkontraktur/Muskelverkürzung infolge Tonuserhöhung (z. B. Cerebralparese [CP], Schädel-Hirn-Trauma [SHT], Hemiplegie] bzw. Sehnenmuskelschrumpfung (Volkmann-Kontraktur).

Ihre Anwendung ist dementsprechend prophylaktischer oder therapeutischer, langfristiger und/oder kurzfristiger Art.

Die **Art der Lagerung** und ihre **Dauer** richten sich u. a. nach der Komplexität der Schädigung, der Art der chirurgischen Versorgung, eventuell auftretenden postoperativen Begleiterscheinungen und verfolgen verschiedenste Zwecke, die in ▶ Übersicht 30.2 beschrieben werden.

Übersicht 30.2 Zweck der Lagerung
- Eine Ruhigstellung kann:
  - **Absolut** (obligat) sein (z. B. Fixation in einer Schiene oder in einem Gipsverband, zur Unterstützung der Heilung); bestimmte Funktionen bzw. Gelenkbewegungen sollen nicht möglich sein
  - **Relativ** (nicht obligat) sein (nach Akuttraumen ist Schonung und Entlastung erforderlich, und gezielte Bewegungen sind zur Heilung wichtig)
  - **Lagerung in Kombination mit Übung** sein (wie bei der frühen, kontrollierten Bewegungsbehandlung, z. B. nach Kleinert)
- Eine Hochlagerung dient der Förderung des venösen Rückstroms und des Lymphabflusses
- Die vorbereitende Lagerung stellt in der Ergotherapie die optimale Ausgangslage für die Übungsbehandlung dar

---

30.2.1 Grundstellungen bei der Lagerung der oberen Extremität

Bei der Lagerung der oberen Extremität ist auf die Grundstellung jedes Gliedmaßenabschnitts zu achten.

Wenn nicht anders verordnet und falls keine Kontraindikation vorliegt, sind posttraumatisch jeweils die in ◘ Tab. 30.1 dargestellten Grundstellungen für die Lagerung der oberen Extremität zu empfehlen.

30.3 Lagerungsstellungen der Hand

Die Lagerungsstellungen sind nach drei Typen zu unterscheiden, nämlich
- die Intrinsic-Plus-Stellung (Syn. Edinburgh-Stellung, Lumbrikalisstellung oder Stressstellung),
- die Funktionsstellung,
- die Ruhestellung oder Neutralstellung.

Vermehrte Erkenntnisse auf den Gebieten der funktionellen Anatomie, der Biomechanik, der Pathophysiologie und der Heilungsmechanismen der Gewebe haben zu differenzierteren Lagerungsstellungen der geschädigten Hand geführt. Um **irreversiblen Funktions- und Bewegungsdefiziten vorzubeugen**, ist eine Lagerungsstellung zu wählen, aus der heraus sich später schnell eine normale Funktions- und Bewegungswiederkehr erlangen lässt.

30.3.1 Intrinsic-Plus-Stellung

Die Intrinsic-Plus-Stellung (◘ Abb. 30.1) ist – falls keine Kontraindikation vorliegt – meist eine adäquate und optimale Lagerungsstellung unmittelbar nach einer Verletzung. In dieser bevorzugten Lagerungsstellung sind die MCP-Kollateralbänder angespannt (▶ Exkurs

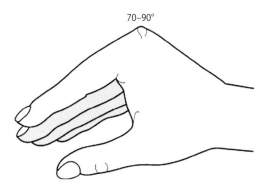

70–90°

◘ **Abb. 30.1** Intrinsic-Plus-Stellung (Zeichnung von Diday)

◻ Tab. 30.1 Empfohlene Grundstellung bei einer allgemeinen posttraumatischen Lagerung der oberen Extremität

Gliedmaßenabschnitt	Grundstellung
Schultergelenk	In 45° Abduktion und 30° Flexion
Oberarm	In Mittelstellung (Position zwischen Außenrotation und Innenrotation)
Ellbogengelenk	In 30–90° Flexion, je nach Ziel der Lagerung
Unterarm	In Mittelstellung (Position zwischen Pro- und Supination), die Längsachse des Unterarms verläuft über die Handwurzelknochen Os lunatum und Os capitatum, das Metakarpale III bis zum 3. Fingerstrahl geradlinig **Cave** Wenn bei der polyarthritischen Hand eine Handskoliose vorliegt, ist – abhängig vom Ausmaß der Veränderung – die Längsachse zwischen dem 2. und 3. Fingerstrahl zu wählen
Handgelenk	In 20–30° Extension
Längsbogen (Syn. longitudinaler Bogen)	In leichter Wölbung durch Stützen und/oder Aufrichten von Karpalen, Metakarpalen und Phalangen der Langfinger
Karpalbogen (Syn. proximales Quergewölbe, proximaler transversaler Palmarbogen)	In leichter Wölbung
Metakarpalbogen (Syn. distales Quergewölbe, distaler transversaler Palmarbogen)	Eine leichte Wölbung durch Stützen und/oder Aufrichten von Metakarpalen und Langfingern Eine Abflachung dieses Bogens wirkt sich auf die Funktion aller Finger aus
Daumen	In mittlerer Radial- und Palmarabduktion (45–60°) und in leichter Opposition, Endgelenk in leichter Flexion
Langfinger	Grundgelenke in 70–90° Flexion, Mittel- und Endgelenke in Extension. In dieser Stellung straffen sich alle Kollateralbänder (die Hauptkollateralbänder und [annähernd] auch die akzessorischen Kollateralbänder)

Exkurs

Mechanismus der Kollateralbänder und ihr Verhalten bei Beugung und Streckung

Kollateralbänder der MCP-Gelenke
Da diese Kollateralbänder exzentrisch angeordnet sind, spannen (straffen) sie sich in Beugestellung und sind in Extensionsstellung entspannt (◻ Abb. 30.2). Sie sind folglich in der Extensionsstellung kontrakturgefährdet.

Kollateralbänder der PIP- und DIP-Gelenke
Die Kollateralbänder der PIP- und DIP-Gelenke spannen (straffen) sich dagegen in extendiertem Zustand. Bei zunehmender Flexion erhalten die Hauptkollateralbänder weiterhin ihre Span-

nung, während die akzessorischen Kollateralbänder zur Spannungsabnahme neigen (Gefahr der Schrumpfung).

»Mechanismus der Kollateralbänder und ihr Verhalten bei Beugung und Streckung«).

Bei der Intrinsic-Plus-Stellung stehen optimal
- das Handgelenk in 20–30° Extension,
- die MCP-Gelenke in 70–90° Flexion,
- die PIP- und DIP-Gelenke in 0° Stellung.

In dieser Stellung straffen sich alle Kollateralbänder der Langfinger und ihre Verkürzung ist somit nicht gefährdet. Die Kollateralbänder der MCP-Gelenke haben aufgrund ihrer seitlichen Stabilisierungsfunktion und ihrer starken Tendenz zur Verkürzung eine besondere Bedeutung.

Der Daumen steht in leichter Opposition, leichter Palmarabduktion und das IP-Gelenk in Extension.

30.3.2 Funktionsstellung

Als Funktionsstellung (◻ Abb. 30.3) bezeichnet man die Stellung, die für den täglichen Gebrauch die optimalste ist. Der Funktionsstellung wird primär bei der Lagerung

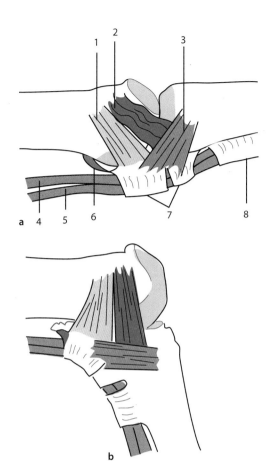

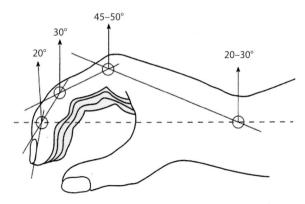

Abb. 30.2a, b Mechanismus der Kollateralbänder beim MCP-Gelenk und ihr Verhalten in Extension und in Flexion. **a** In **Extension** ist das Hauptkollateralband entspannt, das akzessorische Kollateralband und das Phalangoglenoidalband sind gespannt. **b** In **voller Flexion** sind die Kollateralbänder und das Phalangoglenoidalband straff gespannt. 1 Akzessorisches Kollateralband, 2 Hauptkollateralband, 3 Phalangoglenoidalband, 4 Sehne des FDP, 5 Sehne des FDS, 6 palmare Platte, 7 A1-Ringband, 8 A2-Ringband

Abb. 30.3 Funktionsstellung (Zeichnung von Diday)

der rheumatischen Extremität große Bedeutung zugemessen. Sie strebt eine für die Extremität zulässige, maximal korrigierende Lagerung an. Einen ähnlich wichtigen Wert hat sie zur Bestimmung der Gelenkstellung bei einer Arthrodese, wobei zusätzlich der Beruf bzw. die Lebensweise des Patienten bezüglich der Gebrauchsfähigkeit der Hand berücksichtigt werden.

In der Regel befinden sich
- das Handgelenk in 20–30° Extension (in der korrekten Längsachse),
- die Langfinger: MCP-Gelenke in 45–50° Flexion; PIP-Gelenke in 30° Flexion; und DIP-Gelenke in 20° Flexion,
- der Daumen: das CMC-Gelenk in Abduktion und Opposition; das MCP- und IP-Gelenk in 20° Flexion.

30.3.3 Ruhestellung oder Neutralstellung

Die in der Regel von der Hand eingenommene Ruhe- oder Neutralstellung wird bestimmt von der knöchernen Architektur, der kapsulären Länge und von der Länge und dem Ruhetonus der intrinsischen und extrinsischen Handgelenk- und Handmuskeln (Wilton 2013).

Die Ruhestellung oder Neutralstellung ist besonders bei einer stark geschwollenen und schmerzhaften/instabilen Hand angezeigt, wie z. B. beim CRPS I oder bei der rheumatoiden Arthritis (RA). Sie begünstigt eine möglichst schmerzfreie Erholung während der Nacht und Schonung der Hand tagsüber.

In der Regel befinden sich
- der Unterarm in Neutral- oder Mittelstellung (zwischen Pronation und Supination),
- das Handgelenk in 10–20° Extension,
- alle Gelenke der Langfinger leicht flektiert, am Kleinfinger am meisten, am Zeigefinger am geringsten, der Daumen steht in mittlerer Opposition und ist in allen Gelenken leicht flektiert.

30.4 Physiologische, mechanische und biomechanische Voraussetzungen für den Bau statischer Schienen

Nachfolgend wird kurz auf einige grundlegende Voraussetzungen eingegangen und die Anwendung an einer statischen Lagerungsschiene dargestellt.

30.4.1 Hebelgesetz

An erster Stelle steht das Hebelgesetz mit seiner Formel:

$$\text{Drehpunkt} = \text{Kraft (Kraftarm)} \times \text{Last (Lastarm)}$$

Es bestimmt die Kraft (vorgegebene bzw. Reaktionskraft), die auf einem ersten Punkt des Hebels ausgeübt und auf eine entgegenwirkende Kraft oder Last einwirkt, welche an einem zweiten Punkt des Hebels angreift. Der Drehpunkt befindet sich zwischen Kraft und Last. Kraft- und Lastarm können gleich lang oder von unterschiedlicher Länge sein. Die Lage vom Drehpunkt und die Ansatzstellen von Kraft und Last sind maßgebend für den Wirkungsgrad der Kraft. Je weiter sich der Angriffspunkt vom Drehpunkt entfernt, umso mehr erhöht sich der Wirkungsgrad einer Kraft.

Eine zweite, bedeutende Formel lautet: Druck ist die Kraft der Druckausübung durch die Druckfläche:

$$\text{Druck} = \frac{\text{Kraft}}{\text{Druckfläche}}$$

30.4.2 Hebelwirkung und Drei-Punkt-Abstützung bei einer statischen Schiene

Bei einer palmaren Lagerungsschiene für das Handgelenk liegt die Last auf der Hand (Gewicht der Hand gegen die Schwerkraft und Kraft, mit der die Hand durch die Schiene in Position/Extension gebracht wird), während die Kraft, die den Hebel bedient, auf dem Unterarm liegt. Bei günstiger Hebelwirkung beträgt die Länge der Schiene am distalen Unterarm 2/3 der Gesamtlänge des Unterarms. Der Unterarm und die Hand werden durch diese Schiene äußeren Kräften ausgesetzt (◨ Abb. 30.4). Es sind die Angriffskraft (Kraft, mit der die Hand durch die Schiene in **Extension** gebracht wird [K1]), die Gegenkraft (Kraft unmittelbar proximal zum Handgelenk [K2]) und die Unterstützungskraft (Kraft weiter palmar am und proximal zum Unterarm [K3]). Diese drei Stellen, auf die die Kräfte einwirken, sind beim Anmodellieren der Schiene zu beachten. Eine Schiene, die ein Gelenk in **Flexion** bringen soll, muss ebenfalls drei Druckpunkte haben: zwei auf dem längsten Hebelarm und einen auf der Höhe des Gelenks (Drehpunkt des Hebels).

30.4.3 Druck, Druckausübung und Druckverteilung bei einer statischen Schiene

Eine auf eine oder mehrere Fläche(n) wirkende Kraft soll möglichst gering und gleichmäßig verteilt sein. Die Druckfläche(n) ist/sind dementsprechend möglichst breit zu gestalten. Schienenecken, proximale und distale Enden der Schienen sind abzurunden, da sie eine bessere Verteilung der Druckkräfte ermöglichen, dadurch die Gefahr von Druckstellen verhindern und das Risiko einer Materialbrüchigkeit vermindern.

Die Grundregeln für die Druckflächen und die Druckverteilung bei einer statischen Schiene sind auch bei den Verschlüssen, die das Fixieren der Schiene gewährleisten sollen, zu beachten. Der Breite, der Ausrichtung und den Ansatzpunkten der Befestigungsbänder ist folglich besondere Aufmerksamkeit zu schenken. Befestigungsbänder sollten möglichst am proximalen und distalen Ende der Schiene angebracht werden und proximal der Rotationsachsen des Handgelenks liegen.

Die auf den folgenden Seiten in Wort und mehrheitlich auch in Bild dargestellten statischen Schienen sind eine (unvollständige) Sammlung von in der Praxis oft verwendeten und bewährten Schienenmodellen. Es sind Basisschienen, die – entsprechend der ärztlichen Indikation/Zielsetzung und den jeweiligen individuellen anatomischen Verschiedenartigkeiten, Problemstellungen, Bedürfnissen und Vorstellungen des Patienten – nach Maß anzufertigen sind. Die Schienen sind, falls nicht anders erwähnt, mehrheitlich aus thermoplastischen Niedrigtemperaturmaterialien (verformbar bei ca. 60–70 °C) angefertigt und direkt am Patienten modelliert.

Als **lange Schienen** (unterarmbasierte Schienen) werden Schienen bezeichnet, die von den Langfingern oder dem Daumen über das Handgelenk verlaufen.

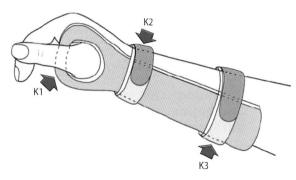

◨ **Abb. 30.4** Drei-Punkt-Abstützung (Zug- und Druckkräfte). **K1** Angriffskraft (Kraft, mit der die Hand in Extension gebracht wird), **K2** Gegenkraft (Kraft unmittelbar proximal zum Handgelenk), **K3** Unterstützungskraft (Kraft weiter proximal am Unterarm) (Zeichnung von Diday)

Kurze Schienen (hand-, mittelhand- oder fingerbasierte Schienen) dagegen stützen Mittelhand und Finger und lassen das Handgelenk frei.

Die Tragdauer der Schiene, wenn nicht anders verordnet, richtet sich nach dem Ausmaß der Verletzung und dem Verlauf des Heilungsprozesses.

30.5 Statische Schienen im Ellbogenbereich

Bewegungseinschränkungen des Ellbogengelenks gehen oft mit einem erheblichen Funktionsverlust einher. Sie können traumatisch (z. B. Frakturen, Nervenschädigungen) oder rheumatisch bedingt (z. B. RA) sein oder durch infektiöse bzw. entzündliche Prozesse (z. B. Entzündung des Schleimbeutels über dem Olekranon) hervorgerufen werden.

Die Anwendung einer Lagerungsschiene im Ellbogenbereich kann als konservative und/oder postoperative Behandlungsmaßnahme angezeigt sein.

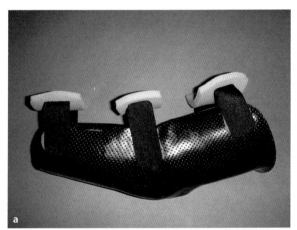

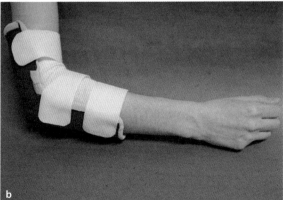

☐ **Abb. 30.5a,b** Lagerungsschienen für das Ellbogengelenk. **a** Modell mit breitflächigen, weichen Befestigungsbändern (laterale Ansicht), **b** Modell mit einfachen Klettverschlussbändern (laterale Ansicht)

30.5.1 Lagerungsschiene für das Ellbogengelenk

Indikation

Die Indikation für diese Lagerungsschiene (☐ Abb. 30.5) ist u. a. gegeben bei:
- Kontusion im Ellbogenbereich,
- Humerusfraktur im Ellbogenbereich (konservativ oder postoperativ),
- Radiusköpfchenfraktur,
- Ulnafraktur im Ellbogenbereich,
- Weichteilverletzung.

Zielsetzung

Schiene zur Ruhigstellung während der Heilungsphase für 4–6 Wochen

Anwendung

Die Schiene wird nach ärztlicher Verordnung in ca. 70–90° Flexion angepasst und Tag (ausgenommen zur Haut- und Schienenpflege) und Nacht getragen.

30.5.2 Lagerungsschiene für das Ellbogengelenk und den Unterarm

Indikation

Eine Indikation für die Anwendung dieser Schiene (☐ Abb. 30.6) ist gegeben:

Konservativ
- bei instabilem Ellbogengelenk, (präoperativ),
- bei rheumatoider Arthritis,
- bei Kompression des N. ulnaris.

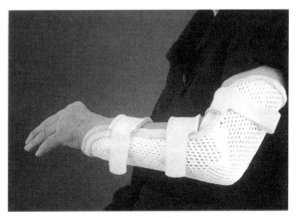

☐ **Abb. 30.6** Lagerung eines (noch) instabilen Ellbogengelenks (Lagerungsschiene für die Nacht) (mit freundlicher Genehmigung der Ergotherapie Klinik Wilhelm Schulthess Zürich)

Postoperativ

- nach Arthroplastik bis zu 6 Wochen,
- nach Ulnarisverlagerung bis nach der 6. Woche, je nach Operationstechnik.

Zielsetzung

Die Zielsetzungen sind

- Stabilisierung eines (noch) instabilen Ellbogengelenks,
- Schmerzlinderung im betroffenen Gelenk,
- Verbesserung der passiven Extension oder Flexion.

Anwendung

Zur Lagerung kann

- der Unterarm in Mittelstellung oder leichter Pronationsstellung sein,
- das Ellbogengelenk – wenn keine andere Verordnung vorliegt – in 70–90° flektiert sein.

Die Länge des Oberarmteils (Distanz proximal vom Ellbogengelenk bis zum Humeruskopf) beträgt ca. ¾ der Oberarmlänge. Am Unterarm endet die Schiene proximal des Handgelenks.

Die Befestigungsbänder sollen breit und gepolstert sein.

Als Schienenmaterial sind Aquaplast und Colorfit, sowie X-Lite (doppelt) in Rollen von 10–15 cm (plus Polyformstreifen zur Säumung der Ränder bei X-Lite), geeignet.

Geeignete Polstermaterialien sind Lammfell, Polycushion und Velfoam.

30.5.3 Lagerungsschiene für das Ellbogengelenk und den Unterarm bei Kompressionssyndromen

Indikation

Die Indikation für die Anwendung einer Ellbogen-Lagerungsschiene – als konservative und/oder postoperative Maßnahme – ist auch bei Nervenkompressionssyndromen gegeben.

Zielsetzung

Die Zielsetzungen sind in der Regel:

- Ruhigstellung bzw. Druckentlastung, um die Regeneration des Nervs zu fördern.
- Ggf. Vermeidung von Kontrakturen.

Einige Beispiele:

- **Kompression des N. ulnaris am Ellbogen** (Kubitaltunnelsyndrom oder Sulcus-ulnaris-Syndrom). **Konservativ:** Nachtlagerungsschiene. Grundstellung: Unterarm in Neutralstellung, Ellbogen in 30–45° Flexion, Handgelenk in 0–20° Extension. **Postoperativ:** nach Verlagerung des N. ulnaris; Lagerungsschiene. Grundstellung: Unterarm in Neutralstellung, Ellbogen in 70–90° Flexion, Handgelenk in 20° Extension.
- **Kompression des N. ulnaris zwischen den Köpfen des M. flexor carpi ulnaris.** **Konservativ:** Nachtlagerungsschiene, die eine Flexion im Ellbogengelenk von über 45° verhindert.
- **Kompression des N. radialis zwischen den beiden Köpfen des M. supinator** (Supinatorlogen-Syndrom oder Radialtunnel-Syndrom). **Konservativ:** Lagerungsschiene. Grundstellungen: Unterarm in Supination, Ellbogen in 70–90° Flexion und Handgelenk in 20–30° Extension.

30.5.4 Statisch-progressive Schiene für die Pronation und Supination

Die Schiene besteht aus mehreren Teilen (Baukastensystem). Die dorsale Ellbogenschiene ist durch einen Gummischlauch mit der palmaren Handgelenkschiene verbunden. Je nach Notwendigkeit wird der Schlauch zur stärkeren Supination oder Pronation enger befestigt.

Indikation

Die Schiene (◨ Abb. 30.7) ist indiziert bei Bewegungseinschränkung von Pronation bzw. Supination und/oder im Ellbogengelenk infolge

- Verletzungen wie Frakturen an Ellbogen oder Handgelenk,
- operativer Eingriffe an Ellbogen, Unterarm und Handgelenk,
- Verbrennung,
- CRPS.

Kontraindikation

- Schwierige Hautverhältnisse,
- gestörte Trophik,
- Schmerzen im Unter- oder Oberarmbereich, v. a. auf Druck.

Zielsetzung

Die Schiene hält den Arm in der maximal möglichen Pronation oder Supination, je nach Anwendung. Die in der Therapie erreichte Beweglichkeit kann somit erhalten werden.

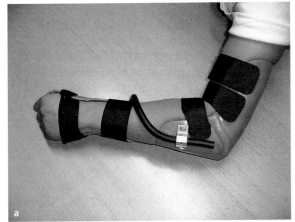

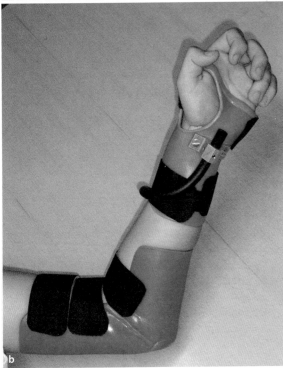

◻ Abb. 30.7a,b   Statisch-progressive Schiene (mit Bausatz hier zur Supination): **a** von dorsal, **b** von palmar

Anwendung

Die Schiene wird in der Ergotherapie angepasst und über eine Dauer von 15–30 min auf Verträglichkeit getestet. Dann wird mit dem Patienten gemeinsam die Zeit der Anwendung vereinbart. Idealerweise wird die Schiene nach der Therapie angelegt und möglichst lange, also bis zum nächsten Behandlungstermin oder Heimtraining getragen, um einen Beweglichkeitsverlust möglichst zu verhindern. Es empfiehlt sich, stabiles Schienenmaterial wie Ezeform, Aquaplast oder Orfit für die Grundschienen zu verwenden.

30.6   Bandagen, Spangen und Druckschutzauflagen im Ellbogenbereich

Im Ellbogenbereich können bei anhaltenden Beschwerden, neben starren Lagerungsschienen, auch weniger immobilisierende Hilfsmittel wie Stütz- und Schutzbandagen, Spangen und Druckschutzauflagen zur Anwendung kommen, die therapeutische Wirkung haben und den Heilungsprozess begünstigen können. Sie haben gemeinsam, dass sie alle (gebrauchs-)fertig im Fachgeschäft erhältlich sind. Diese Hilfsmittel und ihr Einsatz werden nachfolgend anhand von Beispielen aufgezeigt.

30.6.1   Ellbogen-Stütz- bzw. Schutzbandagen

Es handelt sich um aus verschiedenem Gestrick angefertigte elastische Bandagen, mit (oder ohne) integrierter elastischer Druckpelotte.

Indikation

Ellbogenbandagen können bei schmerzhaften Reizzuständen unterschiedlicher Pathogenese indiziert sein.
- Beispiel: bei einer **chronischen Bursitis olecrani** (Entzündung des Schleimbeutels über dem Olekranon). Hier kann konservativ, postoperativ und sekundärpräventiv eine Ellbogenbandage (◻ Abb. 30.8) das Gelenk beim Aufstützen schonen und eine Drucküberlastung, sowie eine fluktuierende Schwellung auf und über dem Olekranon zu verhindern versuchen.

Zielsetzung

Je nach Problemstellung bezweckt eine Ellbogenbandage eine Schonung, eine Schmerzlinderung und/oder eine Druckentlastung.

Druckpelotten zielen darauf ab, eine lokale Friktion mit therapeutischem Effekt zu bewirken.

Ellbogenbandagen können wie z. B. Knieschoner bei Eishockeyspielern, auch als Präventionsmaßnahme beim Ausüben von Sportarten mit erhöhtem Risiko getragen werden.

Anwendung/Beschreibung

Gemessen wird die Zirkumferenz des proximalen Unterarms auf der Höhe der Ellbogenbeugefalte.

Ellbogenbandagen sind im Fachgeschäft in verschiedenen Größen erhältlich. Beispiele von Bandagen sind:
- eine einfache leichte Ellbogenbandage für die Nacht (sog. Imak »elbow night brace«, ◻ Abb. 30.9),

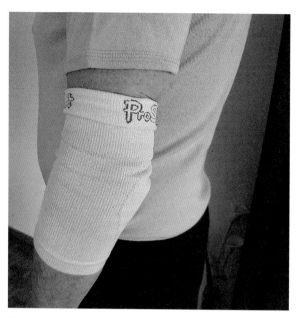

Abb. 30.8   Ellbogenbandage: Schonung bei einer chronischen Schleimbeutelentzündung am Olekranon

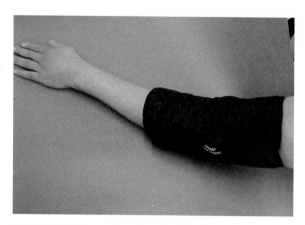

Abb. 30.9   Ellbogenbandage: Modell »elbow night brace« von Imak

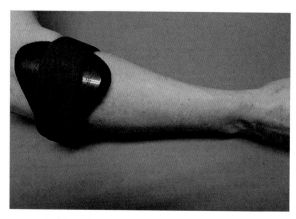

Abb. 30.10   Ellbogenspange

– die Ellbogenbandage »Back on Track«. Sie enthält einen keramikhaltigen Stoff, welcher Infrarotwellen absondert und eine Erwärmung auf 36 °C erzeugt, was besonders bei Arthrosen und chronischen Schmerzzuständen schmerzlindernd wirken kann.

30.6.2   Ellbogen-Druckschutzauflagen

Indikation/Zielsetzung

Die Indikation für eine Anwendung von Druckschutzauflagen ist, konservativ und postoperativ, bei Reizzuständen/Schmerzen am Ellbogen u. a. gegeben bei:

– Kompressionssyndrom des N. ulnaris am Ellbogen (Kubitaltunnelsyndrom oder Sulcus-ulnaris-Syndrom).
 Ein konzentrierter Druck auf den Nerv beim Abstützen und Ablegen des Ellbogens soll mit einer Druckschutzauflage vermieden werden.
– Epicondylitis:
 Eine Druckschutzauflage durch Polstern des Ellbogengelenks.

30.6.3   Ellbogenspangen

Indikation

Die Ellbogenspange (■ Abb. 30.10) kann indiziert sein bei:

– lokal begrenzten radialen oder ulnaren Reizzuständen und Schmerzen am Sehnenansatz der Handgelenk- und Fingerextensoren an den Epikondylen: Epicondylitis humeri radials (Tennisellbogen) und Epicondylitis humeri ulnaris (Golfer-, Werferellbogen).
– chronischer Entzündung bzw. Degeneration des Sehnenansatzes (Insertionstendopathie).

Zielsetzung

Ein individuell eingestellter **punktueller Druck** auf den proximalen Sehnen- und Muskelansatz kann zu einer Entlastung und Schmerzlinderung am Sehnenansatz der Handgelenk- und Fingerextensoren beitragen. Sie kann ebenfalls die Intensität der Kontraktion der betreffenden Muskeln verringern.

Das Tragen der Spange (mit oder ohne Friktionspelotte) ist für manche Betroffene sehr hilfreich, da sie den Schmerz reduziert und somit die Fähigkeit erhöht, wieder alltägliche, berufliche und sportliche Tätigkeiten auszuführen. Forcierte Bewegungen und extrem belastende Tätigkeiten sind trotzdem zu vermeiden.

Anwendung

Die Spange (mit oder ohne Friktionspelotte oder Gel) sollte tagsüber mehrere Stunden und insbesondere bei belastenden Tätigkeiten getragen werden, da der Druck die Belastung der Insertionsstelle unter Anspannung reduziert.

> **❯** Auf ein korrektes Anlegen und Fixieren der Spange ist besonders zu achten, damit der Druck an der richtigen Stelle ausgeübt wird.

> **❶ Cave**
> Eine zu eng angelegte und fixierte Ellbogen-spange bewirkt einen zusätzlichen Druck auf bereits überreiztes Gewebe. Es kann ggf. ein Stauungsrisiko bzw. eine chronische Stauung, oder ein Hautproblem hervorrufen.

Beispiele von Ellbogenspangen sind:
- Epi Syncro-Epicondylitisspange (mit integrierter Pelotte und federnder Verstärkungsplatte) (Syncromed).
- DeRoyal Epicon In-Epicondylitisspange mit integrierter Druckpelotte (DeRoyal).
- EpiPoint (mit rechts und links verstellbarer Pelotte). Sie ist in einer Universalgröße erhältlich (Bauerfeind).

30.7   Statische Schienen im Handgelenkbereich

Das Handgelenk ist das Schlüsselgelenk zwischen Unterarm und Hand und hat einen maßgeblichen Anteil an normaler Bewegung, Funktion, Kraft und Geschicklichkeit der Hand.

Bei der Schienenversorgung am Handgelenk sind anatomische, kinetische und funktionelle Auswirkungen der Schiene auf das Handgelenk umsichtig zu berücksichtigen.

Gelenkachsen

Bei der Anwendung von Lagerungsschienen für den Unterarm, das Handgelenk und die Finger sind Kenntnisse der **rechtwinkligen** und **schiefwinkligen Gelenkachsen** der Hand wichtig. Die Längsachsen des Unterarms, des Handgelenks und der Hand verlaufen direkt durch das Os Capitatum, das Metakarpale III und den Mittelfinger. Im Handgelenk bewegt sich die Hand gegen den Unterarm in einer annähernd rechtwinkligen quer verlaufenden Achse. Die Gelenklinie des Handgelenks zeigt einen von radial nach ulnar abfallenden schrägen Verlauf, der auf anatomisch-kinematische Gegebenheiten zurückzuführen ist (wie unterschiedliche

Länge der Karpalknochen, der Metakarpalia, sowie erhöhte Beweglichkeit der MCP-Gelenke IV und V).

Palmare Lagerungsschienen sind bei weitem die häufigsten Schienen und stellen noch heute den »goldenen Standard« unter den Schienentypen dar.

30.7.1   Palmare Lagerungsschiene für das Handgelenk, die Langfinger und den Daumen

Indikation

Der Einsatz dieses Schienentyps (■ Abb. 30.11) ist indiziert bei:
- Frakturen an den MC I–V,
- Frakturen an Grundphalangen,
- komplexen Verletzungen (z. B. Nervenläsionen kombiniert mit Verletzungen der Knochen, Sehnen),
- peripheren Nervenverletzungen bzw. -kompressionssyndromen,

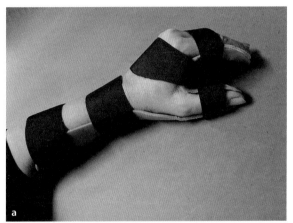

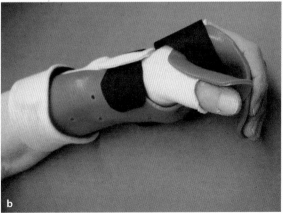

■ **Abb. 30.11a,b**   Palmare Lagerungsschienen: für das Handgelenk, die Langfinger und den Daumen: **a** Lagerung in annähernder Lumbrikalisstellung (z. B. beim CRPS Typ I, im Akutstadium), **b** Lagerung in Funktionsstellung (laterale Ansicht)

- infektiösen bzw. entzündlichen Prozessen (wie z. B. Tendovaginitis, rheumatoide Arthritis),
- unnatürlicher Verlängerung einer posttraumatischen Heilungsverzögerung (CRPS Typ I im Akutstadium),
- Verbrennungen,
- Verletzungen/Erkrankungen des Rückenmarks.

Zielsetzung

Ziele der Schienenbehandlung sind u. a.
- die Unterstützung der Frakturheilung,
- die Ruhigstellung des Handgelenks und der Finger,
- die Vermeidung bzw. Korrektur von Kontrakturen,
- die Vermeidung von Verkürzungen der Kollateralbänder der Fingergrund-, -mittel- und -endgelenke,
- die Erhaltung des durch die Therapie erworbenen Bewegungsausmaßes,
- der Schutz der betroffenen Muskulatur vor Überdehnung, damit nach Rückgang der Schädigung eine rasche Erholung erfolgen kann,
- die Verringerung des Ruhe- und Bewegungsschmerzes.

Beschreibung

Die Lagerungsschiene umfasst ca. 2/3 der Unterarmlänge (Distanz vom Handgelenk in Richtung des Ellbogens).

Verstärkungen

Je nach Wahl des Schienenmaterials und bei starker Beanspruchung der Schiene ist eine Verstärkung erforderlich. Sie ist besonders im Handgelenkbereich angebracht. Es bestehen folgende zwei Möglichkeiten:
- Ein ca. 3 cm breiter Streifen aus dem gleichem Schienenmaterial wie bei der Basisschiene ist mit einem Luftkanal zu versehen und anzukleben. Um einen röhrenförmigen Hohlraum zu formen, verwendet man einen flexiblen Trinkhalm oder einen Peddigrohrhalm. Diese können nach Belieben im Hohlraum zurückgelassen werden.
- Ein breiter Streifen aus dem gleichem Schienenmaterial wie bei der Basisschiene wird direkt auf die Schiene geklebt (■ Abb. 30.14b).

Gemeinsame bzw. einzelne Lagerung der Langfinger

Die Langfinger können gemeinsam oder einzeln in separaten Langfingerfächern (■ Abb. 30.12) gelagert und somit unterstützt bzw. korrigiert werden. Die separate Lagerung der Langfinger kann mit einem Band oder von Zwischenwänden (sog. Septen), aus gleichem Ther-

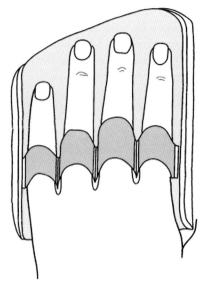

■ **Abb. 30.12**   Lagerung der Langfinger: einzeln (Zeichnung von Diday)

moplast wie die Schiene oder aus Elastomer, erlangt werden. Das Band (z. B. Flauschband) wird durch die am Handteil der Schiene zu einem Schlitz gestanzten Löcher gezogen und an der Rückseite des Handschienentellers mit Klettverschluss fixiert. Eine separate Lagerung der Langfinger ermöglicht eine individuelle Langfingerführung und eine achsengerechte Lagerung der Langfinger. Sie können zudem zur Prophylaxe von Fehlstellungen in den Phalangen (Ulnar- oder Radialdrift bei rheumatoider Arthritis) und von Rotationsfehlstellungen (nach Frakturen) beitragen. Die aus Thermoplast angefertigten Septen oder ein den Fingern angepasster Guss wird direkt auf die Schiene geklebt.

> ❶ **Cave**
> Die Langfinger dürfen nicht zu eng in den separaten Langfingerfächern eingebettet/gelagert sein. Weißliche Hautstellen können Zeichen von Druckstellen, verminderter lokaler Durchblutung sowie Mazerationen sein.

30.7.2 Lagerungsschiene für das Handgelenk und die Hand bei Polyarthritis

Indikation

Liegt eine Handskoliose (■ Abb. 30.13a) mit Radialdrift der Mittelhand, ulnaren Langfingerabweichungen und ggf. ein Minus-90/90-Daumen (sog. »90/90-Deformität«) vor, sollen durch eine Schiene (weitere) Fehlstellungen verhindert und die vorhandenen möglichst korrigiert sowie Schmerzen reduziert werden.

Zielsetzung

Maßnahmen zur Verhinderung bzw. Korrektur der Fehlstellungen sind:

- Im Handgelenk wird die Achsenstellung korrigiert, die Mittelhand nach ulnar gerichtet,
- die Langfinger werden in einer möglichst geraden Achse gelagert,
- die ulnare Seite von Hand und Langfingern wird gestützt (◻ Abb. 30.13b),
- die Langfinger werden ggf. in separate Fächer eingebettet,
- das distale Quergewölbe wird unterstützt,
- die MCP-Gelenke II–V befinden sich in Flexion, die PIP- und DIP-Gelenke II–V in Extension,
- der Daumen kann nach Notwendigkeit frei gelassen werden oder er ist in Opposition, das MCP-Gelenk und das IP-Gelenk des Daumens ist in leichter Flexion.

Anwendung

Im akuten Schub soll die Schiene zeitweise tagsüber getragen werden. Sie ist jedoch auch als Nachtschiene gedacht.

Als Schienenmaterial ist X-Lite geeignet. Spezielle Thermoplaststreifen können zur Einfassung der Ränder und zur Verstärkung der Schiene verwendet werden.

Diese Schiene findet – aufgrund ihres geringen Gewichts und der Luftdurchlässigkeit – eine hohe Akzeptanz bei den Rheumapatienten.

Weitere empfehlenswerte Materialien dafür sind Aquaplast (perforiert) und Colorfit.

Geeignete Polstermaterialien sind Lammfell oder Velfoam. Als Verschluss können weiche Bänder (z. B. Velfoam, Securable II) in Kombination mit Klettverschlussbändern plus Schaumstoffteil verwendet werden.

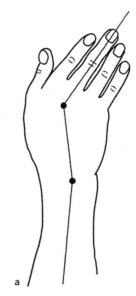

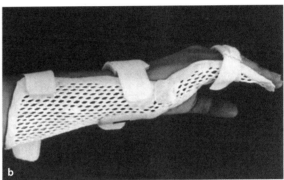

◻ **Abb. 30.13a,b**   Polyarthritis. **a** Radialstellung der Mittelhand und Ulnardeviation der Langfinger, **b** Lagerungsschiene für die Nacht (Ansicht von ulnar) (*a* Zeichnung von Diday, *b* mit freundlicher Genehmigung der Ergotherapie Klinik Wilhelm Schulthess Zürich)

> **Tipp**
>
> Sind am palmaren Unterarm ungünstige Hautverhältnisse vorhanden, ist die palmare Lagerungsschiene ggf. durch eine dorso-palmare oder dorsale Schiene zu ersetzen. Es ist Schienenmaterial mit geringem Gewicht zu verwenden.

30.7.3 Lagerungsschiene bei Infusion

Eine spezielle Lagerungsschiene für den Unterarm, das Handgelenk und die Langfinger ist die Berner Kinderinfusionsschiene. Sie wurde 2011 von Kocher Stalder (Ergotherapeutin) und Schwab (Pflegeexpertin) initiiert.

30.7.4 Lagerungsschienen für das Handgelenk (»Cock-up«-Schienen)

Lagerungsschienen für das Handgelenk können palmar (mit oder ohne Deckel), dorsal oder zirkulär sein.

30.7.5 Palmare Lagerungsschiene für das Handgelenk

Die **palmare** Schiene reicht radial bis zur proximalen Hohlhandbeugefalte und ulnar bis zur distalen Hohlhandbeugefalte, wodurch der Metakarpalbogen unterstützt wird und die Grundgelenke der Langfinger frei beweglich bleiben. Metakarpalbogen, proximales Quergewölbe und Längsgewölbe der Mittelhand sowie die Drei-Punkt-Abstützung (◘ Abb. 30.4) müssen beim Anformen der Schiene berücksichtigt werden. Das Sattel- und Grundgelenk des Daumens ist frei beweglich.

Der proximale Teil der Schiene soll die volle Flexion des Ellbogens ermöglichen und umfasst daher ab dem Handgelenk ca. 2/3 des Unterarms.

Das Handgelenk befindet sich, wenn nicht anders verordnet, in 20–30° Extension. Eine Verstärkung im Handgelenkbereich kann erforderlich sein (▶ Abschn. »Verstärkungen«).

Indikation

Eine palmare »Cock-up«-Schiene (◘ Abb. 30.14) ist u. a. indiziert bei

- rheumatoider Arthritis, v. a. bei Handgelenk-Instabilität und Schmerzen,
- Distorsionen im Handgelenkbereich,
- Arthrodese (postoperativ; die Handgelenkstellung in der Schiene richtet sich nach der Fixationsstellung des Handgelenks),
- Arthroplastik (postoperativ),
- Epikondylitis radialis und ulnaris (▶ Abschn. 26.8.2 »Epicondylopathia humeri radialis/lateralis«),
- akutes Stadium beim CRPS Typ I,
- Polyneuropathie, (die mit motorischen Ausfällen im Bereich der Handgelenkextensoren einhergeht),
- Nervenläsion, v. a. N. radialis (▶ Abschn. 30.7.7 »Lagerungsschiene für das Handgelenk bei Läsion des N. radialis«).

Zielsetzung

Ziele der Schienenbehandlung sind:

- Das Handgelenk vorübergehend zu immobilisieren, zu stabilisieren und zu unterstützen.

Weitere Ziele richten sich nach der jeweiligen spezifischen Indikation.

- Bei rheumatoider Arthritis zum Beispiel kann eine einfache »Cock-up«-Schiene das Handgelenk unterstützen, wodurch die Greifkraft der Hand und somit die Ausübung von Alltagstätigkeiten erhöht wird.

Beschreibung

Als Schienenmaterial ist thermoplastisches Material, als Schutzeinlage ist dehnbarer Trikotschlauch (z. B. Tubegauze oder Frotteeschlauch) geeignet.

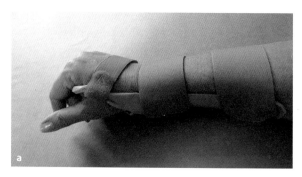

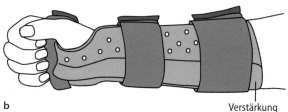

◘ **Abb. 30.14a,b**   Palmare »Cock-up«-Schienen: **a** Modell einer üblichen palmaren »Cock-up«-Schiene, **b** Modell einer palmaren »Cock-up«-Schiene mit einem Verstärkungsstreifen (bei starker Beanspruchung der Schiene) (b Mod. nach Pfenninger 1984)

Als Verschlussbänder können Alpha Strap, Velfoam II, Securable II in Kombination mit Klettverschluss dienen.

Falls erforderlich, kann Polstermaterial verwendet werden (▶ Abschn. 29.5.7 »Polsterung und Schienenpolstermaterialien«).

Bei starker Beanspruchung der Schiene kann eine Verstärkung erforderlich sein (◘ Abb. 30.14b).

> **Tipp**
>
> Liegen palmar ungünstige Hautverhältnisse vor, oder ist die Handfläche weitgehend frei zu halten, ist die palmare Schiene ggf. durch eine dorsale oder dorso-palmare Schiene zu ersetzen.

30.7.6   Dorsale Lagerungsschiene für das Handgelenk

Eine dorsale Lagerungsschiene kann nicht immer eine so stabile Stütze für das Handgelenk, und das Quergewölbe der Hand bieten wie eine palmare Lagerungsschiene. Die dorsale Schiene hat jedoch den Vorteil, dass die palmare Fläche des Unterarms und des Handgelenks sowie die Handinnenfläche weitgehend frei bleiben und ihre Sensibilität durch die Schiene unbeeinträchtigt bleibt. Der taktile Reiz/der sensible Input ist somit für funktionelle Aktivitäten gewährleistet.

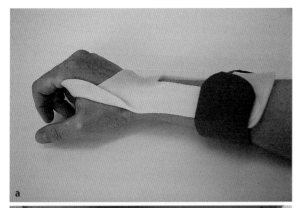

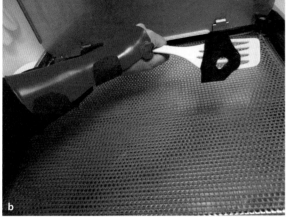

☐ Abb. 30.15a,b a Modell einer dorsalen »Cock-up«-Schiene, b dorsales Modell im Einsatz (*a* Ergotherapie Handrehabilitation Universitätsspital Basel)

Indikation/Zielsetzung

Eine **dorsale** »Cock-up«-Schiene (☐ Abb. 30.15) ist indiziert bei:

- Handgelenkganglion,
- Handgelenkschmerzen unklarer Genese,
- Läsion des N. radialis (handgelenkbetont),
- Hautverletzungen am palmaren Unterarm und/oder im Handgelenkbereich,
- allen noch schmerzhaften Handgelenk-Unterarm-affektionen postoperativ oder parallel zu konservativer Behandlung.

Anwendung

Da diese Schiene den palmaren Hand- und Unterarmteil zum Greifen weitgehend frei lässt, ist sie als **Arbeitsschiene** sehr geeignet.

Sie hält bzw. stützt das Handgelenk in Neutral- oder Funktionsstellung, je nachdem welche Stellung für die Arbeit am besten geeignet ist.

Eine dorsale »Cock-up«-Schiene dient zudem häufig als Basisschiene bei einer dynamischen Extensionsschiene für die Finger.

❶ Cave

Die Schiene muss perfekt angepasst sein, v. a. das Ulnaköpfchen muss gut ausgespart werden, damit hier keine Druckstellen entstehen können. Gerade beim Arbeiten mit Werkzeug kann sich die Schiene verschieben. Falls Druckstellen bzw. -schmerzen auftreten, muss sofort korrigiert werden.

Tipp

Das Ulnaköpfchen ist perfekt geschützt, wenn vor dem Anpassen der Schiene dorsal ein etwas größerer Polycushionteil über dem Ulnaköpfchen aufgeklebt wird. Dadurch entsteht später ein Hohlraum genau über der empfindlichen Stelle, der eine Druckstelle vermeiden kann.

Je nachdem, ob das Werkzeug groß oder klein ist, und welcher Halt an der Mittelhand benötigt wird, kann der palmare Mittelhandteil durch ein weiches, breites Band ersetzt werden, was zu weniger Reibung am Werkzeug führt. Das Werkzeug (Hammer, Schraubenzieher, etc.) liegt evtl. besser in der Hand und rutscht nicht ab.

30.7.7 Lagerungsschiene für das Handgelenk bei Läsion des N. radialis

Indikation/Zielsetzung

Nach einer Läsion des N. radialis ist im Stadium der Nicht- und Teilinnervation, und bis die Extensoren im Handgelenk beim Muskeltest mindestens M3 (Bewegung gegen die Schwerkraft möglich) aufweisen, eine statische Schiene notwendig.

- Sie verhindert in dieser Phase die Überdehnung (und ggf. die Verlängerung) der Extensoren sowie die Gelenkkapsel des Handgelenks, die ohne Schiene durch die herabhängende Hand und Finger erfolgen würde. Sind die Extensoren verlängert, wird eine volle Streckung bei Reinnervation erschwert.
- Die Schiene positioniert das Handgelenk in eine günstige Stellung zur Verbesserung bzw. zur Kräftigung der Greiffunktion.

Anwendung

- Eine »Cock-up«-Schiene, die das Handgelenk in ca. 30° Extension fixiert und zusätzlich dem Abweichen des Handgelenks nach ulnar entgegenwirkt, wird in diesem Stadium als Tages- und/oder Nachtschiene eingesetzt. Sind tagsüber größere funktionelle Tätigkeiten zu verrichten, kann als Variante eine textile Handgelenkmanschette mit Fingerschlaufen, (z. B. Typ »Manex Radial«) verwendet werden (▶ Abschn. 30.8 »Bandagen, Manschetten und Riemen im Handgelenkbereich«). Der Einbezug der MCP-Gelenke durch die Fingerschlaufen erleichtert das Greifen größerer Gegenstände.

- Erst wenn die Extensoren des Handgelenks beim Muskeltest mindestens M3 aufweisen, kann die statische Schiene mit einer dynamischen Schiene (Modell »Oppenheimer«-Radialisschiene) ergänzt werden (▶ Abschn. 31.4 »Dynamische Schienen im Handgelenk-/Fingerbereich«).

Weitere Informationen zur Schienenversorgung bei Läsion des N. radialis, ▶ Band II, 2. Aufl., ▶ Kap. 20 »Periphere Nervenläsionen«, ▶ Abschn. 20.11.4).

30.7.8 Lagerungsschiene bei Epikondylopathien

Indikation

Laut Imhoff et al. (2006) können ca. 90 % der Entzündungen des Epicondylus lateralis (Tennisellbogen) und die des Epicondylus medialis humeri (Golfer-, Werferellbogen) konservativ therapiert werden.

Ein frühzeitiger Therapiebeginn kann meist zu rascher Heilung führen und einer Chronifizierung der Symptome vorbeugen.

Die Lagerung kann in einem **Frühstadium** der Erkrankung (bei erheblichen Entzündungsbeschwerden, die eine sofortige Ruhigstellung erfordern) eine Hilfe sein.

Zielsetzung

Die »Cock-up«-Schiene bringt das Handgelenk in maximale Extension. In dieser Stellung werden die Handgelenkextensoren entlastet, der Dehnungsschmerz und

die Reizwirkungen an ihren Ursprungszonen werden aufgehoben. Sind auch die Fingerextensoren betroffen, kann eine Lagerungsschiene für Handgelenk und Langfinger angefertigt werden.

Die Schienenbehandlung ist nur sinnvoll, wenn komplementierende Behandlungsmaßnahmen rasch erfolgen.

Anwendung

Die Schiene soll je nach Verordnung Tag und Nacht getragen und nur zur Haut- und Schienenpflege abgenommen werden.

Die **Tragzeit** richtet sich danach, wie schnell der Schmerz abklingt (in der Regel nach 3–6 Wochen) und wird so kurz wie möglich gehalten.

Auch handelsübliche konfektionierte stabilisierende Hilfsmittel für das Handgelenk (Typ Handgelenkbandagen) können mit Vorteil eingesetzt werden, wenn sie dem Patienten individuell angepasst werden (Näheres zu den Modellen ▶ Abschn. 30.8 »Bandagen, Manschetten und Riemen im Handgelenkbereich«).

Auf eine Literaturübersichtsarbeit zur Schienenbehandlung bei Epicondylitis humeri radialis wird im ▶ Exkurs »Wirksamkeit von Schienen bei Epicondylitis humeri radialis« eingegangen.

30.7.9 Statisch-progressive Schiene für das Handgelenk in Extension/Flexion

Indikation/Zielsetzung

Eine Indikation ist gegeben u. a. bei:
- Frakturen im Handgelenkbereich,
- Sehnen- bzw. Bandverletzungen,
- Nervenverletzungen (Substitutionsstellung, Überwachung von Ausweichbewegungen).

Diese **statisch-progressive Schiene** erlaubt, mit dem »Rolyan® Incremental Wrist Hinge«, ein präzises Ein-

---

Exkurs

Wirksamkeit von Schienen bei Epicondylitis humeri radialis (EHR)

Um die Effizienz einer Schienenbehandlung bei EHR nachweisen zu können, führten Borkholder, Hill und Fess 2004 eine systematische Literaturübersichtsarbeit mithilfe von fünf internetbasierten Datenbanken durch. 58 von den 98 potentiellen Artikeln erfüllten die zusätzlich eingegebenen Schlag- und Textwörter. Nach Anwendung der »MacDermid quality scores« wurden 11 Artikel herausgefiltert. Bei den 11 selektierten Artikeln erfolgte die Einteilung der Schienen gemäß der Schienenklassifikation der »American Society of Hand Therapists« (ASHT) und die des Schienenmaterials nach ihren Eigenschaften. Weitere in die Diskussion eingebrachte relevante Schlüsselwörter waren: Stärke der Schiene, Schmerz und Druck belastende Gliedmaßenabschnitte.

Die Studienübersicht zeigte zwar im Frühstadium der Erkrankung positive, aber keine endgültige Wirksamkeit einer Schienenbehandlung bei EHR. Keine der Übersichtsstudien erzielte einen vollständigen Qualitätsgrad und die breite Reichweite der Qualitätsgrade ließ erkennen, dass eine wesentliche Verbesserung zukünftiger Studien erforderlich ist.

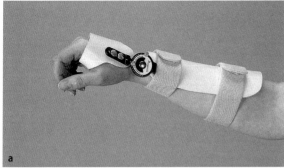

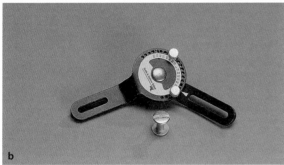

◘ Abb. 30.16a,b Statisch- progressive Schiene für das Handgelenk in Extension bzw. Flexion (»Rolyan® Incremental-Wrist Hinge«). **a** Modell der Schiene für Extension/Flexion, **b** Handgelenkscharnier (mit freundlicher Genehmigung der Firma Orthopartner)

stellen des Winkels für die Extension und Flexion im Handgelenk (◘ Abb. 30.16).

Das arretierbare Scharnier ermöglicht die Bestimmung einer erlaubten Beweglichkeit (»endrange blocking«) (◘ Abb. 30.16b).

Anwendung

Der Baukasten enthält ein metallenes Scharnier für das Handgelenk, Befestigungs- und Einstellschrauben und einen Schraubendreher.

Die Anpassung erfolgt in folgenden Phasen: Anpassen der beiden Schienenteile, Anbringen des entsprechenden Verbindungssystems radial, am proximalen Handteil und am distalen Unterarmteil, Einstellen des gewünschten Winkels mittels Schraubendreher.

Vorteile

— Der Vorteil der dorsalen Schiene besteht darin, dass die Sensibilität an der palmaren Seite des Unterarms und der Hand nicht beeinträchtigt wird.
— Das Nachstellen des Winkels erfolgt am Handgelenkscharnier.

Nebst Schienen können auch vorgefertigte handelsübliche Lagerungshilfen für das Handgelenk (Typ Handgelenkbandage bzw. Handgelenkmanschette) in der Hand-

rehabilitation zum Einsatz kommen. Näheres zu diesen komplementären Lagerungshilfen erfolgt im folgenden Abschnitt.

30.8 Bandagen, Manschetten und Riemen im Handgelenkbereich

Bandagen und Manschetten für das Handgelenk werden mit Vorteil in der Handrehabilitation eingesetzt, wenn sie dem Patienten individuell angepasst sind.

30.8.1 Handgelenkbandagen

Handgelenkbandagen (HG-Bandagen, Syn. Handgelenkmanschetten) umschließen meist das ganze Handgelenk. Dadurch wird eine breitflächige Abstützung und Druckverteilung ermöglicht. Konfektionierte HG-Bandagen (◘ Abb. 30.17), aus den verschiedensten Materialien hergestellt, sind mit oder ohne palmare abnehmbare Verstärkung (z. B. Aluminium-/thermoplastischem-Streifen) und ggf. mit Wärmespeicher versehen. Sie sind in unterschiedlichen Größen und Farben für die rechte oder linke Hand erhältlich.

HG-Bandagen bieten vielfältige Einsatzmöglichkeiten. Die ◘ Tab. 30.2 gibt einen Überblick über die mögliche Indikation und die jeweilige Zielsetzung für den Einsatz einer HG-Bandage.

Anwendung

Das Handgelenk wird in der HG-Bandage in Neutralstellung oder in 10–20° Extension gelagert.

Der distale Teil der HG-Bandage sollte nur bis zur proximalen Handbeugefalte reichen, damit die Grundgelenke der Langfinger frei beweglich bleiben.

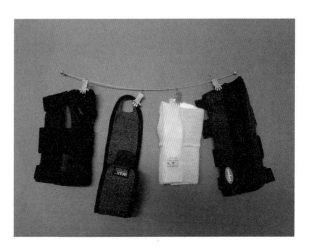

◘ Abb. 30.17 Modelle von Handgelenkbandagen

☐ Tab. 30.2	Indikationen und Zielsetzungen einer Handgelenkbandage bzw. -manschette
Indikation	Zielsetzung
Entzündliche Prozesse im Handgelenk-bereich (z. B. bei chronischer Polyarthritis oder juveniler Arthritis)	Relative Stabilisierung des Handgelenks in Neutralstellung zur Schmerzlinderung und Verbesserung der Handfunktion (Greifen)
Degenerative Prozesse im Handgelenk-bereich	Relative Ruhigstellung des Handgelenks zur Stabilisation und zur Linderung des Schmerzes
Tendovaginitiden im Handgelenk/Daumenbereich (akute, chronische)	Relative Ruhigstellung des Hand- und/oder Daumengelenks im Zusammenhang mit Überbeanspruchung, -belastung
Nervenkompressionssyndrome (z. B. bei Kompression des N. medianus im Karpaltunnel, im Frühstadium, präoperativ und/oder postoperativ)	Im Frühstadium: relative Stabilisierung des Handgelenks in Neutralstellung, in der der N. medianus weder gedehnt noch komprimiert, sondern entlastet wird. Wichtig ist das **Vermeiden extremer Beuge- oder Streckstellungen des Handgelenks** Präoperativ: als Schutz vor Einengung des Karpaltunnels Postoperativ: als Berührungs- und Belastungsschutz
Periphere Nervenläsionen (z. B. Läsion des N. radialis)	Relative Stabilisierung des Handgelenks und z. T. des Quergewölbes der Hand in der Phase der Nicht- bzw. Reinnervation beim Ausüben von erforderlichen Aktivitäten
Karpale Instabilitäten	Relative Ruhigstellung des Handgelenks (konservativ, postoperativ) mit oder ohne Einschluss des Daumengrundgelenks als Schutz bei belastenden Aktivitäten und zur Schmerzlinderung
Traumen (z. B. mäßige bis schwere Distorsionen, Luxationen, Frakturen wie z. B. Kahnbein, Radius)	Relative Ruhigstellung des Handgelenks zur Stabilisation und zur Linderung des Bewegungsschmerzes. Nach Gipsabnahme bei Frakturen als Schutz vor Belastung (nach Aufhebung der Immobilisation) und später als Stütze oder Erinnerung bei der Wiederaufnahme von manueller Arbeit
Mondbeinnekrose	Bei konservativer Behandlung, nach Aufhebung vollständiger Ruhigstellung zur relativen Immobilisation. Näheres zur Mondbeinnekrose, ▶ Band II, 2. Aufl., ▶ Kap. 15 »Frakturen der Phalangen, der Mittelhandknochen und des Karpus«, ▶ Abschn. »Lunatumnekrose als Komplikation der Lunatumfraktur«
Manuelle Schwerarbeit (z. B. Arbeiten mit Pressluftgeräten, Frühjahrsputz und bestimmte Sport-arten, z. B. Tennis, Squash)	Zur Prophylaxe bei Personen mit erhöhtem Risiko, um Schädigungen durch repetitive Tätigkeiten zu verhindern, die mit einer starken Belastung des Handgelenks einhergehen

Tipp

Pflege: Die Textilpflegekennzeichnung der HG-Bandagen ist in Bezug auf Waschen (mit Maschine oder von Hand) und Trocknen (maschinell oder natürlich) zu beachten. Die Aluminiumstreifen sollten vor dem Waschen entfernt werden. Die Klettverschlüsse sollten komplett geschlossen werden, damit sie brauchbar bleiben und sich nicht ineinander verkeilen. Am besten ist es, die Manschette in einem Wäschesack, wegen der heiklen Klettverschlüsse getrennt von der übrigen Wäsche, zu waschen.

Tipp

Bei herabgesetzter Hautverträglichkeit auf synthetische Stoffe oder bei erhöhter Schweißsekretion, haben sich eine Tricotschlauchbinde, für den Daumen mit einem Loch versehen, bzw. ein dehnbarer Baumwollstrumpf zwischen der Haut und der HG-Bandage als geeignet erwiesen.

Aufgrund der großen Auswahl an vorgefertigten Konfektionsbandagen können nur einige Beispiele von HG-Bandagenmarken (in alphabetischer Reihenfolge) genannt werden: Futuro, Mafra, Manex Radial, Ottec,

Otto Bock, Rehband® medical, Rhena®, Rolyan D-Ring, Thamert Orthoflex.

HG-Bandagen sollten im **Idealfall** eine Kombination von Stabilität, anatomisch guter Passform, hohem Tragkomfort und aus hautfreundlichem hochwertigem luft-, wärme- und feuchtigkeitsdurchlässigem und strapazierfähigem Material hergestellt sein. Sämtliche Bestandteile der Bandagen sollten dem OEKO-TEX-Standard 100 (Prüf- und Zertifizierungssystem auf Schadstoffe) entsprechen.

Auf eine Vergleichsstudie zum Bewegungsumfang des Handgelenks beim Einsatz von HG-Bandagen bzw. einer HG-Schiene aus Thermoplast bei einer Tätigkeit wird im ▸ Exkurs zum Bewegungsumfang eingegangen.

Betroffene, die nur eine Handgelenkstütze benötigen und eine schwere manuelle Arbeit wieder aufnehmen werden, sind am besten mit einem im Fachgeschäft erhältlichen gut passenden Handgelenkriemen (einschließlich Daumenschlaufe) versorgt oder lassen sich vom Orthopädiemechaniker einen individuell angefertigten ledernen Handgelenkriemen (inklusive Daumenschlaufe) speziell anfertigen.

30.8.2 Handgelenkriemen mit Daumenschlaufe

Indikation/Zielsetzung

Eine Indikation für den Handgelenkriemen mit Daumenschlaufe und doppeltem Gabelriemen besteht nach

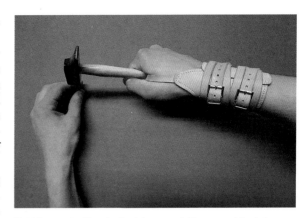

◻ **Abb. 30.18** Handgelenkriemen mit Daumenschlaufe im Einsatz beim Hämmern

Aufhebung der Immobilisation und in der Spätrehabilitationsphase, insbesondere bei der Wiederaufnahme der Arbeit.

Der Handgelenkriemen bietet dem Handgelenk vor allem in den ersten Arbeitswochen Unterstützung und Belastungsstabilität (◻ Abb. 30.18).

Anwendung

Handgelenkriemen, Daumenschlaufe und doppelter Gabelriemen sind aus Fahlleder (Rindsoberleder) hergestellt. Der Handgelenkriemen aus Leder ist ohne oder mit einer Polsterung (Filz, wahlweise Leder) ausgestattet. Handgelenkriemen haben in der Regel eine Breite von 90 mm und sind gegenwärtig in den Handumfassungsgrößen 14 cm bis 22 cm im Fachgeschäft erhältlich.

Exkurs

Bewegungsumfang des Handgelenks beim Einsatz von Handgelenkbandagen bzw. einer Handgelenkschiene aus Thermoplast bei einer Tätigkeit

Collier und Thomas stellten 2002 eine Vergleichsstudie an, die den Bewegungsumfang bei drei mit Bandage versorgten Handgelenken, bei einer Schiene aus Thermoplast und bei einem bandagenfreien Handgelenk aufzeigt. Zum Einsatz kamen die drei von Rolyan konfektionierten handelsüblichen Modelle: der lange D-Ring, der kurze D-Ring und die »Align Rite«-Handgelenkbandage, sowie ein aus Aquaplast-T fertiggeschnittenes und individuell am Handgelenk angepasstes Schienenmodell. Vierzig freiwillige 20- bis 30-jährige rechtshändige Probandinnen mit intakten oberen Extremitäten wurden aufgefordert, einen Basketball (Korbball) zu werfen: eine Tätigkeit, die eine äußerst große Exten-

sions- und Flexionsbewegung im Handgelenk erfordert. Geworfen wurde jeweils einmal mit allen vier Testmodellen und einmal mit einem bandagenfreien Handgelenk. Das Messen der Extensions- und Flexionsbewegungen erfolgte mit einem am Handgelenk der Testpersonen befestigten Elektrogoniometer.

Die Studienergebnisse zeigten, dass – beim Korbwerfen – eine bedeutende Bewegungseinschränkung bei mit allen vier Testmodellen versorgten Handgelenken im Vergleich zum bandagenfreien Handgelenk bestand. Bei den drei konfektionierten handelsüblichen Testmodellen bestand nur ein geringer Unterschied in deren Bewegungsein-

schränkung. Beim individuell angepassten Schienenmodell dagegen konnte beim Korbwerfen bedeutend weniger Flexion und wesentlich mehr Extension im Handgelenk nachgewiesen werden. Gegenstand weiterer Studien sollte die **Ausrichtung der verschiedenen Verschlussbänder** und ihr Einfluss auf den Bewegungsumfang im Handgelenk sein. Kenntnisse von bewegungseinschränkenden Faktoren bei Handgelenkbandagen sollten Therapeutinnen und Therapeuten helfen, die für die individuellen Bedürfnisse ihrer Patienten geeignetste Handgelenkbandage zu wählen.

30.9 Statische Schienen im Daumenbereich

Die Funktion des Daumens macht ca. 40–50 % der Funktion der gesamten Hand aus (Miehle 2000). Der Daumen verfügt über den größten Bewegungsumfang aller Finger. Das Zentrum aller Daumenbewegungen ist das Sattelgelenk. Die zentrale Stellung des Daumens wird vor allem beim Greifen ersichtlich. Aufgrund seiner Schlüsselposition soll dem Daumen besondere Aufmerksamkeit geschenkt werden.

Eine Schiene kann dem Daumen zu einer Funktionsstellung, einer Stabilität oder einer Gelenkmobilität verhelfen, alles notwendige Voraussetzungen für seine Beteiligung an Greifaktivitäten der Hand.

Nach Aussage von Fess (1987) ist die Schienenbehandlung des Daumens eine allgemein bewährte effektive nichtoperative Behandlungsmaßnahme zum Erlangen einer verbesserten passiven Beweglichkeit des Daumens.

Die **Indikation** für die Anwendung einer Schiene – als **konservative und/oder postoperative** Behandlungsmaßnahme – ist beim Daumen u. a. gegeben bei

- (Sub-)Luxationen, Frakturen, Amputationen,
- Beuge-, Strecksehnenverletzungen,
- Bandverletzungen (z. B. Skidaumen, ◙ Abb. 30.19),
- partieller bzw. totaler Nervenläsion des N. medianus,
- entzündlich-rheumatisch bedingten Deformitäten (Z-Deformität, 90/90-Deformität, Knopflochdeformität des Daumens, ◙ Abb. 30.29a),
- degenerativ bedingten Beschwerden (Rhizarthrose),
- akuter entzündlicher Reizung an Daumensehnen (z. B. Tendovaginitis de Quervain),
- akuter Infektion (Panaritium),
- Weichteilverletzungen der 1. Kommissur (z. B. Verbrennungen).

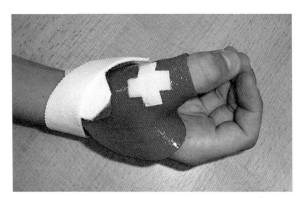

◙ **Abb. 30.19** Skidaumenschiene bei inkompletter Seitenbandverletzung – im Winter eine häufige Freizeitverletzung und Schiene in der Schweiz

Die **Zielsetzungen** sind, entsprechend den vielfältigen Indikationen, ebenso vielfältig.

Eine Daumenschiene bewirkt u. a.

- eine Stabilisation im Sattel-, Grund- und/oder Endgelenk,
- eine Immobilisation im Sattel-, Grund- und/oder Endgelenk,
- eine Linderung des (Bewegungs-)Schmerzes,
- einen Schutz der heilenden Strukturen nach einer Operation (z. B. nach Eppingplastik) als Ersatz des langen Daumengipses oder des St. Moritz-Gipses,
- die Verhinderung einer Subluxation im Sattel-, Grund- oder Endgelenk bzw. eine Überdehnung verletzter seitlicher Strukturen am Daumengrundgelenk,
- eine Unterstützung der geschwächten bzw. gelähmten Thenarmuskulatur und somit eine Verbesserung der Funktionsstellung des Daumens,
- die Verhinderung/Dehnung einer Adduktionskontraktur der 1. Kommissur.

Mit einer **Daumenübungsschiene** können folgende Behandlungsziele erreicht werden:

- isolierte Übungen im Grund- und Endgelenk des Daumens (Bewegungsabläufe),
- isolierte Sehnengleitübungen der kurzen und langen Daumenbeuger und Daumenstrecker.

Eine **Daumenarbeitsschiene** kann Stabilität und Schutz bei Belastungen für tägliche Verrichtungen im Haushalt, Beruf und in der Freizeit bringen.

Die Schienung des Daumens kann dorsal, palmar, dorso-palmar, radial oder zirkulär erfolgen.

Eine statische Daumenschiene kann als **Ersatz** für einen Gipsverband oder im Anschluss an einen Gips eingesetzt werden.

Im Folgenden werden Daumenschienen in **lange** (daumen- und unterarmbasierte) und **kurze** (daumen- und mittelhandbasierte) Schienenmodelle aufgegliedert.

Lange Daumenschienen

30.9.1 Palmare Lagerungsschiene für den Daumen und das Handgelenk

Indikation

Die Indikation dieser Schiene (◙ Abb. 30.20) ist gegeben bei:

- Strecksehnennaht des M. extensor pollicis longus (EPL), Zone I–V, postoperativ,
- Strecksehnentransfer des M. extensor indicis (EI) auf den M. extensor pollicis longus,
- Status nach Daumeninfektion.

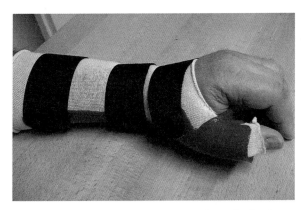

Abb. 30.20 Lange palmare Lagerungsschiene für den Daumen: Schiene einschließlich Trikotschlaucheinlage

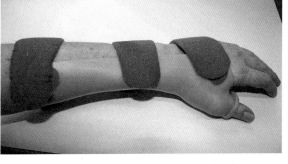

Abb. 30.21 Lange radiale Lagerungsschiene für den Daumen (sog. Daumenköcher oder Daumenkännel): zur Ruhigstellung des Sattel- und Grundgelenks des Daumens, radiale Ansicht (Ergotherapie Handrehabilitation Universitätsspital Basel)

Zielsetzung

Ruhigstellung zur Heilung
- der betroffenen Sehnen,
- der betroffenen Knochen, Gelenke, Bänder,
- der multiplen verletzten Strukturen.

Anwendung
- Die Schiene wird anfangs Tag und Nacht zum Schutz und zur Heilung verletzter Strukturen getragen.
- Je nach Verletzung/Verordnung beträgt die Tragdauer 2–6 Wochen, weitere 2 Wochen anschließend nur nachts zum Schutz vor weiteren Verletzungen.
- Als Schutz vor direktem Kontakt der Haut mit dem Schienenmaterial wird hier ein dehnbarer Trikotschlauch, speziell angefertigt und angepasst, über den Unterarm und ggf. den Daumen gestülpt.

30.9.2 Radiale Lagerungsschiene für den Daumen und das Handgelenk

Indikation

Die Schiene, sog. Daumenköcher oder Daumenkännel (Abb. 30.21), ist indiziert bei:
- einer **akuten** Tendovaginitis de Quervain; einer schmerzhaften entzündlichen Reizung der gemeinsam verlaufenden Sehnen des M. abductor pollicis longus und des M. extensor pollicis brevis im 1. Strecksehnenfach.

Unbehandelt können Schwellungen und Verdickungen im Sehnengleitgewebe bzw. in den Sehnenscheiden auftreten und ggf. eine Stenose (Einengung) in der Sehnenscheide hervorrufen.

Zielsetzung

Die Schienenbehandlung der Tendovaginitis de Quervain erfolgt:
- **konservativ** (nur in Frühfällen)
  - Das Sattelgelenk und das Grundgelenk des Daumens, einschließlich Handgelenk, werden in einer langen, radialen Daumenschiene ruhiggestellt und stabilisiert. Das Daumenendgelenk soll frei beweglich bleiben.
  - Die Schiene soll die Symptome wie Druckschmerzhaftigkeit über dem Processus styloideus radii (Griffelfortsatz des Radius) lindern, sowie Schmerz bei Auslösebewegungen (im Handgelenk Radialduktion, im Daumen Abduktion und Extension) vermeiden.
- **postoperativ**
  - Falls das Handgelenk postoperativ nur geringe Unterstützung benötigt, ist eine lange Daumenbandage für Hand-, Sattel- und Grundgelenk ausreichend (siehe ▶ Abschn. 30.10 »Bandagen im Daumenbereich«).

Anwendung

Die Schiene stabilisiert in der **konservativen Behandlung** das
- Handgelenk radial in 20–30° Extension bzw. in einer für den Betroffenen noch komfortablen Stellung,
- Sattelgelenk in Palmarabduktion (ein Präzisionsgriff zwischen Daumen und Zeigefinger bzw. Mittelfinger soll möglich bleiben),
- Grundgelenk des Daumens, je nach Indikation, in 0–10°-Stellung.
- Als Schienenmaterial eignet sich z. B. perforiertes Orfit, Colorfit oder Aquaplast.

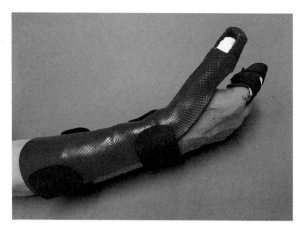

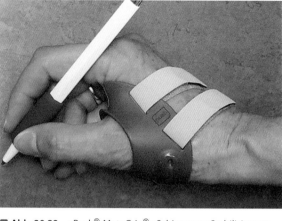

◻ **Abb. 30.22**   Lange radiale Lagerungsschiene für den Daumen nach einer Spickdraht-Osteosynthese im Daumenendglied Dig. I (und einer Zusatzverletzung an Dig. II)

◻ **Abb. 30.23**   »Push®-MetaGrip®«-Schiene: zur Stabilisierung des Daumensattelgelenks und zur Verbesserung u. a. der Schreibfunktion

30

❯ Dem Processus styloideus radii, sowie angrenzenden schmerzhaften Stellen sollen durch Ausstülpungen des Schienenmaterials Druckentlastung geboten werden.

30.9.3   Radiale Lagerungsschiene für den Daumen mit Einbezug des Handgelenks und des IP-Gelenks

Indikation/Zielsetzung
Eine häufige Indikation für diese Schiene (◻ Abb. 30.22) ist:
— eine Strecksehnenverletzung mit Naht des M. extensor pollicis longus (EPL).

In diesem Fall hält sie die Sehne des EPL in einer für die Heilung notwendigen Streckstellung von 0° im Daumengrund- und Endgelenk bei möglichst geringer Spannung. Deshalb wird sie auch »lange Stack«-Schiene genannt.
Eine weitere Indikation für diese Schiene ist gegeben:
— nach einer Fraktur im P II oder im MC I (für 4–6 Wochen).

Die Schiene hat die Funktion, das Daumengrund- und -endgelenk sowie das Handgelenk ruhig zu halten.

Kurze Daumenschienen

30.9.4   Daumensattelgelenk-Stabilisierungsschiene (»Push®-MetaGrip®«-Schiene)

Eine käufliche Variante der Daumensattelgelenkschiene ist die von der amerikanischen Ergotherapeutin

Colditz (2000) entwickelte »Push®-MetaGrip®«-Schiene (◻ Abb. 30.23).

Indikation/Zielsetzung
Die Indikation ist gegeben:
— **konservativ** bei
  — einer Rhizarthrose (Daumensattelgelenkarthrose)
    Die Schiene bezweckt die Stabilisierung des Sattelgelenks und hält den Daumen in einer funktionell guten Stellung in Abduktion und Opposition, um den Spitzgriff zu Dig. II und III zu sichern.
    Die Schiene bezweckt mit der Stabilisierung eine Schmerzlinderung im Sattelgelenk und ermöglicht somit weitgehend schmerzfrei die Ausführung von Alltagstätigkeiten, wie Schreiben, Kochen, Putzen.
  — einer Instabilität im Sattelgelenk
— **postoperativ** nach
  — einer Arthroplastik des Sattelgelenks (CMC I)
    Die Schiene soll dem Daumen einen gewissen Schutz bieten.

Die Wirksamkeit dieser Schiene ist in der Studie von van der Vegt, Grond, Grüschke et al. (2017) belegt.

Anwendung
— Die Schiene ist pflegeleicht und handlich.
— Sie ist eine Stütze bei belastenden Tätigkeiten.
— Sie sieht professionell aus, ist ästhetisch und wird daher gut akzeptiert.

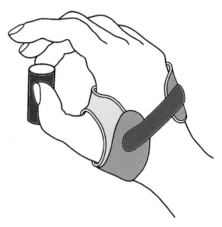

Abb. 30.24 Daumensattelgelenk-Stabilisationsschiene (Übungsschiene/Blockschiene), um das Grundgelenk zu beüben (Zeichnung von Diday)

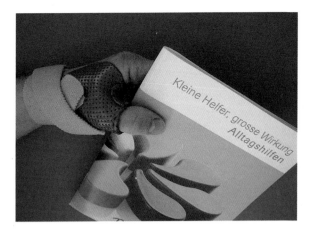

Abb. 30.25 Stabilisierungsschiene für den Daumen: ein großer Helfer bei Alltagstätigkeiten

30.9.5 Daumensattelgelenk-Stabilisationsschiene

Indikation/Zielsetzung

Diese **statische (Übungs-)Schiene**, sog. Blockschiene (■ Abb. 30.24), bezweckt die:
- Stabilisation des Sattelgelenks, um die distalen Gelenke zu beüben.
  Die eigentliche Immobilisierung kann mit diesem Schienentyp nur annähernd erzielt werden.

❯ Eine absolute Immobilisierung des Daumensattelgelenks ist mittels Schienung aufgrund der ungünstigen Hebelverhältnisse nur durch Einschluss des Handgelenks möglich.

Anwendung
- Als Schienenmaterial eignen sich z. B. Ezeform, Aquaplast, Orfit, Colorfit oder Orthoplast.
- Der Verschluss liegt auf der dorsalen Seite der Hand.
- Als Verschlussmaterial dient selbstklebendes Klettverschlussband.

30.9.6 Daumensattelgelenk- und Daumengrundgelenk-Stabilisierungsschiene

Indikation/Zielsetzung

Die häufigste Indikation für diese Schiene (■ Abb. 30.25) ist eine Rhizarthrose.

Die Schiene hält das Daumensattelgelenk in einer optimalen Stellung zwischen Abduktion und Opposition. Damit ist ein Greifen, bzw. Handeln von Daumen und Dig II und III (nahezu) schmerzfrei möglich.

Ist das Gelenk bereits subluxiert und die Stellung nicht mehr korrigierbar, muss eine möglichst korrekte Position angestrebt werden.

Eine weitere Indikation für diese Schiene ist nach einer Rekonstruktion des ulnaren Seitenbands gegeben.

Anwendung

Der **Vorteil** dieses Modells im Vergleich zu weichen Modellen ist, dass man damit auch ins Wasser kann.

Im Haushalt wird dieses Modell für sog. »nasse« Arbeiten, wie Bodenwischen, Abwaschen und (Fenster-)Putzen bevorzugt, weil die nasse Schiene auf der Haut nicht so unangenehm ist wie eine Stoffschiene. Das Schienenmaterial (z. B. Colorfit) ist gut (ab-)waschbar, und wenn man nur das elastische Flauschband wechselt und die Schiene mit einem Tuch kurz abtupft, ist sie wieder trocken, sauber und anziehbereit.

Der Verschluss liegt auf der radialen Seite der Hand. Das elastische Flauschband ist (meist auf Wunsch der Patientin) einmal um das Handgelenk zu wickeln und über Kreuz am proximalen radialen Teil der Schiene zu befestigen. Das gibt ein gutes Gefühl von Halt über dem schmerzhaften Daumensattelgelenk. Als Verschlussmaterial dient selbstklebendes Hakenband.

30.9.7 Daumensattelgelenk- und Daumengrundgelenk-Stabilisationsschiene (Übungsschiene)

Indikation/Zielsetzung

Indikation und Zielsetzung für diese **statische Stabilisations- und Übungsschiene,** sind dem Anfang des ▶ Abschn. 30.9 »Statische Schienen im Daumenbereich« zu entnehmen.

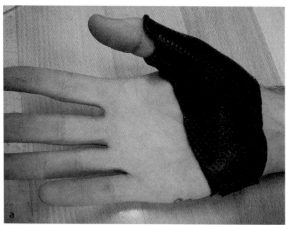

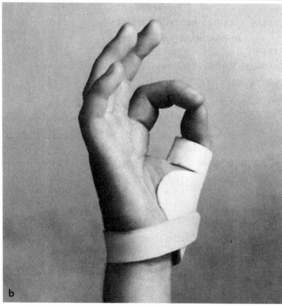

▣ **Abb. 30.26a,b** Schienen zur Stabilisation des Daumensattel-
und Grundgelenks (Übungsschienen/Blockschienen), um das
Endgelenk zu beüben: **a** mit Einschluss des Thenars, der Grundphalanx und des Hypothenars, **b** mit Einschluss des Thenars und
der Grundphalanx

Anwendung

Entsprechend den jeweiligen Erfordernissen können
folgende Varianten angewendet werden:

- Variante 1: Die Schiene (▣ Abb. 30.26a) umschließt den Thenar, die Grundphalanx und den
  Hypothenar.
- Variante 2: Die Schiene (▣ Abb. 30.26b) umschließt
  den Thenar und die Grundphalanx.

Als Schienenmaterial eignet sich z. B. Orfit, Polyform.
Als Verschluss dient Klettverschlussband.

30.9.8 Daumensattelgelenk- und Daumengrundgelenk-Stabilisationsschiene (Arbeitsschiene)

Indikation/Zielsetzung

Eine Indikation für diese Schiene (Arbeitsschiene nach
Le Grand, einer Schweizer Ergotherapeutin) besteht sowohl im Frühstadium einer Rhizarthrose, die mit Instabilität und Schmerzen im Daumenbereich einhergeht,
als auch im chronischen Stadium, wenn keine Operation gewünscht wird.

Den Patientinnen zufolge (vor allem Hausfrauen)
wird die Schiene gerne bei der Ausführung von Tätigkeiten des täglichen Lebens im Trockenbereich getragen, da meist schmerzfrei gearbeitet werden kann.

Anwendung

Das Stützband umschließt den Daumen, wobei das
Endgelenk frei beweglich bleibt (▣ Abb. 30.27a).

❶ Cave

Wird das Stützband sehr eng angepasst, kann bei
manueller Arbeit eine Venenstauung auftreten!

Als **Schienenmaterial** wird festes, geschmeidiges
Kalbsleder (o. Ä.), 2,5 cm breites braunes Stoffband,
ovaler Metallschlaufenring mit einem Innendurchmes-
ser von ca. 3 cm und Kletterschlussband verwendet.

Als Verschluss sollte ein kleiner, 0,5 cm breiter Le-
derstreifen auf das Lederband genäht werden, damit es
nicht aus dem Ring herausrutscht.

Eine veränderte Ausführung dieses Modells lässt
sich ebenfalls mit Leder (▣ Abb. 30.27b) oder Neopren
(▣ Abb. 30.27c), einem weichen, geschmeidigen textilen
Material, und Klettverschluss (mit oder ohne D-Ring)
anfertigen.

30.9.9 Daumenkappe

Indikation

Die Daumenkappe aus X-Lite nach Slatosch (▣ Abb.
30.28) ist eine Schiene, die vorwiegend bei rheumatischen Krankheitsbildern zum Einsatz kommt. Das
Material ist besonders leicht und luftdurchlässig. Sie ist
indiziert:

- **konservativ** (bis zur Operationsindikation bzw. bis
  zur geplanten Operation) bei
  - instabilen Gelenken,
  - Schmerzen.
- **postoperativ** nach
  - Arthrodese des Daumengrundgelenks
    (MCP I),
  - Arthroplastik des Sattelgelenks (CMC I).

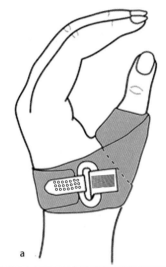

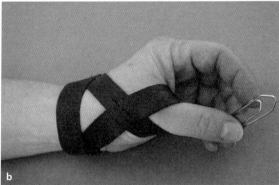

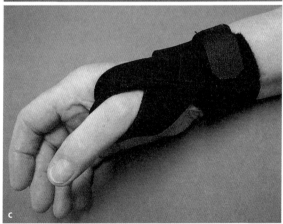

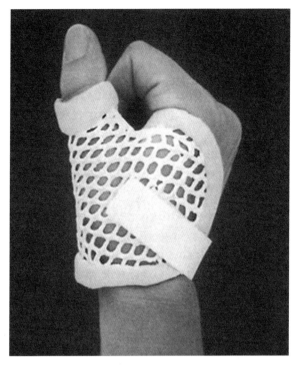

☐ **Abb. 30.28**   Daumenkappe aus X-Lite nach Slatosch (mit freundlicher Genehmigung der Ergotherapie der Klinik Wilhelm Schulthess Zürich)

30.9.10 Statische Extensionsblockschiene für Daumenendgelenk

Indikation/Zielsetzung

Indikation der Behandlung mit dieser Daumenschiene (Antiknopflochschiene) ist u. a.

- eine Knopflochdeformität, Syn. »90/90«-Deformität, Minus-90°-Daumen oder Schusterdaumen (☐ Abb. 30.29a), die oft auf eine Synovialitis des MCP-Gelenks zurückzuführen ist (Merle 2009),
- eine Subluxation im IP-Gelenk des Daumens.

Die Schiene soll das Daumenendgelenk so weit wie möglich in eine korrigierte Stellung bringen, bzw. in dieser halten.

Konservativ

- bei einer moderaten bis schweren Hyperextension (> als 20°) im IP-Gelenk des Daumens, bevor sich der Patient vom Gewinn durch eine operative Versorgung überzeugen kann.

Anwendung

Das Grundmuster der Schiene muss individuell auf den Daumen des Betroffenen zugeschnitten werden.

Als Schienenmaterial eignet sich Orfit, Colorfit, Aquaplast, Polyform.

☐ **Abb. 30.27a–c**   Schienen zur Stabilisation des Daumensattel- und Grundgelenks (Arbeitsschienen): **a** Arbeitsschiene nach Le Grand, aus Kalbsleder, **b** ebenfalls aus Leder, **c** aus Neopren

Als Schienenmaterial kann 10 cm breites X-Lite verwendet werden. Zur Einfassung der Ränder und zur Verstärkung der Schiene ist Polyform geeignet. Weitere geeignete Schienenmaterialien sind Orfit, Colorfit, Aquaplast oder Orficast. Als Verschluss dient Klettverschlussband.

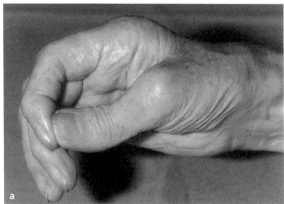

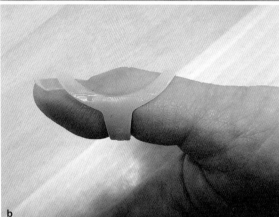

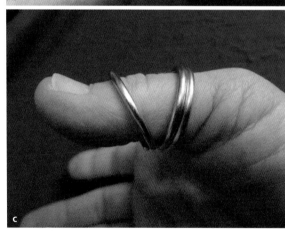

Abb. 30.29a–c Extensionsschienen für Daumenendgelenk:
a »90/90«-Deformität am Daumen, **b** Anti-»90/90«-Deformitäts-
schiene aus Kunststoff (Oval-8) oder **c** »Murphy®«-Fingerring-
schiene am rechten Daumen

Beim **chronischen Verlauf** einer Deformität bzw. bei
einer Subluxation, besteht, wenn vom Patienten keine
Operation gewünscht wird, als Alternative zur thermoplastischen Schiene, die Möglichkeit eine »Oval-8«-
Schiene aus Kunststoff (Abb. 30.29b) oder bei guten
Hautverhältnissen eine »Murphy®«-Fingerringschiene
aus Metall am Daumen (Abb. 30.29c) zu tragen.

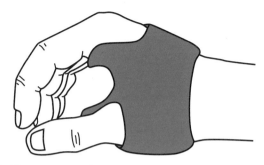

Abb. 30.30   Statische Opponensschiene: Modell »Wynn Parry«
(Zeichnung von Diday)

❯ Bei der Anpassung der Schiene muss die Drei-
Punkt-Abstützungs-Theorie beachtet werden.
Zwei Punkte erzeugen Druck auf der dorsalen
Seite, der dritte Punkt bewirkt den Gegendruck
auf der palmaren Seite.

30.9.11 Statische Opponensschiene

Indikation
Eine statische Opponensschiene (Abb. 30.30) ist bei
Schwäche bzw. Lähmung der Daumenmuskulatur, wie
z. B. nach Verletzung des N. medianus indiziert.

Zielsetzung
Die **statische** Schiene kann tagsüber, soll aber vor allem
in der Nacht so lange getragen werden, bis die Thenarmuskulatur bei der Muskelfunktionsprüfung mindestens M3 (volles Bewegungsausmaß gegen die Schwerkraft) aufweist.

Durch Unterstützung eines oder mehrerer Gelenke
und Gewölbe wird die Basis für gezielte Muskelfunktion
gelegt.

Tagsüber kann eine **dynamische Opponensschiene**
getragen werden (▶ Kap. 31 »Dynamische Schienen«,
▶ Abschn. 31.5 »Dynamische Schienen im Daumenbereich«). Diese ermöglicht Bewegung des Daumens in
alle Richtungen.

Anwendung
Die statische Schiene besteht aus einem Opponensteil,
einem C-Bar und einem Hypothenarteil.
- Das **Opponensteil** setzt den Daumen dem Zeigefinger gegenüber, während das **C-Teil** das distale
Quergewölbe und das Längsgewölbe auf der Höhe
des 2. Metakarpale unterstützt und den Daumen in
leicht palmarer Richtung abspreizt. Somit werden
Zeigefinger und Daumen in **Funktionsstellung**
gebracht: die Ausgangsstellung beispielsweise für
den Präzisionsgriff.

- Der **radiale Teil** der Schiene liegt zwischen Daumengrund- und -sattelgelenk und soll das 1. Metakarpale leicht umschließen. Der Halt der Schiene (radial) wird dadurch verbessert.
- Das 1. Metakarpale wird in Opposition gebracht, und positioniert den Daumen damit in eine funktionelle Stellung.
- Das über dem Handrücken verlaufende Stück umschließt den Hypothenar und bietet der Schiene einen zusätzlichen ulnaren Halt.
- **Vorteil**: Der Daumen ist in Funktionsstellung.
- **Nachteil**: Der Daumen kann aktiv nicht mehr nach radial abduziert werden.

Die Schiene ist in regelmäßigen Abständen abzunehmen, damit aktive und passive Bewegungsübungen (vor allem im Sattelgelenk) durchgeführt werden können.

Als Schienenmaterial eignet sich jedes dünne und leichte Material, welches die Verträglichkeit der Schiene besonders zum Arbeiten erhöht, (z. B. Colorfit, Ezeform, Orthoplast).

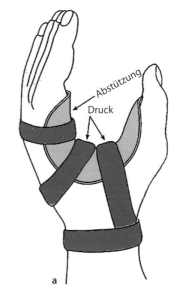

30.9.12 C-Bar-Schiene

Indikation

Die Anwendung der C-Bar-Schiene (◻ Abb. 30.31), auch Daumenabduktions- oder -kommissuröffnungsschiene genannt, ist indiziert bei Verkürzungs-/Schrumpfungsgefahr der Haut und Thenarmuskulatur:

- nach Weichteilverletzungen der 1. Kommissur (Zwischenfingerraum), z. B. nach Verbrennungen, nach Thenarphlegmonen (▶ Band I, 3. Aufl., ▶ Kap. 11 »Infektionen«, ▶ Abb. 11.11),
- bei Abduktionseinschränkung des Daumens (z. B. Verkürzung des M. adductor pollicis),
- bei peripheren Nervenläsionen mit Betonung auf N. medianus.

Zielsetzung

Die Schiene wird eingesetzt zur:

- Erhaltung des Bewegungsumfangs der 1. Kommissur,
- Öffnung der 1. Kommissur (bestmögliche Abspreizung von Metakarpale I und II),
- Dehnung der 1. Kommissur.

Als Serienschienung zur statisch-progressiven Dehnung der 1. Kommissur, kontinuierlich, regelmäßig den Bedingungen angepasst.

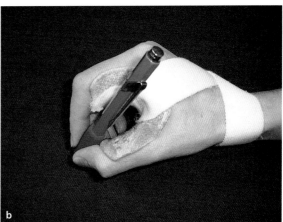

◻ **Abb. 30.31a,b**　C-Bar-Schienen: **a** Modell einer C-Bar-Schiene, **b** aus biologischem Mandelmaterial (*a* Zeichnung von Diday)

Anwendung

Die **Stellung des Daumens** in Abduktion und Opposition richtet sich nach der Indikation, der Lokalisation und dem Ausmaß der Verkürzung.

Bei Narben in der 1. Kommissur kann von Vorteil ein Elastomerguss oder eine Silikonauflage (z. B. Otoform) in die Schiene eingefügt werden.

> ❶ **Cave**
> Der Daumen wird in leichte Opposition und mittlere Palmarabduktion gebracht.
> Die Schiene möchte auf die Weichteile und die Stellung des Sattelgelenks Einfluss nehmen.
> Es ist darauf zu achten, dass das MCP-Gelenk und das Sattelgelenk durch konstante Dehnung, bzw. Ruhigstellung nicht beeinträchtigt werden.

Da das Sattelgelenk nicht freiliegt, gibt es keinen direkten Angriffspunkt für die Dehnung. Durch die C-Bar-Schiene können Angriffspunkte benutzt werden, die eher distal wirken. Dadurch besteht die Gefahr, dass der Druck bei nicht optimaler Anpassung der C-Bar-Schiene auf das MCP-Gelenk ausweicht (Gefahr der Überdehnung des ulnaren Seitenbandes!).

Ein geeignetes Schienenmaterial soll gute Stabilität aufweisen (z. B. Ezeform oder Colorfit).

Eine Alternative ist eine C-Bar-Schiene aus biologischem Mandelmaterial (◻ Abb. 30.31b).

Neben dem perfekten Sitz ist auf eine ausreichende Fixation der Schiene zu achten. Ein Klettverschlussband oder Baumwollband zieht von der dorsalen 1. Kommissur nach ulnar, evtl. 1-mal um das Handgelenk und endet auf Höhe des Daumenballens palmar. Die Schlaufe um das Handgelenk sichert einen besseren Halt.

Für eine noch bessere Druckverteilung und Fixation kann die C-Bar-Schiene auch in eine Daumenbandage oder ggf. in eine »Cock-up«-Schiene (z. B. bei Verbrennungen) integriert werden.

30.10   Bandagen im Daumenbereich

Wie im Ellbogen- und Handgelenkbereich, können auch im Daumenbereich Konfektionsbandagen zum Einsatz kommen, die therapeutische Wirkung haben und den Heilungsprozess begünstigen können. Sie müssen jedoch nicht nur der Handgröße, sondern auch den jeweiligen Behandlungserfordernissen (z. B. Stabilisierungsgrad) entsprechen, d. h. passgerecht angefertigt sein.

Indikation/Zielsetzung
Der Einsatz von Daumenbandagen (◻ Abb. 30.32) kann u. a. indiziert sein:

Konservativ bei
- rheumatischen Beschwerden (Arthritis oder Arthrose), z. B. Rhizarthrose.
  Zur Schmerzlinderung durch Entlastung und Stabilisierung des Sattel- und Grundgelenks. Als Stütze und Halt für Tätigkeiten in Haushalt und Beruf.
- Kontusionen und Frakturen am Daumen und im Handgelenkbereich.

Postoperativ
Hier kann eine Daumenbandage – im Anschluss an die Ruhigstellungsphase – als Übergang zur totalen Schienenfreiheit einen gewissen Halt und vor allem Sicherheit geben, z. B. nach
- Tendovaginitis de Quervain,
- Frakturen des Daumens und des Handgelenks.

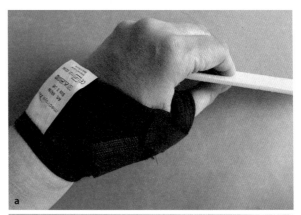

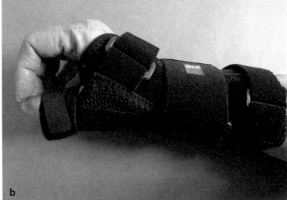

◻ **Abb. 30.32a,b**   Kurze und lange Daumenbandagen: **a** kurzes Modell, **b** langes Modell

Die Tragdauer der Daumenbandage richtet sich nach dem Verletzungsausmaß und der verwendeten Operationstechnik.

Beispiele von geeigneten Daumenbandagen sind u. a. die Produkte Comfort Cool von North Coast, und die Air-Soft-Daumenbandagen von Otto Bock, Rolyan und DeRoyal.

30.11   Statische Schienen im Bereich der Mittelhand und der MCP-Gelenke II–V

Die MCP-Gelenke (Fingergrundgelenke) spielen eine entscheidende Rolle für die Funktion und Stabilität der Langfinger.

30.11.1 Mittelhandspange

Indikation
Die zirkuläre Mittelhandspange (◻ Abb. 30.33), sog. »Metacarpal Brace«, ist indiziert nach einer konservativ oder operativ versorgten stabilen Schaftfraktur oder einer basisnahen Fraktur eines Mittelhandknochens.

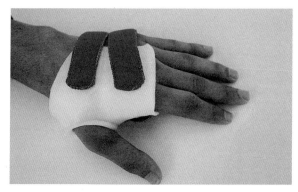

◘ **Abb. 30.33** Mittelhandspange nach operativ versorgter stabiler MCP-Fraktur (Ergotherapie Handrehabilitation Universitätsspital Basel)

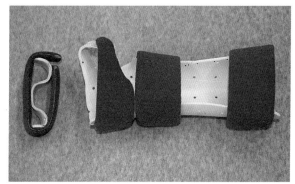

◘ **Abb. 30.34** Fingerjochschiene und Jochschiene (Ergotherapie Handrehabilitation Universitätsspital Basel)

Zielsetzung

Die Mittelhandspange dient von der 1. bis 6. posttraumatischen Woche, je nach Verordnung, zum Schutz der Frakturstelle.

Sie erlaubt eine frühe Mobilisation der Fingergelenke.

Anwendung

Die zirkuläre Mittelhandspange aus thermoplastischem Material lässt distal das Grundgelenk und proximal das Handgelenk frei beweglich.

Bei Schwellung der Mittelhand kann ein (Kompressions-)Handschuh unter der Spange getragen werden. Dieser gibt zusätzlich einen gewissen Halt.

Die Tragdauer der Mittelhandspange richtet sich nach der Art der Versorgung.

Eine weitere Indikation für die Mittelhandspange ist bei einer Köpfchenfraktur oder subkapitalen Fraktur der Mittelhandknochen gegeben (▶ Kap. 15 »Frakturen der Phalangen, der Mittelhandknochen und des Karpus«, Band II, 2. Aufl.).

30.11.2 **Fingerjochschiene**

Indikation/Zielsetzung

Die Fingerjochschiene kann ein Bestandteil der Jochschiene sein. Eine Jochschiene besteht aus zwei Teilen (◘ Abb. 30.34): einer palmaren oder dorsalen »Cock-up«-Schiene und einem Fingerjoch.

Die »Cock-up«-Schiene kann nach 4 Wochen weggelassen werden, und nur das Fingerjoch bleibt.

Die Indikation für eine Fingerjochschiene ist gegeben bei Strecksehnenverletzungen an den Langfingern in den Strecksehnenzonen V–VII, nach Naht der Sehne und ggf. Rekonstruktion des Connexus intertendineus (breite Verbindungen zwischen den Sehnenstreckern am Handrücken, proximal der MCP-Gelenke).

Die Schiene kann, auf Grund der Konstruktion, nur für maximal 2 Langfinger eingesetzt werden.

Anwendung

Die MCP-Gelenke der betroffenen Langfinger sollen im Fingerjoch in ca. 15–20° Extension über dem maximalen aktiven Bewegungsausmaß der MCP-Gelenke der benachbarten, nicht betroffenen Langfinger liegen.

Als Schienenmaterial eignet sich z. B. Colorfit, Aquaplast, Ezeform.

30.11.3 **Kurze palmare Lagerungsschiene für das MCP-Gelenk**

Indikation/Zielsetzung

Die Schiene, sog. »Anti-Triggerfinger-Schiene« (◘ Abb. 30.35a), ist als **konservative** Behandlungsmaßnahme indiziert bei:

— schnellendem Finger (Syn. Digitus saltans, Tendovaginitis stenosans).

Anwendung

Die Schiene soll das Beugesehnengewebe (Sehne, Sehnenscheide, Ringband) am MCP-Gelenk des betroffenen Fingers bei Aktivitäten entlasten. Das MCP-Gelenk wird in Flexionsstellung (max. 30°) blockiert, um reiz- und schmerzauslösende Faktoren (Druck, Reibung, Bewegung) zu mindern.

— Die Tragdauer richtet sich nach den klinischen Symptomen.
— Als thermoplastisches Schienenmaterial eignen sich vor allem dünnes Material wie Orfit oder Aquaplast.
— Als Alternative kann auch eine vorgefertigte Schiene aus weicherem (z. B. textilem Material) verwendet werden (◘ Abb. 30.35b). Dieses Schienenmodell ist in 5 Größen im Fachgeschäft erhältlich.
— Kleine Schienenmodelle bieten mehr Handeinsatz und Komfort den Patienten gegenüber.

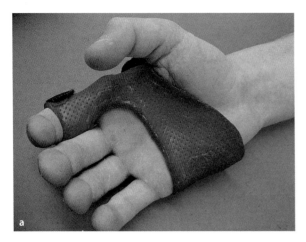

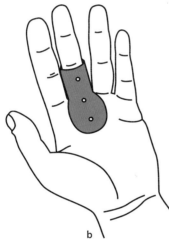

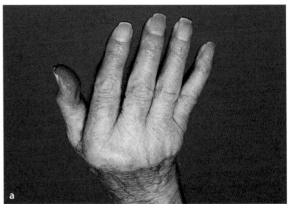

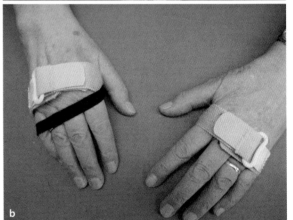

◨ **Abb. 30.35a,b**   »Anti-Triggerfinger-Schienen«: **a** Modell aus
Thermoplast mit Einschluss der Mittelhand, **b** kleines Modell aus
festem Neopren oder Schienenmaterial (*b* Zeichnung von Diday)

30.11.4 Anti-Ulnardeviations-Schiene

Indikation
Eine Indikation für die Anwendung der Schiene besteht
vor allem bei rheumatoider Arthritis.
Konservativ bei
- ulnarer Langfingerabweichung (◨ Abb. 30.36a),
- Abflachung/Insuffizienz des Metakarpalbogens.

Postoperativ
- nach Arthroplastiken der MCP-Gelenke Dig. II-V,
- Neigung zur Ulnardeviation der Langfinger.

Zielsetzung
Die Grundschiene, auch MCP-Pelotte genannt (◨ Abb.
30.36b), soll
- die Abweichung der Langfinger nach ulnar verhindern,

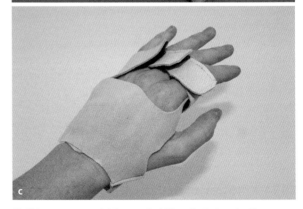

◨ **Abb. 30.36a–c**   Schienung bei Ulnardeviation der Finger:
a Abweichung der Finger nach ulnar mit Streckdefizit in den
MCP-Gelenken der rechten Hand, **b** beidseitige »Anti-Ulnarde-
viations«-Korrekturspangen, **c** in der Ergotherapie maschinen-
genähtes Modell aus weicherem Material (z. B. weichem Leder)

- den Metakarpalbogen stützen bzw. aufrichten,
- die Grundgelenke in leichter Extension unterstützen,
- ggf. der Tendenz zur Subluxation in den Grundgelenken entgegenwirken,
- eine Linderung der Schmerzen durch das Verhindern einer übermäßigen Dehnung der Weichteile
herbeiführen.

Anwendung

Durch seine unterstützende Wirkung und aufgrund seiner geringen Größe eignet sich dieses Modell besonders gut als **Arbeitsschiene** bei Tätigkeiten, die eine Haltefunktion mit Faustschluss erfordern. Beeinträchtigungen im Bereich des Handgewölbes (z. B. Abflachung) wirken sich negativ auf Greiffunktion, Beweglichkeit und Kraft der Finger aus.

Der Daumen und die Langfinger sollen trotzdem frei beweglich bleiben.

Das thermoplastische Schienenmaterial sollte dünn, aber stabil sein. Die Schiene kann auch aus weichem Leder (Abb. 30.36c) oder Neopren hergestellt werden.

Die Stützung des Metakarpalbogens wird durch ein an dieser Stelle angebrachtes, in Leder, elastischem Klett- oder Neoprenband gefasstes Teil aus thermoplastischem Material bewirkt.

Als Polstermaterial kann, falls erforderlich, Lammfell verwendet werden.

Als Verschluss eignen sich Kletterverschlussbänder, ggf. mit D-Ring zum erleichterten Anziehen.

30.12 Statische Schienen im Bereich der Mittelhand und der Langfinger

30.12.1 Statische palmare Extensionsschiene für Mittelhand und Langfinger

Indikation

Die Schiene ist indiziert bei Erkrankungen (z. B. M. Dupuytren) und Verletzungen mit ausgedehnten Narben in der Hohlhand:

Ihr Einsatz erfolgt bei der Dupuytren-Kontraktur **postoperativ**

— zur Narbenbehandlung, sobald die primäre Wundheilung stattgefunden hat, sofort oder 1–2 Wochen nach Fadenentfernung je nach Wunsch des Chirurgen. Es wird empfohlen, die Schiene 3–6 Monate lang nachts zu tragen (▶ Band I, 3. Aufl., ▶ Kap. 9 »Morbus Dupuytren«).

Zielsetzung

Die Schiene (Abb. 30.37) bewirkt eine maximal mögliche Streckstellung der Gewebe und Gelenke in den von der Operation betroffenen Gebieten. Dadurch verhindert sie eine Narbenkontraktur.

Anwendung

Die Schiene wird bevorzugt **nachts** getragen, anfangs evtl. über einem leichten Gazeverband. Sobald die Fäden entfernt sind, bzw. ca. 3–4 Wochen postoperativ, kann man bei guten Wundverhältnissen bereits mit der Auflage eines Silikonpflasters oder Elastomergusses beginnen.

Weitere Angaben zur Schienenversorgung bei M. Dupuytren, ▶ Band I, 3. Aufl., ▶ Kap. 9, ▶ Exkurs »Literaturübersicht zur Schienenbehandlung bei Morbus Dupuytren«).

30.12.2 Kurze palmare Lagerungsschiene in Lumbrikalisstellung für Dig. II–V

Indikation

Die Schiene (Abb. 30.38) ist sowohl konservativ als auch postoperativ indiziert.

Konservativ bei:

— Distorsionen in den PIP-Gelenken,
— Ausriss der palmaren Platte am PIP-Gelenk,
— Luxation im PIP-Gelenk,
— nicht dislozierten Frakturen an den P I–III, Dig. II–V.

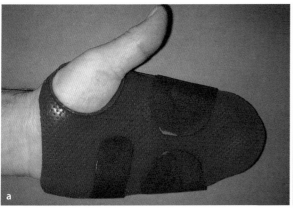
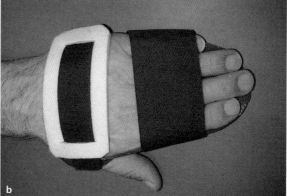

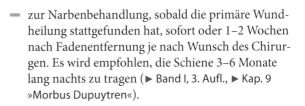 **Abb. 30.37a,b** Palmare Extensionsschiene für Mittelhand und Langfinger: **a** palmare Ansicht der Schiene, **b** dorsale Ansicht der Schiene

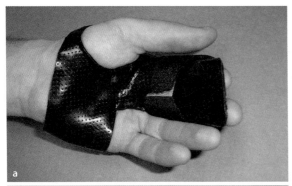

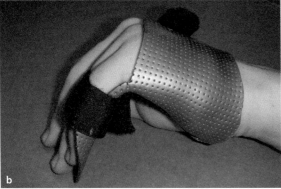

Abb. 30.38a,b   Kurze palmare Lagerungsschienen in Lumbrikalisstellung: **a** für Dig. II und Dig. III, palmare Ansicht, **b** für Dig. IV und Dig. V, laterale Ansicht

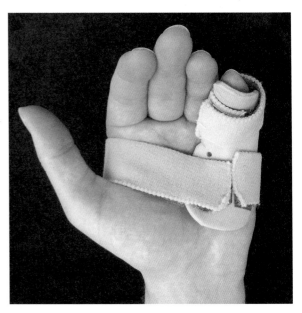

Abb. 30.39   Kurze palmare Extensionsschiene (sog. Flexorenstützschiene): palmare Ansicht. (Ergotherapie Handrehabilitation Universitätsspital Basel)

Postoperativ nach:

— Frakturen an den P I–III (z. B. nach Spickung mit Kirschner-Drähten).

Zielsetzung

Konservativ und postoperativ bewirkt die Schiene

— eine Ruhigstellung der Finger in max. möglicher Lumbrikalisstellung als optimale Lagerung für die Zeit der Heilung von Gelenken und frakturierten Knochen,
— einen Schutz des verletzten Gewebes vor Anschlagen und falschen, unkontrollierten Bewegungen.

Anwendung

Die Schiene wird anfangs Tag und Nacht meist für 4–6 Wochen, danach bei Bedarf nur noch nachts zum Schutz getragen. Parallel dazu beginnen aktive Bewegungsübungen, die ab der 6. bis 8. Woche auch mit Übungen gegen Widerstand ergänzt werden.

30.12.3 Kurze palmare Extensionsschiene

Indikation/Zielsetzung

Die Schiene (■ Abb. 30.39), auch »Flexorenstützschiene« genannt, ist **postoperativ** indiziert bei u. a.

— Dupuytren-Kontraktur bei einem Streckausfall von PIP nach partieller bzw. kompletter palmarer Fasziektomie (Faszienentfernung).
Nach erfolgter äußerer Wundheilung werden die MCP-, PIP- und DIP-Gelenke der betroffenen Langfinger in eine palmare Extensionsschiene gelagert. Die Schienenbehandlung kann sehr gut mit einer Narbenbehandlung kombiniert werden (Silikoneinlage, ▶ Abschn. 30.16 »Statische Schienen und Silikonapplikation«).
— Arthroplastik des PIP-Gelenks des Langfingers. Die Schiene lagert das MCP-, PIP- und DIP- Gelenk in Extension und dient der achsengerechten Stellung des PIP-Gelenks.

Weiterführende Angaben zu dieser Schiene sind ▶ Band I, 3. Aufl., ▶ Kap. 9 »Morbus Dupuytren«, ▶ Abb. 9.24 und ▶ Kap. 8 »Rheumatische Erkrankungen« zu entnehmen.

30.12.4 Ringbandschiene

Infolge Verletzungen in Zusammenhang mit einer Beugesehnenläsion oder aufgrund einer Überbeanspruchung bei Arbeit und/oder Sport (z. B. beim Klettern) kommt es zu sog. »bow string« und einem verminderten Bewegungsumfang in den Interphalangealgelenken mit nachfolgendem Kraftverlust der Beugemuskulatur.

Das Ringband über der Grundphalanx (A1) ist das wichtigste aller Ringbänder.

Indikation/Zielsetzung

Die **zirkuläre statische Ringbandschiene** (■ Abb. 30.40) ist indiziert nach einer

— Verletzung des Ringbandes,
— Rekonstruktion des Ringbandes.

Die Zielsetzung ist gleich, wie bei der **konservativen** und **postoperativen** Behandlung:

— Die Schiene soll das betroffene Ringband bis zur Heilung stabilisieren und vor weiteren Verletzungen schützen.

Die Tragdauer der Schiene beträgt ca. 4–6 Wochen.

Die Schienenbehandlung kann u. U. mit einer Narbenbehandlung (z. B. mittels Kompressionsfingerling) kombiniert werden.

> ❯ Nach einer Rekonstruktion ist wegen Adhäsionsgefahr die Schienenbehandlung mit einer Bewegungsbehandlung zu kombinieren.

Anwendung

Als Schienenmaterial eignen sich z. B. Orfit, Colorfit, Orficast oder Aquaplast, evtl. mit dünnem Polstermaterial.

Die Breite des Schienenstreifens beträgt, abhängig von der Länge der Phalanx, ca. 5–8 mm.

Sind die Gelenke schlank, kann die Schiene einfach zirkulär sein. Ein breiter Ring kann den gleichen Zweck erfüllen.

Sind die distalen Gelenke verdickt, ist ein zu öffnender Verschluss (Klettverschlussband) anzubringen.

Eine Alternative ist ein Tape-Verband.

> ❗ **Cave**
> Beim Anformen der zirkulären Schiene muss mit Sorgfalt vorgegangen werden, damit kein Druck auf die interdigitalen Nerven und Gefäße entsteht!

30.12.5 Achterschiene

In der Praxis und in der Fachliteratur finden sich für diese Schiene besonders viele Synonyme, wie Bateswelle, Omegaschiene, Achterschlinge, Achterschlaufe, Kopplungsschiene, Zwillingsschiene, Zwillingsgurt, »Buddy splint«, »Buddy strap« oder »Buddy loop«.

Manche Bezeichnungen weisen bereits auf die Zielsetzung hin.

Indikation

Die Achterschiene (■ Abb. 30.41) ist indiziert bei

— unkoordiniertem Bewegungsmuster,
— fehlender Integration eines oder mehrerer Langfinger,
— Adduktionsschwäche von Dig. II und Dig. V,
— passivem Flexionsdefizit oder Extensionsdefizit,
— Schutz vor weiterer Überdehnung (z. B. nach der Läsion eines Kollateralbandes am MCP-Gelenk),
— Distorsion am PIP-Gelenk mit:
  — Seitenbandverletzung,
  — Ausriss der palmaren Platte,
— Streckreflex,
— Anlaufschmerz,
— Schmerz bei einer bestimmten aktiven Bewegung eines oder mehrerer Langfinger.

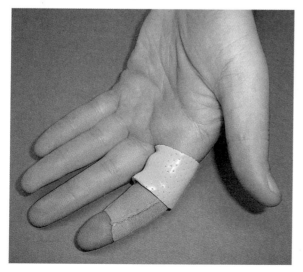

■ **Abb. 30.40** Ringbandschiene (kombiniert mit einem Kompressionsfingerling)

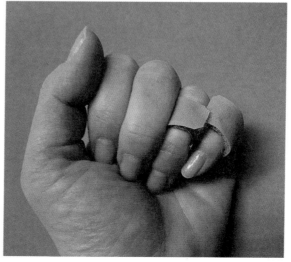

■ **Abb. 30.41** Achterschiene aus Klettverschlussband zur Kopplung Dig. V an Dig. IV (sog. »versetztes« Modell)

Zielsetzung

Ziele der Schienenbehandlung sind:

- das Einhalten einer optimalen Bewegungsrichtung,
- das Schaffen günstiger platzfördernder Bedingungen für einen geschädigten Langfinger, um dessen Reintegration in der Fingerreihe zu ermöglichen,
- das Vermeiden einer Schonstellung,
- der Schutz vor Verletzungen,
- das Verhindern von Seitenbewegungen in den Fingergelenken (z. B. schmerzhafte Seitenbewegungen infolge einer Distorsion oder einer Luxation),
- das Mitführen eines verletzten Langfingers,
- die passive Flexion eines oder mehrerer Langfinger,
- die Sicherung der Rotation,
- das Entgegenwirken der Dislokationsgefahr,
- die Korrektur einer Abduktionsstellung des Kleinfingers (ggf. nach einer Ulnarisläsion, einer Arthroplastik des MCP-Gelenks), oder des Zeigefingers,
- das Ermöglichen eines Präzisionsgriffs.

Anwendung

Die Schiene kann für 2 bzw. 3 oder 4 Langfinger angefertigt werden.

Die Schienenschlaufen müssen der Form der einzelnen Phalangen angepasst werden.

Die Schiene soll an den Phalangen (zwischen den Gelenken) liegen, um die Gelenkbeweglichkeit nicht einzuschränken.

Um die seitliche Führung eines verletzten PIP-Gelenks sicherzustellen, sind 2 Achterschlingen nötig, von denen eine proximal und die andere distal des PIP-Gelenks angebracht wird (▶ Abb. 14.35a, ▶ Kap. 14 »Fingergelenkverletzungen«, Band II, 2. Aufl.).

> ❯ Auf die unterschiedliche Länge der Phalangen der einzelnen Langfinger ist unbedingt zu achten!

Die **Wahl des Schienenmaterials** ist u. a. von Indikation/Zweck der Schiene, von vorliegenden Hautverhältnissen sowie von der Kraft der Hand abhängig.

Mögliche Schienenmaterialien sind Orthoplast, Orficast, Leder (z. B. Rindsleder), Klettverschlussband, »Nu-Stim-Wrap«.

Vorgefertigte Achterschienen aus Klettverschlussband (z. B. »Digi straps«) sind auch im Fachgeschäft erhältlich.

Bei Dauerschienen ist ggf. Edelmetall zu verwenden (vom Goldschmied anzufertigen).

30.13 Handschuhe im Bereich der Mittelhand und der Langfinger

30.13.1 Handschuhe

Es gibt konfektionierte Handschuhe, die therapeutische Wirkung haben können. Sie können als **prophylaktische** oder als **komplementäre Maßnahme** bei der konservativen bzw. postoperativen Behandlung indiziert sein.

Entsprechend dem Handschuhtyp und dessen Zweck stehen u. a. folgende Handschuhvarianten zur Verfügung.

30.13.2 Kompressionshandschuhe

Indikation/Zielsetzung

Der Isotoner-Kompressionshandschuh, der Jobst-Kompressionshandschuh und der Norco-Kompressionshandschuh haben besonders ihre Wirkung gezeigt bei der Behandlung von

- Ödemen und Narben.

Bei einem Ödem kann die Druckanwendung eine Ödemreduktion erzeugen. Bei Narben unterstützt sie die Narbenbehandlung.

Der Kompressionshandschuh kann mit einer Lagerungsschiene kombiniert werden (◲ Abb. 30.42a).

Für eine Druckanwendung an einzelnen Langfingern können für die betroffenen Langfinger speziell angefertigte **Kompressionsfingerlinge** (»digi-sleeves«) bevorzugt werden (◲ Abb. 30.42b).

> ❯ Kompressionshandschuhe und Kompressionsfingerlinge sind nur nach erfolgter Wundheilung anzuwenden.
> Um hypertrophe Narbenbildung zu verhindern bzw. zu behandeln, kann zusätzlich zur Druckanwendung unter dem Handschuh/dem Fingerling ein Silikongel, eine Einlage aus Elastomer oder Otoform auf die betroffenen Stellen getragen werden.

30.13.3 Arthritishandschuhe

Indikation/Zielsetzung

Die konfektionierten Imak-Arthritishandschuhe und Imak »Active Gloves« haben ihre Wirkung bei:

- rheumatoiden, arthrotischen oder arthritischen Beschwerden an der Hand.

Die durch den milden Druck erzeugte Wärme trägt zur Linderung von Schmerzen und Steifigkeit bei und regt die periphere Durchblutung an.

30

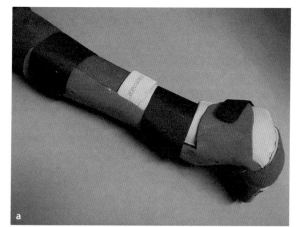

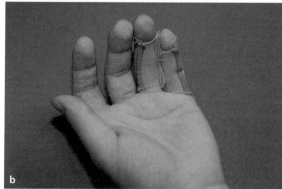

□ **Abb. 30.42a,b**   Kompressionshandschuh und -fingerling:
a Isotoner Kompressionshandschuh, kombiniert mit einer Lagerungsschiene, **b** zwei zusammengenähte Kompressionsfingerlinge für Dig. IV und Dig. V (mit einer Zusatzfunktion als Achterschlaufe)

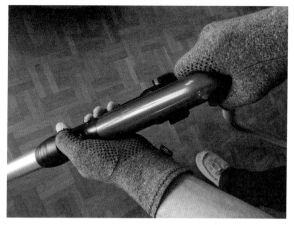

□ **Abb. 30.43**   Arthritishandschuhe: »Active Gloves«: »aktiv«
beim Staubsaugen

Die **Imak-»Active Gloves«** unterscheiden sich von den Imak-Arthritishandschuhen durch die an der Palmarseite der Handschuhe angebrachten Noppen.

Sie sind zum Arbeiten deshalb sehr geeignet, da sie der Hand beim Greifen (z. B. beim Autofahren, Staubsaugen [□ Abb. 30.43]) guten Halt bieten.

❯ Die Textilpflegekennzeichnung der Handschuhe ist in Bezug auf Waschen (in der Maschine, von Hand) und Trocknen (maschinell oder natürlich) zu beachten.

30.14 Statische Schienen im Bereich der Langfinger

Verletzungen im Bereich der Langfinger sind häufig. Die Langfinger III und IV sind wegen ihrer Länge besonders beim Verrichten des Haushalts (z. B. Bettenmachen) exponiert. Zeige- und Kleinfinger sind durch ihre Randständigkeit in erhöhtem Maß für Verlet-

zungen beim Ausüben von Sport (z. B. Basketball spielen) gefährdet.

Grundsätzlich bestimmen die Art und das Ausmaß der Fingerverletzung, sowie die erforderliche Versorgung, das Modell der Schiene (lang, kurz, palmar, dorsal, dorso-palmar, lateral, dorso-lateral, zirkulär, statisch oder dynamisch). Die dorso-palmare Schienung ermöglicht zudem drei verschiedene Anpassungsvarianten.

Beispielsweise ist bei einer Beugesehnenverletzung in Zone II nach operativer Versorgung mit aktiver Frühmobilisation nach Kleinert, eine lange (unterarmbasierte) Schiene nötig. Nach einer Distorsion des Mittelgelenks (PIP-Gelenk) dagegen, genügt eine kurze palmare oder dorso-laterale Schiene für einen Finger, um schmerzhafte Seitenbewegungen im Gelenk zu verhindern.

Im Folgenden werden nur Beispiele von **kurzen** gängigen (finger- und/oder mittelhandbasierten) **Schienen für einzelne Finger** vorgestellt, welche im Allgemeinen mit isolierten Verletzungen verbunden sind.

30.14.1 Palmare Lagerungsschiene für einen Langfinger in Extension

Indikation/Zielsetzung
Eine Indikation für die Anwendung einer statischen palmaren Lagerungsschiene in Extension ist gegeben u. a. bei Verletzungen
— in der Strecksehnenzone III (über dem PIP-Gelenk) bei einer Sehnennaht und nach dem Behandlungskonzept SAM (Short Arc Motion).
Die Schiene reicht von der Fingerkuppe bis zur proximalen Fingerbeugefalte und hält das MCP-Gelenk frei. Das PIP- und DIP-Gelenk sind möglichst in 0°-Stellung (□ Abb. 30.44a).

— im Langfingerkuppen- und Nagelbereich (z. B. bei einer Infektion wie Panaritium ossale ▶ Kap 11 »Infektionen«, Band I, 3. Aufl.).

Nach Abklingen der akuten Entzündungszeichen kann der betroffene Langfinger in eine aus Schienenmaterial angepasste Schiene gelagert werden.

Anwendung

Die oben genannten Schienen werden aus thermoplastischem Material hergestellt.

Eine weitere Lagerungsmöglichkeit bietet u. U. die »Chrisofix«-Schiene (■ Abb. 30.44b). Es handelt sich um eine handelsüblich konfektionierte Schiene. Sie besteht aus einem dünnen Aluminiumblatt, das mit Kunststoffschaum ummantelt und mit Baumwollstoff gepolstert ist. Der betroffene Finger wird mit hautfreundlichem Haftpflaster, selbstklebendem Verschlussband oder Haftklammern in der Schiene fixiert. Sie ist für Erwachsene in 3, und für Kinder in 2 Größen im Fachgeschäft erhältlich.

Diese konfektionierte Schiene eignet sich zur Erstversorgung, bevor eine individuell angepasste Lagerungsschiene aus thermoplastischem Material hergestellt werden kann und wird gerne im Notfall eines Spitals verwendet. Sie ersetzt die formbare Aluminiumschiene, den sog. »Tannenbaum«.

30.14.2 Dorso-palmare Extensionsschiene für Langfinger

Indikation/Zielsetzung

Die Indikation für diese dorso-palmare Schiene (■ Abb. 30.45), auch »Sandwich«-Schiene genannt, kann konservativ und postoperativ gegeben sein.

Konservativ bei:
— Distorsion im Mittelgelenk,
— Strecksehnenanriss,
— in beiden Fällen, wenn eine Tendenz zum Streckdefizit besteht.

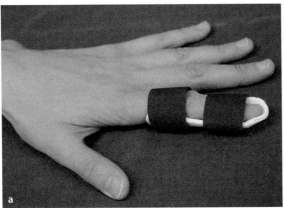

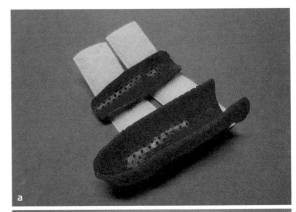

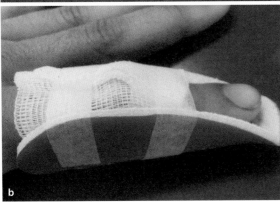

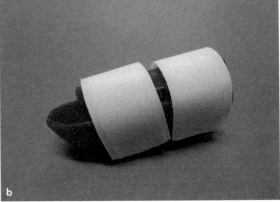

■ **Abb. 30.44a,b**   Palmare Lagerungsschienen in Extension für einen Langfinger: **a** aus thermoplastischem Material bei einer Strecksehnenverletzung (Strecksehnenzone III), **b** konfektioniertes Modell (*a* Ergotherapie Handrehabilitation Universitätsspital Basel)

■ **Abb. 30.45a,b**   Dorso-palmare Lagerungsschiene in Extension für einen Langfinger (»Sandwich«-Schiene): **a** offen, **b** geschlossen

Die Schienung bezweckt Ruhigstellung des Mittelgelenks, um ein Streckdefizit zu verhindern

Postoperativ nach:

- Strecksehnenverletzungen in den Zonen III–IV nach dem »Short Arc Motion«- (SAM-) Behandlungskonzept nach Evans (1994; 2012) (▶ Band II, 2. Aufl., ▶ Kap. 19 »Verletzungen der Strecksehnen«),
- Strecksehnenrekonstruktion in Zone III.

Anwendung

Die 2-teilige dorso-palmare Schiene besteht aus einem palmaren und einem dorsalen Anteil. Der palmare Anteil reicht bis zur proximalen Fingerbeugefalte und soll Flexion im Grundgelenk gestatten. Bei beiden Anteilen sind die Kanten abzurunden.

- Als Schienenmaterial ist ein 1,6 mm starkes thermoplastisches Material geeignet.
- Mit Klettverschlussbändern wird die Schiene fixiert und der Finger in der Schiene stabilisiert.
- Die Tragdauer richtet sich nach dem Ausmaß der Verletzung und dem Verlauf des Heilungsprozesses.

❯ Auf Fingerwölbung, abgerundete Kanten und unterschiedliche Länge der beiden Schienenanteile ist zu achten.

30.14.3 Zirkuläre Extensionsschiene

Indikation/Zielsetzung

Eine **zirkulär** angepasste Extensionsschiene kann u. U. indiziert sein bei

- seit langer Zeit bestehender, übungsresistenter Flexionskontraktur im Mittelgelenk.
  Die Schienung zielt auf eine Dehnung des kontrakten Gewebes bzw. auf die Erhaltung des erworbenen Bewegungsausmaßes ab.
  Ein Seriengips im Fingerbereich ist bei dieser Indikation ebenfalls sehr geeignet.
- geringer Exkursion der FDP-Sehne.
  Zur Förderung der Gleitfähigkeit und Verbesserung der Exkursion der FDP-Sehne werden »**Blocking**«-Übungen zur gezielten, isolierten Mobilisation der FDP-Sehne ausgeführt (◙ Abb. 30.46).
- nicht dislozierter Schaftfraktur der Mittel- oder Grundphalanx, als Ersatz einer Gipsschiene.
  Die Schiene hat zum Zweck, die Mittel- oder Grundphalanx während der Frakturheilung zu unterstützen und zu schützen.

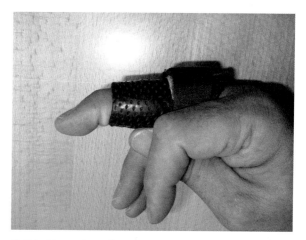

◙ **Abb. 30.46**   Statische zirkuläre Lagerungsschiene für einen Langfinger: zur Beübung des DIP-Gelenks (sog. »Blocking«-Übungen)

30.15   Statische Schienen im Bereich der PIP- und/oder DIP-Gelenke der Langfinger

Die Verletzung der PIP- und DIP-Gelenke der Langfinger tritt besonders häufig bei Ballsportarten wie Basketball, Volleyball und Handball auf. Oft werden dabei die Bänder, die Kapseln und/oder die palmare Platte (v. a. der PIP-Gelenke) verletzt. Häufig noch als Bagatellverletzung betrachtet, kann sie jedoch – je nach Ausmaß der Verletzung – zu lang dauernden Bewegungsdefiziten, Schmerzen und somit zu erheblichen Funktionsstörungen führen. Das PIP-Gelenk macht ca. 85 %, das DIP-Gelenk ca. 15 % der Fingerfunktion aus (Weiss u. Falkenstein 2005).

Hier wäre die Redensart »Kleine Verletzung, große Auswirkung (Folge)« angepasst. Der Verletzte sollte bereits am Anfang der Behandlung darauf hingewiesen werden, dass diese u. U. viele Wochen bzw. Monate dauern kann.

30.15.1 Extensionsschiene für das Mittelgelenk

Eine offene oder geschlossene Verletzung des Tractus intermedius über dem Mittelgelenk führt nicht selten zur sog. **Knopfloch- oder Boutonnière-Deformität** (◙ Abb. 30.47a).

Indikation/Zielsetzung

Indikation und jeweilige Zielsetzung der Behandlung mit dieser »Antiknopflochschiene«, »Knopflochschiene« oder »Button Splint«, sind u. a.:

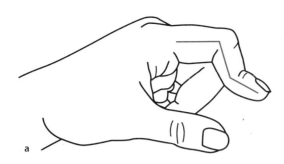

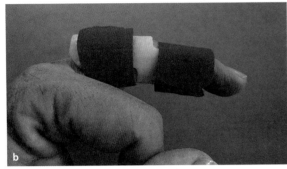

◻ Abb. 30.47a,b Extensionsschiene zur Korrektur einer Knopflochdeformität: **a** Knopflochdeformität am linken Zeigefinger, **b** Schiene aus Thermoplast nach operativer Versorgung einer Knopflochdeformität am linken Mittelfinger

Konservativ

— bei traumatischer Knopflochdeformität. Sie ist optisch durch eine Flexion im Mittelgelenk und eine Extension bzw. Hyperextension im Endgelenk gekennzeichnet.

Der Einsatz der Schiene erfolgt so früh wie möglich, um eine drohende aktive und passive Flexionsstellung des Mittelgelenks zu verhindern.

Anwendung

Die Tragdauer der Schiene bei der Knopflochdeformität beträgt ca. 6–12 Wochen.

Postoperativ

— nach operativer Korrektur einer Knopflochdeformität.

Im Anschluss an die operative Versorgung wird das Mittelgelenk in einer statischen Schiene ruhiggestellt (◻ Abb. 30.47b), die kontinuierlich zu tragen ist.

Anwendung

Die Tragdauer richtet sich nach dem operativen Verfahren.

Später wird die statische Schiene evtl. durch eine dynamische Schiene (z. B. »Wire-Foam«-Extensionsschiene) ersetzt (▶ Kap. 31 »Dynamische Schienen«). Sie soll das operative Ergebnis aufrechterhalten bis sich das Weichteilgewebe stabilisiert hat.

Die statische Schiene wird in der Nacht, alternierend zu der dynamischen Schiene am Tag, getragen.

Das Grundmuster der statischen Extensionsschiene muss individuell auf den betroffenen Finger des Verletzten angepasst werden.

Als Schienenmaterial eignet sich z. B. Orfit, Orficast, Aquaplast, Polyform.

> Bei der Anpassung der Schiene muss die Drei-Punkt-Abstützungs-Theorie beachtet werden. Zwei Punkte erzeugen Druck auf der dorsalen Seite, der dritte Punkt bewirkt den Gegendruck auf der palmaren Seite.

Weitere Indikationen für die Anwendung dieser Schiene sind gegeben:

— bei einer Distorsion, verbunden mit schmerzhaften Seitenbewegungen.

Die Schiene stabilisiert das Mittelgelenk, verhindert eine erneute Flexionsstellung und (schmerzhafte) Seitenbewegungen im Mittelgelenk.

Die Schiene bezweckt eine kurzfristige Ruhigstellung des Mittelgelenks und eine Reduktion der Schmerzen.

— bei Verletzung der palmaren Platte.

Die Schiene bewirkt eine vorübergehende Blockierung der Extension im Mittelgelenk.

Sie ist in verschiedenen Ausführungen und Größen auch im Handel erhältlich.

30.15.2 Flexionsschiene für das Mittelgelenk

Eine **Schwanenhalsdeformität** (◻ Abb. 30.48a) kann durch eine Verletzung, eine rheumatische Erkrankung oder eine erworbene Kontraktur der intrinsischen Muskulatur hervorgerufen werden.

Das PIP-Gelenk steht in Hyperextension bei gleichzeitiger Flexionsstellung im DIP-Gelenk.

Durch leichte Flexionsstellung des Mittelgelenks (10–20°) soll dessen Hyperextension und die daraus folgende Flexion im Endgelenk verhindert werden.

> Der Alltag zeigt, dass die Fingerfunktionen bei einer Schwanenhalsdeformität stärker eingeschränkt sind als bei einer Knopflochdeformität.

Indikation/Zielsetzung

Die statische Flexionsschiene für das Mittelgelenk, die sog. »Antischwanenhalsschiene«, »Schwanenhals-

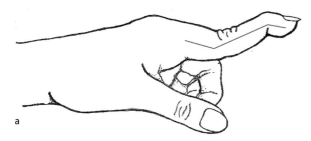

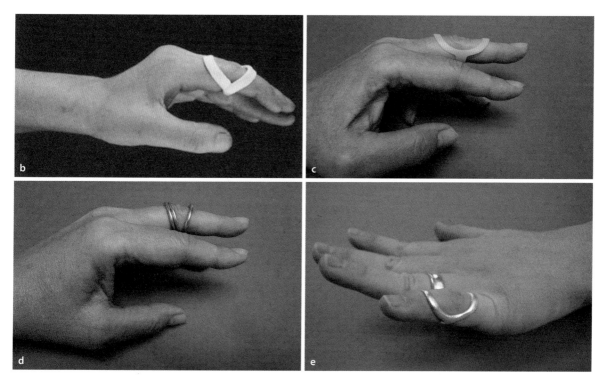

□ **Abb. 30.48a–e** Flexionsschienen zur Korrektur einer Schwanenhalsdeformität: **a** Schwanenhalsdeformität am linken Zeigefinger, **b** Modell einer »Antischwanenhalsschiene« aus Thermoplast zur Korrektur der Fehlstellungen am linken Zeigefinger, **c** Oval-8-Schiene, **d** »Murphy®«-Fingerringschiene am linken Mittelfinger, **e** silberne Schmuck-Fingerringschiene am linken Kleinfinger

schiene« oder »Bunnell-Schiene« (□ Abb. 30.48b) ist bei bestehender Schwanenhalsdeformität dann indiziert, wenn das Mittelgelenk aktiv oder passiv noch flektiert werden kann.

Die Schiene soll Instabilität, Fehlstellungen und Schmerzen entgegenwirken.

Die Schienenbehandlung kann in der konservativen, präoperativen oder postoperativen Behandlungsphase angezeigt sein.

Konservativ

— Bei einer rheumatisch bedingten akuten Schwanenhalsdeformität (klinisches Stadium I und II),
— bei einer chronisch (progressiven) rheumatoiden Arthritis,
— bei veralteten Strecksehnenverletzungen über dem Endgelenk, die zu einer chronischen Schwanenhalsdeformität geführt haben (Tsuge 1990),
— bei einer wegen starker Heberden- Arthrose entwickelten Schwanenhalsdeformität.

Bei den drei letztgenannten Indikationen soll die Schiene zur Durchführung von Alltags- und Freizeitaktivitäten dem betroffenen Fingergelenk Halt geben. Dies ist besonders bei kraftvollem Faustschluss und dem Feingriff nötig.

Präoperativ

— Bei einer rheumatisch bedingten Schwanenhalsdeformität (klinisches Stadium III und IV).
Die Schiene soll – bis zur Operation – das Fortschreiten der Deformität verhindern und die Greiffunktion erhalten bzw. verbessern.
Die Stellung des Mittelgelenks in der Schiene richtet sich nach dem Ausmaß der Bewegungseinschränkung.
— Nach einer Kapsel-Band-Verletzung, die mit einer Instabilität und Hyperextensionsstellung im Mittelgelenk einhergeht.

Postoperativ

— nach Superficialis-Tenodese,
— nach Kapsulodese (bei klinischen Deformations-
  stadien III und IV infolge rheumatoider Arthritis).

Nach beiden operativen Eingriffen wird der Grad der Beugestellung des Mittelgelenks zur Schienung vom Operateur bestimmt.

Anwendung

Als Schienenmaterial eignet sich z. B. Orfit, Orficast, Aquaplast, Polyform.

❯❯ Auch hier gilt die Drei-Punkt-Abstützungs-Theorie. Zwei Punkte erzeugen Druck auf der dorsalen Seite, der 3. Punkt bewirkt den Gegendruck
   auf der palmaren Seite.

Zur Korrektur einer Schwanenhalsdeformität kann sich auch eine Oval-8-Fingerschiene (◾ Abb. 30.48c) und (▶ Band II, 2. Aufl., ▶ Abb. 19.22) oder eine »Murphy®«-

Fingerringschiene (◾ Abb. 30.48d) eignen. Beide vorgefertigten käuflichen Schienen sind ebenfalls Drei-Punkt-Schienen.

Die Oval 8-Schiene aus Kunststoff ist in 15 Größen, die »Murphy®«-Fingerringschiene aus nickelfreiem Metall in 8 Größen erhältlich.

Bei der Oval-8-Schiene können mit einem Präzisionsheißluftfön lokal kleine Anpassungen gemacht werden.

Auf die attraktive alternative Möglichkeit, eine aus thermoplastischem Material angefertigte »Schwanenhalsschiene« bzw. »Knopflochschiene« durch eine aus (Edel-)Metall angefertigte Schmuck-Fingerringschiene (◾ Abb. 30.48e) zu ersetzen, wird im ▶ Exkurs eingegangen.

Statisch-progressive Extensionsschienen für das Mittelgelenk

Verschiedene Schienen können hier zum Einsatz kommen.

Exkurs

Schmuck-Fingerringschienen bei chronischer Knopflochdeformität oder Schwanenhalsdeformität

»Antiknopflochschiene« und »Antischwanenhalsschiene« sind primär bei rheumatischen Erkrankungen angewendete (Langzeit-)Schienen zur Korrektur einer Knopfloch- oder einer Schwanenhalsdeformität. Sie können vor allem bei chronischem Verlauf der Erkrankung, wenn keine Operation möglich oder erwünscht ist, eine lebenslang notwendige Behandlungsmaßnahme bedeuten.
An die von den Betroffenen bei Alltags- und Freizeitaktivitäten (wie Gemüse schneiden, Kartoffeln schälen, Essen mit Besteck, Schreiben am PC und Klavier spielen) benutzten Schienen werden hohe Anforderungen in Bezug auf funktionelle Haltbarkeit und Ästhetik gestellt.
Die in der Ergotherapie aus thermoplastischem Material hergestellte und von den Patientinnen im Alltag häufig getragene Schiene ist von begrenzter Lebensdauer.
Garris, eine in Handrehabilitation spezialisierte und von rheumatoider Arthritis betroffene amerikanische Ergotherapeutin, ergriff in den 80er-Jahren die Initiative für ihren Finger selbst, eine kleine Schmuck-Fingerringschiene aus Sterlingsilber herzustellen. Sterlingsilber, ein 92,5 % reines und formbares Silber, erlaubt wiederholte Anpassung der Schiene und bietet der Schiene längere Haltbarkeit. Garris' Initiative

war ein schöner beruflicher Erfolg. Sie gründete 1985 in den USA ihre »Silver Ring Splint Company«.
In Deutschland haben sich die Rheumatologin Theobald, die Ergotherapeutin Bitzer-Muñoz (2001) und die Schmuckdesignerin (Weskott) mit einer ähnlichen Schienenthematik befasst und zusammengefunden. Auch sie konnten ihre Idee verwirklichen. Auf Basis der Grundmodelle von Schienen aus thermoplastischem Material wurden in Handarbeit korrigierende Schmuck-Fingerringschienen aus Edelmetall gefertigt und als »Rheuma-Ring-Collection« lanciert. Inzwischen arbeitet Weskott mit zahlreichen deutschen Kliniken, Rheumaabteilungen und ergotherapeutischen Praxen zusammen.
Ein in 1992 von der Ergotherapeutin Jerosch-Herold veröffentlichter Bericht über eine Schmuckschiene bei Schwanenhalsdeformität inspirierte die Ergotherapeutin Herrman-Keck zur Zusammenarbeit mit einem Goldschmied und führte 1995 dazu, dass Patientinnen mit rheumatoider Arthritis mit Schmuck-Fingerringschienen aus Sterlingsilber, Gold 333 und Gold 585 versorgt wurden. Herrman Keck (2003) ließ Betroffene mittels Umfrage u. a. zur Effektivität der Schiene und Compliance der Patientinnen mit ein oder zwei Fingerringschienen aus thermoplastischem Mate-

rial und Edelmetall über mehrere Monate bzw. Jahre vergleichend testen. Aus den Rückmeldungen ist zu entnehmen, dass die Compliance der Patientinnen bezüglich ihrer »Antischwanenhalsschiene« sehr gut ist, insbesondere dann, wenn die Schiene gleichzeitig als Schmuckstück gestaltet wird.

Wichtig

Alle oben genannten Personen betonten wiederholt, dass vor der eigentlichen Herstellung der korrigierenden, funktionell und ästhetisch ansprechenden Schmuck-Fingerringschiene zunächst ein von der Ergotherapeutin individuell angepasstes Grundmodell der Schiene aus thermoplastischem Material angefertigt werden soll. Dem Grundmodell entsprechend wird die Metall- bzw. Edelmetall-Fingerschiene in Handarbeit von einem Goldschmied hergestellt. Funktionalität und Praktikabilität sollen im Alltag in keiner Weise durch die Schmuck-Fingerringschiene beeinträchtigt sein (Herrman-Keck 2003). Außerdem soll sie alltagstauglich sein. Schmuck-Fingerringschienen erhöhen die Akzeptanz bei Patienten und ihren direkten Bezugspersonen, da keine »auffälligen« Schienen getragen werden.

Es sind u. a. die »**Click-Strip**«**-Schiene**, die »**Belly-Gutter**«**-Schiene** oder die »**Joint-Jack**«**-Schiene**.

Es ist das Ziel, die in der Therapie erreichte Beweglichkeit zu erhalten und verbessern.

30.15.3 Statisch-progressive Extensionsschiene mit »Click-Strip«

Indikation

Eine Indikation für die statisch-progressive Extensionsschiene mit »Click-Strip« (Abb. 30.49a) besteht bei eingeschränkter passiver Extension im PIP-Gelenk der Langfinger.

Zielsetzung

Mit dem Click-System, bestehend aus wiederlösbaren Kabelbindern, kann die jeweils verbesserte Extension eingestellt werden. Damit wird ein Beweglichkeitsverlust zwischen den Therapien vermieden.

Anwendung

Dieses Modell wird aus einem Stück Orficast angefertigt. Es besteht aus einem zirkulären Teil im Grundglied und Mittelglied, welche beidseits lateral miteinander verbunden sind. Auf der Dorsalseite wird das Click-System mittels wiederlösbaren Kabelbindern montiert, sodass bei Bedarf der Winkel verändert werden kann.

Die Schiene ist sehr komfortabel und benötigt kaum Platz. Sie kann deshalb gut während des Tages, auch während der Arbeit, über längere Zeit verwendet werden.

30.15.4 Statisch-progressive Extensionsschiene, sog. »Belly Gutter Splint«

Indikation

Eine Indikation für die statisch-progressive Extensionsschiene, sog. »Belly Gutter Splint« (Wu, 1991) (Abb. 30.49b) besteht bei einer Flexionskontraktur leichten bis mittleren Ausmaßes am PIP-Gelenk.

Anwendung

Der palmare Teil der Schiene reicht vom MCP-Gelenk bis zur Fingerspitze. Auf der Höhe des kontrakten PIP-Gelenks wird palmar ein konvexer »Bauch« (Belly), d. h. ein Hohlraum ins Schienenmaterial geformt. Das DIP-Gelenk wird in leichte Flexionsstellung gebracht. Das Verschlussband (Schlaufenband oder weiches Bandmaterial) verläuft über das PIP-Gelenk. Es nimmt die korrigierenden Kräfte auf die Flexionskontraktur des

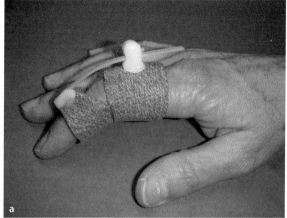

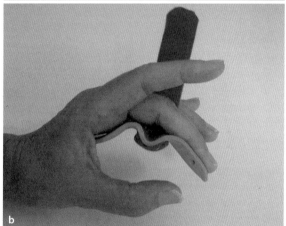

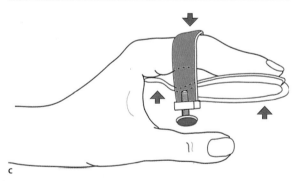

 Abb. 30.49a–c　Statisch-progressive Extensionsschienen für das Mittelgelenk: **a** »Click-Strip«, **b** »Belly Gutter«, **c** »Joint-Jack« (*b* Foto Waldner-Nilsson *c* Zeichnung von Diday)

Gelenks auf und verstärkt sie. Ein zu festes Anziehen des Verschlussbandes muss vermieden werden, um Druckstellen auf der dafür gefährdeten dorsalen Seite vorzubeugen. Die Schiene wird vorerst nur stundenweise am Tag getragen, später bei guter Verträglichkeit auch in der Nacht. Die »Belly-Gutter«-Schiene wird aus thermoplastischem Material hergestellt.

Ist das Verschlussband elastisch, wird die Schienung dynamisch.

30.15.5 Statisch-progressive Extensions-schiene, sog. »Joint-Jack«-Extensionsschiene

Indikation/Zielsetzung

Eine Indikation für die statisch-progressive Extensions-schiene, sog. »Joint-Jack«-Extensionsschiene (◧ Abb. 30.49c), besteht bei

- eingeschränkter passiver Extension im PIP-Gelenk der Langfinger nach Weichteilverletzungen (z. B. Kapselverletzungen, Luxationen).

Anwendungsbeschränkung: Das PIP-Gelenk darf nicht mehr als ein maximales Streckdefizit von 35°, besser weniger aufweisen.

Anwendung

Die »Joint-Jack«-Extensionsschiene ist eine vorgefertigte gepolsterte Schiene aus weichem Stahl. Der Anziehmechanismus besteht aus einem Schraubengewinde und einem Fixationsband. Beide sind feste Bestandteile der Schiene, die an dem »Gleis« der Basisschiene platziert werden sollen.

Durch Einstellen der Schraube am Gewinde und des Zuges am zirkulären Fixationsband wird progressiv ein konstanter, nichtelastischer Druck ausgeübt und das PIP-Gelenk sukzessiv gedehnt. Schraube und Zug sind stufenweise fortschreitend nachzuspannen.

Der proximale Anteil der Schiene reicht palmar über die Grundphalanx, während der distale Anteil das Endgelenk und die distale Phalanx unterstützt.

Das zirkuläre Fixationsband liegt proximal nah am PIP-Gelenk.

Die Schiene sitzt korrekt, wenn der Druck proximal des PIP-Gelenks stärker ist als auf das DIP-Gelenk. Hyperextension ist im DIP-Gelenk nicht erlaubt.

> **Aufgrund des Widerlagers an der distal gelegenen Auflagefläche gerät das DIP-Gelenk leicht in Hyperextension. Daher muss insbesondere auf punktuelle Druckverteilung (Drei-Punkt-Abstützung) geachtet werden.**

Die Schiene wird bevorzugt zwischen den Behandlungssequenzen getragen.

Sie wird vorerst am Tag – bei allmählicher Steigerung der Tragdauer und Beachtung der Schmerztoleranzgrenze – und eventuell später auch während der Nacht getragen.

Sie soll so lange getragen werden, bis die Tendenz zur Fixation in Beugestellung vollständig aufgehoben ist.

Die konfektionierte Schiene ist in 5 verschiedenen Größen – für die Langfinger der rechten und der linken Hand geeignet – im Fachgeschäft erhältlich.

Tipp

Um Druckstellen an der dorsalen Seite des Langfingers vorzubeugen, kann diese Seite mit einer Silikonauflage versehen werden.

Eine weitere Möglichkeit, das Mittelgelenk anhand von einer statisch-progressiven Schiene – bei konstanter Übertragungskraft – zu beüben, kann mit einem Isoforce-Auslegersystem erfolgen (Marrel et al. 2016).

30.15.6 Extensionsschiene für das Endgelenk

Die statische Extensionsschiene für das Endgelenk, die sog. »DIP-Stack-Schiene« (auch »Stack'sche« Schiene) oder »Mallet splint«, ist eine individuell an den betroffenen Finger des Patienten angefertigte Schiene aus thermoplastischem Material oder eine im Handel erhältliche fertig konfektionierte Schiene aus verschiedenen Kunststoffmaterialen.

Indikation/Zielsetzung

Diese Schiene ist meist indiziert bei **geschlossener Strecksehnenverletzung** im Bereich des Endgelenks. Ursächlich liegt dieser Verletzung ein Schlag auf den gestreckten Finger (z. B. Aufprall eines Balles), das heftige Anstoßen an einem harten Gegenstand oder das Hängenbleiben eines Fingers z. B. beim Bettenmachen, zugrunde. Es entsteht ein »**Malletfinger**«, »Hammerfinger« (◧ Abb. 30.50a) oder sekundär ein »Schwanenhalsfinger«.

Die Schiene (◧ Abb. 30.50b) oder ▶ Abb. 29.3 ist u. a. indiziert:

konservativ

- bei **geschlossener** Strecksehnenverletzung in Zone I der Langfinger (wie z. B. nach einem subkutanen Strecksehnenabriss an ihrer Insertionsstelle oder bei einem geringen **ossären** Strecksehnenausriss an der Basis des Fingerendgliedes).

Die Schiene fixiert das Endgelenk in 0°-Stellung, am besten in leichter Hyperextension.

Die Schiene soll nicht über das Mittelgelenk hinausreichen, damit die aktive Flexion im Mittel- und Grundgelenk weiterhin gewährt bleibt (▶ Band II, 2. Aufl., Kap. 19 »Verletzungen der Strecksehnen«, ▶ Abb. 19.17 und ▶ Abb. 19.18).

Bei ossärem Strecksehnenausriss muss die Schiene 6–8 Wochen, bei tendinösem Strecksehnenausriss mindestens 8–12 Wochen kontinuierlich Tag und Nacht

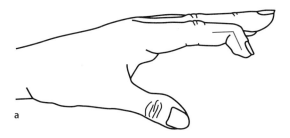

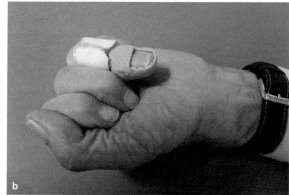

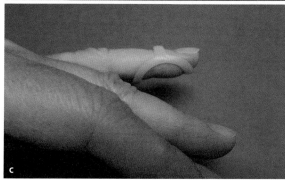

■ **Abb. 30.50a–c**   Extensionsschienen für das Endgelenk zur Korrektur eines »Malletfingers«: **a** »Malletfinger« am linken Zeigefinger, **b** »DIP-Stack-Schiene« aus Thermoplast am linken Ringfinger, **c** Oval-8-Schiene: zur Fixation des Endgelenks in Extension am linken Ringfinger

getragen werden. Anschließend ist die Schiene für weitere 2–4 Wochen v. a. noch in der Nacht anzulegen.

Direkt im Anschluss an die Schienenversorgung muss dem Patienten das präzise Anlegen, sowie das vorsichtige Öffnen und Entfernen der Schiene zur Haut- und Schienenpflege instruiert werden.

❯ Die korrekte Handhabung der Schiene für Haut- und Schienenpflege ist ein wesentlicher Beitrag zum Erfolg dieser konservativen Behandlung.

❶ Cave
Für die in der Regel tägliche Hautpflege und Schienenreinigung soll der betroffene Finger vorzugsweise zusammen mit allen Langfingern

der gleichen Hand z. B. auf den Rand eines Waschbeckens oder auf einer Tischkante abgelegt werden, damit das DIP-Gelenk des betroffenen Fingers auch außerhalb der Schiene in einer zuverlässigen Hyperextensionsstellung bleibt. So soll jegliche versehentliche und untersagte Beugung im Endglied verhindert werden.

> **Tipp**
>
> Eine verzögerte Schienenbehandlung ist auch 4 Wochen nach dem Unfall noch sinnvoll (Breusch et al. 2006).

Weitere Indikationen für diese Schiene sind:
– Distorsion im DIP-Gelenk,
– nicht dislozierte Schaftfraktur der Endphalanx (▸ Band II, 2. Aufl., ▸ Kap. 15 »Frakturen der Phalangen, der Mittelhandknochen und des Karpus«, ▸ Abb. 15.19).
– Infektion im Fingerkuppen- und Nagelbereich, erst nach Abklingen der Entzündungszeichen (▸ Band I, 3. Aufl., ▸ Kap. 11 »Infektionen«, ▸ Abb. 11.14).

Eine weitere Möglichkeit bei der konservativen Behandlung bietet die Oval-8-Schiene (■ Abb. 30.50c), eine handelsüblich konfektionierte Drei-Punkt-Schiene. Sie fixiert das DIP-Gelenk in Streckstellung und lässt im PIP-Gelenk freie Beweglichkeit. Lokale kleine Änderungen an der Schiene können mit einem Präzisionsheißluftföhn gemacht werden.

Die »DIP-Stack-Schiene« ist auch indiziert:
postoperativ
– nach einem ossären bzw. tendinösen Strecksehnenausriss.
Die Schiene muss in der Regel nach ossärer Fixation kontinuierlich während 4–6 Wochen, nach tendinöser Sehnennaht kontinuierlich mindestens 8–10 Wochen Tag und Nacht getragen werden.
– nach einer Arthrodese (Gelenkversteifung).
Auch hier soll das Mittelgelenk bei der Schienung frei beweglich bleiben.

Anwendung
Die definitive Tragdauer richtet sich nach dem Zeitpunkt der Verletzung, dem Heilungs- bzw. Konsolidierungsverlauf und dem befolgten Behandlungsschema.

Als Schienenmaterial eignet sich z. B. dünnes Orfit, Orficast, Aquaplast.

Die im Fachgeschäft erhältlichen fertig konfektionierten Kunststoffschienen gibt es in verschiedenen Modellen, Größen (ca. 7) und Farben (Hautfarbe, Weiß, Tansparent), sowohl perforiert als auch unperforiert.

Die Anwendung von vorgefertigten Schienen ist nur dann sinnvoll, wenn die Schiene den Anforderungen des verletzten Fingers gerecht wird und keine Druckstellen verursacht. Bei frischer Verletzung ist in der Regel eine maßangefertigte Schiene vorzuziehen.

Bei heiklen Hautverhältnissen kann eine dünne Einlage (z. B. dünne Gaze, baumwollener Trikotschlauch) zwischen der Schiene und der Haut notwendig sein. Sie soll beim Schwitzen die Hautfeuchtigkeit absorbieren und damit eventueller Irritation und Mazeration der Haut vorbeugen.

Die Schiene wird proximal mit einem hautfreundlichen zirkulären Heftpflasterstreifen, Coban-Adhäsionsband, Klettverschlussband oder einem Seidenpflaster am Finger befestigt.

> Wie beim Anlegen der Schiene soll bei der Ausrichtung und Fixierung der Befestigungsbänder darauf geachtet werden, dass die Bewegungsfreiheit im Mittelgelenk gewährt bleibt.

30.15.7 Dorsale Übungsschiene für einzelne Langfinger

Indikation/Zielsetzung

Diese **Übungsschiene** (Abb. 30.51), sog. »Grundgelenkfixationsschiene«, ist indiziert, wenn:
- eine isolierte aktive Flexion im PIP-Gelenk gefördert oder geübt werden soll (»Blocking«-Übung).

Um isolierte Mobilisation im PIP-Gelenk zu erreichen, soll die dorsale Schiene das MCP-Gelenk fixieren und die Grundphalanx unterstützen.

30.16 Statische Schienen und Silikonapplikation

Eine Schienenbehandlung kann u. U. gleichzeitig mit einer Narbenbehandlung kombiniert werden. Besonders bei statischen Schienen ist die Anwendung von Silikonauflagen günstig.

❶ **Cave**
Silikonapplikationen dürfen nur nach erfolgter äußerer Wundheilung angewendet werden.

Grundsätzlich lassen sich folgende **Arten/Formen von Silikonapplikationen** unterscheiden:
- Zweikomponenten-Silikonmaterial,
- Silikonfingerlinge, Silikonfingerkappen,
- Silikonfolien, Silikonpflaster.

30.16.1 Zweikomponenten-Silikonmaterial

Die individuell modellierte Zweikomponentenmasse kann z. B. in eine statische Schiene (Abb. 30.52) oder einen Kompressionshandschuh eingelegt werden. Unter Einwirkung der Silikoneinlage wird die Bildung hypertropher Narben bzw. kontraktem Narbengewebe vor allem in der Palma manus gehemmt.

Beispiele von Zweikomponenten-Silikonmaterial sind Elastomer oder Otoform.

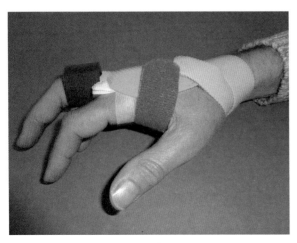

◘ Abb. 30.51 Dorsale statische Übungsschiene: zur Förderung isolierter aktiver Flexion im Mittel- und Endgelenk

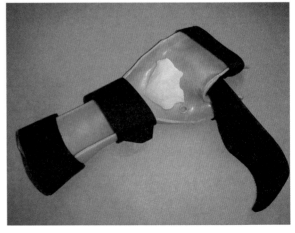

◘ Abb. 30.52 Einlage eines Zweikomponenten-Silikonmaterials (hier Otoform) in einer statischen Schiene

30.16.2 Silikonfingerlinge, Silikonfinger- kappen

Silikonfingerlinge (Silikon-»digi-sleeves«) und Silikonfingerkappen (Silikon-»digital-pads«) können an den Fingern lokal u. a. bei:
- Narbengewebe, zur Verhinderung bzw. zur Erweichung hypertrophen Narbengewebes am Finger und bei empfindlichen Narben zu deren Schutz vor Reibung beitragen,
- Amputation zur Förderung eines möglichst abgerundeten ästhetischen Fingeramputationsstumpfes beitragen.

Silikonfingerlinge (◙ Abb. 30.53) und -fingerkappen bestehen aus einer flachen oder gerippten elastischen Außenseite und einer mit Silikongel (Polymer) beschichteten Innenseite. Sie sind fertig in 3 verschiedenen Größen im Fachgeschäft erhältlich.

Beispiele sind Silipos, Mepiform. Alle Produkte sind mit Mineralöl imprägnierten selbsthaftenden Gels beschichtet, die sich langsam bei häufigem Gebrauch auflösen.

30.16.3 Silikonfolien, Silikonpflaster

Die **Silikonfolien** sind auf die erforderliche Größe zurechtzuschneiden. Das Material kann je nach Marke, leicht oder nicht dehnbar, selbsthaftend oder nicht selbsthaftend sein.

Beispiele für selbsthaftende Silikonfolien sind: Cica-Care, Spenco, Topigel, Mepiform.

Behandlung mit Silikon hat sich in der klinischen Praxis bewährt. Ihre Wirksamkeit basiert auf Erfahrungen, und auf randomisierten Untersuchungen (Carney 1994; Fulton 1995; Poston 2000). Ein wissenschaftlicher Effektivitätsnachweis zum Wirkungsmechanismus steht noch aus.

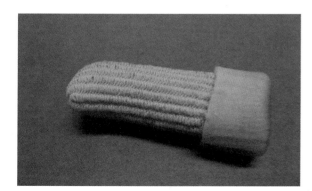

◙ **Abb. 30.53**   Silikonfingerling

Detaillierte Produktbeschreibungen und Hinweise betreffend Anwendung, Pflege, Kontraindikationen und evtl. therapeutisch nicht erwünschte Wirkungen sind den Gebrauchsanleitungen/Informationsblättern der jeweiligen Produkthersteller bzw. der jeweiligen die Produkte führenden Firmen zu entnehmen.

> **Schlusswort**
> Die in diesem Kapitel beschriebenen Schienen/ Handgelenkbandagen/Handschuhe/Ein- und Auflagen sind als Empfehlungen zu betrachten. Die Art der benötigten Schiene ist in jedem Individualfall abzuklären und zu bestimmen.

Literatur

Zitierte Literatur

American Society for Surgery of the Hand (1990) Die Hand. Springer, Heidelberg, S 49–51

Bitzer-Muñoz S (2001) Edelmetall-Ringe als korrigierende Orthesen. Ergotherapie & Rehabilitation 12:48–50

Borkholder CD, Hill VA, Fess EE (2004) The efficacy of splinting for lateral epicondylitis: a systematic review. J Hand Ther 17(2):181–199

Breusch S, Mau H, Sabo D (2006) Klinikleitfaden Orthopädie, 5. Aufl. Urban & Fischer, München Jena, S 543

Carney SA, Cason CG, Gowar JP (1994) Cica-care gel sheeting in the management of hypertrophic scarring. Burns 20(2): 163–167

Colditz J (2000) Push® MetaGrip® The sophisticated solution to a common problem. http://www.HandLab.com

Collier SE, Thomas JJ (2002) Range of motion at the wrist: a comparison study of four wrist extension orthoses and the free hand. Am J Occup Ther 56(2):180–184

Diday-Nolle AP (1990) Schienenbau. Unterrichtsskript. Schule für Ergotherapie, Biel

Diday-Nolle AP (1997) Statische Schienen. In: Waldner-Nilsson B (Hrsg) Ergotherapie in der Handrehabilitation, Band I. Springer, Berlin Heidelberg New York

Evans RB (1994) Early active short arc motion for the repaired central slip. J Hand Surg 19A:991

Evans RB (2012) Early short arc motion for the zone III, IV extensor injury. http://meeting.handsurgery.org/files/2013/Handout-Evans-Panel-2-HS13.pdf

Fess EE, Philips C (1987) Handsplinting. Principles and methods, 2. Aufl. Mosby, St. Louis, S 218

Fulton JE Jr (1995) Silicone gel sheeting for the prevention and management of evolving hypertrophic and keloids scars. Dermatol Surg 21(11):947–951

Herrman-Keck B (2003) Ringorthesen bei Schwanenhalsdeformität – Kunststoff oder Edelmetall? Praxis ergotherapie 16(1):20–24

Imhoff AB, Baumgartner R, Linke RD (2006) Checkliste Orthopädie, 3. Aufl. Thieme, Stuttgart, S 337

Kocher Stalder C, Schwab K (2011) Berner Kinderinfusionsschiene: Entwicklung und Einführung. Ein Projekt der Ergotherapie und der Pflege. Poster 3. Schweizerischen ET-Kongress des EVS

Marrel M, Jörn Good U, Marks M et al (2016) Isoforce: a new out-rigger system for static progressive orthotic interventions of the proximal interphalangeal joint with constant force transmission – results of a biomechanical study. J Hand Ther 29(4):451–458

Merle M, Rehart S (2009) Chirurgie der Hand: Rheuma, Arthrose, Nervenengpässe. Thieme, Stuttgart, S 210

Miehle W (2000) Rheumatologie in Praxis und Klinik. Thieme, Stuttgart, S 23

Poston J (2000) The use of silicone gel sheeting in the management of hypertrophic and keloid scars. J Wound Care 9(1):10–12

Slatosch DU (1997) Rheumatische Erkrankungen. In: Waldner-Nilsson B (Hrsg) Ergotherapie in der Handrehabilitation, Band I. Springer, Berlin Heidelberg New York

Tsuge K (1990) Atlas der Handchirurgie. Hippokrates, Stuttgart

Van der Vegt AE, Grond R, Grüschke JS et al (2017) The effect of two different orthoses on pain, hand function, patient satisfaction and preference in patients with thumb carpometacarpal osteoarthritis: a multicentre, crossover, randomised controlled trial. Bone Joint J 99-B(2):237–244

Weiss S, Falkenstein N (2005) Hand rehabilitation. A quick reference guide and review, 2. Aufl. Elsevier Mosby, St. Louis

Wilton JC (2013) Hand splinting orthotic intervention, 2. Aufl. Vivid, Western Australia, S 5–6

Wu SH (1991) A belly gutter splint for proximal interphalangeal joint flexion contracture. Am J Occup Ther 45(9):839–843

Weiterführende Literatur

Bohli E (2012) Schienenbehandlung in der Handtherapie. Huber, Bern

Coppard B, Lohman H (2014) Introduction to orthotics: a clinical reasoning and problem-solving approach, 4. Aufl. Mosby, St. Louis

Fess EE, Gettle K, Philip C, Janson R (2005) Hand and upper extremity splinting. Principles & methods, 3. Aufl. Mosby, St. Louis

Foisneau-Lottin A, Pétry D, Paysant J et al (2011) Les orthèses du membre supérieur et de la main. Cours DES-DIU MPR 2011

Jacobs MA, Austin NM (2014) Orthotic intervention for the hand and upper extremity: splinting principles and process, 2. Aufl. Wolters Kluver/Lippincott Williams & Wilkins, Philadelphia

Jebson PJL, Kasdan ML (2006) Hand secrets, 3. Aufl. Mosby Elsevier, St. Louis

Knaus W (2011) Schienen in der Handtherapie. Statische-, Dynamische- und Übungsschienen. modernes lernen, Dortmund

Malick M (1976) Lagerungsschienen für die Hand. Eine Praxisanleitung. Thieme, Stuttgart

Schultz-Johnson K (1998) Static-progressive splinting. Info-Contact, SGHR 1(1):14–20

Van Lede P, van Veldhoven G (1998) Therapeutic hand splints. A rational approach. Bd 1 Mechanical and biomechanical considerations. Bd 2 Practical applications. Provan, Antwerpen

30

Dynamische Schienen

Anita Reiter Eigenheer und Adèle P. Diday-Nolle

© Springer-Verlag GmbH Deutschland, ein Teil von Springer Nature 2019

B. Waldner-Nilsson (Hrsg.), *Handrehabilitation*

https://doi.org/10.1007/978-3-540-38926-2_31

Dynamische Schienen sind Schienen für einen oder mehrere Gliedmaßenabschnitt(e), die diese vorübergehend mobilisieren, unterstützen, entlasten, führen, und/oder korrigieren.

Sie dienen u. a. der Mobilisation eines oder mehrerer Gelenke, der Unterstützung bzw. dem Ersatz teilinnervierter bzw. nichtinnervierter Muskulatur oder der Prophylaxe bzw. Lösung von Sehnenadhäsionen und verkürzten Muskel-Sehneneinheiten.

Dynamische Schienen können auch gezielt auf anatomische Strukturen Zugkräfte ausüben, mit dem Zweck, das Gewebe sukzessive umzustrukturieren, was zu einer Funktionsverbesserung bzw. -wiederherstellung führen soll.

Dynamische Schienen bestehen aus einem oder mehreren Teilen, die durch mechanische Modularsysteme beweglich miteinander verbunden sind. Diese Beweglichkeit kann durch den Einsatz differenzierter ein- und verstellbarer Bügel, Ausleger, Umleitungsstege, Umlenkrollen und geeichter Seil-, Feder- und Gummizüge usw. gewährleistet werden.

Durch die Anwendung einer dynamischen Schiene darf die entgegengesetzte Bewegung des Gelenks keine Einschränkung erfahren.

Dynamische Schienenelemente sind idealerweise auf eine solide und optimal angepasste statische Grundschiene aufzubauen (▶ Kap. 30 »Statische Schienen«).

31.1   Einteilung

Dynamische Schienen können nach ihrer **Art, Zielsetzung und Konfiguration** eingeteilt werden.

Einteilung nach der Art der dynamischen Schiene:
- individuell angefertigte dynamische Schienen,
- Fertigschienenmodelle,
- dynamische Schienen mit Bausätzen (Bausätze für dynamische Schienen),
- batteriebetriebene dynamische Schienen.

31.1.1   Einteilung nach Art der dynamischen Schiene

Individuell angefertigte dynamische Schienen

In der Ergotherapie individuell angefertigte dynamische Schienen werden den spezifischen Bedürfnissen des Patienten die größte Rechnung tragen. Die Anfertigung ist Handarbeit im wahrsten Sinne des Wortes. Die Basisschiene wird vorwiegend aus thermoplastischem Material hergestellt, meist in Kombination mit anderen Materialien, wie nachfolgend in diesem und in ▶ Kap. 29 und ▶ Kap. 30 beschrieben.

Fertigschienenmodelle

Sie sind meist in verschiedenen Größen verfügbar und fast für alle Gelenke erhältlich (z. B. DAHO – ein modular aufgebautes Handorthesensystem).

Es kann verlockend sein, ein Fertigmodell zu verwenden, wenn dies schon zur Verfügung steht. Es ist allerdings abzuwägen, ob es wirtschaftlich vernünftiger ist, ein käufliches Fertigschienenmodell oder ein individuell von der Ergotherapeutin angefertigtes und angepasstes Schienenmodell zu wählen. Zu berücksichtigen sind folgende Faktoren:

- **Perfekte Passform:**
  Käufliche fertige Schienenmodelle für den Ellbogen, die Hand oder die Finger können nur annähernd individuell den Patienten angepasst werden. Einerseits besitzt jeder Mensch seine eigene Anatomie, andererseits kann diese wegen der Verletzung/Erkrankung stark verändert sein. Manchmal sind auch Fertigschienenmodelle anpassbar. Auf eine perfekte Passform ist in jedem Fall zu achten, damit nicht noch zusätzliche Schädigungen, z. B. Druckstellen, Hämatome u. Ä. entstehen.

- **Handlichkeit:**
  Der Patient sollte imstande sein, sofern dies sein Gesundheitszustand erlaubt, die Schiene selbst korrekt anzulegen, den nötigen Zug einzustellen, sowie sie selbstständig abzulegen. Ein zusätzlicher Aspekt ist das Gewicht der Schiene. Fertigschienenmodelle bestehen häufig aus schweren Metallteilen. In der Ergotherapie angefertigte dynamische Schienen bestehen in der Regel vorwiegend aus thermoplastischem Schienenmaterial, kombiniert mit Zusatzmaterial.

- **Ästhetik/Akzeptanz** für den Patienten/die Therapeutin:
  Es bewährt sich, vor der Schienenherstellung, bzw. der Bestellung einer Fertigschiene, Modelle oder Fotos zu zeigen, damit der Patient eine Vorstellung von der dynamischen Schiene und ihrer Aufgabe bekommt. Die Ästhetik spielt für die Kooperation zum Tragen der dynamischen Schiene eine große Rolle. Wichtig ist ebenfalls, die Tragdauer mit dem Patienten zu vereinbaren. Hier zeigen sich deutliche Unterschiede in der Akzeptanz, ob die Schiene tagsüber oder nachts getragen werden soll. Ist die Akzeptanz für ein bestimmtes Schienenmodell nicht gegeben, sind Alternativen aufzuzeigen, die der Patient evtl. annehmen kann.

- **Preis:**
  Dieser ist bei einem Fertigschienenmodell klar, während er für eine an der Hand des Patienten angepasste dynamische Schiene genau zu berechnen ist. Information zur Preisberechnung einer in der

Ergotherapie angefertigten Schiene ist in ▶ Kap. 29 »Schienenbehandlung als Bestandteil der Handtherapie«, ▶ Abschn. 29.8 »Preisberechnung und Vergütung einer in der Ergotherapie angefertigten Schiene« zu entnehmen.

Dynamische Schienen mit Bausätzen

Praktisch für alle dynamischen Schienenmodelle gibt es solche, die vollständig oder als Teil der dynamischen Schiene, als Bausatz erhältlich sind. Hier ist ebenfalls abzuwägen, ob es wirtschaftlich sinnvoller ist, einen Bausatz zu verwenden, oder ein selbsthergestelltes Schienenmodell, siehe ▶ Exkurs »Bausätze«. Die oben erwähnten Kriterien für Fertigschienenmodelle sind auch für den Gebrauch von Bausätzen abzuwägen.

Exkurs

Bausätze

Bausätze sind sehr praktische Helfer im Alltag. Die Preise für einen fertigen Bausatz sind wesentlich höher als ein Aufbau aus einfachen kostengünstigen Komponenten wie Schienenmaterial, Gummiringen, Haken und Ösen. Ein realistisches Preis-Leistungs-Verhältnis muss kalkuliert werden. Die Kostenträger erwarten angemessene Varianten. Ein wichtiger Aspekt für die Wahl eines Schienenmodells ist seine vermutliche Tragdauer.

Batteriebetriebene dynamische Schienen

Sie ermöglichen eine konstante kontinuierliche Bewegung. Die Einstellung der gewünschten Bewegungsamplitude erfolgt mithilfe einer Skala. Die Geschwindigkeit der Bewegung wird programmiert. Ein Beispiel ist die Mobilimb-CPM-Einheit für »Continuous Passive Motion« (◻ Abb. 31.1).

31.1.2 Einteilung der dynamischen Schienen nach ihrer Zielsetzung

- Dynamische Übungsschienen
- Dynamische Ersatzschienen
- Dynamische Korrekturschienen (dynamische redressierende- oder Quengelschienen)
- Kombinierte dynamische Schienenmodelle

Dynamische Übungsschienen

Sie können verschiedenste **Zielsetzungen** verfolgen wie z. B.:
- Training von bestimmten Muskeln oder Muskelgruppen. Sie trainieren die Agonisten oder die Antagonisten, je nach Bedarf.
  - Ein Beispiel für Agonisten ist das Training der primär verletzten Muskulatur der Handgelenkstrecker mit einer Übungsschiene für das Handgelenk (◻ Abb. 31.2).
  - Ein Beispiel für die Antagonisten ist die Übungsschiene nach Kleinert nach Beugesehnenverletzungen (◻ Abb. 31.3).
- Prophylaxe, Dehnung bzw. Lösen von Sehnenadhäsionen durch früh-postoperatives kontrolliertes Sehnengleiten,
- Förderung der Bewusstwerdung einer Bewegung, Anbahnung einer Bewegung,
- Bewusstmachung von Ausweichbewegungen durch assistive Bewegungsführung,
- Beeinflussung drohender bzw. klinisch relevanter Bewegungseinschränkungen,
- Mobilisation einzelner Gelenke: Die aktive Beweglichkeit eines Gelenks kann durch Bewegung gegen dosierten Widerstand, z. B. mithilfe eines Gummizügels oder einer Spiralfeder gefördert werden.

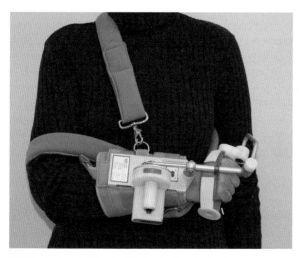

◻ **Abb. 31.1**   Mobilimb-CPM für das Handgelenk

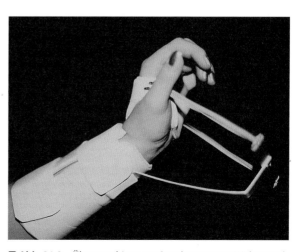

◻ **Abb. 31.2**   Übungsschiene zur Streckung gegen Widerstand für die Handgelenkextensoren in »High-profile«-Ausführung

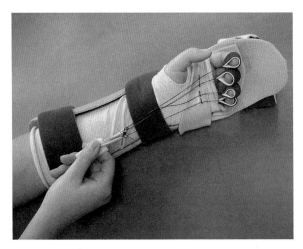

◘ **Abb. 31.3**   Übungsschiene nach Kleinert

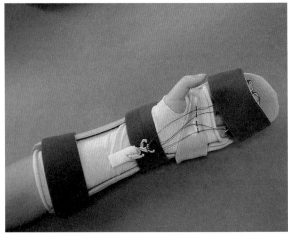

◘ **Abb. 31.4**   Beugesehnenschiene – Lagerung

Dynamische Ersatzschienen

Sie können die Funktion/Aufgabe von vorübergehend oder dauerhaft nicht innervierten Muskeln übernehmen. Ein Beispiel hierfür ist die Radialisfunktionsschiene, die eine Greiffunktion der Hand ermöglicht, weil sie die Funktion der Handgelenk- und langen Fingerstrecker übernimmt, die wegen des Ausfalls des N. radialis nicht möglich ist.

Dynamische Korrekturschienen (dynamische redressierende Schienen)

Sie können nötig und hilfreich sein, wenn aufgrund einer Schrumpfung des Band-Kapselapparats in einem oder mehreren Gelenken nicht genügend Beweglichkeit möglich ist. Sie kommen bei kontraktem Narbengewebe oder verklebten Sehnen ebenfalls zum Einsatz. Zu unterscheiden ist zwischen **redressierender Schienung** und **Serienschienung**. Dynamisch redressierende Schienen (Quengel) kommen häufig zum Einsatz bei kontraktem Weichteilgewebe. Durch den konstanten kontinuierlich einwirkenden Zug werden eine Dehnung des kontrakten Gewebes und eine daraus resultierende Gewebeumstrukturierung angestrebt. Durch sequentiell serienmäßige Aufdehnung mit konsekutiver Angleichung der Zugkraft an die Bewegungszunahme, werden eine Wachstumsstimulation und dadurch eine Gewebeverlängerung bezweckt.

Kombinierte dynamische Schienenmodelle

Es ist durchaus möglich, eine dynamische Schiene mit einer statischen Schiene zu kombinieren. Beispiel ist das Schienenmodell nach Beugesehnennähten. Wird z. B. nach Kleinert behandelt, kann mit ein und demselben Schienenmodell die Lagerung (statische Basisschiene)

und die Übungsbehandlung (dynamische Übungsschiene) erfolgen. Tagsüber und nachts, evtl. mit in Streckung gehaltenen Fingern (◘ Abb. 31.4), hat der Patient seine Hand/Finger in optimaler, gewünschter Haltung gelagert und kann dennoch die Übungen durchführen, ohne die Schiene wechseln zu müssen. Dies schont die operierten Strukturen und lässt zudem hoffen, dass lieber und öfter geübt wird, als bei einem dafür nötigen Schienenwechsel. Zur Haut- und Schienenpflege genügt es, einmal täglich die Schiene abzuziehen.

31.1.3   Einteilung dynamischer Schienen nach der Konfiguration

»High-profile«-Modell

Hier wird ein Ausleger (»Outrigger«) an die Grundschiene so in die Höhe montiert, dass der Zug stets im rechten Winkel zum distalen Glied des zu korrigierenden Bewegungsausmaßes steht. Der Zug lässt sich einfach messen und einstellen. Diese Modelle sind zu Beginn der Schienenherstellung entwickelt worden. Sie sind bei Patienten im Alltag eher unbeliebt, weil sie sehr sperrig sind und daher viel Platz benötigen. Auch für das Tragen der Schiene während der Arbeit sind sie deshalb weniger geeignet (◘ Abb. 31.2).

»Low-profile«-Modell

Hier verläuft der Ausleger in der Verlängerung des proximalen Gliedes und muss so lang sein, dass der Zug auf das distale Glied einen rechten Winkel bildet. Diese Modelle wurden entwickelt, weil man erkannte, dass »High-profile«-Modelle von Patienten/Therapeutinnen

◻ Tab. 31.1 Merkmale von »Low-profile«-Schienen und »High-profile«-Schienen	
»Low-profile«-Schiene	**»High-profile«-Schiene**
Indirekter Zug	Direkter Zug
Der elastische Zug wird über ein Umlenkverfahren an der Basisschiene befestigt	Der elastische Zug wird direkt an der Bügelvorrichtung befestigt
Kurzer Ausleger	Langer Ausleger
Zugkraftlinie verläuft senkrecht, parallel und nahe zur Basisschiene	Zugkraftlinie verläuft senkrecht, doch nicht parallel und nahe zur Basisschiene
Zugkraftlinie verläuft senkrecht zu distalem Hand- oder Fingerteil	Zugkraftlinie verläuft senkrecht zu distalem Hand- oder Fingerteil
Ein differenzierter und konstanter Zug wird ermöglicht	Ein differenzierter und konstanter Zug wird ermöglicht
Geringe Abweichungstendenz bei Zunahme der passiven Beweglichkeit bis ca. 15°	Größere Abweichungstendenz bei Zunahme der passiven Beweglichkeit bis ca. 15°
Einfache Verstell- und Anpassungsmöglichkeiten	Aufwendige Verstell- und Anpassungsmöglichkeiten
Größere Reibung des Zugmaterials	Geringe Reibung des Zugmaterials
Große Auswahlmöglichkeiten für Umlenkverfahren des Zuges	Kleine Auswahlmöglichkeiten für Umlenkverfahren des Zuges
Größere Akzeptanz und ansprechende Ästhetik der Schiene von Seiten des Patienten/der Therapeutin	Kleinere Akzeptanz und weniger ansprechende Ästhetik von Seiten des Patienten/der Therapeutin

im Alltag eher als unpraktisch empfunden wurden. Damit die Patienten sehr schnell wieder in den Alltags- und Arbeitsprozess eingegliedert werden können, sind »Low-profile«-Modelle geeigneter und zum Tragen für längere Zeit eher zumutbar. Die ◻ Tab. 31.1 gibt einen kurzen Überblick über die Merkmale und Unterschiede von »High-profile«- und »Low-profile«-Schienenmodellen.

31.2 Wirkungsmechanismen von dynamischen Schienen

Folgende **Komponenten** sind von Bedeutung:
- Zugvorrichtung und Spannvorrichtung,
- Zugrichtung und Zuglänge,
- direkter oder indirekter (umgeleiteter) Zug,
- Zugmaterialien und Zugkrafteigenschaften,
- Fingerschlaufen und Fingerschlingen,
- Zugstärke,
- Druck und Druckverteilung,
- Druckstärke.

Folgende Ausführungen stützen sich auf die von Brand (1985) erarbeiteten Grundlagen der mechanischen Krafteinwirkungen bei dynamischer Schienung sowie auf eigene ausbildungs- und praxisbezogene Überlegungen und Erfahrungen.

31.2.1 Zugvorrichtung und Spannvorrichtung

Die **Zugvorrichtung** kann aus verschiedenen Bestandteilen wie Ausleger, Auslegerstab, Auslegerröhre, Umleitungssteg und Auffanghaken oder -ring bestehen.

Ausleger (Syn. Tragbügel, »Outrigger«)

Der Auslegeranteil einer Schiene ist eine an der Basisschiene angebrachte Verlängerung, die als Ankerstelle für eine mobilisierende Zugkraft fungiert (Jacobs et al. 2003). Auslegersysteme müssen ein- bzw. verstellbar sein, damit der Zug in einem optimalen Winkel gewährleistet ist bzw. bleibt. Ausleger können aus verschiedenen Materialien hergestellt werden. Folgende Möglichkeiten stellen sich zur Wahl:
- Ein selbstangefertigter Ausleger (flach oder zylindrisch geformt) aus gleichem oder ähnlichem **thermoplastischen Material** wie die Basisschiene, an der er zu verankern ist.
- Ein selbstangefertigter Ausleger aus **Metalldraht** (z. B. Schweißer-, Kupfer- oder Federdraht), oder ein Aluminiumstab, der an der Basisschiene zu befestigen ist (◻ Abb. 31.2).
- Handelsübliche komplette **Ausleger-Kits/Sets** oder Auslegersysteme, wie Outrigger Kit (z. B. Phoenix, Rolyan), Digital Outrigger Kit (Blackhawk), TBJ oder das ISOFORCE-Auslegersystem für einzel-

ne oder mehrere Finger. Auslegersets bzw. -systeme können für Flexionsschienen und Extensionsschienen benutzt werden (◘ Abb. 31.28 und ◘ Abb. 31.29).

- **Auslegerstab:** Mit dem vorgefertigten Auslegerstab, in Kombination mit einem Einstellrad, wird die Ausrichtung des Zuges angesetzt. Vorgefertigte Auslegerstäbe sind im Fachgeschäft erhältlich. Für die Selbstanfertigung eines Stabes wird mit Vorteil ein Stahldraht (z. B. Schweißerdraht) verwendet. Der Auslegerstab findet vor allem bei Extensionsschienen für einzelne Finger Verwendung (◘ Abb. 31.32).
- **Auslegerröhre:** Es handelt sich um eine Röhre, welche die Achse und Zugrichtung angibt. In dieser Röhre wird das Zugmaterial gelenkt (Rohrleitung). Empfehlenswert sind vorgefertigte Auslegerröhren aus thermoplastischem Material (z. B. »Orfitubes«, »Aquatubes«), die einzeln oder im Set im Fachgeschäft erhältlich sind (◘ Abb. 31.30).
- **Umleitungssteg:** Wie aus dem Namen hervorgeht, wird der Zug über einen an der Basisschiene angebrachten Steg umgeleitet. Der Umleitungssteg wird mehrheitlich aus thermoplastischem Material, ähnlich wie die Basisschiene, hergestellt. Der Steg kommt vor allem für Flexionsschienen zur Anwendung (◘ Abb. 31.26).
- **Auffanghaken oder -ring:** Der Haken oder Ring dient als Auffang- und Befestigungsstelle des Zugmaterials und zwar am proximalen Teil der statischen Basisschiene. Der Haken (◘ Abb. 31.11a) wird am besten aus ähnlichem Thermoplast wie die Basisschiene angefertigt. Als Ring hat sich der konfektionierte D-Ring bewährt.
- **Spannvorrichtung:** Aufgabe der Spannvorrichtung ist es, den Zug zu spannen und zu justieren d. h. auszurichten und einzustellen. Dazu kann ein Gitarrenwirbel (z. B. Stimmwirbel einer Ukulele), ein Kabelbinder (► Abb. 30.49a), eine Litzenklemme (◘ Abb. 31.32b) oder eine Lüsterklemme (◘ Abb. 31.32a), sowie eine Spannschraube dienen.

31.2.2 Zugrichtung und Zuglänge

Der **Verlauf der Zugrichtung eines dynamischen Schienenzuges** richtet sich nach den jeweiligen anatomischen und kinematischen Gegebenheiten:

Flexion der Langfinger: Beim Faustschluss erfolgt eine Adduktion der Langfinger. Die Längsachsen der 4 Langfinger verlaufen in Richtung des radialen Unterarms. Die Konvergenzpunkte für den Zeige- und Mittelfinger befinden sich am Os scaphoideum, diejenigen

für den Ring- und Kleinfinger auf dem Os lunatum (Schmidt u. Lanz 2003).

Flexion des Daumens: Bei Flexion im MCP-Gelenk verläuft die Längsachse des Daumens – bei Stabilisation des Sattelgelenks (in mittlerer Abduktion und Opposition) – diagonal zur ulno-lateralen Seite der Hand und bei gestrecktem IP-Gelenk bis zum PIP-Gelenk des Kleinfingers. Bei zusätzlicher Flexion im IP-Gelenk verläuft die Längsachse vom IP-Gelenk über die Daumenspitze (bei Stabilisation des Sattelgelenks in mittlerer Abduktion und Opposition und bei Fixierung des Grundgelenks in maximaler Flexion) bis zur distalen Hohlhandbeugefalte.

Extension der Langfinger: Bei Streckung der Langfinger erfolgt automatisch eine leichte Abduktion der Finger.

Extension des Daumens: Bei Streckung im MCP- und IP-Gelenk erfolgt eine Radialabduktion des Daumens. Als weitere mögliche Zugrichtung kann auch die Palmarabduktion in Betracht gezogen werden.

> **❶ Cave**
> Eine falsche Zugrichtung kann zu Schmerzen, Einbuße der Beweglichkeit, Rotationsfehlstellungen eines Fingers mit Verlust des Faustschlusses, und in Folge zur Kraftminderung der gesamten Hand führen.

31.2.3 Direkter oder indirekter (umgeleiteter) Zug

Der elastische Zug wird entweder direkt an eine **Aufhängevorrichtung** (z. B. Ausleger/Tragbügel, ◘ Abb. 31.10) geführt (direkter Zug), oder der Zug wird mithilfe eines **Umlenksystems** (z. B. Umlenkrolle, ◘ Abb. 31.28) weitergeleitet (indirekter Zug) und anschließend am proximalen Teil der Grundschiene befestigt (z. B. mittels Haken oder D-Ring).

Ausleger können für den Extensions- bzw. Flexionszug und für einen oder mehrere Finger eingesetzt werden. Für den **Einsatz von Auslegern zur Korrekturbehandlung** gelten folgende Regeln und Kontrollpunkte:

- Ausleger müssen solide an der Grundschiene befestigt bzw. in der Grundschiene verankert werden.
- Der Ausleger muss sich achsengerecht zu den betreffenden Gelenken befinden (Kontrollblick von oben), sodass der Zug in einem rechten Winkel zum betreffenden Gliedmaßenabschnitt angesetzt werden kann (Kontrollblick von der Seite).
- Der horizontale Teil des Auslegers muss im Handbereich den transversalen Bögen/Wölbungen folgen, d. h. nach ulnar abfallend sein.

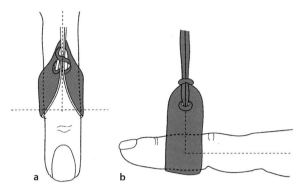

◻ Abb. 31.5a,b Korrekte Zugrichtung. **a** Zur Längsachse, **b** zur Bewegungsachse (Zeichnungen von Diday)

— Selbstangefertigte Ausleger aus thermoplastischem Material sind stabiler, wenn sie röhrenförmig evtl. um ein Rundholz modelliert werden. Bei Zunahme der passiven Beweglichkeit müssen Zugrichtung und Zugkraft regelmäßig der neuen Situation angepasst und demensprechend korrigiert werden.

Beim Anbringen von **Zugvorrichtungen** und beim Bestimmen der **Zugrichtung** für Korrekturschienen sind folgende Grundregeln zu berücksichtigen (◻ Abb. 31.5):
— Der Zug muss am distalen Segment des zu bewegenden Gelenks wirken (distaler Hebelarm=Kraftarm).
— Die Segmente proximal des zu behandelnden Gelenks müssen stabilisiert werden (proximaler Hebelarm=Lastarm).
— Der Zug muss am distalen Ende des distalen Segments ansetzen und senkrecht zu dessen Längs- und Bewegungsachse erfolgen.

❶ **Cave**
Die unzureichende Anpassung der Zugvorrichtung und eine falsche Zugrichtung führen zu unerwünschten translatorischen bzw. rotationsbedingten Traktionsverschiebungen. Die Folge können Achsenfehlstellungen, Schmerzen und frühzeitige Abnützungserscheinungen sein. Falsche Zugrichtungen können auch zu einer Überdehnung des Kollateralbandapparates an der kontralateralen Seite führen.

31.2.4 Zugmaterialien und Zugkrafteigenschaften

Zugkräfte sollten eine Konstanz haben und ihre Stärke graduell messbar sein. Zugkräfte können u. a. mit Gummibändern und/oder (Spiral-)Federn erzeugt werden.

Gummibänder

Bei Gummibändern wird die Zugkraft von ihrer Länge, Dicke und Qualität (Zugfestigkeit) bestimmt. Je länger das Zugband, desto stärker kann es gedehnt werden und desto geringer ist seine Zugkraft. Ein langes dünnes Gummiband erzeugt einen größeren elastischen Zug als ein kurzes dickes Gummiband. Empfehlenswert sind industrielle, neue Gummibänder. Gummibänder können mit reißfesten Natur- oder Kunststofffäden wie z. B. Seiden-, Zwirn- oder Nylonfäden, Fischergarn oder -seide, chirurgischem Nahtmaterial oder monofilen Fäden verknüpft werden.

Geflochtene Fäden (polyfile Fäden) lassen sich leichter knoten und der Knoten hält besser.

Abhängig vom Gebrauch kann auch eine **Elastikkordel** (ein zusammengezwirntes Mehrfachgarn) als Zugband verwendet werden.

Gegebenenfalls sind **Infusionsschläuche**, »Orfitubes« oder »Aquatubes« für die Umlenkstelle zu benützen, um den Reibungswiderstand des Zugmaterials gering zu halten.

Spiralfedern

Empfehlenswert sind genormte/geeichte Spiralfedern (z. B. Rolyan-Spiralfedern, Spiralfedern Typ Rouzaud & Allieu). Ihre unterschiedlichen Zugstärken sind farblich markiert. Die Spannung der Spiralfeder bestimmt die Stärke der Zugkraft. Je größer die Spannung der Spiralfeder, desto stärker ist ihre Zugkraft. Die ◻ Tab. 31.2 gibt einen Überblick über die Merkmale von Gummibändern und Spiralfedern.

❶ **Cave**
Ein Zug (durch Gummiband oder Spiralfeder) mit zu starker Spannung kann zu Schmerzen, Schwellung und Zunahme der Bewegungseinschränkung führen.

◻ Tab. 31.2 Merkmale von Gummibändern und Spiralfedern bei der Anwendung

Merkmale	Gummibänder	Spiralfedern
Dehnungskapazität	Groß	Eher beschränkt
Konstanz der Zugkraft	Wenig	Groß
Erhaltung der Materialeigenschaften	Gering	Groß
Wiederverwendbarkeit	Nicht möglich	Möglich
Preis	Niedrig	Hoch

31.2.5 Zugstärke

Die Stärke des Zuges, der auf einen Gliedmaßenabschnitt ausgeübt wird, ist von folgenden Faktoren abhängig:
- Diagnose,
- Zustand des Gewebes,
- Blutzirkulation,
- Sensibilität,
- Größe der Druckfläche,
- Größe des Gelenks,
- Belastungstoleranz,
- Schmerzwahrnehmung und Schmerztoleranz.

Bindegewebe

Strukturen wie Sehnen, Knorpel und Gelenkkapseln gehören in die Kategorie der Bindegewebe (Eggli 1988). Bindegewebe setzt sich u. a. aus kollagenen (leimartigen), retikulären (netzartigen) und elastischen Fasern zusammen. Diese formen ein Gebilde aus Maschen, deren Fasern verknüpft sind. Bei einer Kontraktur ist der Abstand zwischen den Verknüpfungspunkten der Fasern verkürzt. Verknüpfungen können durch lang andauernde Zugeinwirkung verändert werden, da sich Bindegewebe umgestalten und neu ordnen lässt.

Vor der Bestimmung der **Zugstärke** sind folgende Fragen zu klären:
- Wie ist die Art der Gelenkstruktur, die die Bewegung einschränkt?
- Welches Gewebe hat die Kontraktur hervorgerufen?
- Auf welche(s) Gewebe soll die Zugkraft Einfluss nehmen?

Wie bei jeder Manipulation, nimmt auch der Zug nie auf nur ein Gewebe Einfluss und muss demzufolge der Art und der Beschaffenheit des kontrakten Gewebes sowie der des unmittelbar benachbarten Gewebes angepasst werden.

Eine sorgfältige **Dosierung der Zugkraft** ist wichtig, um Mikrotraumen zu verhindern (▸ Übersicht 31.1). Folgende Zugkräfte sind zu unterscheiden:
- geringe elastische Zugkraft (ca. 100–150 g),
- mittelstarke elastische Zugkraft (ca. 150–300 g),
- starke elastische Zugkraft (ca. 300–400 g).

Das **Messen der Zugstärke** soll bereits vor der Anwendung des Zuges durch Federwaage, z. B. Pesola (◘ Abb. 31.33) oder Gewicht erfolgen. Es erlaubt eine präzise Dosierung der angewendeten Zugkraft und somit ein messbares Ergebnis der Dehnung.

Bei bereits genormten/geeichten Spiralfedern können auch Berechnungstabellen benutzt werden.

Starke oder leichte Zugkraft

Bei **starker Zugkraft** werden vor allem die elastischen Komponenten gedehnt. Eine Herabsetzung der Zugkraft bedeutet eine Herabsetzung der Dehnung.

Leichte Zugkraft dagegen dehnt alle Komponenten. Die Dehnung hält an, auch wenn die Zugkraft verringert wird. Mit einer geringen, elastischen, konstanten Zugkraft, die während mehrerer Stunden auf das kontrakte Gewebe einwirkt, wurden bisher bei der Kontrakturbehandlung bessere Ergebnisse erzielt als mit einer kraftintensiven Zugstärke. Starke Zugkraft könnte durch negative Auswirkungen auf kollagene Fasern sogar kontraproduktiv wirken und das Bewegungsdefizit des betroffenen Gelenks vergrößern.

Die **Protokollierung** erfolgt in Gramm (g) oder in Newton (N) (1 N≈100 g). Obwohl die Zugstärke dem Patienten individuell anzupassen ist, gelten folgende unverbindliche Erfahrungswerte für deren Wahl:

Übersicht 31.1 Zugstärke zur Dehnung kontrakten Gewebes

Grund-, Mittel- und Endgelenke aller Langfinger gemeinsam: radial 450 g, ulnar 350 g,
Grundgelenke einzeln: 200–300 g,
Mittel- und Endgelenke einzeln: 150–200 g.
Zugstärke bei Fingergelenkprothesen
Grundgelenke einzeln: 100–150 g
Die Zugstärke nach Beugesehnennaht zur Behandlung nach »Kleinert« richtet sich entsprechend der Möglichkeiten des Patienten. Er sollte die Streckung der Finger in das Schienendach erreichen können.

31.2.6 Fingerschlaufen und Fingerschlingen

- Erfordert dynamische Schienung eine Zuganwendung an den Fingern, werden Fingerschlaufen (»finger cuffs«) oder Fingerschlingen (»finger loops«) benötigt. Beide Ausführungsarten sind mit zwei Löchern und zwei Zugfäden versehen. Bei der Fingerschlaufe werden beide Fäden zu einem Zugfaden geknüpft, die Schlaufe ist deshalb so lange wie der Umfang des Fingers, während bei der Fingerschlinge, die nur bis zur Hälfte des Fingerumfanges geht, an jedem Loch ein Faden eingezogen wird, wo somit zwei einzelne Zugfäden wirken.

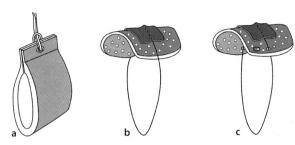

◘ Abb. 31.6a–c Verschiedene Fingerschlaufen. **a** Zirkulär, **b** Brand-Schlinge, **c** modifizierte Brand-Schlinge nach Jost und Ducret (Zeichnungen von Diday)

- Fingerschlaufen können aus Naturmaterialien (Wildleder oder textilem Material) oder Kunststoff (Kunstleder, Schaumstoff, Nu Stim Wrap oder Non-slip) sein.
- Fingerschlingen aus thermoplastischem Material werden in der Ergotherapie selbstangefertigt.
- Vorgefertigte Fingerschlaufen aus Leder oder Kunststoff (z. B. Kunstleder, Velfoam), mit oder ohne Loch oder Öse, sind auch im Fachgeschäft erhältlich (◘ Abb. 31.6a). Als kostengünstige und -sparende Alternative erweisen sich selbstangefertigte Fingerschlaufen. Empfehlenswert sind nicht rutschende Materialien wie Alcantara, Dycem, Fabrifoam, Nu-Stim-Wrap und Neopren, welche sich in der benötigten Breite schneiden lassen.
- Die Wahl der Fingerschlaufe/-schlinge wird u. a. durch die Beschaffenheit der Haut am Angriffspunkt des Zuges (Zugstelle), die erforderliche Zugkraft und Stabilität, die Zahl der betroffenen Finger und die Erfahrung der Therapeutin bei der Verwendung des einen oder anderen Schlaufen-/Schlingentyps bestimmt.

> **Brand-Schlinge**
> Eine Möglichkeit ist die von **Brand** (1983; 1993) konzipierte Schlinge aus thermoplastischem Material (◘ Abb. 31.6b) oder deren 1984 modifizierte Version nach Jost und Ducret (◘ Abb. 31.6c). **Vorteil:** sie werden dem Patienten individuell – der Form der Finger folgend – angepasst und gewährleisten eine großflächige Druckverteilung. Ändert sich der Winkel des Zuges, besteht bei diesen Fingerschlingen kaum die Gefahr, dass sie abrutschen und den Finger von der Seite her eindrücken. **Nachteil:** eher zeitaufwendiges Modell.

Ist das Anbringen von Fingerschlaufen wegen der Hautverhältnisse erschwert oder kann die gewünschte Stellung des Gelenks mithilfe von Fingerschlaufen oder Fingerschlingen nicht oder nur teilweise erreicht werden, kann temporär ein Häkchen (Korsetthäkchen) auf den Fingernagel oder ggf. auf einen künstlichen Fingernagel geklebt werden, an dem das Zugband befestigt wird. Falls erforderlich, können auch mit Silikon beschichtete Kappen (fingerhutartige Käppchen) als Schlingenersatz über die Fingerspitzen gestülpt werden.

31.2.7 Druck und Druckverteilung

Dynamische Schienen funktionieren wie statische Schienen nach mechanischen und biomechanischen Gesetzmäßigkeiten. Die Flächentheorie und die Drei-Punkt-Abstützung sind auch hier zu berücksichtigen.

Der Zug am distalen Hebelarm (Aktionsfläche) erfordert eine Gegenkraft, die den proximalen Hebelarm (Reaktionsfläche) so stabilisiert, dass die distal wirkende Kraft lediglich auf das kontrakte Gelenk einwirkt. Wird der distale Hebelarm durch den Zug nach oben gezogen, muss der proximale Hebelarm mitilfe eines »reaction bar« (druckauffangende Fläche=Teil der statischen Grundschiene, die den proximalen Hebelarm und das proximal liegende Gelenk fixiert) nach unten gedrückt werden.

Wie die Zugkraft, so stellt auch diese Gegenkraft eine Belastung für die Haut dar.

Die Therapeutin muss sich vergewissern, dass unter der Fingerschlaufe oder -schlinge bzw. unter dem »reaction bar« eine optimale Formanpassung der Auflagefläche und ein optimaler Druckausgleich herrschen.

Maßgebend ist also nicht nur die Gesamtbelastung, sondern auch der Druck pro Flächeneinheit. Ein Wert von 50 g/cm^2 (zwischen 35–40 mm-HG) wird als Grenzwert für den maximal auszuübenden und erträglichen Druck auf die Haut angenommen.

Jedem Zug von 50 g soll daher 1 cm^2 drucküberneh-mende Hautfläche gegenüberstehen.

Druckstärke

Die Stärke der Gegenkraft des »reaction bar« (Druckstärke) muss nicht notwendigerweise mit der Zugstärke übereinstimmen. Es wird eher eine doppelte Gegenkraft entstehen, da der Zug und die Gegenkraft nicht über den gleichen Hebelarm wirken. Um ein Gleichgewicht herzustellen, müssen daher die beiden Drehmomente (Schaltstellen) gleich sein. Dies wird anhand einer dynamischen Schiene zur Dehnung einer Flexionskontraktur im Mittelgelenk des Zeigefingers kurz verdeutlicht:

- Drehmoment 1: Zugstärke (g) × distaler Hebelarm (150 g × 1 cm)
- Drehmoment 2: Druckstärke × proximaler Hebelarm (? × 3 cm)

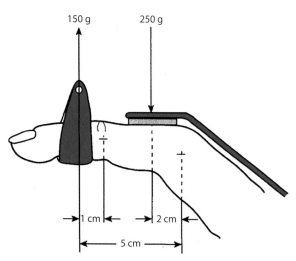

◘ Abb. 31.7   Zugkraft: Berechnung der Druckstärke nach Brand am distalen Hebelarm (Zeichnung von Diday)

Je geringer die Zugstärke und je größer die Reaktions-fläche, desto geringer ist der Druck. Die Drehmomente 1 und 2 müssen im Gleichgewicht sein. Die Druckstärke wird wie folgt berechnet:

— Druckstärke × 3 = 150 × 5

Die Gegenkraft beträgt somit 250 g, d. h. dass der »reaction bar« 250 g aushalten muss (◘ Abb. 31.7).

> **Brands Worte (1983)**
> »I do not seriously suggest that the mathematic ratios of leverages must be worked out on paper every time a dynamic splint is applied. I do suggest that it is good to work it out sometimes as an educational exercise, and that it should be thought about every time. Once a therapist starts to think in terms of leverages and mechanical advantages, he or she is much less likely to make the mistake of overstressing or understressing the key tissues we are trying to modify.«

Anwendungsbereiche und Einsatz-möglichkeiten

Indikationen

Dynamische Schienen sind sowohl in der Akutphase (z. B. nach primärer Beugesehnennaht) als auch in der Rehabilitationsphase (z. B. bei Dehnung einer bestehen-den bzw. im Entstehen begriffenen Kontraktur) indiziert.

In der Akutphase kann die dynamische Schienung sowohl in der konservativen als auch in der operativen Behandlungsphase (prä- und früh- postoperativ) zum Einsatz kommen.

Kontraindikationen

Dynamische Schienung ist kontraindiziert wenn In-fekte, trophische Störungen oder Schwellungen vorlie-gen, sowie bei ungenügender Belastbarkeit operierter oder verletzter Gewebe.

Tragdauer

Dynamische Schienen werden vorwiegend am Tag und in speziellen Situationen auch nachts getragen, ▶ Ab-schn. 29.7.1 »Information und Instruktion durch die The-rapeutin«, sowie bei den folgenden einzelnen Schienen-beschreibungen.

Nachstehend werden der Anwendungsbereich und die Einsatzmöglichkeit dynamischer Schienen anhand zweier Beispiele erläutert.

> **Kontrolliertes Sehnengleiten**
> Die früh-postoperative Nachbehandlung – im An-schluss an eine Beugesehnennaht – erfolgt mittels dynamischer Schienung, die eine frühe, kontrol-lierte, aktive Mobilisation unter Entlastung der Sehnennaht erlaubt. Die Bewegung soll schnellere Sehnenheilung, frühere Zugfestigkeit und gerin-gere Adhäsionen bewirken und damit eine bessere Beweglichkeit erzielen.
> Die Sehnengleitübungen mithilfe einer dynami-schen Schiene stellen wichtige Kontrollfaktoren bei der Bildung von unerwünschten Adhäsionen (Verwachsungen) zwischen den genähten Sehnen und dem umgebenden Gewebe dar. Es gilt, die geweblich-strukturelle Anpassung und die Bewe-gung zwischen den einzelnen Gleitflächen auf-rechtzuerhalten, um Adhäsionen und den daraus möglicherweise resultierenden Schrumpfungen und Verkürzungen vorzubeugen bzw. diese zu be-einflussen (▶ Kap. 18 »Verletzungen der Beuge-sehnen«, Band II, 2. Aufl.)

> **Beeinflussung drohender Bewegungsein-schränkungen**
> Ist im Weichteilgewebe eine Kontraktur im Ent-stehen begriffen oder liegt sie bereits vor, soll durch den konstanten kontinuierlich einwirkenden Zug einer dynamischen Schiene die Gewebs-umwandlung beeinflusst werden. Es wird eine Dehnung eingeleitet, die eine Schrumpfung des Gewebes verhindern soll, die beispielsweise durch die Bildung einer Narbe hervorgerufen werden kann.

In der Folge werden die einzelnen dynamischen Schienenmodelle nach den zu behandelnden Gliedmaßenabschnitten und ihren Funktionen beschrieben.

31.3   Dynamische Schienen im Ellbogen-/Handgelenkbereich

Übungsschienen werden in der Ergotherapie im Ellbogenbereich nur sehr selten angewandt, weil das Gelenk primär ein Scharniergelenk ist und sich daher zum Training von Extension/Flexion und Rotation Übungen mit dem Theraband, mit Hanteln oder Stäben sehr gut eignen.

Korrekturschienen zur Vergrößerung des Bewegungsausmaßes werden jedoch häufig eingesetzt.

Korrekturschienen

31.3.1   Korrekturschiene zur Steigerung der Pro- und Supination (aus Neopren)

Indikation

Die Schiene ist indiziert bei einem **Bewegungsdefizit in der Pronation und/oder Supination** infolge:

– Verletzung, wie Fraktur an Ellbogen oder Handgelenk,
– operativer Eingriffe an Ellbogen, Unterarm und Handgelenk,
– Verbrennung,
– CRPS, Stadium II.

Kontraindikation

– schwierige Hautverhältnisse,
– gestörte Trophik,
– Schmerzen im Unter- oder Oberarmbereich, v. a. auf Druck.

Zielsetzung

Die Schiene hält den Arm in der maximal möglichen Pronation oder Supination, je nach Anwendung. Die in der Therapie erreichte Beweglichkeit kann somit erhalten werden. Dadurch wird ein Bewegungsverlust tagsüber verhindert (◘ Abb. 31.8).

Beschreibung

Dieses Modell gibt es komplett fertig im Handel zu kaufen, doch es lässt sich auch relativ rasch und leicht selbstanfertigen. Als Grundmodell kann ein Daumenteil hergestellt (◘ Abb. 31.8a) oder gemäß ◘ Abb. 31.8b eine Daumenbandage aus Neopren verwendet werden. Daran wird mit Klettverschlüssen ein ca. 50 cm langes und

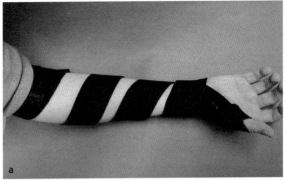

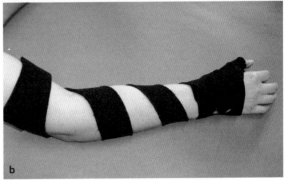

◘ **Abb. 31.8a,b** Pro- und Supinationsquengel aus Neopren. **a** Mit selbsthergestelltem Daumenteil, **b** mit Konfektions-Daumenteil

3–5 cm breites Neoprenband angeheftet, das je nach Gebrauch Richtung ulnar oder radial um den Unterarm und den distalen Oberarm mit gut erträglicher Spannung gewickelt wird. Die Spannung richtet sich nach den Erfordernissen bzw. den Möglichkeiten des Patienten. Das Band wird dann am Oberarm mittels angenähter Klettverschlüsse befestigt.

Anwendung

Die Schiene wird in der Ergotherapie angepasst und über eine Dauer von 15–30 min auf Verträglichkeit getestet. Dann wird mit dem Patienten gemeinsam die Zeit der Anwendung vereinbart. Idealerweise wird die Schiene nach der Therapie angelegt und möglichst lange, also bis zum nächsten Heimtraining oder zum nächsten Behandlungstermin, getragen, um einen Beweglichkeitsverlust möglichst zu verhindern.

Vor- und Nachteil des Neoprenmodells im Vergleich zum Modell aus thermoplastischem Schienenmaterial

Das **Neoprenmodell** ist aufgrund des Materials dünner, wegen der Ästhetik ist die Akzeptanz größer als eine mehr Platz fordernde, schwere Schiene. Sind die Hautverhältnisse schwierig, bestehen Schwellungen oder Abflussprobleme, kann dieses Modell jedoch zu viel Druck auf Haut und Unterhautbindegewebe ausüben.

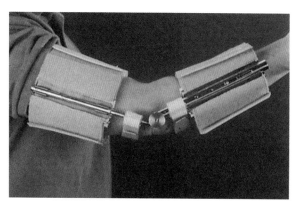

31.3.2 Korrekturschiene zur Extension und Flexion für den Ellbogen (Dynasplint-LPS, »Low-prolong stretch«)

Indikation

Die Schiene (◨ Abb. 31.9) ist indiziert bei **Bewegungseinschränkung** infolge von

- Fraktur,
- operativem Eingriff,
- langandauernder Ruhigstellung,
- Verbrennung,
- sympathischer Reflexdystrophie.

Kontraindikation

Die Schiene ist **kontraindiziert** bei ungünstigen Hautverhältnissen, Durchblutungsstörung und ligamentärer Instabilität.

Zielsetzung

Die Schiene übt während der Anwendungsdauer eine leichte, konstante Spannung auf das kontrakte Gewebe (Gelenkkapsel, Bänder, Sehnen, Muskeln) aus.

Beschreibung

- Die Spannung der Schiene – mittels Spannfedern – kann individuell auf das erforderliche Maß eingestellt werden.
- In der Regel wird die Spannung zu Beginn der Behandlung gering gehalten – nach schrittweiser Verlängerung der Anwendungsdauer und guter Verträglichkeit kann sie mit der Zeit sanft erhöht werden. Erfahrungsgemäß findet der Dynasplint häufigeren Einsatz bei Extensions- als bei Flexionsdefizit.
- Die Schiene wird zunächst am Tag getestet. Ist dies erfolgreich und schmerzfrei möglich, kann sie später auch während der Nacht getragen werden.

- Die Dynasplints (auch für das Handgelenk) können in verschiedenen Größen zur Selbstmobilisation im Fachgeschäft gemietet und nach Ablauf der Behandlung wieder retourniert werden.

31.4   Dynamische Schienen im Handgelenk-/Fingerbereich

Übungsschienen

31.4.1 Übungsschiene zum Beugen und Strecken für das Handgelenk (»High-profile«-Modell)

Der **Vorteil**, für das Handgelenk eine Übungsschiene statt eines Therabands zu verwenden, besteht darin, dass die Bewegung mit der Übungsschiene eindeutig ist und achsengerecht geführt wird. Somit wird verhindert, dass ein ungünstiges Bewegungsmuster eingeübt werden kann.

Indikation

- Nach Bandverletzungen im Handgelenk,
- zur Stärkung des Bandapparats im Handgelenkbereich,
- zur Kräftigung der Handgelenkmuskulatur mit achsengerechter Ausrichtung,
- nach Frakturen im Handgelenkbereich,
- bei Bewegungseinschränkungen im Handgelenk.

Zielsetzung

Training der Handgelenkmuskulatur nach verschiedenen Verletzungen oder Erkrankungen.

Beschreibung

Der Ausleger besteht aus einem **Aluminiumstab,** der durch Einschieben, je nach Gebrauch, palmar oder dorsal am festen proximalen Unterarmschienenteil befestigt werden kann. Wird der Ausleger dorsal angelegt, wird die Schiene zum Beugen gegen Widerstand verwendet (◨ Abb. 31.10a). Wird er palmar angelegt, kann die Schiene zum Strecken gegen Widerstand benützt werden (◨ Abb. 31.10b).

31.4.2 Übungsschiene zum Beugen und Strecken für das Handgelenk (»Low-profile«-Modell)

Indikation/Zielsetzung

Es gelten die gleichen Indikationen, und die Schiene erfüllt den gleichen Zweck wie beim »High-profile«-Modell.

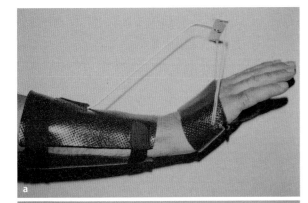

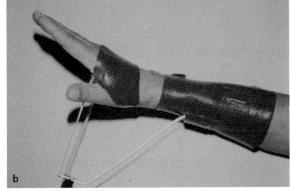

■ **Abb. 31.10a,b** Übungsschiene für das Handgelenk, »High-profile«-Modell. **a** Zum Beugen und **b** zum Strecken gegen Widerstand

Beschreibung

Durch die medio-laterale Verbindung des proximalen mit dem distalen Schienenteil entsteht bei der Bewegung kein Zug oder Druck auf das Handgelenk. Somit stört es nicht, wenn die Gummizügel über dem Handgelenk dorsal oder palmar angebracht werden.

Werden die Gummizügel dorsal über dem Handgelenk befestigt, ist ein Beugen gegen Widerstand möglich, befindet sich das Gummiband palmar am Handgelenk, kann das Strecken gegen Widerstand geübt werden (■ Abb. 31.11).

(Muskel-)Ersatzschienen

Diese Schienen werden in der Fachliteratur und Handtherapie-Praxis auch als **Radialisschiene**, **Radialisfunktionsschiene** und **Radialisersatzschiene** bezeichnet.

Indikation

Die dynamische Schiene wird bei einer Radialisläsion bzw. Radialisparese eingesetzt und zählt zu den wichtigsten Bestandteilen eines umfassenden Rehabilitationsprogrammes.

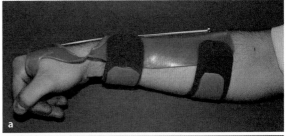

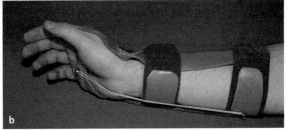

■ **Abb. 31.11a,b** Übungsschiene für das Handgelenk, »Low-profile«-Modell. **a** Zum Beugen und **b** zum Strecken gegen Widerstand

Zielsetzungen

▬ Die Schiene stützt die vom N. radialis nichtinnervierte/teilinnervierte Muskulatur.
▬ Sie dient als Schutz vor einer Überdehnung der nicht-/teilinnervierten Muskulatur (Extensoren des Handgelenks/der Langfinger/des Daumens) und der Gelenkkapseln, damit – nach Regeneration des N. radialis – die erwähnten Strukturen funktionsfähig sind. Sind die Extensoren überdehnt bzw. verlängert, wird eine volle Streckung bei Reinnervation nicht möglich sein.
▬ Die Schiene beugt Gelenkkontrakturen im Handgelenk und in den MCP-Gelenken sowie einer Flexionskontraktur in den PIP-Gelenken vor.
▬ Sie bringt das Handgelenk in leichte Extension (10–20°), die MCP-Gelenke in 10–20° Flexion und den Daumen in leichte Abduktion.
▬ Die Schiene unterstützt die Wiederherstellung bzw. Stabilisierung einer optimalen Handgelenk-, Langfinger- und Daumenstellung, die **erforderlich für das Greifen** ist.

Beschreibung

▬ Die **dynamische Schiene** soll am **Tag** eingesetzt werden. Sie ermöglicht die Durchführung von Alltagsaktivitäten und soll solange getragen werden, bis die Handgelenkextensoren Grad M4 (volles Bewegungsausmaß gegen Schwerkraft und geringen Widerstand) bei der Muskelfunktionsprüfung aufweisen.
▬ Die Schiene eignet sich auch als Arbeitsschiene, weil sie die Handfläche zum Greifen beinahe frei lässt.

In den letzten 40 Jahren wurden verschiedene Modelle von (Muskel-)Ersatzschienen mit ähnlichem Zweck entwickelt und eingesetzt. Hier folgt eine Auswahl an Modellen, die sich in der Herstellungsart (»High-profile« oder »Low-profile«), und v. a. im verwendeten Material unterscheiden. Weitere Modelle sind in ▶ Kap. 20 »Periphere Nervenverletzungen«, ◘ 20.94–20.96 (Band II, 2. Aufl.) zu sehen.

31.4.3   Oppenheimer-Radialisschiene

Die Schiene trägt den Namen des Erfinders, Hermann Oppenheim, ein Deutscher Neurologe (1858–1919). Er hat mit dieser Schiene eine bewährte Grundlage für dynamische Schienung nach Radialisläsion gelegt.

Indikation/Zielsetzung

— Sie entsprechen den oben geschilderten allgemeinen Grundsätzen.

Beschreibung

— Dieses Schienenmodell wird aus Federstahldraht und Leder hergestellt.
— Das Handgelenk wird in leichte Extension (10–20°) und die MCP-Gelenke werden mittels distalem Querstück in Extension (0°) gebracht. Die Spannung des Federstahldrahts soll ausreichend sein, um diese Stellung zu halten und dennoch das Handgelenk aktiv gegen leichten Widerstand beugen zu können.
— Das distale Querstück verläuft unter den Grundphalangen, leicht diagonal von distal-radial nach proximal-ulnar und stützt die MCP-Gelenke. Die Schiene kann, falls erforderlich, mit einem Korrekturzug für den Daumen kombiniert werden.

Die Schiene ist ohne den Daumenzügel ein »Low-profile«-Modell und wird daher von Patienten gut akzeptiert (▶ Kap. 20 »Periphere Nervenverletzungen«, ◘ Abb. 20.94j, Band II, 2. Aufl.).

31.4.4   Modifizierte Oppenheimer Radialisschiene (nach »Bunnell«)

Die Schiene von Sterling Bunnell, amerikanischer Handchirurg (1882–1957) und Urvater der Handchirurgie, ist ein modifiziertes Modell (◘ Abb. 31.12).

Beschreibung

— Die Schiene, mit oder ohne Korrekturausleger für den Daumen, ist eine moderne Ausführung der Oppenheimer Radialisschiene.

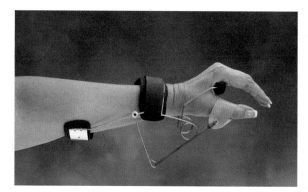

◘ **Abb. 31.12**   Modifizierte Oppenheimer Radialisschiene (mit freundlicher Genehmigung der Firma North Coast Medical, Inc.)

— Sie bringt das Handgelenk in Extension und den Daumen in Extension und Abduktion.
— Die Position des Daumenauslegers kann an der radio-lateralen Verankerungstelle der Schraube eingestellt und verändert werden. Das Lockern und Anziehen der Schraube erfolgt mit einem sechskantigen Schlüssel.
— Die Schiene ist in 3 verschiedenen Größen im Fachgeschäft erhältlich.

31.4.5   Radialisfunktionsschiene aus Thermoplast mit unterschiedlichen Fingerschlaufen

Beschreibung

Die Schiene ist eine Weiterentwicklung aus thermoplastischem Material in der »Low-profile«-Ausführung und ermöglicht dadurch ein differenziertes Greifen und Arbeiten mit den Fingern der paretischen Hand, weil diese mit Lederschlaufen einzeln aufgehängt sind (◘ Abb. 31.13).

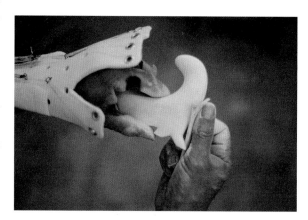

◘ **Abb. 31.13**   Radialisfunktionsschiene aus Thermoplast mit Lederschlaufen im Einsatz

31

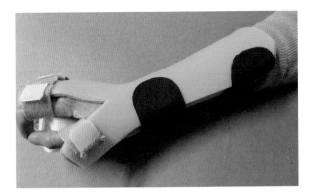

◘ Abb. 31.14   Radialisfunktionsschiene mit Fingerschlaufen aus Velstretch

In ◘ Abb. 31.14 sind die Fingerschlaufen der Radialisfunktionsschiene aus Velstretch hergestellt. Mögliche Varianten sind Fingerschlaufen aus Gummibändern oder Knopflochgummibändern.

31.4.6   Radialisschiene »Rod Adjustable«

Das Modell aus einer thermoplastischen Basisschiene und einem Bausatz mit Umlenkrollen erlaubt präzise Einstellung von Winkeln und Zugstärke. Möglicherweise muss man aber wegen des Bausatzes ein größeres Gesamtgewicht in Kauf nehmen (► Kap. 20 »Periphere Nervenverletzungen«, ◘ Abb. 20.94c, Band II, 2. Aufl.).

31.4.7   Radialisschiene nach »Zuber«

Dieses Modell besteht aus Thermoplast, und die Fingergrundglieder sind auf Aquatubes aufgehängt. Mit Gummibändern wird der Zug der Finger eingestellt (► Kap. 20 »Periphere Nervenverletzungen«, ◘ Abb. 20.94e, f, Band II, 2. Aufl.).

31.4.8   Radialisschiene nach »Hollis«

Dieses Modell ist eine Radialisschiene, bei der das Handgelenk nicht in der Schiene stabilisiert ist, sondern sich wie beim natürlichen Gebrauch bei Fingerflexion extendiert und beim Öffnen der Hand in eine Neutralstellung gezogen wird. Dieses Modell ist ein »gemäßigtes Highprofile«-Modell mit langem elastischem Zug (► Kap. 20 »Periphere Nervenverletzungen«, ◘ Abb. 20.94g–i, Band II, 2. Aufl.).

31.4.9   Radialisfunktionsschiene mit Federstahldraht (»High-profile«-Modell)

Der dorsale Schienenteil von den MCP-Gelenken bis 2/3 des Unterarms bildet das Gerüst zur Montage der dynamischen Anteile aus Federstahldraht. Dieser wird von radial nach ulnar unter die P1 geschlungen und mit Schienen- oder Polstermaterial versehen. Die Finger werden darauf gelagert. Distal können aber auch Lederschlaufen oder Schlaufen aus anderem Material (z. B. Nu Stim Wrap) zur Aufhängung der Finger angebracht werden (► Kap. 20 »Periphere Nervenverletzungen«, ◘ Abb. 20.94d, Band II, 2. Aufl.). Das Drahtgestell hält die MCP-Gelenke I–V in 10 bis max. 20° Flexion, der Daumen wird in Opposition/Abduktion gezogen. Dadurch entsteht eine Funktionsstellung der Finger. In der Folge ist eine Flexion gegen Widerstand des Federstahldrahtes und somit ein dynamisches Greifen möglich.

Korrekturschienen

31.4.10   Korrekturschiene zur Extension für das Handgelenk (»High-profile«-Modell)

Indikation

Die Korrekturschiene zur Extension für das Handgelenk (◘ Abb. 31.15a), ist indiziert bei einem bestehenden **Extensionsdefizit im Handgelenk** im Anschluss an eine

– langdauernde Ruhigstellung (Gips, Schiene),
– distale Radiusfraktur,
– Arthroplastik,
– Ganglionektomie.

Beschreibung

– Der palmare Teil der Grundschiene soll distal bis zur proximalen Handgelenkbeugefalte, der dorsale Teil bis zu den proximalen Handwurzelknochen reichen.
– Der Zug soll senkrecht zu den Mittelhandknochen erfolgen.
– Der Zug soll besonders anfangs eher wenig (bis 150 g) betragen und kann bei guter Verträglichkeit bis 300 g gesteigert werden.

> **Es ist sinnvoller, die Schiene über lange Zeit und so oft wie möglich zu tragen, als nur kurze Zeit mit starkem Zug.**

– Um Ausweichbewegungen nach ulnar oder radial zu vermeiden, müssen die Zugkräfte am Bügel zentralisiert werden.

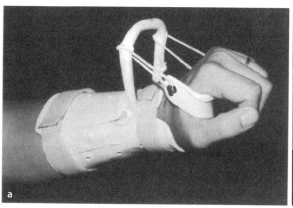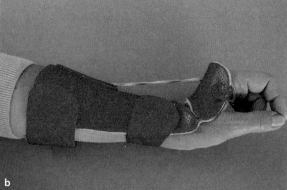

◻ Abb. 31.15a,b Dynamische Korrekturschiene zur Extension für das Handgelenk. **a** »High-profile«-Modell, **b** »Low-profile«-Modell

- Das durch die Zugkraft eingeleitete passive Bewegungsausmaß soll zu Anfang ca. 10° größer als das aktive Bewegungsausmaß sein und allmählich gesteigert werden.
- Als **Schienenmaterial** dient thermoplastisches Material (z. B. Ezeform/Aquaplast/Polyform).
- Zur Befestigung der dynamischen Anteile werden Schuhhaken und Gummiband/-kordel verwendet, für den **Verschluss** Klettverschlussbänder.

> Es ist beim »**High-profile**«-**Modell** wichtig, den Ausleger der neu gewonnenen Handgelenkextension anzupassen, damit der Zug stets im rechten Winkel zur Mittelhand erfolgt.
> Für ein »**Low-profile**«-**Modell** ist dieses Kriterium nicht wichtig. Hier besteht eine feste Verbindung des proximalen zum distalen Teil über ein »Gelenk« aus Thermoplast (◻ Abb. 31.15b) oder eines von einem Bausatz.

31.5   Dynamische Schienen im Daumenbereich

Übungsschienen

31.5.1   Übungsschiene zum Beugen gegen Widerstand des Daumens

Indikation

Zum **Training** und bei **Bewegungseinschränkung** nach

- Kapsel-Bandverletzung im Daumengrundgelenk, konservativ oder postoperativ nach Ruhigstellung,

- Kapsel-Bandverletzung im Daumenendgelenk nach Ruhigstellung oder Verletzung,
- Strecksehnenverletzung: passives, belastungsfreies Gleiten der Strecksehne durch Aktivierung des Antagonisten (Beugesehne) gegen Widerstand, passive Daumenstreckung durch den Gummizug,
- Fraktur,
- Beugesehnenverletzung ab der 8. postoperativer Woche zum gezielten, vorsichtigen Krafttraining der Beugesehne.

Zielsetzung

- Training der Daumenflexoren,
- Durchblutungsförderung in verletzten Gelenken und frakturierten Knochen,
- Förderung der Gelenkbeweglichkeit durch Training,
- Vermeidung von Kontrakturen durch Vernarbungen im Verletzungsgebiet.

Anwendung
Nur tagsüber als Übungsschiene

- 1. Übung: isolierte Beugung im IP-Gelenk des Daumens (◻ Abb. 31.16a),
- 2. Übung: isolierte Beugung im MCP-Gelenk des Daumens (◻ Abb. 31.16b),
- 3. Übung: Beugung in allen drei Gelenken soweit möglich.

Die Schiene kann bei guter Verträglichkeit auch nachts als Lagerungsschiene dienen. Dabei wird, wie tagsüber in Ruhestellung, der Daumen mittels Schlaufe am Endglied und mittels Flauschband in Streckstellung gehalten.

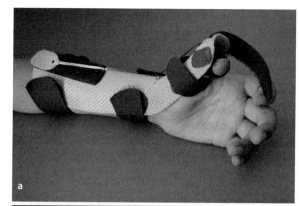

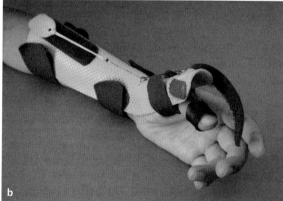

□ Abb. 31.16a,b Übungsschiene zum Beugen gegen Widerstand des Daumens. **a** Beim Beugen des IP-Gelenks, **b** beim Beugen des MCP-I-Gelenks

31.5.2 Übungsschiene zum Strecken gegen Widerstand des Daumens

Beschreibung

Die dorsale armbasierte Schiene erlaubt ein Beugen und Strecken gegen den Widerstand des Gummizugs (□ Abb. 31.17).

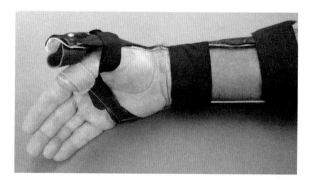

□ Abb. 31.17 Übungsschiene (Kombinationsmodell) zum Bewegen gegen Widerstand des Daumens: hier zum Strecken gegen Widerstand

(Muskel-)Ersatzschiene

31.5.3 Medianusersatzschiene (Opponensschiene nach Wynn Parry)

Die Schiene trägt den Namen seines Erfinders, Christopher B. Wynn Parry (1924–2015), ein Rheumatologe und Pionier der Rehabilitationsmedizin.

Indikation

Die dynamische Ersatzschiene zur Opposition des Daumens (□ Abb. 31.18) wird bei Ausfall bzw. Schwäche der Oppositionsbewegung infolge einer Läsion bzw. Parese des N. medianus eingesetzt.

Zielsetzung

Die dynamische Schiene zur Opposition dient dem Ersatz bzw. der Unterstützung der Thenarmuskulatur, insbesondere des M. opponens.

Beschreibung

- Die dynamische Opponensschiene kann sowohl im Stadium der Nichtinnervation als auch im Stadium der Teilinnervation als Tagesschiene eingesetzt werden.
- Sie hat gegenüber der statischen Opponensschiene den Vorteil, dass sie nicht nur den Daumen in leichte Palmarabduktion bringt, sondern dass das Metakarpale I auch richtig gedreht wird.
- Damit die Schiene den beabsichtigten Effekt erzielt, wird der Patient über den Zweck des Tragens instruiert und das korrekte Anlegen der Schiene geübt.
- Eine elastische, nichtrutschende Schlinge (ca. 3 cm breit) muss gut in der 1. Kommissur sitzen und ca. 1 cm proximal über dem MCP-Gelenk des Daumens liegen.
- Der Zug der Schlinge startet an der dorsalen Seite des MCP I und zieht das Metakarpale I im Sinne des M. opponens in die Opposition.
- Die Ledermanschette (ca. 5 cm breit) ist mit nichtrutschendem Polstermaterial gefüttert und umschließt das proximale Handgelenk.
- Die Schiene eignet sich zudem als Arbeits- und Übungsschiene.
- Zur Herstellung werden folgende **Materialien** benötigt: Schlinge aus elastischem Band oder Leder, Manschette aus Leder, Polstermaterial. Oder ein 2,5 cm breiter und ca. 30 cm langer Streifen aus Velstretch oder Neopren (□ Abb. 31.18).

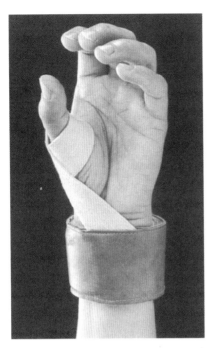

31

◘ **Abb. 31.18**   Dynamische Schiene zur Opposition des linken Daumens

Korrekturschienen

Indikationen

Eine Indikation für die Behandlung mit einer dynamischen Schiene zur Flexion oder Extension für das MCP-und IP-Gelenk des Daumens besteht bei einem **Bewegungsdefizit** in diesen Gelenken nach

- Daumenfraktur im End- und Grundglied, sowie im Mittelhandknochen I,
- Sehnen- und Nervenverletzung bzw. -erkrankung,
- Replantation,
- Gelenkverletzung,
- Weichteilverletzung am Daumen.

Zielsetzung

Passive dynamische Einflussnahme auf eine mögliche Kontraktur in diesen Gelenken.

31.5.4 Korrekturschiene zur Flexion des MCP-Gelenks des Daumens

Beschreibung

- Eine **kurze** statische Schiene aus Thermoplast dient als Basisschiene.
- Die Schiene umschließt die Mittelhand sowie das Sattelgelenk, reicht distal bis zur Hohlhandfalte und verläuft proximal an der distalen Handgelenkfalte.

- Die Stabilisation des Sattelgelenks soll im MCP-Gelenk eine (vollständige) Bewegungsamplitude in Flexion zulassen.
- Der Zug muss am distalen Ende der proximalen Daumenphalanx ansetzen und senkrecht zu deren Längsachse und Bewegungsachse erfolgen. Gegebenenfalls kann eine Umlenkrolle oder ein -haken die Zuglänge vergrößern. Die Immobilisationsstellung des Sattelgelenks beeinflusst den Fixationspunkt des Flexionszugs an der Schiene.

31.5.5 Korrekturschiene zur Extension des MCP-Gelenks des Daumens

Beschreibung

Als Basisschiene dient – je nach Notwendigkeit und Möglichkeit – eine kurze Handschiene oder eine lange Unterarmschiene mit kurzen oder langen Auslegern bzw. Umlenksystemen.

31.5.6 Korrekturschiene zur Flexion des IP-Gelenks des Daumens

Die Einschränkung der Flexion im IP-Gelenk des Daumens hat – bei erhaltener Flexion im CMC- und MCP-Gelenk – keine allzu schwerwiegenden Konsequenzen. Dennoch kann, je nach Tätigkeit, eine Einschränkung im IP-Gelenk die MCP- und CMC-Gelenke im Alltag stärker belasten.

❯ Das IP-Gelenk ist besonders anfällig für Kontrakturen, auch wenn die Verletzung proximal davon auftritt. Deshalb muss man seiner Beweglichkeit von Beginn einer (Schienen-)Behandlung an spezielle Aufmerksamkeit schenken.

Beschreibung

- Sattel- und Grundgelenk werden von einer kurzen zirkulären Daumenschiene umschlossen (◘ Abb. 30.26a, ◘ Abb. 31.19).
- Das IP-Gelenk soll frei beweglich sein.
- Bei der **Zugrichtung** ist zu beachten, dass der Zug von der Mitte der Endphalanx, senkrecht zu deren Längs- und Bewegungsachse steht.
- Der Fixationspunkt des Flexionszugs ist von Faktoren wie der Immobilisationsstellung der proximalen Gelenke abhängig.
- Die Daumenschlaufe besteht aus nichtrutschendem, gut sitzendem Material wie Leder, Nu Stim Wrap, Dycem oder Neopren.

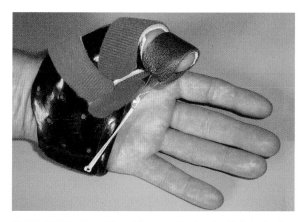

■ **Abb. 31.19** Korrekturschiene zur Flexion des IP-Gelenks des linken Daumens

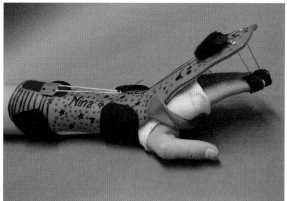

■ **Abb. 31.20** Übungsschiene zum Beugen gegen Widerstand für Dig. II und III links

31.5.7 Korrekturschiene zur Extension des IP-Gelenks des Daumens

Das Daumen-IP-Gelenk ist häufig nur wegen Nachlässigkeit und Nichtbeachtung, also begleitend, in der Beweglichkeit eingeschränkt.

Beschreibung
Die Basisschiene kann wie das Modell der Korrekturschiene zur Extension für das MCP-Gelenk des Daumens kurz oder lang sein; wichtig ist, dass sie distal bis zum Daumenendgelenk reicht.

31.6 Dynamische Schienen im Bereich der MCP-Gelenke

Übungsschienen

31.6.1 Übungsschiene für alle Langfinger zum Beugen gegen Widerstand

Indikation
St. n. Strecksehnennaht Zonen IV–VIII.

Zielsetzung
Die Schiene (■ Abb. 31.20) ermöglicht ein Beugen gegen den (anfangs besonders) starken Widerstand zweier Gummizügel. Dies lässt ein Gleiten der verletzten Strecksehne zu, ohne sie zu belasten. Belastet werden dabei die Antagonisten (Beugesehnen) (▶ Kap. 19 »Verletzungen der Strecksehnen«, Band II, 2. Aufl.)

Beschreibung
Je nach Verordnung und Möglichkeiten ist das Beugen gegen Widerstand anfangs nur 30–50° entweder in den MCP-Gelenken oder den PIP-Gelenken gezielt gegen den Widerstand der Zügel erlaubt. Die hierfür an der Schiene angebrachte Markierung wird in den folgenden 6 Wochen so angepasst, dass schließlich ein vollständiger Faustschluss möglich wird.

31.6.2 Übungsschiene »nach Kleinert« zum Strecken gegen Widerstand für die Langfinger

Diese Schiene wird auch »Beugesehnenschiene« oder »Beugesehnenfunktionsschiene« genannt.

Indikation
St. n. Beugesehnennähten und -ersatzoperationen in den Zonen I–IV.

Zielsetzung
Dieses Schienenmodell dient sowohl als Lagerungs- als auch als Übungsschiene. Die Antagonisten (Strecksehnen) strecken gegen Widerstand bis zum erlaubten Winkel. Mittels elastischen Zugs gleiten die Beugesehnen passiv mit geringer Belastung auf die Sehnennaht, wodurch ein Verkleben mit den Sehnenscheiden verhindert wird (■ Abb. 31.21).

Beschreibung
Die Schiene hält die PIP- und DIP-Gelenke der betroffenen Finger während der Ruhephasen tagsüber und nachts mittels Flauschbändern passiv in Streckstellung (■ Abb. 31.4).

Das Handgelenk wird in 0–30° Flexion gehalten, die MCP-Gelenke 30–60°, je nach Verordnung. Insgesamt sollte die Summe der Beugung in Handgelenk und den MCP-Gelenken um die 60° Flexion sein. Die Tendenz

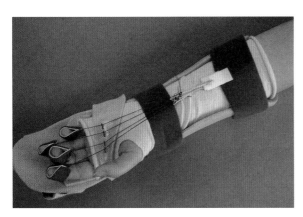

◘ Abb. 31.21 Beugesehnenfunktionsschiene »nach Kleinert«, beim Strecken gegen Widerstand.

geht dahin, dass mehr Beugung in den MCP-Gelenken eingenommen wird. Die PIP- und DIP-Gelenke sollten passiv auf 0° streckbar sein.

> **Praxistipp**
>
> Vor allem bei älteren Patienten zeigt sich eine verzögerte Rehabilitation für das Handgelenk, wenn es zu lange relativ ruhig gehalten worden ist, weshalb die Flexion bis 50–60° in den MCP-Gelenken besser den größeren Anteil für die Flexionsstellung der Beugesehnen einnimmt.

Es besteht ein dynamischer Zug vom Endglied bis zum proximalen Schienenrand mittels Gummiringen und Silk oder vorgefertigten Schienenbausätzen. Es hat sich bewährt, statt eines aufgeklebten Häkchens oder eines angeformten Fingernagelteiles aus Schienenmaterial eine vorgefertigte oder noch besser eine speziell angeformte Fingerschlaufe aus Leder oder Nu Stim Wrap zu verwenden.

Anwendung

Ab dem 2. bis 3. Tag nach der Sehnennaht wird die Schiene meist für 6 Wochen Tag und Nacht und für weitere 2 Wochen nur noch nachts getragen. Anschließend empfiehlt sich weiterhin 1- bis 6-mal täglich Übungstherapie, da die Gefahr von Funktionseinbußen noch bis drei Monate postoperativ bestehen bleibt.

Die Übungen werden je nach Anleitung stündlich durchgeführt. Es ist von Beginn an darauf zu achten, dass die IP-Gelenke zu jeder Zeit passiv streckbar sind. Weitere Angaben finden sich in ▶ Kap. 18 »Verletzungen der Beugesehnen«, Band II, 2. Aufl. Wird »place and hold« verordnet, heißt dies, dass der Patient die Finger passiv in eine Mittelstellung bringt und diese dann in dieser Position aktiv hält.

(Muskel-)Ersatzschienen

Indikation für Ersatzschiene bei Läsion des N. ulnaris

Die Schiene ist v. a. indiziert bei einer **tiefen Läsion** des N. ulnaris. Der Ausfall der Mm. lumbricales III und IV und der Mm. interossei führt demnach zu einem Einkrallen von Dig. IV und V bei überstreckten MCP-Gelenken. Die Behandlung mit einer (Muskel-)Ersatzschiene ist bei einer Läsion des N. ulnaris angezeigt, die in der Folge eine Lähmung oder eine Schwäche der Mm. interossei und der Mm. lumbricales III und IV hervorruft.

Zielsetzung

- Extension in den PIP-Gelenken wird ermöglicht durch Zug oder Druck auf die Grundglieder in Richtung Flexion,
- Schutz vor Überdehnung der Mm. lumbricales und der Mm. interossei wegen der Fehlhaltung,
- Schutz vor Hyperextension der MCP-Gelenke.

Folgende **Schienenmodelle** können bei **isolierter Schädigung des N. ulnaris** zur Anwendung kommen:
- Ulnarisersatzschiene (Modell Wynn Parry),
- Ulnarisersatzschiene (Modell Basler Ulnarisschiene),
- Ulnarisersatzschiene (Modell Bunnell).

31.6.3 Ulnarisersatzschiene (»Wynn-Parry«-Schiene)

Die Schiene trägt den Namen des Erfinders, Christopher B. Wynn Parry (1924–2015), ein Rheumatologe und Pionier der Rehabilitationsmedizin.

> Die herkömmliche »Wynn-Parry«-Schiene (1973) bestand größtenteils aus Klaviersaiten. Die Konstruktion dieser Schiene wird mit dem Einsatz von thermoplastischem Material und Draht wesentlich einfacher.

Beschreibung

Die Schiene kann selbstangefertigt werden oder ist auch als Fertigschiene in 3 Größen im Fachgeschäft erhältlich. Der Vorteil der selbsthergestellten Schiene ist, dass sie speziell angepasst wird und die Spannung individuell eingestellt werden kann. Bei der Fertigschiene ist die Spannung vorgegeben.

31

31.6.4 Ulnarisersatzschiene (»Basler Ulnarisschiene«)

Die Schiene ist eine Erfindung der 1970er-Jahre der Ergotherapie im Kantonsspital (heute Universitätsspital) Basel (◘ Abb. 31.22).

Indikation/Zielsetzung
Wie im Abschn. »Indikation für Ersatzschiene bei Läsion des N. ulnaris« beschrieben.

Beschreibung
- Das palmar verlaufende Schienenstück ist zur Erhaltung des Metakarpalbogens der konkaven Wölbung der Palma manus anzupassen (Kontrollblick von proximal und von der Seite).
- Das dorsal verlaufende Schienenstück soll dagegen eine konvexe Form aufweisen (Kontrollblick von distal und von der Seite).
- Die Schiene lässt sich mit (Klettverschluss-) Flauschband auf dem Handrücken schließen.
- Der dynamische Teil der Schiene (Zug der Gummibänder) wird ggf. durch ein nicht elastisches Band ersetzt, um eine Kräftigung der Extensoren (Gegenspieler der schwachen Mm. interossei und Mm. lumbricales) zu vermeiden.
- Das am Ring- und Kleinfinger korrekte Anbringen der Züge Richtung Os lunatum ist wichtig.
- Bei Adduktionsschwäche kann die Klein- und Ringfingerschlaufe seitlich miteinander vernäht werden oder der Kleinfinger mithilfe einer Achterschiene an den Ringfinger geschient und so in eine korrekte, adäquate und sichere Stellung gebracht werden.

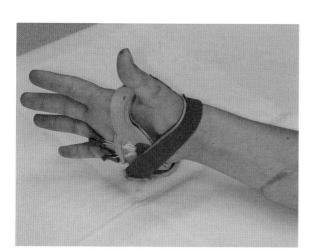

◘ **Abb. 31.22** Basler Ulnarisschiene, Ansicht von palmar (mit freundlicher Genehmigung der Ergotherapie, Handrehabilitation Basel)

Weitere Angaben ► Kap. 20 »Periphere Nervenläsionen«, Band II, 2. Aufl.

Folgende **Schienenmodelle** können auch bei **kombinierten Läsionen des N. medianus und des N. ulnaris** zum Einsatz kommen:
- Kombinierte Medianus-Ulnarisersatzschiene (Modell »Bunnell«),
- Kombinierte Medianus-Ulnarisersatzschiene (Modell »Åstrand«).

Indikation für kombinierte Medianus-Ulnarisersatzschienen
Eine Indikation für folgende Schienenmodelle besteht bei einer kombinierten Läsion des N. medianus und des N. ulnaris. Hier kommt es infolge der **Ulnarisläsion** zu einem Einkrallen von Dig. IV und V bei überstreckten MCP-Gelenken und infolge der **Medianusläsion** zusätzlich zu einer Hyperextension von Dig. II und III, sowie zu einer fehlenden Abduktion und Opposition des Daumens.

Zielsetzung
Ziele der Schienenbehandlung bei kombinierter Medianus-Ulnarisläsion in der Phase der Nichtinnervation sind:
- Korrektur der Intrinsic-Minus-Stellung der Hand in eine Flexionsstellung der MCP-Gelenke,
- Schutz vor Überdehnung der Mm. lumbricales und der Mm. interossei,
- Schutz vor Überstreckung der MCP-Gelenke von Dig. II–V,
- Korrektur der Daumenstellung in Opposition,
- Ruhestellung der MCP-Gelenke in Flexion durch die Schiene.

31.6.5 Modell »Bunnell«-Schiene

Diese Schiene wurde von Sterling Bunnell (1882–1957), einem amerikanischen Handchirurgen und Urvater der Handchirurgie, entworfen. Sie findet häufig Anwendung bei einer kombinierten Medianus-Ulnarisläsion und ist in verschiedenen Größen im Handel erhältlich (◘ Abb. 31.23).

31.6.6 Modell »Åstrand«-Schiene

Dieses Schienenmodell ist der erfinderischen Ergotherapeutin, Inger Åstrand (1971), zu verdanken. Das **Prinzip** der Schiene ist es, die MCP-Gelenke in ihrer Flexionsstellung zu unterstützen. Dies erlaubt den langen Fingerextensoren beim Ausfall der intrinsischen

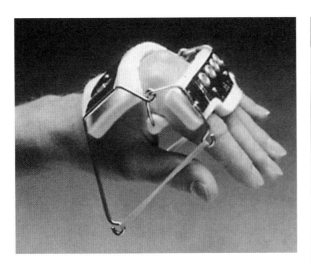

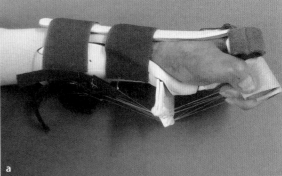

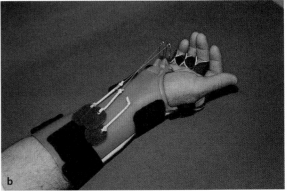

◼ Abb. 31.23   Medianus-Ulnarisersatzschiene nach »Bunnell« (mit freundlicher Genehmigung der Firma North Coast Medical, USA)

31

Muskulatur auf die IP-Gelenke einzuwirken (▶ Kap. 29, ◼ Abb. 29.11).

Beschreibung

- Die an der Hohlhand angeformte und palmar quer verlaufende Rolle soll die Erhaltung des Metakarpalbogens gewährleisten.
- Der dorsale Lumbrikalisteil lässt sich anpassen, wobei die MCP-Gelenke der beiden ulnaren Langfinger aus anatomischen Gründen stärker in Flexion gebracht werden sollten als die übrigen beiden Langfinger.
- Der an der radio-lateralen Seite der Hand anzubringende Korrekturausleger mit Gummiband soll den Daumen in Oppositionsstellung bringen und halten.
- Die Schiene ist auch als Fertigmodell (aus Aluminium und Filzpolsterung) in 4 Größen im Fachgeschäft erhältlich. Der lange radiale Ausleger kann für den Gebrauch im Alltag störend sein.

Korrekturschienen

31.6.7   Korrekturschiene zur Flexion der MCP-Gelenke der Langfinger II–V mit verschiedenen Auslegern

Indikationen

Diese Schiene (◼ Abb. 31.24) ist indiziert bei **eingeschränkter Flexion in den MCP-Gelenken** der Langfinger nach

- Fraktur eines oder mehrerer Metakarpalia, einer oder mehrerer Grundphalangen,

◼ Abb. 31.24a,b   Korrekturschiene zur Flexion der MCP-Gelenke. **a** Für Dig. II–V links mit Deckel und Ausleger aus Thermoplast, **b** für Dig. III–V rechts mit Ausleger aus Sicherheitsnadeln

- Strecksehnenverletzung (nach konsolidierter Sehnennaht),
- Kapsulotomie der MCP-Gelenke,
- Hautmantelverletzung,
- Arthroplastik der MCP-Gelenke.

Zielsetzung

Verbesserung der passiven Flexion in den MCP-Gelenken bis zur Erlangung des gewünschten bzw. des möglichsten Flexionsgrads.

Diese dynamische Schiene zur Flexion erlaubt sowohl die Korrektur einzelner als auch mehrerer MCP-Gelenke der Langfinger.

Beschreibung

Das Handgelenk wird durch eine palmare »Cock-up«-Schiene, mit oder ohne Deckel, oder eine zirkuläre Handgelenkschiene in ca. 20–30° Extension gebracht. Die Grundgelenke bleiben frei beweglich (▶ Exkurs »Cock-up«-Schiene mit Deckel).

- Die Schiene reicht palmar bis zur proximalen Hohlhandbeugefalte, wodurch der Metakarpalbogen unterstützt wird und die MCP-Gelenke frei beweglich bleiben.

»Cock-up«-Schiene mit Deckel

Eine stabile palmare »Cock-up«-Schiene – mit Aussparungen für die Processi styloideus radii und ulnae – hält das Handgelenk in 20–30° Extension.

Der **Deckel,** ein dorsales Zusatzstück aus thermoplastischem Material (gepolstert), reicht bis über die Metakarpalia und ist mit zirkulären Klettverschlussbändern an der Grundschiene befestigt. Er bewirkt eine gleichmäßige Druckverteilung und soll gewährleisten, dass die Hand trotz Zug stabil in der Schiene liegen bleibt. Bei der Anpassung muss die druckgefährdete Stelle am Deckel über dem Ulnaköpfchen speziell gepolstert, ausgespart oder ausgeschnitten werden. Der befestigte Deckel verhindert überdies das Auftreten eventueller Schwellungen und Stauungen, welche durch herkömmliche Bänder verursacht werden können.

— Der dynamische Zug an den Grundphalangen erfolgt über den palmaren Ausleger parallel zur Grundschiene.

— Die Ausrichtung der Zuglinie verläuft auf die radiale Seite des Handgelenks und in dessen verlängerter Linie (im mittleren radialen Teil des Unterarms).

— Die Gummibänder sind an Fischersilk, D-Ring, Haken, Häkchen oder Klettverschlussbändern befestigt.

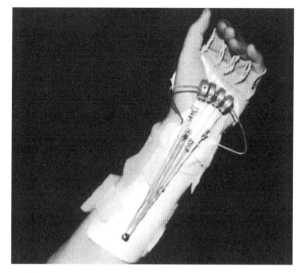

☐ **Abb. 31.25** Korrekturschiene zur Flexion der MCP-Gelenke der Langfinger links (»Phoenix Outrigger Splint for MCP flexion«)

31.6.8 Korrekturschiene zur Flexion der MCP-Gelenke aller Langfinger mit Bausatzmodell »Phoenix Outrigger Splint«

Indikation/Zielsetzung

Wie im vorangegangenen Abschnitt.

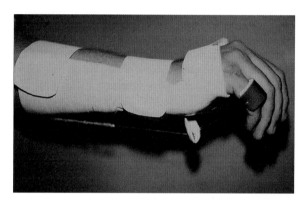

☐ **Abb. 31.26** Korrekturschiene zur Flexion des MCP-Gelenks Dig. V rechts

Beschreibung

— Als **Basisschiene** dient eine palmare »Cock-up«-Schiene oder eine zirkuläre Handgelenkschiene aus thermoplastischem Material.

— Das Handgelenk wird in ca. 20–30° Extension gebracht. Der Metakarpalbogen unterstützt die Grundgelenke der Dig. II–V.

— An einem palmaren Metallbügel (in 2 Varianten erhältlich) sind 4 verstellbare Umlenkrollen befestigt. Die Umlenkrollen erlauben ein leichtes Verstellen der Zugrichtung (☐ Abb. 31.25).

31.6.9 Korrekturschiene zur Flexion des MCP-Gelenks eines Langfingers

Indikation/Zielsetzung

Siehe ▶ Abschn. 31.6.7.

Beschreibung

— Eine palmare »**Cock-up**«-Schiene (▶ Abschn. 31.6.7, Exkurs »Cock-up«-Schiene mit Deckel) hält das Handgelenk in 10–30° Extension.

— Zur **Zugumlenkung** wird das Zugband durch einen Steg mit Öse so umgeleitet, dass der Zug im rechten Winkel zum Fingergrundglied steht. Er wird anschließend am proximalen Teil der Schiene mittels Haken, D-Ring oder Klettverschlussband zur Feineinstellung befestigt (☐ Abb. 31.26).

31.6.10 Korrekturschiene zur Flexion von MCP-Gelenken (aus elastischem Material)

Eine Schiene aus Schienenmaterial (z. B. Aquaplast oder Colorfit) um die Mittelhand bildet den statischen

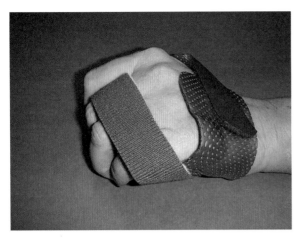

◘ Abb. 31.27   Korrekturschiene zur Flexion der MCP-Gelenke Dig. III–V links

Basisteil. Ein elastisches, weiches Band kann um 1–4 Grundphalangen geschlungen, die MCP-Gelenke in Flexion ziehen (◘ Abb. 31.27).

Für nur einen Finger kann auch ein Knopflochgummiband über die Grundphalanx (dorsale Seite) gespannt und an einem zweiten Band (auf der Höhe des Handgelenks) befestigt werden.

31.6.11 Korrekturschiene zur Extension der MCP-Gelenke (Palettenschiene nach Taiana und Freudiger, Modell »High-profile«)

Dieses Modell wurde Ende der 1980er-Jahre im Inselspital Bern vom Handchirurgieteam erfunden und seitdem weiterentwickelt.

Indikationen

- Beugekontraktur infolge Beugesehnenadhäsionen, sowie palmaren Narbenstrukturen,
- Volkmann'sche ischämische Kontraktur des Unterarms und der Hand.

Zielsetzung

Dehnung der kontrakten Gewebestrukturen mittels kombinierter Korrekturschiene über die gesamte Gelenkkette (korrelierte Extension).

Beschreibung

- Die statische Grundschiene hält das Handgelenk in ca. 10–30° Extension.
- Die Langfinger werden auf eine palmare Palette gebettet und einzeln mit Fingerschlaufen auf Höhe der Grundglieder fixiert.

- Die gesamte Palette wird mittels Ausleger (Modell »High-profile«) in die gewünschte Extension gezogen.

Weitere Informationen und Abbildungen zu dieser Schiene findet man in der Publikation von Bohli (2012).

31.6.12 Korrekturschiene zur Extension der MCP-Gelenke der Langfinger (»Phoenix Outrigger Kit« für die dynamische MCP-Extension)

Indikation

Eine Behandlung mit der dynamischen Schiene zur Extension für die Langfinger ist indiziert bei einem **Extensionsdefizit** in den MCP-Gelenken der Langfinger nach

- Fraktur,
- Sehnenverletzung,
- postoperativer MCP-Arthroplastik,
- Kapsulotomie,
- Hautverletzung,
- Beugekontraktur infolge Adhäsionen an Beugesehnen.

Diese Schiene kann ebenfalls als Ersatzschiene bei einer Radialisparese in der Phase der Nichtinnervation eingesetzt werden.

Zielsetzung

Das Ziel dieser Schienung ist das Korrigieren der passiven Extension der MCP-Gelenke bis zur Erlangung des gewünschten Extensionsgrads.

Beschreibung

- Als **Basisschiene** dient eine dorsale »Cock-up«-Schiene (◘ Abb. 31.28) oder eine zirkuläre Hand-

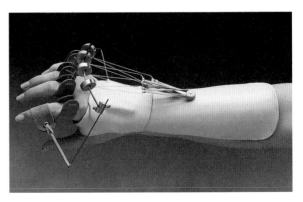

◘ Abb. 31.28   »Phoenix Outrigger Splint« für MCP-Extension Dig. II–V und radialer Ausleger für Dig. II (mit freundlicher Genehmigung der Firma North Coast Medical, USA)

gelenkschiene, die das Handgelenk in der Regel in Neutralstellung oder in leichter Extensionsstellung hält.

- An einem vorgeformten Ausleger aus Metall, der in der Schiene verankert wird, sind 4 verstellbare Gleitrollen angebracht, durch die der Silk geführt wird.
- Jeder Fingerzug lässt sich individuell einstellen.
- Mit einem Sechskantschlüssel lassen sich der gewünschte Winkel und die benötigte Zugrichtung der Gleitrollen einstellen.
- Die **Zugbänder** werden mit Gummibändern am proximalen Teil der Schiene mittels Haken oder D-Ring(en) befestigt.
- Ein radialer Ausleger kann Ulnardeviation oder Rotation korrigierend beeinflussen.

31.6.13 Korrekturschiene zur Extension der MCP-Gelenke der Langfinger und des Daumens mit »Rolyan-Adjustable-Outrigger«-Bausatz

Indikation/Zielsetzung

Für die dynamische Schiene zur Extension der MCP-Gelenke der Langfinger und des Daumens gelten die gleichen Indikationen und Zielsetzungen wie für die im vorangegangenen Abschnitt beschriebene Schiene.

Beschreibung

- Als **Grundschiene** dient eine Variante der dorsalen »Cock-up«-Schiene. Das Handgelenk befindet sich in Neutralstellung bzw. 10° Extension. Am Metallausleger (in 2 Varianten erhältlich) sind 5 verstellbare **Rollen** befestigt, an denen – in der erwünschten Winkelstellung – 5 Metallstäbe angebracht sind.
- Als **Zugmaterial** wird Fischergarn verwendet. Der Zug, bis zum Verschlussband auf der Höhe des Handgelenks, wird an dieser Stelle an einem Plättchen fixiert. Eingehakte Spiralfedern leiten den Zug weiter bis zum D-Ring, welcher am proximaldorsalen Teil der Grundschiene befestigt wird.
- Benötigte **Schienenmaterialien** sind Thermoplast, Klettverschlussbänder, Rolyan-Bausatz für MCP-Extension aller Finger (einschließlich Fingerschlaufen, Fischergarn, Flauschband mit D-Ring) (◘ Abb. 31.29).

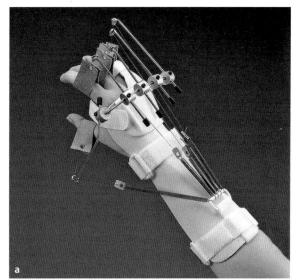

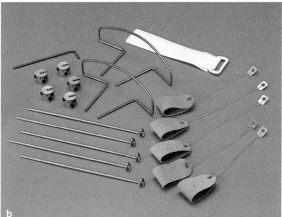

◘ **Abb. 31.29a,b**   **a** Korrekturschiene zur Extension der MCP-Gelenke der Dig. I–III, der PIP-Gelenke Dig. IV–V sowie des CMC-Gelenks I, zur Abduktion rechts, **b** Rolyan-Bausatz (mit freundlicher Genehmigung der Firma Patterson Medical und Orthopartner ag)

31.6.14 Semilange Korrekturschiene zur Extension für ein MCP-Gelenk der Langfinger (aus speziell leichtem Material)

Indikation

Bei diesem Modell einer dynamischen Schiene zur Extension des MCP-Gelenks (◘ Abb. 31.30) wird besonders auf das geringe Gewicht Wert gelegt. Dies ist wichtig bei Operationen an Patienten mit rheumatoider Arthritis (RA), wie z. B. dem Ersatz eines MCP-Gelenks.

Beschreibung

Die statische Basisschiene besteht aus mit dünnem Neopren gepolsterten X-Lite für die Mittelhand. Der Infusionsschlauch hält mittels Gummizug und einer Leder-

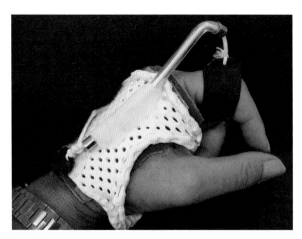

🔲 Abb. 31.30 Semilange Korrekturschiene zur Extension des MCP-Gelenks Dig. II links (aus gepolstertem X-Lite mit Infusionsschlauch zur Führung des Auslegers)

schlaufe das Grundgelenk des Zeigefingers in maximal möglicher, bzw. erlaubter Streckstellung.

31.7   Dynamische Schienen im Bereich der PIP- und DIP-Gelenke

Man kann zwischen **langen (armbasierten), semilangen (mittelhandbasierten) und kurzen (fingerbasierten)** Schienenmodellen unterscheiden. Die **Wahl der Länge** richtet sich nach der Indikation, der Zielsetzung der Schiene (Übungs- oder Korrekturschiene) und dem Ausmaß des Bewegungsdefizits. Ist dies größer als 45°, sollte eher eine lange Basisschiene vom PIP bis zu 2/3 des Unterarms verwendet werden (🔲 Abb. 31.31); ist das Streckdefizit kleiner als 45°, kann durchaus eine semilange Schiene, nur vom PIP bis zum Handgelenk, gewählt werden (🔲 Abb. 31.32). Ein kurzes Schienenmodell nur für den betroffenen Finger ist ab ca. 30° Streckdefizit im PIP-Gelenk möglich und sinnvoll (🔲 Abb. 31.34).

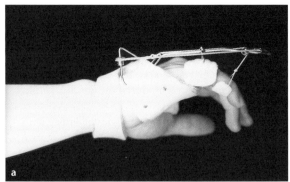

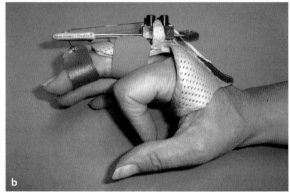

🔲 Abb. 31.32a,b Semilange Korrekturschiene zur Extension des PIP-Gelenks. **a** Dig. V rechts, Typ »Jost/Ducret«, **b** Dig. III rechts, mod. Modell: Winkel mittels Lüsterklemme verstellbar

> ❯ **Soll die Zugkraft einer langen oder semilangen dynamischen Schiene lediglich auf das PIP-Gelenk einwirken, ist es wichtig, dass das MCP-Gelenk stabilisiert wird. Deshalb reicht der dorsale bzw. palmare Teil der statischen Grundschiene bis knapp proximal zum PIP-Gelenk.**

Indikation

Die Indikation für eine Behandlung mit dynamischer Schiene zur Extension für ein oder mehrere PIP-Gelenke der Langfinger besteht bei **eingeschränkter Extension** in den PIP-Gelenken im Anschluss an eine

- Sehnenverletzung (nach konsolidierter Sehnennaht),
- Fraktur (z. B. intraartikuläre Fraktur),
- Gelenkkapselverletzung,
- Verkürzung der intrinsischen Muskulatur infolge einer sympathischen Reflexdystrophie oder einer lang dauernden Lagerung in ungünstiger Stellung der PIP-Gelenke,
- Hautverletzung,
- Arthrose,
- Arthroplastik.

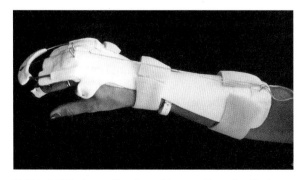

🔲 Abb. 31.31 Lange Korrekturschiene zur Extension für das PIP-Gelenk Dig. II rechts, Ansicht von dorso-radial

Lange (armbasierte) Korrekturschiene

31.7.1 Lange (armbasierte) Korrekturschiene zur Extension der PIP-Gelenke

Bei langen, armbasierten Schienen zur Extension eines PIP-Gelenks ist darauf zu achten, dass der Zug auf das PIP-Gelenk wirkt und dabei das MCP-Gelenk in Flexion von idealerweise 30–60° gehalten wird. Es empfiehlt sich, die dorsale Seite der Schiene zu polstern.

> **Gründe zur Stabilisation der MCP-Gelenke bei gleichzeitiger Dehnung in Streckung für das PIP-Gelenk:**
> - Bei Zug auf das PIP-Gelenk ohne Stabilisation im MCP-Gelenk kommt es zur Hyperextension im MCP-Gelenk.
> - Geschieht dies über längere Zeit, kann es eine (Über-)Dehnung der palmaren Platte der MCP–Gelenke und eine Verkürzung der Kollateralbänder zur Folge haben.
> - Durch eine übermäßige Streckung in den MCP-Gelenken kommt es wegen der Sehnenspannung zu einer reaktiven Flexion in den PIP-Gelenken, was dem ursprünglichen Ziel der Schiene entgegenwirkt.

Semilange (handbasierte) Korrekturschiene

31.7.2 Semilange (handbasierte) Korrekturschiene zur Extension für das PIP-Gelenk Dig. V (Modell »Jost/Ducret«)

Die von den Ergotherapeuten Jost und Ducret (1984) konstruierte dynamische Schiene ist durch eine proximal gleitende zylindrische Reaktionsfläche und eine modifizierte Brand-Schlinge distal gekennzeichnet (■ Abb. 31.32a). Die Schiene erwirkt einen konstanten gleichmäßigen Druck dorsal auf der Höhe der Grundphalanx mittels dorsalem Ausleger und distaler Umlenkrolle zur Rückleitung des Kraftzugs. Zusätzliche Informationen finden sich bei Jost u. Ducret (1984).

Vorteile der Schiene sind gute Beweglichkeit im Handgelenk und ein flacher, kleiner Ausleger wegen des »Low-profile«-Modells.

Nachteil ist die evtl. lange Anfertigungszeit speziell für den dynamischen Anteil.

Folgende Schienenmodelle können eingesetzt werden (■ Abb. 31.32). Beim modifizierten Schienenmodell

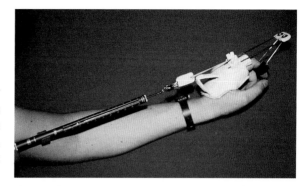

■ **Abb. 31.33**   Semilange Korrekturschiene zur Extension für das PIP-Gelenk Dig. II links, Messung der Zugstärke mittels Federwaage

kann der Winkel mittels Lüsterklemme verstellt werden (■ Abb. 31.32b).

Mittels einer Federwaage lässt sich die Zugstärke in Gramm (kPa) messen. Bei optimalem Zug wird zuerst proximal am Klettverschlussband mit einer Klemme die Verbindung zur Federwaage hergestellt (■ Abb. 31.33).

Kurze (fingerbasierte) dynamische Schienen

Folgende Schienenmodelle zur Extension für das PIP-Gelenk sind häufig sowohl als **Korrektur-** als auch als **Übungsschienen** zum Beugen gegen Widerstand einsetzbar.

Das **Wirkungsprinzip** dieser Schienen beruht auf dem **Drei-Punkt-System**. Die Schienendruckpunkte befinden sich vor und hinter dem Gelenk, möglichst nicht auf dem Gelenk. Zwei Punkte drücken in die gewünschte Richtung, der dritte, mittlere Punkt bildet das Widerlager.

- Die Schiene übt – wenn sie richtig angelegt ist – einen konstanten Zug auf ein nicht mehr voll streckbares Mittelgelenk eines Langfingers aus und kann jeweils durch Einstellen bzw. Nachspannen der Feder oder durch Verbiegen der Drähte dosiert werden.
- Die **Tragdauer** muss von der Therapeutin für jeden Patienten individuell erprobt, die möglichen Zeiten gemeinsam besprochen und festgelegt werden.
- Es ist sinnvoll, die Spannkraft der Spiralfeder bzw. des Spanndrahts langsam zu steigern, damit tagsüber eine längere Tragdauer und somit eine bessere Wirkung erzielt werden kann. Zudem werden durch dieses dosierte Vorgehen eine Beeinträchtigung der Blutzirkulation und die Bildung von Druckstellen erheblich verringert.

Kontraindikation

Die Schiene ist kontraindiziert, wenn der proximale und/oder der distale Schienendruckpunkt schmerzhaft ist, oder wenn ungünstige Hautverhältnisse vorliegen.

31.7.3 »Capener«-Schiene zur Extension für das PIP-Gelenk

Die »Capener«-Schiene (◘ Abb. 31.34) wurde in den 1980-er Jahren von Norman Capener, einem englischen Orthopädiechirurgen, entwickelt und erhielt folglich seinen Namen. Die Schiene ist eine handelsübliche dynamische Fingerschiene, die zur Verbesserung der Extension im PIP-Gelenk angewendet wird (Capener 1967; Prosser 1996; LiTsang et al. 2002).

Indikation

Die Behandlung mit einer »Capener«-Schiene ist indiziert bei eingeschränkter passiver **Extension** des PIP-Gelenks von weniger als 35° im Anschluss an eine

- Fingerfraktur,
- Gelenkverletzung (z. B. palmare Platte, Kapsel-Bandapparat),
- Knopflochdeformität,
- Arthroplastik,
- Adhäsion nach Sehnenverletzung.

Zielsetzung

- Vermeiden einer zunehmenden Flexions-stellung,
- Vergrößern des passiven Bewegungsausmaßes,
- Unterstützung des schwachen Streckmechanismus (passiv) bei gleichzeitiger Erhaltung der Beuge-funktion,
- Verhindern seitlicher Bewegungen wegen lateraler Führung, deshalb Durchführen achsengerechter Bewegungen möglich,
- Erhalten des erworbenen Bewegungsausmaßes.

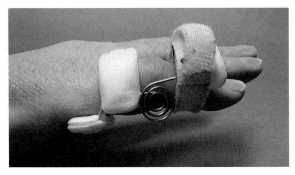

◘ **Abb. 31.34** »Capener«-Schiene für das PIP-Gelenk Dig. V rechts, Ansicht von dorso-lateral

Beschreibung

- Der proximale und distale Teil der Spange sind durch bilateral am Finger verlaufende Spannfedern verbunden und unterstützen die Streckstellung des Mittelgelenks des Fingers.
- Die Spiralfedern liegen lateral auf der Höhe des Mittelgelenks. Deren Federdruck ist mittels Klettverschlussband am distalen Ende dosierbar und übt einen stetigen, elastischen Zug auf das passiv nicht mehr voll streckbare Mittelgelenk aus.
- Die Schiene kann tagsüber nach einer Angewöh-nungsphase mit Pausen während mehrerer Stun-den getragen werden, sofern sie keine Schmerzen verursacht.
- Später kann sie – falls sich das Tragen am Tag bewährt – auch während der Nacht eingesetzt werden.

Die **Tragzeiten** sind den jeweiligen Verhältnissen (Schwellung, Schmerz, Rötung) anzupassen. Es dürfen keinesfalls Schäden an der Haut oder der Durchblu-tung entstehen. Weitere Informationen zur Tragdauer finden sich in der randomisierten Vergleichsstudie von Glasgow et al. (2012).

> ⓘ **Cave**
> Durch unsachgemäßes Anlegen der Schiene oder inadäquates Einstellen der Spannkraft kann die Blutzirkulation beeinträchtigt werden, was sich in einem erst blauen, dann weißen, kalten und geschwollenen Finger manifestiert. Bei der-artigen Anzeichen ist das Band sofort zu lösen, bzw. die Schiene abzunehmen, bis sich die Blut-zirkulation normalisiert hat. Der Patient muss darüber eingehend instruiert werden.

Die vorgefertigte Schiene ist in 4 verschiedenen **Größen** (klein, mittel, groß, extra groß) und in 3 verschiedenen **Längen** (kurz, mittel, lang) im Fachgeschäft erhältlich und ist für die Langfinger geeignet.

Die Schiene kann in der Ergotherapie selbsther-gestellt werden. Die Herstellung ist sehr zeitaufwendig und die Wirtschaftlichkeit deshalb fraglich.

31.7.4 »Wire-Foam«-Schiene zur Extension für das PIP-Gelenk

Indikation/Zielsetzung

Für die »Wire-Foam«-Schiene (Spanndrahtschiene) gel-ten die im vorangegangenen ▶ Abschn. 31.7.3 genannten Indikationen und Zielsetzungen.

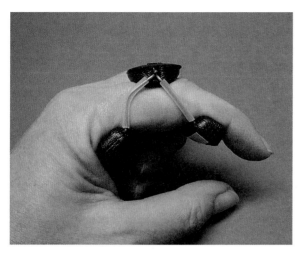

Abb. 31.35 »Wire-Foam«-Schiene zur Extension des PIP-Gelenks Dig. II links

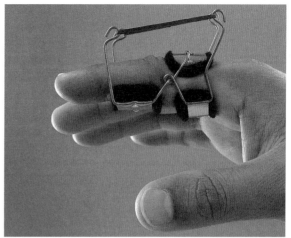

Abb. 31.36 Korrekturschiene zur Extension für das PIP-Gelenk Dig. II rechts (»Reverse finger knuckle bender«) (mit freundlicher Genehmigung von Tiburon Medical Enterprises, Inc.)

Beschreibung

- Die »Wire-Foam«-Schiene (■ Abb. 31.35) ist ein kleines, vorgeformtes, federleichtes Modell aus Aluminium und Federdraht, überzogen von Schaumstoff.
- Das Wirkungsprinzip dieser Schiene beruht auf dem Drei-Punkt-System, ▶ Abschn. 31.2 »Wirkungsmechanismen von dynamischen Schienen«.
- Sie ist besonders gut auf ihre Verträglichkeit zu beobachten, da sie eine relativ starke Spannung hält, die nicht verstellt werden kann.
- Deshalb wird sie vorzugsweise nur für ein kleines Streckdefizit von weniger als 25° angewendet.
- Die **Tragdauer** beträgt anfangs zwischen 10 und 30 min, idealerweise mehrmals täglich, und kann, je nach Verträglichkeit, allmählich gesteigert werden.

Die Schiene ist in 4 verschiedenen **Größen** im Fachgeschäft erhältlich.

31.7.5 Korrekturschiene zur Extension des PIP-Gelenks (»Reverse finger knuckle bender« nach Bunnell)

Die Schiene (■ Abb. 31.36) trägt den Namen seines Erfinders, dem amerikanischen Chirurgen Sterling Bunnell, einer der einflussreichsten Persönlichkeiten in der Geschichte der Handchirurgie.

Indikation/Zielsetzung
Für diese Schiene gelten die gleichen Indikationen und Zielsetzungen wie bei der »Capener«-Schiene (▶ Abschn. 31.7.3).

Beschreibung

- Es handelt sich um eine vorgefertigte Kombinationsschiene aus Feder (Metall) und elastischem Zugmaterial (Gummiring). Wichtig ist auch hier das Drei-Punkt-Prinzip.
- **Vorteil:** Der Zug ist exakt dosierbar.
- **Nachteil:** Die ausladenden Metallteile sind für den Alltag unpraktisch und für die Nacht gefährlich.
- Die Schiene ist in 5 verschiedenen **Größen** im Fachgeschäft erhältlich.

31.7.6 Korrekturschiene zur Extension des PIP-Gelenks (Modell »Proximal interphalangeal extension splint« – P.I.P.E.)

Indikation
Eine Indikation für diese Schiene (■ Abb. 31.37) besteht bei **eingeschränkter passiver Extension** im PIP-Gelenk der Langfinger.

Beschreibung
Dieses Fertigschienenmodell ist in 5 verschiedenen Größen und mit 5 Paaren Spiralfedern von unterschiedlichen Widerständen aus Federdraht ausgerüstet. Das Modell besteht aus 2 Teilen von leicht biegbarem und dünn gepolstertem Federstahlband. Es lässt sich daher schnell auf die benötigte Fingergröße anpassen, ist sehr komfortabel und benötigt kaum Platz. Diese Schiene kann deshalb gut während des Tages, auch während der Arbeit, über längere Zeit verwendet werden.

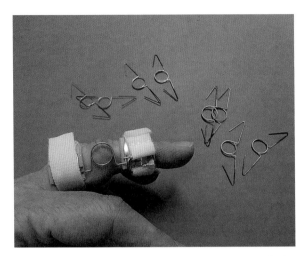

Abb. 31.37   Korrekturschiene zur Extension des PIP-Gelenks – Modell »P.I.P.E«

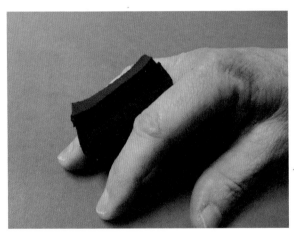

Abb. 31.38   Korrekturschiene zur Extension des PIP-Gelenks (aus Neopren)

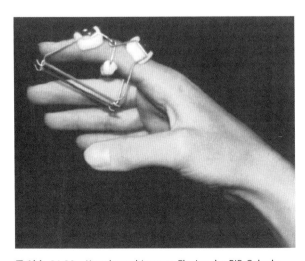

Abb. 31.39   Korrekturschiene zur Flexion des PIP-Gelenks Dig. II rechts (»Finger knuckle bender«)

31.7.7 Korrekturschiene zur Extension des PIP-Gelenks (aus Neopren)

Dieses Modell ist besonders komfortabel zu tragen, denn es hält den Finger zusätzlich warm. Gleichzeitig wird das PIP-Gelenk in maximal möglicher Extension gehalten (Abb. 31.38).

Indikation
Eingeschränkte passive Extension im PIP-Gelenk eines Langfingers.

Zielsetzung
Erhalten des in der Therapie erreichten Bewegungsumfanges auch während der Nacht durch lang andauernden, sanften Zug.

Anwendung
Nach anfänglicher Probetragzeit tagsüber von 10–60 min eignet sich dieses Modell sehr gut nachts, damit die durch Therapie gewonnene Extension aufrechterhalten werden kann. Sollte die Schiene auch tagsüber getragen werden können, ist Bewegung, also Flexion gegen den Widerstand des Materials auch möglich.

31.7.8 Korrekturschiene zur Flexion des PIP-Gelenks (»Finger knuckle bender«)

Indikation
Diese vorgefertigte Schiene (Abb. 31.39) ist indiziert bei **eingeschränkter Flexion** im PIP-Gelenk eines Langfingers im Anschluss an eine
- Kapsulotomie (PIP-Gelenk),
- Beugesehnennaht,
- Tenolyse,
- Arthrofibrose (sekundär nach einem Trauma).

Beschreibung
Die Schiene ist eine Kombinationsschiene aus Feder (Metall) und elastischem Zugmaterial (Gummiring). Sie ist in 5 verschiedenen Größen im Fachgeschäft erhältlich.

31.7.9 Korrekturschiene zur Flexion des PIP-Gelenks (»Wire-Foam«)

Indikation/Zielsetzung
Die Anwendung dieser Schiene, auch »Streck-Stopp-Schiene« genannt (Abb. 31.40), ist bei **zunehmender Überstreckung** im PIP-Gelenk mit **gleichzeitiger Beu-**

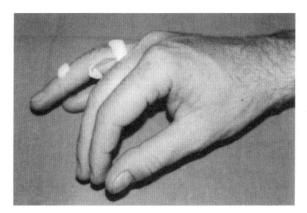

Abb. 31.40   Korrekturschiene zur Flexion des PIP-Gelenks Dig. IV rechts (»Wire-Foam«)

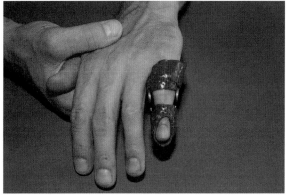

Abb. 31.41   Korrekturschiene zur Extension des PIP- und DIP-Gelenks Dig. V links

gung im DIP-Gelenk (z. B. nach distaler Strecksehnenverletzung) indiziert. Die Schiene wird zur Korrektur einer Schwanenhalsdeformität (im Frühstadium oder vor einer geplanten Operation) eingesetzt, mit dem Ziel, die Sehnen aus ihrer pathologischen Zugrichtung zu bringen. Die Schiene ist indiziert, wenn das PIP-Gelenk aktiv oder passiv flektiert werden kann. Hyperextension im PIP-Gelenk wird verhindert, da die Schiene das PIP-Gelenk in eine Flexionsstellung von 10–20° bringt.

Beschreibung
- Bei der Schiene handelt es sich um eine Kombination aus Aluminium, Schaumstoff und Federdraht.
- Je nach Verträglichkeit kann die **Tragdauer** (mehrmals täglich von 10 min bis zu 1 h) gesteigert werden.
- Die Schiene ist im Fachgeschäft für alle Langfinger in 4 verschiedenen **Größen** erhältlich.

Dynamische Schienen für die DIP-Gelenke basieren auf den gleichen Prinzipien wie die dynamischen Schienen für die PIP-Gelenke. Aufgrund der eher kleinen Ansatzfläche für die Zugkraft ist die Möglichkeit der dynamischen Schienung der beiden IP-Gelenke gemeinsam in Erwägung zu ziehen.

31.7.10 Korrekturschiene zur Extension des DIP-Gelenks

Indikation
Eine dynamische Schienung zur Extension nur für das DIP-Gelenk ist selten nötig, gelegentlich verwendet man sie bei
- Distorsion im DIP-Gelenk,
- distaler Strecksehnenverletzung,
- Fraktur im Mittel- oder Endglied des Fingers.

Zielsetzung
Das Endglied wird mit sanftem Druck in der maximal möglichen Extension gehalten, bzw. in mehr Extension gedrückt oder gezogen (◘ Abb. 31.41).

Anwendung
Es ist wichtig, dass die Schiene zuerst am Tag von 10 min bis zu 1 h zur Probe getragen wird. Der Druckverteilung ist eine hohe Beachtung zu schenken, damit keine Druckstellen, Schwellungen oder trophische Störungen entstehen.

31.8   Kombinierte Schienung von MCP-, PIP- und DIP-Gelenken

Grundvoraussetzung für den Erfolg einer kombinierten dynamischen Schienung der MCP-, PIP- und DIP-Gelenke ist eine stabile, gute Stellung im Handgelenk. Ist es dem Patienten nicht möglich, mindestens die Neutralstellung (noch besser die Funktionsstellung) selbst zu halten, wird eine statische Grundschiene für das Handgelenk (»Cock-up«- oder zirkuläre Schiene) hergestellt. Die Schiene wird in 20–30° Handgelenkextension angefertigt.

> **Stabilisation des Handgelenks bei gleichzeitigerDehnung in Flexion für die MCP-, PIP- und DIP-Gelenke**
> Bei Flexion des Handgelenks kommt es wegen der Sehnenlänge und -spannung reaktiv zur Extension der MCP- und PIP-Gelenke (Tenodeseneffekt), was dem ursprünglichen Ziel der Schiene entgegenwirkt. Deshalb ist es sinnvoll, dass zur Dehnung von Extensoren, Gelenkkapseln und Bändern im Fingerbereich eine gute Grundstellung des Handgelenks vorhanden ist. Es empfiehlt sich, darauf zu

achten, dass das Handgelenk mindestens in Ruhe-, idealerweise jedoch in Funktionsstellung stabilisiert wird. Dies ist in der Kombination Schiene und Flexionshandschuh erreichbar, sodass der Patient nicht speziell darauf achten muss.

Korrekturschienen mit Flexionshandschuh

Indikation

Sind mehrere Langfinger mit unvollständiger Flexion in mehreren Gelenken betroffen, lohnt es sich, einen Flexionshandschuh anzufertigen (◘ Abb. 31.42).

Kontraindikation

Das Tragen des Handschuhs ist bei Schwellungs-, Schmerz-, Reiz- und Entzündungszuständen in den betroffenen Gelenken/Phalangen kontraindiziert.

Zielsetzung

- Erhalten des in der Therapie erreichten Bewegungsausmaßes,
- Erreichen größerer Beweglichkeit durch sanfte Dehnung aller Strukturen (Gelenkkapsel, Bänder, Sehnen, bzw. Muskeln).

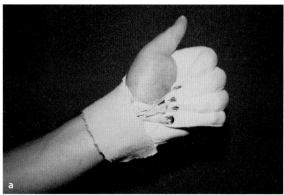

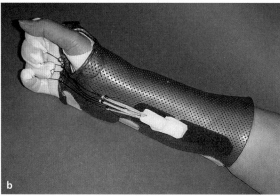

◘ **Abb. 31.42a,b** Flexionshandschuh zur Erlangung eines Faustschlusses. **a** Unvollständig, ohne Handgelenkschiene mit Gummibändern, **b** vollständig, mit zirkulärer Handgelenkschiene für alle Langfinger

Anwendung

- In der Gewöhnungsphase wird die Schiene, je nach Verträglichkeit, von 10 min bis zu 1 h mehrmals täglich getragen, wobei die **Tragdauer** allmählich auf 3-mal 1 h während des Tages gesteigert wird.
- Erträgt der Patient das Tragen der Schiene über mehrere Stunden hinweg, wird empfohlen, die Schiene vor allem während der Nacht zu tragen, damit tagsüber der möglichst normale Einsatz der Hand möglich ist. Wichtig ist dabei, dass der Zug nicht zu stark ist.
- Die Schiene für das Handgelenk wird über den Flexionshandschuh gezogen und mit Klettverschlussbändern fixiert, siehe im folgenden ▶ Tipp.

Nachstehend werden verschiedene Flexionshandschuhe/Schienenmodelle beschrieben. Die Verwendung unterschiedlicher Materialien ist abhängig von der aktuellen passiven Beweglichkeit, sowie den Endzielen und den Vorlieben der Therapeutin.

> **Tipp**
>
> Der **Flexionshandschuh** bleibt besser in seiner Position, wenn palmar und/oder dorsal ein Klettverschluss (einerseits an der Schiene und andererseits am Flexionshandschuh angebracht) die beiden Teile verbindet.
> Wegen der Sehnenspannung ist es von Vorteil, wenn mindestens ein Nachbarfinger des betroffenen Fingers in den Zug mit einbezogen wird. Bei einem Finger allein ist der Gegenzug der nicht einbezogenen Finger so groß, dass er den Erfolg der Schienenbehandlung behindern könnte.

31.8.1 Korrekturschiene zur Flexion in MCP- und PIP-Gelenken (Flexionshandschuh für den unvollständigen Faustschluss)

Beschreibung

Das Originalmodell mit an der Dorsalseite der Handschuhfinger aufgenähten Bändern ist in der Herstellung sehr zeitaufwendig. Durch in den Handschuhfingerspitzen befestigte Gummibänder oder elastische Bänder ist der Aufwand geringer. Die Zugrichtung der Bänder erfolgt zu den Konvergenzpunkten der einzelnen Finger (◘ Abb. 31.42a). Weitere Informationen dazu in ▶ Abschn. 31.2 »Wirkungsmechanismen von dynamischen Schienen«.

31.8.2 Korrekturschiene zur Flexion der MCP, PIP- und DIP-Gelenke (Flexionshandschuh für den vollständigen Faustschluss)

Wird auch eine Flexion der DIP-Gelenke angestrebt, empfiehlt sich der Einsatz von Zusatzteilen aus starkem Bandmaterial oder Thermoplast (z. B. in Kombination mit einer »Cock-up«- oder zirkulären Schiene). Durch die in diesem Zusatzteil oder der Zusatzschiene angebrachten Löcher, Haken oder Ringe werden die Fäden, Gummi oder Bänder auf Höhe der proximalen Handinnenfalte gezogen (◘ Abb. 31.42b).

Korrekturschienen mit elastischem Material

31.8.3 Kurze Korrekturschiene zur Flexion der MCP- und PIP-Gelenke (für den unvollständigen Faustschluss mit breitem Elastik)

Sind die passiven Bewegungsmöglichkeiten der MCP- und PIP-Gelenke aller Langfinger etwa gleich groß, kann eines der folgenden Modelle auch wirksam sein. Diese Varianten sind bei Patienten deshalb sehr beliebt, weil sie eher klein und handlich und daher im Alltag einfacher zu handhaben sind.

Zielsetzung

Verbesserung der gemeinsamen Flexion aller MCP- und PIP-Gelenke der Langfinger.

Beschreibung

Die Schiene besteht aus Thermoplast und elastischen Klettverschlussbändern ◘ Abb. 31.43).

Die **Variante »breites Elastik«** ist ein Modell ohne Thermoplast, nur bestehend aus einem ca. 5 cm breiten, elastischen (Klettverschluss-)Flauschband. Es wird um alle Metakarpalia und die Mittelphalangen gespannt. Ein guter Sitz wird durch Abnäher über den Fingerendgliedern erreicht. Die PIP-Gelenke sind in bestmöglicher Flexion und die DIP-Gelenke können in entlasteter Stellung bleiben. Die Schienung wirkt am besten für alle vier Langfinger gemeinsam.

Anwendung

Das elastische Band wird so geformt, dass der Daumen unbehindert in seiner Beweglichkeit bleibt. Ein D-Ring über dem Handrücken erleichtert das individuelle Festziehen des elastischen Klettverschlussbandes.

Es ist darauf zu achten, dass das Band die Trophik nicht behindert.

31.8.4 Korrekturschiene zur Flexion im PIP- und DIP-Gelenk mit schmalem Elastik

Indikation

- Verbessern der passiven Flexion im PIP- und DIP-Gelenk,
- Erhalten des aktiv erreichten Bewegungsausmaßes.

Beschreibung/Anwendung

- Ein bis zu 2 cm schmales elastisches (Klettverschluss-)Flauschband, ein Gummiband oder ein Knopflochgummiband werden um das Fingergrund- und Endglied gezogen, um das bereits aktiv erreichte Bewegungsausmaß erhalten zu können. Es ist wichtig, dass das Band nicht zu eng angepasst wird, damit Durchblutung und Trophik des Fingers nicht gestört werden (◘ Abb. 31.44).
- Die Schienung ist auch für zwei Finger gemeinsam möglich.

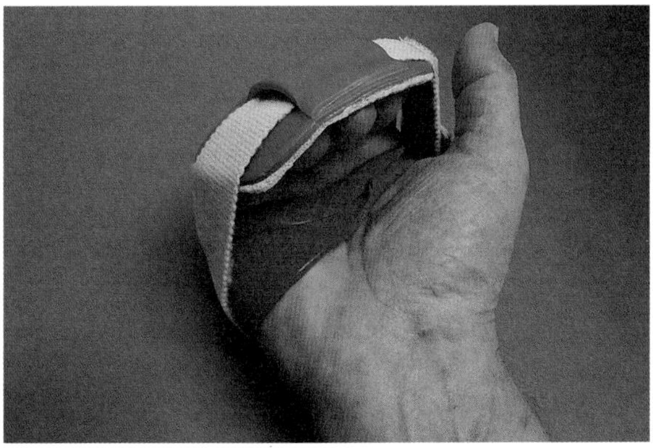

◘ **Abb. 31.43** Korrekturschiene zur Flexion der MCP- und PIP-Gelenke Dig. II–V rechts (»breites Elastik« mit Thermoplast)

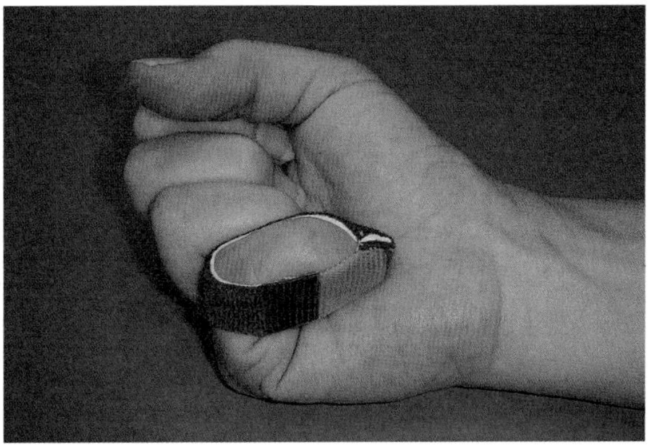

◘ **Abb. 31.44** Korrekturschiene zur Flexion im PIP- und DIP-Gelenk Dig. V rechts (»schmales Elastik«)

- Die **Tragdauer** ist dosiert zu steigern, damit die Blutzirkulation der/des Finger(s) durch den Staueffekt nicht beeinträchtigt wird.
- Der Patient soll dem Druck ausgesetzte Hautstellen regelmäßig überprüfen und pflegen.
- Benötigte **Schienenmaterialien** sind: Knopflochgummiband mit Doppelknopf oder elastisches Klettverschlussband (1–2 cm breit). Für einen sicheren Halt kann am distalen Ende des elastischen Bandes ein Abnäher genäht werden.

Schlusswort

Die Anwendung einer dynamischen Schiene ist – falls individuell angepasst und dosiert, Instruktionen befolgt und Kontrollen durchgeführt – ein bewährtes therapeutisches Mittel, um das Bewegungsausmass zu optimieren.

Literatur

Zitierte Literatur

Bohli E (2012) Schienenbehandlung in der Handtherapie. Huber, Bern

Brand PW (1983) Mechanics of dynamic splinting. In: Boswick JA (Hrsg) Current concepts in hand surgery. Lea and Febiger, Philadelphia

Brand PW (1985) Clinical mechanics of the hand. Mosby, St. Louis

Brand PW, Hollister AM (1993) Clinical mechanics of the hand, 2. Aufl. Mosby, St. Louis

Capener N (1967) Lively splint. Physiotherapy, 53:371–374

Diday-Nolle AP (1990) Schienenbau. Unterrichtsskript. Schule für Ergotherapie, Biel

Diday-Nolle AP (1997) Dynamische Schienen. In: Waldner-Nilsson B (Hrsg) Ergotherapie in der Handrehabilitation (Rehabilitation und Prävention 36). Springer, Berlin Heidelberg New York

Eggli D (1988) Mit der Zeit ... gegen Kontrakturen. Leuenberger Medizinaltechnik AG, Glattburg

Glasgow C, Fleming J, Tooth LR et al (2012) Randomized controlled trial of daily total end range time (TERT) for Capener splinting of the stiff proximal interphalangeal joint. Am J Occup Ther 66(2):243–248

Jacobs ML, Austin NM (2003) Splinting the hand and upper extremity: principles and process. Lippincott Williams & Wilkins, Baltimore

Jost B, Ducret M (1984) Orthèses dynamiques temporaires des extrémités supérieures. Travail de diplôme. Ecole d'ergothérapie, Lausanne

Li-Tsang CW, Hung LK, Mak AFT (2002) The effect of corrective splinting on flexion contracture of rheumatoid fingers. J Hand Ther 15(2):185–191

Pfenninger B (1984) Ergotherapie bei Erkrankungen und Verletzungen der Hand (Rehabilitation und Prävention 8), 2. Aufl. Springer, Berlin Heidelberg New York Tokyo

Prosser R (1996) Splinting in the management of proximal interphalangeal joint flexion contracture. J Hand Ther 9(4):378–386

Schmidt H-M, Lanz U (2003) Chirurgische Anatomie der Hand, 2. Aufl. Thieme, Stuttgart, S 146

Wynn Parry CB (1973) Rehabilitation of the hand. Butterworths, London

Weiterführende Literatur

Allieu Y et al (1987) Les plaies de la main. De la microchirurgie aux techniques modernes de rééducation. Sauramps Médical, Montpellier

American Academy of Orthopaedic Surgeons Inc. (1952) Orthopaedic appliances atlas, Bd 1. Edwards, Ann Arbor

American Society for Surgery of the Hand (1990) Die Hand. Klinische Untersuchungen und Diagnostik. Primärtherapie häufiger Erkrankungen und Verletzungen. Springer, Berlin Heidelberg New York Tokyo

Barr NR (1978) The hand. Principles and techniques of simple splintmaking in Rehabilitation. Butterworth, London

Bomholt Andersen A (1982) Orthopädische Behandlungsschienen. Fischer, Frankfurt/M

Brand PW (1985) Clinical mechanics of the hand. Mosby, St. Louis

Brand PW, Hollister AM (1999) Hand stiffness and adhesions. In: Brand PW, Hollister AM (Hrsg) Clinical mechanics of the hand. Mosby, St. Louis

Cannon N (1985) Manual of hand splinting. Livingstone, Edinburgh

Colbourn J, Heath N, Manary S et al (2008) Effectiveness of splinting for the treatment of trigger finger. J Hand Ther 21(4):336–443

Coppard B, Lohmann H (2014) Introduction to orthotics: a clinical reasoning and problem-solving approach, 4. Aufl. Mosby, St. Louis

Fess EE, Philips CA (1987) Handsplinting. Principles and methods, 2. Aufl. Mosby, St. Louis

Fess EE, Gettle KS, Philips CA et al (2005) Hand and upper extremity splinting. Principles & methods, 3. Aufl. Mosby, St. Louis

Foisneau-Lottin A, Pétry D, Paysant J et al (2011) Les orthèses du membre supérieur et de la main. Cours DES-D14 MPR

Hepburn GR (1987) Case studies: contracture and stiff joint management with dynasplint. J Orthop Sports Phys Ther 8(10):498–504

Jacobs MA, Austin NM (2014) Orthotic intervention for the hand and upper extremity: splinting principles and process, 2. Aufl. Wolters Kluver/Lippincott Williams & Wilkins, Philadelphia

Kapandji IA (2009) Funktionelle Anatomie der Gelenke. Schematisierte und kommentierte Zeichnungen zur menschlichen Biomechanik, 5. Aufl. Thieme, Stuttgart

Kiel Hunt J (1983) Basic hand splinting. Little, Brown, Boston

Knaus W (2011) Schienen in der Handtherapie. modernes lernen, Dortmund

Malick MH, Baumgartner R (1976) Lagerungsschienen für die Hand. Eine Praxisanleitung. Thieme, Stuttgart

Pieper W (1984) Einfache Behelfe für die ambulante Nachbehandlung. In: Nigst H, Buck-Gramcko D, Millesi H (Hrsg) Handchirurgie, Bd I. Thieme, Stuttgart

Schweizerische Arbeitsgruppe »Hand« (1991) Ergotherapie in der Handchirurgie, Teil 1. Selbstverlag, Biel

Tenney CG, Lisak JM (1986) Atlas of hand splinting. Little, Brown, Boston

Tournéaire H (2001) Les orthèses dynamiques des interphalangiennes proximales. D.L.U. Rééducation et appareillage de la main. Université J. Fourier, Grenoble

Van Lede P, van Veldhoven G (1998) Therapeutic hand splints. A rational approach. Bd I Mechanical and biomechanical considerations. Bd II Practical applications. Provan, Antwerpen

Voss K, Marrel M, Frouzakis R et al (2013) ISOFORCE-Ausleger. Ein biomechanisch optimierter Schienenausleger zur Behandlung von PIP-Kontrakturen. promanu 24(1):10–13

Weiss S, Falkenstein N (2005) Hand rehabilitation. A quick reference guide and review, 2. Aufl. Elsevier-Mosby, St. Louis

31

Stichwortverzeichnis

A

Absorptionsrate, therapeutischer Ultraschall 116
Acheirie 194
Achterschiene 341
Achterschlinge 274, 275, 341
Adhärenz 271
Akromioklavikulargelenk (ACG) 5
– Affektionen 36
– funktionelle Betrachtung 9
– Mobilisation 33
Akromiontypen 22
aktive Bewegung
– Impingementsyndrom, Untersuchung 24
– Schulterkomplex, Untersuchung 13
Akzeptanz, Schiene 358, 361
Algodystrophie 64
allgemeine körperliche Fitness, Training 175
Alltagsaktivität, beim Kind 188
Alphabet Procedure 259
Amelie 194
Amnioabschnürung 225
Anamnese
– Schulterkomplex 11
– Überlastungssyndrom 138
Anatomie
– Ellbogenkomplex 42
– Handkomplex 60
Anatomie in vivo 9, 10
– Ellbogenkomplex 43
– Handgelenk 62
– Schulterkomplex 9
angeborene Fehlbildung, funktionelle Spiele 189
Antiknopflochschiene 333
Antirheumatika, nichtsteroidale 143, 151, 152, 159
Antischwanenhalsschiene 346
Anti-Triggerfinger-Schiene 337
Anti-Ulnardeviations-Schiene 338
Aplasie 194
Apprehension test 75
Arbeitsplatz 144, 145, 148, 170, 172
– -abklärung 148
– Grenzwerte 170
– – Hand-Arm-Vibrationen 170
– PC 158
– -verlust 148
Arbeitsschiene
– Daumen 328
– Daumensattel-, -grundgelenk 332
– dorsale Cock-up-Schiene 323
– nach Le Grand 332
– rheumatoide Arthritis 339
Arbeitssituation 148
Arbeitstechnik 144, 145
Arbeitstempo 171
Arbeitsversuch 148
Arkade von Frohse 43, 60
Armbad 94
Arthritis 30
– Akromioklavikulargelenk 38

– Schultergelenk 30
– Stadien 30
– Sternoklavikulargelenk (SCG) 36
Arthritishandschuh 342
Arthrokinematik 7
Arthroplastik des Sattelgelenks (CMC I), Schiene 330
Arthrose 166
– Akromioklavikulargelenk 38
– postmenopausale 36
ASHT Splint/Orthosis Classification System (SCS) 278
Åstrand-Schiene 276, 377
Auffanghaken 362
Ausleger 361
autochthone Muskulatur, Haltearbeit 173
Autologes conditioniertes Plasma (ACP) 143

B

Balneotherapie 94
Bandage
– Daumenbereich 336
– Ellbogen 317
– Handgelenkbereich 325
Basisfunktionsprüfung
– Ellbogenkomplex 46
– Handkomplex 66
Basisschiene, statische 360
Basler Ulnarisschiene 377
Basler Ulnaris-Schiene 276
Bates-Schiene 276
Behandlung
– obere Extremitäten, Tetraplegie 238
beitragende Faktoren
– Anamnese 12
– Funktionsuntersuchung, Ellbogen 48
Belastungstoleranz 137
Belly Gutter Splint 349
berufliche Tätigkeit, Anamnese 138
Berufskrankheit, Überlastungssyndrom 169
Bestrahlungsparameter, Soft-Laser-Therapie 124
Beugesehnennachbehandlung
– Kleinert, Schiene 376
Bewegung
– arthrokinematische 6
– diagnostische 13, 24
– csteokinematische 6
Bewegungsdefizit 311
Bewegungseinschränkung 366, 368
– artikulär bedingte
– – Ellbogen 49
– – Handkomplex 71
– biomechanische Aspekte, Ellbogen 42
– Funktionsprüfung, Ellbogenkomplex 45
– muskulär bedingte
– – Ellbogen 55
– – Handkomplex 79
– neural bedingte
– – Ellbogenkomplex 57
– – Handkomplex 79
– Ursache, Ellbogen 50

Bewegungsumfang, des Handgelenks 327
Bewegungswiederkehr 311
Biofeedback 239, 253
Biomechanik
– Akromioklavikulargelenk 9
– funktionelle 5
– Glenohumeralgelenk 6
– Sternoklavikulargelenk 9
Biomechanische Handmessung (BHM) 174
Blocking-Übungen 345
Blockschiene 310, 331
Bouchardarthrose 64
Boutonnière-Deformität 345
Brachydaktylie 219
Brachymesophalangie 219
Brand, Paul W. 266
Brand-Schlinge 365
Bündelinhomogenitätsverhältnis (BNR)
– Beam nonuniform ratio, therapeutischer Ultraschall 114
Bunnell-Schiene 266, 377
Bunnell, Sterling 266
Bursa 168
Bursektomie 169
Bursitis olecrani 168
– Behandlung 168
– chronische, Ellbogenbandage 317
– Ursachen 168
Burst-TENS (Burst-train-TENS) 105

C

Capener-Schiene 384
Capsaicin 89
Case-Manager, Job-Coach 149
Casting motion to mobilize stiffness (CMMS) 274
Catch-up-clunk test 75
Cavitas glenoidalis 3
C-Bar-Schiene 335
Chair-Test 139
Chrisofix-Schiene 344
Chronic Regional Pain Syndrome (CRPS) 64
Click-Strip 349
climber's
– elbow 175
– finger 175
Clinical Reasoning 280
CO_2-Bad 95
– Studie 96
Cock-up-Schiene 276, 278, 279, 299, 321
– Indikation
– – dorsale 323
– – palmare 322
– mit Deckel 379
Colditz, Judy C. 267
Cold Pack 83, 91
Compex-Gerät 112
Compliance 271
Computerarbeitsplatz 137, 144
– Arbeitsorganisation 172
– Arbeitsstuhl 172
– Arbeitstisch 172